Wilburg Keller Roth

System und Methode der Heil-Eurythmie

Erläuterungen zu Rudolf Steiners Heil-Eurythmie-Kurs
auf der Grundlage von
Goethes naturwissenschaftlicher Methode
und unter Berücksichtigung
der Herz-Schrift von Thomas von Aquin

Wilburg Keller Roth

System und Methode der Heil-Eurythmie

Erläuterungen zu Rudolf Steiners Heil-Eurythmie-Kurs
auf der Grundlage von
Goethes naturwissenschaftlicher Methode
und unter Berücksichtigung
der Herz-Schrift von Thomas von Aquin

Verlag am Goetheanum

System[1] und Methode[2] der Heil-Eurythmie

Erläuterungen zu Rudolf Steiners Heil-Eurythmie-Kurs auf der Grundlage von Goethes naturwissenschaftlicher Methode und unter Berücksichtigung der Herz-Schrift von Thomas von Aquin

www.goetheanum-verlag.ch

Umschlaggestaltung: Wolfram Schildt, Berlin, unter Verwendung einer Meditationsanweisung von Rudolf Steiner für Walter Johannes Stein vom 27. April 1924

Satz: Sven Baumann, Rheinfelden

Druck: Beltz Grafische Betriebe, Bad Langensalza

ISBN 978-3-7235-1667-6

«Ich denke, Wissenschaft könnte man die
Kenntnis des Allgemeinen nennen, das abgezogene Wissen;
Kunst dagegen wäre Wissenschaft zur Tat verwendet»
Johann Wolfgang von Goethe[3]

Inhalt

Geleitwort

Es ist eine große Freude, dass zum 100. Geburtstag der Heil-Eurythmie dieses umfassende Werk zu ihren Grundlagen und ihrem geisteswissenschaftlichen Verständnis erscheint. Es ist aus einer langen Lehrtätigkeit, praktisch-ärztlichen und heil-eurythmischen Arbeit sowie einer intensiven Beschäftigung mit dem Heil-Eurythmie-Kurs Rudolf Steiners entstanden. Dieser 1921 gehaltene Vortragszyklus wird durch seinen Zusammenhang mit den Ärztekursen, aber auch zahlreichen Darstellungen aus dem Gesamtwerk Rudolf Steiners beleuchtet. So ist ein wesentliches, viele Gesichtspunkte aufgreifendes und von der anthroposophischen Menschenkunde ausgehendes Buch für Studium und Ausbildung der Heil-Eurythmie entstanden.

Die Heil-Eurythmie hat sich aus der künstlerischen Eurythmie entwickelt und ihren Weg in die Medizin gefunden. In der ambulanten und stationären Patientenbehandlung ist sie ein zentrales therapeutisches Verfahren der anthroposophischen Medizin und in ihrer Wirksamkeit in einer wachsenden Zahl von Studien evaluiert.

Die Bedeutung der Bewegung für die Medizin wird zwischenzeitlich immer besser verstanden. Zahlreiche Erkrankungen wie Diabetes, aber auch onkologische Erkrankungen werden durch Bewegung positiv beeinflusst. Was ist demgegenüber das Spezifische der Heil-Eurythmie als «beseelter Bewegung»?

Leben ist mit Bewegung verbunden. In der embryologischen Leibesentwicklung kommt es zu zahlreichen Bewegungsphänomenen, welche z. B. die axiale Gestalt bilden, durch Einstülpungen Organe entwickeln oder auch durch differenzierte spiralartige Bewegungen aus der symmetrischen Anlage zu asymmetrischen Formen führen. Im Zeitraffer der Embryonalentwicklung wird deutlich, wie alles Leben aus der Bewegung entsteht und schließlich zur Form «gerinnt». Die umfassende Ordnung und Weisheit des Lebendigen (wisdom of life) führt über die Bewegung zur organischen Form. In diesem Sinne ist die Form eine zur Ruhe gekommene Bewegung. Die heil-eurythmischen Bewegungen greifen diese Formentwicklung auf und können sie in die Lebensorganisation tragen. Denn jede Bewegung des Menschen hat physiologische Auswirkungen. So ändert sich die Muskulatur durch Bewegung; in ähnlicher Weise werden die physiologischen

Lebensprozesse durch Bewegung therapeutisch unterstützt. Damit wirkt die Heil-Eurythmie nicht nur in den Funktionen des Organismus, sondern bis in seine morphologische Gestaltung.

Neben dieser organischen Wirksamkeit gibt es eine seelische und geistige. Heil-eurythmische Bewegungen können wie «Bewegungsmeditationen» empfunden werden, indem die Lautbewegungen einen meditativen, innerlich erspürten und mit der Empfindung begleiteten Charakter haben. Die meditative Aktivität des Menschen öffnet einerseits die Seele dem Geistigen, andererseits wirkt sie heilend und damit bis in die Lebensprozesse des Organismus. Zahlreiche Untersuchungen beschreiben diese heilende Wirksamkeit der Meditation. Hier werden die inneren Lebenskräfte der Meditation in den organischen Lebensprozessen wirksam.

Gesunden ist eine Eigenleistung der Individualität des Patienten. Sie ist nicht durch Arzneimittel und andere Interventionen «von außen» zu erzeugen oder gar zu erzwingen, sondern muss «von innen» entwickelt werden. Therapeutische Maßnahmen unterstützen und fördern diejenigen Kräfte, die der Mensch selbst für das Heilen aufruft. Dies wird besonders bei der Heil-Eurythmie sichtbar: Durch die eigene Aktivität, unterstützt durch die fachkundige Anleitung, werden heilende Bewegungen ausgeführt, die gesundend auf den Organismus wirken.

Ich wünsche diesem Buch einen großen Leserkreis. Es möge in der Aus- und Weiterbildung eine wesentliche Hilfe werden und vor allem die praktisch-therapeutische Arbeit mit den Patienten unterstützen.

Dr. Matthias Girke
Medizinische Sektion der Freien Hochschule
für Geisteswissenschaft am Goetheanum

Vorwort

Die Frage von Elisabeth Baumann[4] und Erna van Deventer-Wolfram[5], «ob er nicht so etwas wie eine therapeutische Eurythmie uns systematisch lehren wollte»[6], beantwortete Rudolf Steiner im April 1921 mit einer Reihe von sechs Vorträgen, dem «Heil-Eurythmie-Kurs»[7], im Rahmen seines zweiten Kurses für Ärzte, «Geisteswissenschaftliche Gesichtspunkte zur Therapie»[8].

Schon zu Beginn des ersten Ärztekurses 1920 über «Geisteswissenschaft und Medizin»[9] hatte Rudolf Steiner eine Eurythmie-Demonstration von Kindern für die Teilnehmenden veranlasst und in seinen einführenden Worten auf die «pädagogisch-hygienische»[10] Dimension der Eurythmie hingewiesen. Im 9. Vortrag am 29. März 1920 erwähnt er für die Herztätigkeit erstmals explizit «jene gesundenden Übungen, die gerade aus dem Eurythmischen geholt werden können»[11]. Neben Eurythmie-Aufführungen an den beiden Osterfeiertagen 1920 mit einer ausführlichen Einleitung[12] spricht Rudolf Steiner am Ostermontag im ersten Ärztekurs über die differenzierte Wirkung verschiedener Therapieformen und schildert in diesem Zusammenhang, wie in der Zeit, als «die Pflege des Medizinischen»[13] noch den Mysterien oblag, die Schüler von ihren Lehrern auf *therapeutische Urphänomene* hingewiesen wurden. «Man wollte durch Tatsachen, nicht durch Lehrsätze eigentlich den Menschen auf den Weg weisen.»[14] So gewannen die Therapeuten innerhalb der Mysterienschulung ihre therapeutische Orientierung, zugleich aber auch unmittelbare Handlungsfähigkeit. «Das ist dasjenige, zu dem wir auch wiederum zurückkommen müssen.»[15] Der 17. Ärztevortrag vom 6. April 1920 endet mit dem Hinweis auf die therapeutische Dimension der Eurythmie und die Möglichkeit zu studieren, «wie anders zum Beispiel das eurythmische Vokalisieren wirkt auf den unteren Menschen und auf den oberen Menschen und wiederum das konsonantenbildende Eurythmisieren auf den unteren Menschen und auf den oberen Menschen [...]»[16]; da kündigt Rudolf Steiner eine Systematik der heil-eurythmischen Wirkungen bereits an, aber 1920 war unter den Zuhörern niemand, der danach gefragt hätte.

Finden wir 1921 im Heil-Eurythmie-Kurs Sätze wie: «Das I offenbart den Menschen als Person»[17] oder: «Diese modifizierte I-Übung ist im Wesentlichen fördernd für die Personen, die [...] nicht ordentlich gehen können»[18], so entsprechen diese Aussagen in neuer Weise ebensolchen therapeutischen Urphänomenen: Im *Urphänomen,* wie es Goethe auffasst[19], offenbart sich das Gesetz in jeder individuellen Erscheinung, und schon jede einzelne individuelle Erscheinung bestätigt das Gesetz; jedes Mal, wenn die entsprechenden Ereignisvoraussetzungen gegeben sind, tritt das Phänomen verlässlich auf, und jedes Auftreten des Phänomens wird zur konkreten Belehrung über den zugrundeliegenden gesetzmäßigen Zusammenhang, wenn man sein Zustandekommen aufmerksam verfolgt.

In dieser Art sind die Angaben zur Heil-Eurythmie von Rudolf Steiner im Kurs von 1921 gegeben – das Gesetzmäßige der Lautgestaltung und Lautwirkung wird so ausgesprochen, dass es unmittelbar Handlungsfähigkeit wird! Daher konnte die Heil-Eurythmie sofort auf verschiedenen Wegen weitervermittelt werden und sich in der Welt verbreiten zu einem vielfältigen, seither ununterbrochenen Wirk- und Lebensstrom. Wem die therapeutische Wirkung der Heil-Eurythmie Anschauung und Erlebnis wird, der muss sich die Frage nach ihren wissenschaftlichen Grundlagen nicht stellen, um mit ihr segensvoll wirken zu können.

Die sechs Vorträge des Heil-Eurythmie-Kurses stellen zugleich in aller Konzentration ein vollständiges wissenschaftliches System im Hegel'schen Sinne[20] dar. Diese Dimension des Kurses ist bisher wenig beforscht und befragt. Ein Versuch darzustellen, was sich ergibt, wenn man den methodischen Hinweisen und impliziten Fragestellungen in den Heil-Eurythmie-Vorträgen Rudolf Steiners folgt, wird mit diesem Buch vorgelegt. Es ergibt sich aus ihrer eigenen Natur, dass eine solche Arbeit nicht erschöpfend ausgeführt werden kann. Zugunsten der Übersichtlichkeit, Lesbarkeit und Leistbarkeit werden einige methodische Grundlinien konsequent herausgearbeitet, manches andere Material zur Seite gelassen und viele Motive nur berührt, die weiter auszuarbeiten und zu vertiefen sinnvoll wäre. Die unerschöpfliche Lebendigkeit und Produktivität der Ideen, die sich in Anlehnung an Goethes Anschauungsweise der Natur und Rudolf Steiners Geisteswissenschaft gewinnen und nach allen Seiten fortentwickeln lassen, ist ja eben charakteristisch. Daran knüpft sich ganz selbstverständlich die Hoffnung, dass sich aus Reflexionen dieser Art ein praktischer Nutzen für die Entschiedenheit und den Erfolg des therapeutischen Wirkens mit der Heil-Eurythmie gewinnen lassen möge.

Die Fähigkeit zur therapeutischen Anwendung der Heil-Eurythmie wird in einer mehrjährigen Heil-Eurythmie-Berufsausbildung[21] erworben. Dieses Buch setzt die Kenntnis der Bewegungsabläufe der Heil-Eurythmie-Übungen und die Text-Kenntnis der Heil-Eurythmie-Vorträge Rudolf Steiners voraus; es ersetzt nicht das Absolvieren einer regulären Heil-Eurythmie-Ausbildung – ebenso wenig wie das Aufsuchen eines Arztes oder Therapeuten für den therapiebedürftigen Patienten.

So sei dieses Buch allen Studierenden der Heil-Eurythmie, ob jung oder alt, am Anfang oder Ende des Weges, in die Hände und ans Herz gelegt, namentlich mit großem Dank Christine Junghans[22] und Dr. med. Gudrune Wolff-Hoffmann[23], an deren treue und geistreale Erarbeitung der Inhalte des Heil-Eurythmie-Kurses ich anknüpfen durfte. Ich danke dem Kollegium, den Studenten und Studentinnen der Heil-Eurythmie-Ausbildung in Dornach für die langjährige vertrauensvolle Zusammenarbeit bis 2010. Viele der hier behandelten Fragen sind innerhalb der gemeinsamen Gesprächsarbeit an den Vortragstexten Rudolf Steiners, im Laufe der Jahre nach Aufklärung drängend, bewusst geworden und haben so auch ihre vorläufige Beantwortung gefunden. In diesem Buch sind die methodischen Zugänge zu finden, die mir dafür hilfreich schienen. Monika Häring, Peter Heusser, Klaus Höller, Angelika Jaschke und viele andere ärztliche Kollegen[24] und Heil-Eurythmisten[25] haben den Weg zum Zustandekommen dieser Arbeit über Jahre mit aufmunterndem Interesse verfolgt und gefördert. Wo und wann auch immer Gelegenheit dazu bestand, an den Vortragstexten und Inhalten des Heil-Eurythmie-Kurses zu arbeiten – im Rahmen der Heil-Eurythmie-Ausbildungen von Dornach, Prag, Budapest und Süd-Afrika, an den Fortbildungsveranstaltungen der Heil-Eurythmie-Berufsverbände in der deutschen und französischen Schweiz, in Deutschland, Finnland, England sowie an den jährlichen Fortbildungskursen und den zwei großen internationalen Konferenzen 2008 und 2016 der Medizinischen Sektion am Goetheanum –, haben wir gemeinsam auch an den Motiven und der Substanz dieses Buches gearbeitet, ebenso in der frageoffenen Zusammenarbeit zum Wohl einzelner Patienten.

Klaus Höller danke ich für die kritische Durchsicht und vielfältige Anregungen im Entstehungsprozess des Manuskripts aus seiner Berufserfahrung und methodischen Reflexion der Heil-Eurythmie, Irene Peltzer für das aufmerksame und fachkundige ärztliche Lektorat. Größter Dank gebührt meinem Lektor Sven Baumann, der mit Unterstützung durch Ivana Suppan seit Frühjahr 2019 verlässliche technische Hilfe in der Ausarbeitung von Text, Bildern, Fußnoten und Registern geleistet hat und den Prozess der Buchwerdung mit viel Erfahrung und persönlichem Engagement umfassend begleitete. Und ganz besonders freut es mich, dass Christine

Junghans das Manuskript mit großem Interesse gelesen hat, wesentliche Anmerkungen und Verbesserungen beitragen und das Buchprojekt als Ganzes bejahen konnte.

Christiane Haid danke ich für die ermutigende sofortige Zusage und Thomas Didden für die professionelle Hilfe, diesem Buch im Verlag am Goetheanum den Weg in die Welt zu bahnen, ebenso wie Claus Jahncke für sein gründliches Korrektorat. Dem Einsatz von Stefan Langhammer an der Medizinischen Sektion am Goetheanum und Frau Dr. Katharina Gerlach aus dem Fachbereich Heil-Eurythmie verdanken wir Stiftungsgelder für die Finanzierung des Projektes u.a. aus der Förderstiftung Anthroposophische Medizin. Herzlicher Dank geht zuletzt an Matthias Girke als Sektionsleiter für sein spontanes Angebot, diesem Buch ein freundliches Geleitwort voranzustellen!

Großer Dank gilt meinen Praxismitarbeiterinnen, meinen Praxiskollegen und Dieter Roth, durch deren großzügige Entlastung von Alltagsaufgaben diese Arbeit überhaupt erst zustande kommen konnte.

Wilburg Keller Roth

1 Einführung – Zur Entstehungsgeschichte der Eurythmie und Heil-Eurythmie

Durch die Freundschaft mit seinem Lehrer an der technischen Hochschule in Wien, dem Goethe-Forscher Karl Julius Schröer[26], bekam der Student Rudolf Steiner 21-jährig die Aufgabe übertragen, Goethes naturwissenschaftliche Schriften herauszugeben, zunächst von 1882 bis 1889 in Wien für die Kürschner'sche Ausgabe der «Deutschen National-Literatur» und ab 1890 für die Sophien-Ausgabe des Goethe-Archivs in Weimar.[27] Die umfassendere Weimarer Neuherausgabe wurde u. a. dadurch möglich, dass 1885 nach dem Tod von Goethes Enkel der Nachlass Goethes vollständig öffentlich zugänglich wurde, etwa hundert Jahre nach Goethes Entdeckung der Idee der «Urpflanze» am 17. April 1787 im botanischen Garten von Palermo[28].

1886 verfasst Rudolf Steiner seine Schrift über die «Grundlinien einer Erkenntnistheorie der Goetheschen Weltanschauung»[29] und in seinem 28. Lebensjahr, am 9. November 1888, hält er im Wiener Goethe-Verein seinen ersten öffentlichen Vortrag, zum Thema «Goethe als Vater einer neuen Ästhetik»[30]. In diesem Vortrag entwickelt er, ausgehend von einem historischen Überblick über die ästhetischen Konzepte des Abendlandes, die Grundzüge einer neuen Ästhetik, wie sie sich aus Goethes naturwissenschaftlichen Anschauungen der Pflanzen und Tiere und seinen Aphorismen ableiten lässt. Es findet sich darin die Idee schon angedeutet, von einer naturwissenschaftlichen Betrachtung des Menschen im Sinne Goethes ausgehend auf dem Feld der Kunst schöpferisch tätig zu werden.

1908, 20 Jahre später, stellt Rudolf Steiner nach einem Vortrag über den Prolog des Johannesevangeliums[31] die Frage an die russische Malerin Margarita Woloschina[32]: «Können Sie das tanzen?»[33] Zwei Jahre später beginnt er für die junge Lory Smits[34], die einen Bewegungs-Beruf erlernen möchte, die ersten Elemente der Eurythmie zu entwickeln.[35] Im Rahmen der Münchner Aufführung des dritten Mysteriendramas[36] 1912 erscheinen erstmals[37] eurythmische Bewegungen in Gruppen[38] auf der Bühne: 24 Jahre sind vergangen seit dem Vortrag über Goethes Ästhetik, und 33 Jahre werden vorübergehen bis zum ersten öffentlichen Eurythmie-Kurs, dem Heil-Eurythmie-Kurs[39] im Rahmen des zweiten Ärztekurses «Geisteswissenschaftliche Gesichtspunkte zur Therapie» im April 1921 in Dornach[40].

Im Sommer 1922 folgen die Eurythmiefiguren[41] und 1924, im letzten Lebensjahr Rudolf Steiners, Ton-[42] und Laut-Eurythmie-Kurs[43]. Die Entwicklung und Ausarbeitung der Eurythmie umspannt also die gesamte Lebensarbeitszeit Rudolf Steiners; sie ist ein zentrales Element der von ihm entwickelten und impulsierten anthroposophischen Geisteswissenschaft: «Man kann Eurythmie definieren als die Erfüllung desjenigen, was nach seinen natürlichen Gesetzen der menschliche Ätherleib verlangt. Daher ist wirklich in dieser Eurythmie etwas gegeben, was zu unserem geistigen Leben dazu gehört und was aus seiner Ganzheit heraus gedacht ist.»[44]

1.1 Goethes neue Ästhetik

Das Besondere der Kunstauffassung des deutschen Dichters Johann Wolfgang von Goethe[45] liegt darin, dass er nicht nur keinen Widerspruch zwischen einer wissenschaftlichen und einer ästhetisierenden Weltbetrachtung und Tätigkeit findet, sondern dass er die Naturbeobachtung sogar für den notwendigen schöpferischen Quell der künstlerischen Produktivität hält.

Das Feld der Ästhetik oder Kunstgeschichte, auf dem die Kunst selbst zum Gegenstand der wissenschaftlichen Forschung wird, also die Verbindung von Wissenschaft und Kunst nicht in schöpferischer, sondern lediglich in dokumentierender und interpretierender Art, ist von Goethe nicht gemeint. Seine Ästhetik ist nicht als geschlossene philosophisch-wissenschaftliche Darstellung überliefert; sie findet sich aphoristisch verstreut in seinem Werk, in Briefen und Gesprächszitaten; nicht zuletzt ist sein künstlerisches Werk selbst Ausdruck seiner besonderen ästhetischen Auffassung. Es blieb dem Herausgeber seiner naturwissenschaftlichen Schriften, dem jungen Rudolf Steiner, überlassen, in den überlieferten Notizen Goethes den gültigen Gesamtentwurf zu einer neuen Ästhetik zu erkennen, den er dann in seinem Vortrag vom 9. November 1888 unter dem Titel «Goethe als der Vater einer neuen Ästhetik» erstmals öffentlich dargestellt und in einem Autoreferat[46] schriftlich festgehalten hat. Allerdings haben sich Künstler wie etwa der Maler Joseph William Turner[47] auch vorher schon ganz selbstverständlich an Goethes naturwissenschaftlicher Forschungsarbeit zu den Urphänomenen der Farbentstehung orientiert.

Auch bei manchen Naturwissenschaftlern lebte am Ende des 19. Jahrhunderts ein Empfinden für eine mögliche organische Weiterentwicklung

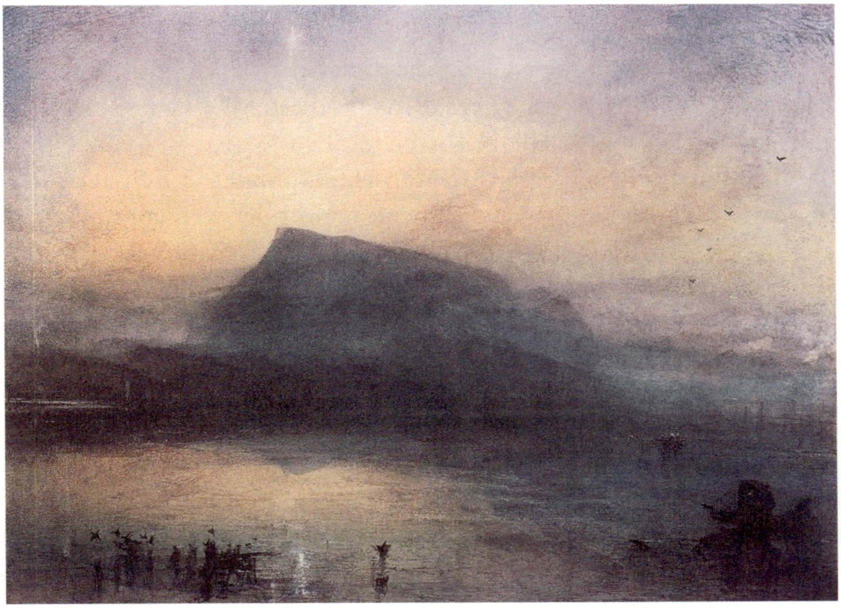

Abb. 1, J. M. W. Turner, Sonnenaufgang hinter dem «blauen Rigi», 1842

von der Naturforschung in die künstlerische Produktion: Ernst Haeckel, der getreuliche Zeichner der wunderbarsten, oft zentralsymmetrisch gebauten Mikroorganismen, ist überzeugt: «Die moderne, bildende Kunst und das mächtig aufblühende Kunstgewerbe werden in diesen wahren ‹Kunstformen der Natur› eine reiche Fülle neuer und schöner Motive finden.»[48]

Aber es geht Goethe nicht um das ornamentale Imitieren von Naturformen, sondern um die Orientierung der schöpferischen Phantasie an der genauen Beobachtung und dem wahrnehmenden Mitvollzug der schöpferischen Kräfte in der Natur. Als ein Meilenstein am Beginn der Entwicklung dieser modernen Kunstauffassung steht Rudolf Steiners Vortrag über die Ästhetik der Weltanschauung Goethes als eine «Ästhetik der Zukunft», «[...] die geschaffen werden muss»[49]. Um das kulturgeschichtlich Neue dieses Ansatzes zu erfassen[50], ist im Vorfeld der produktiven Umsetzung zunächst einmal der gedankliche Nachvollzug gefordert – entsprechend der aufmunternden Goethe'schen Maxime:

«Alles Gescheite ist schon einmal gedacht worden; man muss nur versuchen, es noch einmal zu denken.»[51]

1.1.1 *Ideelle Voraussetzungen*

Das Kunstschaffen der Menschen geht nach Goethes Auffassung aus dem gleichen Bedürfnis hervor wie das ideenschaffende wissenschaftliche Erforschen der Natur[52]: Die Natur bietet dem Beobachter eine Unzahl von Einzelphänomenen, aber der Mensch empfindet in sich als starken geistigen Trieb das Bedürfnis, die zuerst mehr oder weniger zusammenhanglos erscheinenden Einzelphänomene in einem Naturgesetz, in einer Idee zusammenzudenken.[53] Und wenn er an den konkreten Erscheinungen die geheimen Gesetze, gemäß derer sich die einzelnen Wesen in der Natur entfalten, erkennt, empfindet er das Bedürfnis, künstlerisch zu gestalten, was in der Natur als Entwicklungsmöglichkeit veranlagt ist, aber niemals an einem Einzelphänomen vollständig zur Entfaltung kommen kann.

«Wem die Natur ihr offenbares Geheimnis enthüllt, der sehnt sich nach ihrer würdigsten Auslegerin: der Kunst!»[54] Nur in Übereinstimmung und Fortsetzung des naturgesetzlich Wahren im künstlerischen Prozess kann auch ein wahrhaft Schönes entstehen: «Das Gesetz, das in die Erscheinung tritt, in der größten Freiheit, nach seinen eigensten Bedingungen, bringt das Objektiv-Schöne hervor [...].»[55] Oder anders gesagt: Was die Natur in ihren Erscheinungen gesetzmäßig gestaltet, trägt zugleich eine verborgene, wesenhafte Schönheit an sich, die der Künstler zur Entfaltung und in die Sichtbarkeit zu bringen imstande sein muss, entsprechend dem griechischen Wort kosmos[56], das sowohl die kosmische Ordnung als auch die Schönheit bezeichnet.

«So sind die Gesetze, nach denen der Künstler verfährt, nichts anderes als die ewigen Gesetze der Natur, aber rein, unbeeinflusst von jeder Hemmung.»[57] Eine Kunstauffassung, die darin besteht, im künstlerischen Tun zur Vollendung zu bringen, was in den Naturerscheinungen wirkt, aber auf natürlichem Weg nicht vollkommen zur Erscheinung kommt, wird damit ganz selbstverständlich auch eine therapeutische Dimension haben. Denn auf den Menschen bezogen ist die ‹Hemmung› die Krankheit oder die von innen oder von außen bedingte Entwicklungsstörung. «Hätte das Ding» – oder auch das menschliche Individuum – «sich unabhängig und frei, unbeeinflusst von anderen Dingen entwickeln können, dann nur lebte es seine eigene Idee dar. Diese dem Dinge zu Grunde liegende, aber in der Wirklichkeit in freier Entfaltung gestörte Idee muss der Künstler ergreifen und sie zur Entwicklung bringen.»[58]

Damit bejaht Rudolf Steiner grundsätzlich Hegels Grundgedanken der Ästhetik: «Das Schöne ist das sinnliche Scheinen der Idee»[59], aber nicht im Sinn einer «Idee in Form der sinnlichen Erscheinung»[60], wie es die «deutschen idealisierenden Ästhetiker»[61] gedacht haben, sondern: «[...] eine sinnliche Erscheinung in der Form der Idee.»[62] Das Künstlerische muss das natürlich Wirkliche so durchdringen und umarbeiten können, dass es «in einem ewigen, unvergänglichen Gewande, ausgestattet mit dem Charakter der Idee»[63] in Raum und Zeit erscheint und den menschlichen Sinnen zugänglich wird und dadurch stets selbst *ein natürlich Wirkliches* bleibt.[64] Dann ist Kunst aber viel mehr als nur schöner Schein, denn das, was im Sinn von Goethes Ästhetik in der Kunst erscheint, ist in vollem Sinne wirklich: Die «Idee [ist] doch die höchste Wahrheit; wenn sie erscheint, so erscheint sie eben als Wahrheit und nicht als Schein»[65]. So ergibt sich als Zusammenfassung der ästhetischen Auffassung Goethes durch Rudolf Steiner: «Das Schöne ist ein sinnliches Wirkliche, das so erscheint, als wäre es Idee.»[66]

In den Ideen, die schaffend der Natur zugrunde liegen und künstlerisch weiterentwickelt werden, spricht sich der schöpferische Ideen-Gehalt der Welt selbst aus, der in den Religionen als Gottheit verehrt wird. «Die hohen Kunstwerke sind zugleich als die höchsten Naturwerke von Menschen nach wahren und natürlichen Gesetzen hervorgebracht worden. Alles Willkürliche, Eingebildete fällt zusammen: da ist die Notwendigkeit, da ist Gott»[67], notiert sich Goethe auf seiner italienischen Reise am 6. September 1787 in Rom.

Und Rudolf Steiner formuliert in Anknüpfung an Goethe: «Das Goethe'sche Wort wird wahr: die Kunst ist eine Art von Erkenntnis, weil die andere Erkenntnis keine vollständige Welterkenntnis ist. Kunst muss erst hinzutreten zu dem abstrakt Erkannten, *wenn wirkliche Welterkenntnis eintreten soll.* Es bleibt doch wahr, dass dann, *wenn solche Erkenntnis eintritt, die bis zum Gestalten vordringt,* auch das so tief in die Menschenseele hereingeht, dass diese Vereinigung von Kunst und Wissenschaft auch die religiöse Stimmung abgibt. [...] Denn aus wahrer Wissenschaft und wahrer Kunst, wenn sie in lebendiger Weise zusammenfließen, wird religiöses Leben. Wie auch religiöses Leben weder Wissenschaft noch Kunst zu verleugnen braucht, sondern nach beiden gerade mit aller Energie und aller Lebenswirklichkeit hinstrebt.»[68]

Das Zusammenklingen von Kunst, Wissenschaft und Religion selbst ist allerdings in der Weltgeschichte nichts Neues; es ist ein uraltes Mysterienprinzip. Die Architektur der ägyptischen Pyramiden geht aus der theologischen Weltsicht der Epoche hervor und entspricht einer Weltauffassung, in der alles Erkenntnis-Wissen mit den religiösen Überzeugungen und kultischen Einrichtungen untrennbar verbunden war. Wie in alten Zeiten aus dem religiösen Welterleben Welterkenntnis und Weltgestaltung durch den Menschen hervorgingen, so führt die naturwissenschaftliche und künstlerische Weltauffassung im Goethe'schen Sinn zu einem modernen, erkenntnis-begründeten religiösen Welterleben zurück. «So beginnt Anthroposophie überall mit Wissenschaft, belebt ihre Vorstellungen künstlerisch und endet mit religiöser Vertiefung.»[69]

1.1.2 Phänomenologische Voraussetzungen

Wie aber gewinnt der Künstler Zugang zu den im Naturgeschehen wirksamen, aber auf dem Weg zur vollkommenen Verwirklichung in ihrer freien Entfaltung gestörten Ideen? – zu eben jenen schaffenden und schöpferischen Ideen, die zwar die Naturgeschöpfe hervorbringen, in ihnen aber unter den Bedingungen der natürlichen Entwicklung nie vollständig verwirklicht erscheinen?

«Wollen wir wirklich zu den Urbildern der Dinge, zu dem Unwandelbaren im ewigen Wechsel aufsteigen, dann dürfen wir nicht das Fertiggewordene betrachten, denn dieses entspricht nicht mehr ganz der Idee, die sich in ihm ausspricht, *wir müssen auf das Werden zurückgehen,* wir müssen die Natur im Schaffen belauschen.»[70] Dabei gilt es, als Ausgangspunkt jenes Element im Gesamtorganismus zu finden, in dem und durch das sich ein Wesen am charakteristischsten ausspricht und seine urbildliche eigene Bildegesetzmäßigkeit im Ansatz offenbart: «Ich raste nicht, bis ich einen prägnanten Punkt finde, von dem sich vieles ableiten lässt.»[71]

Goethe selbst vermochte – im Bestreben, die Fülle der Phänomene in der Pflanzengestaltung, die er auf seiner Reise durch Italien neu kennenlernte, ideell zu begreifen – im botanischen Garten von Palermo die Bildidee der «Urpflanze»[72] zu fassen: eine Idee, die sich der inneren Anschauung ergeben kann im Sinne eines allgemeinen «Typus»[73] der Pflanzengestalt. «Eine solche muss es doch geben! Woran würde ich sonst erkennen, dass dieses oder jenes Gebilde eine Pflanze sei, wenn sie nicht *alle nach einem Muster* gebildet wären.»[74] Dazu sagt Goethe im Rückblick: «Nicht also durch eine außerordentliche Gabe des Geistes, nicht durch eine *momentane Inspiration,* noch unvermutet und auf einmal, sondern durch ein *folgerechtes*

Bemühen bin ich endlich zu einem so erfreulichen Resultate gelangt.»[75] Später konnte er in der Beschäftigung mit der vergleichenden Anatomie der Säugetiere auch für den Menschen einen Zwischenkieferknochen im Oberkiefer nachweisen.[76]

Aber erst durch Friedrich Schiller[77], den zweiten großen deutschen Dichter und Zeitgenossen Goethes in Weimar, wurde am 23. August 1794 Goethes Anliegen treffend charakterisiert und in letzter Konsequenz gedanklich bis zum Menschen hingeführt: «Sie nehmen die ganze Natur zusammen, um über das einzelne Licht zu bekommen; in der Einheit ihrer Erscheinungsarten suchen Sie den Erklärungsgrund für das Individuum auf. Von der einfachen Organisation steigen Sie, Schritt vor Schritt, zu der mehr verwickelten auf, um endlich die verwickeltste von allen, *den Menschen, genetisch aus den Materialien des ganzen Naturgebäudes zu erbauen.* Dadurch, dass Sie ihn der Natur gleichsam nacherschaffen, suchen Sie *in seine verborgene Technik einzudringen.*»[78] Damit ist die Möglichkeit skizziert, aus dem goethehaften Anschauen des Menschen im Verhältnis zu den beobachtbaren gestaltenden Kräften in der außermenschlichen Natur zu einem neuen Verständnis des lebendigen menschlichen Organismus zu kommen. Die Idee einer ‹synthetisierenden Anatomie› findet bei Goethe zwar viel später literarisch Eingang in den dritten Teil seines «Wilhelm Meister»[79], aber er verwirklicht sie nicht selbst.[80]

Als Voraussetzung für das «Eindringen in seine verborgene Technik»[81] muss der Künstler «[...] in dem Objekte den Punkt finden, aus dem sich ein Gegenstand in seiner vollkommensten Gestalt entwickeln lässt, in der es sich aber in der Natur selbst nicht entwickeln kann»[82]. Diese Aufgabenstellung, auf den Menschen angewendet, führt Rudolf Steiner zur Entwicklung der Eurythmie.

1.2 Die Entwicklung einer neuen Kunstform aus der Beobachtung des menschlichen Sprachorganismus

Frägt man sich im Sinne der Methode, mit der Goethe die Natur betrachtet, was den Menschen innerhalb des Naturzusammenhangs am meisten charakterisiert, was ihn von allen anderen Naturwesen unterscheidet, also wo an ihm der «prägnante Punkt, [...] von dem sich vieles ableiten lässt»[83], zu finden sei, so wird man neben dem aufrechten Gang[84] auf sein Sprachvermögen aufmerksam werden, das physiologisch durch die Ausbildung des menschlichen Kehlkopfs im Verhältnis zu den übrigen Sprachorganen veranlagt ist:

Der Kehlkopf liegt beim neugeborenen Menschenkind noch ebenso hoch im Verhältnis zum Nasen-Hinterraum wie zum Beispiel bei einem Pferd; der Säugling kann daher wie ein Tier gleichzeitig trinken und durch die Nase atmen – aber er kann noch keine differenzierten Laute bilden, weil er auch durch die Nase ausatmet! Und wenn die Nase verstopft ist, ist er in Not, weil er noch nicht durch den Mund einatmen kann.

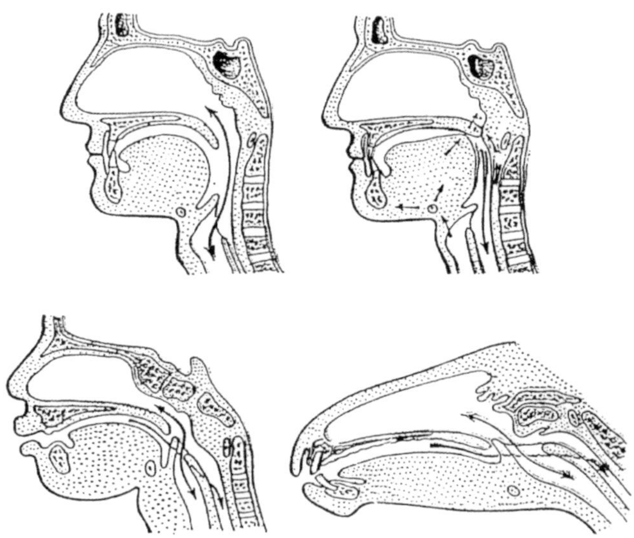

Abb. 2, Oben: Atemfluss zwischen Nase und Luftröhre (li) und Unterbrechung des Atemstroms für den Schluckakt (re) beim Erwachsenen. Unten: Der Nahrungsstrom umfließt den hochgestellten Kehlkopf des neugeborenen Menschen (li) so wie beim Pferd (re)

Während der ersten Lebensmonate wandert der Kehlkopf entgegen der Aufrichte-Bewegung – während das Kind lernt, den Kopf zu heben, den Rumpf aufzurichten und zu sitzen – anatomisch in eine tiefere Lage, sodass es für den Säugling möglich wird, die Luft durch den Mund auszuatmen und mit Zunge, Gaumen, Zähnen und Lippen Laute zu artikulieren: das Kind beginnt zu plaudern. Die Entwicklung des aufrechten Ganges und das Sprachvermögen des Menschen sind also unmittelbar miteinander verknüpft!

In einigen hundert Ansprachen, die Rudolf Steiner zur Einführung dieser neuen Kunst vor Eurythmie-Aufführungen hält, stellt er immer neu und vielfältig differenziert dar, wie die Eurythmie aus der Beobachtung der Sprachbewegung und durch die Übertragung der so beobachteten Bewegungen auf den Gesamtorganismus, vor allem auf die Gliedmaßen, gewonnen ist, sodass durch die eurythmische Bewegung eine anschauliche «sichtbare Sprache»[85], ein «sichtbarer Gesang»[86] entsteht:

«Wenn ich vor unseren Aufführungen stets einige Worte vorausschicke, so geschieht es aus dem Grunde, weil die Quellen der Eurythmie leicht verkannt werden können, und weil eigentlich erst nach und nach eingesehen wird, wie einfach, künstlerisch einfach dasjenige zuletzt für die unmittelbare Anschauung wird, was aus gewissen Tiefen der Weltenweisheit herausgeholt ist. Und aus gewissen Tiefen der Weltenweisheit heraus ist eigentlich alles Künstlerische und auch jede Offenbarung der menschlichen Wesenheit geholt, die dann eine künstlerische Vervollkommnung findet, vor allen Dingen die menschliche Sprache selbst. Und Eurythmie will nichts anderes sein als eine sichtbare menschliche Sprache oder ein sichtbarer Gesang.»[87]

Die zentrale Idee der Goethe'schen Ästhetik – dass sich aus der naturwissenschaftlichen Beobachtung eines lebendigen Phänomens und der Weiterführung der darin beobachtbaren wirkenden Kräfte gültiges Kunstschaffen entwickeln lässt – wird durch Rudolf Steiner, so oft er über den Zusammenhang der Bewegungen des Kehlkopfs und der Eurythmie spricht, ganz selbstverständlich allen Zuschauern der gerade neu entstandenen Kunstform Eurythmie zugemutet. Der Sinn des geschilderten Zusammenhanges eines naturwissenschaftlich beobachtbaren, physiologischen Geschehens wie der Sprachbewegungen des Kehlkopfs mit einer künstlerischen Darbietung erschließt sich ja nur durch das Verständnis von Goethes ästhetischer Auffassung. Es handelt sich bei der Entwicklung der Eurythmie um die Anwendung des Prinzips, das Rudolf Steiner an jenem 9. November 1888 als Grundprinzip der Goethe'schen neuen Ästhetik charakterisiert hat, auf den Menschen. Sie ist ein methodisch konsequenter nächster Schritt, den Goethe zwar noch nicht selbst verwirklichen, Schiller aber als Möglichkeit im Blick auf Goethes Methode schon 1794 mit visionärer Kraft aussprechen konnte.

2 Goethes naturwissenschaftliche Methode und die Kehlkopf-Metamorphose

Das Motiv, mit dem Rudolf Steiner die Einführung der Eurythmie und Heil-Eurythmie im 1. Vortrag des Heil-Eurythmie-Kurses eröffnet, setzt bei den Zuhörern ein Vertrautsein mit einigen methodischen Elementen aus Goethes naturwissenschaftlichen Arbeiten voraus. Erst auf der Grundlage dieser methodischen Prinzipien wird der Vortragstext in seiner Gedankenentwicklung und in manchen Formulierungen nachvollziehbar.

Daher werden an dieser Stelle zunächst, anhand von Zitaten aus Goethes naturwissenschaftlichen Schriften und der entsprechenden Kommentare Rudolf Steiners[88], einige wesentliche methodische Motive eingeführt. Auf dieser Grundlage kann deutlich werden, wo Rudolf Steiner über Goethe hinausführt, indem er eine Menschenkunde entwickelt, die an der Anschauung des denkenden, sprechenden und sich bewegenden Menschen gewonnen wird. Eine neue, lebendige Menschenerkenntnis wird zur Verständnis-Voraussetzung für die Frage, warum der Mensch erkrankt und wie Heil-Eurythmie dann therapeutisch wirksam werden kann. Auf diesem menschenkundlichen Hintergrund werden die drei Übungen aus dem 1. Vortrag des Heil-Eurythmie-Kurses charakterisiert, und es wird versucht nachzuzeichnen, wie Rudolf Steiner mit diesen Übungen am Ende des 1. Vortrages wieder dorthin zurückführt, wovon er ausgegangen war: zur lebendigen, durchseelten und geisttragenden Menschengestalt im dreidimensionalen Raum, nun aber in bewusster Selbstgestaltung durch die therapeutische Metamorphose der Eurythmie, die Heil-Eurythmie.

2.1 *Einführung in die Metamorphosenlehre*

«Wenn man verstehen will, was Eurythmie nach ihren verschiedensten Inhalten ist, muss man zunächst sich ein gewisses Verständnis erwerben für den menschlichen Kehlkopf»[89], sagt Rudolf Steiner den ärztlichen Zuhörern in den ersten Minuten des 1. Vortrages, den er selbst als «eine Art Einleitung»[90] bezeichnet, um in den folgenden Nachmittagsstunden «die ersten Keime einer Art Heil-Eurythmie an[zu]deuten»[91]. In wenigen Sätzen skizziert er Ideen, die sich aus der Anwendung der wichtigsten

Prinzipien aus Goethes Metamorphose-Anschauung auf den Menschen folgerichtig ergeben:

«Man ist viel zu sehr geneigt, ein einzelnes menschliches Organ wie eine Sache für sich zu betrachten. Das ist es aber nicht. Das ist kein menschliches Organ. *Jedes menschliche Organ ist* ein Glied der Gesamtorganisation und zu gleicher Zeit *eine metamorphosische Umänderung* gewisser anderer Organe. Im Grunde genommen ist jedes für sich abgeschlossene menschliche Organ eine Metamorphose der anderen für sich abgeschlossenen menschlichen Organe.»[92]

Die Metamorphose-Anschauung ist ein zentrales Element der von Goethe entwickelten und von Rudolf Steiner in seinen Einleitungen zu Goethes naturwissenschaftlichen Schriften kommentierten naturwissenschaftlichen Methode. Goethe hatte seine Ideen zur Metamorphose der Pflanzen und Tiere in den Jahren 1817 bis 1824 nach und nach schriftlich aufgezeichnet und unter dem Gesamttitel «Zur Morphologie» oder auch «Bildung und Umbildung organischer Naturen»[93] herausgegeben. Im Blick auf die Entwicklung der Pflanzengestalt fasst er die Metamorphose-Idee in einigen kurzen Sätzen einleitend zusammen:

> «1. Ein jeder, der das Wachstum der Pflanzen nur einigermaßen beobachtet, wird leicht bemerken, dass gewisse äußere Teile derselben sich manchmal verwandeln und in die Gestalt der nächstliegenden Teile bald ganz, bald mehr oder weniger übergehen.
>
> 2. So verändert sich, zum Beispiel, meistens die einfache Blume dann in eine gefüllte, wenn sich, anstatt der Staubfäden und Staubbeutel, Blumenblätter entwickeln, die entweder an Gestalt und Farbe vollkommen den übrigen Blättern der Krone gleich sind, oder noch sichtbare Zeichen ihres Ursprungs an sich tragen.
>
> 3. Wenn wir nun bemerken, dass es auf diese Weise der Pflanze möglich ist, einen Schritt rückwärts zu tun, und die Ordnung des Wachstums umzukehren; so werden wir auf den regelmäßigen Weg der Natur desto aufmerksamer gemacht, und wir lernen die Gesetze der Umwandlung kennen, nach welchen sie einen Teil durch den andern hervorbringt, und die verschiedensten Gestalten durch Modifikation eines einzigen Organs darstellt.
>
> 4. Die geheime Verwandtschaft der verschiedenen äußern Pflanzenteile, als der Blätter, des Kelchs, der Krone, der Staubfäden, welche

sich nach einander und gleichsam aus einander entwickeln, ist von den Forschern im allgemeinen längst erkannt, ja auch besonders bearbeitet worden, und man hat die Wirkung, wodurch ein und dasselbe Organ sich uns mannigfaltig verändert sehen lässt, die Metamorphose der Pflanzen genannt.»[94]

In dem Kapitel: «Die Absicht eingeleitet»[95], das dem Text über «Die Metamorphose der Pflanzen» vorausgeht, findet sich eine wunderbar poetische und zugleich sachliche Einführung in die metamorphosische Denkweise:

«Der Deutsche hat für den Komplex des Daseins eines wirklichen Wesens das Wort Gestalt. Er abstrahiert bei diesem Ausdruck von dem Beweglichen, er nimmt an, dass ein Zusammengehöriges festgestellt, abgeschlossen und in seinem Charakter fixiert sei. Betrachten wir aber alle Gestalten, besonders die organischen, so enden wir, dass *nirgend ein Bestehendes, nirgend ein Ruhendes, ein Abgeschlossenes* vorkommt, sondern dass vielmehr alles in einer steten Bewegung schwanke.»[96]

Rudolf Steiner kommentiert diese Worte Goethes und lenkt zugleich den Blick auf das innerseelische Erkenntnis-Geschehen: «In der äußerlichen Natur ist nichts Beständiges, nur stetes Wandeln von Gestalt in Gestalt; *das Identische liegt nur in der Idee, die allen Gestalten zu Grunde liegt.* Will daher eine Morphologie sich an etwas Festes, Bestimmtes halten, so kann es keine einzelne reale Gestalt, sondern *nur die Idee* sein.»[97] Später, in der Einleitung zum dritten Band von Goethes naturwissenschaftlichen Schriften, heißt es: «Es ist etwas ganz anderes, die Vorgänge der Natur zu beobachten, um ihre Kräfte in den Dienst der Technik zu stellen, als mithilfe dieser Vorgänge tiefer in das Wesen der Naturwirksamkeit hinein zu blicken suchen. Wahre Wissenschaft ist nur da vorhanden, wo der Geist Befriedigung *seiner* Bedürfnisse sucht, *ohne äußeren* Zweck.»[98] Der Geist fragt: «Was lässt diese Beobachtung für eine ideelle Erklärung zu, *wie* muss ich sie denken, damit sie mir möglich erscheint?»[99] Diese Frage führt notwendig zu einer Differenzierung der adäquaten Erkenntnis-Methode für Anorganisches und Organisches und damit zu einer methodisch begründeten Systematik der Naturwissenschaften.

2.1.1 *Die Typus-Idee als adäquates Erkenntnismittel einer Wissenschaft des Lebendigen*

Für die Phänomene innerhalb der *unorganischen* Welt gilt: Das zusammenfassende Gesetz, «die Einheit, der Begriff kommt *als solcher* erst in unserem Verstande zur Erscheinung [...]. Wir haben es hier mit einer Zweiheit zu tun, mit der mannigfaltigen Sache, die wir *anschauen*, und mit der Einheit, die wir *denken*.

In der organischen Natur stehen die Teile des mannigfaltigen einen Wesens nicht in einem solchen äußerlichen Verhältnisse zueinander. Die Einheit kommt mit der Mannigfaltigkeit zugleich, als mit ihr identisch in dem Angeschauten zur Realität.»[100] Die wesenhafte Gesamtgestalt einer Pflanze, wie etwa die Gestalt einer Tulpe oder einer Arnika, offenbart sich der Anschauung unmittelbar. Alle Teile der Pflanze sind verlässlich und gänzlich ohne Ausnahme in der für sie charakteristischen Art und Weise gebildet. Der Begriff einer bestimmten Pflanzenart lässt sich nicht fassen, ohne dass ihr charakteristisches Erscheinungsbild in allen seinen Einzelheiten in den Begriff mit eingeht. Dann ist «das Verhältnis der einzelnen Glieder eines Erscheinungsganzen (Organismus) [...] ein reelles geworden [...]. Der Begriff hat nicht bloß die Rolle einer Summe, eines Zusammenfassenden, welches sein Objekt *außer* sich hat, er ist mit demselben vollkommen *eins* geworden. Was wir anschauen, ist nicht mehr verschieden von dem, wodurch wir das Angeschaute denken; wir schauen den Begriff als Idee selbst an.»[101]

Diese Idee, die die Gestaltungsgesetzmäßigkeiten eines lebendigen Organismus als Bild gedanklich fasst, nennt Goethe den ‹Typus›. Die Typus-Idee vollzieht die organische Bildung in der inneren Anschauung mit. Sie steht der Vielheit der Erscheinungen nicht als ein zweites, zwar von den Erscheinungen gefordertes, aber seinem Wesen nach verschiedenes Element gegenüber wie der Begriff oder das Gesetz, das die Vielfalt der unorganischen Erscheinungen im Verstand in eine Einheit zusammenfasst, sondern taucht wirksam in das Bildegeschehen eines lebendigen Organismus unter.

«Im Erkennen des Anorganischen wird Begriff an Begriff gereiht, um den Zusammenhang von Kräften zu überschauen, die eine Wirkung in der Natur hervorbringen. Dem Organischen gegenüber ist es notwendig, einen Begriff aus dem anderen so hervorwachsen zu lassen, dass in der fortschreitenden lebendigen Begriffsverwandlung *Bilder* dessen entstehen, was in der Natur als gestaltete Wesen erscheint.»[102] Die Wissenschaft des

Organischen erfordert eine besondere Denkbewegung, Denkweise. Darin besteht für Rudolf Steiner die «*zentrale* Entdeckung» Goethes, «dass er gefunden hat, wie man über das Organische denken müsse, um ihm erkennend beizukommen»[103].

«[...] dass in der fortschreitenden lebendigen Begriffsverwandlung *Bilder* dessen entstehen, was in der Natur als gestaltete Wesen erscheint»[104], «[...] hat Goethe dadurch erstrebt, dass er von dem Pflanzenblatte *ein Ideenbild im Geiste festzuhalten* versuchte, das nicht ein starrer, lebloser Begriff ist, sondern ein solcher, der sich in den verschiedensten Formen darstellen kann. Lässt man im Geiste diese Formen auseinander hervorgehen, so konstruiert man die ganze Pflanze. Man schafft auf ideelle Art *den Vorgang in der Seele nach, durch den die Natur in realer Art die Pflanze gestaltet.*»[105] Die ‹Konstruktion› des lebendigen Organismus in der ideellen Anschauung ist keine willkürliche; denn sie ist in ihren typusgerechten Möglichkeiten und Grenzen durch die Natur gegeben, an der Natur gewonnen. «Lässt man im Geiste diese Formen auseinander hervorgehen»[106], so darf man «sich unter diesem Typus nichts Festes vorstellen. [...] *Der Typus ist etwas durchaus Flüssiges* [...].»[107]

Goethes Idee von der Ur-Pflanze oder jeglicher Gestaltbegriff einer lebendigen Art oder Gattung hat Typus-Charakter. Darüber schreibt er selbst an Herder[108]: «Ferner muss ich Dir vertrauen, dass ich dem Geheimnis der Pflanzenerzeugung ganz nahe bin und dass es das einfachste ist, was nur gedacht werden kann. Die Urpflanze wird das wunderlichste Geschöpf von der Welt, um welches mich die Natur selbst beneiden soll. Mit diesem Modell und dem Schlüssel dazu kann man als dann noch Pflanzen ins Unendliche erfinden, die konsequent sein müssen, d.h., wenn sie auch nicht existieren, doch existieren könnten und nicht etwa malerische oder dichterische Schatten und Scheine sind, sondern eine innere Wahrheit und Notwendigkeit haben. *Dasselbe Gesetz wird sich auf alles Lebendige ausdehnen lassen.*»[109]

Das Vorübergehende, Vorläufige, Unvollkommene der einzelnen sinnlich beobachtbaren Naturerscheinung in ihren unzähligen Eigenheiten wird durch Goethes Erkenntnisart überwunden und ideell in ein höheres Ganzes zusammengeführt, das so umfassend und zugleich so exakt gedacht werden muss, dass alle an der Natur gewonnenen Einzelheiten als Möglichkeiten ideell darin enthalten sein müssen. «Daher nennt Goethe das Vermögen, wodurch wir die organische Natur begreifen, *anschauende*

Urteilskraft. Das Erklärende – das Formelle der Erkenntnis, der Begriff – und das Erklärte – das Materielle, die Anschauung – sind identisch [...].»[110]

Für das wissenschaftliche Begreifen des Unorganischen wie etwa in der Physik gilt weiterhin: «Das Gesetz ist mit der Mannigfaltigkeit der Anschauung, die es beherrscht, nicht ein und dasselbe, es steht über ihr»[111]; es bleibt immer eine fühlbare Distanz zwischen dem Erkenntnisobjekt und der Form, in der die wissenschaftliche Erkenntnisidee auftritt. Für das wissenschaftliche Begreifen des Lebendigen, des Organischen aber wird «im Typus [...] Ideelles und Reelles zur Einheit [...]»[112], und zugleich kann «das Mannigfaltige [...] nur als ausgehend von einem Punkte des mit ihm identischen Ganzen erklärt werden»[113].

Die Größe des Goethe'schen Naturgedankens geht «einem nur dann auf, wenn man versucht, sich denselben im Geiste lebendig zu machen, wenn man es unternimmt, ihn nachzudenken»[114], dadurch wird man «gewahr, dass er die *in die Idee übersetzte Natur der Pflanze selbst ist, die in unserem Geist ebenso lebt wie im Objekte*»[115].

2.1.2 *Das System der Naturwissenschaft nach Goethe*

Diese von Goethe beobachtete Differenzierung im Erkenntnisvorgang, nämlich dass die Phänomene der unorganischen Welt zwar phänomenologisch untersucht, aber nur in abstrakten[116] – also im wahrsten Sinn des Wortes «abgezogenen», vom beobachtbaren Phänomen distanzierten – Naturgesetzen gedacht werden können, während die Betrachtung der organischen Welt dem anschauenden Mitvollzug im denkenden Erkennen zugänglich ist, führt, konsequent angewendet, zu einer Gliederung der Naturreiche nach der jeweils angemessenen Erkenntnismethode, und es ergibt sich so das «*System der Naturwissenschaft*»[117] im Sinne Goethes, wie es Rudolf Steiner in der Einleitung zur Farbenlehre Goethes darstellt. Diese Systematik findet sich bei den von Rudolf Steiner im 2. Vortrag des Heil-Eurythmie-Kurses gegebenen Indikationen für die Vokalübungen[118] wieder.[119]

«Die Art nun, *wie* der Begriff (die Idee) in der Sinnenwelt sich auslebt, macht den Unterschied der Naturreiche. Gelangt das sinnenfällig wirkliche Wesen nur zu einem solchen Dasein, dass es völlig außerhalb des Begriffes steht, nur von ihm als einem *Gesetze* in seinen Veränderungen beherrscht wird, so nennen wir dieses Wesen *unorganisch* [...]. In dieser Sphäre haben wir es mit Phänomenen und Gesetzen zu tun, die, wenn sie ursprünglich sind, *Urphänomene* heißen können [...].»[120] Der Charakter der Naturwissenschaft des Unorganischen macht deutlich erlebbar, dass das, was in der Welt geschieht – das Rollen einer Kugel auf einer schiefen Ebene, der Weg, den ein fliegender Stein beschreibt, das Fallen eines Gegenstandes –, etwas ganz anderes ist, als das Gesetz, mit dem man diese Phänomene mathematisch beschreibt und geistig zu fassen versucht. Der abstrakte Charakter der Naturwissenschaft des Unorganischen hat ganz allgemein das Verständnis von Wissenschaftlichkeit geprägt. Darauf beruht das immer wieder anzutreffende tiefe Misstrauen gegenüber jeglicher Wissenschaft, sie sei abstrakt und weltfremd. Aber immerhin sind mathematische Formeln und physikalische Naturgesetze geeignet, die Welt des Unorganischen technisch zu beherrschen – wenn man richtig rechnet und alle wirksamen Faktoren berücksichtigt! Der Mensch gewinnt durch sie die willensmäßige Handhabung der Welt, allerdings ohne zugleich geistig zu durchschauen, womit er umgeht. Daher vielleicht auch das reservierte und auch distanzierte Verhältnis Goethes zur Mathematik.[121]

Anders beim Anschauen des Lebendigen: «Es kann aber eine sinnenfällige Einheit selbst schon über sich hinausweisen, sie kann, wenn wir sie erfassen wollen, uns nötigen, zu weiteren Bestimmungen als zu den uns wahrnehmbaren fortzugehen. Dann erscheint das begrifflich Erfassbare als sinnenfällige Einheit. Die beiden sind nicht identisch, aber der Begriff erscheint nicht *außer* der sinnlichen Mannigfaltigkeit als Gesetz, sondern *in* derselben als Prinzip. Er liegt ihr als das sie Durchsetzende, nicht mehr sinnlich Wahrnehmbare zu Grunde, das wir *Typus* nennen. Damit hat es die *organische* Naturwissenschaft zu tun.»[122]

Der inneren Anschauung kann als Idee aufleuchten, was sich in den organischen Naturerscheinungen, unseren Sinnen wahrnehmbar, verwirklicht, wenn auch in der individuellen Erscheinung immer unvollkommen. Dieses naturwissenschaftliche Denkerlebnis an den Phänomenen des Organischen oder Lebendigen begründet wohl Goethes unerschütterliche Erkenntnis-Zuversicht, seine Freude an allen Erscheinungen des Lebens, sein unstillbares Interesse an neuen Varianten und Formen von Pflanzen und Tieren, selbst an Missbildungen und Wachstumspathologien; gerade an den Anomalien der organischen Entwicklung kann ja in besonderer, manchmal sogar erschreckender Art und Weise sichtbar werden, was in der normalen oder gesunden Bildung nicht erscheint, aber darin als unsichtbar wirksam gedacht werden muss. «Die Natur bildet normal, wenn sie unzähligen Einzelheiten die Regel gibt, sie bestimmt und bedingt; abnorm aber sind die Erscheinungen, wenn die Einzelheiten obsiegen und auf eine willkürliche, ja zufällig scheinende Weise sich hervortun. Weil aber beides nah zusammen verwandt und sowohl das Geregelte als Regellose von *einem* Geiste belebt ist, so entsteht ein Schwanken zwischen Normalem und Abnormalem, weil immer Bildung und Umbildung wechselt, sodass das Abnorme normal und das Normale abnorm zu werden scheint.»[123] Dies gilt ja auch für den Menschen, wenn er erkrankt und organische oder funktionelle Dysfunktionen ausbildet. «Wer über die Tatsache nachdenkt, dass der Mensch krank sein kann, der kommt, wenn er rein naturwissenschaftlich denken will, in einen Widerspruch hinein [...]. Was im Krankheitsvorgang geschieht, ist [...] ein Naturprozess. Was an seiner Stelle im gesunden Zustand vorgeht, ist aber auch ein Naturprozess.»[124] Der Typus muss so umfassend gedacht werden, dass er alle möglichen Erscheinungsformen eines lebendigen Organismus umfasst, auch die scheinbar abnormen.

«Aber auch hier [in der Erkenntnis der organischen Welt] erscheint der Begriff noch nicht in seiner ihm eigenen Form als Begriff, sondern erst als *Typus*. Wo nun derselbe nicht mehr bloß als solcher, als durchsetzendes Prinzip, sondern in seiner Begriffsform selbst auftritt, da erscheint er als *Bewusstsein*, da kommt endlich das zu Erscheinung, was auf den unteren Stufen nur dem Wesen nach vorhanden ist. Der Begriff wird hier selbst zur Wahrnehmung. Wir haben es mit dem selbstbewussten Menschen zu tun.»[125] Im Fassen der Begriffe erwacht der Mensch zugleich zum Bewusstsein seiner selbst. Damit ist ein drittes Reich beschrieben, das sich durch die ihm eigene Art der menschlichen Erkenntnis erschließt: die Welt des menschlichen Bewusstseins, in dem das Phänomen, der auftretende Gedanke, und der Begriff in eins zusammenfallen. Denn in dem Moment, wo der Gedanke auftaucht, kenne ich auch seine begriffliche Bedeutung. An der Richtigkeit der Wissenschaftlichkeit in diesem Sinne haben wir im Allgemeinen am wenigsten Zweifel, weil wir an dem Hervorbringen des Begriffes, der uns vor Augen steht, ja selbst produktiv beteiligt sind. Das Erlebnis der Fremdheit, der Distanz zwischen dem Realgeschehen und der Möglichkeit, es im Gesetz erkennend zu fassen – wie in der Naturwissenschaft des Unorganischen –, tritt hier nicht auf. Wir vertrauen dem inhaltsleeren mathematisierenden Denken, weil wir seine Folgerichtigkeit selbst erzeugen und auch im Nachvollzug überprüfen können.

«Wir treiben heute Naturwissenschaft, indem wir uns bewusst sind, wir verbinden dasjenige, was wir im Raum und in der Zeit durch die Beobachtung und durch das Experiment erkunden, mit demjenigen, was uns die Mathematik durch reine Innenanschauung erkennen lässt, und gerade dadurch fühlen wir uns in der wissenschaftlichen Gewissheit, dass wir imstande sind, etwas, was so sehr menschliche Innenerkenntnis ist, menschliches Innenerlebnis ist, wie das Mathematische, dass wir das gewissermaßen verweben mit demjenigen, was uns Beobachtung und Experiment gibt; indem wir durch die mathematische Gewissheit, die uns gegeben ist im reinen Innenerleben, umspannen dasjenige, was uns von außen kommt, fühlen wir, dass wir in einer Verbindung stehen mit diesem Äußeren im Erkenntnisprozess, die uns genügt, um wissenschaftliche Gewissheit zu erleben.»[126]

So kann Rudolf Steiner Goethes wissenschaftliche Systematik zuletzt knapp zusammenfassen: «*Naturgesetz, Typus, Begriff* sind die drei Formen, in denen sich das Ideelle auslebt. Das Naturgesetz ist abstrakt, über der sinnenfälligen Mannigfaltigkeit stehend, es beherrscht die unorganische Naturwissenschaft. Hier fallen Idee und Wirklichkeit ganz auseinander. – Der Typus vereinigt schon beide in einem Wesen. Das Geistige wird wirkendes Wesen, aber es wirkt noch nicht als solches, es ist nicht als solches da, sondern muss, wenn es seinem Dasein nach betrachtet werden will, als sinnenfälliges *angeschaut* werden. So ist es im Reiche der organischen Natur. Der Begriff ist auf wahrnehmbare Weise vorhanden. – Im menschlichen Bewusstsein ist der Begriff selbst das Wahrnehmbare. Anschauung und Idee decken sich. Es ist eben das Ideelle, welches angeschaut wird. Deshalb können auf dieser Stufe auch die ideellen Daseinskerne der unteren Naturstufen zu Erscheinung kommen. Mit dem menschlichen Bewusstsein ist die Möglichkeit gegeben, dass das, was auf den unteren Stufen des Daseins bloß ist, aber nicht erscheint, nun auch erscheinende Wirklichkeit wird.»[127]

2.1.3 *Die anschauende Urteilskraft als methodisches Prinzip im Heil-Eurythmie-Kurs*

Die Überzeugung, dass es möglich sei, im anschauenden Denken die schöpferischen Lebensbewegungen eines lebendigen Organismus erkennend mitzuvollziehen, und dass das menschliche Bewusstsein der Ort sei, in dem sich die ‹ideellen Daseinskerne› des Weltinhalts offenbaren können, ist ein wesentlicher Ausgangspunkt für die Entwicklung der anthroposophischen Weltanschauung und Menschenkunde.

Im Heil-Eurythmie-Kurs setzt Rudolf Steiner als ein zentrales methodisches Element die unmittelbare lebendige Anschauung ein, wenn er durch zwei Eurythmistinnen[128] konsequent alle zu besprechenden Lautbewegungen für die Zuhörer eurythmisch demonstrieren lässt. Das zeugt von Rudolf Steiners Erwartung, dass sich der ‹anschauenden Urteilskraft› der anwesenden Ärzte mit der Anschauung der Lautgestaltung zugleich deren Wirkidee, «die in die Idee übersetzte Natur»[129] des Lautes selbst, geistig erschließen könne. Denn auch für den lebendigen Laut-Typus gilt: «Das Geistige wird wirkendes Wesen»[130] und «muss, wenn es seinem Dasein nach betrachtet werden will, als sinnenfälliges *angeschaut* werden. […] Der Begriff ist auf wahrnehmbare Weise vorhanden.»[131] Das bedeutet: Ohne Anschauung der Lautgebärden lässt sich die Eurythmie ebenso wenig fassen wie eine Botanik, die ohne Pflanzenbetrachtung auskommen wollte. Der Botaniker, der phänomenologisch arbeiten will, muss botanisieren und hat das auch zu allen Zeiten getan. Der Arzt, der sich die Heil-Eurythmie erschließen will, muss Gelegenheit haben – und sie auch entschieden aufsuchen, wenn sie sich bietet! –, sich eine Anschauung der Lautgestaltung eines Patienten zu verschaffen. Und er muss zugleich aufmerksam beobachten, wie sich die Wirkidee der Lautbildung im Denken offenbart, denn «[w]as wir anschauen, ist nicht mehr verschieden von dem, wodurch wir das Angeschaute denken; wir schauen den Begriff als Idee selbst an»[132]. In diesem Sinne ist das im Heil-Eurythmie-Kurs Gegebene *okkult:* Es erschließt sich in seiner geistigen Wirklichkeit nur, wenn man es aktiv aufsucht und ausführt. Hier ist durch die historische Trennung der Berufe des Arztes und des Heil-Eurythmisten – mit mancher glücklichen Ausnahme – viel vom Potential der Heil-Eurythmie für die Diagnostik und Therapie bis heute ungenutzt geblieben. Anschauende Urteilskraft muss ein wesentliches Arbeitsinstrument des Arztes werden, wenn er erkennend dem Wesen des Lebendigen gerecht werden will, und am Anschauen der Heil-Eurythmie lässt sie sich gezielt und umfassend ausbilden.

Unmittelbar nach der ersten Demonstration einer Lautbewegung im IAO[133] wendet sich Rudolf Steiner explizit an die anwesenden Ärzte: «Ich möchte hier ausdrücklich betonen, damit namentlich unsere ärztlichen Freunde es wissen: Dasjenige, was in der Eurythmie das Wesentliche ist und wodurch auch für die Kunsteurythmie das Wesentliche bewirkt wird, das ist nicht die bloß von außen angeschaute Form des gestellten Gliedes, sondern das ist dasjenige, was zustande kommt, wenn in dem gestellten Gliede die Streckung des Gliedes oder Beugung des Gliedes gefühlt wird.»[134] Es «erscheint auch nach außen dieses I nicht richtig, wenn Sie etwa nur auf die Zeichnung schauen, auf den Formgehalt, sondern Sie müssen – *und*

Sie sehen es dem Menschen an – das Gefühl haben: Er fühlt, während er das macht, die Streckekräfte.»[135] Und nach der darauffolgenden Demonstration der E-Gebärde, wohl durch Rudolf Steiner selbst, heißt es weiter: «*Und dasjenige, was man sieht, ist eben der Ausdruck für dieses Fühlen [...]*»[136].

«Sie sehen es dem Menschen an [...]»[137] ist ein Aufruf an die Aufmerksamkeit der Ärzte, der sehr weitreichend aufgefasst werden kann: aufmerksam zu werden auf alles, was in das Bewusstsein eintritt, auch das, was über die optische Wahrnehmung weit hinausgeht – und dadurch aufzuwachen für neue Erkenntnismöglichkeiten. Aber auch für den Eurythmisten wird sehr klar eine Aufgabe gestellt: «Dasjenige, was in der Eurythmie das Wesentliche ist und *wodurch auch für die Kunsteurythmie das Wesentliche bewirkt wird* [...], das ist dasjenige, was zustande kommt, wenn in dem gestellten Gliede die Streckung des Gliedes oder die Beugung des Gliedes *gefühlt wird.*»[138] Selbst der ungeschulte Zuschauer einer künstlerischen Eurythmie-Aufführung wird also die gefühlte eurythmische Bewegung als wesenhaft wirksam erleben können, wenn der Eurythmist diese Bedingung der realen Lautbildung wirklich erfüllt. Objekt und Betrachter verwachsen miteinander in der Beobachtung des wesenhaft Organischen; nicht nur der eurythmisch Bewegende, auch der Zuschauer bleibt nicht, der er war, er wird in die schöpferische Entwicklung des lebendigen Objekts miteinbezogen.

Goethe macht in Bezug auf den beobachtbaren fortwährenden Gestaltwandel der Pflanzenorgane eine feinsinnige Bemerkung über ein besonderes Wort der deutschen Sprache: « [...] Daher unsere Sprache das Wort *Bildung* sowohl von dem Hervorgebrachten, als von dem Hervorgebrachtwerdenden gehörig genug zu brauchen pflegt.»[139] Und weiter: «Wollen wir also eine Morphologie einleiten, so dürfen wir nicht von Gestalt sprechen; sondern, wenn wir das Wort brauchen, uns allenfalls dabei nur die Idee, den Begriff oder ein in der Erfahrung nur für den Augenblick Festgehaltenes denken. Das Gebildete wird sogleich wieder umgebildet, und wir haben uns, wenn wir einigermaßen zum lebendigen Anschaun der Natur gelangen wollen, *selbst so beweglich und bildsam zu erhalten, nach dem Beispiele, mit dem sie uns vorgeht.*»[140]

Der innere Mitvollzug von Bildung und Umbildung wirkt also *bildend* – im Sinne einer weiteren Bedeutung des Wortes Bildung – auf den Betrachter zurück, der in seiner inneren Beweglichkeit gefordert ist; wenn er sich auf diese Herausforderung einlässt, kann er im Wahrnehmen der natürlichen Gestaltenvielfalt und im Beobachten der organischen Gestaltverwandlungen sein denkendes Vorstellen aus der Abstraktion erlösen, in Bewegung bringen und beleben. So wirkt die Gebärdenvielfalt der Eurythmie und Heil-Eurythmie, «wenn sie angesehen werden,»[141] bildend auch ohne Erklärung. «Das Erklärende – das Formelle der Erkenntnis, der Begriff – und das Erklärte – das Materielle, die Anschauung – sind identisch.»[142], so heißt es bei Rudolf Steiner in der Einleitung zur Morphologie; oder, noch knapper, bei Goethe: «Alles Faktische ist schon Theorie».[143]

Das Wort *Bildung* in der doppelten Bedeutung – es bezeichnet die fertige lebendige Organ-Gestalt ebenso wie den Entstehungsprozess, der das Organ hervorbringt – begegnet uns gleich am Beginn des Heil-Eurythmie-Kurses, wenn es darum geht, sich spezifische neue Fähigkeiten für das therapeutische Tun mit der Eurythmie zu erwerben: «Es wird ja ohnedies, wie die folgenden Stunden zeigen werden, notwendig sein, dass man, um das hygienisch-therapeutische Element der Eurythmie anzuwenden, dazu gewisse Kenntnisse, die wie *in eine Art Gefühl für die Bildung* des menschlichen Organismus übergehen, […] beim Anwenden, beim praktischen Anwenden durchaus wird haben müssen.»[144]

Erna Wolfram berichtet, Rudolf Steiner habe ihr als werdende Heil-Eurythmistin genau angegeben, was sie aus den Lehrbüchern ihres Verlobten, des Medizinstudenten H. A. R. van Deventer[145], also aus den führenden medizinischen Grundlagenbüchern jener Zeit für Anatomie und Physiologie, zu lernen habe[146]. Denn auch an der lebendigen Menschen- und Organgestalt, wie sie in den anatomischen Abbildungen festgehalten ist – das können wir hier voraussetzen –, lässt sich durch anschauende Urteilskraft ihre «in die *Idee* übersetzte Natur»[147] erschließen. Dabei kann die Kenntnis der eurythmischen Lautgebärden eine Hilfe sein, das, was im lebendigen Organ-Bild erscheint, auch ‹lesen› zu können. Denn jede Eurythmie-Gebärde stellt einen charakteristischen Bilde-Typus im Lebendigen dar; und auch diese Bilde-Typen stehen untereinander in metamorphosischer Verwandtschaft[148]. So ist es möglich, die anatomischen Bilder künstlerisch aufzufassen und im bewegten und bewegenden Mitvollzug eurythmisch zu durchfühlen.[149]

Der Selbst-Entwicklung im Anschauen des Lebendigen sind keine Grenzen gesetzt: «Wenn der zur lebhaften Beobachtung aufgeforderte Mensch mit der Natur einen Kampf zu bestehen anfängt, so fühlt er zuerst einen ungeheuren Trieb, die Gegenstände sich zu unterwerfen. Es dauert aber nicht lange, so dringen sie dergestalt gewaltig auf ihn ein, dass er fühlt, wie sehr er Ursache hat, auch ihre Macht anzuerkennen und ihre Einwirkung zu verehren. Kaum überzeugt er sich von diesem wechselseitigen Einfluss, so wird er ein doppelt Unendliches gewahr: an den Gegenständen die Mannigfaltigkeit des Seins und Werdens und der sich lebendig durchkreuzenden Verhältnisse, an sich selbst aber *die Möglichkeit einer unendlichen Ausbildung*, indem er seine Empfänglichkeit sowohl als sein Urteil immer zu neuen Formen des Aufnehmens und des Gegenwirkens geschickt macht!»[150] Der Reichtum an Erkenntnis- und Werdemöglichkeiten, wie ihn Goethe im Naturbetrachten erlebt, findet den schönsten poetischen Ausdruck in einem Gedicht, das er vermächtnishaft in den letzten Akt von seinem «Faust»[151] eingefügt hat:

Zum Sehen geboren,
Zum Schauen bestellt,
Dem Turme geschworen,
Gefällt mir die Welt.

Ich blick' in die Ferne,
Ich seh' in der Näh'
Den Mond und die Sterne,
Den Wald und das Reh.

So seh' ich in allen
Die ewige Zier,
Und wie mir's gefallen,
Gefall' ich auch mir.

Ihr glücklichen Augen,
Was je ihr gesehn,
Es sei wie es wolle,
Es war doch so schön![152]

Man ahnt kaum, dass in diesen naiv anmutenden poetischen Bildern Goethes naturwissenschaftliches Credo enthalten ist: Sein Phänomenalismus[153], sein Vertrauen in die gesunden Sinne und in den Wahrheitsgehalt und die geistige Gültigkeit des sinnlichen Phänomens.

2.1.4 *Jedes Lebendige ist ein Vieles*

In jeder Pflanzengestalt wiederholt sich – meist unzählige Male – der zugrunde liegende allgemeine Organtypus der Blattbildung in metamorphosischer Verwandlung. «*Die geheime Verwandtschaft [HdA]* der verschiedenen äußern Pflanzenteile, als der Blätter, des Kelchs, der Krone, der Staubfäden, welche sich nach einander und gleichsam aus einander entwickeln, ist von den Forschern im allgemeinen längst erkannt, ja auch besonders bearbeitet worden, und man hat die Wirkung, wodurch ein und dasselbe *Organ* sich uns mannigfaltig verändert sehen lässt, die *Metamorphose der Pflanzen* genannt.»[154]

Die Blattmetamorphose der Pflanze ist selbstverständlicher zu denken als das, was Rudolf Steiner zu Beginn des Heil-Eurythmie-Kurses jetzt auch in Hinblick auf die Organe im menschlichen Organismus postuliert: «Jedes menschliche Organ ist ein Glied der Gesamtorganisation und zu gleicher Zeit eine metamorphosische Umänderung gewisser anderer Organe. Im Grunde genommen ist jedes für sich abgeschlossene menschliche Organ eine Metamorphose der anderen für sich abgeschlossenen menschlichen Organe.»[155] Das heißt aber zugleich: Der lebendige Gesamtorganismus ist eine Summe von gleichen oder ähnlichen Organbildungen; er setzt sich zusammen aus untereinander metamorphosisch verwandten Organen – aus nichts anderem!

Daher kann man sagen: «Jedes Lebendige ist kein Einzelnes, *sondern eine Mehrheit*; selbst insofern es uns als Individuum erscheint, bleibt es doch eine *Versammlung* von lebendigen selbständigen Wesen, *die der Idee, der Anlage nach gleich sind,* in der Erscheinung aber gleich oder ähnlich, ungleich oder unähnlich werden können. Diese Wesen sind teils ursprünglich schon verbunden, teils finden und vereinigen sie sich. *Sie entzweien sich und suchen sich wieder* und bewirken so eine unendliche Produktion auf alle Weise und nach allen Seiten.»[156] So formuliert Goethe dieses Prinzip in der gehobenen Prosa seiner naturwissenschaftlichen Schriften. Der Aussage nach ähnlich, aber poetisch findet es sich in seinem Gedicht «Epirrhema»[157]:

> *«Freuet euch des wahren Scheins,*
> *Euch des ernsten Spieles!*
> *Kein Lebend'ges ist ein Eins,*
> *Immer ist's ein Vieles.»*[158]

Was in der Wachstumsentwicklung nach und nach erscheint, bildet in seiner Summe die Gesamterscheinung der Pflanze zu irgendeinem Zeitpunkt; aber es liegt im einzelnen Pflanzenorgan auch die Möglichkeit, sich wieder zu einem vollständigen neuen Pflanzen-Individuum zu entfalten.

«Dass eine Pflanze, ja ein Baum, die uns doch als Individuum erscheinen, aus lauter Einzelheiten bestehn, die sich untereinander und dem Ganzen gleich und ähnlich sind, daran ist wohl kein Zweifel. Wie viele Pflanzen werden durch Absenker fortgepflanzt. Das Auge der letzten Varietät eines Obstbaumes treibt einen Zweig, der wieder eine Anzahl gleicher Augen hervorbringt; und auf ebendiesem Wege geht die Fortpflanzung durch Samen vor sich. Sie ist die Entwicklung einer unzähligen Menge gleicher Individuen aus dem Schoße der Mutterpflanze.»[159]

Nicht immer ist die Ähnlichkeit oder metamorphosische Verwandtschaft der Organe auf den ersten Blick zu erkennen: «Dass nun das, was der Idee nach gleich ist, in der Erfahrung entweder als gleich, oder als ähnlich, ja sogar als völlig ungleich und unähnlich erscheinen kann, darin besteht eigentlich das bewegliche Leben der Natur, das wir in unsern Blättern zu entwerfen gedenken.»[160]

Die innere Beweglichkeit ist umso mehr gefordert, wenn Rudolf Steiner den Grundgedanken der Metamorphose auf den Menschen anwendet und den zuhörenden Ärzten ganz selbstverständlich den Gedanken zumutet, «jedes menschliche Organ [sei] ein Glied der Gesamtorganisation und zu gleicher Zeit eine metamorphosische Umänderung gewisser anderer Organe»[161].

Der Arzt, der ein Studium der Anatomie und Pathologie im äußerlichen Sinne absolviert und gelernt hat, Lunge, Leber, Herz und Niere und alle anderen kleineren und größeren Organe des Menschen zu erkennen und zu unterscheiden, ist in seinem Vorstellungsvermögen zunächst einmal stark herausgefordert, bevor er denken und bejahen kann: «Im Grunde genommen ist jedes für sich abgeschlossene menschliche Organ eine Metamorphose der anderen für sich abgeschlossenen menschlichen Organe.»[162] Dem zuzustimmen ist nur möglich, wenn man sich im Gestaltvergleich die die Organe hervorbringenden Bildegebärden zu erschließen vermag. Denn die Ähnlichkeit oder «geheime Verwandtschaft»[163] der Organe eines lebendigen Organismus besteht ja gerade nicht in der fertigen Form, die äußerlich erscheint, sondern in dem Bildeprinzip, das sich einmal so und einmal so verwirklicht[164] – so wie Geschwister deutlich als Individuen unterscheidbar sind, aber doch oft gemeinsame Gestaltungsmerkmale, einen ‹Familientypus› in ihrer Physiognomie zeigen und daran ihre Verwandtschaft offenbaren.

An der Pflanze ist die Ähnlichkeit der einzelnen Organe, vor allem der Blätter in ihren verschiedenen Ausgestaltungen, meist gut sichtbar. Für die Übertragung der Idee der Organ-Metamorphose auf den Menschen kommt eine weitere Gesetzmäßigkeit in Betracht, die Goethe beobachtet und ausformuliert hat und die das Auffinden der geheimen Verwandtschaft von Organgestaltungen anspruchsvoller macht: «Je unvollkommener das Geschöpf ist, desto mehr sind diese Teile einander gleich oder ähnlich, und desto mehr gleichen sie dem Ganzen. *Je vollkommner das Geschöpf wird, desto unähnlicher werden die Teile einander.* In jenem Falle ist das Ganze den Teilen mehr oder weniger gleich, in diesem das Ganze den Teilen unähnlich. Je ähnlicher die Teile einander sind, desto weniger sind sie einander subordiniert. *Die Subordination*[165] *der Teile deutet auf ein vollkommneres Geschöpf.*»[166]

Nach diesem Prinzip wäre eine Pflanze, deren einzelne Teile – die Blätter – sich trotz ihrer metamorphosischen Verwandlung ähneln, das unvollkommenere Geschöpf; also eine krautige Kriechpflanze, wie z. B. der Bärlapp, die immer wieder dieselbe Blattgestalt wiederholt, wäre nach Goethe ‹unvollkommener› als eine schöne Blütenpflanze wie die Gartenrose mit einer vielfältigen Gestaltmetamorphose zwischen Laub-, Kelch-, Blütenblättern und Staubgefäßen. In dieser Differenzierung kann ein Teil – etwa ein Staubfaden – recht unähnlich dem Ganzen werden. Ein beliebtes Beispiel hingegen für die Ähnlichkeit des einzelnen Teils und des Ganzen – die einzelnen Teile sind einander gemäß Goethes Prinzip kaum subordiniert – ist die Gestaltverwandtschaft zwischen den einzelnen Lindenblättern und der Krone eines Lindenbaums; ja, selbst wenn mehrere Linden in einer Gruppe beieinander stehen, bilden sie meist eine wunderbare gemeinsame Krone aus, ähnlich der herzförmigen Gestalt des einzelnen Lindenblattes.

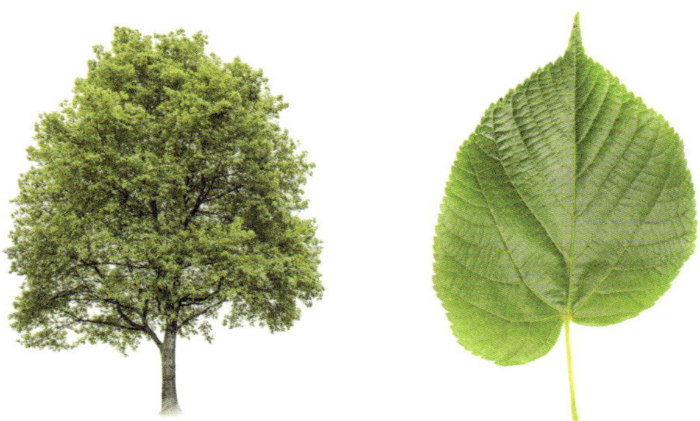

Abb. 3, Lindenbaum und Lindenblatt

Der Mensch wäre dann im Vergleich zur Rose das noch vollkommenere Geschöpf, dessen Teile, die einzelnen Organe, einander sehr unähnlich sind und auch dem Ganzen oft nicht offensichtlich ähneln. Dafür zeigen die menschlichen Organe – wie in allen höheren Organismen, beginnend bei den niedrigen Tieren – das Prinzip der ‹Subordination›, d.h. nicht alle Organe sind gleich bedeutungsvoll. Manche Organe können ohne Schaden für den Gesamtorganismus entfernt werden, andere Organe dagegen nicht. An einem Lindenbaum hingegen hat jedes Blatt die gleiche Funktion und Bedeutung.

2.2 *Die Organmetamorphose des menschlichen Kehlkopfes*

Alle diese von Goethe so schön und treffend ausformulierten Prinzipien einer Naturwissenschaft des Organischen setzt Rudolf Steiner voraus, wenn er zu Beginn des Heil-Eurythmie-Kurses an die anatomischen und physiologischen Kenntnisse der Ärzte in Bezug auf den menschlichen Kehlkopf appelliert und sofort hinzufügt: «Es ist dasjenige, was ich sagen will, nur durch ein – ich möchte schon sagen – goethehaftes Anschauen dieses menschlichen Kehlkopfes zu gewinnen.»[167] Es folgt die Schilderung der Gestaltverwandtschaft des Kehlkopfes «als eine nach oben gerichtete Fortsetzung der Luftröhre»[168] mit «einem anderen Stück menschlicher Organisation»[169], dem «Hinterhaupt des Menschen mit Einschluss der Gehörpartie [...] fortgesetzt nach unten so, dass es übergeht in den menschlichen Brustkorb mit seinen Rückenwirbeln, aber mit dem Ansatz der Rippen, die vorne das viel weichere Brustbein haben, das überhaupt unten ganz wegfällt»[170].

Was da miteinander verglichen und in Beziehung gesetzt wird, das ähnelt sich in den grundlegenden Bildegebärden, ist aber in der Größe und Weite verschieden und in seiner räumlichen Ausrichtung genau umgekehrt orientiert. Die Kehlkopfanatomie wird von Rudolf Steiner *von unten nach oben* geschildert, die Anatomie der großen äußeren Menschengestalt vom Hinterkopf *absteigend nach unten;* die kleine Gestalt des Kehlkopfes beruht auf einem knorpeligen, die große Gestalt von «Hinterhaupt des Menschen, mit Einschluss der Gehörpartie»[171], fortgesetzt zum «Brustkorb mit seinen Rückenwirbeln»[172], auf einem knochigen Skelett. Es handelt sich also um wenig ähnliche, einander subordinierte Teile, wie wir es bei einem «vollkomm'neren Geschöpf»[173] im Goethe'schen Sinne erwarten dürfen. – Während Luftröhre und Kehlkopf hohl sind, um von der Luft durchströmt zu werden, enthält das Hinterhaupt die «flüssig-feste»[174] breiige Gehirnmasse, die man sich im metamorphosischen Vergleich der beiden Organsysteme wegdenken soll. Diese anatomische Verwandtschaft ist seither von manchen anthroposophischen Ärzten[175] sorgfältig ausgearbeitet worden, auch in Hinblick auf die embryologische Entwicklung der beiden Organsysteme.[176]

Im weiteren Verlauf des Vortrages charakterisiert Rudolf Steiner zunächst, wie die Luft im Kehlkopf beim Ausatmen durch den Sprachprozess «modifiziert»[177] wird, später, wie sich im Liquor cerebrospinalis[178] der Atmungsrhythmus als Druckpuls[179] – er wird über den Venendruck in den abdominalen Venengeflechten übertragen – durch den Arachnoidalraum[180] bis in den Kopf hinein fortsetzt.

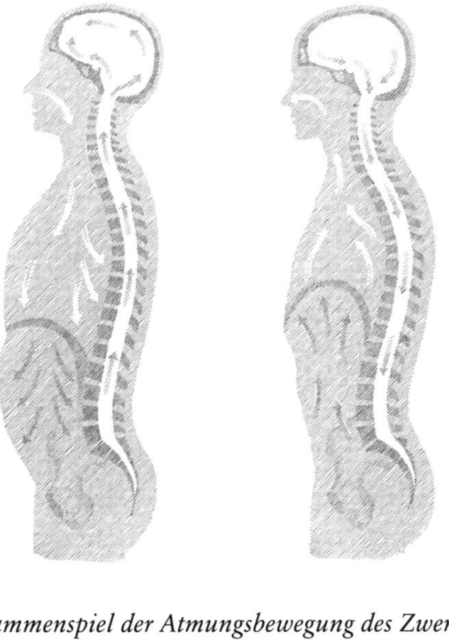

Abb. 4, Zusammenspiel der Atmungsbewegung des Zwerchfells, der Druckverhältnisse im Bauchraum und des Druckpulses im Liquorraum um Rückenmark und Gehirn; Einatmung (li) und Ausatmung (re)

So wie die strömende Luft beim Sprechen im Kehlkopf durch die Stimmbänder angehalten, gestaut oder wenigstens, durch Einengung der Luftwege an der Stimmritze, verlangsamt und in Schwingung versetzt werden muss, damit ein Laut ertönen kann, so wird der Druckpuls im Gehirnwasser im Kopfbereich gestaut und zur Ruhe gebracht – als physiologische Grundlage für die Bildung unserer gegenständlichen Vorstellungen.[181] Schaut man diese beiden Bilder zusammen, so erkennt man zwischen den von Rudolf Steiner zunächst geschilderten menschlichen Organteilen nicht nur eine Verwandtschaft der Gestalt, also eine Gestaltmetamorphose, sondern auch eine verwandte Funktion, die sich einmal im Medium der Luft, einmal im flüssigen Medium des Gehirnwassers abspielt, also eine funktionelle Metamorphose, die die anfangs vielleicht etwas willkürlich wirkende Abgrenzung des Organzusammenhangs von Hinterhaupt und Gehörpartie im Übergang zum Brustkorb verständlicher machen kann. «Ein gewisses Verständnis für den menschlichen Kehlkopf»[182] muss sich erwerben, wer «verstehen will, was Eurythmie nach ihren verschiedenen Inhalten ist»[183]; und das ist «nur durch ein [...] goethehaftes Anschauen dieses menschlichen Kehlkopfes zu gewinnen.»[184] Dann wird der Kehlkopf zum Schlüssel für das Verständnis der Menschenorganisation. Denn während andere menschliche Organe und Organgruppen mehr oder weniger «den Charakter der Metamorphose [...] in sich tragen»[185], kann man vom Kehlkopf aus überhaupt «*nur* durch eine richtig verstandene Metamorphose [...] eindringen [...] in das Wesen des menschlichen Organismus»[186]. Das ist zunächst ungewöhnlich und anspruchsvoll, erweist sich aber als außerordentlich fruchtbar. «Wiederum müssen *die Elemente zum Begreifen des geistigen Menschen* gefunden werden. Man wird sie nicht anders finden, als wenn man auf die Metamorphosenlehre eingeht. Da liegt der wesentliche Punkt. Die Metamorphosebegriffe des Goetheanismus sind allein imstande, die fluktuierenden Erscheinungen zu fassen, welche sich *dem Anschauen der Wirklichkeit* darbieten.»[187]

2.2.1 *Rudolf Steiners Darstellung der Kehlkopf-Metamorphose im Heil-Eurythmie-Kurs erschließt eine plastisch-musikalisch-sprachliche Menschenkunde*

Die Ausarbeitung der von Rudolf Steiner skizzierten Kehlkopf-Metamorphose in anatomischen und embryologischen Details sollte dennoch nur das Tor aufschließen für den weiteren Verlauf des Vortrags, und zugleich auch für den Blick auf den ganzen Menschen, wie ihn Rudolf Steiner weiter entwickelt. Das häufig geübte Plastizieren des metamorphosischen Organzusammenhangs verliert seinen Sinn, wenn dabei das Verständnis für die methodisch-didaktische Bedeutung der Kehlkopf-Metamorphose verloren geht: Denn die Aufgabe, die Gestaltverwandtschaft des menschlichen Sprachorgans mit Hinterhaupt, Gehörpartie und Brustkorb zu erkennen und die Verwandlung vom Einen ins Andere denken zu können, ist vor allem ein wichtiger erster Schritt in einem komplexen menschenkundlichen Entwurf, den Rudolf Steiner dem Heil-Eurythmie-Kurs in seiner Einleitung voranstellt.

Vor Beginn des Heil-Eurythmie-Kurses, am Vortag, im 1. Vortrag des 2. Ärztekurses, hatte Rudolf Steiner schon eine umfassende menschenkundliche Figur entwickelt: Wie die dreigliedrige Organisation des Menschen in ihren drei Gliedern in unterschiedlicher Art und Weise den Abdruck der höheren Wesensglieder[188] offenbart, in dem sich, was die oberen Wesensglieder vorgeburtlich aus dem Kosmos mitbringen, in die Physiognomie der Menschengestalt, aber auch in die aktive Bewegungsgestaltung im unteren Menschen, einschreibt.

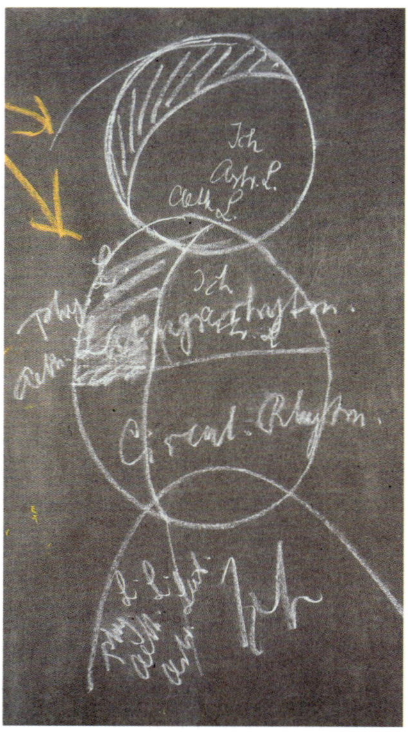

Abb. 5, Ausschnitt aus der Wandtafelskizze zu GA 313, 1. Vortrag, 11. April 1921

In dieser menschenkundlichen Gestalt verknüpft Rudolf Steiner in eindrucksvoller Art und Weise die Dreigliederung des menschlichen Organismus mit der Viergliederung des geistigen Wesens des Menschen. Die Wandtafelzeichnungen wurden damals schon auf einer mit Packpapier überzogenen Tafel ausgeführt und sind daher erhalten geblieben. Der Vortrag und die komplexe Tafelzeichnung vom Vortag können dazu verleiten, die Tatsache zu übersehen, dass Rudolf Steiner in der Einleitung zum Heil-Eurythmie-Kurs in einer weiteren menschenkundlichen Skizze den Funktionszusammenhang des denkenden, sprechenden und bewegenden Menschen erweckt, der niemals bleibende Gestalt annimmt, sondern überhaupt nur am wachen Menschen in seelischer Aktivität beobachtbar ist. Die Physiologie des seelisch tätigen, geisttragenden Menschen ist eine notwendige Voraussetzung, um verstehen zu können, wie die Heil-Eurythmie in den Leibzusammenhang verändernd eingreifen und damit therapeutisch wirksam werden kann.[189]

«Ein Heilmittel ist heilend, wenn es auf dem Wege zum Geist ist. Und weiß man, inwiefern ein Heilmittel auf dem Wege zum Geist ist, so kennt man die Heilkraft des Heilmittels. Der Geist allein kann im Menschen in das Irdische nicht unmittelbar eingreifen, aber *die untere Stufe des Geistes ist die therapeutische Kraft.*»[190] Was Rudolf Steiner über das Heilmittel sagt, gilt ebenso für den Menschen selbst: Wir müssen lernen, ihn geistig zu denken, um die Wirkung einer «Heilung [...] mit solchen geistigen Mitteln»[191] wie die der Heil-Eurythmie überhaupt in einen Zusammenhang mit der menschlichen Organisation bringen zu können.

2.2.2 *Mystisches Mathematisieren*[192] *nach Mathilde Scholl*

In seiner «Einleitung»[193] im 1. Vortrag des Heil-Eurythmie-Kurses führt Rudolf Steiner die Zuhörer mit wenigen entschiedenen Gedankenschritten von der äußeren Anatomie, der physischen Erscheinung des Menschen, zu der Frage, was der Mensch in seinem innersten Wesen sei; und er tut dies in mathematisch exakter Art und Weise. Denn «da wo Spirituelles und Physisches an der äußersten Grenze zusammentreffen, da ist diese Grenze mathematisch gesetzmäßig»[194].

Das Verfahren, wie man in mathematisch oder geometrisch gesetzmäßig geregelten Schritten den dreidimensionalen Raum überwinden und auf verlässliche Art und Weise im Denken zu einer vierten, fünften, sechsten Dimension fortschreiten kann, hat Rudolf Steiner Mathilde Scholl[195] in

Privatstunden zur Frage der höherdimensionalen Mathematik – in dieser Zeit war das auch an den Universitäten von Berlin und Leipzig ein aktuelles wissenschaftliches Thema[196] – vermittelt, und sie hat die Inhalte dieser Stunden hinterher selbst aufgezeichnet.[197]

Die dafür nötige mathematische oder geometrische Operation ist einfach und leicht nachvollziehbar: Ein Punkt hat keine Ausdehnung im Raum, also keine räumliche Dimension; aber wenn man zwei Punkte in Beziehung zueinander setzt, indem man sie verbindet, erhält man eine Linie. Eine Linie hat eine räumliche Dimension. Setzt man zwei eindimensionale Linien in Beziehung zueinander, indem man sie zum Beispiel kreuzt, erhält man eine zweidimensionale Fläche. Wenn man nun zwei zweidimensionale Flächen zum Schnitt bringt, erhält man ein dreidimensionales Gebilde. Diese Operation lässt sich denkerisch unbeschränkt fortsetzen: zwei dreidimensionale Gebilde, zum Schnitt gebracht, ergeben ein vierdimensionales, zwei vierdimensionale ein fünfdimensionales … – nur führt das allein nie zum Erfassen einer höheren Realität, sondern immer weiter in die Abstraktion.

In Wirklichkeit, und darauf macht Rudolf Steiner aufmerksam[198], kann man auf diese Art und Weise in der Erkenntnis aus dem dreidimensionalen in den vierdimensionalen Raum aufsteigen, das entspricht qualitativ dem *Leben in der Zeit* – aber man *verliert dabei wieder eine der drei räumlichen Dimensionen.* Lebendige Organismen wie die Pflanzen, die ihre Wachstumsbewegung in der Zeit entfalten, sind tatsächlich im wesentlichen Flächenwesen; das einzelne Organ, das Pflanzen-Blatt, ist flächenhaft, auch wenn es mehr oder minder dick, verschieden komplex gestaltet oder in sich selbst gekrümmt ist. Lebendige Flächen sind ja immer doppelt gekrümmt[199]. Die Dreidimensionalität der Blüte entsteht erst dadurch, dass sich die einzelnen in sich gekrümmten Blattflächen um einen Mittelpunkt gruppieren.

Lässt man zwei lebendige Wesen sich in der Zeit aufeinander zu bewegen, so entsteht die Qualität *der Empfindung im seelischen Innenraum,* die nur noch Richtung hat, keine flächenhafte Ausdehnung mehr. Und lässt man zwei unterschiedliche Empfindungen einander entgegenströmen, so entsteht gerade an diesem Widerspruch der Empfindungen *Selbstbewusstsein*[200], wie es der eurythmischen E-Gebärde entspricht.[201]

Auf diese Art und Weise kann man in drei gedanklichen Operationen den äußeren Raum überwinden und die Qualitäten von *Leben, Empfindung* und *Selbstbewusstsein* gewinnen. Über diese drei Bewusstseins-Schritte führt Rudolf Steiner die Zuhörer in seiner Einleitung zum Heil-Eurythmie-Kurs:

die anatomische Kehlkopf-Metamorphose ist nur der erste Schritt, der dazu dient, im Aufeinander-Beziehen und Vergleichen von zwei dreidimensionalen, räumlichen Gebilden zunächst zur vierten Dimension, der Erscheinung der *Lebensbewegung in der Zeit,* hinzuführen.

2.2.3 *Der Bildekräfte-Organismus des Menschen und seine Verwandtschaft mit dem lebendigen Wort*

Vergleicht man zunächst die *Raumgestalt* von Hinterhaupt, Gehörpartie und Brustkorb mit der anatomischen Gestalt des Kehlkopfes, so wird deutlich, dass beiden Gebilden verwandte Bildegebärden zugrunde liegen, die sich an beiden Orten in unterschiedlicher Art und Weise verwirklichen, sich aber der kompositorischen Idee nach gleichen. Wir können diese Gebärden ganz anfänglich nachempfinden und als wesentlichste Elemente benennen: ein aufrecht Gestrecktes, an das sich in der Horizontalen ein rund Umfassendes anschließt, das sich dann zum Winkel öffnet: Luftröhre – Ringknorpel – Schildknorpel // Wirbelsäule – Hinterkopf + Rippenbogen – freie Rippen[202]. Dann finden sich innerhalb der beschriebenen äußeren Gestalt verborgen im Kehlkopf die paarigen pyramidenförmigen Stellknorpel[203], die mit ihrer Bewegung für die Stellung und Spannung der Stimmbänder und damit für Funktion des Kehlkopfes, die Phonation[204], entscheidend wichtig sind; und innerhalb des Hinterhaupts an der Schädelbasis die symmetrische pyramidenförmige «Gehörpartie» der beiden Felsenbeine[205] mit den Schneckengängen[206] des Innenohrs, als organische Grundlage für die bewusste Hörwahrnehmung.

Der morphologische Vergleich muss immer zur ideellen Anschauung des Allgemeinen, Typischen, eines Gestalttypus, führen. Dieser Typus hat Bildcharakter, keine Räumlichkeit, keine Größendimension, aber er kann sich in unendlichen möglichen Varianten verwirklichen; er ist eine wirklichkeitsschaffende bildhafte Idee wie die ‹Urpflanze›, imaginative Erkenntnis. In dieser Beziehung gleichen die Bildekräfte, die die große, äußere Gestalt des Menschen: des Hinterhaupts – mit Einschluss der Gehörpartie – und seines Überganges in den Brustkorb, ausbilden, denjenigen, die die kleinere Gestalt des Kehlkopfes hervorbringen; dabei hat allerdings der Kehlkopf eine anatomisch klar umschriebene Gestalt, während der von Rudolf Steiner im Vergleich mit dem Kehlkopf angegebene größere Gestaltzusammenhang – Hinterhaupt-Gehörpartie-Wirbelsäule-Brustkorb-Brustbein – innerhalb der menschlichen Gesamtgestalt nicht so deutlich abgegrenzt ist, sondern nach allen Seiten in weitere anatomische Ausgestaltungen übergeht, über die Schlüsselbeine[207] in die Arme, über die Fortsetzung der Wirbelsäule ins Becken und in die Beine. Diese Fortsetzungen hat der Kehlkopf anatomisch nicht, aber sie wären im menschlichen Gestalttypus, der sich metamorphosisch von der Gesamtgestalt ableiten lässt, als Bildeimpulse angelegt. Daher kann Rudolf Steiner sagen: «Wir tragen gewissermaßen in unserer Brust, mit dem Kehlkopf, wenn wir die Sache ätherisch betrachten, einen zweiten Menschen, der allerdings in einer gewissen Weise verkümmert ist, aber die Ansätze, das Verkümmerte doch in einer gewissen Ausbildung zu haben, sogar in sich trägt.»[208] Eben diese Bildegebärden, die – im Vergleich mit der menschlichen Gesamtgestalt – beim Kehlkopf *nicht* in einer skeletalen anatomischen Ausgestaltung räumlich-physisch erscheinen, sind für die *Funktion* des menschlichen Kehlkopfes elementar wichtig; sie stehen nämlich dadurch, dass sie nicht vollständig im Kehlkopfskelett anatomisch Gestalt annehmen, in ihrer Vielfalt und Beweglichkeit für die flüchtige Gestaltung der Sprachlaute zur Verfügung. Es gilt auch umgekehrt: Beim menschlichen Sprechen, also bei der physischen Lautbildung durch den Kehlkopf und die Artikulationsorgane im Mundraum, wird für die imaginative Wahrnehmung als flüchtige ätherische Lautgebärde beobachtbar, was sonst in der Bildung der menschlichen physischen Gesamtgestalt wirksam, aber verborgen ist.

Rudolf Steiner notiert auf einem Notizblatt im Juli 1919:

> «*Aus der Goethe'schen Kunstgesinnung.*
>
> *Wie das Blatt eine ganze Pflanze,*
> *wie die Pflanze ein kompliziertes Blatt:*
> *So Bewegungen des Menschen, die dem Sprechen zum Grund liegen.*
> *Und die Bewegungen des Kehlkopfes und seiner Nachbarorgane Bewegungsbilder des ganzen Menschen.*»[209]

So kann der Kehlkopf durch ein «goethehaftes Anschauen»[210] zum Schlüssel werden für ein Verständnis der «Eurythmie nach ihren verschiedenen Inhalten»[211], und zugleich auch für das Eindringen in das Wesen des menschlichen Organismus. «Da haben wir allerdings die Sache so, dass gewisse menschliche Organe und Organgruppen sich erweisen als genauer, präziser [...] den Charakter der Metamorphose mehr in sich tragend, andere weniger. Aber ein solches Beispiel, wo wir nur durch eine richtig verstandene Metamorphose eindringen können von einem Organ

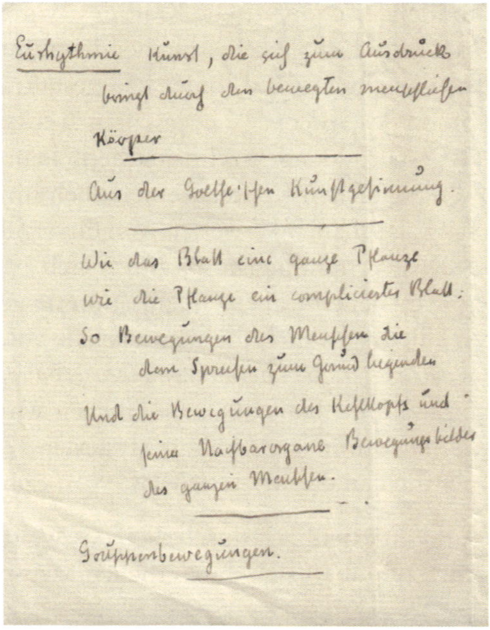

Eurhythmie Kunst, die sich zum Ausdruck
bringt durch den bewegten menschlichen
Körper

Aus der Goethe'schen Kunstgesinnung.

Wie das Blatt eine ganze Pflanze
wie die Pflanze ein compliciertes Blatt:
So Bewegungen des Menschen die
dem Sprechen zum Grund liegenden
Und die Bewegungen des Kehlkopfs und
seiner Nachbarorgane Bewegungsbilder
des ganzen Menschen.

Gruppenbewegungen.

Abb. 6, Notizbucheintrag zur Ansprache vom 6. Mai 1919

aus in das Wesen des menschlichen Organismus, das ist der Kehlkopf.»[212] Die Gestalt des Kehlkopfes kann aufgefasst werden als eine nur rudimentär ausgestaltete Metamorphose der Gesamtgestalt des Menschen, aber in seiner Funktion offenbart der Kehlkopf beim Sprechen in den ätherischen Lautbildegebärden alle Bildemöglichkeiten des menschlichen Organismus; *zugleich offenbart er dadurch das Wesen des Organismus als hervorgehend aus der Sprache, den Wortkräften.* «Und es ist ja so, dass diese Bildungstendenzen, die sich zunächst äußern im Wachstum, in der Formung des Menschen in der Ausgestaltung also, dass diese Tendenzen sich spezialisieren und lokalisieren wiederum in der Ausbildung des Sprachorganismus, dieses speziellen Organismus. Da sind sie gewissermaßen *zusammen gehäuft,* die Bildungstendenzen, die sonst über den ganzen Menschen verbreitet sind.»[213] So lässt sich an dem gedanklichen Vollzug der Gestaltmetamorphose des Kehlkopfes im Verhältnis zum Gesamtorganismus die innere Anschauung derjenigen menschenbildenden Kräfte gewinnen, die beim Menschen wie für jeden lebendigen Organismus in einem Ganzen zusammengefasst sind, dem sogenannten Bildekräfte- oder Ätherleib.

Die menschenbildende schöpferische Kraft des Wortes offenbart sich gerade an dem Organ, an dem sie keine bleibende räumliche Gestaltung schafft; am Kehlkopf leuchtet sie auf in der Lautgestaltung der menschlichen Sprache während des Sprechens, in raschem Wechsel der Gestaltungen. Was sich da als gestaltbildende Kräfte des Menschenorganismus wahrnehmen lässt, sind die gleichen Kräfte, die sich auch im ganzen übrigen Naturzusammenhang als schaffend erweisen. Von dieser Übereinstimmung geht Schiller ganz selbstverständlich aus, wenn er sich am 23. August 1794 an Goethe wendet: «Von der einfachen Organisation steigen Sie [...] zu der mehr verwickelten auf, um endlich die verwickeltste von allen, den Menschen, *genetisch aus den Materialien des ganzen Naturgebäudes* zu erbauen.»[214]

Der wesenhafte Zusammenhang des menschlichen Wortes mit den weltschöpferischen Kräften wurde in den alten Mysterien von jeher gewusst und gepflegt, namentlich an der Mysterienstätte von Ephesus:

> «Mensch rede, und du offenbarst durch dich das Weltenwerden. – Das Weltenwerden offenbart sich durch dich, o Mensch, wenn du redest.»[215]

Die Sprache des Menschen wird in der Zukunft der Menschheitsentwicklung selbst weltschöpferische Kraft gewinnen: «[...] die zukünftige Entwicklung muss vorbereitet werden. Was der Mensch jetzt schon von sich gibt als Vorbereitung des zukünftigen Menschen, ist das Wort, die Sprache. Was der Mensch spricht, bleibt in der Akasha[216]-Chronik. Es ist die erste Anlage für den zukünftigen Menschen. [...] Die Stimme ist das spätere Fortpflanzungsorgan. [...] Jetzt denkt der Mensch, und der Gedanke geht durch den Kehlkopf nach außen. Die nächste Stufe ist, dass das Gefühl nach außen geht, die Wärme. [...]»[217] Und in einer letzten Entwicklungsstufe «wird nicht nur das durchwärmte Wort nach außen gehen, sondern das Wort wird bleiben, wird gestaltet sein durch den Willen, der dann darin lebt. Wenn man dann das Wort sagt, wird es zu einem wirklichen Wesen.»[218] Und dieses Wesen, das bleibt, das gestaltet sein wird aus dem Willen, der im Wort lebt, wird der andere Mensch sein.

Für Goethe war es möglich, mit einer «Seelenverfassung der Ergebung»[219] an einem «vollsaftigen Pflanzenblatt»[220] zu fühlen, «dass dieses grüne, vollsaftige Pflanzenblatt die Möglichkeit in sich hat, etwas ganz anderes zu werden»[221], nämlich «das farbige Blütenblumenblatt»[222], und er konnte aus diesem Erlebnis zur Erkenntnis kommen: «Die ganze Pflanze ist eigentlich ein verwandeltes Blatt.»[223] So kann man «als ergebener Mensch, der sich dann weiter erzieht, den Sinn auf den menschlichen Kehlkopf»[224] richten. «[D]ann erscheint einem der menschliche Kehlkopf in einer merkwürdigen Weise wie ein Organ, das ganz am Anfang des Werdens ist, das eine große Zukunft vor sich hat, und man empfindet es unmittelbar durch das, was der Kehlkopf selber als seine Wahrheit ausspricht, dass er wie ein Same ist, nicht wie eine Frucht oder wie etwas Abdorrendes, sondern wie ein Same.»[225] Das also kann «durch ein [...] goethehaftes Anschauen dieses menschlichen Kehlkopfes»[226] gewonnen werden! «Und es muss einmal – das weiß man unmittelbar durch das, was der Kehlkopf ausspricht – für die Menschheitsentwicklung etwas kommen, wo der Kehlkopf ganz umgestaltet ist, wo er so sein wird, dass, während der Mensch jetzt durch den Kehlkopf nur das Wort aus sich hervorbringt, er einmal den Menschen gebären wird. [...] Wie der Mensch durch den Kehlkopf jetzt hervorbringt das Wort, so ist der Kehlkopf die Anlage, das Samenorgan, das künftig sich dazu entfalten wird, den Menschen, den ganzen Menschen hervorzubringen, wenn er vergeistigt sein wird. Das drückt der Kehlkopf unmittelbar aus, wenn man sich von ihm sagen lässt, was er ist.»[227]

Die Essenz des alten Mysterienwissens ist in Ephesus durch Johannes in den Prolog des Johannesevangeliums eingeflossen: «Im Anfang war das Wort, und das Wort war bei Gott, und Gott war das Wort; dasselbige war im Anfang bei Gott. Alle Dinge sind durch dasselbige gemacht, und ohne dasselbige ist nichts gemacht, was gemacht ist.»[228]

2.2.4 *Der Sprachprozess und seine Umsetzung in die eurythmische Bewegung*

Das Motiv der Kehlkopf-Metamorphose zu Beginn des Heil-Eurythmie-Kurses dient zunächst dazu, die zuhörenden Ärzte – und so auch uns spätere Leser – im Sinn von Goethes Methode von einer räumlich-anatomischen Betrachtung des menschlichen Organismus zu einer anfänglichen Gedankenanschauung der ätherischen Bildekräftetätigkeit, der schöpferischen Gestaltungskräfte im menschlichen Organismus zu führen. Dann geht Rudolf Steiner aber noch einen Schritt weiter: Er weist darauf hin, dass sich die gemeinsame Bilde-Idee für den Kehlkopf einerseits und für die Organpartie von Hinterhaupt bis Brustkorb im Raum andererseits nicht gleichsinnig orientiert, sondern in entgegengesetzten Richtungen verwirklicht: der Schildknorpel ist gegen vorne geschlossen und – wie auch der Winkel der Stimmbänder – nach hinten offen; der Hinterkopf dagegen ist nach hinten abgeschlossen und nach vorne offen. Der Hinterkopf, und damit die menschliche Gesamtgestalt, ‹schaut› nach vorne, demgegenüber ist der Kehlkopf «von vorne nach rückwärts»[229] umgewendet, er ‹schaut› nach hinten. Auch der Brustkorb bleibt unterhalb des Sternums in den unteren Rippenpaaren nach vorne geöffnet, während die Knorpelspangen[230] der Trachea[231] nach hinten offen sind und nur durch eine dünne elastische Membran[232] zur Luftröhre geschlossen werden.

So macht Rudolf Steiner am Betrachten des Kehlkopfes als metamorphosiertes Organ anschaulich, dass «die Bildekräfte, die ätherischen Bildekräfte, ein Umwenden vollziehen, wenn wir sie vergleichen mit denjenigen, die die Bildekräfte sind für die angezeigte Partie des Hinterhauptes mit dem Brustkorb daran»[233]. Beim Vergleich der Bilde-Idee, des Gestalttypus von Kehlkopf und äußerer Kontur der großen Gesamtgestalt, lässt sich für die verwirklichende Kraft, die diesen Gestalttypus in zweifach verschiedener Weise in die konkrete räumlich-anatomische Ausgestaltung überführt, eine distinkte Richtung beschreiben: einmal von vorne nach hinten, einmal von hinten nach vorne. Damit ist ein räumlich eindimensional Wirkendes beschrieben, das aber die Entfaltung des Lebendigen in der Zeit mit sich trägt und, im Gegenstrom der beiden Wirkrichtungen, Grundlage wird für die Qualität der Empfindung im seelischen Raum; so führt Rudolf Steiner von der imaginativen Anschauung der Bildekräfte des Kehlkopfes weiter zu einem inspirierten Miterleben[234] des Atmungsprozesses: «[...] erhebt man sich zur inspirierten Erkenntnis, das heißt, lernt man erkennen, wie man in der imaginativen Erkenntnis zunächst Bilder hat, wie dann durch die inspirierte Erkenntnis in diese Bilder, [wie] von hinten herein sie durchstrahlend, Realität hineinkommt, [...] lernt man also hineinschauen in die übersinnliche Welt so, dass sich einem sättigen die Imaginationen mit spiritueller Realität, dann steht man plötzlich in etwas Übersinnlichem drinnen, was seine volle Ähnlichkeit hat mit der Beziehung zwischen dem Atmungsvorgange, dem Lungenbau, dem Bau des Arachnoidealkanals, des Rückenmarkskanals, dem Eindringen des Atemstoßes in das Gehirn. Kurz, schreiten Sie zur inspirierten Erkenntnis fort, dann haben Sie dasjenige, was Sie [...] hinführt zu der ganzen Bedeutung des Atmungsprozesses [...]»[235] So wird Rudolf Steiner ein Jahr später in einem Vortrag für Ärzte, ausgehend vom Blick auf die zusammenhängende Physiologie des Atmungsvorgangs, zum Wesen der inspirierten Erkenntnis hinführen.

Im Einführungsvortrag des Heil-Eurythmie-Kurses schildert Rudolf Steiner weiter, wie gerade dieses Sich-Gegenüber-Stehen des menschlichen

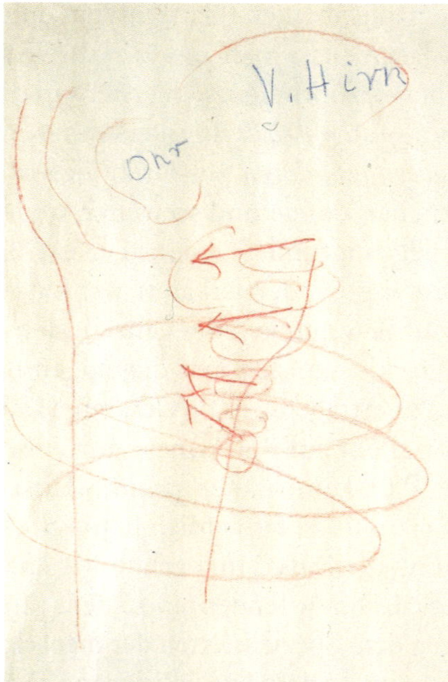

Abb. 7, Ausschnitt aus der Wandtafelskizze zu GA 315, 1. Vortrag, 12. April 1921

Hinterkopfes mit Gehör-Partie, Wirbelsäule und Brustkorb und dem «von vorne nach rückwärts umgewendeten»[236] Kehlkopf zur Voraussetzung wird für unser Sprechen und Singen. Wenn der Mensch spricht oder singt, so wird das, was ihn in seinem Denken und Fühlen seelisch erfüllt, in diesem umgekehrten Organ des menschlichen Kehlkopfes gespiegelt, reflektiert. Ebenso wie ein Spiegel nicht die volle dreidimensionale Realität des Menschen, der vor dem Spiegel steht, zurückwirft, sondern nur ein zweidimensionales Bild, so spiegelt dieses von vorne nach hinten umgewendete Organ die innere Bewegung, die uns seelisch-geistig erfüllt, wenn wir «denken, fühlen und so weiter»[237], zurück, und zwar *nicht mehr als Seelisch-Geistiges, sondern als ein Kraftendes,* als ätherische Bildekräfte; und diese Bildekräfte bewirken beim Sprechen die physische Bewegung der Sprachorgane für die Lautbildung und Artikulation und die Gestaltung der Luft im Ausatmungsstrom. Das Zurückspiegeln der Wirkungen des Denkens, Fühlens und Wollens als ätherische Kräfte, die unser Sprechen und Singen unsichtbar wirkend hervorbringen, konnte von Rudolf Steiner imaginativ beobachtet werden – aber nur, genauso wie Goethe bei seiner Suche nach dem allgemeinen Pflanzentypus, mit viel Geduld! «Nun handelt es sich aber darum, dass man, um Eurythmie durch sinnlich-übersinnliches Schauen hervorzubringen, sich erstens in die Lage versetzt, *was eine langwierige seelisch-geistige Arbeit ist,* zu erkennen, welche Bewegungen, namentlich aber *Bewegungsanlagen* zugrunde liegen dem Kehlkopf, der Lunge, dem Gaumen, der Zunge und so weiter, wenn sie hervorbringen die Lautsprache. Da liegt zugrunde [...] eine gewisse Bewegung. [...] diese Bewegung kann eben abgesondert erkannt werden. Und dann kann sie übertragen werden auf Bewegungen des ganzen Menschen.»[238]

Auf diesem Weg erschlossen sich ihm diejenigen Bewegungen[239], die – zurückgewendet und übertragen auf die Gesamtgestalt des Menschen mit den Gliedmaßen, vor allem auf die Arme – zur äußeren eurythmischen Bewegung werden[240]. Er kann daher sagen: «Unser Kehlkopf eurythmisiert»[241], «diese Eurythmie ist tatsächlich in uns vorhanden»[242], und später: «In der Ausbildung der Eurythmie gehen wir jetzt wiederum zurück. Wir gehen von den lokalisierten Tendenzen zu dem ganzen Menschen über und setzen so entgegen dem Spezialisierten der menschlichen Organisation im Sprachorganismus eine andere Spezialisierung, die Spezialisierung im Willensorganismus.»[243]

Schon 1920 betont Rudolf Steiner vor den Ärzten, die am ersten Medizinerkurs[244] teilnahmen und am ersten Abend einer eurythmischen Demonstration[245] beiwohnten, in einer kleinen einführenden Ansprache, «dass das, was wir als eurythmische Kunst bezeichnen, *nicht irgendwie willkürlich erfundene Gesten* sind, sondern dass *sie aus den Bewegungsanlagen des menschlichen Kehlkopfes und seiner Nachbarorgane hervorgeholt* sind, all der Organe, die sonst beim Lautesprechen tätig sind. So dass einfach dasjenige, was Tendenz ist im Kehlkopf und seiner Nachbarorgane, übertragen ist auf den übrigen Menschen. Es tritt gewissermaßen der ganze Mensch in dieser stummen Sprache der Eurythmie, die begleitet wird von Rezitation oder Musik, dann als Kehlkopf auf. *Der ganze Mensch wird zum Kehlkopf* in dem, was Ihnen auf der Bühne vorgeführt wird. Ebenso werden Menschengruppen zum Kehlkopf [...]».[246]

In Rudolf Steiners Eröffnungsvortrag für die Heil-Eurythmie wird also auf dem bisher dargestellten Weg, ausgehend von der *Sinneswahrnehmung* und der vergleichenden Anatomie des Kehlkopfes und des Hinterhaupts und Brustkorbs, die *imaginative* Beobachtung des Sprachprozesses, der selbst ein *inspiratorisches* Prinzip ist, gewonnen, und daraus das Willenselement der Eurythmie abgeleitet, das einem *Intuitionsprinzip* entspricht.[247]

Goethe hat an der Beobachtung der unterschiedlichen Art und Weise, wie sich der Begriff zur Wirklichkeit stellt, die Unterschiede der Naturreiche für die menschliche Erkenntnis deutlich gemacht und damit ein genetisches System der Naturwissenschaft begründet. Beobachten wir, in welcher Form die Phänomene des Lebens, der Empfindungen und des Selbstbewusstseins im Bewusstsein auftreten, so können wir deutlich unterscheiden, dass die Ideen, die sich auf das rein Lebendige beziehen, plastischen Bildcharakter haben, während das, was in der seelischen Empfindung spielt, nicht mehr im Bild, sondern als musikalisches, in Polaritäten kraftendes Geschehen aufgefasst werden muss; und dass der selbstbewusste Mensch sich zuletzt wesenhaft durch die Sprache verwirklicht.

Damit ist eine plastisch-musikalisch-sprachliche Menschenkunde begründet, die auf methodisch klar unterscheidbare Art und Weise die Phänomene des Lebendigen (die im Ätherleib des Menschen zusammengefasst sind), die Phänomene des Seelischen (deren Träger der Astralleib ist) und die Phänomene des selbstbewussten Ich zu erfassen imstande ist. Eine wesenhafte Erkenntnis des Lebens fordert Imaginationsfähigkeit und die des Seelischen Inspirationsfähigkeit; und was die volle geistige Wirklichkeit des selbstbewussten Menschen ist, erschließt sich dem intuitiven Erkennen.

Schon in der Eröffnungsfigur des 1. Vortrages des Heil-Eurythmie-Kurses ist beispielhaft verwirklicht, was Rudolf Steiner eine knappe Woche später in dem abschließenden Vortrag für die Ärzte[248] als den Erkenntnisweg charakterisiert, der über die Sinnesbeobachtung, Imagination, Inspiration und Intuition zu einem Erkennen der schöpferischen Kräfte führt, die der Menschengestaltung und Weltenbildung zugrunde liegen und die – in der eurythmischen Umsetzung der Sprache – als «objektiv wirksame[] Imaginationen»[249] in den Konsonanten, als «objektive Inspiration»[250] in den Vokalen und als «objektiv intuitierende[] Kräfte[]»[251] im sinnerfüllten Wort, im schönen Gedicht[252] wirksam leben. Die Eurythmie lässt sich von der erweiterten naturwissenschaftlichen Beobachtung der menschlichen Sprachorgane und des Sprachprozesses gültig ableiten und ist Ausdruck der im Menschen organisch wirkenden Kräfte. Es lässt sich gedanklich nachvollziehen, dass die eurythmischen Bewegungselemente, die aus der physiologischen Beobachtung des menschlichen Organismus gewonnen sind, auch gestaltend auf diesen zurückwirken, und daher therapeutisch angewendet werden können.

2.3 *Von der Physiologie des denkenden und sprechenden Menschen zur Pathologie*

Wie aber ist in einem lebendigen Organismus, dessen Organe in einem metamorphosischen Verhältnis zueinander und zum ganzen Organismus stehen, das Auftreten von Pathologie zu denken? Warum erkrankt der Mensch? Wodurch wird er therapiebedürftig?

Eine wichtige Möglichkeit des Erkrankens beruht im menschlichen Organismus gerade darauf, dass der freie rhythmische Fluss des Atems im Kehlkopf angehalten wird[253] – als physiologische Voraussetzung des artikulierten menschlichen Sprechens! –, und dass das freie Schwingen des Liquor-Pulses durch die Kopforganisation in «die Ruhe des Hauptes»[254] verwandelt wird – als Grundlage des menschlichen Denkens![255] «Dadurch, dass das in Ruhe verwandelt wird, was unten Bewegung ist im rhythmischen System, dass also Gleichgewichtslage entsteht, Statisches entsteht aus dem Bewegten, sich gegenseitig in der Bewegung Bedingenden, aus dem Dynamischen, dass also Statisches entsteht in unserem Haupt aus dem Dynamischen, *dadurch ist das Denken bedingt.*»[256]

So gewinnt der Mensch geistig zwar eine gewisse Freiheit gegenüber den physiologisch-organischen Grundlagen seines Daseins, aber die Art, wie er von dieser Freiheit Gebrauch macht, wirkt auch wieder auf die Funktionen des Organismus zurück. Das Bemühen, logisch zu denken und sehr sorgfältig einen Gedanken an den anderen anzuschließen, wird durch eine Überbetonung des beruhigenden Prinzips der Kopforganisation bis in die rhythmische Organisation hinein verlangsamend wirken. Lässt sich das Denken hingegen zu stark von den chaotischen Bewegungsimpulsen des Stoffwechsel-Gliedmaßen-Pols bestimmen, so kann dadurch auch der gesunde Rhythmus des mittleren Menschen chaotisiert, in «Arhythmie»[257] verwandelt werden oder sogar in «Antirhythmisches»[258], also sich ganz gegen den Rhythmus auflehnen. Dadurch wird der Mensch einer Therapiemöglichkeit bedürftig, die den physiologischen Rhythmus wiederherstellt, das zu schnelle oder zu langsame Element in seinem Rhythmus zur gesunden Mitte hinführt, eu-rhythmisiert.[259]

Wird der Mensch so aufgefasst, wie er sich sprechend offenbart, so erscheint er nicht mehr anatomisch räumlich-dreidimensional, und auch nicht mehr in der Bildidee seiner organgestaltenden Kräfte, die sich in zueinander entgegengesetzter Richtung verwirklichen, sondern jetzt nur noch prozessual in einem rhythmischen Geschehen zwischen oben und unten, einem Beschleunigen und Verlangsamen, accelerando[260] und decelerando[261], einer quasi musikalischen Gestaltungsidee. Die seelischen Kräfte im Menschen sind zu einem Ganzen organisiert in seinem Astralleib, der seinem Wesen nach nicht mehr in Bildgestalt, sondern nur dynamisch, musikalisch, erfasst werden muss. Alles, was plastisch an der typischen Menschengestalt in ihrer Polarisierung zwischen oben und unten erscheint, ist Ausdruck dieses Rhythmusgeschehens und muss von diesem aus polaren Qualitäten sich gestaltenden Rhythmusgeschehen getragen, aus ihm hervorgehend gedacht werden,[262] da innerhalb des menschlichen Organismus die Stoffwechselprozesse unten wesentlich schneller verlaufen als die Prozesse am Nerven-Sinnes-Pol oben. Der physiologische Puls-Atem-Quotient von vier zu eins ist der Ausdruck davon, dass das Pulsieren der Zirkulation unter dem Einfluss der Stoffwechselprozesse im unteren Menschen sich etwa viermal so schnell vollzieht wie das Schwingen des Atemrhythmus unter dem Einfluss der Nervenprozesse im oberen Menschen.[263]

Die Einseitigkeit, das Denken entweder zu sehr im Sinne der Logik oder, im Gegenteil dazu, sehr chaotisch zu gebrauchen, wird sich auch darin ausdrücken, wie der Mensch spricht: Die ruhige, sachgemäße Ordnung der Gedanken durch die Dominanz des Kopfpols wird zur schleppenden Prosa in der Sprache; das «schlampige, chaotische»[264] Denken stört den Sprachrhythmus durch häufige Satzabbrüche und Interjektionen. Möchte man dem Menschen in seinem tiefsten Wesen gerecht werden, dann muss die Sprache poetisch werden im Sinne des mittleren Menschen: Dass Goethe seine ‹Metamorphose der Pflanzen› nicht nur in gehobener Prosa, sondern sogar – bei aller wissenschaftlichen Genauigkeit der Beobachtung und Exaktheit der Gedankenführung – in ein Gedicht fassen konnte, entspricht also der gesunden Menschen-Natur. Goethes wissenschaftlich-künstlerische Darstellungsweise ist in der jüngeren Zeit eine große weltgeschichtliche Ausnahme, über die man nur staunen kann. Ältere Kulturen hingegen haben ihre Weistümer und Mythen immer in poetische Formen gegossen; so konnten sie auch besser erinnert und tradiert werden.

Die Metamorphose der Pflanzen

Dich verwirret, Geliebte, die tausendfältige Mischung
Dieses Blumengewühls über dem Garten umher;
Viele Namen hörest du an, und immer verdränget
Mit barbarischem Klang einer den andern im Ohr.
Alle Gestalten sind ähnlich, und keine gleichet der andern;

Und so deutet das Chor auf ein geheimes Gesetz,
Auf ein heiliges Rätsel. O könnt ich dir, liebliche Freundin,
Überliefern sogleich glücklich das lösende Wort! –
Werdend betrachte sie nun, wie nach und nach sich die Pflanze,
Stufenweise geführt, bildet zu Blüten und Frucht.
Aus dem Samen entwickelt sie sich, sobald ihn der Erde
Stille befruchtender Schoß hold in das Leben entlässt
Und dem Reize des Lichts, des heiligen, ewig bewegten,
Gleich den zartesten Bau keimender Blätter empfiehlt.
Einfach schlief in dem Samen die Kraft; ein beginnendes Vorbild
Lag, verschlossen in sich, unter die Hülle gebeugt,
Blatt und Wurzel und Keim, nur halb geformet und farblos;
Trocken erhält so der Kern ruhiges Leben bewahrt,
Quillet strebend empor, sich milder Feuchte vertrauend,
Und erhebt sich sogleich aus der umgebenden Nacht.
Aber einfach bleibt die Gestalt der ersten Erscheinung,
Und so bezeichnet sich auch unter den Pflanzen das Kind.
Gleich darauf ein folgender Trieb, sich erhebend, erneuere
Knoten auf Knoten getürmt, immer das erste Gebild.
Zwar nicht immer das gleiche; denn mannigfaltig erzeugt sich,
Ausgebildet, du siehsts, immer das folgende Blatt,
Ausgedehnter, gekerbter, getrennter in Spitzen und Teile,
Die verwachsen vorher ruhten im untern Organ.
Und so erreicht es zuerst die höchst bestimmte Vollendung,
Die bei manchem Geschlecht dich zum Erstaunen bewegt.
Viel gerippt und gezackt, auf mastig strotzender Fläche,
Scheinet die Fülle des Triebs frei und unendlich zu sein.
Doch hier hält die Natur, mit mächtigen Händen, die Bildung
An und lenket sie sanft in das Vollkommnere hin.
Mäßiger leitet sie nun den Saft, verengt die Gefäße,
Und gleich zeigt die Gestalt zärtere Wirkungen an.
Stille zieht sich der Trieb der strebenden Ränder zurücke,
Und die Rippe des Stiels bildet sich völliger aus.
Blattlos aber und schnell erhebt sich der zärtere Stengel,
Und ein Wundergebild zieht den Betrachtenden an.
Rings im Kreise stellet sich nun, gezählet und ohne
Zahl, das kleinere Blatt neben dem ähnlichen hin.
Um die Achse gedrängt, entscheidet der bergende Kelch sich,

Der zur höchsten Gestalt farbige Kronen entlässt.
Also prangt die Natur in hoher, voller Erscheinung,
Und sie zeiget, gereiht, Glieder an Glieder gestuft.
Immer staunst du aufs neue, sobald sich am Stengel die Blume
Über dem schlanken Gerüst wechselnder Blätter bewegt.
Aber die Herrlichkeit wird des neuen Schaffens Verkündung.
Ja, das farbige Blatt fühlet die göttliche Hand;
Und zusammen zieht es sich schnell; die zartesten Formen,
Zwiefach streben sie vor, sich zu vereinen bestimmt.
Traulich stehen sie nun, die holden Paare, beisammen,
Zahlreich ordnen sie sich um den geweihten Altar.
Hymen schwebet herbei, und herrliche Düfte, gewaltig,
Strömen süßen Geruch, alles belebend, umher.
Nun vereinzelt schwellen sogleich unzählige Keime,
Hold in den Mutterschoß schwellender Früchte gehüllt.
Und hier schließt die Natur den Ring der ewigen Kräfte;
Doch ein neuer sogleich fasset den vorigen an,
Dass die Kette sich fort durch alle Zeiten verlänge,
Und das Ganze belebt, so wie das Einzelne, sei [...][265]

Der heutige Mensch tendiert einerseits, wenn er sachlich sein möchte, in hohem Maße dazu, Prosa zu denken, zu hören und zu lesen, andererseits ist er in der alltäglichen Begegnung mit seinen Mitmenschen und auch durch die schlagwortartige, verkürzte Sprachhandhabung in den elektronischen Medien und in der Werbung viel schlampigem, chaotischem Denken ausgesetzt. Die Folge davon ist, dass die rhythmische Organisation im mittleren Menschen leidet und dass durch das, was wir denken und fühlen und aussprechen, keine harmonische Eu-Rhythmie in der Umgebung der Sprachorgane mehr zustande kommt; diese Eu-Rhythmie würde aber «innig zusammen hängen mit der normalen Ausbildung unseres Atmungssystems, unseres ganzen Zirkulationssystems und natürlich sogar auf dem Umweg durch das Zirkulationssystem mit dem Stoffwechselsystem»[266].

So kann Rudolf Steiner schon 1921 sagen, dass «alle möglichen Anlässe gegeben sind, dass diese ganz komplizierte Einrichtung, auf die ich Sie hier hingewiesen habe, auf dieses Ineinanderpassen eines nach vorne strebenden und eines nach rückwärts strebenden Systems, dass diese Einrichtung sehr leicht aus den Fugen kommen kann»[267], sodass sie «bei den wenigsten Menschen unserer heutigen Kultur in den Fugen»[268] ist. Und dieses Aus-den-Fugen-Sein wird der Ausgangspunkt für die Möglichkeit des Erkrankens in zweierlei Richtung: einerseits die Tendenz zur Verlangsamung, Abkühlung bis zur Sklerose durch die Dominanz des Kopfpols, wenn das Denken einseitig nur der Logik folgen will, und andererseits die Tendenz zur Beschleunigung, Erregung bis zur Entzündung durch das Überwiegen des Stoffwechselpols, wenn das Denken schlampig, chaotisch ist und dadurch «die beruhigende Wirkung der Kopforganisation»[269] nicht genügend zur Geltung kommt.

« [...] [s]o unwahrscheinlich es dem materialistischen Vorstellen erscheint, ist es so, dass hastiges Denken, ein Denken, das sich nicht Rechenschaft gibt über die Gründe, warum es denkt, ein hastiges Denken, wo so ein Gedanke den anderen überspringt – ein Grundübel des menschlichen Denkens in unserer Zeit –, dieses Denken, wo so ein Gedanke dem anderen auf die Füße tritt, etwas ist, was durchaus, nachdem eine Zeitlang vergangen ist, nachwirkt im menschlichen Organismus, und zwar im rhythmischen Organismus»[270], charakterisiert Rudolf Steiner diese Problematik am folgenden Tag im Ärztekurs noch einmal eindrücklich.

Die therapeutische Idee, die sich aus diesem am Beginn des Heil-Eurythmie-Kurses entwickelten menschenkundlichen Modell des Erkrankens ableiten lässt, wird zunächst darin bestehen, wieder *zusammenzufügen, was aus den Fugen ist* – ein Gedanke, der sich unausgesprochen durch den ganzen Heil-Eurythmie-Kurs zieht und sich in der Art, wie Rudolf Steiner die therapeutische Anwendung der Eurythmie begründet, überall nachweisen lässt.

Der therapeutische Ansatz für ein in Einseitigkeit verfallendes Denken liegt jedoch nicht nur im sorgfältigen Ausbilden des Denkens selbst – was aber zweifellos eine wichtige prophylaktische Bedeutung hätte –, sondern er findet sich umso wirksamer gerade am anderen Pol, des zunächst unbewussten Willenslebens. Dieses Motiv hatte Rudolf Steiner in einem Mitgliedervortrag schon dem ersten Medizinerkurs am Vorabend vorangestellt: «Wir tragen fortwährend Krankheitskeime in uns durch unseren Kopf dadurch, dass er das Organ unseres Denkens ist, und haben fortwährend nötig, den Tribut abzutragen an unser Denken, der darin besteht, dass wir *dem krankmachenden Kopf entgegensetzen die Heilungskräfte des übrigen Organismus.*»[271]

Eine Menschenkunde, die geeignet ist, die therapeutische Wirkung der Eurythmie zu verstehen, muss den Menschen musikalisch denken können und die menschliche Organisation in allen ihren Organen und Funktionen als aus dem Rhythmus hervorgehend: «Jede Krankheit ist ein musikalisches Problem, die Heilung eine musikalische Auflösung»[272], sagt Novalis. Und das therapeutische Ideal orientiert sich daran, dass der Mensch – in seinem ureigensten Wesen erfasst – ein poetisches Wesen ist, das damit zugleich der rhythmischen Ordnung des Kosmos entspricht. «Indem man von der Prosa, die die Feindin des Rhythmus ist, wenn sie nicht gerade rhythmische Prosa ist, in der Poesie wiederum zurückstrebt zum Rhythmus, versucht man wiederum menschlicher zu werden.»[273] Denn die rhythmische Organisation des Menschen offenbart im Atemrhythmus einen Zusammenhang mit dem Weltenrhythmus, der durch die Bewegung der Sonne im Tierkreis bestimmt ist: An einem Tag seines Lebens macht der Mensch etwa so viele Atemzüge[274], wie der Frühlingspunkt der Sonne Jahre braucht, um durch den ganzen Tierkreis zu wandern: 25 920 Jahre, das ist das sogenannte Platonische Weltenjahr.[275] Die Eurythmie, die in ihren Formen aus dem schöpferischen Wort gewonnen ist, trägt in allen ihren Elementen die therapeutische Kraft, den Menschen in diesem Zusammenhang mit dem kosmischen Weltenrhythmus zu bestärken; wo er in Krankheit und konstitutioneller Einseitigkeit von ihm abweicht, vermag sie ihn in der «verstärkte[n] Metamorphose»[276] der Heil-Eurythmie erneut in ein gültiges Verhältnis zu den kosmischen Rhythmen hineinzubringen.

2.4 *Schilddrüse und Kehlkopf*

Bevor wir nun weiterverfolgen, wie Rudolf Steiner in die therapeutische Anwendung der Eurythmie einführt, muss ein Kapitel eingeschoben werden über die Schilddrüse, die in die Darstellung des menschlichen Kehlkopfes im 1. Vortrag des Heil-Eurythmie-Kurses einverwoben ist. Die erste Erwähnung der Schilddrüse geschieht in sehr überraschender Art und Weise: «Würde dasjenige, was ich Ihnen geschildert habe [der Kehlkopf], wiederum zurück gewendet und als Hinterkopf erscheinen, so würden ja *nach den Bildungskräften sich nach vorne ansetzen müssen* die Vorderhirnpartien[277]. Die Tendenz, so etwas anzusetzen, ist beim Kehlkopf auch vorhanden. *Deshalb hat der Kehlkopf in seiner Nachbarschaft die Schilddrüse.*»[278] Rudolf Steiner erweckt die Vorstellung, dass der Kehlkopf die Schilddrüse ebenso fordert wie die Gestaltung des Hinterhauptes die Vorderhirnpartien. Das scheint zunächst rein aus der Anschauung der plastischen Gebärden heraus gesprochen: die konkave Innenfläche des Hinterhauptes fordert die Ausfüllung mit dem Vorderhirn; die konkave Außenfläche des Schildknorpels fordert «in seiner Nachbarschaft die Schilddrüse»[279]. Dabei antworten auf die distinkte Knochen- respektive Knorpelgestalt des Hinterhauptes und des Kehlkopfes die ‹Vorderhinpartien› und die Schilddrüse mit eher passiven Formen: Als weiche Organe mit einer relativ uncharakteristischen, viel weniger festgelegten eigenen Gestalt können sie in ihrer Undifferenziertheit und Plumpheit embryonal, fast dysplastisch wirken. Die Struma-Bildung[280] zeigt, dass die Schilddrüse, wenn sie erkrankt, auch sehr leicht ihre plastische Gestalt verändern kann, und zwar – was man heute nur noch selten sieht – manchmal in groteskem Ausmaß.

Es ist zunächst ungewöhnlich, davon zu sprechen, wie eine Form die andere Form fordert; auch das setzt ein differenziertes künstlerisches Einfühlungsvermögen, «anschauende Urteilskraft»[281] voraus. Wenn man sich tatsächlich mit «exakte[r] sinnliche[r] Phantasie»[282] in die Formensprache des organischen Lebens einlebt, dann wird man überall sehen, wie jede Form gesetzmäßig an einem anderen Ort die Gegenform hervorruft und so weiter. So konnte Goethe durch seine anatomischen Studien den morphologischen Zusammenhang beschreiben, der bei Huftieren zwischen der Zahnbildung im Oberkiefer und der Ausbildung von Hörnern besteht: Horn- oder geweihtragende Tiere wie Rinder und Hirsche haben im Oberkiefer keine Schneidezähne, sondern nur eine Hornplatte.

> *«Siehst du also dem einen Geschöpf besonderen Vorzug*
> *Irgend gegönnt, so frage nur gleich, wo leidet es etwa*
> *Mangel anderswo, und suche mit forschendem Geiste.*
> *Finden wirst du sogleich zu aller Bildung den Schlüssel,*
> *Denn so hat kein Tier, dem sämtliche Zähne den obern*
> *Kiefer umzäunen, ein Horn auf seiner Stirne getragen,*
> *Und daher ist den Löwen gehörnt der ewigen Mutter*
> *Ganz unmöglich zu bilden und böte sie alle Gewalt auf:*
> *Denn sie hat nicht Masse genug, die Reihen der Zähne*
> *Völlig zu pflanzen und auch Geweih und Hörner zu treiben.»*[283]

Dabei gibt es innerhalb eines gemeinsamen Bilde-Typus eine unerschöpfliche Vielfalt von Gestaltungsmöglichkeiten, eine ganze Reihe einander hervorrufender polarer Bilder. «Goethe hat die Idee der Urpflanze und des Urtieres gesucht, um in ihnen die Erklärungsgründe für die Mannigfaltigkeit der organischen Formen zu finden.»[284] Polare Metamorphosen können zu einer verwirrenden Bilderfülle führen, wie zum Beispiel bei der

Schilderung der O-Wirkung im 3. Vortrag des Heil-Eurythmie-Kurses[285]: Während der Intellekt resigniert verzweifelt in dieser unübersehbaren Folge von sich in Polaritäten entsprechenden Bildern, kann gerade sie dem Künstler zur anregenden Quelle der produktiven Phantasie werden.

2.4.1 *Die Funktionsverwandtschaft von Schilddrüse und Vorderhirn*

In einem nächsten Gedanken-Schritt im 1. Vortrag des Heil-Eurythmie-Kurses werden Vorderhirn und Schilddrüse nicht nur in Hinblick auf ihre Gestalt, sondern auch in Bezug auf ihre Funktion verglichen. Die Schilddrüse ist demnach «eine Art dekadentes Vorderhirn»[286], «ein mehr dem Brustmenschen angehöriges Denkorgan»[287], das «gewissermaßen Funktionen hat, die es beim sprechenden Menschen dem Vorderhirn abnimmt»[288]. Welche Funktionen hat das Vorderhirn? Es fasst zusammen, «synthetisiert»[289]. Aus der gesamten Körperperipherie werden die Nervenstränge im Gehirn zusammengeführt: der Bau des Nervensystems entspricht als Real-Imagination[290] der Aufgabe des Gehirns, zusammenzufassen, was im übrigen Organismus in den Organen und Organregionen funktionell differenziert verläuft.

Die Schilddrüsenfunktion bewirkt unsichtbar etwas Ähnliches für die rhythmischen Funktionen des menschlichen Organismus[291]. Sie reguliert die Geschwindigkeit von Herzschlag, Atmung und Verdauung, die Körpertemperatur, den Stoffumsatz, die Reaktionsfähigkeit des Organismus in den Reflexen, damit aber auch die körperliche Voraussetzung für die seelische Reaktionsfähigkeit und Stimmungslage. Wenn sie gesund ist, leistet sie diese Integration und Harmonisierung ganz verlässlich und völlig unabhängig von den Gegebenheiten der äußeren Umgebung oder der Lebenführung wie etwa Wärme und Kälte, Ruhe und Bewegung, Hunger oder Sättigung. Die Schilddrüse offenbart in ihrer Funktion eine große gesundheitsstiftende Kraft, eine Konvergenz zum mittleren Maß hin, zum Wohl-Befinden, wie es in dem vom Griechischen abgeleiteten Wort «Eu-Thyreose»[292] seinen Ausdruck findet.

Dennoch ist die Schilddrüsenfunktion heute bei sehr vielen Menschen gestört. Das weist darauf hin, in welchem Maß die Gesundheit- und Rhythmus-stiftende Tätigkeit der Schilddrüse durch unsere Lebensart gefordert ist, sodass sie sich oftmals erschöpft und dann irgendwann im Laufe des Lebens gänzlich versagt. Dabei wird die normale Schilddrüsenfunktion durch den Funktionszusammenhang mit der Hypophyse[293] noch lange aufrechterhalten, selbst wenn das Organ schon erkrankt ist, indem die Produktion des die Schilddrüse stimulierenden Hypophysenhormons[294] sehr stark ansteigt bei der Schilddrüsenunterfunktion oder fast versiegt bei der Schilddrüsenüberfunktion. Man spricht dann von einer subklinischen Hypo- oder Hyperthyreose.

Erst wenn sich diese physiologischen Regelmechanismen erschöpfen, erkrankt der Mensch manifest.[295] Die Schilddrüsen*unter*funktion zeigt sich in einer Verlangsamung aller Körperfunktionen: der Herzschlag wird langsam, die Verdauung stockt, die Reaktionszeiten der Reflexe verlängern sich. Das Körpergewicht steigt an, einerseits durch den verminderten Grundumsatz, andererseits durch die Einlagerung von Flüssigkeit, dem Myxödem[296], zu teilweise grotesken Schwellungen. Das Gewebe wird teigig, die Haut trocken und rau, die Haare stumpf. Sogar der Klang der Stimme wird durch die Veränderung der Stimmbänder tief und rau, sodass der erfahrene Arzt die Hypothyreose manchmal schon am Telefon an der auffallend krächzenden Stimme und schleppenden Sprache des Patienten erkennen kann.

Bei der Schilddrüsenüberfunktion schlägt das Herz schneller, die Verdauung wird beschleunigt bis zu Durchfällen, alle körperlichen oder seelischen Reaktionen sind tendenziell heftig und rasch, die Stimme kann einen strahlenden Glanz bekommen. Das Körpergewicht schwindet, die Körpertemperatur steigt an, im Extremfall zu unbeherrschbarem Fieber: der Mensch scheint sich regelrecht zu verbrennen. Aber auch bei der leichten Schilddrüsenüberfunktion beginnen die Augen mehr zu glänzen, die Haare bekommen einen seidigen Schimmer, die Haut wirkt angenehm rosig belebt.

Die Aufmerksamkeitsfähigkeit ist bei beiden Funktionsstörungen, wenn sie stark ausgeprägt sind, beeinträchtigt, nur in unterschiedlicher Weise. Die Unterfunktion kann durch die seelische Apathie zu einer Auffassungsstörung führen, die wie eine Demenz wirkt; weil sie, im Gegensatz zur Alzheimer-Demenz, unter Behandlung reversibel ist, wird sie als ‹Pseudodemenz› bezeichnet. Umgekehrt kann der Patient mit einer Schilddrüsenüberfunktion so unruhig und motorisch getrieben werden, dass er nichts mehr ruhig aufnehmen kann oder so heftig reagiert, dass die Verständigung mit ihm schwierig wird. «Es muss mittun die Schilddrüse mit dem Vorderhirn im Zusammenwirken»[297] als Grundlage für die normale seelisch-geistige Verfassung des Menschen, damit er nicht nur gedankenrichtig vorstellen, sondern sich fühlend mit der Welt verbinden kann.

Die typischen Erscheinungsbilder der Schilddrüsenfunktionsstörung deuten ganz allgemein darauf hin, wie umfassend sich die Regulation der rhythmischen Funktionen leiblich auswirken kann: In der physischen Substanzbildung an der Körperperipherie, in den Haaren und der sich abschilfernden äußersten Hautschicht, am Körpergewicht und den unbewussten Stoffwechselfunktionen bis hin zur Regulation der Rhythmen von Puls und Atmung, die ihrerseits wiederum die seelische Grundstimmung färben bis zu seelischer Apathie einerseits oder Euphorie und Hyperaktivität andererseits. Beides wird zuletzt auch die Schicksalsgestaltung eines Menschen nachhaltig prägen, wenn die Krankheit nicht erkannt und behandelt wird. Tritt eine Unterfunktion resp. ein Mangel an Schilddrüsenhormon schon in der embryonalen Entwicklung auf, so resultiert sogar eine schwere Störung der Gestaltbildung und der geistigen Entwicklung, der ‹Kretinismus›.[298] Das weist auf einen durchgängigen Wirk-Zusammenhang von der Regulation physischer und substanzieller Prozesse bis zu den seelisch-geistigen Phänomenen! Das Gesamtbild der Schilddrüsenfunktionsstörung zeigt daher, was es für die leibliche, seelische und geistige Gesundheit eines Menschen bedeuten kann, die rhythmischen Funktionen gezielt therapeutisch beeinflussen und regulieren zu können.

Es geht also im 1. Vortrag des Heil-Eurythmie-Kurses die Schilderung von Form und Funktion des Kehlkopfes als Grundlage für das menschliche Sprachvermögen Hand in Hand mit dem Hinweis auf die charakteristische Form und Funktion der Schilddrüse. Beide Organe beeinflussen sich gegenseitig funktionell: Wie man die Schilddrüsenunterfunktion an der Veränderung der Sprache erkennen kann, so kann auch wieder über Sprachübungen Einfluss auf die Schilddrüsenfunktion genommen werden.[299] Die häufigen Schilddrüsenerkrankungen in unserer Kultur deuten vermutlich ganz allgemein auf einen Mangel an Sorgfalt darin, wie wir die Sprache handhaben.

Medikamentös werden Kehlkopf und Schilddrüse, beruhend auf Rudolf Steiners Anregungen, mit polar wirksamen Substanzen behandelt: die Kehlkopffunktion kann man stärken mit dem Pyrit, dem Eisen-Sulfid, die Schilddrüsenfunktion regulieren mit dem Cuprit, dem Kupfer-Oxid, oder dem Chalkosin, dem Kupfer-Sulfid. Eisen und Kupfer stehen sich als Träger der Mars- und Venuskräfte[300] in ihrer Wirkung polar gegenüber. Manchmal setzt man mit dem Chalkopyrit auch eine Substanz therapeutisch ein, die beide Prinzipien von Kupfer und Eisen gemeinsam mit dem Schwefel in sich vereinigt.

2.4.2 *Das Urorgan des menschlichen Organismus*

Dieser Zusammenklang von Kehlkopf und Schilddrüse hat eine besondere Bedeutung für die Fragestellung nach der menschlichen Organmetamorphose[301] im 1. Vortrag des Heil-Eurythmie-Kurses: Durch die Darstellung der Beziehung von Kehlkopf und Schilddrüse einerseits und Hinterhaupt und Vorderhirnpartien andererseits wird die Idee eines höheren Organtypus hervorgerufen, die hier zweifach metamorphosiert erscheint, nämlich die Idee des Doppelorgans: die Erscheinung des einzelnen Organs wird überwunden im Bild einer morphologischen und funktionellen höheren Einheit. Im Herbst 1921 nennt Rudolf Steiner tatsächlich als den für den Menschen charakteristischen Organtypus die «Tasche mit Erfüllung»[302]. Während die Pflanze «nach der Kugelform strebt»[303], denn «jede einzelne Zelle der Pflanze will sich eigentlich kugelig gestalten»[304], und für den tierischen Organismus die «Taschenform»[305] oder «Kugeltasche»[306], die Einstülpung oder Gastrulation, typisch ist, ist es für den Menschen die «Kugelformtasche, und die Tasche ist erfüllt»[307].

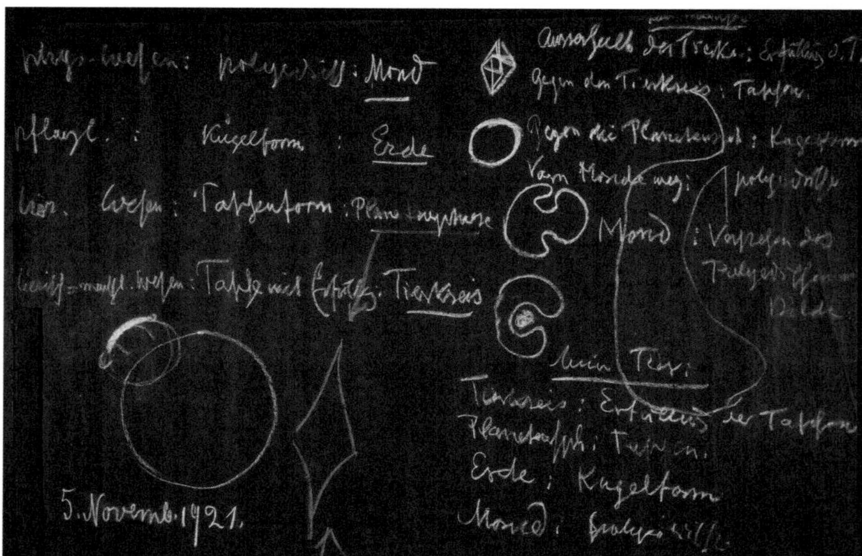

Abb. 8, Wandtafelskizze aus GA 208, Vortrag vom 5. November 1921

Der menschliche Organbildetypus der erfüllten Tasche zeigt sich besonders deutlich an den Sinnesorganen: Da wird innerhalb des geschlossenen Gesamtorganismus ein Organ gebildet, das durchlässig ist für eine bestimmte Qualität der Außenwelt, wie das Auge für das Licht. Es entsteht sozusagen ein «Golf der Außenwelt»[308], in den von außen hereinfluten kann, was dann durch die Tätigkeit der höheren Wesensglieder von innen ergriffen und dadurch bewusst wahrgenommen wird.[309]

Für die menschliche Organbildung charakteristisch ist das Ineinanderklingen von zwei polaren Prozessen in demselben Organ; so durchzieht zum Beispiel der Gallenprozess mit dem aus dem Blut*abbau* gewonnenen Gallenfarbstoff die Leber, die bekannterweise embryonal der Blutbildung, aber auch später durch die Eiweißsynthese noch dem Blut*aufbau* dient[310]. Den Organtypus des Doppelorgans wird man im Großen und Kleinen überall in der menschlichen Organisation finden: so etwa bei Niere und Nebennieren, und bei den Nebennieren wiederum in der Differenzierung in Rinde und Mark, bei Schilddrüse und Neben-Schilddrüsen usf.[311] Dass sich vergleichbare Doppel-Organbildungen auch bei höheren Säugetieren finden, widerspricht Rudolf Steiners Aussage nicht grundsätzlich, sondern zeigt nur, dass gewisse höhere Tiere dem Menschen in ihrer Organbildung nahestehen.[312]

Sowohl am Tierschädel wie am Menschenschädel erkennt man zwei polare Wirksphären: Den Gesichtsschädel, der mit Mund und Sinnesorganen nach außen offen ist und von äußeren Kräften in der Gestaltung bestimmt wird, und den Gehirnschädel, der das Gehirn wie in einer Kapsel umgibt und nach außen abschließt und schützt; diese Wirksphären entsprechen plastisch einer als Hohlkugel und einer als gefüllte Kugel gedachten

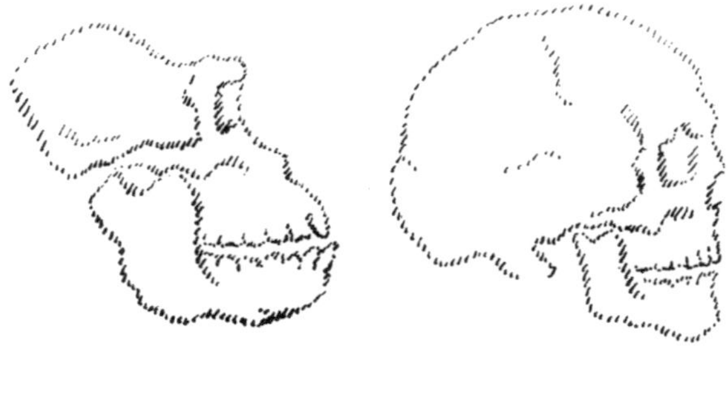

Abb. 9, Menschenschädel – Tierschädel

Sphäre, die sich in der Kopfbildung durchdringen. Beim Tier liegen diese beiden Sphären im Vergleich zum Menschenschädel fast immer weiter auseinander, was dem Tierschädel eine Ausdehnung in der Horizontalen und durch das vorgeschobene Maul etwas Lastendes gibt. Am Menschenkopf hingegen sind sie so ineinandergeschoben, dass der Eindruck eines runden, harmonisch in sich selbst ruhenden Ganzen entsteht.

Als das vielfältig variierte Sich-Durchdringen zweier Sphären, einer von außen herein gebildeten und einer um einen Mittelpunkt herum befestigten, schildert Rudolf Steiner am Ende des 2. Ärztekurses die menschliche Zahnbildung[313]; das sei hier sogar geradezu «mit Händen [zu] greifen»[314]. Im gleichen Sinn sind auch die beiden Sphären des kleinen und des großen Kuppelraums, die dem ersten Goetheanum-Bau seine Grundform gegeben haben, im Verhältnis zueinander zu denken.

In der Frühzeit der Entwicklung der Eurythmie[315] wurden diese polaren Bildeprinzipien als unterschiedliche Möglichkeiten der Kreisgestaltung angegeben:

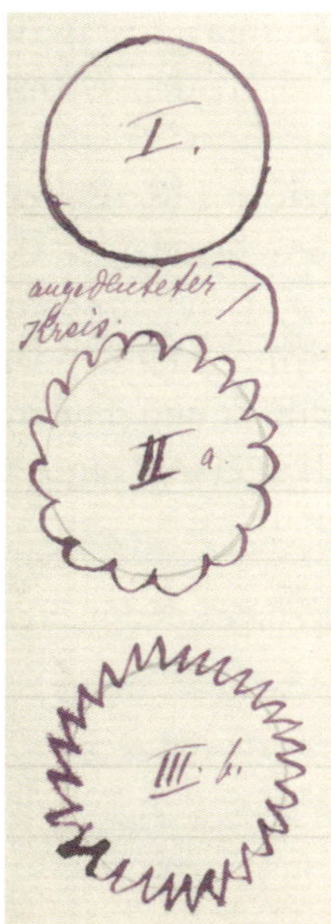

Abb. 10, Aus einer Handschrift: «Das Innere hat gesiegt» (II.a), «Das Äußere hat gesiegt» (III.b)

Im 6. Vortrag des zweiten Ärztekurses[316] führt Rudolf Steiner das Motiv der Organmetamorphose im menschlichen Organismus, das er im 1. Heil-Eurythmie-Vortrag so überraschend angeschlagen hat, weiter aus: Er schildert erst die Organreihe der in der Organgestalt festgelegten «Atmungsorgane»[317] wie Gehirn, Lunge und Leber, die hinten und oben[318] – «nach rückwärts geordnet»[319], «nach rückwärts gewendet»[320] – liegen und mehr oder minder symmetrisch angelegt sind; diesen steht als «polarische Metamorphose»[321] das immer bewegliche «Aufnehmen und Zerstören»[322] der Substanzen in der Gewebeflüssigkeit gegenüber, das in der rhythmischen Herztätigkeit kulminiert. In diesem Zusammenhang spricht Rudolf Steiner das Geheimnis des menschlichen Organtypus unmittelbar aus: «[…] wenn Sie sich von den Organen, die nach rückwärts gewendet sind, wenden zu denjenigen, die nun, ich möchte sagen, mehr an die Gewebeflüssigkeit in diese Tätigkeit eingelagert sind, so bekommen Sie *als Urorgan* heraus *das von der Lunge umschlossene Herz*»[323]: Das Lungenorgan, das in seiner Symmetrie die Signatur des oberen Menschen, des Nerven-Sinnes-Pols der menschlichen Organisation trägt, umschließt das Herz, das demgegenüber in die Mitte verlegt ist, aber das ganze Leben hindurch niemals ruht, immer in Bewegung ist, wie in einer Wirbelbewegung tanzt.

In diesem Bild des von der Lunge umschlossenen Herzens stehen sich Vergangenheit und Zukunft gegenüber wie in jedem Madonnenbild, wenn die Mutter mit dem blauen Mantel das nackte, strampelnde Kind umfasst. Umgekehrt kann man sagen: Jedes Madonnenbild ist zugleich eine Imagination des menschlichen Organ-Urtypus.

Das Urbild der menschlichen Organgestaltung verwirklicht sich auch darin, wie der kleine, im Sprechen schöpferisch produktive bewegliche Kehlkopf[324] der voll ausgebildeten, ruhenden menschlichen Gesamtgestalt gegenübersteht. Ebenso entspricht der Bewegungsablauf der heileurythmischen großen Vokalübung[325] – mit dem Wechsel zwischen der zweifachen Ausführung der Armbewegungen und der zeitlich in der Mitte liegenden, nur einmaligen Ausführung der Beinbewegungen[326] – dem spezifisch menschlichen Organbildetypus, der in der Organbildung des mittleren Menschen urbildlich erscheint. Und nicht zuletzt ist der Heil-Eurythmie-Kurs selbst mit seinen sechs Vorträgen in den gleichzeitigen Ärztekurs mit seinen neun Vorträgen so eingebettet (zwei Ärztevorträge gehen dem 1. Heil-Eurythmie-Vortrag voraus, zwei folgen dem 6.) «wie das von der Lunge umschlossene Herz»[327] des Menschen.

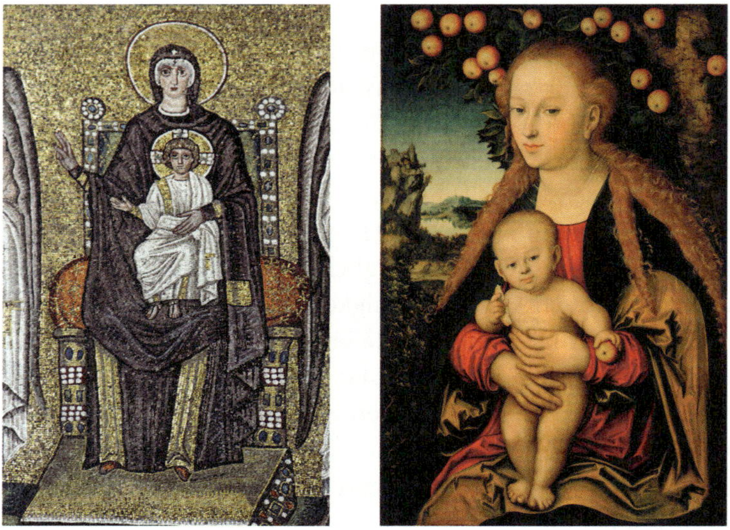

Abb. 11, Wie aus der Vergangenheit kommend umhüllt die Mutter das nach vorne in die Zukunft strebende Kind

2.5 *Die therapeutischen Übungen im 1. Vortrag des Heil-Eurythmie-Kurses*

2.5.1 *Erste Übung: Die jambische und trochäische Übung*

Die erste Bewegungsübung, die im Heil-Eurythmie-Kurs eingeführt wird, gibt Rätsel auf: Es wird ein Kind geschildert, das «immer aufgeregter und aufgeregter [...], immer zappeliger und zappeliger»[328] wird dadurch, dass «das mehr unbewusste Leben in Rhythmen»[329] in seinem «ganzen Seelenleben»[330] vorherrscht gegenüber «dem beruhigenden Element der Kopforganisation»[331]. Und die therapeutische Aufgabe wird von Rudolf Steiner so charakterisiert, dass er sagt: «[...] [d]ann ist es notwendig, dass man versucht, in seine ganze Organisation *etwas Jambisches* hineinzubringen.»[332] Die Übung, die dann beschrieben wird, besteht darin, «dass man das Kind gehen lässt so, dass es immer mit vollem Bewusstsein – es muss dazu angeleitet werden – als erstes nach vorne bewegt den linken Arm und die linke Hand, nachher den rechten Arm, sodass das bewusster wird. Aber es muss das Bewusstsein haben: dieser ist der erste und ist der erste gewesen.»[333] Dann wird für ein Kind, «welches phlegmatisch ist, welches nichts auffassen will»[334] – «sie können einen manchmal ganz leise zur Verzweiflung bringen, sie hören eigentlich alles nicht, was man ihnen sagt, es geht alles an ihnen vorbei»[335] –, angegeben, dass «man dieses Kind *trochäisch*»[336] behandeln muss, «nämlich jetzt umgekehrt»[337]. Tatsächlich wird der fast gleiche Bewegungsablauf beschrieben, nur soll das Kind jetzt mit dem rechten Arm beginnen. «Es ist ganz besonders darauf zu achten, dass diese Dinge so gemacht werden, dass sie *im Bewusstsein des Kindes leben,* dass das Kind also wirklich das Bewusstsein hat das eine Mal: der linke Arm war der erste, das andre Mal: der rechte Arm war der erste.»[338]

Die scheinbar gleiche Bewegungsübung, wenn sie links beginnt, wird von Rudolf Steiner als jambisch, wenn sie rechts beginnt, als trochäisch bezeichnet – ohne dass er in der Beschreibung des Bewegungsablaufes im Geringsten die Notwendigkeit einer unterschiedlichen Rhythmisierung andeutet. Als nach dem 5. Vortrag noch einmal nach dieser Übung gefragt wird, antwortet Rudolf Steiner wörtlich: «Das ist nicht eigentlich, um Rechts- oder Linksbetonung besonders hervorzuheben, sondern um gerade in der Vorwärtsbewegung *das Jambus- oder Trochäusgefühl* hervorzurufen.»[339] Und weiter: «Es kommt weniger auf das lang-kurz an, sondern *es kommt auf diese besondere Bewegung an.*»[340] Sinn und Bedeutung der Übung lassen sich also nicht einfach aus einer rein äußerlichen Betrachtung des Menschen erschließen.

Die rätselhafte erste Übung verweist auf die neue plastisch-musikalisch-sprachliche Menschenkunde, wie sie Rudolf Steiner im ersten Teil des 1. Heil-Eurythmie-Vortrages skizzenhaft entwickelt hat. Er entwirft dort ein funktionelles Bild des sprechenden und denkenden Menschen im Zusammenspiel zweier im Vorne-Hinten und Hinten-Vorne sich gegenüberstehender «Systeme»[341]; «diese ganz komplizierte Einrichtung»[342], «dieses Ineinanderpassen eines nach vorne strebenden und eines nach rückwärts strebenden Systems»[343] sei aber bei den meisten Menschen heute «aus den Fugen»[344], und werde dadurch zum Grund für das Erkranken «im späteren Alter»[345], indem «sich in der menschlichen Organisation [...] lawinenartig *die kleinen Anlässe zu großen Wirkungen* ausbilden»[346]. Ebenso, so dürfen wir annehmen, lassen sich umgekehrt auch durch das therapeutische Bemühen ‹kleine Anlässe zu großen Wirkungen› in die ‹ganze Organisation› hineinbringen, vor allem, wenn man die sich entwickelnde konstitutionelle Einseitigkeit früh bemerkt und rechtzeitig mit der Behandlung beginnen kann.

Nun wird in der jambischen und trochäischen Übung, wenn man sie ganz naiv betrachtet, auch etwas zusammengefügt: links und rechts, rechts und links; und erst aus dieser Zusammenfügung in Raum und Zeit geht «eben nach und nach, aus Mitbewegendem bestehend»[347] eine Gebärde hervor, die eurythmisch dem Laut A entspricht. Dieses allmähliche Entstehen der eurythmischen A-Gebärde lässt sich vor dem Hintergrund von Goethes Pflanzen-Metamorphose vergleichen mit dem ersten unspezifischen Keimblatt, das aus dem Samen der meisten Pflanzen in einer Zweiheit sich entwickelt und dabei noch nicht viel vom Typischen der späteren Pflanzengestalt aufweist. Der Laut – in diesem Fall der Vokal A – scheint ganz keimhaft aus einem Prozess in der Zeit erst hervorzugehen: Wir müssen lernen, den Laut selbst geistig prozessual, lebendig zu denken, und dürfen ihn nicht gegenständlich auffassen, wenn wir seine Beziehung zur funktionellen Wirklichkeit des menschlichen Organismus aufsuchen wollen.

2.5.1.1 Die qualitative Differenzierung von Links und Rechts am menschlichen Organismus

Was wird nun durch diese Übung zusammengefügt? Zunächst einmal ist es das Links und Rechts in der Horizontalen. In der äußerlichen Betrachtung sind die beiden Arme des Menschen zwar spiegelsymmetrisch gleich, aber die Anatomie der inneren Organe zeigt vor allem im unteren Menschen eine unterschiedliche Gewichtung zwischen links und rechts. Die Sinnesorgane und die Strukturen des Nervensystems sind streng symmetrisch angelegt; die Stoffwechselorgane aber weichen in der embryonalen Entwicklung von der symmetrischen Anlage in der Mitte einmal nach rechts aus, einmal nach links: So entwickelt sich unter dem Zwerchfell links das luftgefüllte Hohlorgan Magen, rechts das schwerste Organ des menschlichen Organismus, die kompakte Leber. Das weist darauf hin, dass bei den Stoffwechselorganen der einheitliche Organtypus des Menschen zwischen links und rechts qualitativ unterschiedlich ausgestaltet wird – wie das Pflanzenblatt zwischen oben und unten, Licht und Schwere! –, dass der Mensch also in seiner Leibesorganisation von links und von rechts qualitativ unterschiedlichen Wirksphären ausgesetzt ist eben so wie die Pflanze zwischen Himmel und Erde.[348]

Selbst das Mitte-Organ Herz ist etwas nach links verschoben. Wenn wir das Herz als das Organ, das aus der Zusammenfassung und Koordination der auf- und abbauenden Stoffwechseltätigkeit in der Gewebeflüssigkeit[349] hervorgeht, auffassen, die Lunge in ihrer Symmetrie als verwandt mit dem Nerven-Sinnes-System, dann zeigt sich, dass sich der untere Mensch in den mittleren links etwas mehr hineinschiebt, dadurch zugleich sich der obere Mensch rechts mehr geltend macht als links – oder, anders gesagt, dass die Organe des mittleren Menschen auf der linken Seite ausgeprägter die Signatur des unteren, des Stoffwechselmenschen zeigen, hingegen auf der rechten Seite, wo die Lunge dominiert, die Signatur des Nerven-Sinnes-Menschen. *Es lebt also das Oben-Unten der Gesamt-Organisation des Menschen im mittleren Menschen metamorphosiert im Rechts-Links.*

Umgekehrt darf man erwarten, dass ein Zusammenfügen von Links und Rechts metamorphosisch auf das Zusammenspiel von Oben und Unten zurückwirken wird. Und das wollen wir erreichen, wenn wir ein Nicht-Zusammenstimmen beobachten zwischen dem, was aus dem Stoffwechsel durch die rhythmische Organisation nach oben schlägt, und «dem beruhigenden Element der Kopforganisation»[350]. Je nachdem, ob wir die geschilderte Übung links beginnen lassen oder rechts – zumindest kann man das auf dem Hintergrund des nachgezeichneten menschenkundlichen Entwurfs so auffassen –, führen wir den unteren Menschen an den oberen heran, oder umgekehrt den oberen an den unteren. Die Mitte-Qualität, die so entsteht, ist bei den beiden Übungen nicht die gleiche, aber sie dient in beiden Fällen der Aufmerksamkeitsfähigkeit, der Entwicklung eines ruhigen seelischen Herzraums, der offen ist für das, was von außen herankommt; dies ist auch dem Erleben zugänglich, wenn man mit der Frage nach dem Ergebnis beide Übungen aufmerksam hintereinander oder abwechselnd übt. Die primäre Indikation für beide Übungen wird durch Rudolf Steiner im frühen Schulalter angesiedelt – für Kinder, die den Lehrer «manchmal ganz leise zur Verzweiflung bringen»[351] –, also in der Zeit, wo sich das mittlere, rhythmische System als drittes System zwischen den Polen von oberem und unterem Mensch erst entwickelt.[352] Wie in der Waldorfpädagogik des zweiten Jahrsiebts geht es primär darum, mit großer Aufmerksamkeit für jedes Kind die Rhythmen des mittleren Menschen zwischen den entgegengesetzten Polen der menschlichen Organisation so zu ordnen, dass das rhythmische System als Grundlage des sicheren Fühlens und als lebenslanger Quell der Gesundung harmonisch veranlagt wird.[353]

Dass Rudolf Steiner die erste Bewegungsfolge als «etwas Jambisches»[354], die zweite als «trochäisch»[355] bezeichnen kann, setzt voraus, dass die eurythmische Armbewegung links und rechts qualitativ unterschiedlich erlebt wird: links im Sinn einer metrischen Kürze, rechts im Sinn einer metrischen Länge. Denn im steigenden Rhythmus eines Jambus folgt auf eine Kürze eine Länge: ⏑ —, im fallenden Rhythmus eines Trochäus auf die Länge eine Kürze: — ⏑. Das beschleunigende Element des Stoffwechsels wirkt im mittleren Menschen qualitativ wie eine Kürze; das «beruhigende Element der Kopforganisation»[356] hingegen verlangsamend, qualitativ wie eine Länge.

Das erscheint zwar nicht als äußere Rhythmisierung des Bewegungsablaufes – denn die ist für beide Übungen gleich angegeben – und ist auch nicht an der äußerlichen Betrachtung der Arme ablesbar, ist aber der lebensvollen Empfindung des eigenen Organismus und der eigenen Bewegung wohl zugänglich. Es geht eben darum, «gerade in der Vorwärtsbewegung das *Jambus- oder Trochäusgefühl* hervorzurufen»[357], wie es Rudolf Steiner in der Fragenbeantwortung nach dem 5. Vortrag noch einmal betont. Der künstlerisch geschulte Eurythmist kennt eine Reihe von Bewegungs-Differenzierungen zwischen links und rechts, so zum Beispiel in den Gebärden für Moll- und Dur-Akkord[358], die Sonnen- und Monden-Richtung in der Kreisbewegung[359], für die weichen und harten Konsonanten in den slawischen Sprachen[360], Kopf- und Fußstellungen[361] usw. Gerade dadurch, dass die Bewegung in dieser Art von differenzierter Empfindung begleitet ist, wird sie von einer einfachen Turn-Bewegung zur eurythmischen Gebärde.

2.5.1.2 Die therapeutische Intensivierung der eurythmischen Gebärde

Die therapeutische Wirkung der angegebenen Armbewegung wird intensiviert durch die «Unterstützung»[362] mit den Beinen im Vorwärtsgehen. Da wird jetzt auch ganz äußerlich die Bewegungsmöglichkeit der oberen Gliedmaßen durch die Beteiligung der unteren Gliedmaßen verstärkt und beides miteinander verbunden. Es geht ja darum, dass man versucht, «in seine ganze Organisation»[363] etwas Jambisches oder Trochäisches «hineinzubringen»[364]. Entscheidend aber ist die Aufgabenstellung, «immer mit vollem Bewusstsein»[365] diese Bewegung zu vollziehen. Erst durch den bewussten Mitvollzug wird aus einem einfachen Bewegungsablauf in der Zeit – der ohne eine solche Begleitung durch das Bewusstsein verfliegen würde wie eine Tanzbewegung – eine therapeutische Bewegungsübung, in der die Bewegung zu einer deutlichen Gestalt gerinnt, sodass etwas zurückbleibt, das sich dem Organismus bei genügend ausdauernder und geduldiger Wiederholung bleibend einschreiben kann. Die Wirkung der Bewusstseinsbeteiligung an der Bewegung kann sich der sinnlich-übersinnlichen Anschauung unmittelbar erschließen: Eine Bewegung, die zunächst dunkel und flüchtig wirkt, wird durch die Begleitung mit dem Bewusstsein aufgehellt, vergleichsweise etwa wie fließendes Wasser, dessen Oberfläche im Sonnenlicht seine plastische Wellengestalt deutlicher zeigt.

So fordert diese erste unscheinbare und zunächst rätselhafte Übung im Heil-Eurythmie-Kurs bereits alle Elemente, die für die therapeutische Metamorphose der eurythmischen Lautbewegung nötig sind:

- eine geistige Auffassung von Mensch und Laut
- die entschiedene Indikationsstellung
- die eurythmische Qualität einer beseelten Gebärde
- die rhythmische Wiederholung
- den Einbezug der Beine, des Willenspols im unteren Menschen
- die Ich-Aktivität in der Vorwärtsbewegung
- die ständige Beteiligung des vollen Bewusstseins

Diese Zwillings-Übung steht in Rudolf Steiners Einleitung wie zwei Säulen eines Tores am Eingang zur Heil-Eurythmie. Dadurch, dass sich ihr Sinn nicht einfach äußerlich erschließt, fordert sie Aufmerksamkeit für das weltgeschichtlich vollkommen Neue, das sich durch sie eröffnet: Wenn man der Herausforderung, die sie für das menschenkundliche Verständnis darstellt, nachzukommen versucht, belehrt sie sowohl über das tiefere Wesen eines Lautes – der, auch wenn er als Gebärde erscheint, immer als aus einem Rhythmus hervorgehend zu denken ist – als auch über den menschlichen Organismus in seiner qualitativen Differenzierung im Links-Rechts, Oben-Unten, Leicht-Schwer, Kurz-Lang…, in der er sich aus dem Unräumlich-Geistigen heraus konstituiert in Raum und Zeit.

Jede Nacht im Schlaf erneuert sich dieses Verhältnis des Menschen zu der Welt seines geistigen Ursprungs. «Das ist etwas, was wir uns immer klarer vor die Seele stellen müssen: Jedes Schlafen führt den Menschen nicht nur, wie man oftmals sagt, außerhalb seines physischen Leibes, sondern es führt ihn außerhalb des gewöhnlichen Raumes. Es führt ihn in eine Welt, die überhaupt nicht verwechselt werden darf mit der Welt, die sinnlich angeschaut werden kann. Aus dieser Welt heraus ist aber alle Gesetzmäßigkeit, welche zugrunde liegt dem rhythmischen Menschen, jenem Menschen, der sein Flüssigkeitselement und auch sein Luftelement mit Rhythmus durchorganisiert. Der Rhythmus erscheint im Raume, aber der Quell des Rhythmus, die Gesetzmäßigkeit, welche den Rhythmus hervorbringt, die strömt in jedem Punkte des Raumes aus außerräumlichen Tiefen hervor. Die wird überall reguliert von einer realen Welt, die jenseits des Sinnesraumes ist. Und stehen wir gegenüber jenem wunderbaren Wechselspiel, das sich abspielt im innermenschlichen Rhythmus durch die Atemzüge und durch den Puls, dann nehmen wir eigentlich in diesem Rhythmus etwas wahr, was aus geistigen, außerräumlichen Untergründen hereinreguliert wird in die Welt, in der sich der Mensch auch als physischer Mensch befindet.»[366]

Man kann die jambische und trochäische Übung vom Beginn des Heil-Eurythmie-Kurses so auffassen, dass nun während des bewussten Tageslebens im aktiven Willensvollzug angeknüpft wird an das, «was aus geistigen, außerräumlichen Untergründen hereinreguliert wird in die Welt»[367], um in das Inkarnationsgeschehen des Kindes therapeutisch einzugreifen. Man arbeitet im Inkarnationswillensstrom des Kindes, so «[...] dass das nun eingreift in die Arbeit der Götter»[368], wie es Rudolf Steiner über die heilpädagogische Erziehung sagt. Das braucht Mut und Entschiedenheit. «Aber es darf nicht vergessen werden: jeder Schritt, der getan wird aus der geistigen Welt heraus, der führt den Menschen dazu, nach links, nach rechts zu blicken und stets einen neuen Entscheid durch den inneren Mut des Lebens herbeizuführen.»[369] Dieses Bemühen im Tagesgeschehen trägt der Mensch im Schlaf dann wieder hinaus ins Unräumlich-Unzeitliche, seinem geistigen Ursprung entgegen, um es von dort aus seiner Erdenentwicklung einzugliedern. Darin liegt – als ein weiteres, achtes Element der therapeutischen Metamorphose der Eurythmie – die Bedeutung der Pause, der Nachruhe, und, damit verbunden, auch der entschiedenen Wiederholung einer indizierten Übung über längere Behandlungsperioden.

«Nehmen wir das eurythmisierende Kind, der physische Leib ist in Bewegung, die Bewegungen des physischen Leibes übertragen sich auf den Ätherleib. Der astralische Leib und das Ich wehren sich zunächst, und ihnen wird in einer gewissen Weise *dasjenige eingeprägt*, was an Betätigung des physischen Leibes und des Ätherleibes stattfindet. Sie gehen dann hinaus während des Schlafes und sie bringen dasjenige, was ihnen da eingeprägt worden ist, mit ganz anderen geistigen Kräften in Verbindung. Am Morgen tragen sie es wiederum in den physischen Leib und in den Ätherleib zurück. Und es ist dann ein merkwürdiges Zusammenstimmen desjenigen, was zwischen Einschlafen und Aufwachen aus dem Geistigen aufgenommen worden ist[,] und demjenigen, was physischer Leib und Ätherleib im Eurythmisieren durchgemacht haben. Die Wirkung zeigt sich in der Art, dass die geistigen Erlebnisse, die zwischen dem Einschlafen und Aufwachen durchgemacht worden sind, *mit demjenigen zusammenpassen,* was am vorigen Tage vorbereitet und durchgemacht worden ist. Und erst in diesem Hineinkommen zeigt sich eine besonders gesundheitlich wirkende Kraft, die in diesem Eurythmisieren liegt. Es wird tatsächlich [...] *geistige Substantialität* beim nächsten Aufwachen *in den Menschen hineingetragen,* wenn in dieser Weise Eurythmie gepflegt wird.»[370]

Aus der gedanklichen Reflexion und im beobachtenden Mitvollzug eines solchen therapeutischen Prozesses lässt sich ein geistiges Menschenverständnis neu gewinnen, wie es den Menschen in früheren Zeiten der Kulturentwicklung unmittelbar zugänglich war: «Wenn man noch mit der Imagination [...] erfasst [...] das Weben und Wesen der pflanzlichen Welt und das damit parallel gehende Weben und Wesen des menschlichen Ätherleibes, dann [...] muss [man] sich nur erdentrückt denken, gewissermaßen hinausergossen in den ganzen Kosmos. Aber geht man über zu dem Luftelemente, dann muss man sich herausversetzen aus dem Raum, dann muss man die Möglichkeit haben, *in einer Welt* sich zu wissen, *die nun nicht mehr räumlich ist, sondern nur noch zeitlich,* in der nur noch das Zeitliche eine gewisse Bedeutung hat. In Zeiten, in denen man solche Dinge lebendig angeschaut hat, sah man das, was solchen Welten angehört, auch in einer solchen Weise an, dass man das Hineinspielen des Geistigen in die menschliche Betätigung auf dem Umwege durch den Rhythmus wirklich sah.»[371]

2.5.1.3 *Bezugnahme auf die Dreigliederung des menschlichen Organismus*

Im Fortgang des 1. Vortrages des Heil-Eurythmie-Kurses appelliert Rudolf Steiner an die Grundprinzipien der Dreigliederung des menschlichen Organismus, die er in der Auseinandersetzung mit Franz Brentano[372] nach dessen Tod 1917 im Anhang des Buches «Von Seelenrätseln»[373] erstmals ausformuliert hatte: «Wenn man im heutigen Sinne Physiologe ist und glaubt, alles Seelenleben des Menschen wäre durch das Nervensystem vermittelt, wenn man also nicht weiß, dass das Fühlen durch das rhythmische System vermittelt wird und nur das Vorstellen durch das Nervensinnessystem, und durch das Stoffwechselsystem vermittelt wird das Wollen, wenn man diese Dinge nicht kennt, dann kann man sehr schwer sich zu der Vorstellung durchringen, *was es für das ganze seelisch-geistige Wesen und auf der anderen Seite auch für das leiblich-physische Wesen beim Menschen für eine Bedeutung hat, was an irgendeiner Stelle des menschlichen Leibes geschieht.*»[374]

Auf dieser Grundlage lässt sich aufschlüsseln, wie die jambische Übung einerseits und die trochäische Übung andererseits in unterschiedlicher Art und Weise die Aufmerksamkeitsfähigkeit des Kindes verbessern: Damit das zapplige Kind besser zuhören kann, muss seine überbordende Willenstätigkeit Anschluss an das Vorstellungselement gewinnen; damit das phlegmatische Kind innerlich erwacht, aufmerksamer wird und sich am Unterricht aktiv beteiligt, muss sein ruhig betrachtendes, vorstellendes Seelenleben sich mit impulsierender Willensaktivität verbinden. Auf diesem Weg lässt sich vielleicht verstehen, wie der von Rudolf Steiner als ‹etwas Jambisches› bezeichnete Bewegungsablauf, also ein steigender Rhythmus, beruhigend wirken kann, und der ‹trochäisch› genannte Bewegungsablauf, der einem fallenden Rhythmus entspricht, weckend.

Auch dann, wenn sich im späteren Leben manifeste Erkrankungen wie zum Beispiel die beschriebenen Schilddrüsenfunktionsstörungen dadurch entwickeln, dass sich «lawinenartig die kleinen Anlässe zu großen Wirkungen ausbilden»[375], können diese zwei Übungen gezielt therapeutisch eingesetzt werden, je nachdem, ob die Erkrankung eine Signatur der Beschleunigung oder der Verlangsamung zeigt.

Außerdem gilt für die Eurythmie das Prinzip der Polarität, führt Rudolf Steiner aus, als er nach dem 5. Vortrag noch einmal nach dieser Übung gefragt wird: «Oberer Mensch und unterer Mensch ist ja umgekehrt. Also es muss jeder Jambus, der zu denken wäre etwa im Atmungssystem, also durch das Sprechen hervorgebracht, der muss ein Trochäus werden in der Bewegung mit den Beinen und umgekehrt. Darauf ist nämlich die ganze Eurythmie gebaut. Sie können die ganze Eurythmie daraufhin prüfen, es ist immer die Bewegung, die entspricht nicht etwa nach dem Gesichtspunkt der Ähnlichkeit, wenn sie ausgeführt wird, sondern sie entspricht nach dem Bilde der Polarität. Es ist alles entsprechend nach dem Bilde der Polarität.»[376]Selbst der Bau des Nervensystems zeigt als «Realimagination»[377], dass der obere Mensch nicht nur zusammenfasst, was in der Peripherie wahrgenommen wird, sondern es zugleich spiegelt: was sich an der Körperperipherie links abspielt, zeichnet sich im Gehirn rechts ab, und umgekehrt[378].

2.5.2 *Zweite Übung: Schreiben mit dem Fuß*

Die zweite Bewegungsübung im 1. Vortrag des Heil-Eurythmie-Kurses, die leicht übersehen wird, ist das ‹Schreiben mit dem Fuß›. Sie wird oft lediglich als sinnvolle pädagogische Maßnahme aufgefasst. Aber Rudolf Steiner nennt diese Aufgabe im Heilpädagogischen Kurs wörtlich «auch eine Art Heileurythmie»[379], anlässlich der Besprechung eines Jugendlichen, den er am «Lauenstein»[380] kennengelernt hatte; er empfiehlt, dass er «lernt, mit den Zehen zu schreiben»[381]. «Solche Kinder, welche zeigen, frühzeitig, dass sie diese Schwierigkeit haben, dass sie dasjenige, was der Kopf ausmacht, nicht in den Organismus hinuntergehen lassen»[382], solle man anleiten, mit dem Kopf die Füße zu erreichen oder die Zehen zu küssen. «Später» könnte es immer noch «außerordentlich segensreich» sein, wenn man die Kinder veranlasst, «dass sie zwischen der großen Zehe und der nächsten Zehe einen Bleistift halten und damit einzelne Buchstabenformen zustande bringen und daran ihre Freude haben zu schreiben mit dem Fuße.»[383]

Die gleiche Aufgabe hatte Rudolf Steiner am Beginn der Entwicklung der Eurythmie auch an die junge Lory Smits gestellt, «um eine richtige und differenzierte Beziehung zur Erde und feine, intime Fußbewegungen zu veranlagen»[384]. Ihr gibt er zusätzlich den Hinweis, dass man mit dem linken Fuß in Spiegelschrift schreiben solle, das sei «organischer und selbstverständlicher für die linke Seite»[385].

Im Heil-Eurythmie-Kurs steht die Aufgabe, mit den Füßen zu schreiben, im Zusammenhang mit dem wesentlichen menschenkundlichen Motiv der Dreigliederung des menschlichen Organismus und der Beobachtung, dass sich das Seelenleben des Menschen im Denken, Fühlen und Wollen auf physiologische Vorgänge im gesamten Organismus abstützt, nicht nur auf Vorgänge im Nervensystem. «Derjenige, der auf einem solchen Felde wirklich sich Beobachtungsgabe aneignet, der weiß: Wenn einer ungeschickt ist in irgendeiner Hand, dass er, wenn er ungeschickt ist in der Fingerbewegung und dergleichen, auch zeigt eine ganz bestimmte Denkart, die man vergleichen kann mit dem, was in den Fingern geschieht.»[386] Für «das, was in den Fingern geschieht», prägt Rudolf Steiner den schönen Ausdruck ‹Fingerphysiognomie›. «Sehr interessant ist wirklich, den Zusammenhang zu studieren zwischen der Art und Weise, wie jemand den Armmechanismus und die Fingerphysiognomie beherrscht, mit dem, wie er denkt. Denn dasjenige, was der Mensch geistig-seelisch darlebt, geht eben nicht bloß aus dem Gehirn und seinem Nervennetz hervor, sondern tatsächlich aus dem ganzen Menschen.»[387] Auch um «diesen Zusammenhang zu studieren»[388], ist *anschauende Urteilskraft* gefordert, sowohl für die Bewegungsart, Geschicklichkeit und Gestik eines Menschen als auch für die spezifische Art, wie er denkt, und die übrigen Äußerungen seines seelischen Lebens. «Es hat Bedeutung, Leichtigkeit gerade in den Gliedmaßen sich anzueignen; denn das gibt Leichtigkeit auch in Bezug auf das Seelenleben.»[389]

Wenn man in der Schule bemerkt, dass ein Kind «die besondere Eigentümlichkeit zeigt, dass es, sagen wir, nicht zu der Auffassung geometrischer Figuren kommt»[390] – regt Rudolf Steiner an –, werden Sie «dem Kinde dann einen großen Dienst tun, wenn Sie es, so schwer es geht, dazu veranlassen, zwischen der großen Zehe und der nächsten Zehe einen kleinen Bleistift zu nehmen, den zu halten und mit dem wirklich richtige Buchstaben aufzuschreiben»[391].

2.5.2.1 *Drei historische Indikationen für das Schreiben mit dem Fuß*

Die Aufgabe, mit den Füßen schreiben zu lernen, stellt Rudolf Steiner dreimal in einem anderen Kontext und mit einer vordergründig anderen Zielsetzung:

- Lory Smits soll sie für die *künstlerische* Entwicklung üben, «um eine richtige und differenzierte Beziehung zur Erde und feine, intime Fußbewegungen zu veranlagen»[392]. (1912)
- Das Schulkind soll eine Hilfe bekommen für die «Auffassung von geometrischen Figuren»[393] – also: damit es *in die Vorstellung* aufnehmen kann, was es durch seine Gliedmaßen in den Erdenverhältnissen an unbewussten Bewegungen erlebt.[394] (1921)
- Der junge Mann im heilpädagogischen Heim auf dem Lauenstein soll damit seinen Schwachsinn[395] überwinden, damit er eine Aufgabe, die er einsieht und versteht, schneller auch *ins Tun* überführen kann. (1924)

Immer geht es darum, den oberen und den unteren Menschen möglichst verlässlich zu verbinden zugunsten einer größeren Beweglichkeit und zugleich einer neuen Sicherheit im freien Seelenleben, die sich je nach konstitutioneller Ausgangssituation deutlicher im Denken, Fühlen oder im Wollen günstig auswirken wird. Die Indikation ist breit, man darf sagen, dass es fast niemandem schaden wird, das Schreiben mit dem Fuß fleißig zu üben. Es lässt sich auch sehr gut in die Heil-Eurythmie-Praxis integrieren, wenn man zu Beginn der Therapie-Stunde, wenn die Schuhe gewechselt werden, einen großen Bogen Papier oder Karton und Bleistift oder Wachskreiden dafür bereithält.

Bei dieser zweiten Übung im Heil-Eurythmie-Kurs geht der Laut nicht aus einem bestimmten rhythmischen Bewegungsablauf «nach und nach»[396] hervor, sondern er hat als Schriftzeichen Bild-Charakter. In der ersten Übung wird durch das Aneinanderfügen von zwei verschiedenen Bewegungsrichtungen ein charakteristisches Mitte-Gefühl hervorgerufen und damit bei konsequenter Anwendung die Aufmerksamkeitsfähigkeit im einheitlichen seelischen Innenraum ermöglicht oder verbessert. Die zweite Übung vermittelt zunächst eine klare Orientierung im Oben-Unten und in der Folge dadurch die Fähigkeit zur bildhaften Anschauung, beispielsweise der Auffassung von geometrischen Figuren. Übt man beide Übungen nacheinander, so erlebt man die jambische und trochäische Übung als mehr träumend und willenshaft, das Schreiben mit dem Fuß hingegen schafft eine neue Helligkeit im Umkreis der Füße und auch im Kopfbereich vor der Stirne: der Mensch steht wach und aufrecht in der Welt, fähig zu nüchterner Sinneswahrnehmung und differenzierter Handhabung des Willens, erlebt eine klare Zweiheit: Sich und die Welt.

2.5.3 *Dritte Übung: Das IAO*

Wie ein Schlussstein, der von allen Seiten gestützt wird und zugleich selbst das Gewölbe trägt, stellt sich die letzte Übung in die Gesamtkomposition des 1. Vortrages des Heil-Eurythmie-Kurses hinein.

- «Das I mit dem Oberkörper machen lassen»[397] verbindet oben und unten
- «Mit den Beinen das A»[398] verbindet links und rechts
- «O-Bewegung mit den Armen»[399] verbindet vorne und hinten und mit dem Umkreis.

Wir erkennen in diesem Bewegungsaufbau die räumliche Struktur wieder, von der wir zu Beginn eben dieses Vortrages ausgegangen sind: An das aufrecht Gestreckte (Luftröhre resp. Wirbelsäule) schließt sich in der Horizontalen ein rund Umfassendes (Ringknorpel resp. Rippenbogen) an, das sich dann zum Winkel (Schildknorpel resp. freie Rippen) öffnet. Nur erscheint dies jetzt nicht als skeletale Struktur, die der menschlichen

Raumgestalt zugrunde liegt; die der Mensch zwar an sich trägt, aber nicht deutlich bewusst erlebt. Das plastische Raumgebilde des heil-eurythmischen IAO schafft der Mensch selbst in seinem Gliedmaßen-Organismus willenshaft; es soll aber zugleich *gefühlt* werden. Denn es wird ja ausdrücklich betont, «damit namentlich unsere ärztlichen Freunde es wissen: dasjenige was in der Eurythmie *das Wesentliche ist* und wodurch auch für die Kunst-Eurythmie *das Wesentliche bewirkt* wird, das ist nicht die bloß von außen angeschaute Form des gestellten Gliedes, sondern das ist dasjenige, was zustande kommt, wenn in dem gestellten Gliede die Streckung des Gliedes oder Beugung des Gliedes *gefühlt* wird»[400]. Im gleichzeitigen Fühlen der Bewegung erst kann sich wesentlich aussprechen, was der Eurythmie geistig zugrunde liegt: Dem äußeren Bewegungsablauf entspricht eine charakteristische innere seelische Konfiguration, die aufmerksam fühlend wahrgenommen werden kann, und dadurch erst kommt die eurythmische Bewegung als «beseelte Bewegung»[401] zustande.

2.5.3.1 *Die Bedeutung der subjektiv-objektiven Empfindung, die sich an den Sinnesprozess anschließt*

Was der Mensch willenshaft im Raum gestaltet und zugleich mit seinen Sinnen wahrnimmt, offenbart ihm seinen objektiven Weltgehalt im Fühlen, im Nachlauschen. «Subjektive menschliche Willenstätigkeit und objektiver Weltinhalt»[402] durchkreuzen sich im menschlichen Seelenleben. So charakterisiert Rudolf Steiner im Herbst 1919 die Möglichkeit – anders, als es in früheren Zeiten der menschlichen Kulturentwicklung, zum Beispiel durch die Atemübungen der Yogaschulung, angestrebt werden konnte –, ein der heutigen Zeit adäquates geistiges Verhältnis zur Welt zu gewinnen:

«Dieses Richtige kann nur angestrebt werden, wenn wir uns einer viel feineren Beziehung des Menschen zur Außenwelt bewusst werden, [...] dass mit Bezug auf unseren Ätherleib etwas stattfindet, das immer mehr und mehr in unser Bewusstsein hereinkommen muss, ähnlich wie der Atmungsprozess. [...] So ein ähnlicher Prozess [ist] vorhanden in allen unseren Sinneswahrnehmungen. [...] Nehmen wir an, Sie sehen eine Flamme an, Sie schauen auf eine Flamme hin. Da geschieht etwas, was sich vergleichen lässt – nur viel feiner ist es – mit dem Einatmen. Machen Sie dann das Auge zu – und Sie können ähnliche Dinge mit jedem der Sinne machen – [...], so haben Sie das Nachbild der Flamme, das sich sogar nach und nach verändert, wie Goethe sagt: abklingt. An diesem Prozess des Aufnehmens des Lichteindruckes und des nachherigen Abklingens ist im wesentlichen außer dem, was rein physiologisch ist, der menschliche Ätherleib sehr beteiligt. Aber in diesem Prozess steckt etwas sehr, sehr Bedeutsames.»[403]

Früher konnte die äußere Atmung beseelt, als «Luftseelenprozess»[404] erlebt werden. Den subtilen Atmungsprozess durch die Sinne nennt Rudolf Steiner «Lichtseelenatem»[405]. «Hier haben Sie die Möglichkeit zu erkennen, wie etwas, das sich in Ihnen abspielt, zu gleicher Zeit ein Weltenvorgang ist, wenn Sie sich nur bewusst werden: sehe ich eine Flamme an, mache die Augen zu, lasse sie abklingen [...], dann ist das etwas, was nicht bloß in mir vorgeht, das ist etwas, das in der Welt vorgeht. Das ist aber nicht bloß bei der Flamme so [...]»[406], sondern mehr oder weniger deutlich bei allen Sinneseindrücken, sogar, wenn der Mensch dem Menschen begegnet: Dann kann eben zum Beispiel der eine Mensch mit objektiver Empfindungssicherheit wissen, ob der andere in der Bewegung, die er äußerlich ausführt, die Streckkräfte oder die Beugekräfte auch wirklich fühlt.

In alten Zeiten gab «Jahwe [...] sich durch seine Propheten kund aus den Träumen der Nacht heraus. Wir [heute] aber müssen die Feinheiten unseres Verkehres mit der Welt ausbilden so, dass wir in unserem Aufnehmen der Welt nicht bloß sinnliche Wahrnehmungen haben, sondern Geistiges haben. Wir müssen uns gewiss werden, dass wir mit jedem Lichtstrahl, mit jedem Ton, mit jeder Wärmeempfindung und deren Abklingen in seelischen Wechselverkehr mit der Welt treten, und dieser seelische Wechselverkehr muss für uns etwas Bedeutsames werden»[407], so ganz besonders in der Eurythmie oder bei einer heil-eurythmischen Übung, in jeder Empfindung des Eigenbewegungs- und Gleichgewichtssinnes.

Die Empfindsamkeit für die unterschiedlichen Nuancen und Qualitäten der sinnlichen Welt charakterisiert die künstlerische Weltauffassung. Es entsteht dann das Bedürfnis, die unterschiedlichen Qualitäten in ein entsprechendes Verhältnis zu setzen, als Ausgangspunkt für die künstlerische Produktivität – wenn auch nicht immer im vollen Bewusstsein dessen, dass sich in jeder dieser Qualitäten ein real Geistiges distinkt ausspricht. Darin liegt die große Bedeutung der Pausen, des Nachlauschens in der Therapie: dass das Geistig-Reale des bewegten Lauts, der bewegten Form ins Bewusstsein eintreten kann!

«Eine Zeit können wir vor uns sehen, [...] wo das, was Mittel des künstlerischen Schaffens ist, viel intensiver erlebt werden wird von der Menschenseele, [...] wo Farbe und Ton viel intimer von der menschlichen

Seele moralisch-spirituell durchlebt werden können. [...] Hingewiesen soll werden auf ein noch intensiveres Beisammensein mit der äußeren Welt, auf ein so starkes Zusammensein, dass es sich nicht bloß erstreckt auf den äußeren Eindruck der Farbe, des Tones und der Form, sondern auch auf dasjenige, was man hinter dem Tone, hinter der Farbe, hinter den Formen erleben kann, *was sich offenbart* in Farbe, Ton und Form.»[408] So kann die künstlerische Empfindung wegbereitend werden für eine erneuerte geistige Weltauffassung. Gerade das sich auf diesem Weg erschließende Geistige wird zum wirksamen Prinzip in der therapeutischen Anwendung: «Was nun die Heil-Eurythmie betrifft, so ist gewissermaßen *dasjenige, was* bei der künstlerischen Eurythmie *in der Hingabe lebt* an Lautgestaltung, Wortgestaltung, Satzgestaltung, *nach innen reflektiert* [...].»[409]

«Wir müssen lernen, nicht immer nur von dem Gegensatz zu sprechen zwischen dem Materiellen und dem Geistigen, sondern wir müssen das Ineinanderspiel des Materiellen und des Geistigen *in einer Einheit gerade im sinnlichen Auffassen* erkennen.»[410] [...] «Wenn wir *das Beseeltsein unserer Sinnesempfindungen* wieder haben werden, dann werden wir [...] etwas Subjektiv-Objektives haben, wonach Goethe so lechzte.»[411] Dazu müssen wir die Möglichkeit gewinnen, «in feiner Art zuerst zu erfassen, wie merkwürdig eigentlich dieser Sinnesprozess des Menschen im Verhältnis zur Außenwelt ist [...]. Die Wirklichkeit ist diese, dass *ein seelischer Prozess vor sich geht von außen nach innen,* der *erfasst wird durch den tief unterbewussten, inneren seelischen Prozess,* sodass die Prozesse sich übergreifen. Von außen wirken die Weltgedanken in uns herein, von innen wirkt der Menschheitswille hinaus. Und es durchkreuzen sich Menschheitswillen und Weltengedanken [...]»[412] Welteninhalt spricht sich aus im seelischen Innenraum. «Nach solchen Dingen strebte die Goethesche Weltanschauung!»[413]

So führt Rudolf Steiner auch Lory Smits am Beginn der Entwicklung der Eurythmie in das Empfinden der ersten eurythmischen Lautqualitäten ein: «Stellen Sie sich aufrecht hin und versuchen Sie eine Säule zu empfinden, deren Fußpunkt der Ballen Ihrer Füße und deren Kopfpunkt Ihr eigener Kopf, Ihre Stirne ist. Und diese Säule, diese Aufrechte, *lernen Sie empfinden* als I.»[414] Erst durch das Fühlen der Bewegungsgestalt wird die Säule tönend, wird sie sinnvolle Lautgebärde und damit wesentlich, denn es ist ja «das in dem Glied Gefühlte [...], worauf es ankommt»[415]. Die äußere eurythmische Gebärde erschließt dem bewussten Erleben objektiven Weltinhalt; wird der von demjenigen, der die Bewegung selbst ausführt, empfunden, erscheint er auch dem Zuschauer, und das ist «in der Eurythmie *das Wesentliche* [...] und [das,] wodurch *auch für die Kunsteurythmie* das Wesentliche bewirkt wird»[416]. Und es ist der unbefangenen anschauenden Urteilskraft des Zuschauers zugänglich! «[...] gerade wenn der Darsteller in dieser Beziehung gegenüber seiner Bewegungsform das richtige Gefühl, die richtige Empfindung hat, wird er es dazu bringen, auf den Zuschauer seelenvoll zu wirken.»[417] Daran entscheidet sich, ob eine Eurythmie-Aufführung als überzeugend erlebt wird, ob sie anregt und belebt oder ermüdet – «namentlich unsere ärztlichen Freunde»[418] sollen das wissen.

Der eindringliche Appell an die innere Aufmerksamkeit, die die eurythmische Bewegung fordert, erfährt eine Steigerung, wenn Rudolf Steiner noch inmitten der Erörterung der IAO-Übung von der E-Gebärde spricht: «Ebenso wenn ein Mensch zum Beispiel das E macht, so kommt es nicht darauf an, dass er bloß»[419] die Arme kreuzt, «sondern dass er fühlt: hier legt sich das eine Glied an das andere an. Und dasjenige, was man sieht, ist eben *der Ausdruck für dieses Fühlen* des einen Gliedes durch das andere.»[420] «Sehen Sie, beim E, da ist eigentlich das vorhanden, dass der Mensch sich innerlich fassen will, sich innerlich zusammenziehen will. Daher ja auch in der Eurythmie das Berühren seiner selbst, dieses Gewahrwerden seiner selbst: Sie nehmen sich einfach wahr, wenn Sie den rechten Arm über den linken legen. Gerade so, wie wenn Sie einen Gegenstand draußen empfinden, wenn Sie ihn angreifen, so nehmen Sie sich selbst wahr.»[421] «Alles Gewahrwerden des Ich, der Innerlichkeit, beruht im Grunde genommen auf diesem Sich-selber-Anfassen.»[422] «Denn das, was Sie da vollziehen, ist nichts anderes, als was Sie vollziehen, indem Sie schauen.»[423]«Indem wir irgend einen Punkt ins Auge fassen, kreuzt sich die rechte Augenachse und die linke, so wie sich die rechte Hand über die linke legt.»[424] «Das ist eigentlich das Ur-E. Und dasjenige, was hier ausgeführt wird, ist ja im Grunde genommen die Nachahmung der Sache, aber es ist ja alles im Menschen Metamorphose, und es ist durchaus eine gerechtfertigte Nachahmung, die man in diesem E vollzieht; denn der Kehlkopf macht nach hinten beim E-Sprechen ganz genau dieselbe Form im Ätherischen.»[425]

Mit der eurythmischen IAO-Bewegung schafft der Mensch eine lebendige Raumstruktur, die seiner eigenen Gestalt entspricht, aber er durchfühlt sie auch und ist selbstbewusst in ihr anwesend. Das ist besonders für Kinder, die diese Übung ausführen, meist ganz selbstverständlich und an ihnen besonders schön zu sehen, und es erfährt eine weitere Intensivierung, wenn man sie diese Bewegung auch noch möglichst rasch hintereinander machen lässt: «Strecken des Oberkörpers vertikal in die Höhe, Auseinander der Beine, O-Bewegung mit den Armen, wiederum ab, an, ab, an.»[426]

2.5.4 *Der Inkarnationsprozess des Menschen und des Lautes durch die Folge der drei Übungen im 1. Vortrag des Heil-Eurythmie-Kurses*

Die erste Übung in diesem Vortrag erfordert ein Aufrechterhalten des Bewusstseins entgegen dem Ablauf der Bewegung in der Zeit; das Bewusstsein hebt sich aus der Bewegung heraus und schafft gerade dadurch den inneren Aufmerksamkeitsraum als Voraussetzung dafür, dass die Kinder im Unterricht überhaupt etwas aufnehmen können.

Die zweite Übung erfordert ein bildhaft-graphisches Bewusstsein für die Schriftzeichen, die man schreiben möchte, das sich mit der äußeren Gestaltung der Laute durch die Bewegung des Fußes verbinden muss, damit die Übung überhaupt gelingen kann. Gerade beim Schreiben ist eine klare Vorstellung des Zeichens, das man schreiben will, Voraussetzung für die Bewegungsgestaltung.

Bei der dritten Übung muss besonders in der Beschleunigung der IAO-Bewegung das Bewusstsein tief in den Leib eintauchen und sich mit dem Willen verbinden in der geometrischen Gestaltung der drei Lautgebärden, die aber, wenn sie eurythmische Gebärden bleiben sollen, auch in der Beschleunigung immer noch durchfühlt werden müssen. Übt man das mit einem Kind wiederholt, so schafft man dadurch gewohnheitsmäßig einen Zusammenklang vom Vorstellen der Formen dieser Bewegungsabfolge mit dem Fühlen und Wollen in der Ausführung der Bewegung selbst, und damit werden «die drei Glieder des menschlichen Organismus»[427], besonders dann, wenn sie nicht zusammenstimmen, «nicht ordentlich ineinander einschnappen»[428], mehr und mehr miteinander verbunden und in ein gesundes Verhältnis zueinander gebracht. Das Verhältnis der drei Seelenglieder Denken, Fühlen und Wollen bildet sich beim gesunden Kind in der Mitte des zweiten Jahrsiebtes erst aus, wenn in der «Rubikon»-Zeit[429] sich die Rhythmen von Atem und Zirkulation im Vergleich mit der Kleinkindzeit allmählich stabilisieren, sich ein selbständiges rhythmisches System und damit die eigene fühlende Mitte auszubilden beginnt.

Ein Missverhältnis zwischen oberem und unterem Pol der dreigliedrigen Organisation äußert sich in diesem Lebensabschnitt häufig in funktionellen Kopf- und Bauchschmerzen oder Verdauungsstörungen. Diese zeigen an, dass das Kind in seinen Ausgleich schaffenden rhythmischen

Funktionen[430] noch überfordert ist. Neben der heil-eurythmischen IAO-Übung, die in diesem Alter mit den Kindern, die sie benötigen, auch «im Chor»[431], also in Gruppen gemacht werden kann, braucht das Kind ‹am Rubikon› Entlastung einerseits von intellektueller Überforderung, etwa durch ein zu großes Pensum an Hausaufgaben, und andererseits von Stoffwechselbelastungen durch eine falsche Ernährung mit Nahrungsmitteln, die es nicht gut verdauen kann.[432] Auch wenn bei einem Patienten im späteren Lebensalter der Eindruck entsteht, dass Krankheitserscheinungen auftreten, weil die spezifische Entwicklungsaufgabe in der Mitte des zweiten Jahrsiebtes nicht bewältigt werden konnte, kann man mit dieser Übung versuchen, therapeutisch eine ‹Nachreife› zu fördern und das Zusammenstimmen der drei Glieder des menschlichen Organismus wirksam zu unterstützen.

2.5.4.1 Der Laut wird Mensch – Der Mensch wird Laut

Die Indikationen dieser drei Übungen bilden in ihrer Abfolge die physiologische Entwicklung jedes Menschenkindes am Beginn des zweiten Jahrsiebtes ab; nach und nach entwickelt es

- Aufmerksamkeitsfähigkeit als Voraussetzung für die Einschulung;
- Auffassungsvermögen für geometrische Figuren als Voraussetzung für das Erlernen von Buchstaben und Zahlen,
- und das Ich-Erlebnis im eigenen Leib, das in der Mitte des zweiten Jahrsiebtes oft zum ersten Mal schmerzhaft gefühlt wird.[433]

Gleichzeitig wird mit diesen Übungen nachgezeichnet, wie der Sprachlaut sich in der Bewegung zunehmend inkarniert, verleiblicht und verräumlicht:

- In der ersten Übung geht die Lautbewegung aus dem Rhythmus erst keimhaft hervor,
- in der zweiten wird sie bildhaft im Schriftzeichen,
- in der dritten gewinnt sie vollplastische Wirklichkeit an der eigenen Gestalt.

Wir können den Weg unserer bisherigen Betrachtungen zusammenfassen und sagen: Am Beginn des 1. Vortrages des Heil-Eurythmie-Kurses sind wir von der dreidimensionalen Gestalt des Kehlkopf-Skeletts ausgegangen, und zuletzt werden wir auf dem Weg dieser drei Übungen wieder in den dreidimensionalen Raum zurückgeführt. Wir haben auf dem methodischen Weg der vergleichenden Gestaltbetrachtung von Kehlkopf und menschlicher Gesamtgestalt die *imaginative* Vorstellung der menschlichen Bildekräfte, die der lebendigen Organgestaltung zugrunde liegen, gewonnen. An der Beobachtung des Sprachprozesses wurde die *inspirative* Vorstellung des Rhythmusgeschehens zwischen oberem und dem unterem Pol der menschlichen Organisation entwickelt, das sich in den Funktionen des rhythmischen Systems darlebt und durch Beschleunigung oder Verlangsamung Anlass zum Erkranken werden kann, weil der Mensch seinem tiefsten Wesen nach im Weltenrhythmus urständet und seine Gesundheit im Einklang mit den Weltenrhythmen gewinnt und erhält.

Wir haben die therapeutische Möglichkeit in die Hand bekommen,

- mit der ersten Übung das Rhythmusgeschehen zu ordnen als Voraussetzung für das erste seelische Innen-Erlebnis der Aufmerksamkeit, des Staunens,
- mit der zweiten Übung, uns in die Polarität zwischen Gedankenlicht und Erdenschwere bewusst hineinzustellen,
- um mit der dritten Übung in die willenshaft bewusste, seelisch empfundene, lebendige Gestaltung des physischen Leibes einzutauchen.

Das Erste entspricht dem seelischen Element, das Mensch und Tier gemeinsam haben und durch das geistige Wesensglied des Menschen, das Rudolf Steiner *Astralleib* nennt, vermittelt wird. Das Zweite entspricht der Polarität zwischen Himmel und Erde, in der die lebendige Pflanze ihre Gestalt ausbildet auf Grundlage des *Bildekräfte- oder Ätherleibes,* den Mensch und Pflanze gemeinsam haben. Das Dritte ergreift auch die Welt der physischen Substanz, in der der Mensch auf der Erde *seinen physischen Leib* räumlich formt.

Auf diesem Weg haben wir zunächst für die Menschenerkenntnis die Qualitäten der vierten, fünften und sechsten Dimension – *Leben* im Ätherleib, *Empfindung* im Astralleib und *Ich-Bewusstsein* – gewonnen und dann in der eurythmischen Gestaltung der Lautgebärden im dreidimensionalen Raum selbstbewusst und willenshaft realisiert: Eurythmie ist lebendige, beseelte Bewegung und zugleich sprechende Gebärde. Der ganze Mensch mit seinem Leben, seiner seelischen Empfindung und seinem Selbstbewusstsein ist in der Form und Ausführung der eurythmischen Gebärde anwesend: Eurythmie ist angewandte Menschenerkenntnis. «*Denn man hat es eigentlich zu tun mit der Anwendung einer ungeheuer feinen Erkenntnis des menschlichen Organismus.»*[434]

2.5.4.2 *IAO im kosmischen Inkarnationsgeschehen*

In der Osterzeit 1924, während die jungen Mediziner für den zweiten Teil ihres Kurses zur «Vermenschlichung der Medizin»[435] in Dornach anwesend sind, schildert Rudolf Steiner, wie in den alten ephesischen Mysterien das vorgeburtliche Herabsteigen des Menschenwesens aus der geistigen Welt vom Initiant erlebt wurde in den Lauten I O A, «wie wenn es von der Sonne herüber tönte. Dieses I O A, von dem wusste er, dass es regsam macht sein Ich, seinen astralischen Leib: I O – Ich, astralischer Leib, und das Herankommen des Licht-Ätherleibes in dem A – I O A. Jetzt fühlte er sich, indem vibrierte in ihm das IOA, [...] als Ich, als astralischen Leib, als ätherischen Leib. Und dann war es, wie wenn von der Erde heraufklänge – denn der Mensch war versetzt ins Kosmische –, wie wenn von der Erde heraufklänge dasjenige, was das IOA durchsetzte mit eh-v, das waren die Kräfte der Erde, die herauf kamen in dem eh-v. – [...] in dem JehOvA fühlte er den ganzen Menschen. Das Vorgefühl des physischen Leibes, den er erst auf der Erde hatte, fühlte er angedeutet in den Konsonanten, die hinzugehörten zu dem Vokalischen, was in dem IOA andeutet Ich, astralischen Leib, ätherischen Leib. [...] Aber es war zugleich dieses Erfühlen dieses IOA so, dass man sich fühlte im Lichte drinnen als dieser Klang IAO. *Dann war man Mensch:* klingendes Ich, klingender astralischer Leib in lichtglänzendem Ätherleib. *Dann war man Klang im Licht.*»[436]

Indem der Mensch sich beginnt zu erinnern an sein vorgeburtliches Leben, gewinnt er Zugang zu seinem eigenen kosmischen Wesen als einem unerschöpflichen Quell von Gesundheit und Menschengestaltung. «So ist man als kosmischer Mensch. Und so ist man fähig, aufzunehmen dasjenige, was man im Kosmos draußen sieht, wie man durch sein Auge hier auf der Erde fähig ist, aufzunehmen, was im physischen Umkreise der Erde geschieht.»[437]

Das vorgeburtliche Erklingen des I O A erscheint auf Erden *umgewendet* in IAO. «In I O A erscheint der kosmische Mensch im Gang von Oben nach Unten; im IAO der irdisch gewordene Mensch, der seine kosmische Wesenheit in sich trägt.»[438] Was die Schöpfermacht des Kosmos in den Menschen hineinspricht: I O A, ertönt individualisiert aus dem Menschen heraus im IAO. Diese Heil-Eurythmie-Übung, je mehr man sich

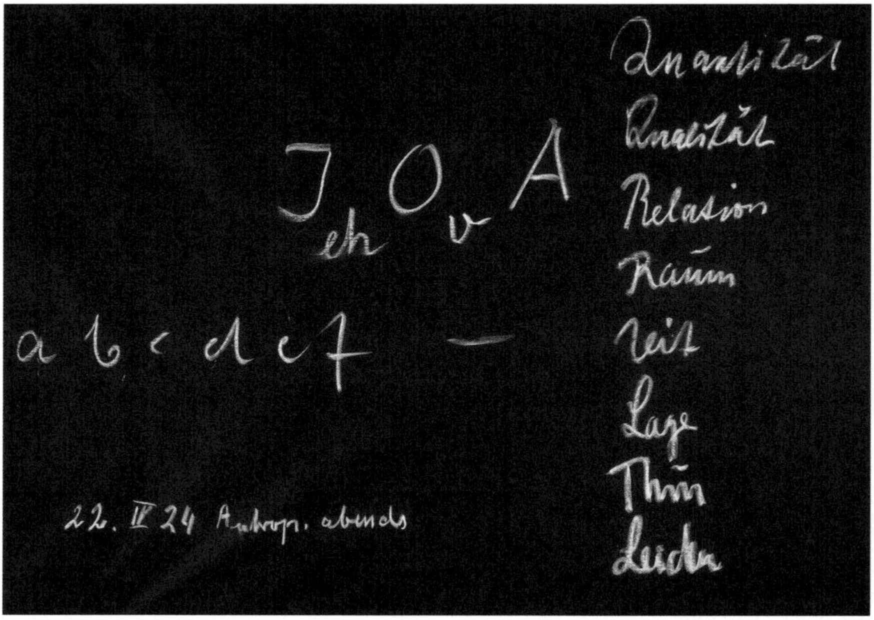

Abb. 12, Wandtafelskizze zu GA 233a, Vortrag vom 22. April 1924

mit ihr vertraut macht, wird selbst zum Wahrnehmungsorgan für den Zusammenhang des Menschen mit dem Kosmos. Sie erschließt neu den Zugang zu den weltschöpferischen kosmischen Kräften, für die geistige Menschenerkenntnis ebenso wie für Gesundheit und Heilung.

«Das IAO ist der Schlüssel zu allem.»[439]

3 Zu den Vokalübungen

3.1 Das Prinzip der großen Vokalübung

Im Vokal spricht der Mensch aus, was er innerlich in der Begegnung mit der Welt empfindet: Ah!, Oh!, oder auch, erstaunt und abwehrend: Eh! Vokale sprechen mehr aus «dasjenige, was im Innern des Menschen lebt an Gefühlen, an Emotionen und so weiter»[440]. Innerhalb der Sprache sind Vokale «mehr Ausdruck, mehr Offenbarung für das Innere der Gefühle; *wir offenbaren gewissermaßen uns* im Vokal, also dasjenige, was wir über einen Gegenstand fühlen»[441].

In der eurythmischen Gebärde und in der heil-eurythmischen Anwendung wird der Vokal zum objektiven Ausdruck des Menschenwesens. Das Menschenwesen kommt dabei niemals vollständig, sondern in jeder der fünf Vokal-Bewegungen in einem anderen Aspekt zum Ausdruck, so wie auch beim Sprechen der seelische Ausdruck in den Vokalen farbig abgestuft ist.

Im Vergleich zur Frühzeit der Menschheitsentwicklung, als alles Sprechen noch mit äußeren Gebärden begleitet war,[442] ist in der Sprachentwicklung die Formung der Vokale nach und nach ganz nach innen genommen worden; in der Eurythmie und vor allem in der heil-eurythmischen Anwendung muss der Vokal umgekehrt wieder viel «äußere Bewegung»[443] gewinnen. Die ätherische Bewegung des Kehlkopfs ist nicht nur räumlich dem physischen Sprachprozess entgegengesetzt orientiert,[444] sondern auch qualitativ polar dazu, komplementär.[445] Es ergibt sich aus dem allgemeinen Prinzip der Polarität zwischen Sprachprozess und eurythmischer Bewegungsgebärde, dass der in der Sprache verinnerlichte Vokal sich in der eurythmischen Ausführung wieder veräußerlicht und objektiviert.

3.1.1 Die Einführung der I-Übung durch Rudolf Steiner und die Begründung einer wirklichen Humanmedizin

Um «jetzt einmal einzelne Vokale aus dem Eurythmischen ins Therapeutische herüber[zu]holen»[446], lässt Rudolf Steiner Frau Baumann eine I-Bewegung durch Strecken beider Arme in wechselnden Positionen vorführen. «Nun will ich Sie nicht weiter plagen, aber wenn man nun das ausführen sollte, so könnte man es noch mehr komplizieren dadurch, dass man noch mehr Stellungen nimmt, […] dass man möglichst viele solche I-Stellungen hat.»[447] Das ist die *Leitidee* für die Ausführung eines Vokals in der Heil-Eurythmie, «dass bei ihm außerordentlich viel auf die äußere Bewegung ankommt»[448]. Gemäß Helene Finckhs[449] Stenogramm spricht Rudolf Steiner einmal sogar von der «Ausbewegung»[450] des Vokals (am Ende seiner Angaben zur Ausführung der U-Übung mit den Armen). Das Wort ‹Ausbewegung› ist kein gebräuchlicher Begriff, aber er ist sinnvoll im Zusammenhang mit dem angeführten Prinzip der heil-eurythmischen Vokalübung: Der Vokal muss, um therapeutisch größte Objektivität zu gewinnen, sozusagen *ausbewegt,* d.h. in allen seinen physiologischen Bewegungs*möglichkeiten* ausgeführt werden!

Unmittelbar nach der Demonstration der Armbewegung für die I-Übung wendet sich Rudolf Steiner wieder an die anschauende Urteilskraft[451] der Zuhörer: «Wenn man diese Bewegungen ausführen lässt, dann ist das ein Ausdruck für die menschliche Person. Es drückt sich die ganze individuelle Person dadurch aus.»[452] Daraus ergibt sich die I-Indikation immer dann, wenn ein Mensch sich «nicht ordentlich äußern kann als Person»[453], dass er «irgendwie verhindert [ist], als volle Individualität sich zu äußern»[454]. Das ist eine erstaunliche und überraschende Aufgabenstellung für das ärztliche Handeln!

Den 1. Vortrag hatte Rudolf Steiner einen Tag zuvor mit einer Art Ankündigung des weiteren Weges für die Entwicklung der Heil-Eurythmie geschlossen: «[…] dass wir hier durch bestimmte Bewegungen, die nur *Metamorphosen* sind *des gewöhnlichen Eurythmischen,* dass wir die studieren und in ihrer Wirkung auf die menschliche Organisation verfolgen werden. Sehen Sie, tatsächlich ist es so, dass wir im Innern Organe haben und diese Organe haben gewisse Formen. In diesen Formen können *Anomalien* liegen. *Jede Organform steht in einem gewissen Zusammenhang mit einer möglichen Bewegungsform des äußeren Menschen,* so dass Sie sagen können: nehmen wir an, irgendein Organ, meinetwillen die Galle, neigt zum Deformieren, zum Annehmen einer anomalen Form. Es gibt eine Bewegungsform, welche dem entgegenwirkt; und so für jedes Organ.»[455]

Die Idee, bis in die Form einzelner Organe einwirken zu können, lässt sich mit üblichen medizinischen Vorstellungen und konventionellen Untersuchungsmethoden eher verbinden. Man kann am Leichnam oder mit bildgebenden Verfahren die Form eines Organs untersuchen und makroskopisch oder mikroskopisch Veränderungen feststellen; ebenso kann man im Tierversuch stellvertretend für den Menschen Organfunktionen und Substanzwirkungen nachzuweisen versuchen. Ob sich der Mensch «als volle Individualität»[456], «als Person [...] ordentlich äußern»[457] kann – oder darin beeinträchtigt ist –, erschließt sich hingegen nur dann, wenn ein Mensch dem anderen Menschen wahrnehmend gegenübersteht. Eine solche Erkenntnishaltung, die den ganzen Menschen einbezieht, wird von Goethe vehement vertreten: «Der Mensch an sich selbst, insofern er sich seiner gesunden Sinne bedient, ist der größte und genaueste physikalische Apparat, den es geben kann; und das ist eben das größte Unheil der neuern Physik, dass man die Experimente gleichsam vom Menschen abgesondert hat und bloß in dem, was künstliche Instrumente zeigen, die Natur erkennen, ja, was sie leisten kann, dadurch beschränken und beweisen will.»[458]

Was im alltäglichen Umgang manchmal irritieren mag – merkwürdige Eigenheiten des andern Menschen, ein zeitweises oder anhaltendes Nicht-bei-sich-Sein, Träumen, Sich-nicht-äußern-Können –, kann zur therapeutischen Schlüsselfrage werden! Was sonst könnte das letzte Ziel all unserer therapeutischen Bemühungen sein, als durch liebevolle Aufmerksamkeit das Individuum dabei zu unterstützen, dass es sich im und durch das Instrument seines Leibes vollgültig offenbaren kann in seiner individuellen Schicksalsgestaltung, sich in seiner Biographie schöpferisch verwirklichen kann?[459]

Diese wesentlichste therapeutische Fragestellung als Indikation für die Anwendung der heil-eurythmischen I-Übung eröffnet die Entwicklung einer Human-Medizin, die diesen Namen verdient. Nicht nur der Patient wird in seiner menschlichen Dimension als Individualität wahrgenommen und in Bezug auf seinen Heilbedarf befragt; auch der Arzt ist in seinem Menschsein aufgerufen, sich dem hilfesuchenden Menschen brüderlich zur Seite zu stellen und in der Identifikation mit dem ganz anderen[460] eine Antwort auf diese besondere erste diagnostische Frage für die Vokalübungen im Heil-Eurythmie-Kurs zu suchen. Was mit keiner instrumentellen Untersuchungstechnik verlässlich nachweisbar wäre, ist nämlich den Sinnen des Menschen in einem speziellen Sinn, dem Ich-Sinn, unmittelbar wahrnehmbar.[461]

Wie erkennt man, ob und wie gut sich ein Mensch äußern kann als Individualität? Gibt es eine äußere Signatur, an der man das ablesen kann? Von einem einzelnen deformierten Organ ist, wie gesagt, in den Ausführungen Rudolf Steiners zunächst nicht die Rede. Dafür wird für die I-Indikation eine weitere diagnostische Frage aufgeworfen: Ob der Mensch «ordentlich»[462], «geschickt»[463], «genügend ausgreifend»[464] gehen kann? «Oder aber, wenn wir an ein physisches Übel denken bei dem Kinde [...], es lernt nicht ordentlich gehen, es geht ungeschickt, oder [...] bei einem Erwachsenen, dass es wünschenswert ist, dass [...] er besser gehen lernt.»[465] Erst in einem dritten Schritt wird eine Art Organbezug hergestellt: «Bei Erwachsenen bedeutet ja das, wenn sie einen, sagen wir, zu wenig ausschreitenden Schritt haben, [...], dass darunter ihre Blutzirkulation leidet.»[466] Diese Aussagen stehen zunächst einmal ohne weitere Erklärung nebeneinander.

Allein mit der Beschreibung und Demonstration des Bewegungsablaufs der Arme und den genannten Hinweisen auf ihre Indikation ist die Anwendung der I-Bewegung in der Heil-Eurythmie hinreichend charakterisiert. Alle weiteren Angaben im gleichen Vortrag dienen lediglich der weiteren Intensivierung der Wirkung: «Nun können Sie sie aber noch weiter ausführen, diese Übung, und sie wird ebenso nützlich sein, wenn Sie gewissermaßen das Resümee dessen, was Frau Baumann gemacht hat, noch hinzufügen [...] Drehen in der Ebene, schnell, schneller, noch schneller. – Das würde also dasjenige sein, wodurch man diese I-Übung [...] dann *steigert.*»[467] Das Prinzip der Steigerung gilt auch für die Beinbewegung: «Nun kann man aber alle Bewegungen, die wir jetzt beschrieben haben, auch noch dadurch *steigern*, dass man sie *im Gehen* ausführen lässt.»[468]

Schon unter den zunächst angeführten Gesichtspunkten kann man therapeutisch mit der I-Bewegung arbeiten und zugleich versuchen zu beobachten, ob und wie sich dabei die Hinweise und Angaben, die Rudolf Steiner der I-Übung mit auf den Weg gibt, verifizieren lassen. Das ist ein sehr direktes und ökonomisches Prinzip der Instruktion: man wird, ganz ohne weitläufige theoretische Ausführungen, unmittelbar handlungsfähig. Und «fast jedes Mal, wenn man aus seinen Heilinstinkten heraus ein bisschen wird angewendet haben die heil-eurythmischen Übungen, wird man die Sache besser können»[469].

3.1.2 *Lehren durch die Mitteilung therapeutischer Urphänomene*

Die Art der Instruktionen, wie Rudolf Steiner sie für die Heil-Eurythmie gibt, entspricht dem Vorgehen in den alten Mysterien. Die Zusammenhänge für die therapeutische Wirkung einer Substanz oder Handhabung wurden in einfachen Sätzen in der Form der Beschreibung von «Urphänomenen»[470] mitgeteilt: «Stelle die Füße ins Wasser und du rufst im Unterleibe Kräfte hervor, die die Blutbereitung fördern.»[471] – «Wasche dir den Kopf, so rufst du im Unterleibe Kräfte hervor, die die Entleerung regulieren.»[472] Es wird keine theoretische Erklärung für diese Zusammenhänge gegeben, aber sie können sich nach und nach erschließen, wenn man entsprechend der gegebenen Maxime handelt und dann aufmerksam beobachtet, was sich einem an sich selbst und an anderen als Wirkung zeigt.

Dabei ist nicht an ein gewissenloses Herumexperimentieren zu denken! Der Adept, dem das therapeutische Handeln in dieser Art anvertraut wurde, hatte sich im Rahmen seiner geistigen Entwicklung bereits in einer anspruchsvollen Schulung des Willens und der Moralität vorbereitet und qualifiziert. Das therapeutische Wissen wurde in den Mysterien gehütet und nicht jedem mitgeteilt. «Man darf nicht jedem unzuverlässigen Menschen die Kunst des Heilens mitteilen, weil man ihm dadurch zu gleicher Zeit die Kunst des Krankmachens verraten muss. Das ist ein Satz der Urmedizin, der auch moralisch sehr streng eingehalten worden ist, und einer derjenigen Sätze, welche Anweisungen geben über die Gründe, warum in den Lehrstätten die Dinge in einem gewissen Geheimnis gehalten worden sind.»[473] Denn derjenige, der weiß, wie er mit einer giftigen Substanz therapeutisch wirken kann, erhält auch die Möglichkeit, mit Absicht zu schaden. Der Unterschied zwischen der weißen und der schwarzen Magie liegt ja nur darin, ob man die Fähigkeit zum ‹magischen› Wirken in der Welt selbstlos einsetzt oder selbstsüchtig etwas bewirken will, was den eigenen Zielen dient und anderen schadet. So kann auch das ernsthafte Studium der künstlerischen Eurythmie schon durch die geforderte Objektivierung des Astralischen[474] eine wichtige Vorbereitung für den selbstlosen Umgang mit der Heil-Eurythmie werden.

Der Ereigniszusammenhang, der sich in einem Urphänomen beschreiben lässt, ist verlässlich: Werden die genannten Bedingungen herbeigeführt, wird sich auch der erwartete Effekt einstellen. Die Beschreibung eines Urphänomens stiftet, anders als das abstrakte Naturgesetz, einen unmittelbaren Handlungs-Zugang zur Welt und bewahrheitet sich schon allein dadurch, dass es sich ereignet, und dadurch, dass es sich jedes Mal ereignet, wenn die Bedingungen dazu hergestellt sind. Umgekehrt belehrt bei genauer Beobachtung jedes Auftreten des Urphänomens in allen seinen Varianten konkret über den zugrundeliegenden gesetzmäßigen Zusammenhang seiner Ausgangsbedingungen.

Den Begriff des Urphänomens verwendet Goethe für die von ihm beobachtete und in seiner Farbenlehre[475] beschriebene Tatsache der Farbentstehung von Gelb, (wenn Licht durch Trübe fallend wahrgenommen wird), oder von Blau, (wenn Trübe vor Dunkelheit aufgehellt wird). «Das höchst energetische Licht, wie das der Sonne [...] ist blendend und farblos. [...] Dieses Licht aber durch ein auch nur wenig trübes Mittel gesehen, erscheint uns gelb.»[476] «Wird hingegen durch ein trübes, von einem darauffallenden Lichte erleuchtetes Mittel die Finsternis gesehen, so erscheint uns eine blaue Farbe [...].»[477]

Es wird eine bestimmte Konstellation von Licht, Dunkelheit und Trübe angegeben, die beobachtbar und wiederholbar zum Auftreten von bestimmten Farben führt. Es wird nicht geklärt, was Licht, Dunkelheit und Trübe ihrem Wesen nach sind, aber es lässt sich durch Modifikation der Versuchsbedingungen das einmal gefundene Phänomen weiter beforschen. Für die Konstellation, dass Licht durch Trübe fällt und uns dadurch gelb erscheint, beobachtet Goethe: «Nimmt die Trübe eines solchen Mittels zu oder wird seine Tiefe vermehrt, so sehen wir das Licht nach und nach eine gelbrote Farbe annehmen, die sich endlich bis zum Rubinroten steigert.»[478] Sehen wir hingegen «durch ein trübes, von einem darauffallenden Licht erleuchtetes Mittel die Finsternis, [...] so erscheint uns eine blaue Farbe, welche immer heller und blässer wird, je mehr sich die Trübe des Mittels vermehrt, hingegen immer dunkler und satter sich zeigt, je durchsichtiger das Trübe werden kann, ja, bei dem mindesten Grad der reinsten Trübe als das schönste Violett dem Auge fühlbar wird»[479].

So lassen sich verschiedene Phänomene – in diesem Fall die unterschiedlichen Farbnuancen – in einer Reihe zusammenstellen und auf gemeinsame Bedingungen zurückführen. Goethe frohlockt darüber: «Von nun an fügt sich alles nach und nach unter höhere Regeln und Gesetze, die sich aber nicht durch Worte und Hypothesen dem Verstande, sondern gleichfalls durch Phänomene dem Anschauen offenbaren. Wir nennen sie *Urphänomene,* weil nichts in der Erscheinung über ihnen liegt, sie aber dagegen völlig geeignet sind, dass man stufenweise [...] von ihnen herab bis zu dem gemeinsten Falle der täglichen Erfahrung niedersteigen kann.»[480]

Und Rudolf Steiner ergänzt in seinem Kommentar: «Alle jene Phänomene, die durch eine Änderung der Bedingungen sich nur unwesentlich ändern und einen *verwandten* Zug zeigen, weisen uns auf ein *Grund-* oder *Urphänomen* hin, das ihnen allen zu Grunde liegt und in dem sich ein Naturgesetz ausspricht.»[481]

3.1.3 *Menschenkundliche Grundlagen für das Verständnis der I-Wirkung*

«Keine Naturerklärung kann als solche über die Urphänomene hinausgehen. Es ist ein großer Irrtum, wenn man glaubt, die Urphänomene beweisen oder weiter erklären zu können. [...] Auch die Philosophie kann nicht über die Urphänomene hinausgehen; sie hat nur die Aufgabe, die durch die Naturforschung festgestellten Urphänomene in ihrer ideellen Folge auseinander zu entwickeln. Während *der Naturforscher* die Phänomene nebeneinander stellt, damit sich in ihnen *das Urphänomen* ausspricht, stellt *der Philosoph* die Urphänomene nebeneinander, damit sich darinnen *die Naturideen* aussprechen»[482], schreibt Rudolf Steiner in seinem Kommentar dazu.

Das ärztliche Bedürfnis, genau zu verstehen, was geschieht, wenn ein Patient zum Beispiel nach einer Knieverletzung die große I-Übung mit den Armen übt und danach schnell wieder besser gehen lernt, würde der junge Rudolf Steiner also nicht als naturwissenschaftliches, sondern als philosophisches Anliegen betrachtet haben. Interessanterweise hat gerade die Entwicklung im späten 20. Jahrhundert in der medizinischen Wissenschaft das «Evidence based Medicine»[483] genannte Ideal aufgestellt, dass der Arzt sich in seinem Handeln nicht an menschenkundlichen Theorien orientieren soll, sondern an dem Grad der Wirkwahrscheinlichkeit einer therapeutischen Handlung, soweit sie sich in einer Behandlungsstudie statistisch nachweisen ließ.

Auf die menschenkundliche Tatsache, dass sich der Mensch in der Art und Weise, wie er geht, physiognomisch als Individuum offenbart, hat Rudolf Steiner bereits in den beiden, dem Beginn des Heil-Eurythmie-Kurses vorausgehenden Ärztevorträgen hingewiesen, in der umfassenden menschenkundlichen Figur, die er an den Anfang des zweiten Ärztekurses stellt:

Das Menschen-Ich schafft sich einen gestalthaften Abdruck in allen drei Gliedern des menschlichen Organismus.

1. Am Haupt verwirklicht sich das Ich gemeinsam mit Astralleib und Ätherleib plastisch in der Anlage und Ausgestaltung der physischen Kopfform.
2. Im mittleren Menschen wirken im Atmungsrhythmus Ich und Astralleib gemeinsam auf den organischen Zusammenhang von

Ätherleib und physischem Leib; im dynamischen gegenseitigen Ineinanderwirken besteht das individuelle Rhythmusgeschehen.

3. Im Stoffwechsel-Gliedmaßen-System schafft sich das Ich allein, als einziges Wesensglied, einen dynamischen Abdruck in den anderen drei Wesensgliedern, in der Statik und Dynamik der Bewegung; der Abdruck, der so entsteht, ist jeweils anders, ob der Mensch geht, steht oder schwimmt.[484]

Alle drei ‹Ich-Abdrücke› im oberen, mittleren und unteren Glied des dreigliedrigen menschlichen Organismus haben physiognomischen Charakter: Wir können das Individuum

1. an seinem Haupt und Antlitz erkennen, überhaupt an allem Gestalthaften des Leibes, auch der Hände und Füße;
2. an seiner Stimme, an Sprachrhythmus, Intonation und Klangfarbe; und
3. an seiner Bewegungsart, im Großen wie im Kleinen.

Manchmal kann man einen bekannten Menschen – nur aus dem Augenwinkel und auch auf große Entfernung – an der Art, wie er sich bewegt, identifizieren. «Der Abdruck, den das Ich schafft, [...] wenn es, wie im Gliedmaßen-Stoffwechsel-Menschen, allein noch frei ist, [...] ist ein sehr beweglicher. *Sie bekommen ihn sogar besser heraus, wenn Sie gehen,* als wenn Sie stehen. Der Abdruck, den das Ich schafft, ist ein Abdruck in einem Kräftesystem, das sich herausstellt, wenn man geht, in einem ganzen Zusammenhang von Kräften, auch in dem Sich-aufrecht-Halten. Darinnen liegt der physische Abdruck des Ich. [...] Also das Ich schafft sich schon auf die verschiedenste Art die Abdrücke. *Wo es noch frei bleibt von anderen Mitwirkungen* am menschlichen Organismus, *da schafft es sich eben einen reinen*, ich möchte sagen, *mechanischen Kräfte-Abdruck*. Es ist ein Gleichgewichts- und dynamischer Kräfte-Abdruck, den sich das Ich in Bezug auf den Gliedmaßen-Stoffwechsel-Menschen schafft. Aber das muss man ins Auge fassen, denn der Mensch *ist tatsächlich auch ein anderer* je nachdem er steht, je nachdem er geht oder je nachdem er etwa schwimmt.»[485] Das Motiv der Ich-Tätigkeit beim Gehen im Gleichgewicht-Suchen wird von Rudolf Steiner drei Tage später im Ärztekurs, im Zusammenhang mit der Substanzwirkung des Phosphors im Menschen, noch einmal aufgegriffen und vertieft.[486]

Was Rudolf Steiner für die Indikation der I-Bewegung in der Heil-Eurythmie in Form von urphänomenalen Aussagen angibt, lässt sich durch eine Menschenkunde, die den Menschen nicht nur physisch, sondern auch geistig auffasst, ideell durchaus begründen. Die menschenkundlichen Grundlagen für das Verständnis der Laut-Wirkung in der Heil-Eurythmie harren aber zum großen Teil heute noch der sorgfältigen schriftlichen Ausarbeitung,[487] auch wenn sie da und dort von einzelnen Arztpersönlichkeiten, die sich in besonderer Art und Weise mit der Heil-Eurythmie verbunden haben, und manchen Heil-Eurythmisten schon lebendig gedacht und in Unterrichtsstunden und Vorträgen mündlich dargestellt worden sind. Es würde den Rahmen dieses Buches über System und Methode der Heil-Eurythmie bei weitem sprengen, in diesem Sinn für alle heil-eurythmischen Übungen den menschenkundlichen Ideenhintergrund geisteswissenschaftlich und naturwissenschaftlich umfassend darzustellen.

3.1.4 Heil-Eurythmische Diagnosestellung – Instinkt und künstlerisches Urteil

Die Angaben, die Rudolf Steiner zu Ausführung und Indikation der I-Übung macht, sind auch ohne menschenkundliche Ausdeutung für die therapeutische Anwendung ausreichend und praktisch handhabbar. Denn wir alle haben ein unmittelbares instinktives Urteilsvermögen dafür, ob ein Mensch «nicht ordentlich gehen»[488] kann. In der Erziehung führt das zu den meist fruchtlosen Ermahnungen der Älteren an die Heranwachsenden, beim Gehen nicht fortwährend zu hüpfen, mit den Füßen zu schleifen etc. Aber selbst kleine Kinder haben für den Gang der anderen Menschen ein sicheres Wahrnehmungsvermögen – und außerdem den natürlichen Drang, das ungewöhnliche Gehen, Hinken und Stolpern eines Anderen spontan nachzuahmen; im ersten Jahrsiebt ist es ja für das Kind noch physiologisch, alles nachzuahmen, was es durch die Sinne aufnimmt.[489] Unter allen Menschen, die es gehen sieht, wählt es sich sogar eine Individualität aus, deren Gang es imitieren wird, um selbst gehen zu lernen.[490]

Alle Indikationen der Vokalübungen in der Heil-Eurythmie sind dem instinktiven Urteil ohne besondere Schulung zugänglich; sie erschließen sich aber erst der anschauenden Urteilskraft in ihrer tieferen Bedeutung:

I – «nicht gehen können» oder «ungeschickt sein beim Gehen»[491]
U – «nicht stehen können» oder «müde werden beim Gehen»[492]
O – «die Tendenz zum Dickwerden»[493]
E – «die Tendenz, dünn zu bleiben»[494]
A – «gierig sein, ein größeres oder kleineres Tierlein sein»[495]

Aus dem Erleben des instinktiven Charakters dieser Urteile, die unreflektiert auch in eine abschätzige Verurteilung übergehen können, resultiert bei fein empfindenden Menschen manchmal eine gewisse Befangenheit oder Zurückhaltung, die Laut-Indikationen für die vokalische Heil-Eurythmie auch wirklich aufgrund dieser von Rudolf Steiner angeführten diagnostischen Urteile zu stellen. Aber die Medizin kommt nicht ohne Urteile aus; Urteile zu fällen ist auf dem Weg zur Diagnose unumgänglich! Ohne ein Urteil über bestimmte Merkmale oder Lebensäußerungen eines anderen Menschen hat die therapeutische Bemühung keinen Inhalt und kein Ziel und kann dann auch in Bezug auf ihren Erfolg weder beurteilt noch überprüft werden. Dafür ist der Instinkt eine wichtige und kraftvolle Hilfe.

Auch das künstlerische Urteil, das den Fortgang im künstlerischen Prozess bestimmt, ist zunächst instinktiv; aber es kann in der künstlerischen Ausbildung geschult, differenziert und dem Bewusstsein zugänglich gemacht werden. Was so – nach unserem Empfinden in der Kunst vielleicht objektiver und wertfreier – an instinktivem Urteil geschult werden kann,[496] kann dann auch für eine feinsinnige Beobachtung und Beurteilung am Menschen eingesetzt werden. In dieser Tatsache liegt unter anderem der Sinn einer künstlerischen Grundausbildung vor der therapeutischen Qualifikation in der Heil-Eurythmie-Ausbildung. 1922 im Stuttgarter Heil-Eurythmie-Vortrag spricht Rudolf Steiner die Hoffnung aus «[...], dass sich Heileurythmiker ausbilden, welche geradezu ein feines Gefühl entwickeln werden für dasjenige, was im einzelnen Falle geschehen kann. Es wird natürlich gerade da *auf eine künstlerische Seelenverfassung* außerordentlich viel ankommen.»[497]

Eine Reflexion der diagnostischen Urteile, das Bemühen, für das künstlerisch-instinktiv Erlebte Sprache zu finden, um den Behandlungsverlauf nachvollziehbar zu machen,[498] führt zwar zunächst tendenziell zu einer intellektuelleren Form des künstlerischen Urteils, ist aber Voraussetzung für die Verständigung mit dem Arzt oder anderen mitbehandelnden Therapeuten und wird darüber hinaus zur Grundlage für die spätere wissenschaftliche Verarbeitung der Behandlungserfahrungen. Und gerade durch das Sich-Bewusstmachen der eigenen Urteilsvoraussetzungen bereitet sich ein Freiraum vor, in dem sich echte therapeutische Intuitionen einstellen können: Der Durchgang durch den Intellektualismus ist notwendig! Vor den Zuhörern des ersten Ärztekurses spricht Rudolf Steiner am Ostersonntag 1920 das Prinzip der Kulturentwicklung deutlich aus: «Aber das ist die Entwicklung: Vom Instinkt aus über den Intellektualismus zur Intuition».[499]

In welchem Maß Rudolf Steiner dem Heil-Eurythmisten eine selbständige Urteilsfähigkeit in der Beobachtung der Bewegung des Patienten zusprach, ist durch die Lebenserinnerungen von Erna van Deventer-Wolfram[500] verbrieft. Er habe ihr geraten, einen Patienten «zwei bis drei Minuten vor sich das dreiteilige Gehen ausführen»[501] zu lassen, um zu sehen, «was er hat»[502], um es dann mit ihrem Mann[503] zu besprechen, der es «ärztlich ergänzen»[504] könne. Vor allem müsse sie «nun lernen und üben, *für wahr zu nehmen dasjenige, was Sie wahrnehmen* – das ist alles!»[505] Und in einem späteren Gespräch habe er ihr empfohlen, sie solle den Patienten sogar «sieben Minuten lang im dreiteiligen Schreiten wahrnehmen, im Vor- und Rückwärts- und Seitwärtsschreiten»[506], um sich dann zu fragen: «Was hat der Patient? Also, was hat er zu viel?»[507], und danach: «Was fehlt dem Patienten? Also, was hat er zu wenig?»[508] – dies als Grundlage für das Gespräch mit dem Arzt über die Diagnose und die Indikationsstellung für die Heil-Eurythmie. Das müsse sie sehen lernen, «[w]eil Sie ja im Schreiten seinen ganzen Bewegungsorganismus vor sich haben: also *das äußere sichtbare Abbild des Ätherleibes, das sehen Sie in der Bewegung!*»[509] Sie solle vor allem «die Füße, die Beine, die Schuhsohlen mit Interesse [...] studieren, um dahinterzukommen, wie der unbewusste Wille sich im Abdruck der Sohlen, der ganzen Schuhe ausdrückt.»[510]

Friedrich Rittelmeyer erzählt dazu von seiner ersten Begegnung mit Rudolf Steiner: «Oben in der halbgeöffneten Tür stand Rudolf Steiner, der eben einen anderen Gast entlassen hatte, und schaute mir höchst aufmerksam zu, wie ich langsam die Treppe heraufstieg. Ich habe nie einen Menschen so aufmerksam beobachten sehen, wie er es konnte. Es war, als ob er – ganz unbeweglich, aber selbstlos hingegeben – *den anderen sich selbst gleichsam noch einmal erschaffen ließe,* in einem feinen Element der eigenen Seele, dass er ihm zu diesem Zweck darbot. Es war kein Nachdenken über den anderen, sondern mehr *ein inniges geistiges Nachbilden,* in dem das ganze Werden des anderen offenbar werden konnte.»[511]

Man müsse sich «ein Gefühl erwecken [...] für das Künstlerische in der Dynamik des ganzen Menschen. Man muss einen intuitiven Blick sich erwerben für das Künstlerische»[512], betont Rudolf Steiner auch im Stuttgarter Heil-Eurythmie-Vortrag. Es ist charakteristisch für das künstlerische Urteil, dass es sofort in eine gezielte Handhabung und Anwendung der künstlerischen Mittel übergehen will. Der instinktive Impuls, künstlerisch handelnd oder korrigierend einzugreifen – gerade dadurch, dass er nicht ausgeführt, sondern zum Bewusstsein gebracht wird! –, kann zum diagnostischen Instrument verwandelt werden. Wo der Laie mit einem gewissen Recht aus seinen Instinkten heraus – im Allgemeinen mit mäßigem Erfolg – dem schlaksigen Jugendlichen zuruft, dass er ‹gerade stehen› soll, kann der Heil-Eurythmist aus seinen eigenen Bewegungsimpulsen heraus erkennen, dass hier die Streckbewegung des I und die Parallele des U, ausgeführt als heil-eurythmische Vokalübung, hilfreich wirken können, und vielleicht noch manches andere.

Das instinktive Urteil ermöglicht es, die Indikation für die heil-eurythmischen Vokalübungen sehr direkt zu stellen. Es gibt aber auch eine Einschränkung gegenüber dieser direkten Umsetzung der Laut-Indikationen: «Nur ist auch bei solchen Dingen durchaus notwendig, dass man eben den ganzen Menschen berücksichtigt. Es kommt doch immer wieder und wiederum vor, dass das zu wenig geschieht, dass der ganze Mensch berücksichtigt wird. Ich weiß, dass ich Ihnen damit eine Trivialität sage [...], aber in der Praxis kommt es doch immer wieder vor, dass es nicht berücksichtigt wird»[513], mahnt Rudolf Steiner schon 1922.

Auch Elisabeth Baumann formuliert die Aufgabe des Blicks auf den ganzen Menschen im Vorwort zur Ausgabe des Heil-Eurythmie-Kurses von 1930 eindrücklich: Die Heil-Eurythmie «fordert ein verstärktes Hinhorchen auf die gesamte Organisation des Menschen. So wie der Arzt horcht auf Herzschläge und Atemzüge, so muss auch derjenige, der Heileurythmie verordnet oder ausüben lässt, *hinhorchen auf das, was der Organismus des Patienten spricht,* was nach oben in das Kopfnervensystem, nach unten in das Stoffwechselsystem sich auswirkt, und er *muss empfinden lernen, wie hier die eurythmisierende Bewegung ordnend und heilend eingreift.*»[514] Man könne von Rudolf Steiner lernen, «die Behandlung eines Kindes aus dem Gesamtwesen desselben zu schöpfen, nie sich an einzelne Symptome zu verlieren, sondern erst aus deren Zusammenfassen und Zurücktragen in die Gesamterscheinung das Wesen der Störung und deren Heilung zu suchen.»[515] Später in diesem Vorwort zur Ausgabe 1930 heißt es: «Fruchtbar kann Heileurythmie nur wirken, heilend im schönsten Sinne des Wortes, wenn zum vertieften Wissen um die physiologisch-anatomischen Vorgänge im Menschenorganismus, wie es der Arzt erringen muss, aus dem heraus er seine Diagnose stellen muss – *sich fügt das Erfühlen der Bewegungs-Tendenzen des Organismus,* wie es sich die Heileurythmistin aus ihrer Eurythmiearbeit heraus aneignen kann.»[516] Und dann «ergibt sich, *wenn Sie einfach die*

Heileurythmie studieren, aus der Diagnose, wie Sie sie anwenden sollen. Ohne Diagnose sollte man sie eigentlich nicht anwenden, weil man unter Umständen das ganz Verkehrte machen kann.»[517]

Man kennt eben die richtige Diagnose nur, wenn man weiß, was hilft – aber manchmal muss man auch erst das «ganz Verkehrte»[518] ausprobiert haben, um zu erkennen, wie man sinnvoller vorgehen kann und muss. «In Wirklichkeit ist der Krankheitsprozess die Frage, und man bleibt bei der Frage stehen, wenn man nur die Krankheitsprozesse erkennen will. *Die Antwort ist der Heilungsprozess.*»[519] Der ist aber gar nicht zu finden ohne tätige Zuwendung. «Für jede Krankheit des Menschen gibt es im Kosmos etwas, das heilend wirkt, so wie alle Sterne irgendwie im Menschen eine Relation haben. Aber Sie müssen nun als Heileurythmist mit dem Arzt zusammen diese Relation finden – dazu brauchen Sie als Hintergrund alles, was Sie in der Kunsteurythmie gelernt haben – *und den Heiler-Willen – ohne den geht's nicht!*»[520], sagt Rudolf Steiner zu Erna van Deventer-Wolfram. Den Jungmedizinern gegenüber formuliert er die Fragestellung noch radikaler: «Der Krankheitszustand soll eigentlich *nur so angesehen werden* vom Menschen, *dass er weiß, so und so wirkt ein gesundendes Heilmittel*»;[521] denn es «ist gar nicht zu unterscheiden naturwissenschaftlich, was eine gesunde und eine kranke Leber ist, höchstens dadurch, dass eine gesunde öfter vorkommt als die kranke. Das ist aber ein äußerlicher Umstand. Wollen Sie die kranke Leber erkennen, *müssen Sie eingehen auf das, was* die kranke Leber *heilen kann.*»[522]

Und dann muss das so Erkannte auch noch geduldig erübt werden: «Viele der heileurythmischen Bewegungen sind, äußerlich angesehen, verhältnismäßig einfach. Ihre Heilkraft liegt nicht in der Kompliziertheit, sondern in der Intensivierung nach der Willensseite hin»[523], schreibt Elisabeth Baumann. Zuletzt gilt immer das Wort Rudolf Steiners aus dem Stuttgarter Heil-Eurythmie-Vortrag: «[...] fast jedes Mal, wenn man *aus seinen Heilinstinkten* heraus ein bisschen wird angewendet haben die heileurythmischen Übungen, wird man die Sache besser können. Es ist durchaus so: *im Üben* wird man gerade in der Heileurythmie ganz besonders gut vorwärtskommen.»[524]

Das heißt aber auch: Die diagnostischen Fragestellungen, die Rudolf Steiner den heil-eurythmischen Vokalübungen mitgibt, konnten in dieser Art noch gar nicht aufgeworfen werden, bevor es die Eurythmie und die therapeutische Möglichkeit, das Menschenwesen in seiner Wesens-Offenbarung in dieser Art zu fördern, gab. Die Frage, die Rudolf Steiner zur Durchführung des Heil-Eurythmie-Kurses veranlasste, «ob er nicht so etwas wie eine therapeutische Eurythmie uns systematisch lehren wollte»[525], führt im April 1921 nicht nur zur Inauguration einer neuen Therapieform, sondern zugleich weit darüber hinaus zur Begründung eines neuen Kapitels der Human-Medizin durch neue therapeutische Möglichkeiten, in einer Zeit weltgeschichtlich ganz neuer therapeutischer Herausforderungen: «In der Zeit, als es keine elektrischen Ströme gab, nicht die Luft durchschwirrt war von elektrischen Leitungen, *da war es leichter, Mensch zu sein.* Denn da waren nicht fortwährend diese ahrimanischen Kräfte da, die einem den Leib wegnehmen, wenn man auch wacht. Da war es auch nicht nötig, dass sich die Leute so anstrengten, um zum Geist zu kommen. Denn *wenn wir hineinkommen in uns, kommen wir eigentlich erst zum Geist.* Daher ist es nötig, heute viel stärkere geistige Kapazität aufzuwenden, um überhaupt Mensch zu sein, als es noch vor hundert Jahren war»[526], sagt Rudolf Steiner, schon 1923, in Stuttgart, mit Blick nach Amerika.

3.1.5 *Der Vokal offenbart den Menschen*

> «Das I offenbart den Menschen als Person,
> das U offenbart den Menschen als Mensch,
> das O offenbart den Menschen als Seele,
> das E fixiert das Ich im Ätherleib, es prägt sehr stark das Ich in den Ätherleib hinein, und
> das A wirkt der tierischen Natur im Menschen entgegen.»[527]

Im Vokal offenbart sich das Menschenwesen in fünffach differenzierter Art und Weise. Der Mensch als geistige Entität steht außer Raum und Zeit, aber er realisiert sich in Raum und Zeit, in Leib, Seele und Geist. Der Leib kann durchlässig werden für die Offenbarung des Menschen als *Person* im I, für die Offenbarung als *Mensch* im U, für die Offenbarung als *Seele* im O, aber er verbirgt das wahre Menschenwesen, wenn es sich in ihm *in-karniert*[528], und verbirgt es auch, wenn der Mensch sich durch *tierische* Instinkte bestimmen lässt und daher nicht mehr als Mensch, sondern in seinem Verhalten wie ein Tier erscheint. Daher kann Rudolf Steiner von E und von A nicht in der gleichen Art wie von I, U und O sagen, dass es den Menschen offenbare.[529]

Mit dem O und U offenbart sich der Mensch *nach außen* wie im Durererlebnis,[530] mit dem E und A *zieht er in den Leib ein* wie im Mollerlebnis, oder, wenn es pathologisch noch gesteigert ist, wie im Schmerz und im Fieber.[531] Was den Menschen in seiner Offenbarung nach außen verbirgt, bringt ihn aber sich selbst erst zum Bewusstsein: In dem E-Prinzip, dem «Sich-selber-Betasten»[532], dem Erleben am eigenen Leib, liegt die Voraussetzung für das «Gewahrwerden seiner selbst»[533], das «Sich-innerlich-Fühlen»[534]. Noch weniger bewussstseinshell als das Ich-Erlebnis in der E-Gebärde ist die Qualität des Staunens, die das A-Prinzip im seelischen Innenraum schafft durch die Überwindung der tierischen Natur im Menschen, ebenso zu Beginn der kindlichen Entwicklung. Aber immerhin ist «das Staunen der Anfang aller Philosophie»[535]. So führen die Qualitäten von A und E den Menschen zwar nicht zu einer Offenbarung seines Wesens nach außen, aber zu einer Selbst-Offenbarung nach innen in Bewusstsein und Selbstbewusstsein. Im I besteht ein Gleichgewicht zwischen beiden Möglichkeiten: der Mensch erweist sich als geistiges Individuum durch den Bezug zu seinem individuellen Leib, aber zugleich im schöpferischen Wirken durch und mit dem Leib in der Welt.

3.1.6 Das System der Vokal-Indikationen

Sprechend offenbaren wir in den Vokalen unsere seelischen Empfindungen dem offenen Ohr und dem offenen Herzen unserer zuhörenden Mitmenschen. Durch die Sprachentwicklung haben die Vokale eine starke Verinnerlichung erfahren und die äußere Bewegung verloren, die früher ganz natürlich mit den sprachlichen Äußerungen verbunden war.[536] In der Eurythmie müssen wir dem Vokal «dasjenige, was wir ihm auf dem Wege nach innen weggenommen haben»[537], nun «in der äußeren Bewegung wiederum geben»[538]. «Sodass beim Vokal *alles* so liegt, dass bei ihm *außerordentlich viel auf die äußere Bewegung ankommt,* wenn wir nun den Übergang suchen wollen von der Wirkung dieses Vokals, eurythmisch ausgedrückt, auf den ganzen Menschen [...].»[539] Die eurythmische Vokalgebärde offenbart den Menschen nach außen, durch die Bewegung im Raum, streng geometrisch in den Formen der Linie, der Parallele, des Kreises, der Kreuzung und des Winkels, in großer Objektivität.

Wenn der Mensch geht und steht, wenn er ein «Dickling[]»[540] oder «Dünnling[]»[541] wird oder sich wie ein «kleines [oder größeres] Tierlein»[542] benimmt, offenbart sich das zwar immer im Raum, aber in drei qualitativ differenzierten Räumen!

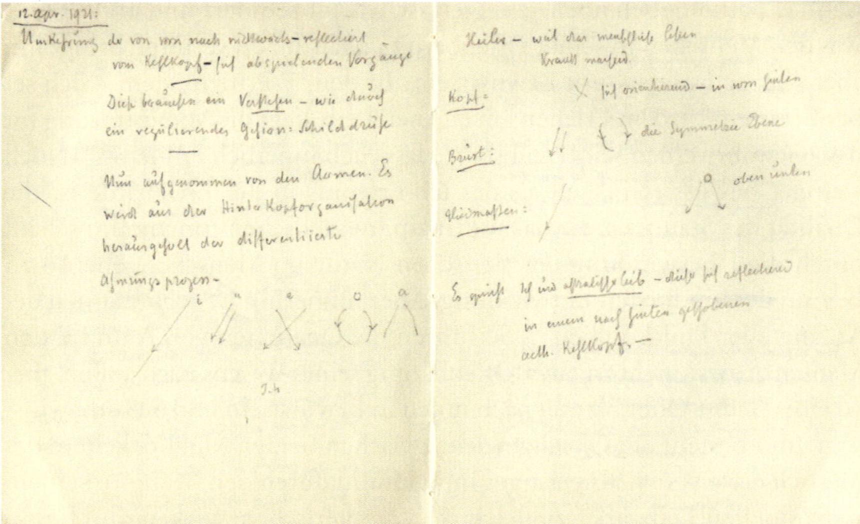

Abb. 13, Notizbucheinträge zu GA 315, 2. Vortrag, 13. April 1921

3.1.6.1 Die Indikation für I und U

Wenn der Mensch geht, offenbart er sich aktuell und aktiv durch seine Bewegung im äußeren, physischen Raum. Wenn der Mensch steht, ist er zwar als Gestalt im physischen Raum anwesend, aber äußerlich inaktiv, passiv. Auch wenn er beim Gehen müde wird, zeigt sich, dass er den Leib nicht anhaltend aktiv durchdringen kann, sondern dass dieser ihm passiv in die Schwere entgleitet. «Das ist technisch zu unterscheiden: Es ist etwas anderes, ungeschickt gehen oder beim Gehen müde werden.»[543] Ganz besonders charakteristisch ist das Symptom, beim Treppensteigen zu ermüden, als Zeichen eines Mangels an aktiver, die Schwere überwindender Aufrichtekraft «von unten nach oben».[544]

Genau in diesem Sinn ist in der Lautreihe RLSI – die dem «schwachsinnigen»[545] Kind helfen soll, die Schwere des Leibes zu überwinden, um das, was es seelisch durchaus auffassen kann, auch wirklich in die Tat zu bringen – das I das Ziel; und in der Lautreihe MNBPAU – die dem «maniakalischen»[546] Kind helfen soll, die Bewegungs-Stereotypien der Arme und Beine zu beherrschen und die zwanghafte Wiederholung bestimmter Tätigkeiten, die durch das «Ausufern des Intellektualistischen» bedingt sind, zur Ruhe zu bringen – das U das Ziel.

3.1.6.2 Die Indikation für O und E

Wenn ein Mensch «unnatürlich dicklich»[547] wird, wird das *an seiner Gestalt* äußerlich sichtbar durch eine allmähliche *Wachstumsbewegung in der Zeit* – so wie das Licht nicht selbst sichtbar ist, sondern nur an den Gegenständen erscheint. «Wenn man die Formen äußerlich betrachtet, dann kommt man nicht auf das Richtige, man muss sie *in ihrem Werden innerlich erfassen.* Man muss also weniger ins Auge fassen dasjenige, was sich äußerlich ausdrückt, sondern die Tendenz dazu.»[548] Auch das erfordert, weil es hier um das Erkennen eines *Gestalttypus* geht, anschauende Urteilskraft.

Wenn der Mensch «die Tendenz hat, dünn zu bleiben»[549], «ein Dünnling»[550] oder auch «ein Schwächling»[551] zu werden, so sieht man ihm an, dass er seine Gestalt nicht voll entfaltet, dass er etwas von den Möglichkeiten, seine Leibgestalt auszubilden, zurückhält wie die Pflanze im Knoten, im ‹Auge›[552], vor dem Bilden der Knospe. Eine Pflanze entfaltet ihre Gestalt im rhythmischen Wechsel zwischen Knoten und Blattspreite; genauso entwickelt der Mensch physiologisch seine Gestalt im harmonischen rhythmischen Wechsel von Zusammenziehung und Streckung, dann wieder Ausdehnung und Füllung der Gestalt. Die polaren Gebärden von E und O wirken in der Leibbildung zusammen, indem sie aufeinander aufbauen, in unterschiedlichen Entwicklungsphasen abwechselnd aufeinanderfolgen, sich in der physiologischen Entwicklung also gegenseitig ablösen.[553] Wenn es zu einer Einseitigkeit in diesem rhythmischen Wechsel kommt, wird der Leib nach und nach auch eine einseitige Ausbildung seiner Gestalt zeigen bis zu dem Grad, dass es als «unnatürlich»[554] empfunden werden kann. Es erscheint dann ein allgemeiner Gestalttypus, der das Individuelle in der Menschengestalt zu übertönen droht. Das Bedrohliche der einseitigen Gestaltbildung gegenüber dem Ausdruck des Individuellen schwingt in dem instinktiven Erleben einem «Dickling»[555] oder «Dünnling»[556] gegenüber unbewusst mit und hilft bei der manchmal nicht ganz einfachen diagnostischen Unterscheidung, ob «ein Kind *unnatürlich* dicklich wird oder auch eine erwachsene Person *unnatürlich* dicklich wird»[557], oder ob es nur eine normale Entwicklungsphase ist, die das Kind vorübergehend als Dickling erscheinen lässt – denn diese Unterscheidung ist nötig, um die Indikation für die heil-eurythmische O-Anwendung zu stellen.

Den ursächlichen menschenkundlichen Zusammenhang für das «Unterernährtwerden»[558] einerseits und das «Gegenteil von Unterernährung»[559] andererseits hat Rudolf Steiner schon am Vortag der Besprechung der Vokal-Indikationen im 2. Vortrag des Ärztekurses charakterisiert: Der Mensch ist «innerlich differenziert, d.h. organisiert [...] auch in Bezug auf den Äther. Nur ist diese Differenziation eine fluktuierende. Es ist ein fortwährendes Geschehen, ein fortwährendes Zusammenwirken in ihm von Licht- und Wärmeäther auf der einen Seite, das von oben nach unten und peripherisch stößt, und von Lebens- und chemischem Äther, das von unten nach oben gewissermaßen zentrifugal nach auswärts stößt. Und dadurch entsteht dann dieses Äthergebilde Mensch, was eigentlich eine Umgestaltung des Wirbels ist, der ja durch das Zusammenstoßen der zwei Ätherarten sich bildet.»[560]

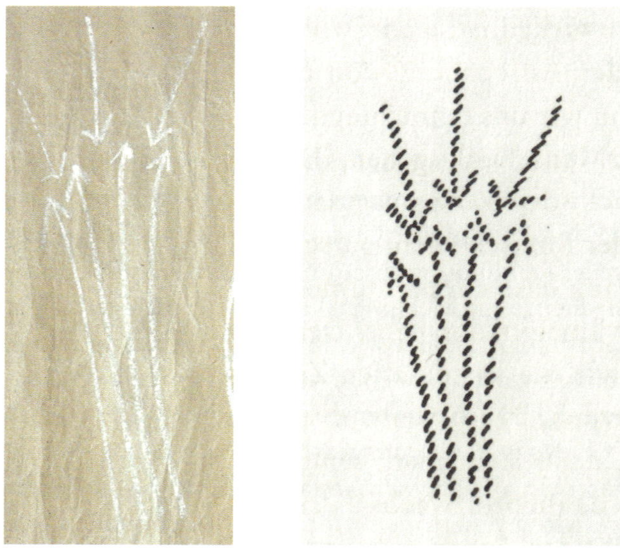

Abb. 14, Ausschnitt aus der Wandtafelskizze zu GA 313, 2. Vortrag, 12. April 1921

Wenn der Mensch die Tendenz hat, dicklich zu werden, so strömt von unten zu viel ätherische Wachstumskraft in die Leibbildung. «Es wird zu viel Leben über ihn ausgegossen, und zu viel Chemisch-Polarisches[561] über ihn ausgegossen. Er kann dann nicht bestehen. Er zerweicht sich.»[562] Und auch der Kopf wird dadurch ‹zerweicht›. Wenn er ein Dünnling bleibt, ist durch Unterernährung «ein Mangel an hinaufströmendem Lebensäther und chemischem Äther [...] vorhanden. Dann drückt auf ihn der Lichtäther und der Wärmeäther von oben.»[563] Es findet eine Vergiftung mit Lichtäther statt, der über das Nerven-Sinnes-System von außen in den Menschen einströmt. «Und in dem, dass der von außen wirkende Äther mit dem aus dem Innern heraufstrebenden Äther falsch zusammen wirkt, entsteht das folgende: jeder Äther, der von außen wirksam ist und nicht an der richtigen Stelle haltmacht, sondern den Menschen stärker durchdringt, als er ihn durchdringen sollte, ist für den menschlichen Organismus Gift, hat eine vergiftende Wirkung.»[564] Diese vergiftende Wirkung besteht darin, «dass der Mensch gewissermaßen ätherisch erstarrt»[565].

«Das sind auch zwei polarische Wirkungen: die vergiftende Wirkung und die zerweichende Wirkung. Wenn man den Menschen so anschaut, sagt man sich: Was ist denn dieser Mensch eigentlich? – Er ist, insofern er physischer Mensch ist, ein organisches Wesen, das in der richtigen Weise *die beiden Ätherarten auseinanderhält*, und sie wiederum in der *richtigen Weise zusammenwirken* lässt. Die ganze menschliche Organisation ist eigentlich daraufhin veranlagt, die beiden Ätherarten in sich in der richtigen Art zusammenwirken zu lassen.»[566]

Es ist erstaunlich, dass Rudolf Steiner hier den menschlichen Ätherleib – dem er im späteren Verlauf des gleichen Vortrags die Gesundheit zuordnet[567] – zunächst als Wirbelbildung zweier polarer krankmachender Tendenzen beschreibt. Diese konstituieren die gesunde menschliche Gestalt in ihrem fortwährenden Zusammenwirken. «Das Gesundsein ist eigentlich derjenige Zustand des Menschen, in dem die krankmachenden Prozesse und die heilenden Prozesse in einem entsprechenden Gleichgewicht stehen»[568], sagt er im gleichen Vortrag.

Nach dem Gesetz der Polarität zwischen physischer Sprachbewegung und ätherischer Bilde-Bewegung[569] bewirkt das Zusammenziehen der Lippen beim O-Sprechen eine Weitung im Ätherischen. «Indem der Mensch das O ausspricht, weitet er eigentlich das Lebendige.»[570] Das wirkt sich zunächst auf die Gestaltbildung des Kopfes, von dort aus aber auf das Dicklichwerden der gesamten menschlichen Gestalt aus: «Wenn man nun O ausspricht, da versucht man […], was sich in der Kugelform des Kopfes zum Ausdruck bringt, im ganzen Ätherkopfe zum Ausdruck zu bringen. Und da hat man das Bestreben, sich einen zweiten Kopf zu formen […] im O-Aussprechen, da bläht sich der Mensch seinem Kopfe nach auf, er bläht sich auf, er bläst sich aus, und er erweckt gerade diejenigen Kräfte, *die ihn am anderen Pol zum Dicklichwerden veranlassen.*»[571] Wenn sich innerhalb einer Sprache oder eines Dialektes eine Einseitigkeit ausbildet in Richtung der Verwendung oder der hauptsächlichen Vokal-Tönung in Richtung O, so wird das dazu führen, dass die Menschen ihren Leib gemüthaft im Sinn einer umfassenden O-Gebärde ausbilden, also «Dickbäuche»[572] werden.[573]

Wenn man aber diese ätherische O-Gebärde bewusst ausführen lässt – und zwar, «wenn [es] *besonders wirksam* gemacht werden soll [...]»[574], so, dass der, der es macht, darauf aufmerksam gemacht wird, «dass er fühlen soll [...], wie wenn er selbst oder ein anderer ihm einen Strich längs des Brustbeines machen würde, so dass gewissermaßen das Ganze nach rückwärts geistig durch das Gefühl abgeschlossen ist»[575] –, dann wird dadurch «tatsächlich dasjenige ausgeführt, was *der Gegenpol* ist zu denjenigen dynamischen Tendenzen, welche im Dicklichwerden der Menschen wirken»[576], «[...] denn es ist ja ein Fass, das man umschreibt, das man *außer sich* umschreibt»[577].

Es wird also in der Heil-Eurythmie die pathologische oder einseitig gesteigerte ätherische Bildetendenz, die mit dem Sprachlauten O oder E verbunden ist, nachgeahmt und in der Bewegung nach außen gesetzt, so dass sie dann wieder in polarer Art und Weise auf den Leib zurückwirkt. Es versteht sich damit von selbst, dass die Indikation dieser Laute für die Heil-Eurythmie nicht auf das Tönen der Sprachlaute übertragen werden kann, im Gegenteil! Im Falle des O wirkt die umfassende eurythmische Gebärde, wenn man sie genügend intensiviert ausführt im Sinn der großen Vokalübung, auf den Leib, namentlich auf den Kopf, zusammenziehend.[578] «Wenn man nun dieser Tendenz, [...] ätherisch zum Dickkopf zu werden, [...] entgegenarbeiten will, so muss man versuchen, ihn zu *runden,* auf der anderen Seite wieder hereinnehmen. [...] Es ist daher ein O polar ausgebildet.»[579] Das muss erreicht werden, um der unnatürlichen Tendenz entgegenzuwirken, «dass dadurch, dass gewissermaßen zu viel in das Haupt hineingegossen wird, dann auch zu viel gegessen wird»[580]. Um die formenden Kräfte des Kopfes stärken zu können, soll man «die Bewegung solange ausführen lassen, dass die Person nicht zu stark schwitzt, nicht zu warm wird [...], dass man immer wiederum ausruhen lässt inzwischen»[581], denn das Ausfließen im Schwitzen würde wohl die beabsichtigte zusammenziehende Tendenz im Ätherischen wieder aufheben und damit die therapeutische Wirkung der O-Übung abschwächen. Eine harmonische zarte innere Durchwärmung ist aber durchaus erwünscht im Sinne der besseren Durchseelung des Leibes. «Wenn also ein Kind unnatürlich dicklich wird oder auch eine erwachsene Person unnatürlich dicklich wird, dann wird diese Übung diejenige sein, die man dann anwenden muss.»[582]

Dick-Werden ist aktive Wachstumsbewegung, Dünn-Bleiben ist eine Zurückhaltung in der Leib-Bildung, zugleich oft verbunden mit einem ausgesprochenen Längenwachstum: «Es summiert sich dieses E-Werden, dieses Sich-im-Punkte-Zusammenfassen [...] in der Vertikalen, in der Höhenlinie. Es ist aber ein fortwährendes, aufeinander folgendes Sich-Zusammenfassen übereinanderstehender Es; und das drückt ja wirklich aus, was nun deutlich hervorgeht»[583], wenn man ‹Schwächlinge› beobachtet. «Sie haben die Tendenz, ihren Ätherleib fortwährend zu strecken. Sie wollen ihn strecken, sie ziehen ihn nicht in einem Punkt zusammen, was der eigentliche Gegensatz wäre zu der Tätigkeit des Hauptes.»[584] Für die Heil-Eurythmie wird nun diese einseitige, ins Pathologische gesteigerte Leib-Bilde-Tendenz in der großen Vokalübung imitiert: «Dieses E-Bilden, das also eigentlich in der Ebene verläuft, wir haben es gestern versucht nachzubilden»[585], sagt Rudolf Steiner rückblickend am folgenden Tag. Das bewusste Nachbilden der pathologischen Bildetendenz in Form der großen E-Übung wirkt auch hier in polarer Art und Weise auf den Organismus zurück dadurch, dass sie in der willkürlichen Eigen-Bewegung[586] hinausgesetzt wird. «Die Tendenz zum Dick*werden,* die ist es, die durch das O bekämpft wird, und die Tendenz, dünn zu *bleiben,* ist es, die durch das E bekämpft wird.»[587]

«Eurythmie ist ja nichts anderes, als die ganzen Bewegungen *abzulesen von dem, was der Ätherleib machen will;* er macht eigentlich diese Bewegungen, und wird nur abgehalten, wenn wir sie vom physischen Leib ausführen lassen. Wenn wir sie vom physischen Leib ausführen lassen, werden sie im Ätherleib zurückgehalten und *wirken dann wieder auf uns zurück,* und wirken dadurch gesundend auf den Menschen.»[588] Wenn der Leib eine krankhafte unbeherrschbare Wachstumsbewegung zeigt, die das Leben des Gesamtorganismus bedroht wie bei einer Tumorerkrankung, dann kann man diese Tendenz sinnvoll mit einer von Rudolf Steiner für eine Patientin mit einem Mamma-Tumor angegebenen Lautreihe behandeln, die gerade mit diesen beiden Lauten, die die Wachstumsbewegung in der Zeit regulieren können, also mit O und E, beginnt: OEMLEiBD[589].

Das Werdegeschehen im Ätherischen umfasst beides, organische Entfaltung und Zurücknahme: «Der physische Leib muss fortwährend hin- und herschwingen zwischen Aufbau und Abbau; der ätherische Leib muss fortwährend hindurch zwischen sprießenden und sprossenden Kräften einerseits und zwischen Kräften, die sich zurückziehen, andererseits. Draußen in der Natur finden wir die Kräfte sich abwechseln vom Frühling gegen den Herbst; die Natur lässt es Frühling und Herbst werden getrennt nach Zeiten.»[590] Im Menschen wechseln Frühlings- und Herbstgeschehen ab zwischen unbewusster und bewusster Lebensentfaltung. «Was den Menschen aufbaut, das macht ihn wachsend, macht, dass Ernährungskräfte in ihm die aufgenommenen Substanzen verarbeiten; das bringt es aber nicht dahin, dass empfunden und gedacht wird. Sondern damit empfunden und gedacht wird, muss abgebaut werden. Dazu sind der astralische Leib und die Ich-Organisation da. Sie bewirken einen fortwährenden Herbst im Menschen.»[591]

«Das E fixiert das Ich im Ätherleib»[592], d.h., das ‹Sprießen und Sprossen› wird zurückgedrängt, indem das Verhältnis zwischen Ich und Ätherleib und auch zwischen Astralleib und Ätherleib neu reguliert wird: «Als besonders wichtig möchte ich Ihnen dieses noch sagen, dass alles, was E-Formen sind, im wesentlichen regulierend wirkt, wenn der astralische Organismus zu stark oder zu schwach den ätherischen Organismus beeinflusst. Also in allen denjenigen Fällen, wo man sagen kann, es ist vorhanden entweder eine übertriebene Tätigkeit des astralischen Organismus oder eine zu geringe Tätigkeit, kann man unter Umständen mit E-Formen, mit der Wiederholung der E-Formen sehr viel machen. [...] Das [...] ist besonders dann der Fall, wenn der astralische Organismus vom ätherischen beeinflusst ist, wenn er also zu schwach ist, wenn er sich vom ätherischen beeinflussen lässt, wenn er durch eine Unregelmäßigkeit in dem astralischen Organismus des Kopfes zu stark ist.»[593] Physiologisch wirkt der Astralleib im Kopfbereich abbauend, gemeinsam mit Ich und Ätherleib ‹abdruckschaffend›, als Voraussetzung für die wache Bewusstseinsentfaltung, denn «schon die Entstehung des Denkens innerhalb des ätherischen Leibes beruht nicht auf einer Fortsetzung des ätherischen Wesens, sondern auf einem Abbau desselben. Das *bewusste* Denken geschieht *nicht* in Vorgängen des Gestaltens und Wachstums, sondern in solchen der Entgestaltung und des Welkens, Absterbens, die fortdauernd dem ätherischen Geschehen eingegliedert sind.»[594]

Das Prinzip der polaren Wirkungen in der Organgestaltung wird Rudolf Steiner in seinen Stuttgarter Ärztevorträgen 1922 noch einmal ausführlich darstellen. Im abschließenden Vortrag über die Heil-Eurythmie heißt es dann: «Man wird überhaupt erst in die Lage kommen, richtige Physiologie zu treiben, wenn man jedes einzelne menschliche Organ in seiner Polarität wird betrachten können. Denn es sind diese Polaritäten darinnen, eine zentrifugale und zentripetale Dynamik in jedem menschlichen Organ.»[595]

Und dann wird diese Polarität auf die vier Elemente[596] resp. Ätherarten[597] erweitert: «Und da spielt eine große Rolle für alles, was plastizierend ist, die Verteilung, die Differenzierung der *Wärme*verhältnisse im menschlichen Organismus und die Organisierung der *Luft*verhältnisse»[598], in die namentlich der Lichtäther[599] gestaltend hineinspielt. «Für alles dasjenige, was zentrifugal ist, ausstrahlend ist, spielt eine große Rolle alles dasjenige, was erstens im menschlichen Organismus aus der Eigendynamik der *Substanzen* der Welt kommt» – also aus dem chemischen Äther[600]–, «und dasjenige, was in der Überwindung der eigenen *Vitalität* der äußeren Wesenheit»[601] – also aus dem Lebensäther[602] – «im menschlichen Organismus entwickelt wird. *Diese beiden Dynamiken, die müssen durchaus gegenseitig reguliert werden*, und man kann hoffen, dass sich Heileurythmiker ausbilden, welche geradezu ein feines Gefühl entwickeln werden für dasjenige, was im einzelnen Falle geschehen kann.»[603]

3.1.6.3 Der Vokal A

«Das A besteht im wesentlichen darinnen, dass Sie eben diese zwei Richtungen mit den Händen und durch die Hände mit den Armen erfassen. [...] Sie stellen sich vor, Sie selbst als Mensch sind von zwei Richtungen im Weltenall herein, sagen wir, geschaffen, bestimmt, determiniert, und sie greifen nach diesen zwei Richtungen hin. In diesem Greifen nach diesen beiden Richtungen liegt das A für sich.»[604]

Wenn der Mensch im seelischen Innenraum staunend seiner selbst gewahr wird, gibt es nicht mehr zwei polare Vokalprinzipien, die sich wie I und U ablösen, wenn der Mensch aus Bewegung in Ruhe oder aus der Ruhe wieder in Bewegung übergeht, oder die sich wie O und E in der Gestaltentwicklung abwechseln; sondern in diesem besonderen fünften Vokal A spielen Aktivität und Passivität ineinander, werden eins, das ist hier das charakterisierende Prinzip. Wenn der Mensch sich verhält wie «ein kleines Tierlein»[605], dann ist er bestimmt durch eine zunächst innerseelische aktive Bewegung, die nur dadurch äußerlich sichtbar wird, dass er ihr nachgibt: «Halb zog sie ihn, halb sank er hin [...]»[606] Das wache bewusste Menschen-Ich muss in der A-Gebärde sich halten, «der tierischen Natur im Menschen entgegen»[607] wirken können. In seinem Gedicht «Der Fischer» zeichnet Goethe in genialer Weise dieses Prinzip der Doppelheit mit seiner Ambivalenz nach, wie es das A-Prinzip in mannigfaltigen Nuancen ausmacht.

Der Fischer

Das Wasser rauscht', das Wasser schwoll,
ein Fischer saß daran,
sah nach der Angel ruhevoll,
kühl bis ans Herz hinan.

Und wie er sitzt und wie er lauscht,
teilt sich die Flut empor;
aus dem bewegten Wasser rauscht
ein feuchtes Weib hervor.

Sie sang zu ihm, sie sprach zu ihm:
Was lockst du meine Brut
mit Menschenwitz und Menschenlist
hinauf in Todesglut?

Ach wüßtest du, wie's Fischlein ist
so wohlig auf dem Grund,
du stiegst herunter, wie du bist,
und würdest erst gesund.

Labt sich die liebe Sonne nicht,
der Mond sich nicht im Meer?
Kehrt wellenatmend ihr Gesicht
nicht doppelt schöner her?

Lockt dich der tiefe Himmel nicht,
das feuchtverklärte Blau?
Lockt dich dein eigen Angesicht
nicht her in ew'gen Tau?

Das Wasser rauscht', das Wasser schwoll,
netzt' ihm den nackten Fuß;
sein Herz wuchs ihm so sehnsuchtsvoll,
wie bei der Liebsten Gruß.

Sie sprach zu ihm, sie sang zu ihm;
da war's um ihn geschehn:
Halb zog sie ihn, halb sank er hin
und ward nicht mehr gesehn.

Es zieht ihn und er lässt sich ziehen ... Schon bei der Sinnesempfindung fallen Aktivität und Passivität im seelischen Innenraum in eins zusammen: Im aktiven innerseelischen Wahrnehmungsprozess wird äußerer Wahrnehmungsinhalt passiv aufgenommen, im Lauschen ebenso wie auch bei der Bildung eines jeden Begriffes.[608]

3.1.6.4 Zusammenfassung

Wir haben also mit I und U zwei Vokale gegeben, die die Offenbarung des Menschen im äußeren physischen Raum in menschengemäßer und heilsamer Art und Weise ermöglichen oder unterstützen; dabei entspricht I der Initiative[609] zur aktiven Bewegung und U dem Anhalten, zur Ruhe kommen. O und E sind die zwei Vokale, die in ihrer Polarität das Wachstum in der Zeit regulieren. Sowohl *im I wie im O wirkt ein aktives Prinzip,* das schon in der vorgeburtlichen Inkarnationsbewegung[610] wirksam war; demgegenüber *im U und E* ein Prinzip, *das die kosmisch ausströmende Dynamik anhalten und zur Ruhe* bringen kann. Dieses hemmende Prinzip kommt dem Menschen in seiner Inkarnationsbewegung von der Erde her entgegen[611] und er muss lernen, sich demgegenüber aufrechtzuerhalten im Stehen, gewinnt daran seine Menschengestalt (im U) und sein Ich-Bewusstsein (im E). – Im seelischen Raum fallen passives Empfangen und aktives Ergreifen in der Verbindung von Wahrnehmung und Begriff in eins zusammen; wir haben dafür auch nur eine einzige Lautgebärde, die aber diese Doppelheit in der Winkelbildung, dem Ausgreifen nach zwei Orten[612], sichtbar in sich trägt: A.

Wenn wir uns an den Indikationen orientieren, die Rudolf Steiner bei der Einführung der Vokale für die Heil-Eurythmie angibt, finden wir im System der Vokale wieder, was wir im ersten Kapitel als *Goethes System der Naturwissenschaften* vorgestellt hatten. Im Sinne dieses Systems stellen I und U das Prinzip der Verwirklichung des Menschen im physischen, unorganischen Raum dar; dass der Mensch gehen und stehen kann, sind *Urphänomene.* – Mit O und E verwirklicht der Mensch seine organische Gestaltbildung; die Bezeichnung ‹Dickling› oder ‹Dünnling› verweist auf einen charakteristischen *Typus* der Menschengestaltung. – Indem der Mensch die tierische Natur überwindet, schafft er im seelischen Innenraum die Voraussetzung für eine bewusste Auseinandersetzung mit der Welt im *Begriff.*

3.1.6.5 *«Die Fußwaschung»*

Ein verwandtes Motiv, aber in ganz anderer Form ausgedrückt, findet sich in Christian Morgensterns Gedicht «Die Fußwaschung»[613].

Wir offenbaren uns als Menschen auf Erden

- in dem äußeren physischen Raum, der durch die Mineralien gebildet wird, indem wir gehend und stehend die Schwere überwinden;
- im Lebensgebiet wachsend und gestaltbildend wie die Pflanzen, aber auch das Wachstum hemmend, um daran unser menschliches Selbst-Gefühl, das «Gewahrwerden seiner selbst»[614] zu gewinnen;
- und im seelischen Raum, indem wir das Tierische in uns selbst überwinden, «der tierischen Natur im Menschen entgegenwirken»[615].

Wir tauchen in die Naturreiche ein, um gerade in der Überwindung der nichtmenschlichen Natur in uns das spezifisch Menschliche zu entwickeln und zu offenbaren.

Die Fußwaschung

Ich danke dir, du stummer Stein,
und neige mich zu dir hernieder:
Ich schulde dir mein Pflanzensein.

Ich danke euch, ihr Grund und Flor,
und bücke mich zu euch hernieder:
Ihr halft zum Tiere mir empor.

Ich danke euch, Stein, Kraut und Tier,
und beuge mich zu euch hernieder:
Ihr halft mir alle drei zu Mir.

Wir danken dir, du Menschenkind,
und lassen fromm uns vor dir nieder:
weil dadurch, dass du bist, wir sind.

Es dankt aus aller Gottheit Ein-
und aller Gottheit Vielfalt wieder.
In Dank verschlingt sich alles Sein.

Die drei Reiche der außermenschlichen Natur entsprechen den drei planetarischen Entwicklungsstufen, die der Entwicklung des Menschen-Ich auf Erden vorausgehen. So verweist die Indikation für I und U auf die

Menschenentwicklung auf dem ‹alten Saturn›[616], die für O und E auf die Entwicklung, die wir der ‹alten Sonne›[617] verdanken, und das A auf die Errungenschaften des Menschen während des Mondenzustandes[618]; der Heilbedarf des Menschen auf Erden kann gefunden werden, wenn das Werden des Menschen nach diesen drei vorangehenden Entwicklungsstufen durchschaut wird.[619]

3.1.7 Die Eurythmiefiguren der fünf Vokale auf dem Hintergrund von Goethes Farbenlehre

Bevor Rudolf Steiner im 2. Vortrag des Heil-Eurythmie-Kurses die eurythmischen Vokalbewegungen demonstrieren lässt, betont er, er werde rein «von der Bedeutung desjenigen, was *bewegungsmäßig, eurythmisch* vokalisiert wird»[620], sprechen (dies vielleicht schon als Hinweis auf die Ergänzung der großen Vokalübung im 4. Vortrag mit der Aufgabe, den Laut erst «lange hintönen»[621] und dann «geistig-seelisch hören»[622] zu lassen). Für die eurythmische Vokalbewegung handle «es sich da sehr darum, dass man sich eine Empfindung von dem erwirbt, was in die Bewegung gewissermaßen hineinfließt. Also dass man sich ein Anschauungsbewusstsein erwirbt, ob dasjenige, was mit dem entsprechenden Gliede des Menschen geschieht, ob das ein Strecken ist, ob es ein Runden ist und dergleichen. Man muss durchaus sich davon ein deutliches Bewusstsein erwerben. Das ist beim Vokalischen außerordentlich wichtig, dass man gewissermaßen die Bewegung oder die Haltung, die gemacht wird, fühlt.»

Das ist eine anspruchsvolle und mehrfach differenzierte Anweisung für das eurythmische Vokalisieren; sie gilt auch für die künstlerische Eurythmie. Wenn man versucht, diese Aufgaben in einer Gruppe geschulter Eurythmisten[623] umzusetzen, dann erscheint bei der ersten Aufgabe – «dass man sich *eine Empfindung* von dem erwirbt, was in die *Bewegung* gewissermaßen hineinfließt»[624] – ein schöner voller Bewegungsfluss, farbig nuanciert, in eher träumendem Bewusstsein. Die zweite Aufgabe – «dass man sich ein *Anschauungsbewusstsein* erwirbt, ob dasjenige, was mit dem entsprechenden Gliede des Menschen geschieht, ob das *ein Strecken* ist, ob es *ein Runden* ist»[625] – geht mit einer größeren Bewusstseinshelligkeit einher, einer Auflichtung im Umkreis. Die dritte Aufgabe – «*dass man gewissermaßen die Bewegung oder die Haltung, die gemacht wird, fühlt*»[626] – lässt eine kräftige Ganzheit erscheinen, in der auch die beiden vorangehenden Qualitäten enthalten sind. Man kann sich fragen, ob in diesem Dreischritt nicht bereits veranlagt ist, was

Rudolf Steiner ein Jahr später an den hölzernen Eurythmiefiguren mit dem Zusammenklang von drei verschiedenen Farben charakterisieren wird als «Bewegung – Gefühl – Charakter»[627]. «Denn alles, was künstlerisch erreicht werden soll durch die Eurythmie [...], das ist dieses: Bewegung, Gefühl, Charakter [...]. Geradeso wie der Bildhauer mit seiner Flächenführung, der Rezitator mit seiner Lautgestaltung, der Musiker mit seinen Tongestaltungen, so muss mit Bewegung, Gefühl, Charakter der Eurythmiker alles dasjenige erreichen, was zu erreichen ist. [...] Mit diesen Mitteln muss alles erreicht werden.»[628] «Dem Verständnis der Eurythmie geholfen»[629] werden solle durch diese «figuralen Darstellungen»[630] der eurythmischen Gebärden, «aber auf der anderen Seite [werde] auch der Eurythmist selber außerordentlich viel an diesen Darstellungen [...] lernen können»[631].

Was lässt sich für das Verständnis der vokalischen Heil-Eurythmie an den Eurythmiefiguren der Vokale gewinnen?

Zu Beginn des vierten Teils seiner Farbenlehre schreibt Goethe unter der Überschrift: «Wie entschieden die Farbe sei»[632]: «Entstehen der Farbe und Sichentscheiden ist eins. Wenn das Licht mit einer allgemeinen Gleichgültigkeit sich und die Gegenstände darstellt und uns von einer bedeutungslosen Gegenwart gewiss macht, so zeigt sich die Farbe jederzeit spezifisch, charakteristisch, bedeutend.»[633] Und weiter: «Im allgemeinen betrachtet, entscheidet sie sich nach zwei Seiten. Sie stellt einen Gegensatz dar, den wir eine Polarität nennen und durch ein + und – recht gut bezeichnen können.»[634] Und dann stellt er den Gegensatz der Farbe zwischen ‹plus› und ‹minus›, so wie er ihn auffasst, in einer Tabelle dar.

Plus	Minus
Gelb	Blau
Wirkung	Beraubung
Licht	Schatten
Hell	Dunkel
Kraft	Schwäche
Wärme	Kälte
Nähe	Ferne
Abstoßen	Anziehen
Verwandtschaft mit den Säuren	Verwandtschaft mit den Alkalien

Ohne auf alle Begriffe in dieser Liste eingehen zu wollen – weil sich manches vielleicht auch anders zuordnen ließe, denn es kommt dabei ja immer auf den Gesichtspunkt an –, wird doch deutlich, wie Goethe den dynamischen Charakter der beiden urphänomenalen Farben Gelb und Blau nicht nur als charakteristisch unterschiedlich, sondern als *polar entgegengesetzt* erlebt hat. «Auf den Gegensatz wollte Goethe die gesamte Physik gestützt wissen. Die Natur wirkt, nach seiner Ansicht, in Gegensätzen, die in einer höhern Einheit begriffen sind»[635], schreibt Rudolf Steiner in seinem Kommentar dazu.

Schaut man durch eine Linse aus Opalglas[636] einmal auf Licht, einmal auf Dunkelheit, so wird man *im Zentrum* des Glases eine Bestätigung des Urphänomens der Farbentstehung finden: schaut man durch das Opal-Glas ins Licht, so sieht man je nach Intensität der Lichtquelle und der Dicke des Glases eine gelbe oder gelb-rote Farbe bis hin zum Rubinrot[637]; schaut man in einem hell erleuchteten Raum durch die Linse auf Dunkelheit, so sieht man das von Goethe beschriebene Blau, je nach Dicke des Glases blasser oder intensiver bis hin zum Violett.[638] Aber das Farbenspiel an einer Linse ist komplexer: *Am Rand* der Linse, dort wo sich die Oberfläche krümmt – damit steht sie anders im Verlauf des Lichtstrahls zum Auge des Betrachters als im Zentrum der Linse –, treten bemerkenswerterweise die gegenteiligen Farbphänomene auf: Neben dem Gelb und Gelb-Roten erscheint am Rand schwebend Hellblau; neben dem Blau-Violetten erscheint am Rand ein schwebendes Gelb.

3.1.7.1 Die Eurythmiefiguren von I und U

Die Farbkonstellationen der Eurythmiefiguren, die Rudolf Steiner für I und U entworfen hat, lassen sich von dem oben beschriebenen Farbenspiel an einer leicht trüben Linse ableiten: Beim dynamischen Laut I, der dem Menschen hilft, sich «als volle Individualität»[639] zu offenbaren in der aktiven Bewegung im äußeren physischen Raum, im Gehen, gesellt sich zum Gelb der Bewegung und Gelb-Rot des Schleiers das Blau im Charakter.[640] Dieser blaue Charakter tritt beim I dort auf, wo die Bewegung an der Gestalt einen Haltepunkt hat, ruht. Beim schweigsamen Laut U, der den Menschen ganz allgemein als Mensch offenbart in seiner Fähigkeit, aufrecht stehen zu können, sind Bewegung und Charakter der fast ruhenden Gebärde aus dem Blauspektrum gestaltet, aber der Schleier, der die Figur zart umspielt, ist gelb. In den Zeichnungen der Eurythmiefiguren von Annemarie Bäschlin ist die Orientierung an den beschriebenen Farb-Phänomenen besonders gut sichtbar.

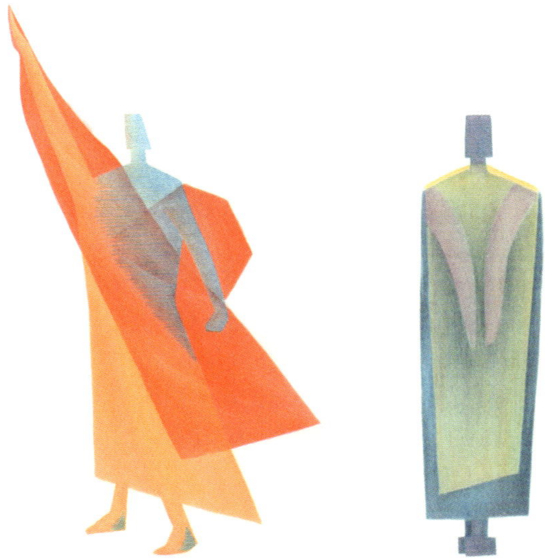

Abb. 15, Die Eurythmiefiguren von I und U

So angeschaut, werden die Farben an den Eurythmiefiguren Ausdruck eines natürlichen und zugleich vielfältigen Phänomens, einer komplexen Lichtdynamik. Die Farbdynamik, die an der Eurythmiefigur für das I erscheint oder, anders gesagt, aus der heraus sich die Eurythmiefigur für das I gestaltet, verbindet sich sinnvoll mit der diagnostischen Frage, wie sich der individuelle Menschengeist offenbaren kann durch seinen Leib. *So wie Gelborange und Rot erscheinen, wenn Licht durch Trübe fällt, so offenbart sich der Mensch im Gehen als individuelle Person:* Gehen können ist Ausdruck davon, dass das Licht des individuellen Menschengeistes den Leib – der dann geistig aufgefasst wird wie eine Trübe – durchdringt und die Schwere dynamisch zu überwinden vermag, um zwischen Leichte und Schwere im rhythmischen Wechsel der Schritte zwischen links und rechts ein immer neues Gleichgewicht zu schaffen. Daraus ergeben sich, wie von innen impulsiert, die gelbroten Farben – und wie bei Goethe auch der Zusammenhang mit dem Phosphor, den Rudolf Steiner am nächsten Tag nach der Besprechung der Vokal-Indikationen im Ärztekurs weiter ausführt: «Und ich sagte Ihnen, alles dasjenige, was Abbild des Ich ist, liegt eigentlich in dynamischen Systemen, in Bewegungssystemen, die zum Gleichgewicht kommen. [...] Indem das Ich am Entwickeln von Gleichgewichten aus ungleichen Gewichten, aus gestörten Gleichgewichtslagen arbeitet – und wenn ich ausschreite, ist die Gleichgewichtslage gestört, ich muss sie wiederum in Ordnung bringen, aber auch durch innere Vorgänge geschieht dasselbe –, indem das Ich so arbeitet, braucht es den Phosphor. Diese Arbeit wird im wesentlichen mit dem Phosphor ausgeführt.»[641] Nur an dem Arm, der nicht gestreckt wird, sondern leicht gebeugt gehalten wird, erscheint als Ausdruck des gewonnenen ruhigen Gleichgewichts das helle Blau für den «Charakter»[642] des I.

Ebenso sprechend ist die Farbkonstellation der Eurythmiefigur für das U[643], wenn der stehende Mensch so gedacht wird, dass seine Gestalt, die ihn in seinem Menschsein offenbart, wie von außen beleuchtet wird. Wenn der individuelle Bewegungsausdruck in der Eigendynamik des Gehens im Stehen zum Schweigen kommt, dann können Blau und Violett als aufgehellte Finsternis an der ruhenden, dadurch geistig als dunkel erlebten Menschengestalt erscheinen, umspielt vom Gelb, das der Bläue zugleich Auftrieb, Leichte gibt.

3.1.7.2 *Die Eurythmiefiguren von O und E*

In der Lebensentfaltung des Leibes führt die *Dynamik* der Wachstumsbewegung – entsprechend der aktiven Qualität der Farbe Gelb – in die *Ruhe* der Gestaltbildung – entsprechend der passiven Qualität der Farbe Blau. Es erscheinen die Bewegungsfarben für die Eurythmiefiguren der Laute O und E, wenn man Gelb und Blau auf unterschiedliche Weise in Beziehung setzt:

Goethe beobachtet, dass sich einerseits das Urphänomen der Gelbentstehung in der Intensität steigern lässt bis zum Rubinrot, wie es am Himmel bei jedem Sonnenauf- und -untergang anschaulich wird; andererseits beobachtet er, dass auch ein blauer Tintenfleck, wenn er dick genug ist, an seiner Oberfläche einen rötlichen Schimmer zeigen kann.[644] Nach Goethes Beobachtung kann also das Rot durch Intensivierung von beiden Seiten der Farbpolarität her erreicht werden, er fasst es daher als die Steigerung der polaren Prinzipien auf. Er nennt das höchst gesteigerte Rot seiner «hohen Würde wegen manchmal Purpur»[645], obwohl «wir gleich wohl wissen, dass der Purpur der Alten[646] sich mehr nach der blauen Seite hinzog»[647]. Purpur erscheint, wenn man den gelbroten und den blauroten Rand des Spektrums zur Überschneidung[648] bringt; so kann Goethe auch umgekehrt «behaupten, dass diese Farbe teils *actu*[649] teils *potentia*[650] alle andern Farben enthalte»[651] als umfassendste und inhaltsreichste Farbgebärde: «Wenn wir beim Gelben und Blauen eine strebende Steigerung ins Rote gesehen und dabei unsre Gefühle bemerkt haben, so lässt sich denken, dass nun in der Vereinigung der gesteigerten Pole eine eigentliche Beruhigung, die wir eine ideale Befriedigung nennen möchten, stattfinden könne.»[652]

«Rötlich»[653], also in Richtung der höchsten Steigerung der beiden polaren Farben Gelb und Blau, ist die Bewegungsfarbe des O. Der Mensch offenbart sich als Seele[654] in dem Farbprinzip, das Aktivität und Passivität gesteigert vereint, alle Möglichkeiten umfasst: ‹rötlich›, also aufgehellt, lichter als ein volles Rot, begleitet vom etwas abgedunkelten Gelb als «grünlichgelb»[655] im Schleier und «blau»[656] für den Charakter, also im Zusammenklang der drei Glanzfarben:[657] dem zentralen «Rötlich» steht das polare Grün als Tingierung im Gelb peripher gegenüber. Wie schwebend-gleichgewichtig dieser Dreiklang in der O-Gebärde zu denken ist, wird an Rudolf Steiners Schwarz-Weiß-Skizze[658] zur O-Figur deutlich: Er notiert die Farben zunächst a)blau – b)rötlich – c)grünlichgelb und korrigiert dann diese Reihenfolge zu c), a), b) oder vielleicht auch b), a), c); und zusätzlich ordnet er auf dieser Skizze die drei Farben anders als sonst, nämlich a) Bewegung, b) Charakter, c) Gefühl! Er beginnt für das Blau mit «zuerst», korrigiert zu «dann» und entschließt sich zu «zuletzt»... Welche Vielfalt der Lautgestaltung liegt da veranlagt, wenn man alle diese Möglichkeiten einmal probeweise übt!

Wird Gelb und Blau miteinander gemischt, so entsteht Grün, die Farbe für die Bewegung an der Eurythmiefigur für das E[659]. Im Grün der Natur schwingt mehr Dunkelheit mit als im kosmisch reinen Rot, das Grün ist Ausdruck der Lebensentfaltung, die in der Erscheinung zur Ruhe gekommen ist; denn «Grün stellt dar das tote Bild des Lebens»[660] auch und gerade im vitalsten freudigen Grün der Frühlingsnatur! Und wie oft die ersten Keime und Blattknospen im Frühling rötlich tingiert sind, so steht der Grünentfaltung in der Bewegung der E-Gebärde das Rot ihres ‹Charakters› zentral gegenüber.

3.1.7.3 *Die Eurythmiefigur des A*

Das A haben wir als das Prinzip charakterisiert, in dem menschliche Aktivität und Passivität im seelischen Innenraum ineinanderklingen, eins werden, und sich mehr nach innen als nach außen offenbaren. An der Eurythmiefigur für das A erscheint nun als gemeinsames Element das Bläuliche, aber zweifach tingiert, einmal «rötlich-lila»[661] in Richtung des Rötlichen – der

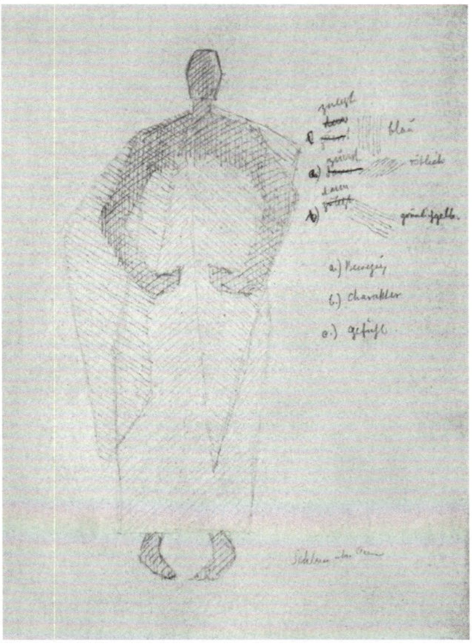

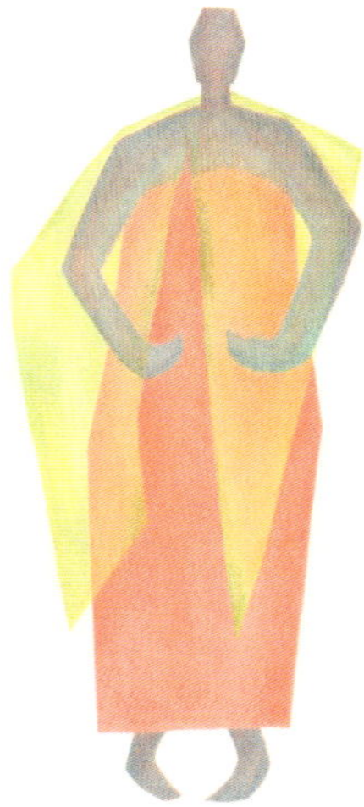

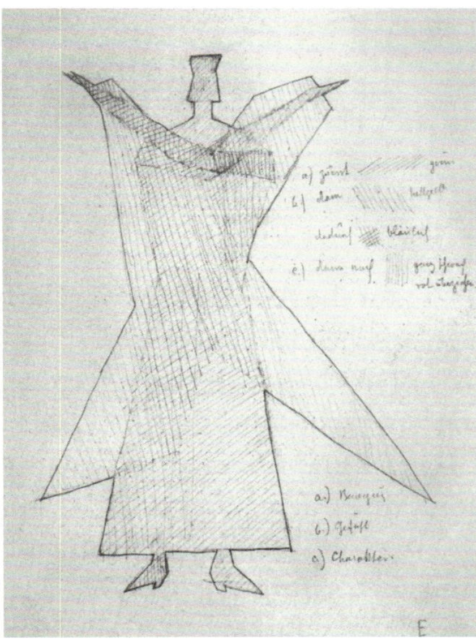

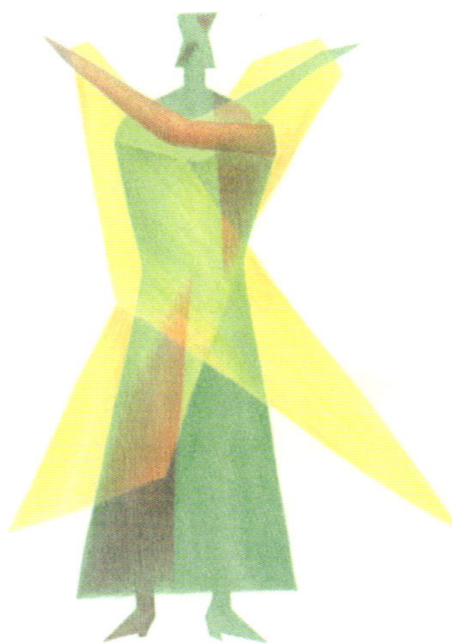

Abb. 16 oben: S/W-Skizze und ausgearbeitete Eurythmiefigur für den Laut O
unten: S/W-Skizze und ausgearbeitete Eurythmiefigur für den Laut E

Offenbarung des Seelischen – und einmal «grünlich-bläulich»[662] in Richtung des Grünlichen – als Bild des Lebens. So spielen ja auch als Grundlage des seelischen Erlebens die Wirkungen von Empfindungsseele[663] und Empfindungsleib[664] immer eng zusammen.

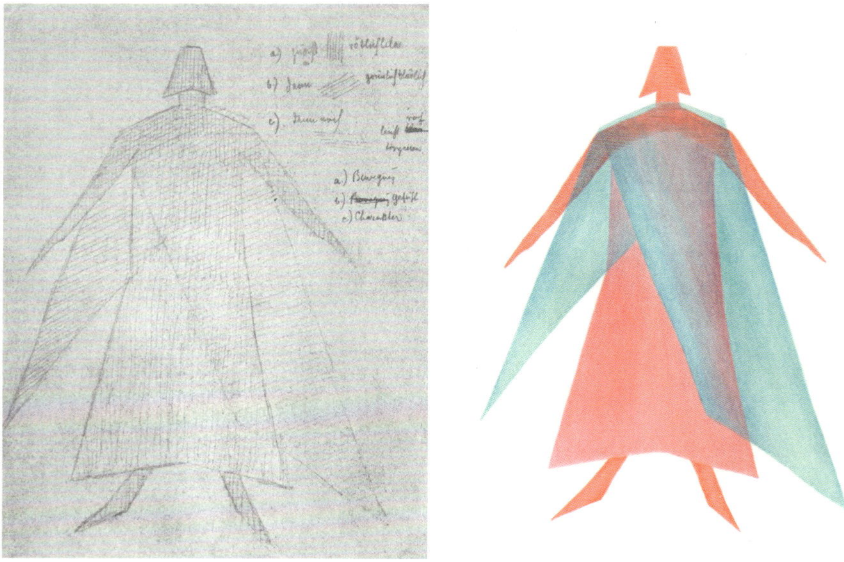

Abb. 17, S/W-Skizze und ausgearbeitete Eurythmiefigur für den Laut A

An Rudolf Steiners[665] Schwarz-Weiß-Skizze für die A-Figur zeigt sich auf überraschende Weise, dass diese beiden polarischen Farbnuancen des Blau als fast gleichwertig, vielleicht sogar als austauschbar angesehen werden können: Im Gegensatz zur sonst üblichen Unterscheidung der drei Farben der Eurythmiefiguren als «Bewegung, Gefühl und Charakter»[666] nennt Rudolf Steiner nämlich beim A die Zuordnung ‹Bewegung› zunächst für beide Farbnuancen, sowohl für ‹rötlich-lila› wie für ‹grünlich-bläulich›! Er korrigiert dann bei der zweiten Farbe zur Zuordnung ‹Gefühl›. Die wechselseitige Beziehung dieser beiden besonderen Farbnuancen wurde in der sakralen Kunst wohl schon immer empfunden: Auf mittelalterlichen Darstellungen der Maria oder der Christusgestalt findet sich ja oft ein grünlich-bläulicher Mantel über einem rötlich-lila Kleid, manchmal ist es aber auch genau umgekehrt.

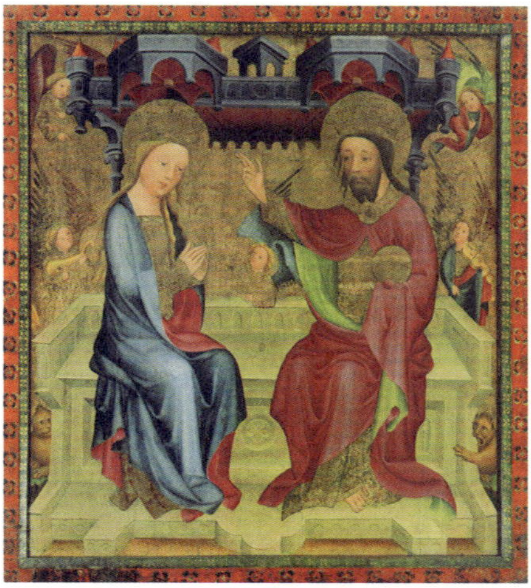

Abb. 18, «rötlich-lila» und «grünlich-bläulich»

Und für den ‹Charakter› des A notiert Rudolf Steiner in der Schwarz-Weiß-Skizze erst «leicht blau tingieren»[667] und korrigiert dann «blau» zu «rot»[668]: Die Gestaltung der A-Gebärde fordert durchaus innere Aktivität, ganz aus dem Blau allein könnte sie nicht bewegt gestaltet werden.

Die Unterscheidung der Indikationen in je einen aktiven und einen passiven Aspekt des gleichen Prinzips – der Offenbarung des Menschenwesens in der Raumesbewegung, der Wachstumsbewegung und der seelischen Bewegung – ist in den Eurythmiefiguren der fünf Vokale farblich konsequent umgesetzt.

3.1.8 Der Bewegungsaufbau der großen Vokalübung

Für die therapeutische Anwendung des Vokals in der Eurythmie gilt, dass wir ihm «dasjenige, was wir ihm auf dem Weg nach innen weggenommen haben, dass wir ihm das in der äußeren Bewegung wiederum geben»[669] müssen. Diese Leitidee wird praktisch verwirklicht, wenn man zunächst «möglichst viele solche I-Stellungen»[670] mit den Armen ausführt und dann durch alle diese Stellungen hindurchbewegt; dann die Vokalgebärde mit den Beinen bildet und dabei versucht, vorwärts zu kommen, und zuletzt die Ausführung mit den Armen noch einmal wiederholt.[671]

3.1.8.1 Der Goethesche Raumbegriff

Die räumliche Struktur, die Rudolf Steiner für die große Vokalübung angibt, entspricht einer nachvollziehbaren Denkbewegung, die er in seiner Einleitung zu Goethes Farbenlehre im Kapitel «Der Goethesche Raumbegriff»[672] dargestellt hat: Man kann sich zwei Gegenstände im Raum vorstellen, wobei vollkommen gleichgültig ist, was sie sind. Man kann von allen anderen Eigenschaften absehen und sich nur klarmachen, dass diese beiden Gegenstände im Raum eine Beziehung haben, ein Nebeneinander, Hintereinander oder Übereinander. – Man kann sich zwei andere Gegenstände vorstellen, die in einer anderen Raumbeziehung zueinanderstehen. – Dann kann man diese beiden unterschiedlichen Raumbeziehungen miteinander vergleichen. Man wird kein anderes Gemeinsames finden als die ganz allgemeine Idee des Raumes.

«Ich kann von dem einen Erfahrungselement zum zweiten gelangen. Für niemanden kann ein Zweifel darüber bestehen, was das für ein Verhältnis sein kann, das sich zwischen Dingen herstelle, ohne auf ihre Beschaffenheit, auf ihr Wesen selbst einzugehen. Wer sich fragt, welcher Übergang von einem Dinge zum andern gefunden werden kann, wenn dabei das Ding selbst gleichgültig bleibt, der muss sich darauf unbedingt die Antwort geben: *der Raum.*»[673]

«Was unser Geist will, wenn er an die Erfahrung herantritt, das ist: er will die Sonderheit überwinden, er will aufzeigen, dass in dem Einzelnen die Kraft des Ganzen zu sehen ist. Bei der räumlichen Anschauung will er sonst gar nichts überwinden, als die Besonderheit als solche. Er will die *allerallgemeinste Beziehung* herstellen. [...] Dies ist der Sinn des *Nebeneinander.* Wäre ein jedes Ding ein Wesen für sich, dann gebe es kein *Nebeneinander.*»[674]

Auch die Besonderheit einer bestimmten räumlichen Beziehung lässt sich in einer höheren Einheit zusammenfassen, nämlich in der allgemeinen Idee der Beziehung im Raum. Weiter lässt sich die Denkbewegung nicht führen.

«*Hierinnen liegt das Geheimnis der drei Dimensionen.* In der ersten Dimension beziehe ich zwei konkrete Erscheinungselemente der Sinnenwelt aufeinander; in der zweiten Dimension beziehe ich diese räumlichen Bezüge selbst aufeinander. Ich habe eine Beziehung zwischen Beziehungen hergestellt. Die konkreten Erscheinungen habe ich abgestreift, die konkreten Beziehungen sind mir geblieben. Nun beziehe ich diese selbst räumlich aufeinander. D.h. ich sehe ganz davon ab, dass es konkrete Beziehungen sind, dann aber muss sich *ganz dasselbe,* was ich in der einen finde, in der zweiten wieder finden. Ich stelle Beziehungen zwischen Gleichen her. Jetzt hört die Möglichkeit des Beziehens auf, weil der Unterschied aufhört.

Das, was ich vorher als Gesichtspunkt meiner Betrachtung angenommen habe, die ganz äußerliche Beziehung habe ich jetzt selbst als Innenvorstellung[675] wieder erreicht, von der räumlichen Betrachtung bin ich, nachdem ich dreimal die Operation durchgeführt habe, zum Raum d.i. zu meinem Ausgangspunkte gekommen. *Daher kann der Raum nur drei Dimensionen haben.*»[676]

Wollen wir die Leit-Idee, dem Vokal in der Heil-Eurythmie viel äußere Bewegung zurückzugeben und dabei möglichst viele Stellungen zu berücksichtigen, umfassend verwirklichen, muss der Bewegungsablauf alle Bewegungsmöglichkeiten in den drei Dimensionen des Raumes ausschöpfen.

«Der *Raum* ist [...] eine Ansicht von Dingen, eine Art, wie unser Geist sie in eine Einheit zusammenfasst. Die drei Dimensionen verhalten sich dabei in folgender Weise. Die erste Dimension stellt einen Bezug zwischen zwei Sinneswahrnehmungen her. Sie ist also eine *konkrete Vorstellung.* Die zweite Dimension bezieht zwei konkrete Vorstellungen aufeinander und geht dadurch in das Gebiet der *Abstraktion* über. Die dritte Dimension endlich stellt nur noch die ideelle *Einheit* zwischen den Abstraktionen her.»[677]

Dieser Denkstruktur folgend ist auch der Bewegungsablauf der großen Vokalübung aufgebaut: Zuerst werden die einzelnen mit den Armen geformten Vokalgebärden unverbunden in unterschiedlichen Richtungen nacheinander in den Raum gestellt; dann wird durch alle mit den Armen vorgeformten Positionen im Raum hindurchbewegt, und so werden sie *in eine charakteristische Beziehung zueinander* gebracht. Dann stellen wir die einzelnen mit den Beinen geformten Vokalgebärden *vor- oder hintereinander,* indem wir vorwärts- oder rückwärtsgehen. Das ergibt eine andere charakteristische Beziehung. Beziehen wir diese beiden Beziehungen aufeinander, haben wir die «ideelle Einheit»[678] zwischen allen Raumes-Erscheinungen geschaffen. Der Vokal ist nach allen seinen Möglichkeiten vollkommen verräumlicht, oder anders gesagt: der Raumaspekt der einzelnen Gebärde ist in der Gesamtgestalt des Bewegungsablaufes für die große Vokalübung vollkommen überwunden.[679]

3.1.8.2 Der menschliche Gestalttypus erscheint auch in der großen Vokalübung

Auf diesem Weg wird jeweils aus der einzelnen charakteristischen Vokalgebärde – der Linie, der Parallele, der Kreuzung, dem Kreis oder Winkel – ein lebendiger Gesamtorganismus entwickelt, entsprechend der Maxime in Goethes «Epirrhema»: «*Jedes Lebendige ist ein Vieles!*»[680] Der lebendige Gesamtorganismus der großen Vokalübung stellt eine Metamorphose der menschlichen Gesamtgestalt dar; dabei offenbart sich ganz selbstverständlich der allgemeine Gestalttypus des menschlichen Leibes auch in den Bewegungsmöglichkeiten des oberen und unteren Menschen: «[...] wenn man die Eurythmie zu Heilzwecken anwendet, dann muss man mehr sehen auf die Kräfte, die vorhanden sind im oberen Menschen und die nach einer Weitung gehen, und die Kräfte, die im unteren Menschen vorhanden sind, die mehr nach dem Linienhaften hintendieren.»[681]

Die Bewegung der Arme im Schwingen oder Gleiten folgt einem Kreisbogen entsprechend dem Gestaltprinzip, das den Kopf rundet, was dem O entspricht: «[...] indem der Mensch das O ausspricht, weitet er eigentlich das Lebendige.»[682] Das führt dazu, dass der Kopf, «[w]enn er sich selbst überlassen wäre, [...] er eine richtige Kugel werden»[683] würde. – Das Hintereinandersetzen der einzelnen Lautgebärden im Schritt mit den Füßen ergibt eine Linie wie in der Streckung der Gliedmaßen, was der Entwicklung des I aus dem E-Prinzip entspricht. «Wie sich der Kopf auf plustert, wie der Kopf ein Blaseengel werden will, so summiert sich dieses E-Werden, dieses Sich-im-Punkte-Zusammenfassen [...] in der Vertikalen, in der Höhen*linie.*»[684] In dem Setzen der einzelnen Lautgebärden in unterschiedlichen Winkeln wird das A-Prinzip verwirklicht. So finden sich in jeder großen Vokalübung auch die anderen, den Menschen offenbarenden Vokalprinzipien in Metamorphose wieder. Aus dem einzelnen Vokal wird in jeder großen Vokalübung ein ganzer Mensch entwickelt; aber auch der ganze Mensch metamorphosiert sich durch die große Vokalübung in dieser einen Vokalstruktur.

«Was ist nach den vorausgegangenen Untersuchungen der Raum? Nichts anderes als eine in den Dingen liegende Notwendigkeit, ihre Besonderheit in ganz äußerlicher Weise, ohne auf ihre Wesenheit einzugehen, zu überwinden und sie *in eine Einheit,* schon als solche äußerliche zu vereinigen. Der Raum ist also eine Art, die Welt als eine Einheit zu erfassen.»[685] Mit dem Bewegungsablauf der großen Vokalübung wird eine neue Einheit geschaffen, in der die Sonderheit der einzelnen Vokalgebärde im Raum vollkommen aufgehoben ist (während man in der künstlerischen Gestaltung der Laut-Eurythmie gerade diese Sonderheit der einzelnen Gebärde ganz bewusst auswählt und als Gestaltungsmittel einsetzt).

Die einzelnen Vokalgebärden unterscheiden sich in der Art, wie die Durchführung dieses allgemeinen Prinzips möglich ist, in charakteristischer Art und Weise[686]: Für das A ist es charakteristisch, dass der A-Winkel der Arme auch nach hinten gebildet werden kann, und deshalb kann der Winkel der Arme nicht nur zwischen oben und unten, sondern auch zwischen vorne und hinten durchbewegt werden; das sollte nach Möglichkeit auch ganz bewusst ausgenützt werden. – Das Tier lebt ja mit der Lage seiner Wirbelsäule, aber auch mit seiner seelischen Orientierung, in der Horizontalen, im Vorne-Hinten. Der A-Winkel ist die einzige Vokalgebärde, für die das Durchbewegen in dieser Dimension möglich ist. Die Aufgabenstellung, die Rudolf Steiner dabei formuliert: « [...] machen Sie das A oben und fahren, ohne den Winkel zu verändern, nach unten, jetzt, ohne dass Sie das *Gefühl* haben, den Winkel zu verändern, gehen Sie nach rückwärts»[687], gibt der Bewegung eine seelische, bewusstseinsnahe Qualität, die gerade bei dieser Übung, wenn man die Anweisung beachtet, auch das «Tierische»[688] in der Bewegung vollkommen überwindet. Rudolf Steiner spricht vom ‹Nach-Unten-Fahren› und ‹Nach-Hinten-Gehen› – Fahren und Gehen sind rein menschliche Bewegungsqualitäten, die das Tier nicht hat, mit einer entschiedenen Richtung und ichhaften Bewegungsführung. Folgt man den Angaben im überlieferten Vortragstext, so wird die Armgebärde in der großen A-Übung nicht hin- und hergeschwungen zwischen vorne und hinten und auch nicht beschleunigt – aber im Sinne des allgemeinen Prinzips, dass es bei der Umsetzung des Vokals aus der Sprache in die eurythmische Bewegung auf viel äußere Bewegung ankommt, dürfen wohl auch diese zusätzlichen Bewegungsmöglichkeiten sinnvoll genutzt werden.

Das E kann ebenfalls «nach rückwärts»[689], also nach hinten, im Rücken, gemacht werden, aber die Wirkung ist dann charakteristisch anders: Das E hinter dem Rücken wirkt weniger gegen das Dünnsein oder «Schwachsein, [das] von innen kommt, aber organisch bedingt ist»[690], als «bei denjenigen Kindern oder erwachsenen Personen, bei denen seelische Gründe für das Dünnwerden vorliegen, Abgehärmt-Sein und dergleichen»[691]. Wenn Rudolf Steiner davon spricht, dass diese Bewegung «ernstlich weh»[692] tut, dann rückt er sie damit in die Nähe des Geschicklichkeits-E.[693] Geschicklichkeit ergibt sich, wenn der Astralleib sich mit der Leibesorganisation[694] gründlich verbindet. Man könnte also versuchsweise den Unterschied so charakterisieren: Das E hinter dem Rücken kräftigt, indem es auch astralisiert – während die große E-Übung, vor dem Körper ausgeführt, primär den Ätherleib stärkt, vor allem das organische Wirken des Lichtäthers[695] reguliert; beides bewirkt eine Aufhellung im Umkreis und wird letztlich durch eine stärkere Leibbindung des Ich erreicht.

Die verbindende Bewegung, beim I das «Drehen in der Ebene»[696], soll «schnell, schneller, noch schneller»[697] gemacht werden, und beim U «auf und ab»[698] und dabei «immer schneller, sodass Sie zuletzt eine ziemliche Schnelligkeit haben»[699]. Durch die Beschleunigung wird das Eintauchen in den Bereich des unteren Menschen, der Bewegungs- oder Gliedmaßen-Organisation, ausdrücklich betont[700] entsprechend der Indikation für das Gehen- und Stehen-Können. Nur für die Beinbewegung des I gibt es die Ausnahme von der oben charakterisierten Regel, dass die Bewegungsmöglichkeit der Arme der Tendenz zur rundenden Gestaltbildung im oberen Menschen entspricht und die Bewegungsmöglichkeit der Beine der Strecktendenz in der Bildung der Gliedmaßen: Alle Vokalgebärden, für deren Gestaltung wir beide Beine brauchen, U, O, E und A, können wir nur nacheinander – mit Zwischenschritt oder im Sprung – gestalten. Die Beine müssen ja immer das Gewicht des ganzen Leibes stützen. Aber die Zusammenfassung der Streckbewegung des I kann man auch in der für die Armbewegung typischen Kreisform ausführen, wenn man auf dem einen Bein steht und das andere Bein zum I gestreckt zwischen vorne und hinten im Halbkreis schwingt. Diese Möglichkeit mag charakteristisch sein für die Qualität des I, Polaritäten zu überwinden und die Beine und Füße als Voraussetzung für das Gehen in einem immer neuen dynamischen Gleichgewicht aus der Schwere zu lösen. Wenn man die I-Bewegung Schritt für Schritt im Gehen macht, wie es Rudolf Steiner für alle Vokale angibt, so entspricht das dem Archetypus der menschlichen Gestaltbildung zwischen oben und unten besser, und der qualitative Unterschied zwischen Arm- und Beinbewegung wird stärker betont.

3.1.8.3 *Das musikalische Gestaltungs-Element*

Durch den Ablauf der großen Vokalübung werden also alle räumlichen Möglichkeiten der Lautbildung durch beide Arme und beide Beine ausgeschöpft. Im Sinne des höheren Mathematisierens, wie es Rudolf Steiner mit Mathilde Scholl[701] entwickelt hat, ergibt sich ein weiterer Gesichtspunkt für diesen Aufbau:

Zunächst erscheint der Laut in allen möglichen Stellungen wie ein Gegenstand im Raum. Führen wir die Bewegung von einer Stellung zu anderen, erscheint der Laut als Prozess in der Zeit und dadurch *belebt.* Darauf folgt die Aufgabe, das Zeit- oder Kraftverhältnis zwischen der Bewegung der Arme und der Beine im Verhältnis von «1/3, 1/3, 1/3»[702] aufeinander abzustimmen, «dass, was Sie etwa hinterher machen lassen für die Füße und Beine [...] nur ein Drittel der Zeit nimmt, also 1/3-Kraftaufwand ist [...]»[703]. Denn «es ist notwendig, dass man dabei berücksichtigt das Verhältnis, das besteht zwischen der Bewegungsmöglichkeit, der *inneren organisch bedingten* Bewegungsmöglichkeit für den mittleren Menschen und den unteren Menschen»[704].

Die Bewegung der Beine soll nur ein Drittel an Kraft oder Zeit ausmachen und außerdem «in die Mitte hinein»[705] verlegt werden: A B A.

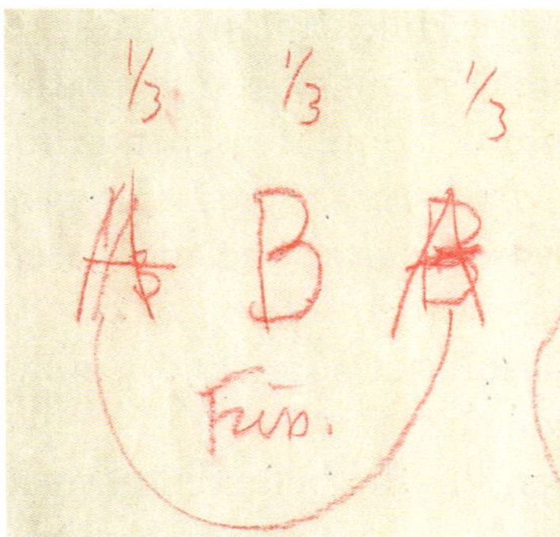

Abb. 19, Ausschnitt aus der Wandtafelskizze zu GA 315, 2. Vortrag, 13. April 1921

Es ergeben sich dadurch ideell ganzzahlige Zahlenverhältnisse zwischen den einzelnen Teilen der großen Vokalübung. Die Beinbewegung steht zur Armbewegung im Verhältnis 1 : 2, was musikalisch einem Oktav-Verhältnis entspricht; die Armbewegung zum ganzen Ablauf im Verhältnis 2 : 3, das entspricht musikalisch einer Quinte. Ganzzahlige Verhältnisse finden sich auch in der Organgestaltung: Die jungen Mediziner macht Rudolf Steiner darauf aufmerksam, dass die Anzahl der Lungenlappen links und rechts in einem Verhältnis von 2 : 3, also einem Quint-Verhältnis, steht.[706] Und das Zahlenverhältnis der beiden Lungenflügel zum in der Mitte liegenden Herzen entspricht eben dem Verhältnis zwischen der Arm- und Beinbewegung in der großen Vokalübung.[707]

Durch das musikalische Element wird die ganze Übung noch in einer intimeren Weise der *Empfindung* aufgeschlossen. Der Therapeut muss hier mit einem feinen Empfinden die Anstrengung, die die Lautgestaltung mit den Armen erfordert, im Verhältnis zur Lautgestaltung mit den Beinen für jeden Patienten individuell abschätzen.

3.1.8.4 Das sprachliche Gestaltungs-Element

Zwei Tage nach der Einführung der heil-eurythmischen Anwendung der Vokalbewegung[708] wird der Übungs-Aufbau um die Dimension der Sprache erweitert: Man solle den Patienten, «bevor man die Übung als solche ausführen lässt in Bezug auf einen Vokal, [...] den betreffenden Vokal [...] langsam lauten»[709] lassen. Der Patient soll den Laut aber nicht singen – «das Singen würde weniger helfen in diesem Fall»[710] –, sondern angeregt werden, dass er ihn «lange hintönt»[711]. Das ist oft nicht einfach zu verwirklichen. Es kann eine Hilfe sein, aus dem systematischen Betrachten der Übung sich zu sagen: Der Laut muss eine sprachliche Qualität behalten im Hintönen, sonst wird die zum Menschen gehörige letzte Stufe nicht erreicht, die durch das *selbstbewusste* Sprechen gegeben ist. Das ist auch ein Hinweis auf die Bewusstseinsverfassung, in der der Vokal «eine Zeitlang [...] laut hin[ge]tönt»[712] werden soll, bevor der Patient die betreffende vokalische Bewegung ausführt. Da spricht das Individuum sich selbst den therapeutischen Laut zu.

«[...] Dann lässt man ihn die betreffende vokalische Bewegung ausführen. Und dann, nachdem er sie ausgeführt hat, versuche man in ihm hervorzurufen die *Vorstellung,* als hörte er den betreffenden Laut, den er ausgeführt hat.»[713] Später heißt es: «Er soll in eine solche *Seelenstimmung* kommen, als wenn er das I nun hörte»[714]; und zuletzt «[...] also tönt man das I, macht nachher die Bewegung, die wir kennengelernt haben, und bildet sich nachher ein *in der Phantasie,* man höre das I klingen [...]»[715]. Die Aufgabe des Nachlauschens bei der großen Vokalübung hat also verschiedene Nuancen oder Intensitätsstufen, die sich der Patient nach und nach erüben und erringen soll. Wenn das gelingt, «[...] dann ist es: Erregung des I, das, was entsteht in der Bewegung des I, Hören desjenigen, was sich bewegt hat, den Laut wieder hören»[716]. Und das «[...] ist etwas, was tatsächlich *viel Leben* hinein bringt in diesen menschlichen Ätherleib, [...] *ein richtiges Leben* hinein bringt in diesen Ätherleib. Und darauf ist es ja bei diesen Dingen, bei diesen Übungen besonders abgesehen, dass Bewegung in den menschlichen Ätherleib hineingebracht werde, dass also tatsächlich die ätherische Tätigkeit des menschlichen Organismus in eine *innerlich geregelte Bewegung* hineingebracht wird.»[717]

Mit der großen Vokalübung in ihrem gesetzmäßigen Aufbau durch Raum, Zeit, Empfindung und Selbstbewusstsein werden alle Wesensglieder des Menschen in spezifischer Art und Weise angesprochen, und so werden auch innerhalb des menschlichen Ätherleibes alle vier den Wesensgliedern entsprechenden ätherischen Qualitäten angeregt. Durch die Aufforderung, die Vorstellung hervorzurufen, «als hörte er den betreffenden Laut, den er ausgeführt hat»[718], die Aufgabe, die Rudolf Steiner zuletzt zusammenfasst als «Hören desjenigen, was sich bewegt hat»[719], wird das Bewusstsein ganz anfänglich in die Richtung gelenkt, in die Rudolf Steiner im letzten Vortrag des Ärztekurses weist, wenn er die Wirkung der «vokalisierenden Eurythmie»[720] als «objektive[] Inspiration»[721] bezeichnen wird.[722]

3.1.9 *Die großen Vokalübungen im Lichte der zehn Aristotelischen Kategorien*

In den Ostervorträgen 1924[723] stellt Rudolf Steiner dar, wie das, was als kosmisches Wissen in den ephesischen Mysterien gelebt hat und gepflegt wurde, durch den Brand der Mysterienstätte in der Nacht, in der Alexander der Große geboren wurde, in den allgemeinen Weltenäther übergegangen ist. Später habe Aristoteles gemeinsam mit Alexander im Umkreis der samothrakischen Mysterien – aus der Erinnerung an das in Ephesus Erfahrene heraus – die kosmischen Zusammenhänge, die in den alten Mysterien gepflegt wurden, in eine neue Form zu fassen vermocht, als eine neue Weltenschrift: die der Aristotelischen Kategorien[724]. «Nur, die Weltenschrift wird nicht begründet mit a b c d e f, sondern die Weltenschrift wird begründet, wie die Buchschrift mit Buchstaben, so diese mit Gedanken. Und es entstanden die Lettern der Weltenschrift.»[725] – «Lernen Sie mit diesen Begriffen, die zuerst Aristoteles dem Alexander vorgeführt hat, [...] dasselbe vollführen, was Sie gelernt haben mit a b c d, dann lernen Sie aus Qualität, Quantität, Relation, Raum, Zeit, Lage, Tun, Leiden [...] lesen im Kosmos.»[726] – «Denn *alle Geheimnisse der physischen und geistigen Welt* sind in diesen einfachen Begriffen als dem Weltenalphabet enthalten.»[727]

Jeder Vokal wird im 2. Vortrag des Heil-Eurythmie-Kurses eingeführt mit *drei* Spezifikationen, die sich gegenseitig beleuchten und gemeinsam auf ein höheres Ganzes hinweisen, das mehr ist als nur der Laut in der menschlichen Sprache, mehr als die eurythmische Bewegung, mehr als ein in den Gestaltungen des Lebendigen erscheinendes Prinzip. Was Rudolf Steiner schlicht bezeichnet als I, U, O, E, A, weist auf geistige Entelechien, hohe hierarchische Wesen, die aus der Kraft des Wortes in der Verwirklichung des Menschenwesens schöpferisch tätig sind[728], für die wir noch gar keinen allgemeinen Begriff haben. Sie lassen sich im alltäglichen, ungeschulten

Bewusstsein nicht erfassen, aber in den drei ganz unterschiedlichen Spezifikationen, die unserem Bewusstsein zugänglich sind und sich gegenseitig ergänzen, sind sie ausreichend wesenhaft charakterisiert.

Erstens lässt Rudolf Steiner die Bewegung vorführen: sie ist in der Heil-Eurythmie das Medikament, also die *Substanz.*[729]

Zweitens verweist Rudolf Steiner auf den Menschen als das *Wesen,* das sich offenbart.

Drittens nennt er die *Erscheinung,* an der sich die Indikation ablesen lässt: z.B. das Nicht-gehen-Können.

Wesen, Substanz und Erscheinung bilden gemeinsam die erste aristotelische Kategorie.[730]

Sie beschreiben gemeinsam die spezifische Wirkmöglichkeit durch die *Qualität*[731] des Vokals.

Seine therapeutische Anwendung erfordert die Wiederholung, die *Quantität*[732].

Diese Wiederholung wird in einem streng geregelten und kategoriell begründeten Aufbau durchgeführt[733]:

Die Vokalgebärde ergreift zuerst in verschiedenen einzelnen Positionen den *Raum.*

Wird sie danach von einer Position zur anderen bewegt, so erscheint sie zusätzlich als Prozess in der *Zeit.*

Die Ausführung abwechselnd mit Armen und Beinen entspricht einem Wechsel der *Lage.*

Das Zeit- oder Kraftverhältnis, die *Relation*[734] zwischen Arm- und Beinbewegung, soll bewusst gestaltet werden.

Man soll die Streckung, die Biegung, den Winkel, also den *Habitus*[735], während der Ausführung immer fühlen, konkret im Bewusstsein behalten.[736]

Der Bewegungsablauf wird umrahmt von *Tun* und *Leiden:* am Beginn der Übung tönt der Patient den Laut und impulsiert damit die aktive Bewegung, die dann «wie eine Wirkung des ausgesprochenen Lautes»[737] erscheint; zum Abschluss soll er das Ganze auf sich wirken lassen im rezeptiven «Hören desjenigen, was sich bewegt hat»[738].

Unter diesen Aspekten entspricht der Aufbau der großen Vokalübung einer vollständigen Durchführung der zehn möglichen kategoriellen Bestimmungen eines Wesens, wie sie Aristoteles[739] zusammengestellt hat. Damit lässt sich deutlich zeigen, in welchem Maße die aphoristisch erscheinenden Angaben zur Ausführung der Laute im Heil-Eurythmie-

Kurs exakt methodisch begründet sind. Was als Gedanken-Spielerei oder als ein unnötiger philosophischer Überbau erscheinen mag, könnte doch auch durch die gedanklich begründbare Anerkennung der Struktur der großen Vokalübung eine neue Sicherheit bei der Ausführung vermitteln und so dem therapeutischen Handeln eine größere Entschiedenheit verleihen, zugleich aber auch eine größere therapeutische Freiheit: Wer das Prinzip durchschaut – im Sinne eines allgemeinen Gestalttypus für alle großen Vokalübungen –, kann innerhalb dieses Prinzips zu immer neuen Variationen finden, ohne jemals den sicheren Boden des ursprünglich Beabsichtigten zu verlassen.

Vielleicht liegt darin etwas von der Fruchtbarkeit, auf die Rudolf Steiner verweist, wenn er das im Heil-Eurythmie-Kurs Veranlagte in seinen ersten Worten «Keime einer Art Heil-Eurythmie»[740] nennt. Die Praxis zeigt, dass die Art und Intensität der Ausführung einer Übung für jeden Patienten individuell gefunden werden muss, bei manchen Patienten sogar jedes Mal anders: der eine braucht nur sehr wenig für eine wirksame innere Umstimmung oder ermüdet rasch im exakten Gestalten des Lautes, ein anderer profitiert ganz besonders von einer kräftigen, ausführlichen Umsetzung des Prinzips der großen Vokalübung in «viel [...] äußere Bewegung»[741]. Wenn man nicht in unverstandenen und daher konventionellen, stereotypen Übungs-Abläufen befangen ist und die Möglichkeit einer großen Variabilität innerhalb der vorgegebenen Gestaltungsidee der großen Vokalübung voll ausschöpfen kann, wird sich die therapeutische Wirksamkeit der heil-eurythmischen Behandlung dadurch vermutlich steigern lassen. Gerade im Durchschauen der allgemeinen Struktur der großen Vokalübung liegt die Möglichkeit einer ganz individuellen Gestaltung und Dosierung für jeden einzelnen Patienten.

Mit der Eurythmie und Heil-Eurythmie ist durch Rudolf Steiner eine konsequente Umsetzung der aristotelischen *λόγος*-Philosophie[742] in die menschliche Bewegung gegeben; das ist eine Dimension der Eurythmie, die nur nicht so bekannt ist wie der Zusammenhang mit der Sprache, den Rudolf Steiner selbst in vielen Eurythmie-Ansprachen[743] thematisiert hat.

4 Zu den Konsonantenübungen

4.1 Das Prinzip der konsonantischen Eurythmie

In den Vokalen sprechen wir mehr «das Innere der Gefühle»[744] aus, und in den eurythmischen Vokalbewegungen offenbart sich das Menschenwesen[745] als individuelle Person, als Mensch, als Seele, in seinem Selbst-Erleben am eigenen Leib und in der Überwindung des Tierischen in seiner Natur. Man kann die Vokal-Indikationen daher für fast jeden Menschen als zutiefst gesund und gesundend ansehen.

In den Konsonanten offenbart sich die den Menschen umgebende Welt: «Konsonanten [...] drücken [sprachlich] mehr dasjenige aus, was das äußerlich Gegenständliche ist»[746], sind «Nachbildung mehr des äußerlichen Formseins der Dinge»[747]; sie «passen sich mit den Bewegungen, die Zunge, Lippen, Gaumen usw. ausführen, mehr plastisch an die äußere Form der Gegenstände an, *die aber natürlich dann geistig empfunden werden* [...]»[748]. «Wir finden bei den Konsonanten, dass sie Nachahmungen desjenigen sind, was äußerlich um uns herum ist. [...] Der Konsonant stammt aus dem Erfassen der Dinge; *wie wir sie umgreifen, auch nur mit den Augen* umgreifen, *das wird in den Konsonanten hinein geformt.* Der Konsonant malt, *zeichnet die äußere Form der Dinge.* Ursprünglich liegt in der Tat im Konsonanten *eine Art imaginativen Nachmalens* dessen, was draußen in der Natur vorhanden ist.»[749]

In der eurythmischen Gestaltung der Konsonanten «ist wirklich durchaus Rücksicht genommen auf alles, was in Betracht kommt, wenn der Mensch versucht, sprachlich in die Außenwelt einzudringen»[750]. Dieses «sprachlich in die Außenwelt eindringen», wenn es einseitig auftritt, wirkt so, dass es den Menschen von sich wegbringen kann, «dass er sich sehr stark entselbstet und in die Außenwelt hinauslebt»[751]. Darin läge eine gefährliche Einseitigkeit, wenn man das Konsonantenprinzip eurythmisch isoliert anwenden würde ohne adäquate heil-eurythmische Metamorphose. In der Sprache sind ja Vokale und Konsonanten immer durchmischt, sie wechseln sich ab, und ebenso meist in der Kunsteurythmie. Das Einseitige des Konsonantenprinzips in der Sprache – dass der Mensch sich an die Außenwelt verlieren könnte – wird durch die «polarische»[752] Umsetzung in die eurythmische Form, mehr noch durch die spezielle Handhabung der

Konsonanten in der Heil-Eurythmie, aufgehoben: «Das Konsonantische, das ist im Allgemeinen so, dass es das Äußere ausdrückt, [...] dass da eine Nachbildung, eine Imitation der äußeren Form vorliegt. Nun, das Konsonantische hat ja [...] dann ganz besondere Arten von Bewegungen, und in diesen Bewegungsformen liegt es schon, dass der Konsonant in einer gewissen Weise wiederum *verinnerlicht* wird, *indem er in eurythmischen Formen gegeben* wird. Er wird verinnerlicht. Es wird dasjenige, was er in der Sprache auf dem Wege nach außen verloren hat, das wird ihm wiedergegeben.»[753] Auch hier bringt Rudolf Steiner das Prinzip der Polarität von Sprache und eurythmischer Bewegung konsequent zur Anwendung.[754]

4.1.1 Die innerliche Anschauung der Konsonantenbewegung

Das Erste, was Rudolf Steiner für die heil-eurythmische Gestaltung der Konsonanten als wesentlich angibt, bezieht sich nicht auf den äußeren Bewegungsablauf, sondern auf eine innere, das konsonantische Eurythmisieren begleitende Bewusstseinsaktivität. «Beim Konsonanten [...] ist es ganz besonders wichtig, dass man nun nicht etwa in derselben Weise wie beim Vokal ein Gefühl, also das Streckgefühl, das Biegegefühl, das Weitegefühl hat»[755] (und wir können ergänzen: es kommt auch nicht auf «viel [...] äußere Bewegung»[756] an), «sondern dass man beim Konsonanten gleichzeitig sich selbst in der Form vorstellt, die man ausführt, wenn man den Konsonanten macht, also wenn man sich gewissermaßen selber zuschaut»[757].

In dem Erzeugen der Bildvorstellung liegt das entscheidende Element der Verinnerlichung. «[...] das Verstehen der Welt in Bildern, das wirkt so, dass der Mensch in sein Inneres hereinkommt. Solange man mit abstrakten Begriffen und Vorstellungen in sein Inneres zur Selbsterkenntnis kommen will, geht es nicht. Sobald man mit Bildern, die einem konkret machen die Seelenerlebnisse, in sein Inneres hinein sich versenkt, da kommt man in dieses Innere. Da erfängt man sich im Inneren. Wie oft musste ich daher sagen: *der Mensch muss meditieren in Bildern, damit er in sein Inneres wirklich hineinkommt.*»[758]

Bei den konsonantischen Eurythmie-Gebärden kommt alles auf das Anschauen an, auch für die Zuschauer in der Kunsteurythmie. Gerade durch die Konsonanten bekommt ja die Sprache in der eurythmischen Umsetzung Bildcharakter, wird «sichtbare Sprache»[759], die den geistigen Gehalt der Sprache anschaulich machen kann, weit über das Buchstabieren der einzelnen Sprachlaute hinaus. «Was der Gedanke nicht mehr selbst enthält, sondern was gewissermaßen über ihm schwingt, wie eine Imagination, wie eine Bildhaftigkeit, das kann [...] zusammenwachsen mit demjenigen, was nun am Menschen als Bewegung seiner Glieder im Raume, auch durch seine Bewegungsmöglichkeit überhaupt zur Offenbarung kommt.»[760] Es «kann ein Zusammenklang stattfinden zwischen Bewegungen des Menschen im Raume, der Glieder, die sich sichtbarlich im Äußeren offenbaren, und *den Gedanken, die den Dingen zu Grunde* liegen. Recht kommt man aber erst darauf, wenn man weiß, wie unsere gesamte Sprache auf dem Umwege durch den Gedanken aus Imaginationen heraus zu ihrem heutigen konventionellen Gebrauch sich entwickelt hat.»[761] Gedanken liegen den Dingen zugrunde; allem Gestalthaften in der Welt liegt Gedankenhaftes zugrunde,[762] und dieses Gedankenhafte muss *produktiv* gedacht werden.

4.1.1.1 Der Zusammenhang von Wachstums- und Denkkräften

Auch der Lebensleib der Menschen mit seinen bis in die Physis wirkenden Gestaltungskräften konstituiert sich vorgeburtlich aus dem Weltenäther, der die «allrichtig waltende Gedankenlebendigkeit»[763] enthält, aus dem die gesamte Leibbildung des Kindes hervorgeht. Das spricht Rudolf Steiner vor den Hörern des 1. Ärztekurses einmal ganz besonders prägnant aus: «In Wirklichkeit denkt das Kind mehr als der erwachsene Mensch. So sonderbar es klingt, aber wahr ist es doch, nur dass die Gedanken des Kindes nicht bewusst werden, sondern *in den Organismus hineingehen* und *in seinem Wachsen, in seinen Formen auftreten.* Besonders in den ersten Lebensjahren ist das sehr stark, dass die Denktätigkeit verwendet wird auf die Bildungskräfte des Leibes.»[764] Das Denken als subjektives seelisches Erlebnis entwickelt sich ja auf der Basis der körperlichen Entwicklung erst in den ersten Lebensjahren, indem namentlich das Nerven-Sinnes-System sich plastisch ausbildet. «Die Gedanken aber, welche das gewöhnliche, das oberflächliche Seelenleben enthält, sind nur die Spiegelbilder der Gedanken im Weltenäther.»[765]

Sehr eindringlich formuliert findet sich der Zusammenhang der Denk- und der Wachstumskräfte auch im ersten Kapitel des Buches «Grundlegendes für eine Erweiterung der Heilkunst»[766] von Ita Wegman und Rudolf Steiner: «Es ist *von der allergrößten Bedeutung* zu wissen, dass die gewöhnlichen Denkkräfte des Menschen die verfeinerten Gestaltungs-

und Wachstumskräfte sind. Im Gestalten und Wachsen des menschlichen Organismus offenbart sich ein Geistiges. Denn dieses Geistige erscheint dann im Lebensverlaufe als die geistige Denkkraft.

Und diese Denkkraft ist nur ein Teil der im Ätherischen webenden menschlichen Gestaltungs- und Wachstumskraft. Der andere Teil bleibt seiner im menschlichen Lebensbeginne innegehabten Aufgabe getreu. Nur weil der Mensch, wenn seine Gestaltung und sein Wachstum vorgerückt, das ist, bis zu einem gewissen Grade abgeschlossen sind, sich noch weiter entwickelt, kann das Ätherisch-Geistige, das im Organismus webt und lebt, im weiteren Leben als Denkkraft auftreten.

So offenbart sich der imaginativen geistigen Anschauung die bildsame (plastische) Kraft als ein Ätherisch-Geistiges von der einen Seite, das *von der anderen Seite* als der *Seelen-Inhalt des Denkens* auftritt.»[767] Dieser Zusammenhang macht erst verständlich, dass Rudolf Steiner sagen kann, darin liege das Wirksame, «[...] wenn Sie ein Kind oder eine erwachsene Person Konsonantisches ausführen lassen, [...] dass sie sich gewissermaßen *mit dem Gedanken* innerlich selbst abphotographiert; denn darin liegt das Wirksame, dass sie sich innerlich selbst abphotographiert, dass sie sich also gerade in der Stellung darinnen richtig *innerlich sieht,* die sie ausführt, und wenn das wirklich so ausgeführt wird, dass die Person *eine innerliche Anschauung* hat von dem, was sie ausführt»[768].

Was für die Wirkung der konsonantischen Heil-Eurythmie das Entscheidende ist, würde bei einer Eurythmie-Aufführung auf der Bühne stören. «Hier sehen Sie am deutlichsten, dass man die Kunsteurythmisten ermahnen muss, nicht beide Dinge durcheinander zu werfen; denn die Kunsteurythmisten, die werden nicht gut tun, sich immer zuzuschauen, da werden sie sich die Unbefangenheit nehmen [...].»[769] Auch der Zuschauer nimmt es wahr und ist peinlich berührt, wenn der Künstler auf der Bühne sich frägt, wie er oder seine Gebärde aussieht, und sich in diesem Moment nicht nur vollkommen der künstlerischen Gestaltung eines objektiven Sprachinhalts hingibt. In der Heil-Eurythmie soll dann «dasjenige, was bei der künstlerischen Eurythmie in der Hingabe lebt an Lautgestaltung, Wortgestaltung, Satzgestaltung, *nach innen reflektiert*»[770] werden.

Für die konsonantische Heil-Eurythmie ist die Verinnerlichung durch die innere Bildanschauung der eigenen Bewegung das Entscheidende: «Wenn Sie ein Kind oder eine erwachsene Person Konsonantisches ausführen lassen, *so ist es wichtig,* dass sie sich gewissermaßen mit dem Gedanken innerlich selbst abphotographiert; *denn darin liegt das Wirksame,* dass sie sich innerlich selbst abphotographiert, dass sie sich also gerade in der Stellung darinnen richtig innerlich sieht, die sie ausführt, und *wenn das wirklich so ausgeführt wird,* dass die Person eine innerliche Anschauung hat von dem, was sie ausführt.»[771] Diese Aufgabenstellung entspricht in erstaunlicher Art und Weise dem, wie Rudolf Steiner in seinem Buch «Die Philosophie der Freiheit»[772] das intuitive Denkerleben charakterisiert: «Es ist eine Wahrnehmung, in der der Wahrnehmende selbst tätig ist, und es ist eine Selbstbetätigung, die zugleich wahrgenommen wird.»[773]

Wird das, was uns für die freie Seelentätigkeit des Denkens zur Verfügung steht, in der konsonantischen Eurythmie durch das Bemühen um «eine innerliche Anschauung von dem, was [man] ausführt»[774], mit dem Leibgeschehen verbunden, dann regt man «auf dem Umwege durch den physischen Leib astralischen Leib und Ich an, [...]»[775]. Und «[w]enn astralischer Leib und Ich auf diese Weise verstärkt sind, dann wird ihre Tätigkeit ähnlich derjenigen, die im Naturzusammenhang beim Kind und beim noch heranwachsenden Menschen wirkt. Man appelliert also an die Wachstumskräfte des Menschen. *Man arbeitet direkt in den Wachstumskräften des Menschen.*»[776] Im Rahmen der therapeutischen Bemühung kann das Ablösen und Umwandeln der Bildekräfte als physiologische Voraussetzung der seelischen Entwicklung – die Leibbildetätigkeit im Zusammenhang mit dem Zahnwechsel zugunsten der freien seelischen Denktätigkeit[777] – noch modifiziert werden, zumindest bis zu einem gewissen Grad. Anders wäre eine Umgestaltung der Kopfform[778] oder der Zahnstellung[779] durch die heil-eurythmische Behandlung nicht denkbar – aber es ist auch unmittelbar einsichtig, dass man in dieser Richtung umso mehr erreichen kann, je früher eine Entwicklungsanomalie erkannt wird und mit einer gezielten konsonantischen Therapie begonnen wird, am besten schon *vor* dem Zahnwechsel![780] [781]

In Rudolf Steiners und Ita Wegmans Buch «Grundlegendes für eine Erweiterung der Heilkunst»[782] heißt es im Zusammenhang mit der Schilderung des Schulungsweges des Arztes durch Intensivierung des Denkens weiter: «So aufsteigen zu der ätherisch-lebendigen Wesenheit des Menschen, wie es hier geschildert wird, ist etwas wesentlich anderes als das unwissenschaftliche Behaupten einer Lebenskraft, das noch bis zur Mitte des 19. Jahrhunderts üblich war, um die lebendigen Körper zu erklären. Hier handelt es sich *um das wirkliche Anschauen* – um das geistige Wahrnehmen – eines Wesenhaften, das im Menschen wie in allem Lebendigen ebenso vorhanden ist wie der physische Leib. Und um dieses Anschauen zu bewirken, wird nicht etwa in unbestimmter Art mit dem gewöhnlichen Denken weitergedacht; es wird auch nicht durch die Einbildungskraft eine andere Welt ersonnen; es wird vielmehr das menschliche Erkennen in ganz exakter Art erweitert, und diese Erweiterung ergibt auch die Erfahrung über eine erweiterte Welt.»[783]

4.1.1.2 Das Erzeugen von objektiv wirksamen Imaginationen

Bei der konsonantischen Heil-Eurythmie wird die Anschauung der ätherischen Gestaltungskräfte nicht auf dem Weg der Intensivierung des Denkens erreicht, sondern an der eurythmischen Bewegungsform selbst entwickelt durch die Bemühung, «eine innerliche Anschauung»[784] zu gewinnen «von dem, was [] [man] ausführt»[785]. «Wenn Sie ein Kind oder eine erwachsene Person Konsonantisches ausführen lassen, so ist es wichtig, dass sie sich gewissermaßen *mit dem Gedanken* innerlich selbst abphotographiert, dass sie sich also gerade in der Stellung darinnen richtig innerlich sieht, die sie ausführt.»[786] Durch die reale Willensentfaltung in der eurythmischen Bewegung, verbunden mit dem Bemühen um eine innerliche Anschauung dessen, wie bewegt wird, entsteht ein wirklichkeitsgesättigtes inneres Bild der Wachstums- und Gestaltungskräfte, die in der Leibgestaltung wirken, eine «objektiv wirksame[] Imagination[]»[787] der leibbildenden Kräfte. Umgekehrt lässt sich auch sagen: Der schöpferische kosmische Gedanke, der zu unseren alltäglichen Vorstellungen erstirbt,[788] wird in seinem leibgestaltend wirksamen Leben angeregt durch die konsonantische Heil-Eurythmie.

Auch die Bedeutung dieser wichtigen Aufgabenstellung erschließt sich am besten der unmittelbaren Anschauung: Man kann als Betrachter erleben, wie z. B. die heil-eurythmische Ausführung der B-Gebärde mit den Beinen in der Beschleunigung ohne gleichzeitige innerliche Anschauung fast animalisch wirkt, aber sofort zum Menschlichen hin aufgehellt wird durch die Bemühung, «sich *mit dem Gedanken* innerlich selbst ab[zu] photographieren»[789]. Der Laut bekommt eine neue Aufrechte, die dem Menschen Würde verleiht. Der Mensch ist eben ein denkendes Wesen! – und alle Leibbildung des Menschen zielt darauf hin: «Der Mensch kann sich in richtiger Art nur über sich aufklären, wenn er sich die Bedeutung des *Denkens* innerhalb seiner Wesenheit klarmacht. Das Gehirn ist das leibliche Werkzeug des Denkens. Wie der Mensch nur mit einem wohlgebildeten Auge Farben sehen kann, so dient ihm das entsprechend gebaute

Gehirn zum Denken. *Der ganze Leib des Menschen ist so gebildet, dass er in dem Geistesorgan, im Gehirn, seine Krönung findet.*»[790]

Wenn der Patient, während er eine heil-eurythmische Konsonantenbewegung ausführt, «sich gewissermaßen mit dem Gedanken innerlich selbst abphotographiert»[791], so durchleuchtet er den Willen mit dem Denken und erkraftet das Denken mit dem Willen. Der so gestaltete und mit Anschauungsbewusstsein begleitete heil-eurythmische Konsonant führt den Menschen nicht mehr von sich weg, sondern zu sich selbst zurück, und kann als «objektiv wirksame[] Imagination[]»[792] der menschlichen Selbstgestaltung bis in die Organbildungen hinein dienen. Was der Patient in der inneren Anschauung seiner Konsonantenbewegung gewinnt, wird zum Medikament, das er sich selbst bereitet.

Dass die Bemühung, sich die eigene Bewegung zur innerlichen Anschauung zu bringen, zunächst etwas Unvollkommenes und Vorläufiges haben muss, versteht sich von selbst – sowohl von der Unvollkommenheit der Bewegungsgestaltung her als auch von der immer weiter zu entwickelnden Intensität der inneren Anschauung. Doch diese noch so unvollkommene an der Bewegung gewonnene Vorstellung «der Form [...], die man ausführt, wenn man den Konsonanten macht»[793], korrigiert und intensiviert sich in der Nacht, wenn der Mensch der geistigen Welt im Schlaf entgegen trägt, was er im Tagesbewusstsein erfahren hat.[794] Dadurch wird die Wesensbegegnung mit den objektiven geistigen Gestaltungskräften der Welt und des Leibes vorbereitet. Selbstverständlich verbindet sich auch das Bild, das der Patient an der Bewegung des geschulten Heil-Eurythmisten gewinnt – und das Bild der Eurythmiefigur, wenn es der Patient kennt –, korrigierend und ergänzend mit der an der eigenen Bewegung gebildeten inneren Anschauung der Konsonantenform.

Das, was die Seele im nächtlichen Verkehr mit der geistigen Welt auf diese Art und Weise erfährt, wird unbewusst in die Tagesgestaltung einfließen und dadurch wiederum auf die Bewegungsgestaltung des Lautes korrigierend wirken. Deshalb ist die Wiederholung so wichtig! Der Mensch schafft sich an der Aufgabenstellung der heil-eurythmischen Konsonantengestaltung ein Organ, das ihn dem Verkehr mit den leibgestaltenden Geistwesen in ganz spezifischer Art und Weise so aufschließt, dass diese über die natürliche Wachstums- und Entwicklungszeit hinaus in die Leibgestaltung eingreifen können und beginnenden pathologischen Deformationen entgegenwirken, im Sinne dessen, was Rudolf Steiner am Ende des 1. Vortrags des Heil-Eurythmie-Kurses in Aussicht stellt: «[...] tatsächlich ist es so, dass wir im Inneren Organe haben, diese Organe haben gewisse Formen. In diesen Formen können Anomalien[795] liegen. Jede Organform steht in einem gewissen Zusammenhang mit einer möglichen Bewegungsform des äußeren Menschen. […] Nehmen wir an, irgendein Organ […] neigt zum Deformieren, zum Annehmen einer anomalen Form. Es gibt eine Bewegungsform, welche dem entgegenwirkt; und so für jedes Organ.»[796]

Indem der Mensch mit dem heil-eurythmischen Konsonantieren die Fähigkeit anvertraut bekommt, autonom leibbildende und -gestaltende Kräfte hervorzurufen, wird auch eine neue Selbstverantwortung in die Zukunft hinein veranlagt: «[…] in der Zukunft werden die Menschen überhaupt in der mannigfaltigsten Weise zu Deformierungen neigen, weil sie nicht mehr in den unwillkürlich wirksamen Kräften die normalisierende Gestalt werden bilden können. Der Mensch wird frei; er wird sogar frei werden nach und nach in Bezug auf die Bildung seiner eigenen Gestalt, aber er muss dann mit der Freiheit etwas anfangen können. Er muss also übergehen zu dem Erzeugen von Imaginationen […], die dem Deformieren immer entgegenwirken.»[797] Auf diesem Hintergrund liest man nicht ohne Erschütterung, was Rudolf Steiner in seinem letzten Lebensjahr prophetisch ankündigt: «Michaels Sendung ist, in der Menschen Äther-Leiber die Kräfte zu bringen, durch die die Gedanken-Schatten wieder *Leben* gewinnen; dann werden sich den belebten Gedanken Seelen und Geister der übersinnlichen Welten neigen; es wird der befreite Mensch mit ihnen leben können, wie ehedem der Mensch mit ihnen lebte, der nur das physische Abbild *ihres* Wirkens war.»[798]

4.2 M–SM–HM

4.2.1 Das Hervorgehen der M-Gebärde aus dem trochäischen und jambischen Rhythmus

Nachdem Rudolf Steiner am Ende des 2. Vortrags des Heil-Eurythmie-Kurses – mit dem Hinweis auf die Wichtigkeit einer innerlichen Anschauung der eigenen Bewegung für die konsonantische Heil-Eurythmie – in das Thema der konsonantischen Heil-Eurythmie eingeführt hat, lässt Rudolf Steiner die Konsonantenfolge M–SM–HM eurythmisch demonstrieren. Wie er die Gestaltung des M anleitet, ist bemerkenswert: «Also, wenn Sie noch so gut sind, vielleicht uns vorzuführen, sagen wir ein M konsonantisch zuerst mit der rechten Hand, jetzt mit der linken Hand, aber das zurücknehmend, jetzt die rechte Hand ganz zurücknehmend, mit der linken Hand ein M machen, jetzt mit beiden Händen – das kann natürlich wiederum vermannigfaltigt werden in vielfacher Weise.»[799] Wenn man sich in diesen Bewegungsablauf hinein versetzt, so erlebt man:

> erst ein Trochäisches[800] in der Vorwärtsbewegung der M-Gebärde,
> dann ein Jambisches[801] im Zurücknehmen der Hände;
> und schließlich entsteht, links beginnend, aus der Durchdringung von beiden das M in der Gegenbewegung.

Wieder sehen wir den Laut,[802] in diesem Fall einen Konsonanten, aus dem Rhythmus hervorgehen. Auch diese Bewegung schafft eine seelische Mitte, aber wie anders als das jambische und trochäische A! Intimer, persönlicher, wärmer, während das jambische und trochäische A eher in eine helle, aufmerksame, objektive Seelenstimmung führt. An diesem kleinen Übe-Ablauf kann man sehr schön erleben, wie nach dem Gesetz der Polarität zwischen Sprache und Bewegung der Konsonant in der Eurythmie tatsächlich verinnerlicht wird. Auch in der Heil-Eurythmie muss der Konsonant im Vergleich mit der Sprache verinnerlicht werden, und er wirkt dann auch verinnerlichend!

4.2.2 *M–SM–HM als menschenkundliche Grundfigur*

Die M-Bewegung wird auf diese Art und Weise demonstriert, dann unmittelbar anschließend «ein graziöses S, rechts, links, jetzt mit beiden Händen»[803]. Das S wird also trochäisch eingeführt. Nun charakterisiert Rudolf Steiner das S so, dass «Sie dabei das Gefühl haben müssen, dass Sie sich selbst mit etwas in Ihnen – es ist nämlich der Ätherleib – [...] bewegen, eine Schlangenlinie haben»[804], die «bei einem besonders scharf ausgesprochenen S sich der Geraden sehr nähern»[805] darf und «sogar als Gerade vorgestellt werden»[806] kann. Rudolf Steiner demonstrierte für Lory Smits das erste S selbst mit einem Stab «und führte ihn in einer unglaublich energischen, ich möchte sagen, strahlenden Bewegung nach oben. ‹Und da haben Sie ein S, *wenn Sie nämlich Ihren Arm und diesen Stab als eines fühlen.*›»[807] Auf der erhaltenen Wandtafelzeichnung zum 2. Vortrag des Heil-Eurythmie-Kurses ist zu erkennen, dass Rudolf Steiner die Kreide unten angesetzt hat und sich der S-Strich nach oben verjüngt. «S bedeutet immer *das gemeinsame Bewegen und Formgeben mit einem Gegenstand.* Das Urbild des S ist der Mensch, der sich an einen Thyrsos[808]-Stab lehnt.»[809]

Auch der Gott der Heilkunst, Asklepius[810], wurde mit einem Schlangen-umwundenen Stab abgebildet. So ist das Symbol des Merkurstabs mit dem Wesen des Lautes S verbunden[811]: «[...] diese Empfindung gegenüber dem S, der S-Schwingung, der S-Windung, [] ist eigentlich außerordentlich kompliziert, und sie wird, wenn man sie elementar empfindet, eigentlich darin bestehen, dass man eine gewaltige Beruhigung desjenigen fühlt, was in Unruhe ist, wobei man die Sicherheit empfindet, *in das verborgene Wesen von irgend etwas beruhigend einzugreifen.*»[812]

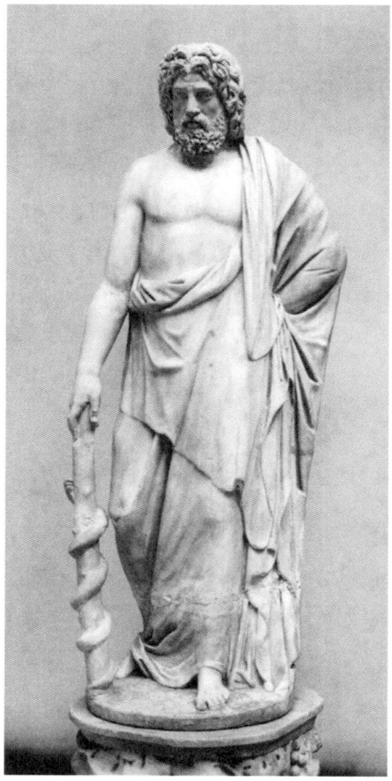

Abb. 20, Äskulap mit dem von der Schlange umwundenen Stab

Wieder appelliert Rudolf Steiner an die anschauende Urteilskraft der Hörer, wenn er sie darauf aufmerksam macht, dass, auch wenn die organische Form der Ausführung von M und S – wenn es als Gerade ausgeführt wird – sich ähnelt, das «nicht genau dasselbe Element, nicht linienhafte dasselbe»[813] sei. Vor allem unterscheiden sich die beiden Laute in der Raumesrichtung: Während das M – ein Lippenlaut[814] – im Vorne-Hinten webt, so lebt das S – als Zahnlaut[815] – entschieden im Oben-Unten. Beides hat, auch in der Anschauung, fühlbar eine ganz unterschiedliche seelische Qualität «[...] und so ist dann das M dasjenige, was sich, angelegt an die S-Richtung, sich entgegen lebt der S-Richtung, und das ist im Grunde genommen, sehen Sie, der große Gegensatz zwischen einem S und einem M. Ein S und ein M, das sind die zwei polarischen Laute.»[816] Das M umspielt die vertikale Richtung des S und lenkt sie ab in die Horizontale.

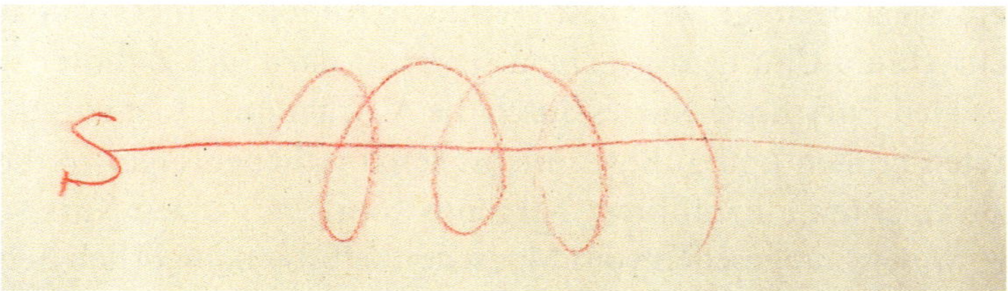

Abb. 21, Ausschnitt aus der Wandtafelskizze zu GA 315, 2. Vortrag, 13. April 1921

Zur Demonstration der I-Bewegung konnte Rudolf Steiner sagen: «Wenn man diese Bewegungen ausführen lässt, dann ist das ein Ausdruck für die menschliche Person. Es drückt sich die ganze individuelle Person dadurch aus.»[817] Alle Vokalbewegungen offenbaren das Menschenwesen. Welches Wesen offenbart sich in den Konsonantengebärden? «Das S, das ist – wenn ich mich jetzt anthroposophisch ausdrücken darf – [...] der eigentlich ahrimanische Laut, und das M ist dasjenige, was das Ahrimanische in seiner Eigenschaft mildert, abmildert, was ihm [...] seine ahrimanische Stärke nimmt.»[818] Wir sehen also eine Bewegung, die den Menschen von sich weg führt, in der sich Fremdwesen offenbart: das S, und eine zweite Bewegung, die den Menschen wieder mehr zu sich selbst zurückführt, das M. Der Mensch wird «beim Konsonantieren [...] gewissermaßen eins mit der Außenwelt, aber in verschiedenen Graden»[819]. Beim S kann das «Einswerden mit der Außenwelt»[820] so weit gehen, dass man seinen eigenen Ätherleib wie von außen erleben kann, wie einen Gegenstand, mit dem man das S ausführt.

Die Demonstration der H-Bewegung hingegen kommentiert Rudolf Steiner: «In diesem H liegt etwas, was unmittelbar luziferisch sich ausnimmt. Es ist also das Luziferische in dem H, das da zum Ausdruck kommt.»[821] Die H-Bewegung ihrerseits kann den Menschen so weit von sich weg bringen, dass er an die Ohnmachtsgrenze kommt, beinahe das Bewusstsein verliert. Und wieder lässt Rudolf Steiner demonstrieren, wie, «wenn man das H macht und es gleich übergehen lässt jetzt in ein M»[822], dadurch «die ganze Anschauung des Luziferischen abgemildert, ihm die Spitze genommen»[823] wird. «Diese Bewegung ist wirklich so, wie wenn man den Luzifer aufhalten würde.»[824] Und all dies, dieses wesenhafte Von-sich-weg- und wieder Zu-sich-Kommen, all das wird sichtbar in der Form der Konsonantengebärde.

Die Bewegungsfolge M-SM-HM wird von Rudolf Steiner nicht als eine Heil-Eurythmie-Übung angegeben; sie dient dazu, die Zuhörer im Verlauf des Heil-Eurythmie-Kurses durch die Anschauung einer eurythmisch gestalteten großen und gültigen menschenkundlichen Figur in die Welt der Konsonanten einzuführen. Nirgends sonst im ganzen Kurs werden geistige Wesen – abgesehen vom Menschen selbst – namentlich benannt!

Wie im 1. Vortrag[825] lässt sich auch hier bei der Einführung in das Konsonantenwesen ein Weg erkennen, der von der Rhythmisierung des einzelnen Lautes (durch den trochäisch-iambischen Aufbau der M-Bewegung) über das Zeichnen (S mit dem Stab) zuletzt zu einem dem Menschenwesen entsprechenden Dreiklang führt; der erscheint jetzt aber nicht gleichzeitig, also quasi akkordisch, wie im IAO, sondern die drei Laute gehen prozessual ineinander über vom S zum M und vom H zum M, konvergieren in der M-Gebärde zum wahrhaft menschlichen Wesensausdruck. Das innere Bild, das so entsteht – von dem Menschen, der nach zwei Seiten sich von seinem wahren Wesen entfernen kann durch das, was die S-Gebärde einerseits und die H-Gebärde andererseits ausdrückt –, entspricht dem Motiv der plastischen Gruppe, die als Mittelfigur im ersten Goetheanum-Bau von Rudolf Steiner und Edith Maryon[826] gedacht war. Die Menschengestalt schreitet da in der Mitte zwischen Ahriman, der unter ihren Füßen in der Tiefe der Erde gefesselt ist, und Luzifer, der in seinem Stürzen schwungvoll über ihrem Haupt schwebt.

Die normale Menschengestalt zeigt gegen oben ein Runden, wie es der O-Gebärde entspricht, und gegen unten ein Strecken, wie es durch die Wiederholung der E-Gebärde zur Vertikalen entsteht[827]; jedes kleine Kind zeichnet die Menschen ganz selbstverständlich zunächst so, als ‹Kopffüßler›.[828] Es ist aufschlussreich, die Eurythmiefiguren von O und E mit den Figuren von H und S zu vergleichen: da gibt es viele Ähnlichkeiten. Das H hat die gleichen Farben wie das O, die drei Glanzfarben[829], nur *aufgehellt*; das S hat eine sehr ähnliche Außenkontur wie das E, aber *verdunkelt:* Es

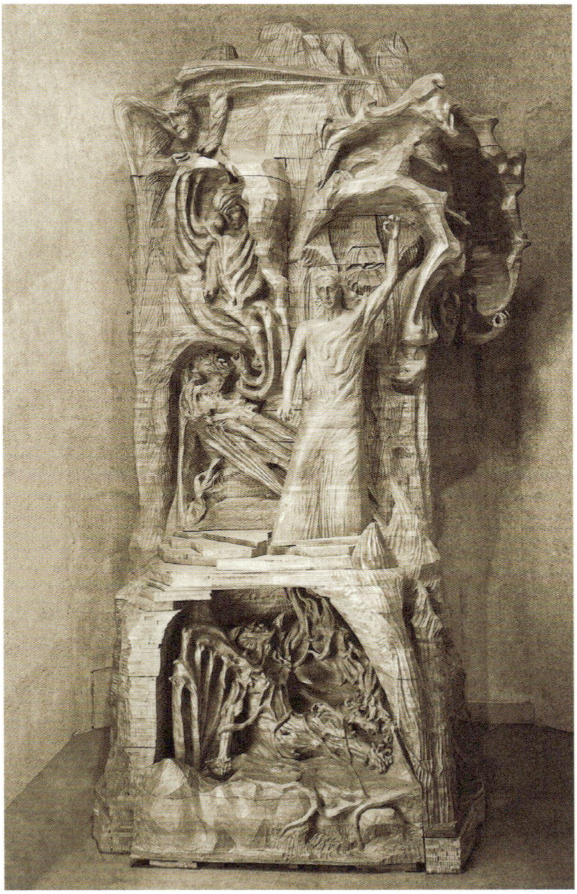

Abb. 22, Plastische Gruppe von Rudolf Steiner

ist nur eine kleine Nuance, die den Übergang bestimmt von der gesunden menschlichen Selbstgestaltung im Vokal zum konsonantischen Sich-beinahe-Verlieren in der Außenwelt; entsprechend sind die Figuren für H und S im Vergleich zu O und E aus der Mitte weggedreht. Wie H und S den Menschen an seine Grenzen führen, das M innerhalb der Konsonantenwelt den Menschen immer zu sich zurückbringen kann, zeigt sich auch an den Eurythmiefiguren in der Verwandtschaft der Armgebärden von S, M und H bis in die Stellung der Hände hinein: Die reine Selbstbezogenheit der H-Gebärde, das nach außen Zielende der S-Gebärde, und wie beide Qualitäten durch die M-Gebärde vermittelt werden.

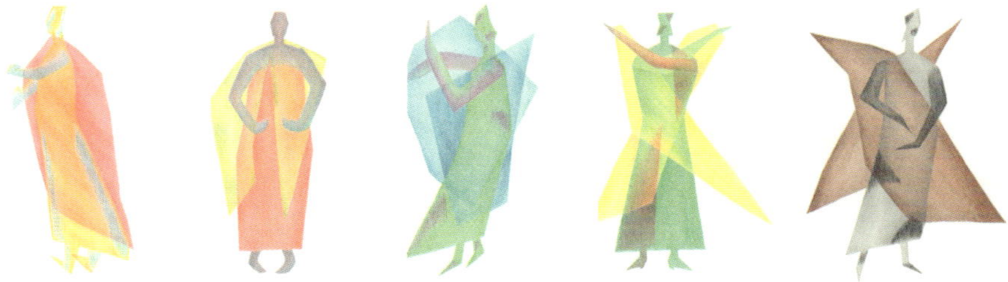

Abb. 23, Die Eurythmiefiguren zu den Konsonanten H – M – S und ihre Verwandtschaft mit den Vokalen O und E

Innerhalb der *sprachlichen* Handhabung der Laute gilt für alle Konsonanten, dass sie den Menschen «sehr stark entselbsten»[830]: «Wer die Sprache beobachten will, der wird ja sehen, wie das Sich-Auseinandersetzen des Menschen mit der Außenwelt darin bestehen muss, dass der Mensch in einem Falle gewissermaßen sehr stark sich hinaus lebt in die Außenwelt, dass er sich sehr stark entselbstet und in die Außenwelt hinaus lebt. Beim Vokalisieren [wiederum, was die Sprache betrifft,] verselbstet er sich.»[831] Das vokalische ‹Sich-Verselbsten› in der Sprache wird in der eurythmischen Gebärde objektiviert und dadurch veräußerlicht, besonders im Ablauf der heil-eurythmischen ‹großen Vokalübung›[832] auch verräumlicht.[833] Das konsonantische ‹Sich-Entselbsten› durch die Sprache aber wird eurythmisch in der Form gefasst und dadurch verinnerlicht, leiblich gebunden, subjektiviert, differenziert. Schon in dieser Umkehr der Lautqualität zwischen Sprache und Eurythmie – dem Wieder-Hinzufügen[834] dessen, was die Laute in der Sprachentwicklung verloren haben, in der eurythmischen Gebärde – liegt etwas Heilsames für die menschliche Kulturentwicklung. Und im Zusammenklang von gesprochenem Laut und eurythmischer Bewegung wird dem Goethe'schen Prinzip von Polarität und Steigerung entsprechend geistig ein höheres Ganzes erreicht.

4.3 *«In verschiedenen Graden Einswerden mit der Außenwelt»*

Die einzelnen Konsonanten unterscheiden sich, wie wir gesehen haben, darin, in welchem Maß sie den Menschen von sich wegführen. S und H stellen in dieser Hinsicht die möglichen Extreme nach zwei polaren Richtungen dar. Das ganze Konsonantenwesen entfaltet sich innerhalb dieses zwischen S und H aufgespannten Raumes. «Und dieses in verschiedenen Graden Einswerden mit der Außenwelt, das drückt sich auch in gewissen Betätigungen innerhalb der Sprache durchaus aus.»[835]

Es folgt im 3. Vortrag des Heil-Eurythmie-Kurses eine systematische Analyse der Sprachphysiologie der Konsonanten als Vorbereitung für die «physiologisch[e] und psychologisch[e]»[836] Vertiefung in der heil-eurythmischen Anwendung am darauffolgenden Tag. Dass Rudolf Steiner am dritten Tag ein scheinbar abstrakt-wissenschaftliches Kapitel in den Duktus des Heil-Eurythmie-Kurses einschaltet, ist in seiner Bedeutung manchmal verkannt worden: Man kann ja, so wie bei den Vokalübungen, auch mit Bewegungsanleitungen und angegebenen Indikationen im 4. Vortrag unmittelbar zum therapeutischen Handeln übergehen, und wird dabei nicht leicht bemerken, dass etwas fehlt. Für die gezielte *instrumentelle* Anwendung der Konsonanten in der Heil-Eurythmie sollen wir für jeden Laut den Zusammenhang mit der menschlichen Physiologie und Pathologie kennenlernen. Genau diesen Zusammenhang erschließt die Sprachphysiologie: Der Laut teilt sich mit als das, was er für den Menschen ist, in dem, wie er beim Sprechen zustande kommt, und wie dieser Prozess seelisch empfunden wird; daraus ergibt sich seine therapeutische Wirkung.

4.3.1 Die drei sprachphysiologischen Einteilungsprinzipien der Konsonanten

4.3.1.1 Die vokalische Tingierung der Konsonanten beim Aussprechen

«Und es muss natürlich bei der Ausbildung des eurythmischen Konsonantierens, gerade bei diesem sinnlich-übersinnlichen Schauen, von dem ich oftmals spreche in den Einleitungen zu eurythmischen Kunstvorstellungen, bei diesem sinnlich-übersinnlichen Schauen [...] scharf berücksichtigt werden, ob der Mensch nun vollständig sich hinausobjektiviert, um gewissermaßen *das Geistige*, das *draußen* in den Dingen ist, in dem Laut zu erfassen, oder ob er mehr, trotz des Sich-Objektivierens, noch *im Inneren* bleibt und nicht eigentlich ganz hinausgeht, sondern im Inneren noch *das Äußere nachbildet.*»[837] Die Demonstration der eurythmischen Konsonantengebärden für H und F kommentiert Rudolf Steiner mit einem überraschenden Hinweis: «Und jetzt behalten Sie gut im Auge dasjenige, was Sie bei diesen verschiedenen Bewegungen [...] da beobachten können. Sie können da beobachten *dasjenige,* was sie aus dem menschlichen Instinkt heraus in dem Aussprechen, in dem *Auszusprechenversuchen des betreffenden Lautes* darinnen haben. [...] Eigentlich sprechen Sie ja dieses H in Wirklichkeit Ha; eigentlich sprechen Sie ja einen Vokal nach. Sie können ja auch einen Konsonanten nicht erklingen lassen, ohne dass er durch einen Vokal tingiert wird.»[838] Das Wort Kon-Sonant[839], und ebenso das deutsche Wort Mit-Laut, drückt genau das aus, dass der Konsonant mit dem Vokal mit-klingt, sich an ihn anlehnen muss in der Sprache. «Der reine Konsonant wird»[840], wenn wir ihn als einzelnen Laut aussprechen wollen, zum Beispiel im Alphabet, «vervokalisiert»[841]. Das kann aber, wie sich am Beispiel von *Ha* und *eF* zeigen lässt, in zweifacher, polar entgegengesetzter Art geschehen. Dem F wird (wir müssten ergänzen: heute) «aus dem menschlichen Sprachinstinkte heraus ein E vorgesetzt [...]: eF».[842]

«Daraus ersehen Sie, dass, indem der Mensch ein Ha spricht, er sich mehr bemüht, *das Geistige* durch die Sprache in dem äußeren Objekt *draußen aufzusuchen*; indem er ein eF spricht, bemüht er sich mehr, *das Geistige im Inneren* nachzufühlen. [...]»[843] «Also Ha, da haben Sie das starke Aufgehen in die Außenwelt, man will nicht in sich bleiben, *man will heraus, um im Äußeren zu leben.* Das eF: Sie sehen *das starke Bestreben,* nicht allzu scharf in die Außenwelt zu gehen, sondern *im Inneren zu verbleiben.*»[844] Die Form der Konsonantengebärde drückt das aus; denn «die Entstehung des Konsonantischen»[845] ist Ausdruck für das *seelisch-geistige Verhältnis* zur Welt und damit «eine ganz verschiedene, je nachdem man versucht, *die vokalische Tingierung von vorne oder von hinten* zu machen.»[846]

Die vokalische Vor- oder Nachtingierung – ob man den Vokal vor dem Konsonanten spricht oder nachher – offenbart sich im Aussprechen der Konsonanten *zeitlich;* sie erscheint in der eurythmischen Gestaltung der Konsonantengebärden *räumlich* als Initiierung der Bewegung von vorne oder von hinten (vom Eurythmisierenden aus gesehen). Das wird ganz deutlich, wenn Rudolf Steiner die eurythmische Umsetzung der Vokal-Tingierung beim *eL* zuletzt als «Tingierung von innen»[847] bezeichnet; dem würde dann eine ‹Tingierung von außen› polar gegenüberstehen. Diese ‹Tingierung von außen› ergibt im Allgemeinen, wie etwa beim *Be, Pe, De, Te, Ge, Ka, Qu* und *Ha* eine einfache eurythmische Bewegung, die durchgängig in einer Richtung verläuft. (Das kann auch ein Gestaltungshinweis für das *Pe* sein: Es kommt auf die primäre einhüllende Bewegung an, das anschließende Lösen sollte keine Betonung haben.) Die «Tingierung von innen»[848] ist bei vielen in der Sprache vokalisch vortingierten Konsonanten eurythmisch mit einer komplexeren Doppelbewegung verbunden, einer Bewegung, die also einen Richtungswechsel durchmacht vom Körper weg und wieder zurück oder umgekehrt, wie beim *eS, eF, eR, eL, eM, eN.* Das hat eine Verwandtschaft mit den rückbezüglichen Verben in der Grammatik: ich berühre *mich,* ich wasche *mich,* ich gestalte *mich* ..., wie es in der grammatikalischen Form des Medium zwischen aktiven und passiven Verben im Altgriechischen noch gegeben war. Der Vokal selbst erscheint nicht in der Bewegung, aber man sieht es «ausgedrückt in der Form»[849], ‹woher›, also in welcher Aufeinanderfolge von Konsonant und Vokal, der Konsonant beim Aussprechen vokalisiert wird. Dann müssen selbstverständlich für eine Sprache, in der die Konsonanten im Alphabet mit anderen Vokal-Tingierungen gesprochen werden, auch die künstlerischen Konsonantengebärden in der Eurythmie anders gestaltet werden. *eF* und *Fi* müssen in der eurythmischen Gestaltung unterscheidbar sein![850]

4.3.1.1.1 Kulturgeschichtliche Grundlagen der Vokal-Tingierung

Wovon wird das bestimmt, wie das Alphabet in einer Sprache erklingt? Es ist zunächst Ausdruck des Sprachgeistes, der sich instinktiv in einem Volkszusammenhang ausspricht, und auch des Zeitgeistes, der eine kulturgeschichtliche Epoche bestimmt. Es ist nicht der einzelne Mensch, der das entscheidet, sondern immer ein großer Menschenzusammenhang in Raum und Zeit. Jede Sprache bildet ihre eigene Version des Alphabets aus, das sich im Laufe der Jahrhunderte wesenhaft weiterentwickelt.

Früher waren die Konsonanten in allen Sprachen vokalisch nachtingiert. Im Hebräischen gibt es für jeden Laut noch ein ganzes Wort, ein Bildwort, wie zum Beispiel *beth,* d.h. Haus, für das B oder *gimmel,* d.h Kamel, für das G, aber auch noch *aleph* für das A. «Alpha ist eigentlich [...] der sein Atmen Empfindende. [...] Und das Beta [...] so etwas wie die Umwandung, die Umhüllung, das Haus. So dass, wenn man in der heutigen Sprache ausdrücken wollte, was einmal empfunden worden ist, als man anfing, Alpha, Beta zu sagen, man es etwa ausdrücken würde durch die Worte: der Mensch in seinem Haus.»[851] « [...] So dass wir also zurückblicken können auf eine Zeit der Menschheitsentwickelung, wo der Mensch gewissermaßen, wenn er zurück ging auf sein Alphabet, aus sich heraus nicht dasjenige aushauchte, was sich an äußere Geschehnisse, an äußere Bedürfnisse anlehnt, sondern was *sein göttlich-geistiges Geheimnis* durch seinen Kehlkopf und seine Sprachorgane zum Ausdrucke brachte.»[852]

Im Griechischen gibt es für jeden Buchstaben noch eine wortähnliche Bezeichnung, z. B. *beta* oder *gamma*, aber der Bildcharakter ist da schon weitestgehend verloren gegangen. Später stehen die Vokale allein, und die Aussprache der Konsonanten verkürzt sich zum *Be* und *Ge*. «Beim Übergang vom Griechischen zum Lateinischen wird ein in der Sprache Lebendes, im eminentesten Sinne Konkretes, in ein Abstraktes verwandelt.»[853] Noch später in der Kulturgeschichte treten Konsonanten auf, die vokalisch vortingiert gesprochen werden, wie etwa das *eF, eL, eM, eN, eR* und *eS* im Deutschen. «Das ursprüngliche Menschen-Wahrwort, das Menschen-Weisheitswort ist verloren gegangen. Die Sprache ist ausgeflossen in die Nüchternheit des Lebens. Und wenn heute der Mensch spricht, ist er sich nicht mehr bewusst, dass der ursprüngliche Ursatz, durch den die Göttlichkeit ihm sein eigenes Wesen offenbarte, vergessen worden ist, und dass in den einzelnen Worten und in den einzelnen Sätzen von heute die Fetzen von diesem Ursatze vorliegen.»[854]

Darin drückt sich eine wichtige kulturgeschichtliche Tatsache aus: Wie es Rudolf Steiner in seinem Buch «Die Rätsel der Philosophie»[855] charakterisiert, war das Welterleben früherer Kulturen ganz anders orientiert als heute. Noch in der antiken griechischen Kultur wurden die Gedanken wesenhaft erlebt, wie von außen an die menschliche Seele herantretend.[856] «Da aber mit dem Denken das ganze Ich-Erleben zusammenhängt, so fühlte der Mensch auch das Ich noch weniger in seiner eigenen Leiblichkeit drinnen, als er es verbunden fühlte mit alledem, was draußen in der Welt lebt, mit dem Blühen der Blumen, mit dem Blitzen und Donnern draußen im Weltenraum, mit den hinstürmenden Wolken, mit den Bäumen, mit dem aufsteigenden Nebel und dem herabfallenden Regen.»[857] So beschreibt Rudolf Steiner zwei Tage später in seinem Abendvortrag das Ich-Erleben der alten Griechen. «Er fühlte sozusagen mit den Kräften des Ich, gleichsam ohne das Gehäuse des Ichs; er fühlte vielmehr: Wenn ich hinauswende den Blick auf die Blumenwelt, da haftet mein Ich, da blüht es mit den Blumen.»[858]

In den ersten nachchristlichen Jahrhunderten beginnen die Menschenseelen im Untergrund der religiösen Weltauffassung das Denken als «Erzeugnis ihres eigenen (inneren) Wesens»[859] zu erleben. Allmählich bildet sich dann das subjektive menschliche Denkerlebnis immer mehr aus bis zur Zeit der Hochscholastik, wo es zur größten Intensität entwickelt wurde in dem Versuch, das in der Welt wirkende Geistige in der eigenen Denkbemühung zu fassen. Doch selbst Thomas von Aquin konnte in der

Intensivierung des logischen Denkens zwar das Vater-Gott-Prinzip beweisen, nicht aber die Inhalte der christlichen Offenbarung: «Und was nicht gelöst werden konnte für die Hochscholastik, das war die Frage: Wie tritt der Christus in das menschliche Denken ein? Wie wird das menschliche Denken durchchristet? Wie führt der Christus das eigene menschliche Denken hinauf in die Sphäre, wo es zusammenwachsen kann mit dem, was nur der geistige Glaubensinhalt ist?»[860] Der Christus lässt sich nicht logisch beweisen, denn sein Erscheinen auf Erden als Mittelpunktgeschehen der Erdenentwicklung ist eine historische Tatsache – ein *Phänomen.*[861]

Das Denken musste erst die Möglichkeit erhalten, in sich aufzunehmen, was den Sinnen erscheint. Das führt unmittelbar nach Thomas von Aquin zur Entwicklung der modernen Naturwissenschaften mit ihrer Instrumentalisierung der Wahrnehmung durch technische Geräte[862] und der Skepsis gegenüber der Erkenntnismöglichkeit des menschlichen Denkens.[863] Erst Goethe findet wieder einen Weg über diese Trennung zwischen dem Innenerlebnis des Denkens und der Naturbeobachtung hinaus.[864]

«Die Entwicklung des Gedankenlebens ist durch vier Epochen fortgeschritten. In der ersten wirkt der Gedanke wie eine Wahrnehmung von außen. Er stellt die erkennende Menschenseele auf sich selbst. In der zweiten hatte er seine Kraft nach dieser Richtung erschöpft. Die Seele erstarkt in dem Selbsterleben ihres Eigenwesens; der Gedanke lebt im Untergrunde und verschmilzt mit der Selbsterkenntnis. Er kann nun nicht mehr wie eine Wahrnehmung von außen angesehen werden. Die Seele lernt ihn fühlen als ihr eigenes Erzeugnis. Sie muss dazu kommen, sich zu fragen: was hat dieses innere Seelenerzeugnis mit einer Außenwelt zu tun? Im Lichte dieser Frage läuft die dritte Epoche ab. Die Philosophen entwickeln ein Erkenntnisleben, das den Gedanken in Bezug auf seine innere Kraft erprobt. Die philosophische Stärke dieser Epoche offenbart sich als ein Einleben in das Gedankenelement, als Kraft, den Gedanken in seinem eigenen Wesen durchzuarbeiten. Im Verlauf dieser Epoche nimmt das philosophische Leben zu in der Fähigkeit, sich des Gedankens zu bedienen. – Im Beginne der vierten Epoche will das erkennende Selbstbewusstsein, von seinem Gedankenbesitze aus, ein philosophisches Weltbild gestalten. *Ihm tritt das Naturbild entgegen, das von diesem Selbstbewusstsein nichts aufnehmen will.* Und die selbstbewusste Seele steht vor diesem Naturbilde mit der Empfindung: wie gelange ich zu einem Weltbilde, in dem die Innenwelt mit ihrer wahren Wesenheit und die Natur zugleich sicher verankert sind? Der Impuls, der aus dieser Frage stammt, beherrscht – den Philosophen mehr oder weniger bewusst – die philosophische Entwickelung seit dem Beginn der vierten Epoche. Und er ist der maßgebende Impuls im philosophischen Leben der Gegenwart.»[865], schreibt Rudolf Steiner «Zur Orientierung über die Leitlinien der Darstellung» in seinem Buch «Die Rätsel der Philosophie»[866].

Gegenüber dem philosophischen Problem der Gegenwart ist das Besondere an Goethes naturwissenschaftlicher Methode, dass er zu dem Denkerlebnis kommt und dieses mit Vehemenz vertritt, dass der Mensch das den Dingen zugrunde liegende schöpferische Geistige in Form von *Urphänomen, Typus* und *Begriff* verlässlich in der Erkenntnis zu fassen vermag. Das entspricht dem moderneren, verinnerlichten geistigen Welt-Erleben im Denken, dem zeitgemäßen und zukünftigen Verhältnis des Menschen zur Welt, das seinen Ausdruck heute schon in der vokalischen Vortingierung mancher Konsonanten im Alphabet findet: dass man «im Inneren noch das Äußere nachbildet»[867], sich «bemüht, das Geistige im Innern nachzufühlen»[868].

Gegen Haller[869], der das Wort gesprochen hat: «Ins Innere der Natur dringt kein erschaffener Geist»[870], wendet sich Goethe mit den schärfsten Worten:

> «*‹Ins Innere der Natur›*
> *– O, du Philister! –*
> *‹Dringt kein erschaffner Geist.›*
> *Mich und Geschwister*
> *Mögt ihr an solches Wort*
> *Nur nicht erinnern;*
> *Wir denken: Ort für Ort*
> *Sind wir im Innern.*
> *‹Glückselig, wem sie nur*
> *Die äuß're Schale weist›,*
> *Das hör ich sechzig Jahre wiederholen,*
> *Und fluche drauf, aber verstohlen;*
> *Sage mir tausend tausendmale:*
> *Alles gibt sie reichlich und gern;*
> *Natur hat weder Kern*
> *Noch Schale,*
> *Alles ist sie mit einem Male;*
> *Dich prüfe du nur allermeist,*
> *Ob du Kern oder Schale seist.*»[871]

Das Geistige, das in früheren Epochen der Menschheitsgeschichte noch ganz durch das «Herausgehen des Menschen»[872] in die Außenwelt erfasst wurde, kann «der heutige Mensch im Ich schon ganz innerlich»[873] erleben. Für die heil-eurythmische Anwendung der Konsonanten hat das orientierende Bedeutung: In der Vokal-Tingierung drückt sich aus, ob sich die Konsonantenwirkung in den menschlichen Stoffwechselprozessen physiologisch mehr nach außen wendet, um die äußeren Nahrungsstoffe aufzunehmen, oder schon mehr das «Anfassen der inneren Kräfte der Stoffe»[874] bewirkt.

4.3.1.1.2 Praktische Anwendung der vokalischen Tingierung

Für die Praxis ergeben sich noch zwei weitere wichtige Gesichtspunkte: Wenn man versucht, mit innerer Wahrhaftigkeit in die eurythmische Gebärde umzusetzen, was man hört[875], dann wird man bemerken, dass man für die eurythmische Gestaltung der heil-eurythmischen Konsonanten auf die Vokal-Tingierung angewiesen ist. Erst das Sprechen der Vokal-Tingierung macht aus einem konsonantischen Geräusch, das im Zuhören einen ganz anderen Bewegungsimpuls[876] hervorruft, einen Laut der menschlichen Sprache. Und während für die künstlerische Eurythmie in allen Sprachen eine sprachspezifische, das heißt, dem Alphabet entsprechende Umsetzung der Laute gesucht und angewendet werden muss – Rudolf Steiner selbst hat dazu zahlreiche Angaben[877] gemacht –, ist für die Gestaltung der *heil-eurythmischen* Konsonanten die Vokal-Tingierung, wie sie in der deutschen Sprache üblich ist, maßgebend, und sollte, um der oben genannten Wahrhaftigkeit beim Umsetzen des Gehörten in die Bewegung treu zu sein, deshalb auch so für die Heil-Eurythmie gesprochen werden. Auch wenn das in fremden Sprachen ungewohnt klingt, wird der Patient, ohne die zugrunde liegenden prinzipiellen Gesichtspunkte kennen zu müssen, sich daran gewöhnen, denn er hat ja instinktiv ein feines Gefühl für die Übereinstimmung von Sprache und eurythmischer Gebärde. Wenn er eine Stimmigkeit erlebt zwischen dem, was er hört, und dem, was er dazu bewegt, wird er das Eurythmisieren auch allgemein als belebend, erquickend empfinden. Wenn ihm eine Bewegung abverlangt wird, die nicht übereinstimmt mit dem, was dazu gesprochen wird, wird er ermüden wie Musiker beim Musizieren auf verstimmten Instrumenten.

Man kann sich Gedanken darüber machen, worin das Berechtigte der Orientierung an der deutschen Sprache für das Aussprechen der Laute in der Heil-Eurythmie liegen könnte. Die deutsche Sprache (und das gilt auch für einige verwandte germanische Sprachen) ist im Vergleich zu allen anderen Sprachen weltweit schon heute eine Sprache, die in ihrem Alphabet sehr viele Konsonanten vokalisch vortingiert. Unter dem Gesichtspunkt der kulturgeschichtlichen Entwicklung, wie sie oben kurz skizziert wurde, stellt diese Form der Vokal-Tingierung die zeitgemäßeste, modernste dar. Wenn wir für die therapeutische Anwendung der Eurythmie weltweit für alle Konsonanten die am meisten fortgeschrittene Form der vokalischen Tingierung benützen, so kann das als Ausdruck dafür gesehen werden, dass wir therapeutisch jeden Menschen unabhängig von seiner Sprachzugehörigkeit auf der Höhe der aktuellen Menschheitsentwicklung als Zeitgenossen ansprechen wollen.

4.3.1.2 Das polarische Verhältnis von Sprachprozess und eurythmischer Bewegung

Das zweite sprachphysiologische Einteilungsprinzip der Konsonanten charakterisiert Rudolf Steiner zunächst so: «Hier handelt es sich darum, dass man sich die *Anschauung* erwirbt. Man kann natürlich nicht bis ins Ende desjenigen, was man mit der Anschauung macht, in den Begriff hinein.»[878] Später im selben Vortrag, nachdem er dieses zweite Prinzip eingeführt hat, nennt er es abschließend «das schon mehr ins Physische übergehende nun *Tingieren mit dem Gefühle*»[879].

Für dieses Einteilungsprinzip lässt er die H-Bewegung im Vergleich zur D-Bewegung demonstrieren. «Sie werden da folgendes zu beachten haben: Indem sie das H anschauen, hat es eine Bewegung, welche sehr abweicht von dem, was zunächst im Sprechen vor sich geht, denn *in Bezug auf die Eigenschaft, die ich jetzt meine, muss das Eurythmische polarisch sich verhalten zu dem, was der eigentliche Sprechvorgang ist.* Der Sprechvorgang [...] ist ein Zurückreflektieren vom Kehlkopf aus. Der eurythmische Vorgang muss das äußerlich ausdrücken.»[880] Damit knüpft Rudolf Steiner explizit an seine Darstellung im 1. Vortrag des Heil-Eurythmie-Kurses an: Was sich als ätherische Bildegebärde am menschlichen Kehlkopf während des Sprechens beobachten lässt, erscheint genau polar zur physischen Sprachbewegung, die sich dann auf die Luftbewegung überträgt.

So viele Möglichkeiten, einen konsonantischen Laut zu sprechen, wie es in allen Sprachen der Welt mit ihren Varianten und Dialekten gibt, so viele Möglichkeiten muss es auch geben, polar zur Sprachbewegung die Konsonantengebärden eurythmisch zu formen. Da liegt ein großer Reichtum, eine große Vielfalt für die eurythmische Gestaltung der Sprache verborgen. Erinnern wir uns an die Einführung des S: «Diese Schlangenlinie, die darf *bei einem besonders scharf ausgesprochenen S* sich der Geraden sehr nähern und kann sogar als Gerade vorgestellt werden.»[881] Die Weise, wie ein Konsonant gesprochen wird, modifiziert die Ausführung in der Eurythmie! Es gilt also, aufmerksam hinzuhören und wieder das, was durch das Gehörte an innerer Bewegung hervorgerufen wird, in die äußere Bewegung einfließen zu lassen oder, wie es Rudolf Steiner drei Tage später im 6. Vortrag formulieren wird, «den physischen Leib in die [beim Zuhören] hervorgerufenen Ätherbewegungen hineingleiten»[882] zu lassen.

«Da muss man *für gewisse Fälle* durchaus *ins ganz Polarische* übergehen.»[883] Es gibt Konsonanten, da ist das besonders charakteristisch, «bei H und D zum Beispiel»[884]. «Das H ist im Wesentlichen ein Blaselaut. [...] Will man das eurythmisch ausdrücken, da haben Sie da, wo man [beim Sprechen] blasen muss, eine ausgesprochen stoßige Wirkung in der Eurythmie.»[885] Rudolf Steiner spricht von einer ‹stoßigen Wirkung›, es ist nicht von einer stoßigen Bewegung oder einem stoßigen Bewegungsansatz die Rede: Der Blaselaut führt stark in die Außenwelt und erzeugt eine *Wirkung*! Das Adjektiv *stoßig* ist ein vorsichtiger Hinweis auf ein Qualitatives, das polar zur Sprachbewegung nicht als physische, sondern als eine ätherische Bewegungsqualität aufzufassen ist, und deren Umsetzung in die Eurythmie auch entsprechend wahrnehmend gesucht werden sollte. Intellektuell abgeleitet oder ausgedacht kann die Qualität der eurythmischen Bewegung nicht werden, aber der sinnlich-übersinnlichen Anschauung kann sie sich erschließen, und auch der inneren Empfindung. Deshalb stellt Rudolf Steiner schon an den Anfang der Besprechung gerade dieses zweiten sprachphysiologischen Prinzips die Mahnung: «*Hier handelt es sich darum, dass man sich die Anschauung erwirbt. Man kann natürlich nicht bis ins Ende desjenigen, was man mit der Anschauung macht, in den Begriff hinein.*»[886]

4.3.1.2.1 Die Tingierung mit dem Gefühl

«Wodurch aber sind die Laute Blaselaute und Stoßlaute?»[887] Für alle Konsonanten gilt, dass sie ein Ausdruck sind für das «In-verschiedenen-Graden-Einswerden mit der Außenwelt»[888]. Wenn man einen Blaselaut ausspricht, dann drückt man ein bestimmtes seelisches Verhältnis zur

Außenwelt aus, einen Wunsch oder ein Gestimmt-Sein, ein «Gefühl»[889], denn «dann drückt man in dem Blasen die Tatsache aus, dass man so recht stark hinaus möchte aus sich»[890]. Dieses ‹Aus-sich-hinaus-Möchten› drückt sich dann auch aus in der «stoßigen Wirkung»[891] z. B. der H-Bewegung. – Wo man in der Sprache einen Stoßlaut wie das D benützt, drückt man damit aus, «dass es einem schwer wird, das Hinausgehen aus sich, dass man darinnen bleiben möchte»[892]. Dieses Gefühl wird in der «eigentümlichen Bewegung, die beim D da war»[893], sichtbar, indem «gerade das Stoßige des Sprechens in den Bewegungen des Lautes abgelähmt»[894] wird.

Daher nennt Rudolf Steiner dieses Einteilungsprinzip nach der physiologischen Sprachbewegung auch «das schon mehr *ins Physische* übergehende [...] *Tingieren mit dem Gefühle*»[895]. Wenn man «recht stark hinaus möchte aus sich»[896], drückt man das *physisch* in der Sprache durch Blasen aus, aber in der *eurythmisch-ätherischen* Bewegung polar dazu durch die «stoßige[] Wirkung»[897]; man möchte *seelisch* ja «so recht stark hinaus»[898]! – Wenn einem andererseits «das Hinausgehen aus sich»[899] schwer wird, «dass man darinnenbleiben möchte»[900], drückt man das sprachlich *physisch* aus durch den Stoßlaut, aber *eurythmisch-ätherisch* dadurch, dass «gerade das Stoßige des Sprechens in den Bewegungen des Lautes abgelähmt»[901] wird; denn *seelisch* wird einem ja «das Hinausgehen aus sich»[902] schwer. Die eurythmische Gebärde macht die seelische Haltung zur Welt sichtbar, die im Sprachprozess ihren Ausdruck findet: einerseits die Wirkung auf die Außenwelt mit dem Blaselaut, andererseits die Zurückhaltung, das Zurückweichen vor der Außenwelt im Stoßlaut.

Den Stoßlaut K wird Rudolf Steiner später im selben Vortrag so charakterisieren, dass dieser Laut, «der in der Aussprache, in der Tonaussprache der ruhigste ist»[903], «aber in die Bewegung übergehen muss, in seine polarische Gegenseite in der äußerlichen Eurythmisierung»[904]. Dennoch wird auch das K die für einen Stoßlaut charakteristische «Tingierung mit dem Gefühl»[905] haben müssen, «dass es einem schwer wird, das Hinausgehen aus sich, dass man drinnen bleiben möchte»[906], und daher «diese eigentümliche Bewegung»[907], die dadurch zustande kommt, dass «das Stoßige des Sprechens in den Bewegungen des Lautes abgelähmt»[908] wird.

Die Aufgabenstellung bei der eurythmischen Umsetzung dieses zweiten Einteilungsprinzips ist also anspruchsvoll und ziemlich komplex: einerseits gilt es, sich getreulich an der polaren Bewegung zur Sprachbewegung zu orientieren – wobei man «bei gewissen Fällen»[909], nämlich z. B. dort, wo sehr eindeutig und einseitig ein Blasen oder Stoßen im

Konsonantensprechen vorliegt, «ins ganz Polarische»[910] übergehen muss in der eurythmischen Bewegung (in allen anderen Fällen ist das nicht so ausgeprägt, aber es ist und bleibt das bewegungsgestaltende Prinzip); andererseits gilt es, die Qualität dieser Bewegung so zu durchfühlen, dass sie Ausdruck wird für ein den Laut charakterisierendes seelisches Verhältnis zur Außenwelt.

R und L sind in der Folge die besten Beispiele für Laute, bei denen das polarische Verhältnis zwischen Sprache und Bewegung nicht so auffallend ist aus dem Grunde, dass diese Laute schon im Sprachprozess selbst – durch einen schnellen Wechsel zwischen Strömenlassen und Anhalten der Luft, das zu einem «Zittern»[911] wird beim R, oder «eine Art Welle»[912] beim L – durch einen schon in sich selbst polaren Lautbildeprozess zustande kommen. Denn man möchte sprachlich in der Nachahmung einer äußeren Dreh- oder Wellenbewegung zunächst «gleich mit seinem ganzen Menschen in die Bewegung hineingehen»[913] so, «dass das Innere gleich ein Äußeres wird»[914]; dann würde man aber ganz mitgerissen in diese äußere Bewegung! Demgegenüber kann sich der Mensch nur aufrechterhalten, wenn er sprachlich zwar auf die Bewegung hinweisen kann, indem er sie kurz imitiert im «Nachlaufen»[915] (mit den Lippen, mit der Zunge, mit dem Gaumen), sie dann aber sehr rasch wieder anhält, «das Nachlaufen zur Ruhe bringt»[916], also mit beidem schnell abwechselt. Durch dieses Mitgehen, dann Zurückhalten der Bewegung in der Sprache kommt das Zitternde des R und das Wellen des L zustande.

Nach dem Prinzip der Polarität erscheint die Sprachbewegung (das Nachlaufen *zur Ruhe bringen*) in der eurythmischen Bewegung umgekehrt: in der R-Gebärde ist das «Nachlaufen»[917], das «In-Schwung-Bringen»[918] betont. «[...] Sie sehen, seine Form kommt zustande, indem man das Zitternde des R in den Hintergrund treten lässt und *mehr das Nachlaufen* in ihm zum Ausdruck bringt.»[919] Ebenso ist es bei der L-Gebärde, nur «ist es ein sanfteres zur Ruhe Kommendes, ein sanfteres Erfassen des Nachlaufens»[920]; zuletzt wird Rudolf Steiner in der Zusammenfassung aller Prinzipien das L eurythmisch als «Gleitlaut»[921] bezeichnen. Das diesen beiden Lauten Gemeinsame ist jedenfalls, dass beide psychologisch und physiologisch «das Innere mit dem Äußeren sorgfältig verbinden»[922]. Das ambivalente Nachlaufen und Zurückhalten der Bewegung zeigt sich in der Eurythmiefigur des R vielleicht auch in dem merkwürdig tief liegenden Winkel im Rücken und sollte auch in der eurythmischen Ausführung des Lautes sichtbar werden.

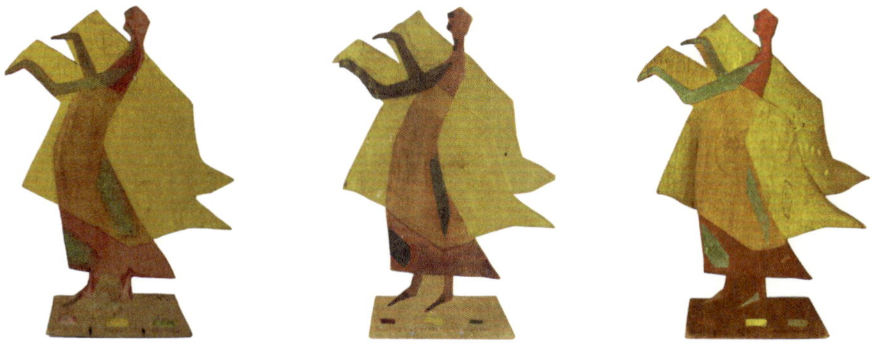

Abb. 24, Drei Original-Eurythmiefiguren zum Laut R

4.3.1.2.2 Physiologische Wirkung der Polarität von Sprachprozess und eurythmischer Gebärde

Die polarische Qualität der Sprachbewegung zeigt sich unmittelbar als plastische Wirkung, wenn die (ätherische) eurythmische Bewegung auf den (physischen) menschlichen Organismus angewendet wird: die Blaselaute mit ihrer stoßigen Wirkung haben in ihrer heil-eurythmischen Indikation einen Bezug zu der Funktion der Hohlorgane (Darm, Harnblase, Magen[923]), die Stoßlaute mehr zur kompakten Substanz und ihrer Gestaltung (Niere und Darminhalt[924]); R und L, die beiden «Laute, welche das Innere mit dem Äußeren sorgfältig verbinden»[925], wirken dadurch am unmittelbarsten auf die rhythmischen Funktionen[926] des Menschen.

4.3.1.3 Der Bezug der Konsonantenbildung zu den Artikulationsorganen

Die dritte, «alleräußerste Einteilung der Laute»[927] ergibt sich aus der instrumentellen Beziehung zu den physischen Sprachorganen, den Lippen, Zähnen und dem Gaumen, bei der Lautbildung. Dieses Einteilungsprinzip ist das Offensichtlichste, aber vielleicht in Bezug auf seine geistige Bedeutung am schwierigsten auszuloten. Rudolf Steiner gibt im Heil-Eurythmie-Kurs keinen Hinweis dazu. Er kommt am Beispiel des R schon mitten in der Erörterung des zweiten sprachphysiologischen Prinzips darauf zu sprechen, dass das R «der umfassendste Laut»[928] sei, weil man die zitternde R-Bewegung mit allen Artikulationsorganen, Lippen, Zunge und Gaumen, formen und so den Laut R auf verschiedene Weise aussprechen kann: der Artikulationsansatz wandert dann von vorne bis hinten durch den ganzen

Mundraum. Die eurythmische R-Bewegung läuft dem entgegen von hinten nach vorne: im Ansatz «mehr nach oben»[929], was dem Gaumen-R entspricht, dann «mehr in der Horizontalen»[930] entsprechend dem Zungen-R, und zuletzt «weiter nach unten»[931] als Ausdruck des Lippen-R.

Der dritte sprachphysiologische Aspekt, der Organbezug der Konsonanten, wird am Beispiel des «umfassendsten»[932] Lautes R aus der Ganzheit heraus eingeführt. Auch das L hat diese umfassende Möglichkeit, dass die Artikulation an den verschiedenen Organen im ganzen Mundraum möglich ist; dadurch unterscheidet sich seine Aussprache in verschiedenen Sprachen und Dialekten. Das kommt eurythmisch am besten zum Ausdruck, wenn man das L nicht nur in der frontalen Ebene macht, sondern durch die gleichzeitige Bewegung zwischen vorne und hinten in eine gewisse plastische Räumlichkeit hineinbringt, wie es ja auch der Bewegung der Zunge im Mundraum entspricht. «So empfindet man das L als etwas Reales, wie wenn man einen Kloß essen würde, der besonders schmackhaft ist und den man, weil er nicht hart ist, sondern weich ist, an der Zunge leicht zerschmelzen lässt in innerem Wohlgefallen.»[933]

Rudolf Steiner lässt das dritte Prinzip an den eurythmischen Bewegungen für B, T und K demonstrieren, um in Goethe'scher Manier am Vergleich «für die Anschauung dasjenige [zu] entwickeln, was da an alleräußersten Einteilungsprinzipien, äußerlichsten Einteilungsprinzipien herauskommt»[934]. Um sich zu verdeutlichen, was Rudolf Steiner meint, kann man auch andere Lippenlaute, Zahnlaute und Gaumenlaute in Gruppen zusammenstellen und sich fragen, ob sich für die Anschauung innerhalb dieser Gruppen ein jeweils Gemeinsames ergibt, und dann, was der sichtbare Unterschied zwischen den Gruppen ist. Das wird sehr sprechend, wenn man verschiedene Dreiheiten von Lippenlaut, Zahnlaut und Gaumenlaut, zum Beispiel auch einmal die Blaselaute F (als Lippenlaut), S (als Zahnlaut) und Ch (als Gaumenlaut) nacheinander ausführen lässt. Da wird recht deutlich sichtbar – und es gibt immer die Ausnahme, die die Regel bestätigt –, dass die Lippenlaute B, F, M, V, W allgemein im vorderen Raum vor der Leibmitte gestaltet werden (P ist die Ausnahme), die Zahnlaute D, T, S, Sch mehr seitlich und frontal im Oben-Unten (hier ist N die Ausnahme) und die Gaumenlaute G, K, H, Ch «mehr nach oben»[935] (hier ist Q die Ausnahme).

Man sieht den Organbezug eines Konsonanten «aus der ganzen Lage, die da als das dritte berücksichtigt werden muss, die sich auch ganz anschaulich in der *sinnlich-übersinnlichen Anschauung* ergibt»[936]. Wenn

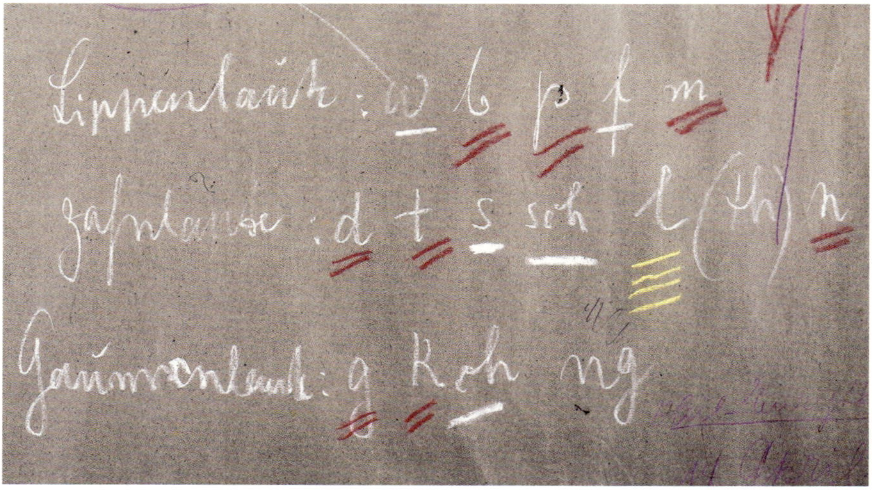

Abb. 25, Ausschnitt aus der Wandtafelzeichnung zu GA 315, 3. Vortrag, 14. April 1921

ein Laut viel Bewegung in der eurythmischen Ausführung zeigt – wie das K, das Rudolf Steiner als Beispiel anführt –, dann wird die Lage weniger deutlich erkennbar sein, weil die rasche Bewegung durch verschiedene Lagen führt und sie dadurch verwischt. «Eine Einteilung greift eben in die andere hinein»[937], und man muss «natürlich sich klar sein darüber, wie stark diese Einteilungsprinzipien wiederum einander alterieren[938]».[939]

4.3.1.3.1 Die Dreigliederung der Artikulationsorgane

Wichtige Hinweise für die menschenkundliche Bedeutung der Ausbildung von Zahn-, Lippen- und Gaumenlauten hat Rudolf Steiner zwei Jahre später in einem pädagogischen Sommerkurs in England[940] gegeben. Er schildert, wie der Zahnwechsel am Ende des ersten Jahrsiebts Voraussetzung ist für die Einschulung, weil durch diesen spezifischen Leibbildeprozess das Denken frei wird; wie sich gegen Ende des zweiten Jahrsiebts die Lippen noch anders ausbilden, um dem neu erwachenden Gefühlsleben Ausdruck zu verleihen; und wie der junge Mensch erst gegen Ende des dritten Jahrsiebts, in dem er auf eigenen Beinen steht und sich auf den eigenen Füßen aufrichtet, selbständige Willensfähigkeit erlangt, als Voraussetzung für die Bildung der Gaumenlaute. «Wird man einmal nicht nur in das Mikroskop oder in das Teleskop hineinschauen, um das

Kleinste und Größte zu sehen, sondern wird man *hinschauen auf dasjenige, was einem äußerlich in der Welt entgegentritt, was man aber heute nicht sieht,* [...] trotz Mikroskop und Teleskop, dann wird man wahrnehmen, wie *in den Zahnlauten das Denkerische des Menschen lebt, in den Lippenlauten das Fühlende des Menschen lebt, wie in den Gaumenlauten, die insbesondere die Zunge impulsieren, das Willensmäßige des Menschen lebt;* und man wird in der Sprache durch Zahnlaut, Lippen- und Gaumenlaute einen Abdruck des ganzen Menschen wiederum sehen, wie in jeder menschlichen Äußerung.»[941] Interessant ist, wie Rudolf Steiner unter diesem Gesichtspunkt die Zunge, deren Bedeutung sonst oft in ihrer Mitwirkung bei der Bildung der Zahnlaute gesehen wird, hier als Muskelorgan mit dem muskulösen «Gaumenorganismus, der die Mundhöhle nach rückwärts abschließt»[942], in Beziehung setzt.

4.3.1.3.2 Die physiologische Wirkung des Organbezugs der Konsonanten

Die zu erwartende therapeutische Wirkung der Laute[943] ist in diesem Sinne charakteristisch: Ein Zahnlaut wie das D und T wirkt mehr «in dem Verarbeiten der Speisen selber»[944], also im umwandelnden Durchdringen und Analysieren der Substanz, ein Gaumenlaut wie das G, K und Q willensimpulsierend, zum Beispiel auf die Motorik der Verdauungsorgane, «auf die Fortbewegung der Speisen im Darm, also wenn der Darm selber stockt»[945]. Ein Lippenlaut wie B oder M stellt dem gegenüber das die beiden polaren Möglichkeiten umfassende, eine Ganzheit bildende, ursprüngliche mittlere Element dar.

4.3.1.4 In den drei Prinzipien spricht sich die Wirksamkeit aus

Was lässt sich für die Heil-Eurythmie durch die Betrachtung der sprachphysiologischen Charakteristika der Konsonanten gewinnen? Das künstlerische Empfinden lehnt sich manchmal gegen diese Art der naturwissenschaftlichen Analyse der Laute innerlich auf, empfindet diese als abstrakt und zerstörerisch gegenüber dem einheitlichen Bild des Lautes, mit dem man künstlerisch umgeht.

Über die Berechtigung und Bedeutung davon, dass sich beide Erlebnisweisen, die künstlerisch-ganzheitliche und die wissenschaftlich-analytische, abwechseln, hat Rudolf Steiner einmal in der Osterzeit 1923 im Hinblick auf den Wechsel der Jahreszeiten im Jahreskreislauf gesprochen: «Der Frühling ist geeignet, alles ineinander zu verweben, alles in eine undifferenzierte, unbestimmte Einheit zu vermischen. Die Herbstesanschauung, wenn man nur richtig auf sie hinschaut, wenn man sie in der richtigen Weise kontrastiert mit der Frühlingsanschauung, sie macht einen aufmerksam darauf, wie Geist auf der einen Seite wirkt, Physisch-Materielles auf der anderen Seite. *Und man darf natürlich dann nicht einseitig bei dem einen oder bei dem anderen stehen bleiben.* [...] Einen Rhythmus sehen Sie, einen Zwischenzustand, ein Physisch-Materielles, ein Geistiges; ein Ineinanderwirken von Physisch-Materiellem und Geistigem: ein Seelisches. Sie lernen sehen im Naturverlaufe die Natur durchsetzt von der Ur-Dreiheit: von Materiellem, von Geistigem, von Seelischem. Das aber ist das Wichtige, dass man nicht stehen bleibt bei der allgemein-menschlichen Träumerei, man müsse alles auf eine Einheit zurückführen.»[946] Denn «[w]enn man [...] seine Anschauungen lediglich darauf beschränkt, auf dasjenige hinzuschauen, in dem sich alles verwebt, zum Beispiel auf das Frühlingshafte allein, auf das man natürlich hinschauen muss, um zu sehen, wie sich alles verwebt, so kann man eben nicht den Dreischlag wiedergeben. Wenn man aber den ganzen Jahreslauf verfolgt, wenn man sieht, wie sich die Drei gliedert, wie das geistige und das physisch-materielle Leben als Zweiheit vorhanden ist und das rhythmische Ineinanderweben von beiden als das Dritte, dann nimmt man wahr dieses *Drei in Eins, Eins in Drei,* und lernt erkennen, wie der Mensch *sich selber hinein stellen kann in dieses Weltenwirken:* drei zu eins, eins zu drei.»[947]

4.3.1.5 Das inspiratorische Erkenntnisprinzip als Voraussetzung des therapeutischen Handelns

Rudolf Steiner stellt im 3. Vortrag eine systematische sprachphysiologische Differenzierung der Konsonanten als Vorbereitung der Einführung der konsonantischen Heil-Eurythmie im 4. Vortrag des Heil-Eurythmie-Kurses voran. Diese Differenzierung, die an der Untersuchung der Gestaltung der Atemluft, des Atemstromes beim artikulierten Sprechen gewonnen wird, ist im wahrsten Sinne des Wortes «in-spirativ»[948], am Atem gewonnen. Die für das imaginative Bewusstsein einheitlich erscheinende Lautgestalt wird dadurch zunächst wie zergliedert, artikuliert[949] (das gleiche Wort ‹artikulieren› steht für die deutliche Aussprache ebenso wie für das Gliedern eines Organismus). So wird durch Gelenke[950] auch die Gesamtgestalt des Menschen in einzelne Teile gegliedert; diese stehen dann zueinander in charakteristischen ganzzahligen Verhältnissen: z.B. *zwölf* Rippen, *fünf*

Finger, *acht* Handwurzelknochen. Diese Zahlenverhältnisse sind Ausdruck einer geistigen Wirklichkeit: «[…] das Wirken der Zahl in der Welt ist ein solches, das auf Wesenhaftigkeit beruht, und diese Wesenhaftigkeit muss man durchschauen. Man denke zurück, wie kurz die hinter uns liegende Zeit ist, wo dasjenige, was Stoffes-Erkenntnis war, zurückgeführt wurde auf die Dreiheit: auf das Salzige, das Merkurialische, das Phosphorartige, wie da eine Dreiheit von Urkräftigem geschaut wurde, wie alles, was sich als einzelnes fand, eben in irgendeine der Urkräfte der Drei hineingefügt werden musste.»[951]

Jeder Konsonant ist gemäß der sprachphysiologischen Einteilung für die Heil-Eurythmie eine Dreiheit, charakterisiert einerseits durch die Beziehung zu einem der *drei* wesentlichen Organorte für die Artikulation (Lippen, Zähne, Gaumen), andererseits durch eine der *vier* möglichen Bewegungsströme im Sprechen (Stoßen, Wellen, Zittern, Blasen). Das ergibt in der Sprache für die konsonantische Lautbildung grundsätzlich *zwölf* Gestaltungsmöglichkeiten (mit zahllosen möglichen Mischformen und Übergängen in verschiedenen Sprachen); kommt dann noch die *zweifache* Möglichkeit der vokalischen Tingierung dazu, so werden daraus 24 prinzipiell unterscheidbare Konsonantenprozesse, die in der eurythmischen Gestaltung ebenso in einer Dreiheit – nämlich in ihrer Form, Bewegung und Lage – unterscheidbar gestaltet erscheinen.

«Will man *auf das innerlich Wirksame,* auf *das sich Gestaltende* sehen, muss man auf die Gestaltung im Sinne der Dreiheit schauen. […] Und so würde überhaupt die menschliche Seelenverfassung sich durchdringen mit der Anlage, *diese Urdreiheit in allem Lebenden und Wirkenden zu beobachten,* dadurch aber auch *allem menschlichen Schaffen, allem menschlichen Gestalten diese Urdreiheit einzuverweben.*»[952]

Mit diesen eindrücklichen Worten, an einem ganz anderen Ort und in einem anderen Zusammenhang gesprochen, ist dennoch vieles gesagt über die Bedeutung, die die dreigliedrige sprachphysiologische Betrachtung der Konsonanten für die Wirklichkeit der therapeutischen Anwendung haben kann. Auch das gliedernde Prinzip der Zahl entspricht einem *inspirativen* Prinzip. Und das Erreichen einer inspirativen Erkenntnisstufe ist notwendige Voraussetzung für das therapeutische Wirken. *«Will man auf das innerlich Wirksame […] sehen, muss man auf die Gestaltung im Sinne der Dreiheit schauen.»*[953] Das ergibt sich, «wenn man sieht, *wie sich die Drei gliedert,* wie das geistige und das physisch-materielle Leben als Zweiheit vorhanden ist und das rhythmische Ineinanderweben von beiden als das

Dritte»[954]. Von den drei sprachphysiologischen Aspekten verweist das erste Einteilungsprinzip anhand der Vokal-Tingierung auf ein differenziertes *geistiges* Verhältnis zur Welt, das zweite der «Tingierung mit dem Gefühle»[955] auf ein unterschiedliches *seelisches* Sich-Verweben mit dem Umkreis, und das dritte Einteilungsprinzip ist der *leibliche* Aspekt des Organbezugs. In der eurythmischen Ausführung erscheint das erste Einteilungsprinzip, der *geistige* Aspekt der Vokal-Tingierung, in der *Form*, der zweite, *seelische* Aspekt der Tingierung mit dem Gefühl in der zur physischen Sprachbewegung *polarischen ätherischen Bewegung* und der dritte, der *leibliche* Aspekt des Organbezugs in der *Lage* der Konsonantengestaltung.

Allein aus dem bildhaften Erleben der Welt heraus lassen sich die Ursachen der Erscheinungen nicht erkennen, daher auch nicht verlässlich wirksam beeinflussen. Ein am Bild orientiertes therapeutisches Handeln wird fast immer eine gewisse Oberflächlichkeit behalten, mehr im Sinne einer Korrektur als einer ursächlichen Behandlung, und seine Wirkung wird daher in der weiteren Entwicklung des lebendigen Organismus nicht nachhaltig sein können. Erst wer das lebendige Erscheinungsbild eines Menschen, einer Organanomalie oder eines Krankheitssymptoms in Bezug auf die konstituierenden Kräfte zu durchschauen vermag, kann in diese Kräfteverhältnisse gezielt eingreifen.

Nur mit der Fähigkeit zur Inspiration kommen wir zur Erlebnissicherheit im therapeutischen Handeln: «Dahin geht der Weg, dort ist ein Ziel!»[956] Darüber spricht Rudolf Steiner im Einführungsvortrag zu seinem Zyklus über das Lukasevangelium (das Evangelium, das ein Arzt verfasst hat): «Wer nur in der Welt des Imaginativen sehen will und darauf verzichtet, zu der Welt der Inspiration und der Intuition vorzudringen, der lebt in einer gewissen Weise in einer Welt der Unsicherheit. Diese Welt des flutenden Imaginativen ist sozusagen uferlos, und man schwimmt darinnen, wenn man sich selbst überlassen bleibt, mit seiner Seele hin und her, ohne dass man eigentlich genau Richtung und Ziel kennt.»[957] Allein auf dem Boden der Imagination ist ein selbständiges zielgerichtetes Handeln gar nicht möglich. «Daher war es in jenen Zeiten und bei den Völkern, bei denen von gewissen Menschen auf die höheren Erkenntnisstufen verzichtet wurde, notwendig, dass sich die hellsichtigen, imaginativen Menschen ganz hingebungsvoll an ihre Führer anschlossen, an diejenigen, welche offen hatten das geistige Anschauungsvermögen für die Inspiration und für die Intuition. Denn erst Inspiration und Intuition geben Sicherheit für die geistige Welt, so dass man genau weiß: Dahin geht der Weg, dort ist ein

Ziel. – Dagegen kann man sich, wenn einem die inspirierte Erkenntnis mangelt, nicht sagen: Da geht der Weg, dahin muss ich gehen, um zu einem Ziele zu kommen. – Kann man sich also das nicht selbst sagen, dann muss man sich der kundigen Führung eines Menschen anvertrauen, der einem das sagen kann. Daher wird an so vielen Orten immer mit Recht betont, dass derjenige, der zunächst aufsteigt zur imaginativen Erkenntnis, innig sich anzuschließen hat an den Guru, an den Führer, der ihm Richtung und Ziel gibt in bezug auf das, was er sich nicht selbst geben kann.»[958]

Steht Rudolf Steiners wiederholte Empfehlung, die Heil-Eurythmie solle nur in engster Zusammenarbeit mit dem Arzt, «nur im Einklang mit der fachmännischen ärztlichen Wissenschaft»[959] ausgeübt werden, «denn man hat es eigentlich zu tun mit der Anwendung einer ungeheuer feinen Kenntnis des menschlichen Organismus»[960], nicht auch in diesem Zusammenhang? Im Buch «Grundlegendes für eine Erweiterung der Heilkunst»[961] heißt es ganz explizit: «Der Heil-Eurythmist, der gut geschult in der Erkenntnis des menschlichen Organismus sein muss, kann nur im Zusammenhange mit dem Arzte handeln.»[962] Das ist so formuliert, dass es auch dann gilt, wenn der Heil-Eurythmist wirklich gut geschult in der Erkenntnis des menschlichen Organismus ist! – und der Arzt vielleicht (noch) gar nicht viel weiß von der Heil-Eurythmie.

Was sich während der Behandlung aus der unmittelbaren Anschauung des Patienten und seiner Bewegungsart[963] ergibt, soll sich mit dem Arzt[964] und seinem wissenschaftlichen, medizinisch-analytischen Verständnis für den menschlichen Organismus, gewonnen an seinem Vertrautsein mit dem Krankheitswesen und seiner Bemühung um das «Erfassen der Heileswirkungen»[965], verbinden. Es kommt dabei auf die reale menschliche und karmische Verbindung an zwischen Patient, Arzt und Therapeut. «In Wirklichkeit heilt der Arzt und nicht die Arztwissenschaft. Aber man meint, die Arztwissenschaft ist etwas, was herumfliegt ohne den Menschen.»[966] Auch im therapeutischen Gespräch liegt ein inspiratorisches Prinzip!

Für den Arzt wiederum stellt sich die Aufgabe, sein Denken, ausgehend von der äußeren Beobachtung, der konkreten Anschauung, zu verwandeln: «Sie müssen von außen etwas anschauen. [...]. Dasjenige, *was uns von außen alles anschauen* lässt, was da wirkt, das ist dasjenige, was uns auf der anderen Seite klare Begriffe gibt von allem, aber in diese klaren Begriffe nicht gleich die Abstraktion hineinzieht, sondern unser Herz mitdenken lässt. Wir dürfen nicht in unseren Begriffen verworren werden, aber wir müssen auch nicht das Herz ausschließen aus unserem abstrakten Denken.

Wir müssen dadurch Mensch sein, *dass wir ein ganzer Mensch sind,* dass das Herz immer mitdenkt. Wir müssen daher danach streben, nicht bloß in die Welt hinein zu denken, abstrakt hinein zu denken, und das tut heute im Grunde genommen alles Denken. Wir müssen uns klar sein, dass wir untertauchen müssen mit unserem Denken, das Herz müssen wir in alles hineintragen. Wir müssen auch dasjenige, was sich um die Gedanken herzlich herumwindet, kennen, *wir müssen den Merkurstab wieder handhaben lernen,* […]»[967]

Die Einführung der Konsonanten im Heil-Eurythmie-Kurs beginnt mit dem Motiv des Thyrsos-Stabes und des Menschen zwischen Ahriman und Luzifer. Alle Konsonantenprozesse als Ausdruck des «in verschiedenen Graden Einswerden mit der Außenwelt»[968] schwingen zwischen den drei Polaritäten von vokalischer Vor- und Nachtingierung, Blaselaut und Stoßlaut, Zahnlaut und Gaumenlaut als Ausdruck der Dreiheit von Geist, Seele und Leib des Menschen. Eine Medizin, die dem Menschen gerecht werden soll, muss das Menschenwesen in dieser umfassenden Art erlebend denken können, und das ärztliche Menschenverständnis kann an der Vielfalt der möglichen Konsonantenprozesse sich beleben und in Bewegung kommen. Während in den Vokalprozessen sich das Menschenwesen selbst umfassend offenbart, schließen die Konsonantenprozesse auf, was den Menschen wesenhaft umgibt.

4.3.1.5.1 Die bewusst gestaltete geistige Beziehung zur dritten Hierarchie erscheint in der Laut-Form

Durch den Verweis auf das Buch «Die Rätsel der Philosophie»[969] erhält das Phänomen, dass Konsonanten beim Aussprechen des Alphabets mit einem Vokal verbunden werden, eine spezifische geistige Dimension. Die Art der vokalischen Tingierung beim Konsonanten-Aussprechen drückt aus, wie die Menschen im Lauf der Kulturgeschichte das Verhältnis zum Geistigen in der Welt erlebt haben – als etwas, was draußen lebt und draußen wahrgenommen wird, vergleichbar den Sinneswahrnehmungen? – oder als etwas, das man versuchen muss, im Inneren der Seele, im eigenen Bewusstsein produktiv zu fassen?[970]

Das wurde zu verschiedenen Zeiten unterschiedlich erlebt, und diese Unterschiede leben heute noch darin, wie das Alphabet in verschiedenen Sprachen ausgesprochen wird. Die Art der Vokal-Tingierung weist auf einen Zusammenhang des Individuums mit einem Volkszusammenhang und auch mit einer bestimmten Epoche der Menschheitsgeschichte hin. Also nicht der Mensch selbst offenbart sich in der Vokal-Tingierung der Konsonanten, sondern es offenbart sich seine Beziehung zu dem führenden Geistwesen eines Volks- oder Sprachzusammenhangs, dem Volksgeist, und zu dem führenden Geistwesen einer Epoche, dem Zeitgeist:

«Ihr Seelengeister! Lasset aus den Tiefen erbitten, was in den Höhen erhöret wird [...]»[971].

Volksgeister (archangeloi) und Zeitgeister (archai) sind Wesenheiten der dritten Hierarchie. Davon spricht der 69. Leitsatz[972]: «Die dritte Hierarchie offenbart sich als ein rein Geistig-Seelisches. Sie webt in dem, was der Mensch auf seelische Art ganz innerlich erlebt. [...]»

4.3.1.5.2 Die Qualität der Lautbewegung wird Ausdruck der träumenden seelischen Beziehung zur zweiten Hierarchie

Die «Tingierung mit dem Gefühl»[973] bringt ein seelisches Element zum Ausdruck: möchte man «darinnenbleiben»[974], weil einem «das Hinausgehen aus sich»[975] schwer wird, oder möchte man «so recht stark hinaus»[976]? Auf diesen zwei widersprüchlichen seelischen Haltungen zur Welt beruht der Unterschied von Stoß- und Blaselaut in der menschlichen Sprache.

Die Differenzierung des Sprachprozesses in Stoßlaut, Wellenlaut, Zitterlaut und Blaselaut offenbart zugleich noch etwas anderes in der Beziehung des Menschen zur äußeren Welt, zunächst die Beziehung zu den vier Elementen. Denn in den vier Elementen Erde, Wasser, Luft und Feuer leben Elementarwesen, die mit dem seelischen Wesen des Menschen zutiefst verwandt sind: die Gnomen mit dem Denken, die Undinen mit dem Fühlen, die Sylphen mit dem Wollen.[977] Wie wir Menschen in unserem differenzierten Seelenleben konstituiert sind, hängt von unserem träumenden Verwobensein mit dieser elementarischen Welt ab, doch dringt dieses Verwobensein nicht in unser Tagesbewusstsein.

In künstlerischer Form gestaltet finden wir dieses Verhältnis der Menschenseele zur Welt im zweiten Bild des vierten Mysteriendramas[978]. Da kündigt Maria dem Geistesschüler Johannes an:

> «*Die Geisteskräfte kommen – rufe sie. –*
> *In Geistesweltengründe lenk' den Blick,*
> *und warte, bis die Kräfte in den Tiefen*
> *empfinden, was in deinem eignen Selbst*
> *mit ihrem Wesen wahlverwandt sich regt.*

Sie zaubern dir vor deine Seheraugen,
was sie und dich zur Einheit werden lässt.
Verbanne eigenen Sinnes störend Sprechen,
so spricht der Geist in dir mit Geisteswesen;
und diesem Geistersprechen höre zu.
Es trägt dich zu den Lichtessphären hin,
und bindet dich an Geisteswesenheit. […]
Doch dich ergründe in der Geister Reich […].
Es wird dich solche Weltenschau erkraften,
dass du im Geistgewoge dir das Sein
im Seelenkerne wesenhaft vereinst.»[979]

Johannes hört und sieht die Geisteskräfte kommen, sprechen und eurythmisch tanzen:

«*Gnomengeisterchor:*

Wir härten, wir kraften
das Stoffesstaubgeflimmer,
wir lockern, wir pulvern
erstarrtes Krustengeschiebe;
wir stäuben flink das Feste
und festen langsam Lockres
mit unseren Leibesgeistern,
gewoben aus Verstandesstoff,
der klug schon vollends war,
als Menschenseelen schlafend
in ihren Urbeginnen träumten.»[980]

«*Sylphengeisterchor:*

Wir weben, wir fasern
das Wasserluftgewobe;
wir trennen, wir sprengen
belebte Sonnensamenkräfte;
wir dichten sorglich Lichtesmächte,
wir nichten weise Früchtekräfte
mit unseren Seelenleibern,
erfließend aus Empfindungsstrahlen,
die ewig lebend glimmern,
dass Menschenwesen lebend
des Erdenwerdens Sinn genießen.»[981]

Und die eigenen Seelenkräfte sagen ihm:

«*Sie träumen das Wahre,*
sie wahren den Wahn;
dass schlafendes Keimen
sich wecke zum Leben;
und wachendes Träumen
enthülle den Seelen
verzaubertes Weben
des eigenen Wesens.»[982]

Diese Wesen, dem menschlichen Seelenleben tief verwandt, gestalten zugleich die äußere Natur, und gerade im Bewusstsein dieser Verwandtschaft wurde früher die Natur von den Menschen erforscht. Aber auch die menschliche Physiologie erschließt sich diesem Bewusstsein des Zusammenhangs von außen und innen: «Alexander lernte durch Aristoteles gut kennen, dass dasjenige, was draußen in der Welt lebt als das irdische, das wässrige, das luftige, das feurige Element, auch im Menschen drinnen lebt, dass der Mensch in dieser Beziehung ein wirklicher Mikrokosmos ist, dass in ihm, in seinen Knochen, das irdische Element lebt, dass in seiner Blutzirkulation und in alledem, was Säfte in ihm sind, das wässrige Element lebt; dass in ihm das luftige Element in der Atmung und Atmungserregung wirkt, in der Sprache wirkt, dass das feurige Element in den Gedanken lebt. *Alexander wusste sich noch in den Elementen der Welt lebend.*»[983] Und diese ursächliche Differenzierung der Elemente zwischen warm und kalt, fest und flüssig, wurde in früheren Kulturen im Zusammenhang mit den vier Himmelsrichtungen erlebt, die durch den Sonnenlauf bestimmt werden.

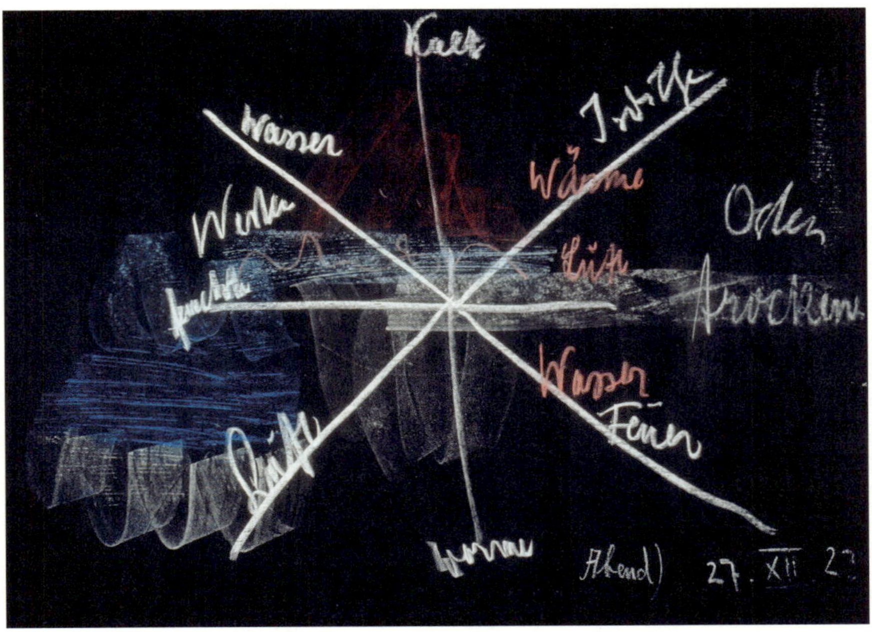

Abb. 26, Wandtafelzeichnung zu GA 233, Vortrag vom 27. Dezember 1923

Mit dem Lauf der Sonne, dem Lichtwerden im Osten, dem Gestaltwerden im Westen, sind höhere hierarchische Wesen, die Geister der Form (exousiai), die Geister der Bewegung (dynameis) und die Geister der Weisheit (kyriotetes) verbunden:

«Ihr Lichtesgeister! Lasset vom Osten befeuern, was im Westen sich gestaltet [...]»[984]

In dem unterschiedlichen Sprachprozess des Blasens, Zitterns, Wellens und Stoßens findet die Beziehung der Menschenseele zu den Wesenheiten der zweiten Hierarchie ihren Ausdruck. Dies wird, polarisch metamorphosiert, zur lebendigen eurythmischen Bewegungsgestaltung des Ätherischen in der Zeit. So heißt es im 70. Leitsatz: «Die zweite Hierarchie offenbart sich als ein Geistig-Seelisches, das im Ätherischen wirkt. Alles Ätherische ist Offenbarung der zweiten Hierarchie. Sie offenbart sich aber nicht unmittelbar im Physischen. Ihre Stärke reicht nur bis zu den ätherischen Vorgängen. [...]»[985]

4.3.1.5.3 Das willenshafte Eintauchen in den eigenen Organismus

Die Beziehung zu den Sprachorganen – ob wir einen Lippen-, einen Zahn- oder einen Gaumenlaut sprechen – ist dem Alltagsbewusstsein, wenn man es darauf hinwendet, zugänglich; in der Wahrnehmung der Artikulationsorgane begegnen wir dem eigenen Leib mit dem Tastsinn von außen und mit dem Eigenbewegungssinn von innen. Dieses Tasten und Bewegen der Zunge und der Lippen ist außerordentlich fein und differenziert.[986] Was sich aber vollkommen dem Bewusstsein entzieht, das ist, was uns wesenhaft entgegenkommt in der Formung unseres eigenen Leibes und damit auch der Sprachorgane. Da ist die Zahnbildung der Ausdruck alles dessen, was der Bildung des Nerven-Sinnes-Systems zugrunde liegt, sind die Lippen Ausdruck der Kräfte, die den mittleren Menschen gestalten, und der weiche, bewegliche muskuläre Gaumen ist Repräsentant der Kräfte, die im Stoffwechsel- und Gliedmaßen-System tätig sind.[987]

Es ist das primäre, «das eigentlich dauernde Denken, Fühlen und Wollen»[988] der Menschenseele, das der Leibbildung vorausgeht. Und in der Leibgestaltung wirken Wesen der höchsten, der ersten Hierarchie.

«Ihr Kräftegeister! Lasset in den Höhen erklingen, was in den Tiefen das Echo findet.»

Dieses äußerlichste Einteilungsprinzip verweist auf die höchste geistige Wesenstätigkeit, die sich für uns im Schlafbewusstsein vollzieht und damit der bewussten Erkenntnis zunächst verborgen ist. Davon heißt es im 71. Leitsatz «Die stärkste, erste Hierarchie offenbart sich als das im Physischen geistig Wirksame. Sie gestaltet die physische Welt zum Kosmos. […].»[989]

4.3.1.6 *Die dreigliedrige konsonantische Typus-Idee*

Der Mensch offenbart sich wesenhaft in den Vokalen. Durch die Konsonanten wird er «in verschiedenen Graden»[990] «eins mit der Außenwelt»[991] – das heißt geistig gesehen, er verbindet sich zunächst mit den Elementarwesen in der Erdenumgebung, aber zugleich mit den hierarchischen Wesenheiten der dritten, zweiten und ersten Hierarchie. Weltwesen spricht sich aus im Konsonantensprechen. Weltwesen wird aufgerufen zur Mitgestaltung am menschlichen Leib im heil-eurythmischen Konsonanten-Eurythmisieren, wenn die in der Bewegung entstehende plastische Raumgestalt gleichzeitig in der inneren Anschauung im Bild bewusst erfasst wird. «Es neigt ein Mensch, der konsonantisch eurythmisiert, dazu, eine Art von Aura um sich hervorzurufen, welche dann wiederum auf ihn zurückwirkt und ihn herausbringt aus dem *wesenlosen* Zusammenfließen mit der Welt.»[992]

Der Konsonant selbst wird als dreigliedriges Wesen erfasst, das sich wie der Mensch in Geist, Seele und Leib konstituiert. Er gewinnt differenziertes seelisch-geistiges Innenleben an der Frage, wie das geistige Ergreifen der Welt erlebt wird in der Vokal-Tingierung, wie das seelische Sich-Verbinden mit der Welt gesucht oder vermieden wird in der Sprachbewegung, und wo und wie er sich organisch-instrumentell im dreigliedrigen menschlichen Organismus leiblich verwirklicht.

In der eurythmischen Ausführung erscheint das erste Einteilungsprinzip, der *geistige* Aspekt der Vokal-Tingierung in der Form, der zweite, *seelische* Aspekt der ‹Tingierung mit dem Gefühl› in der zur physischen Sprachbewegung polarischen ätherischen Bewegung und der dritte, der *leibliche* Aspekt des Organbezugs in der Lage der Konsonantengestaltung. Dadurch ergibt sich ein großer innerer und äußerer Reichtum in der Gestaltung der eurythmischen Konsonantengebärden, zugleich wird eine vielfältige metamorphosische Verwandtschaft zwischen den einzelnen Lauten innerhalb des Typischen eines Einteilungsprinzipes sichtbar – und all das fließt ein in die innere Anschauung, die an der Konsonantenbewegung gewonnen wird! So lebt in der sprachphysiologischen Einteilung der Konsonanten eine dreigliedrige Typus-Idee, eine allen Konsonanten gemeinsame

Anschauung, wie in Goethes ‹Urpflanze› gegenüber allen Erscheinungen der Pflanzenwelt.

Vieles lässt sich für eine prägnante Gestaltung der Konsonanten erüben an diesen sprachphysiologischen Gesichtspunkten. Gleichzeitig fordern sie auch eine differenzierte Wachheit für das eigene in der Bewegung tätige Seelisch-Geistige. Jeder Mensch gestaltet ja das ganze Leben hindurch aus seinem Astralwesen heraus träumend sein Karma, indem er sich einem Element in seiner Umgebung verbindet, ein anderes meidet.[993] Es lässt sich erahnen, dass durch die seelisch differenzierte, bewusste eurythmische Gestaltung der Konsonanten – also der Beziehung zur Außenwelt – nicht nur für die plastische[994] Gestaltung des Organismus, sondern auch in Bezug auf die Karmagestaltung eine neue Freiheit errungen werden kann.

4.4 Die Drei und das Vierte

Für alle Konsonantengruppen innerhalb dieser sprachphysiologischen Einteilung lassen sich typische physiologische Wirkprinzipien beschreiben, wie sie bei der Besprechung der drei Einteilungsprinzipien bereits vorsichtig angedeutet worden sind. Davon lassen sich typische Indikationen ableiten.[995]

Diesen Weg geht Rudolf Steiner aber nicht. Er nimmt im 4. Vortrag nicht mehr explizit Bezug auf die Einteilungsprinzipien, die er im 3. Vortrag eingeführt hat, obwohl diese Prinzipien ohne Zweifel auch für das Verständnis der Indikationen der einzelnen Konsonanten im 4. Vortrag relevant sind. Schon bei der abschließenden Besprechung des L im 3. Vortrag deutet sich ein neues synthetisches Prinzip an, indem der einzelne Laut, vor dem Hintergrund der drei Einteilungsprinzipien, in seiner eurythmischen Ausführung wieder als Individuum, als Ganzheit erscheint: «Diese drei Einteilungsprinzipien […] [kommen] in den Formen, die da sind für das Eurythmisieren, […] zum Ausdrucke. Nur müssen Sie natürlich sich klar sein darüber, wie stark diese Einteilungsprinzipien wiederum einander alterieren. Wenn wir es also zum Beispiel mit dem L zu tun haben, haben wir es mit einem ausgesprochenen *Zahnlaut* zu tun, der also alle Eigenschaften des Zahnlautes haben muss, und dann haben wir es mit einem *Gleitlaut* zu tun, mit einem Wellenlaut, der die Eigenschaften des Wellens haben muss. Er ist aber außerdem sehr stark in das Innere gebunden. Wir haben es also […], wenigstens in unserer Sprache, mit einem *Tingieren von innen* heraus zu tun. [...] Wir haben es also bei den einzelnen Buchstaben durchaus zu tun mit einem *Abbilden* desjenigen, was *innerlich vorgeht.*»[996]

Rudolf Steiner beschreibt also drei allgemeine Prinzipien, aus denen als das vierte der einzelne charakteristische Laut in seiner Ganzheit wesenhaft hervorgeht. Für diese individualisierten Laute wird dann von Rudolf Steiner am nächsten Tag im 4. Vortrag des Heil-Eurythmie-Kurses die jeweils spezifische Indikation für die konsonantische Heil-Eurythmie[997] angegeben.

Die Systematik, mit der Rudolf Steiner die Konsonanten einführt, entspricht der weltgeschichtlichen Gesetzmäßigkeit, dass die Welt- und Menschenentwicklung durch drei planetarische Vorstufen[998] hindurchgegangen ist. Die drei Vorstadien der Erdentwicklung liegen in Wirklichkeit aller Trinität zugrunde[999], zum Beispiel auch dem, was in der christlichen Theologie als ‹Heilige Dreifaltigkeit› aufgefasst wurde. Im vierten Entwicklungsschritt, auf der heutigen Erde, entwickelt sich das individuelle Ich des Menschen in seiner ureigensten Schicksalsentfaltung. So wird im Prolog des Johannesevangeliums in der vierten Stufe nach den Stufen von Wort, Leben und Licht ganz überraschend der individuelle Mensch, der individuelle Name genannt: «Johannes»[1000]. Schon der erste Satz des Prologs des Johannesevangeliums hat die Struktur von 3 + 1: «Im Anfang war das Wort, und das Wort war bei Gott, und ein Gott war das Wort; dieses war im Anfang bei Gott.»[1001]

Wenn wir unser therapeutisches Handeln direkt aus einem wie auch immer gearteten trinitarischen Konzept ableiten wollen, werden wir dem mit dem individuellen Ich begabten Menschen nicht gerecht werden. Aber das erlebende Durchschauen der Wirkungen der drei vorangehenden Entwicklungsstufen kann darauf vorbereiten, das aktuelle Individuelle, das uns vor Augen steht, intuitiv als das zu begreifen, was es ist und was es braucht. In einem der Mantren für die geistige Schulung des Arztes[1002] wird dieser vierte Schritt deutlich ausgesprochen: «[...] dann schauest Du in Deinem Heilerwillen auch des Erdenmenschen Heilbedarf.»[1003]

Diesen Weg geht Rudolf Steiner charakteristischerweise auch im Heilpädagogischen Kurs[1004]. Er beschreibt – nach einer allgemeinen Einleitung – zunächst in drei Schritten polare Konstitutionstypen und deren Behandlung: die Polarität von epileptischer[1005] und hysterischer[1006] Konstitution im Wahrnehmen der Welt, die Polarität von schwefelreicher und schwefelarmer Konstitution[1007] im Erinnern und Vergessen, und die Polarität des schwachsinnigen und des maniakalischen Kindes[1008] in Bezug auf die Beherrschung des Bewegungsorganismus; und dann, nachdem er diese drei polaren Konstitutionstypen dargestellt hat, nimmt er im folgenden 6. Vortrag bei der Besprechung der Auffälligkeiten und Behandlungsmöglichkeiten eines konkreten Kindes[1009] darauf gar nicht direkt Bezug.[1010] Hatte er am Vortag für die heil-eurythmische Behandlung des ‹schwachsinnigen› Kindes die Lautreihe RLSI[1011] angegeben und für die Behandlung des ‹maniakalischen› Kindes MNBPAU[1012], so finden sich in der therapeutischen Reihe RLMN für dieses besondere einzelne Kind völlig überraschend Elemente aus beiden Lautreihen!

Auch die Grundstein-Meditation[1013] folgt diesem Aufbau: Die ersten drei Abschnitte wenden sich an die Menschenseele in ihrer Dreigliedrigkeit in Beziehung zur dreigliedrigen Leibesorganisation einerseits und zur geistigen Welt andererseits, der vierte Abschnitt spricht von der einmaligen historischen Tatsache der Christus-Inkarnation auf Erden und unserer Bedürftigkeit, uns mit ihr zu verbinden, «dass gut werde, was wir aus Herzen gründen, was wir aus Häuptern zielvoll führen wollen»[1014].

4.4.1 Ein viertes sprachphysiologisches Element: die harten und die weichen Laute

Tatsächlich greift Rudolf Steiner bei der Besprechung der therapeutischen Konsonantenwirkung von D und T[1015] im 4. Vortrag des Heil-Eurythmie-Kurses ganz selbstverständlich noch ein viertes sprachphysiologisches Kriterium auf: «Da haben wir also D und T. Es ist wirklich so, dass man bei diesen Dingen, wenn man den sogenannten weichen Laut ausführt, abhelfen kann gelinderen Dingen nach dieser Richtung; wenn man den sogenannten harten Laut ausführt, den schärferen Dingen nach dieser Richtung.»[1016] Weiter erläutert er die Unterscheidungs-Möglichkeit nicht, die darin besteht, dass einige Konsonanten sowohl weich wie hart[1017] ausgesprochen werden können (in der deutschen Sprache betrifft das nur die Stoßlaute). Für die künstlerisch-eurythmische Ausführung der vielfältigen weichen und harten Konsonanten in den slawischen Sprachen hat Rudolf Steiner angegeben, dass die weichen Konsonanten links, die harten Konsonanten rechts gestaltet werden sollen[1018].

Das weist wieder auf jenen menschenkundlichen Bezug, der im ersten Kapitel im Zusammenhang mit der jambischen und trochäischen Übung entwickelt worden ist: Im mittleren Menschen offenbart sich rechts mehr das Organisationsprinzip des oberen Menschen, während sich links mit der Zirkulation und ihrer Kulmination im Herzen[1019] das Stoffwechsel-

Gliedmaßen-Prinzip in den mittleren Menschen hereinschiebt. Tatsächlich zeigen auch die Eurythmie-Gebärden und die Eurythmiefiguren für die harten Laute P und T einen deutlichen Einbezug des Kopfes im Vergleich zu den weichen Lauten B und D. Bei dem harten Gaumenlaut K, der ja mit dem muskulären Teil des Gaumens gesprochen wird, ist dieses physische Element der Kopforganisation weniger deutlich, weil bei diesem Laut K «die Hauptsache in der Bewegung»[1020] liegt.

Der Kopf ist der physischste Teil der menschlichen Organisation, denn «indem sich während des Erdendaseins das Mineralreich ausgebildet hat, nimmt das Haupt des Menschen als die älteste Bildung am stärksten an dieser Mineralisierung des Menschen teil, [...] und dann ist dasjenige, was für das Haupt physischer Leib ist, ein physischer Prozess, ein wirklich physischer Prozess»[1021]. Dieser physische Prozess wird von Rudolf Steiner in seiner menschenkundlichen Skizze zum 1. Vortrag des 2. Ärztekurses angedeutet, indem er «gewissermaßen schematisch in der Zeichnung hinweis[t] auf denjenigen Teil des Hauptes, der das knöcherige Hinterhaupt ist, [...]. Aber es erstreckt sich dasjenige, was hier an physischen Kräften konzentriert ist, wiederum über das ganze Haupt.»[1022]

Alles andere an der individuellen Kopfgestaltung ist ja Ausdruck oder Abdruck dessen, was die höheren Wesensglieder des Menschen «aus dem vorgeburtlichen, oder sagen wir, vor der Konzeption liegenden geistig-seelischen Leben»[1023] mitbringen, «was eben vor der Konzeption in der geistigen Welt gelebt hat»[1024] und «im Astralischen und Ich»[1025] nachwirkt. «Das wirkt so nach, dass es am menschlichen Haupte formt. Das Ich schafft sich seinen Abdruck am menschlichen Haupte, der astralische Leib schafft sich seinen physischen Abdruck, der ätherische Leib schafft sich den physischen Abdruck; nur der physische Leib, *der ja eben erst hier auf der physischen Erde erhalten wird,* ist sozusagen ein Primär-Wirksames, der ist nicht Abdruck, sondern der ist ein Primär-Wirksames.»[1026]

Drei planetarische Vorstufen gehen der Erden-Inkarnation voraus und bereiten sie vor, auf der Erde kommt ein viertes Prinzip, das Ich des Menschen, dazu. Am lebendigen menschlichen Organismus wirken die höheren Wesensglieder fast immer mit dem physischen Leib zusammen; und so ergibt es sich, «[...] dass ein eigentlich physischer Prozess nur in einem Teil des menschlichen Hauptes vor sich geht»[1027].

Dieser physische Prozess führt, wenn er überhandnimmt, «hypertrophiert»[1028], zum Tod. «Dieser physische Prozess ist dasjenige, was das Sterben immer im menschlichen Organismus hat, was im Sterben zuletzt auch liegt.»[1029] «Also dasjenige, was da vom Menschenhaupte eingeleitet wird und von da aus durch den ganzen Organismus strahlt, das ist der rein physische Prozess, der im Moment, wo der Tod eintritt, sich in den ganzen Organismus ergießt. Dieser Moment, der ist im menschlichen Haupte, wenigstens von ihm zentralisierend ausgehend, immer vorhanden. Er wird nur paralysiert durch den Vitalisierungsprozess vom anderen Organismus aus.»[1030] Aber zu gleicher Zeit ist «dieser physische Prozess, der im menschlichen Haupte vor sich geht, [...] *eine notwendige Begleiterscheinung des menschlichen Ich-Erlebnisses.*»[1031]

Der harte Konsonant steht mehr im Zusammenhang mit der menschlichen Kopfbildung, und diese wiederum mit seinem Irdisch-Sein, dem physischen Leib. Deshalb darf man von diesen Konsonanten, wenn man sie heil-eurythmisch anwendet, eine «schärfere»[1032] Wirkung erwarten, die tiefer in die Leiblichkeit eindringt; gleichzeitig haben diese harten Laute – deren belebende Wirkung sich an dem abstützt, was Ausdruck davon ist, dass der Mensch als Erdenmensch sterben kann, durch den Tod gehen wird – auch eine ganz besondere Majestät und Würde.

4.5 Die heil-eurythmische Metamorphose der Konsonantenbewegung

Alles, was sich an der dreigliedrigen sprachphysiologischen Systematik für das Konsonanten-Verständnis und auch für die eurythmische Gestaltung der Konsonanten gewinnen lässt, wird für die heil-eurythmische Anwendung beim individuellen Patienten noch einmal in eine große, eine «verstärkte»[1033] Metamorphose geführt. «Und da handelt es sich natürlich zunächst darum, dass wir die Einzelheiten einfach uns heute einmal ansehen, denn man bekommt im Grunde *eine Anschauung von dem, um was es sich handelt,* nur, wenn man auf die Einzelheiten eingehen kann.»[1034] Diese Einzelheiten betreffen zunächst die Bewegungsrichtung, die Beinstellung, den Rhythmus und die Geschwindigkeit der heil-eurythmischen Konsonantenbewegung; diese Elemente sollen nun gesondert betrachtet werden. Über die Angaben für die reine Bewegungsgestaltung hinaus stellt sich bei jedem Laut eine spezifische Anforderung an die seelische Beteiligung bei der Ausführung und auch an die ärztliche Erkenntnis; alle diese lautspezifischen Einzelheiten werden in der Folge gesondert betrachtet.

4.5.1 *Die Richtung*

Für die heil-eurythmische Anwendung der Vokale gilt, dass sie «mehr oder weniger unmittelbar auf den rhythmischen Organismus»[1035] wirken. Über die heil-eurythmischen Konsonantenbewegungen sagt Rudolf Steiner, dass durch sie «allerdings auch auf den rhythmischen Organismus gewirkt wird, *jedoch auf dem Umweg durch den Gliedmaßen-Stoffwechselorganismus*»[1036]. Das Wirken über den Gliedmaßen-Stoffwechsel-Organismus findet seinen Ausdruck darin, dass in die heil-eurythmische Gestaltung der Konsonanten die Beine immer einbezogen werden. «Vielleicht sind Sie noch einmal so gut und machen Sie uns ein B vor, [...] und jetzt dieses B so, dass Sie es *im Gehen* machen.»[1037]

Im Gehen – entsprechend der Indikation für die I-Übung[1038] – offenbart sich der Mensch als individuelle Person, schafft sich das Ich einen gültigen Abdruck in den Kräfteverhältnissen, in den Gleichgewichtsverhältnissen des Stoffwechsel-Gliedmaßen-Systems. Dieses in der Bewegung willenshaft tätige Ich wird also für die Gestaltung der heil-eurythmischen Konsonanten aufgerufen, und indem es sich gehend verwirklicht, schafft es eine gerichtete Bewegung, zunächst eine Vorwärtsbewegung. Diese Vorwärtsbewegung wird für die einzelnen Laute variiert als «vorwärts[] hüpfen»[1039] (beim D[1040], beim G[1041], beim S[1042], beim L[1043], beim H[1044]), «Vorwärtsschreiten» (beim T[1045], beim R[1046]), «vorwärts[]rücken»[1047] (beim K und Q), «vorwärts[]kommen» beim F[1048].

In der Besprechung der Lautreihe des 4. Vortrags wird dann beim L zum ersten Mal angegeben, «dass man diese Bewegung auch verwenden kann, indem man den Patienten *rückwärts* sich bewegen lässt in derselben Weise. Das wird er nur sehr viel schwerer lernen, aber auf die Darmbewegung, auf die Peristaltik wirkt das in ganz bedeutsamer Weise regulierend ein [...] vom Gliedmaßen-Stoffwechsel-Organismus aus bis in [...] die Zirkulation und auch die Atmungsbewegung.»[1049] Später heißt es auch beim M: «Man kann ja auch *den Kiebitzschritt wieder zurück* machen lassen und dann mit dem anderen Bein wieder ihn vorwärts machen lassen. Diese Technik, den Kiebitzschritt zurück machen zu lassen, das ist etwas, was angeeignet werden sollte.»[1050] Für das N ist keine Richtung explizit angegeben, aber es liegt in der Natur der N-Gebärde, dass sie sich fast leichter rückwärts als vorwärts springen lässt. Auch für das Sch ist keine Richtung angegeben; in einem kleinen Therapieraum kann man gut einen Rhythmus von drei oder sechs Sprüngen einmal vorwärts und, damit abwechselnd, einmal rückwärts springen lassen.

Die Lautreihe im 4. Vortrag beginnt also mit einer eindeutigen Vorwärtsbewegung – beim B sogar mit einer vorwärtsdrängenden, nämlich beschleunigenden Vorwärtsbewegung: «immer schneller und schneller»[1051]; sie wird verhaltener schon beim S und F und verwandelt sich gegen Ende der Reihe ganz organisch in eine Rückwärtsbewegung: In der Vorwärtsbewegung taucht der Mensch in seinen Willensorganismus ein, aus dem ihm die Zukunft entgegenkommt, in der Rückwärtsbewegung hebt sich der Mensch aus dem gegenwärtigen Raum heraus, um im hinteren Raum seiner Herkunft, seiner Vergangenheit zu begegnen.[1052]

4.5.2 *Die Form der Beinbewegung*

Nun soll das B im Gehen gemacht werden, und man soll «versuchen so zu gehen, dass ein Bein etwas [die] Armbewegung nachahmt beim Gehen»[1053]. Das lässt sich mit der B-Bewegung recht gut machen, wenn man sie abwechselnd mit dem linken und dem rechten Bein ausführt. Beim P gibt das schon «eine komplizierte Beinbewegung, die sehr ähnlich ist den Bewegungen bei der Ton-Eurythmie»[1054]. Beim D, wenn man versucht, «dieselbe Bewegung zu machen mit den Beinen»[1055], geht das Gehen bereits ins Hüpfen über, und wenn man es «immer stärker und stärker»[1056] machen lässt, ins Springen. Und auch die T-Bewegung wird so bei dem «Versuch, im Vorwärtsschreiten auswärts zu hüpfen und X-Beine zu machen»[1057], zum «Vorwärtshüpfen»[1058].

Die heil-eurythmische Metamorphose der Konsonantenbewegung geht also von der Nachahmung der Armbewegung mit den Beinen aus; aber diese Nachahmung gewinnt schnell einen eigenen Charakter durch die physiologischen Möglichkeiten resp. Einschränkungen für die Lautgestaltung mit den Beinen. Bei der B-Bewegung ähneln sich Arm- und Beinbewegung noch am meisten; bei den folgenden Lauten polarisiert sich die Bewegungsqualität zwischen Armen und Beinen stärker. Rudolf Steiner spricht dann auch nicht mehr davon, dass die Beine die Armbewegung nachahmen sollen, sondern gibt einfach die Formen an, in denen die Sprünge gemacht werden sollen: «X-Bein» für T[1059] und G[1060], «X-Lage»[1061] für das L, «O-Form»[1062] für das S.

Man kann zwar versuchen, die eurythmische Armgebärde mit den Beinen nachzuahmen, aber sie wird dadurch etwas anderes. Das ist für die unmittelbare Anschauung offensichtlich: Lässt man eine Gruppe von Menschen erst mit den Armen, dann nach den Angaben zur Ausführung der Laute im 4. Heil-Eurythmie-Vortrag mit den Beinen lautieren – durch die Beine sprechen! –, dann entsteht ein vollkommen anderer Eindruck im Raum. Der Mensch kann mit seinen beiden Armen, die ja auch als eine Metamorphose der Rippen[1063] aufgefasst werden können und dadurch zum mittleren Menschen gehören, in ganz anderer Art und Weise vielfältig und differenziert gebärdenhaft deuten und ein Bild gestalten als mit den Beinen. Hat die Armgebärde *mehr ätherischen Bildcharakter,* wie sie auch in der künstlerischen Gestaltung der Sprache wirksam eingesetzt wird[1064], so hat die Beingebärde demgegenüber zwar etwas Eingeschränktes, Rudimentäres, zugleich etwas stärker Seelisches – was manchmal Anlass zu Befremden oder auch Heiterkeit sein kann durch seinen karikaturartigen Charakter –, und gerade durch die Reduktion *etwas stark Willenshaftes,* Kraftendes. Wenn man «berücksichtigt das Verhältnis, das besteht zwischen der Bewegungsmöglichkeit, der inneren organisch bedingten Bewegungsmöglichkeit für den mittleren Menschen und den unteren Menschen»[1065], dann ergibt sich – darauf weist Rudolf Steiner bei der Entwicklung der großen Vokalübung

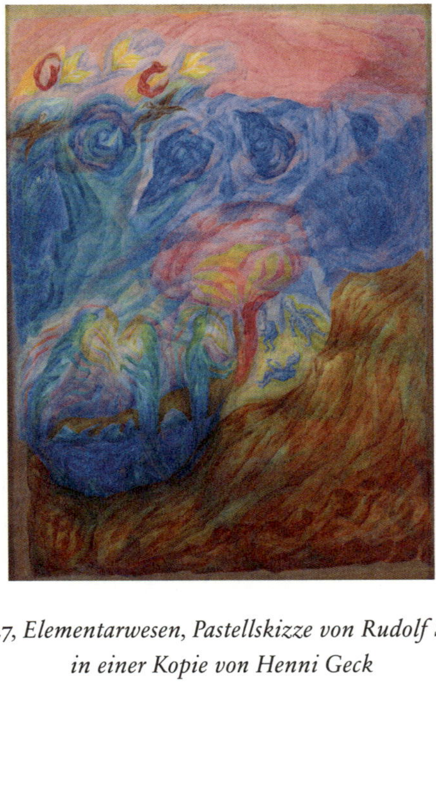

Abb. 27, Elementarwesen, Pastellskizze von Rudolf Steiner in einer Kopie von Henni Geck

hin –, «dass, was Sie [...] machen lassen für die Füße und Beine, dass das nur ein Drittel der Zeit nimmt, also ein Drittels-Kraftaufwand ist»[1066]; das heißt, das Kraftverhältnis zwischen Arm- und Beinbewegung ist so, dass schon ein Drittel Bewegung in den Beinen zwei Dritteln Bewegung in den Armen entspricht, die Beinbewegung also *doppelt so viel Kraft* hat.

Wenn man die Laute nur mit den Beinen gestalten lässt, entsteht der Eindruck von etwas wesenhaft Lebendigem, kraftvoll Wirksamem, dem Menschen nicht ganz Wesensgemäßem. Für die eurythmische Gestaltung der Elementarwesen im Sylphen- und im Gnomenchor im vierten Mysteriendrama[1067] ließ Rudolf Steiner die Vokale bezeichnenderweise auch mit den Beinen ausführen. Wir gewinnen durch den Einbezug der Beine in die Lautgestaltung ein zusätzliches kraftendes Element, das wir für die Sprache und auch für die künstlerische Gestaltung der Eurythmie in dieser Weise sonst nicht nützen. Eine ganze neue Welt tut sich da auf – aber sie muss auch beherrscht werden!

Die unterschiedliche Qualität in der Lautgestaltung von Armen und Beinen entspricht der menschenkundlichen Figur, die Rudolf Steiner der Behandlung der Konsonanten im Heil-Eurythmie-Kurs vorangestellt hat[1068]: Das Konsonantenwesen entfaltet sich zwischen den Polen von S und H, dem «eigentlich ahrimanischen»[1069] Laut S und dem «luziferischen»[1070] Laut H. Das S verweist auf das ahrimanische Wesen, das in der plastischen Gruppe unter die Erde, auf der die Menschengestalt schreitet, gebannt ist; und das H verweist auf den luziferischen Geist, dessen schwungvoller Bogen sich hoch über das Menschenhaupt wölbt. Alles, was wir als Menschen auf Erden sind, ist dieser Polarisierung zwischen oben und unten unterworfen: der obere Mensch, der «verknöcherte Kopf»[1071] hat zum Organisationsprinzip die Tendenz, alles zum *Bild* werden zu lassen, um Bewusstsein zu schaffen, aber es verliert dabei seine kraftende Wirklichkeit, wird zum *Schein*[1072]*;* im unteren Menschen taucht das Bild in das kraftende Leibgeschehen unter, wird unbewusst wirkend, Wirklichkeit schaffend, zum *Sein*[1073], zum *Keim.*[1074]

Der unterschiedliche Wirklichkeitsgehalt der Arm- und Beingebärden ist der anschauenden Urteilskraft gut zugänglich: Was in der Armgebärde bewegtes Bild ist, wird kraftende Form in der Nachahmung der Beine; das lebendige Bild erstirbt bei der Ausführung mit den Beinen in die nackte physische Form. Im Sinn des «mystischen Mathematisierens»[1075] verliert man dabei die zweite Raumes-Dimension, die ein belebtes Bild erscheinen ließ, aber man gewinnt durch Richtung und Rhythmisierung gleichzeitig zum *Leben* die *Empfindung*, die seelische Beteiligung, ein musikalisches Element: «Das gibt natürlich eine komplizierte Beinbewegung, die sehr ähnlich ist den Bewegungen bei der Ton-Eurythmie.»[1076] Diese Form gewinnt ein eigenes inneres Leben, wenn man sie mit dem Bewusstsein für die sprachphysiologischen Charakteristika jedes Lautes durchtönt. Man kann ja versuchen, die im 3. Vortrag entwickelten seelischen Haltungen des «in verschiedenen Graden Einswerden mit der Außenwelt»[1077] auch durch die für die konsonantische Heil-Eurythmie angegebenen Beinbewegungen auszudrücken: das Aufsuchen des Geistigen draußen oder das Nachfühlen drinnen entsprechend der Vokal-Tingierung; dann, ob man hinausmöchte aus sich oder drinnenbleiben oder «das Innere mit dem Äußeren sorgfältig verbinden»[1078] im Sprachprozess; und drittens eine Differenzierung nach Denken, Fühlen und Wollen, wie es der Lautbezug zu den Sprachorganen offenbart.

Es ergibt sich noch ein zweites Element der Polarität zwischen Armgebärde und Beingebärde: Was sich oben im Links-Rechts, in der Frontalebene, in der Bildgebärde *weitet* (beim T, G und L), wird unten *zusammengezogen* zur X-Bein-Stellung oder -Lage; was sich oben in der Bildgestaltung *verengt* fast bis zur Kreuzung in der Mittellinie (beim S), *weitet* sich unten zur O-Form. Damit hat das S auch eine Sonderstellung unter den Konsonanten: Es stellt den Menschen auf den Kopf – wenn man sich an dem menschlichen Gestalttypus, der im Zusammenhang mit O und E[1079] beschrieben wurde, orientiert! Gerade durch das Nachahmen der Bildetendenz der Kopfform mit den Beinen kann das S bei «mangelnder Verdauungstätigkeit»[1080] und «dadurch [bedingten] Kopfschmerzen»[1081] auf die «Gasentwicklung im Darm»[1082] regulierend wirken: die pathologische Tendenz, den Unterleib zum Kopf aufzublasen, wird im Sinne der vokalischen O-Übung durch die polarische Rückwirkung der O-Form der Beine antagonisiert.

Beim K und beim H ähnelt sich die Breite des Bewegungsbilds oben und unten: beim K «müssen Sie mit scharf auseinandergespreizten Beinen versuchen vorwärtszurücken»[1083]; das H, das mit den Armen vor dem Körper angesetzt wird, soll so gesprungen werden, dass «man versucht, mit aneinander gestellten Beinen zunächst zu stehen, vorwärts zu hüpfen und dann *während des Vorwärtshüpfens die Beine zu spreizen* und dann wieder aufzuschlagen mit den geöffneten Beinen, immer mit Vorwärtsbewegen»[1084]. So entsteht auch beim H-Sprung die für den Blaselaut typische «stoßige Wirkung»[1085]. Alle Konsonanten, deren Armgebärde im Links-Rechts mehr oder minder in der Parallelität (nicht nur in der Symmetrie) der Arme bleibt, wie D, F, R, M und N, zeigen auch in der Beinbewegung keine besondere X- oder O-Form, sehr wohl aber im Oben-Unten (D, F, R) und im Vorne-Hinten (M, N) eine Imitation der Armbewegung.

Einerseits durch die Bewegungsrichtung und andererseits durch ihre Form oder Lage erhält die Beinbewegung für die heil-eurythmische Anwendung der Konsonanten eine spezifische räumliche Bestimmung im Links-Rechts, Oben-Unten und Vorne-Hinten, eine für jeden Laut andere charakteristische Beziehung zum Raum.

4.5.3 Der Rhythmus der Wiederholung

Die heil-eurythmischen Konsonantenbewegungen zeigen manchmal schon bei der erstmaligen gründlichen Ausführung einen unmittelbaren Effekt etwa auf die Darm- und Blasenfunktion oder die Schweißabsonderung. Sie werden selbstverständlich nachhaltiger therapeutisch wirksam, wenn man sie, möglichst täglich, wiederholt. Vor allem diejenigen Laute, die konstitutionell indiziert sind, müssen geduldig wiederholt werden, damit eine funktionelle Veränderung, eine neue Funktionsgewohnheit veranlagt werden kann. Rudolf Steiner kommentiert im 2. Vortrag die Schwierigkeit, die E-Bewegung «bei Kindern und auch bei erwachsenen Personen, die Schwächlinge sind»[1086], mit den Beinen auszuführen, folgendermaßen: «Sie werden es natürlich umso weniger machen können, aber das ist gerade das worauf es ankommt, dass sie es eben lernen zu machen.»[1087] Das gilt auch hier: «[...] gerade bei diesen Dingen sieht man, dass für die verschiedenen Menschen dasjenige *am wichtigsten ist zu lernen, was sie am allerwenigsten können.* Das müssen sie dann lernen, weil es eben gerade *zu ihrer Gesundung notwendig* ist.»[1088]

Wenn man die heil-eurythmischen Konsonantenbewegungen ausführlich übt, unabhängig davon, ob sie wirklich indiziert sind – etwa während der Ausbildung –, ist die Wirkung gelegentlich sehr unmittelbar zu beobachten; in der Praxis führt diese Erfahrung manchmal dazu, dass die heil-eurythmischen Konsonantenbewegungen nicht ausreichend ausführlich geübt werden, und dann die erhoffte Wirkung beim Patienten ausbleibt. Der in seinem Stoffwechselsystem rasch und heftig reagierende Therapeut wird lernen, die Stoffwechsellaute nicht alle mitzuüben, sondern sie anzulegen und dann den Patienten allein üben zu lassen; wenn er besonders empfindlich ist, kann er sich zusätzlich bewusst ins U stellen,

«[...] [w]enn sich das Astralische sehr stark in der Darmorganisation zum Ausdruck bringt, wenn man also [...] gleich Durchfälle kriegt. Da werden dann U-Formen von besonders günstiger Wirkung sein»[1089].

Durch die Wiederholung ergibt sich ganz selbstverständlich ein neues, ein zeitliches Gestaltungs-Element. Nachdem er am Beispiel des B die Aufgabe der Nachahmung der Armbewegung mit den Beinen beschrieben hat, fordert Rudolf Steiner die Zuhörer auf: «Nun denken Sie sich das immer schneller und schneller gemacht und [...] vier bis fünf Minuten lang richtig wiederholt.»[1090] Sich das zu denken ist nicht schwer, aber es auch wirklich auszuführen, braucht therapeutische Entschiedenheit! Es muss für die Wiederholung ein guter, elastischer Rhythmus gefunden werden, der sich allmählich steigern lässt, sonst ermüdet man zu schnell und hält nicht «vier bis fünf Minuten lang»[1091] durch.

Das zeitliche Element der Lautwiederholung ergibt zunächst bei den in der Aussprache *vokalisch nachtingierten*, eurythmisch ‹von außen›[1092] tingierten Stoßlauten am Beginn der Lautreihe im 4. Vortrag einen vergleichsweise einfachen Rhythmus: die Wiederholung der Lautbewegung hat hier einen taktartigen, pulsierenden Charakter, am meisten beim B und D, aber selbst beim G, wenn man die X-Stellung beim Vorwärtshüpfen[1093] beibehält. Der Bewegungsrhythmus wird dann komplexer beim *vokalisch vortingierten* S: die schwingende Bewegung der Arme im Links-Rechts beansprucht schon mehr Zeit, gleichzeitig soll man «mit fortwährendem Behalten der Beine in der O-Form vorwärtshüpfen»[1094]. Für den nächsten Laut, das F, betont Rudolf Steiner sehr ausdrücklich einen iambischen Rhythmus, kurz-lang, der sich durch die Gegenbewegung im Vorne-Hinten ergibt: «Da muss man versuchen, den Sprung so auszuführen: Man setzt an zum Springen und versucht vorwärts zu kommen, aber jetzt beim Aufspringen streng mit den Zehenspitzen aufzutreten, jetzt Hacken auf – jetzt wiederum Hacken auf, jetzt wiederum Hacken auf.»[1095] – und dazwischen natürlich immer wieder neu auf den Zehenspitzen aufzuspringen! (Wenn man sich die Vortrags-Situation konkret vorstellt, kann man annehmen, dass es selbst für die geübte Stenographin Helene Finckh nicht ganz einfach gewesen sein kann, Rudolf Steiners Kommentare zur Demonstration der Bewegung durch die Heil-Eurythmistinnen genau mitzuschreiben; möglicherweise ist dabei auch manches, was Rudolf Steiner sagte, verloren gegangen.)

Mit der Rhythmisierung, die das F fordert, wird in der Folge der Laute im 4. Vortrag das mittlere Gebiet der beiden explizit rhythmischen Laute R und L vorbereitet. Für diese beiden Laute macht Rudolf Steiner keine zeitliche Angabe: Diese Armgebärden haben so selbstverständlich ihren eigenen Rhythmus, dass die Beinbewegung sich im Rhythmus einfach anschließen muss. Man kann zwar versuchweise die R- oder L-Bewegung einmal etwas schneller oder langsamer ausführen, das ist durchaus möglich; aber über gewisse Grenzen der Beschleunigung wie der Verlangsamung hinaus lässt sich die eigentliche charakteristische Qualität der Lautbewegung von R und L nicht gestalten: alle Laute haben nicht nur eine charakteristische Raum-, sondern auch Zeitgestalt. So scheint es ebenso charakteristisch zu sein für die Zeitgestalt des R, dass es «öfters am Tage»[1096] gemacht werden soll.

Für den nächsten Laut in der Reihe, das H, wird nun ganz ausdrücklich angegeben: «Das ist eine Bewegung, die aber – das bitte ich zu berücksichtigen – [...] durchaus langsam ausgeführt werden muss. Bei den anderen Bewegungen kommt es darauf an, dass man sie schnell ausführt, diese Bewegung aber müsste *langsam* ausgeführt werden, und es müssten auch *Ruhepausen* sein zwischen den einzelnen Sprüngen; [...] wie gesagt, *in Ruhe* und *mit einem Stillstehen nach jedem einzelnen Hüpfen.*»[1097] «Bei dieser Bewegung ist das zu berücksichtigen aus dem Grunde, *weil* diese Bewegung sehr stark wirkt auf die Regulierung der Darmtätigkeit in der Gegend, wo der Übergang ist vom Magen in den Darm. [...] wenn man bemerkt, dass irgendjemand die Speisen nicht heraus bekommt aus dem Magen in den Darm hinein [...]»[1098] Diese Begründung ist nicht unmittelbar nachvollziehbar. Deutlich wird aber, dass es sich beim H um eine Wirkung auf die Anfangspartien des Magen-Darm-Traktes handelt, also um den Teil des Stoffwechselsystems, der fast noch im oberen Menschen liegt; ziemlich wach und bewusst wird gerade diese Funktionsstörung – wenn die Speisen im Magen liegen bleiben – als unangenehm und belastend wahrgenommen.

Dem oberen Menschen entsprechend muss sich die Bewegung verlangsamen, eine atmende Qualität[1099] bekommen. Das gilt auch für das M, den Ausatmungslaut[1100], von dem Rudolf Steiner später, im Zusammenhang mit der Besprechung des SCH, sagt: «Bei der N-Bewegung ist es nicht notwendig, dass man sie besonders verlangsamt, aber bei der M- und SCH-Bewegung ist es notwendig, dass man sie *langsam* ausführt.»[1101] Er spricht auch ganz konsequent davon, dass man das M «im Kiebitzschritt machen»[1102] soll, aber nie von einem Kiebitz*sprung* (was nicht bedeuten muss, dass das M nicht bei Kindern auch mit dem Kiebitzsprung ausgeführt werden kann;

es sollte nur gut darauf geachtet werden, dass das souveräne Mitte-Halten zwischen vorne und hinten, Zentrum und Umkreis sowie zwischen links und rechts im M in jeder Bewegungsrichtung erhalten bleibt, und dass die atmende M-Bewegung der Arme das Hinaufschlagen des Stoffwechsels in den Kopf formend beherrscht: der Kopf sollte gerade beim M-Üben nicht rot anlaufen können!).

In der Entwicklung der rhythmischen Struktur der Lautwiederholung vom ersten bis zum neunten Laut der Konsonantenreihe des 4. Vortrags (Laute mit gleicher Indikation wie K, Q und V nicht einzeln gezählt) zeigt sich eine allmähliche Verlangsamung, von der pulsierenden B-Bewegung am Beginn bis zur souveränen M-Gestaltung als Abschluss; dies entspricht einer funktionellen Bewegung vom unteren über den mittleren zum oberen Menschen. So erscheint ein Urbild der menschlichen Organisation als in sich kohärente, im Organismus von unten nach oben führende Rhythmus-Gestalt[1103], der funktionelle Urtypus der menschlichen Verdauungstätigkeit. «Was ist eigentlich, jetzt am lebendigen Menschen betrachtet, die Verdauungstätigkeit? Sie ist Stoffwechseltätigkeit, die nach dem Rhythmischen hin stößt, nach dem Rhythmischen hin sich entfaltet. Verdauungstätigkeit ist Stoffwechsel, der gewissermaßen aufgefangen wird von dem Rhythmus der Zirkulationsorgane. [...] dasjenige, was sich abspielt als Stoffwechseltätigkeit in der Gewebeflüssigkeit[1104], das wird, indem der Rhythmus heraufschlägt, selber von diesem Rhythmus der Zirkulationsorgane mitgenommen, mitgerissen, und es geht die mehr chaotische Tätigkeit, das Chaos, das stattfindet in den Regungen der Gewebeflüssigkeit [...] über in den Rhythmus des Zirkulationssystems.»[1105]

Der zehnte Laut, das N, tanzt in fast jeder Beziehung aus der Reihe: Er gehört zwar zum oberen Menschen, wird aber nicht besonders langsam ausgeführt wie ein ruhevoller bedächtiger Gedanke, sondern schnell entsprechend dem flüchtigen intellektuellen Denken, das sozusagen nur an den Dingen nippt. Es ist «der intellektuellste Laut»[1106], deshalb ist es wohl bei der N-Bewegung «nicht notwendig, dass man sie besonders verlangsamt»[1107].

Beim letzten Laut in der Reihe, dem SCH, lässt Rudolf Steiner erst regelmäßig abwechseln zwischen kurz und lang, einer rascheren und einer langsameren Bewegung, «indem Sie es begleiten mit einem kleinen Sprung, großen Sprung, wieder kleinen Sprung, größeren Sprung, wieder kleinen Sprung»[1108]; dann schiebt er ein, dass man auch diese Bewegung «langsam ausführen lassen»[1109] soll, und zuletzt, dass man «nach je drei

Schritten»[1110] wieder ruhen soll. So ergibt sich ein komplexer Rhythmus und Gegenrhythmus zwischen Kürzen und Längen: «kurz, lang, kurz – jetzt ruht man – lang, kurz, lang – jetzt ruht man – kurz, lang, kurz – jetzt ruht man»[1111]. Das SCH stellt dadurch, dass man es mit drei Buchstaben schreibt, etwas wie einen konsonantischen «Diphthong»[1112] oder, besser gesagt, «Triphthong»[1113] dar. Es verbindet die polaren Laute S und H und stellt sich rhythmisch vermittelnd hinein zwischen die Organisationsprinzipien des unteren und des oberen Pols der menschlichen Organisation; es steigert Kürzen und Längen im Wechsel quasi zum Poetischen durch die dreischrittige Rhythmisierung und die Pause nach jeweils drei Sprüngen.

Die heil-eurythmischen Konsonantenbewegungen gewinnen durch die Wiederholung ein charakteristisches zeitliches, ein rhythmisches Element, durch das sich das Wesen des Lautes genauso eindeutig ausspricht wie etwa in der Armgebärde oder in der Beinstellung. Erinnern wir uns an das jambische und trochäische A[1114] oder die Einführung des M[1115]: Jeder Laut der Sprache ist in seinem tieferen Wesen Rhythmus, denn er geht aus dem rhythmischen Wesen der Welt hervor.

4.5.4 *Die lautspezifischen seelischen Anforderungen bei der heil-eurythmischen Ausführung der Konsonanten*

Zur Aufgabe, jeden Laut in der Wiederholung mit dem ihm eigenen Rhythmus zu gestalten, tritt eine weitere Art von Aufgabenstellung hinzu, die beim B mit der quasi musikalischen, akzelerierenden[1116] Gestaltung des Rhythmus verbunden ist: «Nun denken Sie sich das immer schneller und schneller gemacht und – sagen wir *zunächst einmal* – vier bis fünf Minuten lang richtig wiederholt.»[1117] Heißt das, dass das B auch mehr als fünf Minuten lang wiederholt werden könnte oder sollte? Wie vermeidet man bei der Ausführung über so lange Zeit, dass die Bewegung nicht zu mechanisch, turnerisch wird? Mit Patienten wird das B selten auch nur drei Minuten lang durchgeführt, und selbst das ist anspruchsvoll. Denn es bedeutet, dass die Wiederholung der B-Bewegung gut rhythmisch ausgeführt werden muss, damit man nicht zu schnell ermüdet, und dass die Temposteigerung über einen langen Zeitraum genau dosiert werden muss: Das erfordert eine sehr bewusste, gut beherrschte Steigerung des Tempos, und damit eine große gestalterische Präsenz in der Bewegung; gerade durch diese lautspezifische Aufgabenstellung wirkt die B-Bewegung stark inkarnierend.

Der Ausgangspunkt für die heil-eurythmische Metamorphose der Konsonantenbewegung war, dass sie «im Gehen»[1118] ausgeführt werden soll, d.h., das Ich – das sich im Gliedmaßen-Stoffwechsel-Menschen seinen gültigen Abdruck schafft[1119] – soll von Anfang an mitbeteiligt sein in der Bewegungsgestaltung.[1120] Dabei soll die Beinbewegung eine für den jeweiligen Konsonanten typische Stellung oder Form[1121] annehmen und der Laut in einer für ihn charakteristischen Zeitgestalt[1122] ausgeführt werden. Das gelingt aber nur, wenn das eigene Seelenwesen in seinem subjektiven Bestreben, je nach Laune oder konstitutioneller Disposition zu verlangsamen oder zu beschleunigen, beherrscht wird. Die Aufgabe, das eigene Seelenwesen bis in die äußere Ausführung der Konsonantenbewegungen in der Rhythmisierung hinein bewusst zu führen, stellt sich für jeden Laut in typischer Art und Weise anders:

Das B soll «immer schneller und schneller gemacht»[1123] und über eine Zeit von «vier bis fünf Minuten richtig wiederholt»[1124] werden; das erfordert eine fortwährende seelische Anwesenheit und Anspannung in der Bewegung, die zur inkarnierenden und tonisierenden Wirkung[1125] der B-Bewegung wesentlich beiträgt.

Das D und T soll man «minutenlang wiederholen lassen von den Patienten, bis die recht müde werden»[1126]; diese Aufgabe wird zur Bedingung für die beabsichtigte Wirkung: «Dann, wenn man sie *bis zur Ermüdung* ausführen lässt, so sind insbesondere dieser D- und T-Laut eine Kraft, die stärkend wirkt auf die Darmtätigkeit [...]»[1127] Durch die Ermüdung werden die im Zahnlaut wirkenden abbauenden Kopfkräfte noch zusätzlich verstärkt, die auch in der Verdauung «in der Verarbeitung der Speisen»[1128], d.h. abbauend mitwirken müssen.

Vielleicht gehört auch hierher, dass das K «mit *scharf* auseinandergespreizten Beinen»[1129] ausgeführt werden soll, also mit willenshafter Präsenz und muskulärer Anspannung in den Beinen, um mit dem Gaumenlaut K auf die «Fortbewegung der Speisen im Darm»[1130], also die Darm-Motorik zu wirken.

Für das S scheint wichtig, dass es «mit *fortwährendem* Behalten der Beine in der O-Form»[1131] vorwärtshüpfend gemacht wird. Die Imitation des Gestaltungsprinzips des ‹verknöchernden› Kopfes wird durch das Beibehalten der O-Form noch zusätzlich verstärkt.

Für die richtige Ausführung[1132] des F ist es wichtig, «bei jedem Aufspringen *streng* auf den Zehenspitzen aufzutreten»[1133] und danach jedes Mal wieder gut die Fersen aufzusetzen. Gut auf den Fersen wieder anzukommen, ist ganz besonders wichtig und oft gerade für die Menschen schwierig, die diesen Laut therapeutisch brauchen; es zeigt sich schon darin, dass diese Kinder oder erwachsenen Patienten die Tendenz haben, auf den Zehen zu laufen, die Ferse auch im Alltag nicht abzusetzen. Denn um den Fuß wirklich gut aufsetzen zu können, muss man das «Psychische»[1134], das einen immer fortreißen will, tatsächlich beherrschen lernen. Diesen Begriff des «Psychischen» benützt Rudolf Steiner als *Terminus technicus*[1135] im zweiten Ärztekurs für Situationen, in denen der Astralleib allein agiert ohne Führung des Ich (wie zum Beispiel bei der Indikation für die Magnettherapie[1136] im Unterschied zur Indikation für Arsen).

Für das R, das «den Entleerungsrhythmus, wenn er nicht in Ordnung ist, regelt»[1137], ist nun die besondere Aufgabe, dass es nicht nur einmal «ein paar Minuten»[1138] geübt werden müsste, sondern auch «öfters am Tage»[1139]; da muss immer wieder neu die Initiative ergriffen und ein gewisser Üb-Rhythmus eingehalten werden, um auf die rhythmischen Funktionen der Verdauung regulierend, eu-rhythmisierend[1140] wirken zu können.

Beim L «müsste [es] zu gleicher Zeit aber *eine Anstrengung* sein, *vorwärts* zu hüpfen»[1141], und als Steigerung der Anstrengung kommt erstmals in der ganzen Lautreihe[1142] die Aufgabe dazu, «dass [...] man den Patienten rückwärts sich bewegen lässt in derselben Weise. Das wird er nur *sehr viel schwerer* lernen [...]»[1143], aber dafür wirkt das dann «in ganz bedeutsamer Weise regulierend»[1144] auf die Peristaltik ein. Die Rückwärtsbewegung wird auch auf ganz natürliche Weise eher verlangsamend wirken.[1145]

Für die therapeutische Anwendung des luziferischen Lauts H ist es nun besonders wichtig, dass er – im bewussten Widerstand gegen das luziferische Element der Beschleunigung – «langsam ausgeführt werden muss, [...] und es müssten auch *Ruhepausen* sein zwischen den einzelnen Sprüngen»[1146]. Die seelische Anforderung ist jetzt eine ganz andere als zum Beispiel für die Beschleunigung der B-Bewegung; aber für den Patienten, der «die Speisen nicht heraus bekommt aus dem Magen in den Darm hinein»[1147], weil er zu sehr in Anspannung ist, ist es eben die schwierigste Aufgabe, wirklich «Ruhepausen»[1148] einzulegen.

Für das M gilt, dass man es «im Kiebitzschritt machen»[1149] soll und dass es gut ist, «wenn man den einen Gang mit dem einen Bein machen lässt und den andern Gang mit dem anderen Bein. Man kann ja auch den Kiebitzschritt wieder zurück machen lassen und dann mit dem anderen Bein wieder ihn vorwärts machen lassen.»[1150] Man muss bei jedem Richtungswechsel viel Aufmerksamkeit aufbringen, und der freie Bewegungsimpuls wird durch die Verengung der Beinstellung immer wieder gezügelt. Da wird in ganz besonderer Art und Weise das volle Bewusstsein gefordert und mit den Bewegungen der Gliedmaßen verbunden, um «gerade in der Zeit der Geschlechtsreife [...] regulierend [zu] wirken [...] auf das Vordringliche des Sexuallebens»[1151], um wie «in alten Kulturen [...] jüngere Leute [...] eben *körperlich als ganze Menschen* und *zu gleicher Zeit als sich zurückhaltende* Menschen zu erziehen»[1152]. Dabei fällt auf, dass Rudolf Steiner nur hier betont: «Diese Technik, den Kiebitz-Schritt zurück machen zu lassen, das ist etwas, was angeeignet werden sollte. Das ist nun in der Tat eine Bewegung, *die wichtig ist zu studieren [...]*»[1153], denn man «muss sich dann nur eben einen Blick angeeignet haben dafür, ob man es in dieser Weise zu üben hat»[1154]. Also auch hier ist die anschauende Urteilskraft des anwendenden Arztes oder Therapeuten gefordert!

Bei der N-Bewegung «ist es nicht notwendig, dass man sie besonders verlangsamt»[1155] – gerade das wäre aber vielleicht bequemer auszuführen. Das Springen mit «von vornherein gebeugten Knien»[1156], die Aufgabe, die gebeugten Beine beizubehalten, und die Schnelligkeit erfordern eine starke Tonisierung in der Bewegung, «die außerordentlich stärkend auf die Darmtätigkeit wirkt in der Richtung, dass man sie anwenden soll bei Diarrhoe-Neigungen»[1157], und das kann «wiederum ein Beweis dafür sein [...], wie man das Hereinwirken des Bewegungssystems auf das Stoffwechselsystem eben *sieht.* Das ist ja etwas, was erst einem so richtig auffällt, wenn man eben berücksichtigt die Zusammenhänge zwischen dem Bewegungssystem und dem Stoffwechselsystem [...].»[1158] Das M mit Kiebitzschritt ist eine Bewegung, «die wichtig ist zu studieren»[1159]; an der N-Bewegung wird der Zusammenhang zwischen Bewegungssystem und Stoffwechselsystem sichtbar als «etwas, was erst einem so richtig auffällt»[1160], wenn man als Betrachter auf dem Boden der Erkenntnis der Dreigliederung des menschlichen Organismus steht.

Das SCH fordert eine starke seelische Beteiligung für die rhythmische Gestaltung der Bewegung und für die exakte Rhythmisierung eine große Objektivierung; der so kultivierte Astralleib wirkt dann bis ins Organische hinein harmonisierend, organisch in der angemessenen Entwicklung der «Magensäure»[1161], aber auch im sozialen Miteinander. Das SCH wird, wenn man diese Indikation mitberücksichtigt, vermutlich viel zu wenig angewendet.

Alle angeführten Angaben sind selbstverständlich jedem, der sich in die konsonantische Heil-Eurythmie eingearbeitet hat, aus dem Vortragstext gut bekannt. Sie illustrieren in ihrer Vielfalt am allerbesten, was

Rudolf Steiner meint, wenn er der Besprechung der heil-eurythmischen Metamorphose der Konsonanten Folgendes voranstellt: «[...] dass wir die *Einzelheiten* einfach uns heute einmal ansehen, denn man bekommt im Grunde *eine Anschauung von dem, um was es sich handelt, [...]* nur, wenn man auf die Einzelheiten eingehen kann.»[1162] Jede Lautgebärde ist ja ein Typus[1163], und der Typus ist eine Bild-Idee, die sich aus unverwechselbaren charakteristischen Einzelheiten komponiert.

Die Zusammenstellung an dieser Stelle soll noch einmal in besonderer Art und Weise bewusst machen, wie jeder Konsonant in der Ausführung für die Heil-Eurythmie von Rudolf Steiner umfassend charakterisiert ist, nicht nur durch die *Richtung* der Bewegung, die Form oder *Stellung der Beine* und den spezifischen *Rhythmus*, sondern auch mit einer Aufgabenstellung für die *seelische Disziplinierung*, die – wie oben bei manchen Lauten angedeutet – unmittelbar mit der Indikation für diesen Laut im Zusammenhang gesehen werden kann. In allen Konsonantenübungen geht es um die Beherrschung des Astralleibes durch das Ich[1164], aber diese Aufgabe ist bei jedem Konsonanten anders nuanciert und entspricht zehn verschiedenen Möglichkeiten zu erkranken, wenn ein bestimmtes Astralisch-Tierwesenhaftes prädominiert und dadurch das Allgemein-Menschliche verfehlt wird.

4.5.5 Die Erkenntnisaufgaben zu den einzelnen Konsonanten

Ein weiteres Element, das die Laute in ihrem umfassenden Wesen charakterisiert und die Darstellung im 4. Vortrag wie eine Art Refrain durchzieht, besteht darin, wie Rudolf Steiner die Besprechung jedes Lautes mit einer charakteristischen menschenkundlichen Figur abschließt. Wieder ist man unmittelbar an die Formulierung aus dem Stuttgarter Heil-Eurythmie-Vortrag erinnert: «Denn man hat es eigentlich zu tun mit der Anwendung einer ungeheuer feinen Kenntnis des menschlichen Organismus.»[1165] Jeder Konsonant wird zum Lehrmeister für einen bestimmten menschenkundlichen Zusammenhang. Hier lässt die Zehnheit der Konsonanten-Motive (wenn man das SCH als Zusammenfassung und Steigerung der zugrundeliegenden Polarität in der menschlichen Konstitution auffasst) wieder an eine kategorielle[1166] Ordnung[1167] denken, die deutlich zutage tritt, wenn man der Charakterisierung der Laute im 4. Vortrag folgt. (Es ergibt sich auf diesem Wege nur eine andere Zuordnung der Konsonanten zu den Kategorien als jene, die durch G. Schubert[1168] für den Tierkreis gefunden worden ist.)

Die Besprechung von B und P schließt Rudolf Steiner mit den folgenden Worten ab: «Diese Zusammenhänge sind für denjenigen ganz gewiss außerordentlich interessant, der sich erinnert, wie überhaupt das ganze Zirkulationswesen im Menschen eben zusammenhängt mit der Sprache, und wie daher auch sich ein Zusammenhang herausstellt zwischen dem, was sich vom Stoffwechsel her in das Zirkulationssystem hineinschiebt und dieser besonderen Form des Lautierens, des Konsonantierens.» Er stellt damit eigentlich eine Frage, nämlich die, ob die Hörer den sorgfältig eingeführten menschenkundlichen Zusammenhang auch wirklich verstanden haben.

Woran sollten sich die Zuhörer erinnern? Am gleichen Tag vormittags im Ärztevortrag hatte Rudolf Steiner im Zusammenhang mit dem Spracherwerb über die Entstehung der Diphtherie, der für Kleinkinder lebensgefährlichen Erkrankung mit erstickenden Schwellungen und membranösen Auflagerungen im Bereich des Kehlkopfs, gesprochen: «Das Kind lernt sprechen. Während es sprechen lernt, während sich also in seinem Atmungsorganismus etwas Besonderes abspielt, spielt sich ja ganz polarisch auch etwas ab in seinem Zirkulationsorganismus, der ja die Vorgänge des Stoffwechsels in sich aufnimmt.»[1169] Und er verweist auf einen wenige Tage vorher gehaltenen Vortrag: «Nun habe ich in einem ganz anderen Zusammenhange[1170] darauf hingewiesen, wie dasjenige, was bei der Geschlechtsreife im Wechselverhältnis des Menschen mit der Außenwelt zutage tritt, innerlich sich abspielt beim Sprechenlernen, dass also gewissermaßen dieses Drängen des astralischen Leibes, das beim Geschlechtsreifwerden des Menschen von innen nach außen stattfindet, von unten nach oben stattfindet in dem Astralisieren; in der Richtung von unten nach oben entwickelt sich ja die Fähigkeit des Sprechenlernens. *Wir haben es also auch da mit einem Astralisierungsprozess* zu tun, und wir werden deutlich sehen können, wie, wenn wir gewissermaßen hier[1171] die Grenze des Atmungswesens und des Zirkulationswesens haben, da eine Wechselbeziehung stattfindet zwischen dem, *was als Astralisieren von unten nach oben steigt,* und den Organen, die von oben diesem Astralisieren entgegenkommen und eben sich in ihrer Sprachfähigkeit verstärken. *Dasjenige, was uns besonders interessieren muss, ist dann dasjenige, was gleichzeitig unten vorgeht. Denn das, was da gleichzeitig unten vorgeht, hat den Drang, nach oben zu kommen.* Der ganze Vorgang ist ein solcher von unten nach oben. Es hat das Ganze den Drang, von unten nach oben zu gehen. Breitet sich nun der Prozess, der da von unten nach oben geht, zu stark eben nach oben aus, findet während des Sprechenlernens der Kinder ein zu starkes Hinaufdrängen der Astralität statt, dann besteht in diesem zu starken Hinaufdrängen der Astralität die Disposition, so etwas zu bekommen wie diphtherische Erscheinungen. Auf diese Weise werden also die diphtherischen Erscheinungen geschaffen. Und es ist das schon durchaus wichtig, dass man diesen Zusammenhang gehörig ins Auge fasst.»[1172]

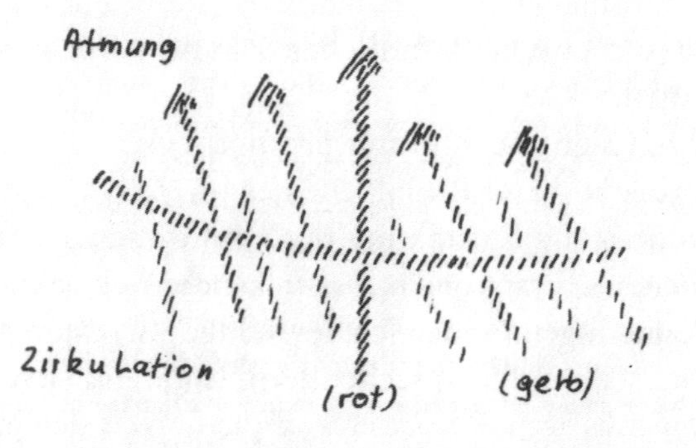

Abb. 28, im Original nicht erhaltene Wandtafelskizze zu GA 313, 5. Vortrag, 15. April 1921

Es wird ein komplexer menschenkundlicher Zusammenhang vorausgesetzt, um die physiologische Wirkung der heil-eurythmischen B- und P-Bewegung auf die «Nierentätigkeit, also auf die Harnentleerung zum Beispiel»[1173] zu verstehen, unter anderem auch ein Zusammenhang, den Rudolf Steiner schon am 7. April 1921 in seinem sprachwissenschaftlichen Vortrag im Rahmen der zweiten anthroposophischen Hochschulwochen[1174] vorbereitet hatte. Das gleiche Motiv der Sprachentwicklung erscheint in der Vorwoche auch am Beginn des Mitgliedervortrags vom 9. April 1921: «Was auftritt im Kinde, wenn es sprechen lernt, ist eben eine Metamorphose, eine mehr nach innen sich ausbildende Metamorphose des Prozesses, der sich beim Geschlechtsreifwerden später im Menschen dann entfaltet.»[1175]

Vergleichbar mit der Sprachentwicklung, bei der ein «inneres Astralisieren von unten nach oben»[1176] den Gestaltungskräften des Kopfes begegnet, kann nun durch die heil-eurythmische Anwendung der Konsonanten B und P ein verwandter Prozess aufgerufen werden: das Sich-Hineinschieben «vom Stoffwechsel her in das Zirkulationssystem»[1177], «[...] wo sich wieder der Speisebrei durchschiebt durch die Darmzotten und so weiter und dann übergeht in Lymphe und Blut [...]»[1178], also eine Wirkung «auf die innere Verdauung, auf alles dasjenige, was Verdauungstätigkeit ist in den Blutgefäßen, was Verdauungstätigkeit ist aber namentlich in den Nieren»[1179].

Über den Zusammenhang der Verdauungs- und Nierentätigkeit wird Rudolf Steiner im Herbst 1922 während der medizinischen Woche in Stuttgart weitere fünf Vorträge[1180] vor Ärzten halten. Das menschenkundliche Verständnis für die Wirkung der B- oder P-Bewegung auf den Zusammenhang einer «unterdrückte[n] Herz-Lungenfunktion»[1181], «die dann auf die Nieren nur hinüberwirkt»[1182], wird dort ausführlich vorbereitet und im abschließenden Vortrag über die Heil-Eurythmie noch einmal bestätigt.[1183] Es ist aber hier mit dem Hinweis auf die «innere Verdauung»[1184] und das «Astralisieren von unten nach oben»[1185] das *wesentliche Substanzielle* für alle heil-eurythmischen Konsonantenwirkungen[1186] bereits ausgesprochen – was der ersten der Aristotelischen Kategorien entspricht.[1187]

Im Rahmen der Besprechung von D und T im 4. Vortrag – und nur dort – wird im Heil-Eurythmie-Kurs die Unterscheidung von weichen und harten Lauten thematisiert, mit Hinweis auf die unterschiedliche Intensität der Wirkung, der *Quantität:* «Es ist wirklich so, dass man bei diesen Dingen, wenn man den sogenannten weichen Laut ausführt, abhelfen kann gelinderen Dingen nach dieser Richtung; wenn man den sogenannten harten Laut ausführt, den schärferen Dingen nach dieser Richtung»[1188], d.h., der härtere Laut in der Sprache hat auch eine stärkere Wirkung in der heil-eurythmischen Anwendung!

Im Zusammenhang mit der dritten Gruppe der nachtingierten Stoßlaute, der Gaumenlaute G, K und Q[1189], wird eine weitere Differenzierung ausgesprochen, der grundsätzliche Wirkunterschied zwischen den Zahnlauten, die dem Kopfpol, und den Gaumenlauten[1190], die dem Gliedmaßenpol der menschlichen Organisation entsprechen, weshalb die einen mehr intellektuell analytisch, die anderen mehr willenshaft motorisch wirken, im Sinne der Kategorie der *Qualität:* «Der Unterschied in der physiologischen Wirkung zwischen D und T, G, K und Q ist der, dass beim D und T mehr eine Wirkung in dem Verarbeiten der Speisen selber da ist, währenddem beim G, K und Q mehr eine Wirkung auf die Fortbewegung der Speisen im Darm vorhanden ist, also wenn der Darm selber stockt.»[1191]

Beim S wird hervorgehoben, wie die Stoffwechseltätigkeit, wenn sie nicht in Ordnung ist, auch am anderen Pol der menschlichen Organisation Symptome hervorrufen kann; dieser Aspekt entspricht der Kategorie der *Lage:* «Und dieses hängt tatsächlich, namentlich dadurch, dass man in dieser O-Form fortwährend die Beine also aufsetzt, das hängt zusammen sogar sehr innerlich mit der menschlichen Verdauungstätigkeit, also mit der Stoffwechseltätigkeit, wie sie wiederum zurück wirkt auf den ganzen menschlichen Organismus. Und man hat gerade an diesen Bewegungen etwas, was man machen lassen kann auch von Kindern, die *mangelhafte Verdauung zeigen und dadurch Kopfschmerzen* zeigen, [...].»[1192]

Im Zusammenhang mit dem F wird die Frage, welche eurythmischen Elemente man miteinander kombiniert, zueinander in Beziehung setzt, also die Kategorie der *Relation* angesprochen: «Es ist natürlich durchaus möglich, dass man in der mannigfaltigsten Weise diese Bewegungen kombiniert, denn man wird ja, wenn man zu behandeln hat, finden, dass man, das eine oder das andere nach der einen oder der anderen Richtung hin kombinierend, zu wirken hat.»[1193]

Beim R ist für die Ausführung «öfters am Tage»[1194] eine besondere Bestimmung der *Zeit* angegeben, andererseits mit der Betonung des Beobachtens der Dynamik und der Bedeutung der sachgemäßen Diagnose auch ein Element, das der Kategorie des Habens, des *Habitus*, entspricht: «Es ist auch sonst für das Beobachten der ganzen Dynamik des Menschen wichtig, diese Zusammenhänge, die auf diese Weise zutage treten, ins Auge zu fassen, wenn es auch natürlich durchaus notwendig ist, dass man diese Bewegungen nicht dilettierend ausführt, sondern dass sie durchaus eben, wenn sie ausgeführt werden, sachgemäß ausgeführt werden nach der Diagnose.»[1195] Die Diagnose, unter dem kategoriellen Gesichtspunkt der Zeit, nennt Rudolf Steiner auch einmal die «restlose Krankheitsgeschichte»: «Nun handelt es sich wirklich darum, sich die Tatbestände richtig vorzuführen. Dieses viele Fragen nach den Ursachen, das soll sich eigentlich im wesentlichen beziehen nicht auf die innere Organisation des Organismus, sondern vielmehr *nur auf die Veranlassung der Sachen von außen.* Die sollte man immer kennen. Man sollte immer die Diagnose so einrichten, dass sie eine restlose Krankheitsgeschichte ist.»[1196]

Bei der Besprechung des L wird die Beziehung zum *Raum* besonders thematisiert: «Es ist so, dass man diese Bewegung auch verwenden kann, indem man den Patienten rückwärts sich bewegen lässt in derselben Weise. Das wird er nur sehr viel schwerer lernen, aber auf die Darmbewegung, auf die Peristaltik wirkt das in ganz bedeutsamer Weise regulierend ein, wie überhaupt alle diese Bewegungen regulierend einwirken vom Gliedmaßen-Stoffwechsel-Organismus aus bis in dasjenige, was ja dann die Dependenz ist des Gliedmaßen-Stoffwechsel-Organismus in dieser Beziehung, oder wenigstens was das daran Anschließende ist, die Zirkulation und auch die Atmungsbewegung.»[1197]

Beim H hingegen scheint die Gestaltung der *Zeit* eine ganz besondere Rolle zu spielen: «Bei den anderen Bewegungen kommt es darauf an, dass man sie schnell ausführt, diese Bewegung aber müsste langsam ausgeführt werden, und es müssten auch Ruhepausen sein zwischen den einzelnen Sprüngen. Bei dieser Bewegung ist das zu berücksichtigen aus dem Grunde, weil diese Bewegung sehr stark wirkt auf die Regulierung der Darmtätigkeit in der Gegend, wo der Übergang ist vom Magen in den Darm. Also daher, wenn man bemerkt, dass irgendjemand die Speisen nicht heraus bekommt aus dem Magen in den Darm hinein, so ist es von großem Vorteil, diese Bewegung machen zu lassen; aber wie gesagt, in Ruhe und mit einem Stillstehen nach jedem einzelnen Hüpfen.»[1198]

Und beim M heißt es dann: «Es ist eine Übung, dieses mit dem M: wenn es gerade in der Zeit der Geschlechtsreife geübt wird, dann wird es außerordentlich regulierend wirken auch nach dem, ich möchte sagen, Vordringlichen des Sexuallebens. Regulierend auf das Vordringliche des Sexuallebens wirkt es, wenn man es namentlich im Entwickelungsalter übt. Man muss sich dann nur eben einen Blick angeeignet haben dafür, ob man es in dieser Weise zu üben hat.»[1199] Und wenn es weiter heißt: «Es ist in alten Kulturen durchaus üblich gewesen, solche Bewegungen jüngere Leute ausführen zu lassen, um sie eben *körperlich als ganze Menschen* und zu gleicher Zeit als sich zurückhaltende Menschen zu erziehen»[1200], so lebt darin die volle Willenswärme der Entfaltung des ganzen Stoffwechsels, aber im menschlichen Maß, entsprechend der aristotelischen Kategorie *Tun.*

Darauf folgt mit dem N der Laut, der die überschießende Stoffwechseltätigkeit zurückbinden kann, die Kategorie, die das Tun einschränkt, das *Leiden.* «Der Arzt aber [...] kann schon so weit gehen, denn er wird ja finden, dass natürlich ganz gewisse Symptome auftreten dann, wenn das tage-, wochenlang geübt worden ist. Aber er ist da natürlich in der Lage, sich gegen diese Symptome, die ganz berechtigterweise auftreten müssen, [...] dann durch anderes wiederum zu wehren [...], wenn zum Beispiel [...] die Wirkung der N-Bewegung zu stark auftreten würde, so würde man ja nur brauchen eine D-Bewegung dem entgegenzusetzen und man hätte dadurch dennoch dasjenige erreicht, was zu erreichen ist. Also man kann ja das eine durch das andere ausgleichen.»[1201]

Jeder einzelne Konsonant erhält also noch eine zusätzliche Charakterisierung durch jeweils *einen* ganz allgemeinen, prinzipiellen, eben kategoriellen Gedanken, der sich im Blick auf den Menschen mit der Anschauung der spezifischen Konsonantenbewegung verbinden kann. Wie der Patient selbst «eine innerliche Anschauung»[1202] haben soll «von dem, was [er] ausführt»[1203], so kann der Arzt, der Heil-Eurythmist eine distinkte menschenkundliche Idee an der lebendigen Anschauung der charakteristischen heil-eurythmischen Konsonantenbewegung gewinnen. Erst beides zusammen: die Bewegungen auszuführen und in ihrer Bedeutung richtig zu denken, schafft die volle Wirklichkeit und Wirksamkeit der Heil-Eurythmie!

«Wäre in dem Weltinhalte von vorneherein der Gedankeninhalt mit dem Gegebenen vereinigt, dann gäbe es kein Erkennen. Denn es könnte nirgends das Bedürfnis entstehen, über das Gegebene hinauszugehen. Würden wir aber mit dem Denken und in demselben allen Inhalt der Welt erzeugen, dann gäbe es ebenso wenig ein Erkennen. Denn was wir selbst produzieren, brauchen wir nicht zu erkennen. Das Erkennen beruht also darauf, dass uns der Weltinhalt ursprünglich in einer Form gegeben ist, die unvollständig ist, die ihn nicht ganz enthält, sondern die außer dem, was sie unmittelbar darbietet, noch eine zweite wesentliche Seite hat. Diese zweite, ursprünglich nicht gegebene Seite des Weltinhalts wird durch die Erkenntnis enthüllt. Was uns im Denken abgesondert erscheint, sind also nicht *leere* Formen, sondern eine Summe von Bestimmungen [Kategorien], die aber für den übrigen Weltinhalt vorhanden sind. *Erst die durch die Erkenntnis gewonnene Gestalt des Weltinhaltes, in der beide aufgezeigten Seiten desselben vereinigt sind, kann* Wirklichkeit *genannt werden.*»[1204]

4.5.6 Lesen im Buche der Natur

Auch die Gedankenseite der Welt nennt Rudolf Steiner *wesentlich:* durch die kategoriellen Bestimmungen erschließt sich erst die Wirklichkeit. «Tief esoterisch ist der Sinn, der lebt in diesen [...] acht oder zehn einfachen Begriffen. Und wir lernen eigentlich immer mehr in diesen einfachen Begriffen leben, aber wir müssen streben, sie so *lebendig in der Seele* zu erleben, wie man in der Seele lebendig erlebt das Abc, wenn man eben einen reichgegliederten, geisterfüllten Inhalt hat»[1205] wie an Goethes «Faust» zum Beispiel. «[...] im Grunde genommen ist das, was Anthroposophie hervorgebracht hat und jemals hervorbringen kann, aus diesen Begriffen so erlebt, wie das Gelesene des ‹Faust› erlebt wird aus den Buchstaben. Denn alle Geheimnisse der physischen und geistigen Welt sind in diesen einfachen Begriffen als dem Weltenalphabet enthalten.»[1206] Und dann lässt sich die Welt, aber auch der Mensch, in kategoriellen Begriffen lesen wie ein Buch.

Was im Aristotelismus mit den kategoriellen Begriffen noch da war, ist – nach Raimundus von Sabunda[1207] – «etwas, was geblieben ist von jenem alten Standpunkte, von dem die Menschen heruntergesunken sind im Beginne der menschlichen Erdenentwickelung. Daran haben sie sich noch im Anfang erinnert: das war das ‹Lesen im Buche der Natur›.»[1208] Namentlich der Arzt muss lernen, unmittelbar im *Buche der Natur* zu lesen. Schon Paracelsus[1209] sagt: «Der Arzt muss durch der Natur Examen gehen, welche die Welt ist; und alle ihr Anfang. Und dasselbige, was ihn die Natur lehrt, das muss er seiner Weisheit befehlen, aber nichts in seiner Weisheit suchen, sondern allein im Licht der Natur.»[1210] Und Rudolf Steiner ergänzt: «Mit genialem Blick suchte er [Paracelsus] den Bau des Weltgebäudes zu erfassen. Sein erstaunender Blick schaute hinauf zu den Geheimnissen der Sternenwelt, vertiefte sich in den Bau der Erde und namentlich auch in den Bau des Menschen selbst. [...] Nichts war in diesem Menschen bloße Theorie, alles war unmittelbar so, dass es auf die Praxis abgesehen war, unmittelbar *so, dass das Heil, die geistige und physische Gesundheit des Menschen dasjenige war, wozu er alles verwenden wollte, was er wusste.* [...] Das gibt seinem Wirken, Denken und Forschen die große, gewaltige Einheit.»[1211] «Er sagt: Sehet hinaus in die Natur. Was ist da? Er sieht ein Mineral, ein Tier, eine Pflanze, das sieht er an *wie einzelne Buchstaben und der Mensch ist das Wort*, das aus diesen einzelnen Buchstaben zusammengesetzt ist. Will man dann den Menschen lesen, so muss man sich die einzelnen Buchstaben im großen Buche der Natur zusammensuchen. – Das ist nicht ein Zusammenklauben, sondern ein Zusammenschauen bei Paracelsus.»[1212] «Er wollte nicht das, was in den Büchern steht, zugrunde legen, sondern das Grundbuch, das große Buch der Natur selbst aufschlagen. [...] Da konnte man nicht mehr den Zusammenhang erblicken zwischen dem Arzneimittel und der Krankheit, weil man eben nicht mehr sah, was hinter dem Körper stand, weil man nur materiell alles betrachtete. Das verursachte, dass Paracelsus sagte: Das Licht der Natur selbst soll wieder leuchten.»[1213]

Der Mensch hat am Miterleben der Formenvielfalt der äußeren Welt das konsonantische Element in der Sprache entwickelt; mit der konsonantischen Heil-Eurythmie lernen wir wieder neu, im Menschen zu lesen wie Paracelsus einstmals im Buch der Natur. «Und das ist der Impuls des Michael: die Menschen, nachdem die von ihm verwaltete Intelligenz unter sie gekommen ist, wieder dazu zu bringen, das große Buch der Natur wiederum aufzuschlagen, in dem ‹Buche der Natur› zu lesen. Eigentlich sollte jeder, der in der anthroposophischen Bewegung ist, fühlen, dass er sein Karma nur verstehen kann, wenn er erst weiß: an ihn geht persönlich die Aufforderung, wiederum in dem ‹Buche der Natur› geistig zu lesen, die geistigen Hintergründe der Natur zu finden [...].»[1214]

Der Laut, auch der Konsonant, erscheint erst in seiner Ganzheit und umfassenden Wirklichkeit für die therapeutische Anwendung – und damit in einer menschengemäßen Dreigliedrigkeit –, wenn sich mit der *formschaffenden Armgebärde* und der in der Auseinandersetzung mit der Schweremacht *kraftenden Beinbewegung* nun auch der *sinnende Gedanke* in der inneren Anschauung verbindet, wie es in dem Spruch für die Eurythmie von Rudolf Steiner zum Ausdruck kommt:

Ich suche im Innern
Der schaffenden Kräfte Wirken,
Der schaffenden Mächte Leben.
Es sagt mir
Der Erde Schweremacht
Durch meiner Füße Wort,
Es sagt mir
Der Lüfte Formgewalt
Durch meiner Hände Singen,
Es sagt mir
Des Himmels Lichteskraft
Durch meines Hauptes Sinnen,
Wie die Welt im Menschen
Spricht, singt, sinnt.[1215]

Für eine Medizin der Zukunft wäre eine umfassende geistige Physiologie des Menschen gerade am verstehenden Anschauen der konsonantischen Heil-Eurythmie zu gewinnen. «Es ist ja natürlich, wenn man die Physiologie des Eurythmisieren ins Auge fassen will, dass man den bewegten, wirksamen Menschen ins Auge fassen muss [...]. Denn mit der gewöhnlichen Physiologie treibt man eigentlich keine Physiologie[1216], sondern man geht im Grunde genommen doch [...] von der Leiche aus und schließt dann auf das eigentlich Physiologische. [...] Das, was man sonst erschlossen hat, das muss man der Regsamkeit des Menschen ablesen, wenn man es zur Physiologie dieser Prozesse bringen will, und man wird sehen können, dass von einem solchen Studium eine Belebung der gesamten Physiologie wiederum ausgehen kann.»[1217]

Der Arzt kann die leiblich-seelisch-geistigen Prozesse der menschlichen Physiologie *sehen lernen* an der Anschauung der Eurythmie: «Das kann Ihnen wiederum ein Beweis dafür sein oder eine Hinweisung darauf sein, wie man das Hereinwirken des Bewegungssystems auf das Stoffwechselsystem eben *sieht.* Das ist ja etwas, was erst einem so richtig auffällt, wenn man eben berücksichtigt die Zusammenhänge zwischen dem Bewegungssystem und dem Stoffwechselsystem *durch die Erkenntnis der Dreigliederung des menschlichen Organismus.*»[1218]

Dann wird man auch sehend für die Einseitigkeit des üblichen leibbezogenen Turnens: «Diese Dreigliederung des menschlichen Organismus, sie ist ja in der Tat *lichtbringend* für vieles, und man kann eigentlich sagen, dass man lange auf der einen Seite allerlei Exerzitien aussinnen kann, bei denen man glaubt, auf das Seelische Rücksicht zu nehmen in unserer heutigen Zeit, wo ja die Seelenerkenntnis fast nur noch in Worten besteht, oder man bildet aus das Turnen, wobei man nur auf die körperliche Physiologie sieht»[1219]; und so wird man erst ein wirkliches Verständnis dafür gewinnen, «dass man treten wird lassen müssen in der Erziehung *dieses beseelte Turnen* an die Stelle des ja bloß aus der Physiologie hervorgehenden Turnens»[1220], wie es im Waldorflehrplan vorgesehen ist. «Ob einer eine Stunde rechnet oder eine Stunde turnt, er wird ganz gleich müde in Wirklichkeit; das macht keinen Unterschied. Das weiß man ja allerdings heute, aber man kann nicht richtig beurteilen, wie eben gerade in die Turnbewegung hineingebracht werden muss Seele und Geist, wie das, was als Bewegung ausgeführt wird, *aus dem ganzen Menschen* kommen muss»[1221], sagt Rudolf Steiner am Ende des 4. Vortrags, wohl schon im Hinblick auf die zwölf Übungen im 5. Vortrag.

Dass man in der Heil-Eurythmie auch mitdenkt, was man bewegt, dass man also in einem gewissen Maß in der Lage ist, in der Gedankenanschauung das physiologische Geschehen mitzuvollziehen und so die Wirkung zu antizipieren, ist jedenfalls die Erwartung Rudolf Steiners an die Hörer des Heil-Eurythmie-Kurses 1921 gewesen. Der Bemühung des Patienten, dass er «sich innerlich selbst abphotographiert»[1222], kann und soll der therapeutische Gedanke des Arztes, des Therapeuten wirksam entgegenkommen: «Vergessen wir nicht, dass dem Heilprozesse eine Seele mitgegeben werden muss, da er nicht nur an einen Körper, sondern auch an eine Seele sich wenden muss. Je mehr solche Gedanken die jungen Ärzte begreifen, desto mehr wird in das medizinische Leben das einfließen, was der sinnige Arzt sehnsüchtig verlangt, wenn er den heutigen Stand seiner Kunst mit den Grenzen empfindet, was der Kranke *wie eine Gnade* empfinden wird, wenn er es im Heilprozesse erlebt.»[1223]

Im Zusammenhang mit der Besprechung des SCH wird das Konsonantenprinzip zuletzt noch einmal ganz allgemein zusammengefasst und wieder neu in Beziehung mit den Vokalen gesetzt: «So sehen Sie, dass das Konsonantieren eben in einer ganz anderen Weise *mit der Gestaltung des Menschen* zusammenhängt als das Vokalisieren. Beim Vokalisieren musste ich Sie aufmerksam darauf machen gewissermaßen, wie das Innere, das mehr nach innen Gelegene, zusammenhängt mit der Bewegung.»[1224] Und hier, nachdem die physiologischen Funktionszusammenhänge im menschlichen Stoffwechsel anhand der heil-eurythmischen Konsonantenwirkung umfassend dargestellt worden waren, folgt nun im 4. Vortrag für die vokalische Heil-Eurythmie die Aufgabenstellung, vor der Bewegung den Vokal zu sprechen und hinterher sich zu bemühen zu hören, «was sich bewegt hat, den Laut wieder hören»[1225], am Beispiel von A und I[1226].

4.6 Die Lautreihe im 4. Vortrag als geistige Leiter im Sinne Goethes

An mehreren Elementen der Lautgestaltung, wie sie von Rudolf Steiner angegeben werden, zeigt sich, dass die Reihe der Konsonanten im 4. Vortrag eine kontinuierliche Metamorphosenreihe, eine «geistige Leiter»[1227] im Sinne Goethes, darstellt.

Dazu schreibt Rudolf Steiner in der Einleitung zu Goethes «Morphologie»[1228]: «Das Pflanzenleben wird unterhalten durch den Stoffwechsel. In Bezug auf diesen tritt eine wesentliche Verschiedenheit zwischen jenen Organen ein, welche näher der Wurzel, d.h. dem Organe, das die Nahrungsaufnahme aus der Erde besorgt, und jenen, welche den bereits durch andere Organe hindurchgegangenen Nahrungsstoff bekommen. Erstere erscheinen unmittelbar von ihrer äußeren anorganischen Umgebung abhängig, diese dagegen von den ihnen vorhergehenden organischen Teilen. Jedes folgende Organ erhält daher eine gleichsam für sich, durch das vorhergehende zubereitete Nahrung. Die Natur schreitet vom Samen zur Frucht in einer Stufenfolge fort, so dass das Nachfolgende als Resultat des Vorangehenden erscheint. Und dieses Fortschreiten nennt Goethe ein *Fortschreiten auf einer geistigen Leiter.*»[1229]

Vergleichbar mit der Stufenfolge der fortschreitenden Sublimierung, die Goethe an einem lebendigen Pflanzenorganismus beschreibt, zeigt sich in der Reihenfolge der für die therapeutische Anwendung beschriebenen «verstärkte[n] Metamorphose der Konsonanten in der Eurythmie»[1230] im 4. Vortrag des Heil-Eurythmie-Kurses eine organische Entwicklung in vierfacher Weise:

- in Bezug auf die *Richtung*: von den vorwärtsstrebenden Lauten zu denen, die auch rückwärts bewegt werden sollen;
- in Bezug auf das *Tempo*: von den schnelleren Lauten zu den Lauten, die langsam ausgeführt werden sollen (Ausnahme: N);
- in Bezug auf den *Rhythmus*: von einem einfachen taktartigen Bewegungsablauf zu immer komplexeren Rhythmen (Ausnahme: N);
- in Bezug auf das *seelische* Eingreifen: von den Lauten, die minutenlang beschleunigt (B) und bis zur Ermüdung (D) ausgeführt werden sollen, zu den Lauten, bei denen «auch Ruhepausen»[1231] sein sollen «zwischen den einzelnen Sprüngen» (H, SCH).

Alle diese Kriterien deuten darauf hin, dass es sich bei dieser Reihenfolge der Laute um eine physiologische Bewegung von vorne-unten nach hinten-oben, also vom Stoffwechselpol zum Nerven-Sinnes-Pol der menschlichen Organisation, handelt. Es gibt aber auch eine Gegenbewegung

- in Bezug auf den *Bildcharakter:* von den Lauten, die die Armbewegung mit den Beinen nachahmen – wobei die Beinbewegung bildlich noch recht ähnlich der Armbewegung ist (wie beim B) –, hin zu Lauten, bei denen das Bild in Rhythmus aufgelöst wird, untertaucht (wie beim SCH), was wir als charakteristisch für den Weg vom oberen zum unteren Menschen[1232] angesehen haben.

Das letztgenannte Prinzip entkräftet den erstgenannten Gesichtspunkt nicht, ganz im Gegenteil. Der Laut ist in Wirklichkeit immer eine Ganzheit, oder anders gesagt, der ganze Mensch lebt metamorphosiert in jedem Laut; deshalb muss es in der schrittweisen Metamorphose im Sinne einer geistigen Leiter immer auch eine Gegenbewegung geben, die die Entwicklung nach der einen Richtung durch eine Entwicklung nach der anderen Richtung polarisch ergänzt.

Unter dem Gesichtspunkt der geistigen Leiter lassen sich auch die für die einzelnen Laute genannten Indikationen in ihrer physiologischen Abfolge am besten begreifen.

4.6.1 Die Indikationen für die konsonantische Heil-Eurythmie

Die Konsonanten können in der Heil-Eurythmie als «objektiv wirksame[] Imaginationen»[1233] mit breitester Indikation[1234] bei fast allen Krankheitsbildern therapeutisch eingesetzt werden, weil «das konsonantierende Eurythmisieren mangelnde Bildekräfte im Menschen, mangelnde plastische Kräfte ergreift und sie in die richtige Plastik überführt»[1235] – ganz im Sinne dessen, was Rudolf Steiner am Ende des 1. Vortrags des Heil-Eurythmie-Kurses in Aussicht gestellt hat: «Tatsächlich ist es so, dass wir im Inneren Organe haben, diese Organe haben gewisse Formen. In diesen Formen können Anomalien liegen. Jede Organform steht in einem gewissen Zusammenhang mit einer möglichen Bewegungsform des äußeren Menschen. [...] Nehmen wir an, irgendein Organ [...] neigt zum Deformieren, zum Annehmen einer anomalen Form. Es gibt eine Bewegungsform, welche dem entgegenwirkt; und so für jedes Organ.»[1236]

Umso erstaunlicher ist es, dass die Indikationen für die Konsonanten, die Rudolf Steiner im Heil-Eurythmie-Kurs im 4. Vortrag nennt, sich überwiegend auf Ausscheidungsvorgänge in der Verdauung und Harnbildung beziehen, ‹als gäbe es nichts anderes zu behandeln als Verstopfung, Blasenschwäche, Magenbeschwerden und selten einmal Durchfall›. Dies so aufzufassen, würde aber bereits im Widerspruch stehen zu Rudolf Steiners eigener Aussage am Beginn des Vortrags: «Nun hängen ja alle diese Bewegungen, die das Konsonantieren betreffen, zusammen mit all demjenigen in der Verdauung, das *jenseits der Magen-Darmtätigkeit* liegt; also wenn wir ins Auge fassen – nicht wahr, den eigentlichen Darmraum, den die Speisen durchmachen, von dem sehen wir jetzt ab – ... dasjenige, was Außenwand des Darmes ist und wo sich wieder der Speisebrei durchschiebt durch die Darmzotten und so weiter und dann übergeht in Lymphe und Blut, also in *jenseits der eigentlichen ersten Verdauungstätigkeit Liegendes.* So dass solche Bewegungen, wie Sie sie jetzt eben ausgeführt gesehen haben, tatsächlich zurückwirken auf die *innere Verdauung* [...].»[1237]

Es gehört zu den Kompositionsgeheimnissen des zweiten Ärztekurses im April 1921 und der Beziehung zwischen den neun rein ärztlichen Vorträgen und den sechs Heil-Eurythmie-Vorträgen, dass sich die Aussagen im Heil-Eurythmie-Kurs nicht aufschlüsseln lassen ohne Kenntnis der vorangehenden Ärztevorträge. Rudolf Steiner hatte nämlich am Vortag, im 4. Ärztevortrag[1238], eindrücklich über die Aufgabe und Tätigkeit des Ich in der menschlichen Verdauung gesprochen.

4.6.2 *Die menschliche Verdauungstätigkeit*

«Dasjenige, was im Menschen eigentlich veranlagt ist in Bezug auf sein Ich, das wird fast gar nicht berücksichtigt. Das Ich als dem menschlichen Organismus innewohnend, das tut etwas ganz Besonderes. Alles andere im Menschen, das Physische im Menschen [...], das Ätherische und auch das Astralische im Menschen, [...] sind Teile der menschlichen Wesenheit, die eigentlich sehr stark an das menschliche Innere gebunden sind. [...] Aber beim Ich ist es nicht so. Und hier *in der Beziehung des Ich,* namentlich in *seinem Verhältnis zur Außenwelt,* zeigt sich so recht der tiefgehende *Unterschied des Menschen vom Tiere.* In der Nahrungsaufnahme führen wir uns Stoffe zu, die in der Außenwelt eben auch Stoffe sind. Die müssen im Innern des Menschen verändert werden. *Wer bewirkt diese Veränderung, diese gründliche Veränderung der äußeren Substanzen innerhalb des Menschen?* Wer bewirkt diese? *Die bewirkt in Wahrheit das Ich.* Das Ich allein ist mächtig, ich möchte sagen, seine Fühlhörner bis hinunter zu erstrecken in die Kräfte der äußeren Substanzen [rot].»[1239]

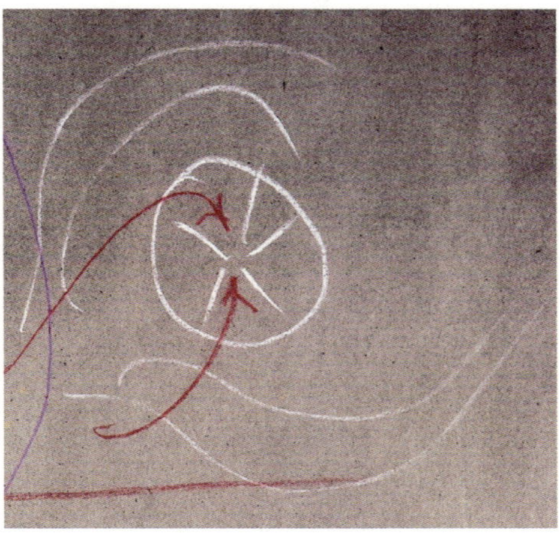

Abb. 29, Ausschnitt aus der Wandtafelzeichnung zu GA 313, 4. Vortrag, 14. April 1921

«Ätherleib, astralischer Leib, die gehen gewissermaßen um die Substanzen so herum, die haben keine Kraft, in das Innere der Substanzen hineinzudringen, *die gehen bloß um die Substanzen herum* [weiß]. Das Ich ist es allein, das nun wirklich etwas zu tun hat mit dem Hinunterdringen, mit dem

Hineingehen in die Substanzen selber. Wenn Sie also eine Nahrungssubstanz dem menschlichen Organismus übergeben, so ist zunächst diese Nahrungssubstanz im Menschen drinnen. *Das Ich* aber übergreift den ganzen menschlichen Organismus und *geht direkt in die Nahrungssubstanz hinein.* Es entsteht *eine Wechselwirkung zwischen den inneren Kräften der Nahrungssubstanz und dem Ich des Menschen*»[1240], eben ein «in verschiedenen Graden Einswerden mit der Außenwelt»[1241], wie Rudolf Steiner den Konsonantenprozess in der Sprache charakterisiert.

Das ist ein erster Hinweis, warum das Ich in der Gestaltung der heil-eurythmischen Konsonanten von Anfang an entschieden mitbeteiligt sein soll im Vorwärtsgehen[1242]: Es ist allein das Ich, das in der menschlichen Verdauungstätigkeit die äußeren Substanzen ergreifen kann. «Das Kind wird so geboren, dass ihm auf dem Umwege seines Hauptes in der Embryonalentwicklung die Kräfte gegeben werden, die da beim Menschen tätig sind, um die Stoffe von innen heraus zu verarbeiten. Aber in der Zeit nach dem Zahnwechsel bis zur Geschlechtsreife hin und mit der Kulmination zwischen dem neunten und zehnten Jahre, da muss nun dasjenige Ich, das vom unteren Menschen aus wirkt, das untere Ich, das muss sich mit dem oberen begegnen. Beim Kinde ist es immer das Ich, das vom oberen Menschen aus wirkt, das noch die Stoffe verarbeitet bis in diese Zeit herein, die ich charakterisiert habe. Natürlich meine ich die Werkzeuge des Ich. Das Ich ist ja schließlich ein Einheitliches [...].»[1243] Diesen Prozess, durch den die organische Grundlage der späteren freien Willensfähigkeit des erwachsenen Menschen geschaffen wird, im zweiten Jahrsiebt sorgfältig zu begleiten, wäre eine wichtige kulturstiftende pädagogische und therapeutische Aufgabe, denn «[...] die Gefahr, die in diesem [...] Einkoppeln des Ich in den menschlichen Organismus von unten her besteht [...] ist ja wirklich fast für alle Menschen und insbesondere für die Kulturmenschen in unserer Zeit, *wenn sie Kinder sind,* eine außerordentlich große [...]»[1244].

Daran wird deutlich, dass die eigentliche Stoffwechselwirksamkeit der Konsonanten nur erreicht werden kann, wenn der Patient, so gut es geht, die Konsonanten selbst ausführt. Alles andere, ein Ausführen der Konsonanten im Umkreis des Patienten durch den Therapeuten oder eine massageähnliche Anwendung, hat mit dieser Aufgabe für das Menschen-Ich im Stoffwechsel kaum zu tun. Das Eintauchen des Ich im Stoffwechsel, was die Grundlage ist für die Willenstätigkeit[1245] des Menschen, kann in vollem Sinne nur gefördert werden, wenn der Patient sich mit seinem Ich auch willenshaft in der Ausführung der Konsonantenbewegungen engagiert. Das Ich muss selbst aktiv eingreifen, anders kann der angestrebte Effekt für die Willensfähigkeit des Patienten nicht erreicht werden. Wie der Mensch nur selbst gehen kann – und niemand anderer für ihn –, so kann ihm der willenshafte Ich-Vollzug im Stoffwechsel nicht abgenommen werden. Wohl aber kann er unterstützt werden durch eine medikamentöse Therapie – «was wie das Stützende gegenüber dem Lahmen wirkt»[1246] –, in Form einer stufenweisen Folge von vier Eisenverbindungen[1247], die Rudolf Steiner für diese Indikation angibt.

So wie die Übungen im 1. Vortrag des Heil-Eurythmie-Kurses ihre primäre Indikation zunächst einmal zur Unterstützung der physiologischen Entwicklungsschritte bis zum neunten Lebensjahr[1248] haben, so wird an den Indikationen für die konsonantische Heil-Eurythmie sehr deutlich, dass sie dem physiologischen Prozess entsprechen, der sich um das 9./10. Lebensjahr – in der «Rubikon-Zeit»[1249] – bis zum Ende des zweiten Jahrsiebts im Stoffwechsel abspielt. «Also es muss da beim Menschen das Ich in die Organisation so eintreten, wie beim Sprechenlernen der astralische Leib in die menschliche Organisation eingreifen muss.»[1250] «Beobachten Sie mit diesen Voraussetzungen all die Erscheinungen, die sich bei Kindern zeigen so vom achten, neunten Jahre an gegen das zwölfte, dreizehnte Jahr hin. [...] Sie finden ihren äußeren Ausdruck in einem Suchen des menschlichen Organismus. Und dieses Suchen besteht darinnen, dass eben gesucht wird ein Einklang, *eine während des Lebens herzustellende Harmonie zwischen den Stoffen, die aufgenommen werden, und der inneren menschlichen Organisation.*»[1251]

Und nun zählt Rudolf Steiner einzelne typische Symptome auf: «Beobachten Sie sorgfältig, wenn der Kopf nicht recht will die inneren Kräfte der Stoffe aufnehmen in dieser Zeit, wenn er sich weigert, wie sich das äußert in den *kindlichen Kopfschmerzen* um das neunte, zehnte, elfte Jahr herum»[1252] – das entspräche der heil-eurythmischen Indikation für das S[1253]; «Beobachten Sie, wie dann die Begleiterscheinungen auftreten, die *Störungen des Stoffwechsels,* verhältnismäßig sehr weit nach außen liegende Störungen des Stoffwechsels, in der *Absonderung der Magensäure* und so weiter»[1254], – das wäre eine Indikation für das heileurythmische SCH; «beobachten Sie das alles, und Sie werden sehen, wie es Kinder gibt, die sozusagen fortwährend kränkeln an diesem mangelhaften Einstellen des Ich von unten her und von oben her.»[1255]

Es ist wichtig, die Kinder in dieser Zeit des zweiten Jahrsiebts, in der sie ja eigentlich recht gesund sind[1256], zu beobachten, um neu auftretende

Schwierigkeiten im Stoffwechsel gleich zu erkennen. Denn «wenn solche Dinge sorgfältig ins Auge gefasst werden, dann kommt man ihnen bei, und sie verschwinden in der Regel, sie klingen ab nach der Geschlechtsreife, wo eben der astralische Leib dann nachkommt und dasjenige ausgleicht, was da das Ich nicht kann»[1257]. Es ist also eine kurze Epoche, in der während der Phase des «Einstellen[s] von unten her»[1258] ein Unvermögen des Ich im Stoffwechsel sich zeigen kann, das dann wieder verschwindet, aber viel später im Leben dann doch in den verschiedensten Krankheitserscheinungen wiederkehren kann. «Sorgt man nicht in dieser Richtung für eine gesunde menschliche Entwicklung, dann allerdings bleiben von den kränkenden Dingen in diesem Lebensalter alle möglichen Krankheitsdispositionen für das ganze menschliche Leben zurück.»[1259]

4.6.2.1 Die physiologische W-Bewegung im menschlichen Verdauungsprozess

Das, was das Ich in dieser Zeit bewältigen muss, fasst Rudolf Steiner so zusammen: «Es muss das Anfassen des Ich an den Kräften der äußeren Stoffe hinaufwandern durch Zirkulation und Atmung bis in das richtige Eingreifen in das Kopfsystem.»[1260] «Alles dasjenige, was im Stoffwechsel selber ist oder in dem, was mit dem Stoffwechsel innig zusammen geht, in der Beweglichkeit des Menschen, [...] alles das schiebt sich als Stoffwechselkräfte in die Zirkulationskräfte hinein. Und das, also dieses Hinaufschieben, muss dann wiederum vorrücken. So dass wir eigentlich in dem Prozess, den ich geschildert habe, es zu tun haben mit einem Vorrücken desjenigen, was das Ich im Stoffwechsel und schon in der Aufnahme der Stoffe, dann in seinem Anfassen der inneren Kräfte der Stoffe bewirkt. *Mit einem Hinaufwandern durch Zirkulation und Atmung bis in das Kopfsystem haben wir es zu tun,* und das muss sich ordentlich organisieren in der angegebenen Zeit zwischen dem Zahnwechsel und der Geschlechtsreife.»[1261] Wenn man diesen Prozess des Hinaufwanderns, Sich-Hinaufschiebens vom Stoffwechsel aus in mehreren Wellen durch den Gesamtorganismus eurythmisch nachempfindet, kann man darin die fließende Bewegung des Konsonanten W wiedererkennen, für den im 4. Vortrag des Heil-Eurythmie-Kurses keine spezifische Indikation angegeben wird. «Das hinflutende Wogen ist eigentlich dasjenige, was das starke W darstellt; die hinsprudelnde Welle ist dasjenige, was das schwache W darstellt. [...] Man fühlt sich gedrängt, wenn man das W gebraucht, es wiederholt zu gebrauchen.»[1262] «W: es ist der Laut, der wellend trägt – der auf seinem Rücken die Fortbewegung hat.»[1263]

Dieser in der Vorpubertät notwendige physiologische Prozess des stufenweisen Einziehens, des «Einkoppeln[s] des Ich»[1264] im Stoffwechsel, kann in verschiedenster Art und Weise gestört sein und dann im späteren Leben zu «allen möglichen Krankheitsdispositionen»[1265] führen. Ob ein Kind diesen Prozess in gesunder Art vollziehen kann oder ob es Schwierigkeiten hat dabei, lässt sich gut erkennen, wenn man in diesem Alter die Symptome der äußeren Verdauung aufmerksam beobachtet und behandelt: «Das ist eben dieser sehr komplizierte Vorgang, mit dem man sich da zu befassen hat, und diesen komplizierten Vorgang, man kann ihn eigentlich wirklich so studieren, dass man versucht, seine Beeinflussung *schon zu erfassen*, ich möchte sagen, *im äußeren Verdauungstrakt*, da wo die Stoffe so sind, dass sie noch dem äußeren sehr ähnlich sind, wo die Stoffe durch das Innere erst schwach erfasst sind.»[1266]

4.6.2.2 *Die physiologische C-Bewegung in der menschlichen Verdauung*

Dieser Hinweis wirft ein klärendes Licht auf die Konsonantenindikationen, wie sie im 4. Vortrag von Rudolf Steiner gegeben sind: Man kann die Indikationen für die einzelnen Konsonanten *an den äußeren Symptomen* der Verdauung und des Stoffwechsels verlässlich *ablesen* – und zugleich wissen, dass es darum geht, die mehr im Verborgenen liegenden Prozesse der *inneren Verdauung* zu regulieren. Ebenso wie dem äußeren Sprachprozess der physischen Lautbildung ein polarischer ätherischer Prozess entspricht, dessen Beobachtung zur Entwicklung der Eurythmie-Bewegungen geführt hat[1267], gibt es einen äußeren physischen Verdauungsprozess und einen entsprechenden inneren ätherischen *Gegenprozess*, den wir in Wirklichkeit mit der therapeutischen Konsonantenbewegung impulsieren und gestalten und der dann wieder regulierend auf die Prozesse der äußeren Verdauung zurückwirkt. «Die *Heilung* ist eigentlich eine fortgesetzte Verdauung, aber eben eine Verdauung, die stufenweise in das Innere des menschlichen Organismus verlegt wird.»[1268]

Diese Prozesse der «innere[n] Verdauung»[1269] liegen «jenseits der Magen-Darmtätigkeit»[1270]; und dort, an diesem für die B-Indikation angegebenen Wirk-Ort der «Außenwand des Darmes, [...], wo sich wieder der Speisebrei durchschiebt durch die Darmzotten»[1271], beginnt der Prozess der inneren Verdauung, den Rudolf Steiner zwei Tage später als einen Prozess der zunehmenden Rhythmisierung beschreiben wird: «Was ist eigentlich, jetzt am lebendigen Menschen betrachtet, die Verdauungstätigkeit? Sie ist

Stoffwechseltätigkeit, die nach dem Rhythmischen hin stößt, nach dem Rhythmischen hin sich entfaltet. Verdauungstätigkeit ist Stoffwechsel, der gewissermaßen aufgefangen wird von dem Rhythmus der Zirkulationsorgane. [...] Und dasjenige, was sich abspielt als Stoffwechseltätigkeit in der Gewebeflüssigkeit, das wird, indem der Rhythmus heran schlägt, selber von diesem Rhythmus der Zirkulationsorgane mitgenommen, mitgerissen, und es geht die mehr chaotische Tätigkeit, das Chaos, das stattfindet in den Regungen der Gewebeflüssigkeit [...] über in den Rhythmus des Zirkulationssystems.»[1272] Dieser ganze innere Verdauungsprozess der stufenweisen Rhythmisierung und Sublimierung der Nahrungssubstanzen und ihrer inneren Kräfte entspricht in der Gesamtgebärde einer eurythmischen C-Bewegung. Der C-Laut «nimmt gewissermaßen ins Geistige herein das Materielle und hebt es auf, das Leichtsein andeutend [...], andeutend, dass etwas leicht ist, dass *ein Materielles durch das Geistige überwunden werden kann,* in die Höhe gehoben werden kann»[1273].

4.6.2.3 Die Konsonantenreihe des 4. Vortrags als Funktionstypus der menschlichen Verdauungstätigkeit

Wir haben die Reihe der Konsonanten im 4. Vortrag des Heil-Eurythmie-Kurses als eine Folge von Bewegungsaufgaben mit zunehmender Rhythmisierung und Verlangsamung charakterisiert, was in der menschlichen Organisation einer Bewegung von unten nach oben entspricht[1274]. Diese heil-eurythmische Bewegungsfolge steht unmittelbar in innerem Zusammenhang mit den von Rudolf Steiner im parallelen Ärztekurs[1275] geschilderten Aufgaben in der menschlichen Verdauungstätigkeit.

Die äußeren Substanzen müssen ergriffen werden: das geschieht in Prozessen, die den von außen tingierten Stoßlauten *Be, De, Ge* entsprechen; der Stoßlaut ist Ausdruck einer distinkten Grenze zwischen Ich und Welt, die vokalische Nachtingierung Ausdruck davon, dass der Mensch einem außer sich liegenden Geistigen gegenübersteht.

Auf die erste Phase der «Aufnahme der Stoffe»[1276] durch das Ich durch die Darmwand in «Lymphe und Blut»[1277] folgt das «Anfassen der inneren Kräfte der Stoffe»[1278] in den vokalisch vortingierten rhythmisierenden Lauten *eS, eF, eR, eL:* die vokalische Vortingierung ist Ausdruck davon, dass die Substanzen schon innerlich ergriffen sind. Der «eigentlich ahrimanische Laut»[1279] *eS* steht als erster vortingierter Laut an der äußersten Grenze der Umwandlung der von außen aufgenommenen, zunächst fremden

Nahrungsstoffe, alles von außen kommende Fremde vernichtend. An ihn schließt sich der zweite vortingierte Blaselaut *eF* an wie die Auferstehung nach dem Tod: das polare Verhältnis der beiden Laute zueinander ist an den Farben der Eurythmiefiguren gut erkennbar.

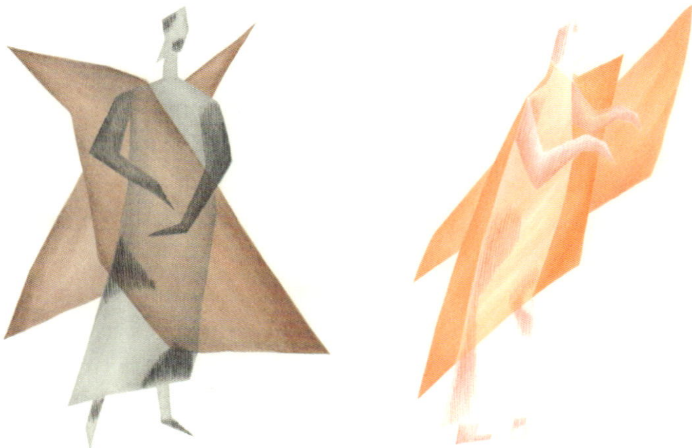

Abb. 30, Eurythmiefiguren der Laute S und F

Die vortingierten rhythmischen Laute *eR* und *eL* lassen dann das «Anfassen des Ich an den Kräften der äußeren Stoffe hinaufwandern durch Zirkulation und Atmung»[1280], «wie überhaupt alle diese Bewegungen regulierend einwirken vom Gliedmaßen-Stoffwechsel-Organismus aus bis in dasjenige, was ja dann die Dependenz[1281] ist des Gliedmaßen-Stoffwechsel-Organismus in dieser Beziehung, oder wenigstens, was das daran Anschließende ist, die Zirkulation und auch die Atmungsbewegung»[1282].

Orientiert man sich an der Darstellung der Verdauungstätigkeit im 6. Vortrag des Heil-Eurythmie-Kurses, so könnte man den Eindruck gewinnen, dass die Rhythmisierung der «inneren Kräfte»[1283] der Substanzen, das Übergehen aus dem «Chaos, das stattfindet in den Regungen der Gewebeflüssigkeit [...] in die regelmäßige rhythmische Betätigung des Zirkulationssystems»[1284], damit bereits abgeschlossen sei. Dieser Übergang zwischen «chaotischer Regsamkeit in der Gewebeflüssigkeit und rhythmisch-regelmäßiger Tätigkeit, auch harmonisierender Tätigkeit in dem Zirkulationswesen»[1285] ist die physiologische Grundlage der menschlichen

«Willenstätigkeit – die man wiederum jetzt genau unterscheiden muss vom äußeren Tun, obwohl sie sich in dieses äußere Tun ergießt»[1286].

Aber die Konsonantenreihe im 4. Vortrag setzt sich darüber hinaus fort mit den Lauten *Ha, eM, eN, Sch,* und im 4. Vortrag des Ärztekurses wird die Aufgabe des Ich im «Hinaufwandern durch Zirkulation und Atmung *bis in das Kopfsystem*»[1287] geschildert. Auf diesem Weg kopfwärts über das mittlere System hinaus begegnet uns als Erstes der Laut *Ha,* der mit der Gebärde eines von außen vokalisch tingierten Blaselautes einer erneuten Öffnung von innen nach außen entspricht, wie es in Funktion und Organgestalt des Magens verwirklicht ist. Der Blaselaut ist Ausdruck für die Öffnung nach außen, die vokalische Nachtingierung weist auf ein Geistiges, das nun wieder als von außen herantretend aufgefasst wird, wie in einem einfachen Sinnesprozess.

«Die erste Erfassung der äußeren Stoffkräfte durch das Ich geschieht unter Begleiterscheinungen der Schmecksensation, des Schmeckens, des Verarbeitens der äußeren Stoffe, so dass es sich subjektiv im Schmecken äußert. Das ist das erste Erfassen der inneren Kräfte. Dann geht es weiter nach innen. Aber es setzt sich auch das Schmecken nach innen fort. Der innere Verdauungsorganismus, der also jenseits des Darmes liegt, der dann ins Blut hinüberführt, ist noch immer ein sich abschwächendes Schmecken. Und so geht es eigentlich hinauf, bis in der Kopforganisation das Schmecken bekämpft wird. Da wird das Schmecken abgelähmt. Und darinnen besteht die Tätigkeit des Kopfes gegenüber dem Schmecken. Der Kopf lähmt das Schmecken ab. Er wendet sich gegen das Schmecken. Dieser Prozess muss eben ordentlich sein.»[1288]

Das ist zunächst eine rätselhafte Darstellung, aber sie erhellt sich im Hinblick auf das *Ha:* Das «Anfassen der inneren Kräfte der Stoffe»[1289] im Verdauungsprozess ist zugleich ein metamorphosierter Sinnesvorgang, den Rudolf Steiner «ein sich abschwächendes Schmecken»[1290] nennt. In allen Verdauungsfunktionen schafft eine subtile Wahrnehmung der Qualität der Nahrungsstoffe die Voraussetzung für die adäquate Sekretion der entsprechenden Verdauungsenzyme; das kann durchaus als ein fortgesetztes unbewusstes Schmecken aufgefasst werden. So wird zum Beispiel durch die Aufnahme von fetthaltigen Nahrungsstoffen ganz spezifisch die Gallensekretion angeregt, und die Gallensäuren dienen dazu, das Nahrungsfett zu emulgieren, sodass es dann durch die Darmwand in Blut und Lymphe aufgenommen werden kann. «Und so geht es eigentlich hinauf, bis in der Kopforganisation das Schmecken bekämpft wird.»[1291]

Das Schmecken geht also durch alle Prozessstufen der geistigen Leiter der Konsonanten im 4. Vortrag ‹hinauf› bis zum *Ha;* die eindringliche Forderung, diesen Laut langsam auszuführen, ist ein Indiz dafür, dass tatsächlich in den Prozessen der inneren Verdauung die Region der Kopforganisation mit ihrer Tendenz zum Verlangsamen[1292] erreicht ist. «Das ist eine Bewegung, die aber durchaus langsam ausgeführt werden muss. Bei den anderen Bewegungen kommt es darauf an, dass man sie schnell ausführt, diese Bewegung aber müsste langsam ausgeführt werden, und es müssten auch Ruhepausen sein zwischen den einzelnen Sprüngen.»[1293]

Die äußere Wirkung der *Ha*-Bewegung wird am Magen geschildert in seiner Funktion als primitives Sinnesorgan. «Bei dieser Bewegung ist das zu berücksichtigen aus dem Grunde, weil diese Bewegung sehr stark wirkt auf die Regulierung der Darmtätigkeit in der Gegend, wo der Übergang ist vom Magen in den Darm. Also daher, wenn man bemerkt, dass irgendjemand die Speisen nicht heraus bekommt aus dem Magen in den Darm hinein, so ist es von großem Vorteil, diese Bewegung machen zu lassen; aber wie gesagt, in Ruhe und mit einem Stillstehen nach jedem einzelnen Hüpfen.»[1294] Das bewusste Schmecken beginnt in der Mundhöhle; von dem, was wir im Magen haben, haben wir nur noch ein unscharfes, träumendes Bewusstsein[1295]. In dem Moment, wo die Speisen den Magen verlassen, endet physiologischerweise die bewusste Wahrnehmung und geht ins Schlafbewusstsein über. Wenn die Speisen im Magen liegen bleiben, ist es Ausdruck von zu viel Bewusstsein an diesem Übergang; das kann wirksam bekämpft werden durch die *Ha*-Bewegung, die als Gaumenlaut im Gegensatz zur bewussten Wahrnehmung die Motorik impulsiert.

«Dann natürlich ergreift, *in die Stoffe weiter hineingehend,* das Ich diese Stoffe stärker, als es bloß äußerlich subjektiv im Schmecken der Fall ist.»[1296] Ausdruck für diese Stufe der Verinnerlichung der Substanzkräfte sind die vokalisch vortingierten Stoßlaute *eM* und *eN,* die am Ende der Reihe den nachtingierten Stoßlauten *Be* und *De* vom Anfang sinnvoll gegenüberstehen: Der Mensch ist ganz bei sich angekommen, möchte in sich «darinnenbleiben»[1297] im Stoßlaut, und hat das Geistige, das er am Beginn dieser Reihe von außen aufgenommen hat, jetzt vollkommen verinnerlicht.

Die Substanz ist jetzt vermenschlicht, nach drei vorangehenden Stufen auf der Stufe der Ich-Organisation angekommen, wärmehaft. «Es entsteht ein dreifacher Substanzstrom. In diesem ersteht die menschliche innere und äußere Gestalt. *Dadurch* wird sie zum Träger des selbstbewussten Geisteslebens. Bis in die kleinsten Teile seiner Substanz hinein ist der Mensch in seiner Gestaltung ein Ergebnis der Ich-Organisation.»[1298] Alle in der Verdauung von außen aufgenommene Substanz muss in der menschlichen Verdauungstätigkeit vollkommen überwunden werden.

Mit der Aufgabe, das Physische der Nahrungsstoffe zu überwinden, hält sich das Ich im Leib. Wird keine Nahrung mehr zugeführt, oder hat das Ich die Kraft nicht mehr, die von außen zugeführte Nahrung zu überwinden, so kann es sich nicht länger im Leib halten und der Tod tritt ein.[1299] Die Tatsache, dass der Mensch sterblich ist, wurde in der Antike sogar als das, was den Menschen unter allen Wesen kennzeichnet, aufgefasst, und daher war Sterblichsein synonym mit dem Menschsein. Darauf deutet der letzte Laut in der Reihe, das *SCH:* «Nehmen wir im Deutschen dieses Wort ‹Mensch›. Jetzt stellen wir es eurythmisch dar und verkürzen ein bisschen das SCH, so dass es als kurzes auftritt: Mensch. Nun, da haben wir deutlich das Wegblasende am Ende. Wie kann einen denn diese Darstellung des Menschen eigentlich berühren? Sie berührt einen so, dass das Vorüberziehende, Vorübergehende des Menschenlebens drinnen liegt: der Mensch, ein vergängliches Wesen.»[1300]

Tatsächlich finden wir am Ende der Stoffwechselreihe alle drei Konsonanten, *M–N–Sch,* aus denen im Deutschen das Wort Mensch gebildet wird; nimmt man den viertletzten Laut dazu, das H, so findet man die Konsonantenfolge *H–M–N,* die dem lateinischen «humanus»[1301] und ähnlichen Wortbildungen in allen romanischen Sprachen zugrunde liegt: Die Folge der Konsonanten im 4. Vortrag entspricht einer Prozessfolge in der menschlichen Verdauungstätigkeit, aus der zuletzt der Mensch selbstschöpferisch hervorgeht.

4.6.3 Das «Zentrum des Mangels»[1302] erkennen

Blickt man auf das Tierreich, so hat jedes Tier eine bestimmte Form der Ausscheidung, an der man es auch erkennen kann, seine ‹Losung›, wie der Jäger sagt. Man kann die Indikationen für die einzelnen Konsonanten auch als Signatur jeweils einer bestimmten Tierwesenhaftigkeit auffassen. Der Mensch ist diesbezüglich nicht festgelegt, er hat aber konstitutionelle Einseitigkeiten, die sich ändern können durch eine Änderung der Ernährungsform oder der Lebensweise. Mensch zu sein bedeutet, alle Möglichkeiten, die Tiere haben, der Anlage nach auch zu haben, aber sie nicht voll auszubilden, sondern zu beherrschen. «[…] die empfindende tierische Substanz ist ein Ergebnis d[]es gestaltenden astralischen Leibes. Wird diese Gestaltung bis zu ihrem Ende geführt, so bildet sich das Tierische. Beim Menschen wird sie nicht zu Ende geführt. Sie wird in einem gewissen Punkte ihres Weges aufgehalten, gehemmt.»[1303]

In einem vollkommen gesunden menschlichen Verdauungssystem müssten alle Prozessstufen der inneren und äußeren Nahrungsverarbeitung und Nahrungsaufbereitung verlässlich veranlagt sein; das wird aber in den seltensten Fällen tatsächlich gegeben sein. Die meisten Menschen brauchen Hilfe für die Ich-Einwohnung im Leib als Grundlage für eine freie Willensentfaltung. Im 4. Vortrag des zweiten Ärztekurses wird die Möglichkeit angegeben, die vier genannten Phasen des Vorschiebens der Stoffwechselkräfte «durch Zirkulation und Atmung bis in [...] das Kopfsystem»[1304] in ihrer Entwicklung medikamentös zu unterstützen durch die Gabe von spezifischen Eisenverbindungen für jede der vier Phasen. Für die letzte Phase sagt Rudolf Steiner in Bezug auf die Metalle: «Der menschliche Organismus [...] homöopathisiert selber, [...] indem er kommt vom Verdauungssystem zum Kopforganismus.»[1305] In diesem Sinne kann man auch die Konsonantenreihe im 4. Vortrag als Ausdruck eines zunehmend feiner werdenden homöopathischen Potenzierungsprozesses der Nahrungssubstanzialität ansehen.

Wie sich der Arzt fragt, in welcher Potenz er ein Medikament für einen bestimmten Patienten in einer bestimmten Krankheitssituation verordnen soll, so gilt auch bei der Indikationsstellung für die heil-eurythmischen Konsonanten – wenn man sich nicht nur an den äußeren Symptomen orientieren will, sondern aus Einsicht in die geschilderten menschenkundlichen Zusammenhänge handeln möchte –, dass er sich «eine Vorstellung verschaffen [muss] von dem eigentlichen Zentrum des Mangels»[1306]. In diesem Ausdruck Rudolf Steiners liegt zwar eine gewisse Paradoxie: denn wie kann etwas, was mangelt, also weitgehend fehlt, ein Zentrum haben? Und doch wird es, wenn man sich darauf einlässt, eine fruchtbare Fragestellung. Denn oft hat man einen Patienten, für den fast jeder Konsonant indiziert erscheint, und man frägt sich: Wo soll man beginnen? Wie soll man eine Auswahl treffen? Und dann kann man den individuellen Patienten in der inneren Anschauung anhand der menschenkundlichen Figur des Vorschiebens der Stoffwechselkräfte «durch Zirkulation und Atmung bis in [...] das Kopfsystem»[1307] tatsächlich nach seinem «eigentlichen Zentrum des Mangels»[1308] – nach dem Ort seines größten Heilbedarfs – befragen.

4.6.4 Das therapeutische Wort

Ebenso, wie wir es mit dieser Lautreihe aus dem 4. Vortrag versucht haben, können wir auch die anderen von Rudolf Steiner angegebenen konsonantischen oder Konsonanten enthaltenden therapeutischen Lautreihen zu lesen versuchen in Bezug auf «das Zentrum des Mangels»[1309], an dem sie orientiert sind in der Konsonantenbewegung zwischen Stoffwechsel und Kopfsystem, unterem und oberem Pol der menschlichen Organisation.

Die Reihe TSRMA wurde für die heil-eurythmische Behandlung von Allergien[1310] gegeben. Eine Allergie ist immer ein Unvermögen in der Auseinandersetzung mit den Substanzen der äußeren Welt, stellt also im erweiterten Sinne eine Verdauungsschwäche dar. In dieser therapeutischen Lautreihe sind alle vier Stufen der Substanzverwandlung im Verdauungsprozess des Menschen durch je einen Laut repräsentiert, beginnend mit der äußeren Aufnahme der Stoffe im nachtingierten Stoßlaut *Te*, darauffolgend die Rhythmisierung durch *eS* und *eR* bis hin zum Ausatmungslaut, dem vortingierten Stoßlaut *eM*[1311], um zuletzt das alles Tierische im Menschen überwindende Vokalprinzip A zu erreichen.

Die Reihe OEMLEiBD[1312] mit einer Indikation in der Tumortherapie[1313] setzt hingegen am oberen Pol der menschlichen Organisation, bei den Atmungslauten *eM* und *eL* an, um von dort tief in den menschlichen Organismus, an den Beginn der Stoffbewältigung, durch die von außen tingierten Stoßlaute *Be* und *De* zurückzuführen. Die Betonung der Atemlaute dient in diesem Zusammenhang der Formung der Organe gegenüber der Vitalisierung aus dem Stoffwechsel heraus[1314]. In diesem Sinne setzt Rudolf Steiner anstelle der üblichen Lautfolge *eL–eM*, die der physiologischen Atembewegung Einatmung – Ausatmung entsprechen würde (wie etwa im harmonischen Modell der Atmungsbewegung in der Lautreihe LAOUM[1315]), hier die Lautfolge *eM–eL:* die formende Kraft der Ausatmung[1316] soll der vitalisierenden Einatmung vorausgehen, um so einer überschüssigen Wachstumstendenz vorzubeugen[1317].

In dieser Art lassen sich auch die beiden Lautreihen, die Rudolf Steiner im Heilpädagogischen Kurs für die Behandlung des ‹schwachsinnigen› und des ‹maniakalischen› Kindes angegeben hat, aufschließen: Das pathologisch phlegmatische, schwerfällige Kind, das zwar versteht, was man von ihm verlangt, aber seinen Leib nicht leicht in Bewegung bringen kann, muss mit dem rhythmischen Laut *eR* in Bewegung und mit dem *eL* in die Leichte gebracht werden. «R ist die Drehung, da dreht sich etwas, da ist schon die Beweglichkeit darinnen»[1318], und «denken Sie nur, was die Zunge für Gestaltungskräfte in sich entwickelt beim L. Daher ist L der Buchstabe, der anzeigt das Anschmiegen, das sich Hineinversetzen in etwas»[1319], erläutert Rudolf Steiner am nächsten Tag die Wirkung dieser beiden Laute im 6. Vortrag des Heilpädagogischen Kurses. «Das L ist das in allen Dingen und Wesen *Schöpferische, Gestaltende,* die die Materie überwindende Formkraft»[1320], hieß es wenige Tage zuvor im gleichzeitig stattfindenden Laut-Eurythmie-Kurs[1321]. Nach der Vorbereitung durch *eR* und *eL* ermöglicht der tief in die Substanz eindringende Laut *eS*[1322] das Aufleuchten der Persönlichkeit durch den Leib hindurch im Vokal I[1323].

Umgekehrt kann das Kind, das durch ein «Ausschweifen[] des Intellektualistischen»[1324] in ständiger Bewegungs-Unruhe und «mechanisch»[1325] stereotyper Tätigkeit sich selbst verliert, mit den vortingierten Stoßlauten *eM* und *eN* – die am oberen Pol, dort, wo es überwach ist, ansetzen[1326] – mehr zu sich gebracht, mit *Be* und der Verstärkung *Pe* tief in den Leib geführt[1327] und zuletzt mit A und U zur Selbstbeherrschung und Ruhe gebracht werden.

In der Konsonantenreihe für den mikrozephalen Sandroe[1328], RLMN[1329], die Rudolf Steiner im Heilpädagogischen Kurs mit Hinweis auf den gleichzeitig stattfindenden Laut-Eurythmie-Kurs[1330] exemplarisch erläutert, steigt man von den mittleren Lauten der Zirkulation und Atmung *eR* und *eL* zu dem verinnerlichenden vortingierten Stoßlaut *eM* auf und schreitet bis zum intellektualisierenden *eN* fort: «Im N liegt das Zurückleiten ins Intellektuelle»[1331]; so wirkt man auf die «Formierung des Kopfes»[1332] ein und kann «solche Kopforganisation, welche gewissermaßen hinter sich selber zurückgeblieben ist, [...] auf diese Weise anregen»[1333].

«Man macht dem schwachsinnigen und dem sonst in der Kopforganisation Zurückgebliebenen seinen Kopf regsamer. So dass man also brauchen kann diese Art von Eurythmie, um Heilkräfte in Bezug auf die Kopforganisation hervorzurufen. Insbesondere wenn man das verstärkt ausführen wird, was wir als Verstärkung, als verstärkte Metamorphose der Konsonanten in der Eurythmie [...] in den letzten Tagen gehört haben.»[1334] Man sollte nur früh genug anfangen damit: Wenn «man darauf stark Rücksicht genommen hätte, dass man zum Beispiel bei diesem Jungen schon in ganz früher Zeit, wie er noch nicht gehen konnte, angefangen hätte einfach dadurch, dass man seine Gliedmaßen selbst im eurythmischen Sinne bewegt hätte [...] mit einer Heil-Eurythmie [...], so hätte man *dasjenige, was man ausführt in den Gliedmaßen, zur Spiegelung gebracht im Nerven-Sinnes-Organismus*, und es würde in der Zeit, in der noch alles biegsam war, sich sogar die Kopfform erweitert haben»[1335]. Als Sandroe ab 1924 etwa zehnjährig in die heil-eurythmische Behandlung kam, wurden alle Konsonanten mit ihm selbstverständlich so geübt, dass er sie mit den lautspezifischen Beinbewegungen und Sprüngen ausführen lernte![1336]

4.6.5 Die Metamorphose der Konsonantenwirkung im Laufe der kindlichen Entwicklung

Anerkennt man die Beziehung der heil-eurythmischen Konsonantenindikationen aus dem 4. Vortrag des Heil-Eurythmie-Kurses zu der Prozessfolge der menschlichen Verdauung, wie sie am Tag zuvor im Ärztekurs geschildert wurde – die Aufgabe, «dass dieses Ich nun auch nach innen hineingeboren wird»[1337] in der Mitte des zweiten Jahrsiebts und lernen muss, die Stoffwechselaufgaben vom unteren Menschen her zu ergreifen[1338] –, so stellt sich die Frage nach der Konsonantenwirksamkeit vor dem neunten Lebensjahr neu. Alles, was Rudolf Steiner über die heil-eurythmische Behandlung von Sandroe sagt, ist für die Beantwortung dieser Frage außerordentlich bedeutsam.

Auch bei anderen Gelegenheiten schildert Rudolf Steiner, wie für das Kind alle leibgestaltende Kraft vom Kopf ausgeht und selbst die Stoffwechselaktivität nur vom Kopf aus gespiegelt[1339] wirksam ist. Der Kopf hat dabei die Eigenheit, plastisch abrundend zu wirken – die verlangsamende Tendenz der Kopforganisation führt in die ruhende Form! Diese plastische Wirksamkeit des Nerven-Sinnes-Systems[1340] in der Ausgestaltung des Leibes klingt im Laufe des zweiten Jahrsiebts allmählich ab, während nach dem neunten Lebensjahr durch die beginnende Eigenaktivität des Ich im Stoffwechsel ein mehr funktionelles, musikalisches Geschehen beginnt, das den Menschen sogar noch über die Schwelle des Todes in die geistige Welt hinein tragen wird.[1341]

Wir können das umfassende Bild der Konsonantenwirksamkeit, das Rudolf Steiner im 6. Vortrag des Heil-Eurythmie-Kurses entwirft, aus dem im 6. Vortrag des Heilpädagogischen Kurses Gesagten dahin gehend ergänzen, dass, *je früher ein Kind konsonantisch behandelt wird in der Heil-Eurythmie, desto stärker die plastische Wirkung* auf die Kopforganisation – aber auch durch die Kopforganisation vermittelt auf den ganzen Leib – zu erwarten sein wird. Die Möglichkeit, plastisch auf die Kopfform zu wirken, klingt mit dem Älterwerden ab in dem Maß, wie die Stoffwechselaktivität des Ich im unteren Menschen zunimmt.

Im 4. Vortrag des 2. Ärztekurses zeichnet Rudolf Steiner für das Wärmegeschehen, das beim Kind noch vom Kopf ausgeht und später vom Ich im Stoffwechsel übernommen wird, zwei sich überschneidende Wirkkurven an die Wandtafel; diese Wirkkurven können im übertragenen Sinne wohl auch für den Übergang der mehr plastischen Wirkung der Konsonanten auf den Kopf (weiße Linie) zu der funktionellen Wirkung der Konsonanten im Stoffwechsel (rote Linie) gelten:

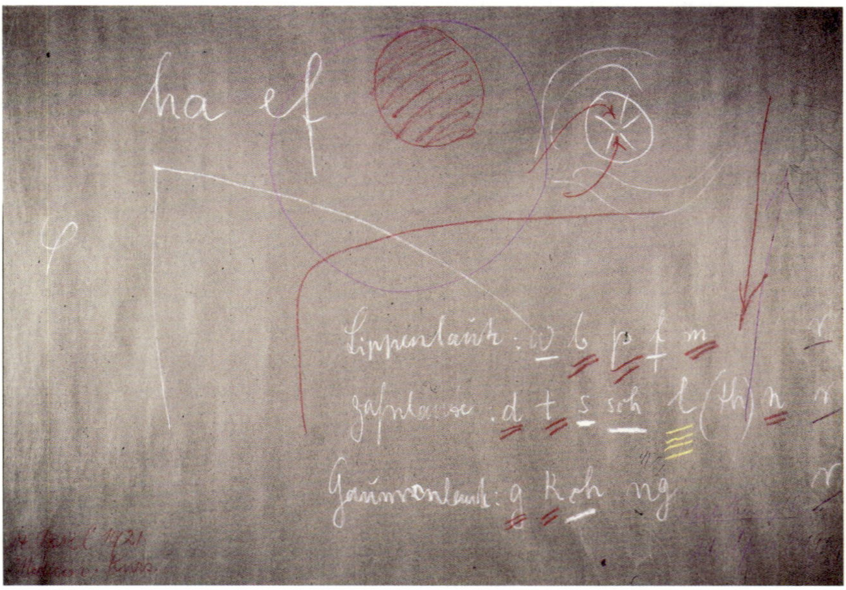

Abb. 31, Wandtafelzeichnung zu GA 313, 4. Vortrag und GA 315, 3. Vortrag, 14. April 1921

Wenn man es für möglich hält, mit der konsonantischen Heil-Eurythmie die Kopfform in der frühen Kindheit noch beeinflussen zu können, ergibt sich die Verantwortung, bei kleinen Kindern konstitutionelle Einseitigkeiten, die sich in einer ausgeprägten Groß- oder Kleinköpfigkeit oder einer sonstigen plastischen Deformation des Kopfes zeigen, frühzeitig zu erkennen und zu behandeln – und nicht erst dann (wie es auch bei Sandroe geschildert wird[1342]), wenn nach dem Zahnwechsel als Konsequenz dieser konstitutionellen Einseitigkeit bereits Zahnstellungsanomalien der bleibenden Zähne sichtbar werden. Es kann dann zwar immer noch viel durch Heil-Eurythmie korrigiert werden, aber greift man früher ein, so wird man mehr erreichen können.

Kopfdeformationen sind der Ausdruck von Vergangenem.[1343] Sie können sich – da der Kopf früh in seiner Gestalt festgelegt ist – ohne ein gezieltes therapeutisches Eingreifen nicht verändern, sich in der Entwicklung auch nicht ‹auswachsen› wie manche andere Abnormität, und werden daher die ganze Biographie stark prägen. Man erlebt in der Heilpädagogik fast immer – und das kann durchaus etwas Tragisches haben –, dass sich seelische Abnormitäten, die durch eine pathologische Kopfform bedingt sind, pädagogisch wenig beeinflussen lassen. Kann man hingegen, wenn man früh genug konsonantisch zu behandeln beginnt, die zu kleine oder zu große Kopfform korrigieren, so gewinnt man dadurch wirklich Bedeutendes für die freie Entwicklungsmöglichkeit eines Kindes: «Jeder Grad von Besserung, den wir herbeiführen können, ist für den kranken Menschen ein Gewinn. Wir dürfen uns niemals trösten damit: das Karma ist so, und daher nehmen die Dinge so diesen Verlauf. Das sagen wir bei äußeren Schicksalsereignissen und können es auch tun; können es aber niemals tun bei demjenigen, was die freiströmende Gedanken-, Gefühls-, Tatenrichtung ist im Menschen selbst. Denn da kann das Karma verschiedene Wege gehen. Und es kann ein Abbiegen des Karmas stattfinden, so dass nicht etwa die Dinge nicht erfüllt werden, die zu erfüllen sind, *aber sie können auf verschiedene Weise erfüllt werden.*»[1344]

4.6.6 Der Mensch gestaltet sich und erhebt sich aus dem Tierkreis

Die Konsonantenfolge im 4. Vortrag des Heil-Eurythmie-Kurses ist *an der Physiologie des Menschen abgelesen.* Es gibt die bekannte Zuordnung der Konsonanten zum Tierkreis, die bereits am 26. November 1917 auf einem Notizblatt[1345] von Rudolf Steiner an Tatiana Kisselew übermittelt wurde und der eurythmischen Gestaltung der zwölf Stimmungen[1346] zugrunde gelegt wird; dieselbe Zuordnung ist sieben Jahre später im ‹Lauteurythmie-Kurs›[1347] durch Rudolf Steiner noch einmal bestätigt worden.

Aber aus dieser Zuordnung der Konsonanten zum Tierkreis lässt sich die Konsonantenfolge des 4. Heil-Eurythmie-Vortrags nicht unmittelbar ableiten, es lässt sich allerdings so viel erkennen: Die Laute der ersten Hälfte dieser physiologischen Konsonantenreihe liegen alle auf der ‹Herbstseite› des Tierkreises, die des zweiten Teils der Reihe auf der ‹Frühlingsseite›. Das ergibt einen menschenkundlich komplexen Zusammenhang: Was in der Vergangenheit in der äußeren Welt Gestalt angenommen hat, zieht auch in der Form der Nahrungssubstanz über die Gedankenseite, die Herbstseite des Tierkreises, in den menschlichen Stoffwechsel im unteren Menschen ein; es wird in der menschlichen Verdauungstätigkeit überwunden, zunehmend rhythmisiert und verinnerlicht zum menschlichen Innenerlebnis im oberen Menschen, schafft gleichzeitig die physiologische Grundlage der menschlichen Willenstätigkeit, mit der der Mensch sich über die Willensseite des Tierkreises, die Frühlingsseite, wieder mit der Außenwelt verbinden wird. In harmonischer Weise stehen sich so zwischen Anfang und Ende der Zehner-Reihe im 4. Vortrag des Heil-Eurythmie-Kurses immer zwei Laute mit Bezug zu sich gegenüberliegenden Tierkreiszeichen gegenüber: BP – N (Jungfrau – Fische), DT – M (Löwe – Wassermann), GK – H (Schütze – Zwilling), dann zur Mitte zu symmetrisch verschränkt S – R (Skorpion – Stier), F – L (Krebs – Steinbock), während das SCH als Triphthong die Mitte umfasst und überbrückt. Durch das äußerste Paar des ersten und des zehnten Lautes wird die Jungfrau-Fische-Achse[1348] bezeichnet; mit dieser Achse stehen die heilenden Kräfte in unserer Zeit in Verbindung, sie wird auch in den rhythmischen Herstellungsverfahren[1349] der pflanzlichen Heilmittel berücksichtigt.

Die Entstehung der *Tier-Gestalt* entspricht exakt dem Tierkreis, genauer gesagt dem Zusammenwirken des Mondes mit den Fixsternen: «Die Sache ist doch so, dass der Vogel ein ganz bestimmt konfiguriertes Wesen ist und – das, was ich jetzt für den Vogel auseinandersetze, ist auch für den Menschen der Fall – er wird es dadurch, dass zunächst um die Erde herum der Mond kreist. [...] Nun, würde aber bloß der Mond herum kreisen, [...] würde das geschehen, dass ein kugelförmiges [...] Wesen entstehen würde. Nun ist das aber nicht der Fall, dass einzig und allein der Mond um die Erde kreist, sondern in der mannigfaltigsten Gestaltung stehen Sternbilder da im Raum, und der Mond zieht immer an diesen Sternbildern vorbei, dadurch modifiziert er die Kraft, die von diesen Sternbildern kommt. [...] Es strömt also herein von den Plejaden eine Kraft, die modifiziert wird durch den Mond, der davorsteht, der seine Wirkung ausübt, und dadurch wird [...] aus der Eibildung auf der einen Seite die Kopfbildung des Vogels.»[1350] «Also [...] die Kopfbildung des Vogels rührt davon her, dass sie aus dem Kosmos hereingestaltet wird *durch das Zusammenwirken des Mondes, des Wandelsterns, mit den Fixsternen,* die nur durch ihre besondere Anordnung wirken in den Plejaden. Nun geht der Mond weiter und [...] dann werden wieder die Kräfte der Waage modifiziert durch das Davorstehen des Mondes. Da gibt es einen anderen Kräftezusammenhang, und der Mond ist ja außerdem mittlerweile, wenn er hier vor den Plejaden Vollmond war, hier bei der Waage Neumond geworden. *Der Mond im Zusammenhang mit dem Sternbild der Waage wirkt anders, als wenn er von den Plejaden her wirkt,* und die Wirkung auf das Ei ist diese, dass die Schwanzbildung entsteht.»[1351] «Die anderen Dinge» – also wohl der Rumpf mit all seinen inneren Organen – «liegen dazwischen, sodass Sie, wenn Sie die Gestalt des Vogels studieren wollen, studieren müssen, wie vorbeigeht der Mond vor dem, was da kosmisch im Weltenall herum verteilt ist.»[1352]

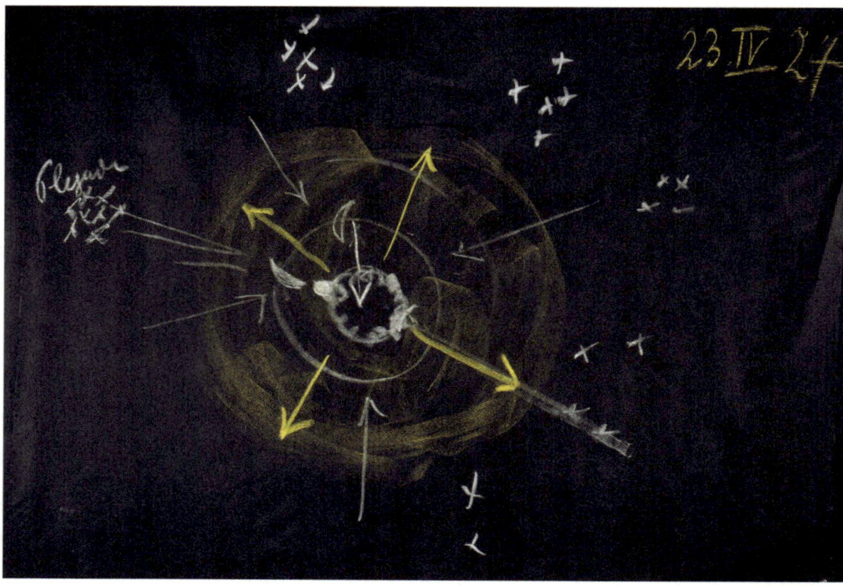

Abb. 32, Wandtafelzeichnung zu GA 316, 3. Vortrag, 23. April 1924

Auch die menschliche embryonale Gestalt lässt sich zunächst in den Tierkreis einzeichnen, von der Konfiguration des Tierkreises ableiten: «Wenn Sie den Tierkreis so zeichnen, so umformen, dass seine Gesetzmäßigkeit in Bezug auf die Erde zum Vorschein kommt, dann, dann bekommen Sie durch innere Gesetzmäßigkeit die Form des menschlichen Embryos. Und Sie haben damit unmittelbar gegeben, dass *der menschliche Embryo allerdings aus dem ganzen Universum herausgebildet wird,* dass er ein Ergebnis des Universums ist.»[1353] Aber wenn der Mensch geboren ist, stellt er sich in einzigartiger Weise in die Erdenverhältnisse hinein: «Der Mensch aber *reißt sich gewissermaßen in seinem Leben hier auf der Erde zwischen Geburt und Tod aus dieser embryonalen Form heraus.* Er ist während der Embryonalzeit durchaus aus dem Weltenall heraus geformt. Ich möchte sagen: *Er streckt sich dann während seiner Erdenzeit.* Dadurch hebt er sein Haupt heraus aus dem Kreise, der dem Tierkreis nachgebildet ist.»[1354]

«Das Tier behält seine horizontale Rückgratslage. Der Kopf hängt vorne nur an dem Rückgrat daran. [...] Dadurch aber kann das Tier auch mithilfe seines Hauptes nichts aufnehmen von einem vorigen Erdenleben.»[1355] Dadurch, dass der Mensch «das Haupt heraushebt aus dieser Stellung, dadurch wird die Form in die Möglichkeit versetzt, Umhüllung zu sein für dasjenige, was aus dem vorigen Erdenleben kommt.»[1356] Dadurch wird der Menschenkopf erst das, was er ist als Träger des Gedankenwesens, und jeder Mensch, ein Individuum, das sich durch seine karmische Vorgeschichte von seinen Vorfahren unterscheidet.[1357]

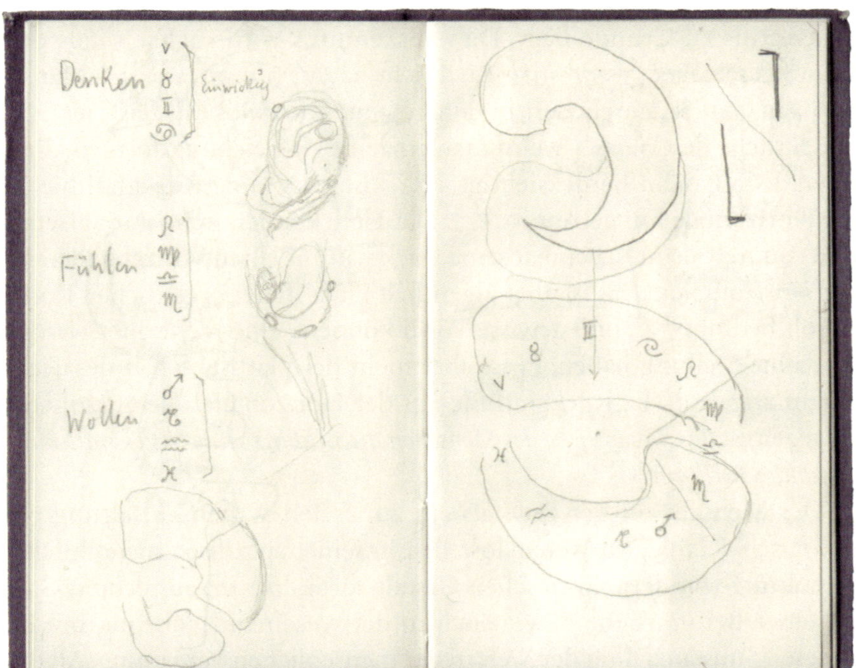

Abb. 33, Notizbucheintragungen zu GA 208, Vortrag vom 28. Oktober 1921

«Ebenso aber hebt der Mensch dann die andere Seite heraus»[1358], aber da verhindert die Erde, indem sie einen Teil des Tierkreises verdeckt, die volle Ausgestaltung des Menschenleibs aus dem Kosmischen heraus. «Dadurch [...] bleibt ihm in all dem, was diese seine Verrichtungen, was überhaupt menschliche Verrichtungen sind»[1359] – im Beruf etwa – «die Möglichkeit, *der Keim zu späteren Erdenleben.* Das Tier bleibt durchaus im Tierkreis drinnen orientiert. Dadurch hat das Tier keine Möglichkeit, von einem vorigen Erdenleben irgendetwas aufzunehmen oder nach einem folgenden Erdenleben hinüberzublicken.»[1360] «Daher wird auch dasjenige, was wir als den Orientierungskreis, den Tierkreis bezeichnet haben, aus einer tiefen Weisheit der älteren instinktiven Erkenntnis heraus eben der *Tierkreis* genannt.»[1361]

«Wenn Sie den Menschen betrachten und das eigentliche Wesen des Menschen in seinem Zusammenhang mit der Welt studieren wollen, dann wird Ihnen heute der materialistisch gesinnte Forscher sagen: der Mensch hat eigentlich nur dieselben Muskelformen, dieselben Knochenformen wie die höheren Tiere, sogar dieselbe Zahl dieser organischen Formen – er ist ein höher ausgebildetes Tier, ein umgestaltetes Tier. Das ist ja doch dasjenige, was mehr oder weniger klar ausgesprochen unserer gegenwärtigen Erkenntnis zu Grunde liegt. Diese Erkenntnis wird sogleich [aus dem Felde] geschlagen, wenn man Rücksicht darauf nimmt, wie der Mensch sich ganz anders eingliedert in den gesamten Kosmos [als das Tier]. Das Wesentliche des Tieres – wenn man einzelne Abweichungsformen, die ja überall sind, nicht berücksichtigt – [...] ist, dass seine Rückgratlinie auf die Horizontale hin gebaut ist.»[1362] Die Tiere können sich zwar aufsetzen und dadurch «kann scheinbar seine Rückgratlinie einen Winkel bilden mit der Horizontalen. Das ist aber eigentlich nicht in der organischen Konstitution bedingt»[1363], und gewisse Vögel können «eine mehr oder weniger aufrechte Stellung haben; es ist aber nicht der plastische Bau des Tieres darauf angelegt, die Rückgratlinie aus der Horizontalen herauszuheben. Dagegen ist *das Wesentliche des Menschen die Bildung seiner Rückgratlinie in vertikaler Richtung.*»[1364]

Der Mensch, auf der Erde als ein zur freien Willensentfaltung physiologisch veranlagtes Wesen, löst sich in seiner spezifisch menschlichen Gestaltung von dem kosmischen Gestalt-Vorbild ab im aufrechten Gang, in seiner Berufsarbeit[1365], wie auch in der Auseinandersetzung mit der äußeren Substanzialität der Welt in der menschlichen Verdauung. All dies sind physiologische Voraussetzungen für die individuelle Schicksalsgestaltung zwischen Geburt und Tod in der Folge wiederholter Erdenleben[1366].

4.6.7 Karma und Transsubstantiation

Zunächst muss das Kind die Vererbungskräfte, mit denen die Embryonal-Gestalt von Generation zu Generation weitergegeben wird, durch das, was es sich «aus dem vorirdischen Dasein»[1367] mitgebracht hat, überwinden. Im zweiten Jahrsiebt muss im Ausgleich dazu wieder ein neuer Erdenbezug gewonnen werden: «Jetzt muss die äußerliche Welt erworben werden.»[1368] Diese Verbindung mit der «äußerliche[n] Welt»[1369] können die Wirkkräfte der Konsonanten vermitteln; denn sie sind ja sprachlicher Ausdruck des «in verschiedenen Graden Einswerden mit der Außenwelt»[1370]. «Jetzt kommt in Betracht, dass der Astralleib und die Ich-Organisation zwischen sieben und vierzehn Jahren so arbeiten müssen, dass nun wieder dieses überirdische Wesen angepasst wird den äußeren Erdenverhältnissen. Dieses hat seinen Abschluss mit der Geschlechtsreife. Da ist der Mensch ganz in die Erdenverhältnisse hereingestellt, da geht er seine Beziehungen zu den Erdenverhältnissen ein, da ist das Erdenmäßige hereingegliedert in den Menschen.»[1371] Rudolf Steiner spricht davon, dass in der Entwicklung des Kindes jetzt ein «dritter Mensch»[1372] ausgebildet wird, aber «der geht *nicht bis zur Form* hin, der geht *nur bis zum Leben* hin. Würde er bis zur Form gehen, dann würden wir dritte Zähne bekommen [...].»[1373]

Was in der Konsonantenfolge des 4. Heil-Eurythmie-Vortrags im Menschen veranlagt ist, wirkt in der Bewältigung der Kräfte der Stoffe der äußeren Welt funktionell-prozessual durch eine zunehmende Rhythmisierung, Verfeinerung; alles äußere Substanzielle muss im menschlichen Stoffwechsel zuletzt überwunden werden. Das vollzieht sich in der Zeit, nimmt niemals bleibende Raumgestalt an, wie es dem Stoffwechsel-Gliedmaßen-Organismus wesenhaft entspricht, der, wenn er gesund ist, immer Bewegung ist. (Durch eine totale Blockade der Fortbewegung im Darmbereich ist das Leben innerhalb von wenigen Stunden akut gefährdet! Deshalb fordert ein Darmverschluss immer ein rasches therapeutisches Eingreifen, z. B. den beherzten Entschluss zur chirurgischen Intervention.) Das Herausbilden einer bleibenden Gestalt an diesem Pol der menschlichen Organisation, im Gebiet des Stoffwechsels, wäre Krankheit oder mindestens Disposition zur Krankheit, «Hypochondrie»[1374].

In der Überwindung der Erdenschwere gewinnt der Mensch seine aufrechte Gestalt, und zwar – dafür kann man beim Betrachten von Kindern verschiedener Altersstufen ein differenziertes Urteilsvermögen ausbilden – im vollen Sinne erst im Zusammenhang mit der Ich-Entwicklung im

Stoffwechsel nach der Mitte des zweiten Jahrsiebts. Unmittelbar verknüpft mit der spezifisch menschlichen Fähigkeit, sich aus der Horizontalität des Tieres in die freie Aufrechte[1375] erheben zu können und eine freie Willenstätigkeit zu entfalten, ist die spezifische menschliche Substanzbildung, in der alles äußere Naturhafte überwunden, vernichtet und neu geschaffen werden muss.

Und darin liegt ein wichtiges Menschengeheimnis. «Denn es ist tatsächlich im menschlichen Organismus die Möglichkeit gegeben, den außermenschlichen Kohlenstoff zunächst durch den unteren Menschen vollständig zu vernichten, ihn hinweg zu schaffen aus dem Raume und ihn einfach originär in der Gegenwirkung dazu wiederum zu erzeugen. Ja, das ist eben so; es ist im menschlichen Organismus ein Herd für die Erzeugung der Stoffe, die außermenschlich sind, und zu gleicher Zeit eine Möglichkeit, diese Stoffe zu vernichten. Das wird natürlich von der heutigen Naturwissenschaft nicht zugegeben werden, denn sie kann sich ja eigentlich die Wirkungen der Stoffe nicht anders vorstellen als Ahasver-artig, dass sie bloß in ihren kleinsten Teilen herumwandeln. Sie weiß nichts von dem Leben der Stoffe, von der Entstehung der Stoffe und von dem Tode der Stoffe und weiß nichts davon, wie im menschlichen Organismus Tod und Wiederbelebung der Stoffe stattfindet.»[1376]

Das Geheimnis von Tod und Auferstehung der Substanz im Menschen[1377], der Transsubstantiation – die Frage: Wie wird aus Brot Fleisch? –, ist der verstehenden Erkenntnis nicht ohne weiteres zugänglich, aber es ist bis heute der zentrale Inhalt des Ritus der christlichen Glaubensgemeinschaften, der Messliturgie. «Schauen Sie sich eine menschliche Handlung an. Sie kann angesehen werden von zwei Aspekten aus: vom Aspekt des Menschen, der geboren ist von Vater, Mutter, Großvater, Großmutter und so weiter; aber man schaue die Handlung auch von dem anderen Aspekt an – da wirken in ihr die Kräfte, die die Nachwirkungen sind von früheren Erdenleben. Wir haben da eine ganz andere Ordnung, deshalb können sie auch nicht von irgendeiner Naturwissenschaft, das heißt Vaterwissenschaft begriffen werden. – Es gibt eine Möglichkeit, zu zwei Dingen hinzuschauen, die essentiell[1378] dasselbe sind, wenn sie auch akzidentiell[1379] verschieden sind. Wir schauen hin auf der einen Seite, wie aus dem Menschen heraus das Karma, das Schicksal, als Ergebnis früherer Erdenleben sich entwickelt; wir haben da eine Gesetzmäßigkeit, die ganz und gar nicht eine Naturgesetzmäßigkeit ist, die aber da ist. Und schauen wir nun hin auf den Altar, so sehen wir, wie auch die Transsubstantiation äußerlich nicht sichtbar ist, und wie sie in den physischen Substanzen als geistige Realität sich vollzieht. Darin herrschen dieselben Gesetze. Zwei Dinge können wir zusammenbringen: die Art und Weise, wie Karma wirkt, und die Art und Weise, wie die Transsubstantiation sich vollzieht. *Wer das eine versteht, kann auch das andere verstehen.*»[1380]

Rudolf Steiner hat die Bauformen des ersten Goetheanum einmal als «Karmaschauen erweckende Formen»[1381] bezeichnet. Die Eurythmieformen und die Bauformen des ersten Goetheanum stehen in enger Verwandtschaft[1382] zueinander, wie er in seinen Aufsätzen über «Das Goetheanum in seinen zehn Jahren»[1383] schreibt: «Ich weiß ja auch, dass ich die Formen des Baues aus der Seelenverfassung heraus empfindend gestaltet habe, aus der mir auch die Eurythmiebilder kommen.»[1384] Ja sogar: «Wahrscheinlich hätte die Eurythmie nicht ohne die Arbeit am Bau gefunden werden können. Vor dem Baugedanken war sie nur in ihren ersten Anfängen vorhanden.»[1385] So wird auch das Anschauen der Eurythmieformen gemeinsam mit dem Durchschauen der Wirkungen der konsonantischen Heil-Eurythmie ein Verständnis für das Wirken des Karmas aufschließen können.

Die spezifisch menschliche Verdauungstätigkeit im «unteren Menschen»[1386], wie sie urbildlich in der heil-eurythmischen Konsonantenreihe des 4. Vortrags erscheint, dient dazu, die Nahrungssubstanz «vollständig zu vernichten»[1387], «hinweg zu schaffen aus dem Raume»[1388], und als Gegenwirkung wieder originär zu erzeugen. Sie führt von den von außen vokalisch tingierten Stoßlauten *Be, De, Ge* zu den von innen tingierten Stoßlauten *eM* und *eN,* um zuletzt «das Wegblasende, das Verblasende, Verwehende»[1389] des *SCH* zu erreichen. Eine christliche Medizin muss dieses Geheimnis der Transsubstantiation denken können. «Dasjenige kommt in Betracht, dass in der Tat in der Welt gedacht werden muss die Ordnung des Vaters und die Ordnung des Geistes; und dazwischen steht *der Sohn, der das Reich der Natur in das Reich des Geistes innerhalb der Menschenwelt hinaufhebt.* Wenn wir dies vor unsere Seele hinstellen, dann erscheint uns in der Tat die Transsubstantiation als etwas, was wir gar nicht in der weiten Naturordnung sehen müssen, *was aber nicht minder mit einer Realität ist,* mit einer spirituellen Realität, mit einer wirklichen spirituellen Realität, von der ebenso gesprochen werden kann wie von der Realität der Naturordnung.»[1390]

4.6.8 *Die Zahl des Tieres und die Menschenwissenschaft*

Die Abhängigkeit von der Naturordnung äußert sich darin, dass die Stoffverhältnisse auf der Erde in der äußeren Natur nach «Maß, Zahl und Gewicht»[1391] geordnet sind. Diese Zahlenordnung der Welt findet unter anderem ihren Ausdruck in den atomistischen Vorstellungen, die dem Periodensystem der chemischen Elemente zugrunde liegen und die für alle chemischen Vorgänge, auch die biochemischen Vorgänge innerhalb des menschlichen Organismus, als maßgebend angesehen werden. «Die göttlichen Weltenmächte haben angeordnet das Leben nach Maß, Zahl und Gewicht. Sie finden es als Bibelwort. Aber wer achtet heute auf solche Worte anders, als dass er es als allgemeine Phrase nimmt, als ob da einmal ein alter Weltenbaumeister gewesen wäre, der nach Maß, Zahl und Gewicht angeordnet hat. Für den Arzt aber handelt es sich darum, wirklich Maß, Zahl und Gewicht im Menschen zu finden.»[1392]

In der sprachphysiologischen Systematik des 3. Vortrags ist mit der *Zweiheit* der Vokal-Tingierung, der *Dreiheit* des Organbezugs von Lippen-, Zahn- und Gaumenlauten und der qualitativen *Vierheit* der Sprachprozesse, die dann in der Eurythmie eine «polarische» Gestaltung finden, eine streng gefügte Zahlenordnung gegeben. Sie beruht auf der Zahl 6 und ihren Vielfachen 12 und 24, wie das alte babylonische Zahlensystem, das von den kosmischen Verhältnissen im Tierkreis abgelesen war. Das heute gebräuchliche Zehnersystem hat sich ja erst später in der Kulturgeschichte etabliert.

Es gibt ein Rätselwort, das heißt: «Die Zahl ist das Tier.» Das beruht auf dem Text der Apokalypse: «Wer Verstand hat, der überlege die Zahl des Tiers; denn es ist eines Menschen Zahl, und seine Zahl ist sechshundertsechsundsechzig.»[1393] Diese Zahl entspricht im Hebräischen, wo man Zahlen auch als Buchstaben lesen kann, dem Namen «Sorat», dem Namen des Sonnendämons[1394].

«Der Apokalyptiker sieht alles dasjenige, was in dieser Art dem Christentum entgegenwirkt – wie der Arabismus[1395] – als einen Ausfluss jenes Spirituellen, das repräsentiert wird durch Sorat, den Sonnendämon.»[1396] «Und [e]r nimmt […] auf apokalyptische Art voraus, was dann folgt: Es folgt das Herüberströmen des Arabismus nach Europa, es folgt das Durchdrungenwerden des Christentums von einer Lehre, die nur dazu hat führen können, den Menschen in seiner Menschheit zu verkennen, indem die Vaterlehre dann durch den Materialismus umgesetzt worden ist, der zu der Auffassung der neuesten Zeiten geführt hat, man könne die Evolution

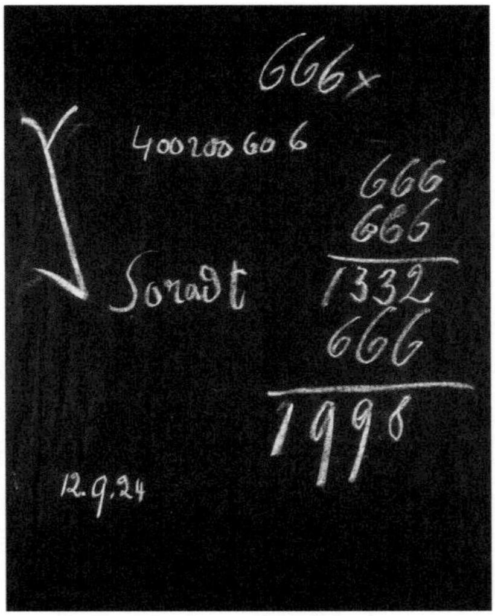

Abb. 34, Wandtafelskizze zu GA 346, Vortrag vom 12. September 1924

des Menschen erklären, wenn man nur die Entwicklung der Tierreihe verfolgt bis hinauf zum Menschen. – Ist es nicht im Darwinismus noch so gewesen, dass, indem heraufstieg die Zahl des Tieres, 666, *der Mensch sich nicht mehr begreifen konnte als Mensch, sondern sich nur begreifen konnte als eine Art höheres Tier?*»[1397]

Damit ist aber eine wesensgemäße Erkenntnisgrundlage für eine echte Humanmedizin nicht mehr gegeben: «[...] [F]ür eine innerlich so starre, geschlossene Weltanschauung wird dann *die äußere Menschengestalt zum Schein.* Denn der Mensch wird erst Mensch dadurch, dass er sich selbst erfasst, indem er in sich den Christus lebendig macht. Dadurch wird er erst Mensch, dass er sich *in die von der Natur ganz freien Reiche des Geistes,* in die Geistesordnung, hineinfügen kann. Er wird nicht Mensch, wenn er zurück fällt in die Anschauung, die nur mit dem Vatergott rechnet. Das aber droht der Menschheit – so sagt im Grunde genommen der Apokalyptiker [...]»[1398] Und er «sah voraus, wie dasjenige wirken würde, was da hereinbricht, wenn er in dem gewaltigen Wort die Zahl 666 als die Zahl des Tieres bezeichnet»[1399], denn «die Zahl 666 ist *einmal* da in jener Zeit, in welcher der Arabismus hineinschießt in das Christentum, um der abendländischen Kultur das Siegel des Materialismus aufzudrücken

[…]»[1400], dann aber in der Wiederholung der Zahl 666 in den Jahren 1332 und 1998.

Das bedeutet, dass die Frage, wie wir den menschlichen Stoffwechsel als Grundlage der freien Willenstätigkeit[1401] des Menschen denken – d.h., ob wir uns durch das Wirken der konsonantischen Heil-Eurythmie ein geistiges Verständnis des Menschenwesens bis in die Substanzvorgänge hinein erschließen –, nicht nur Bedeutung im therapeutischen Wirken für den einzelnen Patienten hat, sondern zugleich eine kulturgeschichtliche Aufgabe ist: von der Überwindung der Vergangenheit – im Erbstrom und in der Natursubstanz – im Menschen zu wissen und im Sinne einer christlichen Medizin daraus eine Physiologie der Freiheit zu entwickeln.

«Die Impulse der Vererbung liegen im Menschen und bilden eine gradlinige Evolution zwischen seiner Geburt und seinem Tod. Sie sind vom Vater, vom Vater, der allem zugrundeliegt. Die Impulse des Sohnes aber gehen nicht ein in die Vererbungskräfte, sie müssen in die Seele aufgenommen und von der Seele verarbeitet werden, sie müssen die Seele so weiten können, dass sie frei wird von Leibeskräften, frei von Vererbungskräften. Die Impulse des Sohnes gehen in die Freiheit des Menschen ein […], sie gehen in die Freiheit der Seele ein, wo diese frei ist von Vererbungskräften. Sie sind es, welche den Menschen seelisch wiedergeboren werden lassen. Sie sind es, welche den Menschen befähigen, sich während seines ihm vom Vater gegebenen Lebens selber in die Hand zu nehmen. So sah man in allen diesen alten Mysterien den Vater-Menschen und den Menschen, der der Sohn des Vaters ist, der der Bruder Christi ist, *der sich selber in die Hand nimmt,* der dasjenige in sich aufnimmt, was in gewisser Beziehung frei ist vom Leibe, und der ein neues Reich in sich tragen muss, das nichts weiß von der Natur, das eine andere Ordnung darstellt als die Natur: das Reich des Geistes.»[1402]

Um ein Verständnis für diese neue Ordnung, die die Naturordnung überwindet, wird jetzt und in Zukunft noch mit ungeheurem Einsatz gerungen werden müssen. «[…] der Apokalyptiker sah auch voraus, wie schwer es der Menschheit werden würde – da die Zahl 666 in die menschliche Evolution herein spielt mit einer solchen Gewalt –, wie schwer es den Menschen werden würde zu sagen: es gibt eben neben der Naturordnung noch diese andere Ordnung, die geistige Ordnung.»[1403] Denn «[u]nsere Naturwissenschaft, wie sie vor einiger Zeit entstanden ist und wie sie heute wirkt, ist ja nur eine einseitige Wissenschaft vom Vater. Dazu kommen muss die Wissenschaft vom Sohne, vom Christus, *die* [HdH] Wissenschaft, die sich darauf bezieht, wie sich der Mensch selber ergreift, wie der Mensch *einen Impuls erhält, den er nur durch die Seele aufnehmen kann* und der nicht aus den Vererbungskräften kommt. Dass der Mensch sich da hineinlebt, ist *zunächst ohne Gesetzmäßigkeit, ohne Gesetzeskraft und Wirksamkeit.* Die Wirksamkeit wird ihm hereingebracht durch den Geist, so dass wir im Sinne der alten Mysterien zwei Reiche haben: das Reich der Natur, also das Reich des Vaters, und das Reich des Geistes; und der Mensch wird hineingetragen aus dem Reich der Natur in das Reich des Geistes durch den Sohn, durch den Christus.»[1404]

Die letzte medizinische Meditation, die Rudolf Steiner zum Abschluss des Kurses über «Das Zusammenwirken von Ärzten und Seelsorgern»[1405] am 18. September 1924 noch gegeben hat, spricht von diesen drei Reichen:

> *«Ich werde gehen den Weg,*
> *Der die Elemente in Geschehen löst*
> *Und mich führt nach unten zum Vater*
> *Der die Krankheit schickt zum Ausgleich des Karma*
> *Und mich führt nach oben zum Geiste*
> *Der die Seele in Irrtum zum Erwerb der Freiheit leitet*
> *Christus führt nach unten und nach oben*
> *Harmonisch Geistesmensch in Erdenmenschen zeugend.*»[1406]

4.6.9 *Vom lebendigen Zahlenwesen der Welt*

Wenn der Mensch das Tierische überwinden soll, wie es in der menschlichen Verdauungstätigkeit physiologisch veranlagt ist, muss die starre Zahlenordnung der gewordenen Welt wieder übergehen in lebendige Zahlenverhältnisse. Setzt man anstelle einer rein quantitativ-additiven Zahlenauffassung eine qualitative, dann kann man *die Eins als die umfassendste Zahl* ansehen, sozusagen als den Ur-Beginn, in dem alle anderen Zahlen schon enthalten sind; in der Waldorfpädagogik wird im Grundschulunterricht das Zahlenverständnis auch in dieser Art vermittelt. «Wie stellt man sich heute eins, zwei, drei vor? Nun, man denkt sich eine Erbse, dann eine andere dazu, dann sind es zwei; dann kommt eine andere dazu, dann sind es drei. Es ist ein Hinzufügen des einen zu dem anderen, ein Anhäufen. So ist man nicht zu den Zahlen gegangen in älteren Zeiten. Da war die Einheit dasjenige, wovon man ausging. Und indem man die Einheit in zwei Glieder spaltete, hatte man die Zwei. [...] Und die Drei war in einer anderen Art in der Eins drinnen und die Vier wieder in einer anderen Art. Die Einheit umfasste alle Zahlen, die Einheit war am größten»[1407], und aus der Einheit geht eine unbeschränkte Vielheit hervor.

Walter Johannes Stein[1408], 1919 bei der Gründung der ersten Waldorfschule der Jüngste im Lehrerkollegium, versucht, die Qualitäten der Zahlen in diesem Sinne zu charakterisieren:

> «Merkur oder Hermes war immer der Lehrer der Arithmetik bei allen Völkern. Die Griechen nannten ihn den Gott der Kaufleute, weil diese sich der Zahlen bedienen müssen. Wir aber nennen ihn Raphael, den Gottesengel der Heilkunst. Und damit hat es noch eine andere Bewandtnis. Die Heilkunst ist nämlich eine geheime Arithmetik. Der Arzt hat immer mit der Zahl Drei zu tun. Wisse, jede Zahl hat ihr Geheimnis:
>
> Die Eins ist die erste ungeteilte Wesenheit
> Die Zwei ist der polarische Gegensatz
> Die Drei die Harmonie zwischen den Polen
> Die Vier offenbart das Verborgene
> Die Fünf ist die Zahl der Entscheidung
> Die Sechs die der Liebe
> Die Sieben bestimmt die zeitliche Totalität
> Die Acht ist die Zahl der Gerechtigkeit
> Die Neun ist die Zahl der göttlichen Ordnung
> Die Zehn ist die Zahl des Menschen.»[1409]

Die Zersplitterung zu einer Vielheit aus der Einheit entspricht der geistigen Signatur des festen Erdenelements, das in der Sprache in den Stoßlauten seinen Ausdruck findet. Rudolf Steiner charakterisiert es einmal so: «Dasjenige, was uns in der Außenwelt als Festes, Irdisches entgegentritt, ist durchaus so geartet, dass Geist damit verbunden ist, und zwar *ein Geist, welcher eine besondere Neigung zur Vielheit hat,* so zur Vielheit sie hat, dass wir diese Vielheit gar nicht ermessen können.»[1410] Diese «auf Vielheit angelegten [geistigen Wesen des Erdenelements], die nicht im Physischen verkörpert sind, so dass wir sie mit äußeren Augen nicht sehen, die aber geistig wahrgenommen werden können»[1411], wurden in alten Zeiten Gnomen, Heinzelmännchen oder Zwerge genannt. «Sie sind so geartet, dass sie fast ganz bestehen aus dem, was im menschlichen Verstand wirkt, sind listige, kluge, überverständige Wesen. So dass um uns herum waltet [...]

geistig-lebendige Klugheit, Listigkeit, schnelleres geistiges Erfassen als in intellektueller, verständiger Form, denn dieses wie zur Substanz gewordene Intellektuelle lebt in allem festen irdischen Element.»[1412]

Heute dominiert – wenn überhaupt der Geist für etwas Reales gehalten wird – eine dualistische Weltanschauung, die Geist und Materie in der Vorstellung scharf trennt. Geistige Wesenheiten, die mit der Materie verbunden sind und diese konstitutieren, werden für märchenhaften Unfug gehalten. Das heißt aber nicht, dass diese Wesenheiten nicht da sind und nicht wirksam sind. Wir ignorieren sie, weil wir sie sinnlich nicht wahrnehmen. Das hat aber Konsequenzen für diese Wesenheiten: «Wollen wir nichts wissen von der geistigen Welt, dann ist dieser ganze Chor verfallen den ahrimanischen Mächten»[1413], aber auch für uns selbst: «Wir achten nicht darauf, dass in unserer ganzen Umgebung Geist ist; *dadurch kann sich ohne unser Wissen das Ahrimanische in uns einschleichen* und sich gerade desjenigen Geistigen bemächtigen, von dem wir nichts wissen wollen in unserer Umgebung. Daher müssen wir wissen lernen von dem Geistigen in unserer Umgebung.»[1414]

So erzählt Rudolf Steiner in Wien 1922, im Hintergrund des großen West-Ost-Kongresses[1415], der in der vollen Öffentlichkeit stattfand und einen zeitgenössisch-wissenschaftlichen Duktus hatte, im Rahmen eines Mitgliedervortrags in launiger Art und Weise von diesen Wesenheiten, die sich im Festen, Irdischen, «in gewissen Gegenden ganz besonders aus jedem Klumpen der Materialität»[1416] der geistigen Anschauung offenbaren: «Derjenige, der heutigen Tages mit geistiger Anschauung ausgerüstet ist, der tritt dann diesem Klumpen Erde so entgegen, dass geistige Wesenheiten herausspringen, die nicht im Physischen verkörpert sind, so dass wir sie mit äußeren Augen nicht sehen [...]. Und man kann sagen, sie sind so sehr auf die Vielheit hin angelegt, dass aus dem kleinsten Klumpen unermesslich viele solcher Wesenheiten herausspringen können.»[1417] Und da ergeben sich ganz neue geistige Erfahrungen: «Wenn wir dem Irdischen gegenüberstehen, sei es was auch immer zu zählen haben: 1, 2, 3, 4 ... sind wir gewohnt, wenn wir bis vier gezählt haben, zu sehen, dass eben die Summe von vier vor uns liegt. Dasjenige, was wir aus Festem an geistigen Wesenheiten herauslösen, was uns in seiner Erpichtheit auf die Mannigfaltigkeit entgegentritt, das können wir beginnen zu zählen, aber dann stellt sich heraus, *dass das gar nicht mehr drei oder vier ist, sondern schon sieben geworden ist:* All unser Zählen verlässt uns bei dieser Gelegenheit.»[1418]

Eine wirklichkeitsgemäße Naturwissenschaft, die den Materialismus überwindet und das geistig Wirksame in den Naturerscheinungen zu erfassen trachtet, muss sich dieser Herausforderung stellen: «Da *müssen wir dann den Willen haben, selbst die festesten Grundsäulen der Intellektualität bei menschlicher Besonnenheit zu verlassen.*»[1419] Denn «innerhalb dessen, was die Menschheit als atomistische Welt kennt, kann man abzählen; *innerhalb der wirklichen Welt ist alles auf eine viel größere Mannigfaltigkeit gestellt,* da ist alles lebendig, da müssen wir gewahr werden, dass selbst unserem Zählen von der höheren Intelligenz Hohn gesprochen wird»[1420].

Auch der menschliche Stoffwechsel kann in seiner Wirklichkeit nicht erfasst und begriffen werden, wenn nicht «das, was für übersinnliches Schauen fassbar ist»[1421] sowie die Tatsache, dass «Geistiges in all dem Irdischen gefunden werden kann»[1422], erkennend einbezogen wird. Denn «ehe man nicht wissen wird, wie zusammenarbeiten diese geistigen Wesenheiten, die in dem festen irdischen Element sind, wird es auch keine wahre Chemie geben»[1423]. Die Frage der wahren Chemie wirft Rudolf Steiner auch im zweiten Ärztekurs auf: «[...] dasjenige, was in der äußeren Welt im Stoff zu einer gewissen Ruhe kommt, *das äußert seine wahre Natur dann, wenn es im Menschen zur Wirksamkeit* kommt. Denn *da sieht man eigentlich erst, was da noch lebt,* während man von außen nur sieht dasjenige, was sich [...] aus dem Werdeprozess zusammengeschoppt hat. [...] so dass man eigentlich niemals etwas, was man in der Außenwelt beobachtet, als Stoff erkennt, wenn man nicht zu gleicher Zeit weiß, was das macht im Innern des menschlichen Organismus. – Es gibt nämlich eine Chemie, *aber es gibt auch eine Antichemie.* [...] Man muss nicht nur eine Chemie treiben, sondern auch eine Antichemie. Und erst aus dem Zusammenwirken von Chemie und Antichemie entsteht die Erkenntnis desjenigen, was wirklich zu Grunde liegt.»[1424] *Mit diesen Worten* beendet Rudolf Steiner den 2. Vortrag[1425] im zweiten Ärztekurs, bevor er am Nachmittag mit dem ersten der sechs Vorträge des Heil-Eurythmie-Kurses beginnt!

4.6.10 Lebendige Zahlenverhältnisse in der Konsonantenreihe des 4. Vortrags

Wenn man mit einer geistlebendigen Zahlenauffassung die heil-eurythmische Konsonantenreihe des 4. Vortrags betrachtet, dann repräsentiert der Stoßlaut *Be,* der die Lautreihe eröffnet, eine umfassende schöpferische Ur-Einheit. Er ist vokalisch nachtingiert und umfasst als Lippenlaut harmonisch die Qualitäten des oberen und unteren Menschen, ist ein Laut der Mitte und des Ganzen[1426]. Im vokalisch nachtingierten Stoßlaut bildet sich der Mensch seine eigene Leibesorganisation in Abgrenzung von der Außen-Welt, der nicht-menschlichen Natur, er baut sich sein Haus[1427].

Aus dem *ersten* vokalisch nachtingierten Stoßlaut *Be* geht, indem man «die Einheit in zwei Glieder spaltet»[1428], als eine Wiederholung ebendesselben konsonantenbildenden Prinzips der *zweite* Laut, der vokalisch nachtingierte Stoßlaut *De* hervor, der nun aber als Zahnlaut die Signatur des oberen Menschen trägt, also analytisch wirkt, Zusammenhänge trennt – wie «das zweischneidige Schwert, das aus dem Munde hervorgeht»[1429] in der Apokalypse. «Die Zwei war also nicht so, dass man zu der einen Einheit die andere hinzugefügt hat. Es war nicht ein Zusammenwerfen der Einheiten, sondern es war die Zwei in der Eins drinnen. Und die Drei war in einer andern Art in der Eins drinnen und die Vier wieder in einer andern Art.»[1430]

Auch in der Entwicklung des Pflanzenwesens wird eine qualitative Zahlenevolution sichtbar: Ist das Samenkorn die Ur-Einheit, so zeigen die Monokotyledonen[1431] eine Spaltung in die Zweiheit, die Dikotyledonen[1432] in die Dreiheit. Wie da aus jedem keimenden Pflanzensamen zwei Triebe, der Sprosstrieb nach oben und der Wurzeltrieb nach unten, hervorgehen, so fordert die Entwicklung vom Lippenlaut *Be* zum Zahnlaut *De* nach der anderen Seite den *dritten* nachtingierten Stoßlaut *Ge,* den Gaumenlaut, der auf die Motorik der Verdauung wirkt als Repräsentanten des unteren Menschen.

Es stehen am Beginn der funktionellen Lautreihe für die menschliche Verdauungstätigkeit die drei vokalisch nachtingierten Stoßlaute *Be, De* und *Ge* entsprechend der dreigliedrigen Leibesorganisation des Menschen. Dann fügt Rudolf Steiner den weichen Konsonanten die harten Konsonanten *Pe, Te, Ka* und *Qu* hinzu, und so ist aus der organischen *Dreiheit,* die aus der umfassenden *Einheit* des ersten Lautes hervorgegangen ist, nun eine *Siebenheit* geworden!

Wenn man sich beim Zählen der Konsonanten an den Laut-Indikationen im 4. Vortrag orientiert, folgt auf die drei Stoßlaute an *vierter* Stelle der vokalisch vortingierte Blaselaut *eS,* der Zahnlaut, der am tiefsten in die Substanz eindringt[1433] und «besonders regulierend wirkt [...] auf die Gasentwicklung im Darm»[1434]. Dieser eine Blaselaut S umfasst aber eine unbegrenzte Zahl verschiedenster Gestaltungsmöglichkeiten, denn je nachdem, wie das S gesprochen wird, muss es auch anders bewegt werden: «[D]iese Schlangenlinie [...] darf bei einem besonders scharf ausgesprochenen S sich der Geraden sehr nähern und kann sogar als Gerade vorgestellt werden.»[1435] Und dann bedeutet S «immer das gemeinsame Bewegen und Formgeben mit einem Gegenstand [...]. Und nun bedenken Sie, wie verschiedenartig Ihre S-Bewegungen werden müssen, ja nach dem Gegenstand, das heißt dem Stück Außenwelt, das Sie in der Hand haben und dessen Charakter entsprechend Sie sich mit ihm bewegen oder sich Form geben müssen.»[1436] Da wird die Bewegung durch den Gegenstand ganz irdisch: «Es geht also hier die Bewegung in die physische Form über, es ist ein physisches Dicht-Werden der Bewegung.»[1437]

Der *fünfte* Laut, der vokalisch vortingierte Blaselaut *eF*, kann als Lippenlaut wie das *Be* eine Geschlossenheit schaffen, nur liegt diese jetzt mehr im Seelischen[1438]: «Da handelt es sich um etwas Psychisches.»[1439] *eS* und *eF* sind sprachphysiologisch nah verwandte Laute, aber in den Farben der Eurythmiefiguren fast polar, bilden gerade dadurch gemeinsam eine höhere Einheit.[1440]

Das *eR* – «der umfassendste Laut»[1441] – steht wie ein Siegel Salomons[1442] an sechster Stelle und damit in der Mitte der elfgliedrigen Indikationen-Reihe, weist nach oben und nach unten gleichermaßen: Wie er sprachphysiologisch «das Innere mit dem Äußeren sorgfältig verbinde[t]»[1443], vermittelt er in seiner Wirkung auf den menschlichen Stoffwechsel zwischen dem unteren und dem oberen Menschen – etwa wenn «in der Schule die Kinder [...] fast gar nicht ein R aussprechen können»[1444] und «Kandidaten der Hartleibigkeit zu gleicher Zeit»[1445] sind.

Der *sechste* Laut *eR* und der *siebente* Laut *eL* werden nicht nur im 3. Vortrag des Heil-Eurythmie-Kurses in Bezug auf ihre Bewegung gemeinsam besprochen, auch ihre Wirkung auf die zentralen rhythmischen Funktionen des Menschen liegt nahe beieinander, man könnte sie auch als ein Gemeinsames auffassen. Ebenso wie im Festen, Irdischen, ist auch «im Luftförmigen eine Summe von Elementarwesen enthalten. *Alle diese Wesenheiten verlieren, je mehr sie sich dem Luftförmigen nähern, immer mehr und mehr ihre Sehnsucht nach Mannigfaltigkeit.* [...] Einheit wird erstrebt immer mehr und mehr.»[1446]

So steht in dieser Reihe der *achte* Laut *Ha* als ein nochmals vokalisch nachtingierter Laut ganz für sich, aber man kann ihn so auffassen, dass er als Blaselaut und Oktav des am Beginn der Reihe stehenden vokalisch nachtingierten Stoßlautes *Be* eine ganze Vielzahl anderer möglicher vokalisch nachtingierter Blaselaute enthält, die in ihm entsprechend dem

Feuerelement, dem Wärmeelement, ineinander verschmelzen. Er steht so als einziger vokalisch nachtingierter Blaselaut in der Reihe dem vokalisch vortingierten *eS* an vierter und dem *eF* an fünfter Stelle polar gegenüber.

Und dann folgt an *neunter* Stelle mit dem nun vortingierten Stoßlaut *eM* ein Laut, der wie der erste Laut *Be* als Lippenlaut das umfassende Vermögen hat, alle vorangehenden Prozesse zusammenzufassen und abzuschließen. «Es ist nicht umsonst der Buchstabe *eM* angesehen worden in der Zeit, in der man noch etwas verstanden hat von dem inneren Gehalt der Buchstaben, als ein außerordentlich wichtiger Buchstabe und als derjenige, welcher abschließt die OM-Silbe des Orients. Dieses *Abschließen* der OM-Silbe des Orients durch das M ist aus dem Grunde, weil tatsächlich *der ganze Mensch* von seinem Stoffwechsel-Gliedmaßen-Organismus aus *reguliert wird durch diesen Laut gerade.* [...] Es ist in alten Kulturen durchaus üblich gewesen, solche Bewegungen jüngere Leute ausführen zu lassen, um sie eben körperlich als ganze Menschen und zu gleicher Zeit als sich zurückhaltende Menschen zu erziehen.»[1447]

Auch dem vokalisch vortingierten Stoßlaut *eM* wird mit dem *zehnten* Laut *eN* ein Zwillingslaut zur Seite gestellt, der als Zahnlaut wieder mit den Funktionen des oberen Menschen im Zusammenhang steht. «Im N liegt das Zurückleiten ins Intellektuelle.»[1448] Die Fähigkeit, die das *eM* besonders im mittleren Menschen vermittelt – alles aufnehmen und verarbeiten und sich zugleich in sich zurückhalten zu können –, hat eine tief moralische, bejahende, sympathische Qualität; die gleiche Fähigkeit wird durch den Zahnlaut *eN* auf der Ebene des Vorstellens zum Intellekt, der alles nur «flüchtig berühren» möchte und den lebendigen Weltinhalt in «vorübergehendem Verbundensein»[1449] in schattenhafte Gedanken-Bilder verwandelt, gegenüber dem Wirklichen also antipathisch, zerstörerisch, vernichtend wirkt – so wie die Irrlichter[1450] in Goethes Märchen alles Gold von den Wänden und Gegenständen schlecken, um es dann in Münzen geprägt wieder abzuschütteln. In dieser charakteristischen Unterscheidung der beiden eng verwandten vokalisch vortingierten Stoßlaute *eM* und *eN* zeichnen sich deutlich die Qualitäten der Kategorien ‹Tun› und ‹Leiden› ab.[1451] «Und Neun ist Eins, Und Zehn ist keins. Das ist das Hexen-Einmal-Eins!»[1452], dichtet Goethe. Das klingt mathematisch abstrus, aber wenn man sich in die spezifischen Qualitäten von *eM* und *eN* in der Reihe der konsonantischen Stoffwechselwirkungen einlebt, ist es nicht mehr so abstrus, sondern tief sinnvoll und bedeutungsvoll: *eM* als Neuntes rundet ab, was mit *Be* als Erstes begonnen hat, und *eN* als Zehntes vernichtet alles

Vorangehende. *eM* und *eN* bilden in dieser Zehnheit quasi einen Abschluss, aber der *elfte* Laut, das SCH, vermag noch darüber hinaus zu führen:

Der letzte Laut in der Konsonantenreihe des 4. Vortrags ist das SCH, ein Laut, der sich aus drei Buchstaben zusammensetzt. Er kann also sowohl als eins wie auch als drei gezählt werden! Es kann ohne vokalische Tingierung gesprochen werden, wird andererseits im Deutschen sowohl als *Sche* wie als *eSch* gesprochen, also mit beiden möglichen vokalischen Tingierungen. Das verweist menschheitsgeschichtlich genau auf die Zeit des Übergangs von dem Geistempfinden in der Außenwelt zu dem Erwachen des Geisterlebens im Innern des Menschen.[1453] – Die Besprechung der Konsonanten im Heil-Eurythmie-Kurs beginnt im 2. Vortrag mit der Figur von S, M und H; sie schließt ab mit dem konsonantischen Triphthong[1454] SCH. Nun steht aber nicht mehr, wie zu Anfang, das M, sondern das C in der Mitte zwischen dem «eigentlich ahrimanische[n] Laut»[1455] S und dem, «was unmittelbar luziferisch sich ausnimmt»[1456] im H.

Goethe dichtet in seinem Faust «das Hexen-Einmal-Eins»[1457] und teilt damit freimütig alte okkulte Wahrheiten mit, die in erstaunlicher Weise mit der Darstellung der heil-eurythmischen Konsonantenwirkungen im 4. Vortrag des Heil-Eurythmie-Kurses – also mit der Stufenfolge aufeinander folgender Rhythmisierungsprozesse im menschlichen Stoffwechsel – übereinstimmen. Nur eine spätere Zeit, die für einen lebendigen Umgang mit der Zahl kein Verständnis mehr aufbringt, sieht darin ein Zahlenrätsel[1458], das sich ähnlich wie ein Sudoku lösen lässt.

Die Hexe singt:

«Du musst verstehn!
Aus Eins mach' Zehn,
Und Zwei lass gehn,
Und Drei mach' gleich,
So bist Du reich.
Verlier' die Vier!
Aus Fünf und Sechs,
So sagt die Hex',
Mach' Sieben und Acht,
So ist's vollbracht:
Und Neun ist Eins,
Und Zehn ist keins.
Das ist das Hexen-Einmal-Eins!»[1459]

Faust meint verwirrt: «Mich dünkt, die Alte spricht im Fieber»[1460], und Mephisto versucht ihn in verächtlichem Ton davon abzuhalten, sich weiter mit diesen verwirrenden Versen zu befassen:

«Das ist noch lange nicht vorüber,
Ich kenn' es wohl, so klingt das ganze Buch;
Ich habe manche Zeit damit verloren,
Denn ein vollkommner Widerspruch
Bleibt gleich geheimnisvoll für Kluge wie für Toren.
Mein Freund, die Kunst ist alt und neu.
Es war die Art zu allen Zeiten,
Durch Drei und Eins, und Eins und Drei
Irrtum statt Wahrheit zu verbreiten.
So schwätzt und lehrt man ungestört!
Wer will sich mit den Narr'n befassen?
Gewöhnlich glaubt der Mensch, wenn er nur Worte hört,
Es müsse sich dabei doch auch was denken lassen.»[1461]

Man darf nicht übersehen, dass es Mephisto ist, der so spricht, der ein Interesse daran hat, die Menschen vom Erkennen geistiger Wahrheiten abzuhalten. Denn in dem Rätsel der «Drei und Eins, und Eins und Drei»[1462] ist das tiefste geistige Geheimnis der göttlichen Trinität von Vater, Sohn und Heiligem Geist enthalten, und auch die Wahrheit, dass der Mensch sich aus Leib, Seele und Geist konstituiert, die zu denken allerdings schon im neunten Jahrhundert durch ein Kirchendogma verboten worden ist.[1463]

4.7 *Die sieben freien Künste in den heil-eurythmischen Übungen*

Während die Vokalübungen in der Heil-Eurythmie einen streng geometrisierenden Charakter haben, führt das Durchsinnen der Konsonantenübungen in der Heil-Eurythmie zu einem lebendigen Zahlenerlebnis, einer geistigen *Arithmetik.*[1464] Der 5. Vortrag des Heil-Eurythmie-Kurses führt dann, wie wir sehen werden, weiter in das Gebiet einer neuen, vermenschlichten Astronomie. Damit sind – für ein intimeres Nachempfinden der Darstellungen Rudolf Steiners im Heil-Eurythmie-Kurs – mit *Geometrie, Arithmetik* und *Astronomie* schon drei der sieben freien Künste[1465], die in der Schule von Chartres gelehrt wurden, auf eine vollkommen neue, auf die menschliche Physiologie bezogene Weise für die heutige Zeit erschlossen.

Aber auch die anderen freien Künste werden im Umfeld der Eurythmie wieder neu gegriffen: «*Grammatik* ist heute etwas sehr Abstraktes geworden. Wenn man zurück geht in die Zeiten, von denen die Geschichte allerdings nicht berichtet, die aber immerhin noch geschichtlich sind, so findet man, dass Grammatik nicht etwas so Abstraktes ist wie heute, sondern dass in der Grammatik der Mensch in die Geheimnisse der einzelnen Buchstaben eingeführt wird: er lernte, wie in dem Buchstaben sich etwas ausdrückt von den Geheimnissen des Kosmos.»[1466] Dieses Wissen wird durch Rudolf Steiner 1924 namentlich in dem Zyklus «Die Eurythmie als sichtbare Sprache»[1467] erneut vermittelt. Aber schon in dem hier zitierten Vortrag aus der Weihnachtszeit 1921 schildert Rudolf Steiner allgemein, wie im physischen Leib des Menschen ein weltenmusikalischer Nachklang lebt «des Klingens der einzelnen Gebilde des Tierkreises»[1468] im Konsonantieren, und im ätherischen Leib das Vokalisieren als ein Nachklang der Planetenbewegungen.

«Das bleibt [...] zunächst stumm im Unterbewussten. Aber indem das Kind sich entwickelt, kraften herauf aus dem Leibe in die Sprachorgane hinein diejenigen Kräfte, welche die Nachbildekräfte des Kosmos sind, und formen die Sprachorgane. Die *mehr innerlich gelegenen Sprachorgane* werden aus der Wesenheit des Menschen so geformt, dass sie vokalisieren können, und die *mehr nach der Peripherie hin* gelegenen Organe, Gaumen, Zunge, Lippen und alles, was mehr die Formung des physischen Leibes ausmacht, das wird so gebildet, dass damit konsonantiert wird. Indem das Kind die Sprache lernt, kommt, durch den unteren Menschen bewirkt, in seinen oberen Menschen ein Nachspiel dessen hinein, [...] was an Bildekräften in den physischen Leib aufgenommen worden ist, und auch das, was in den ätherischen Leib aufgenommen worden ist. Wenn wir sprechen, bringen wir also zur Offenbarung [...] *ein Echo der Erlebnisse, die der Mensch mit dem ganzen Kosmos durchmacht im Leben zwischen dem Tod und einer neuen Geburt* während seines Herabstiegs aus der göttlich-geistigen Welt. Alle Einzelheiten des Alphabets sind durchaus nachgebildet dem, was da im Kosmos lebt.»[1469] Von den ‹Einzelheiten des Alphabets› spricht der ganze Heil-Eurythmie-Kurs; schon die Übungen im 1. Vortrag des Heil-Eurythmie-Kurses, namentlich das abschließende heil-eurythmische IAO[1470], ist ‹Echo› des vorgeburtlichen Erlebens und in diesem Sinne Ausdruck einer neuen *Grammatik.*

«Und drang man weiter vor von der Grammatik zur Rhetorik, so war das ein Handhaben desjenigen, was im Menschen als die Tätigkeit des Astronomischen lebte.»[1471] Es wird im Nachsinnen über die sprachphysiologische

Charakterisierung der Konsonantenprozesse[1472] deutlich, dass sich der Mensch beim Sprechen für seinen differenzierten seelischen Ausdruck im Verhältnis zur Außenwelt abstützt auf hierarchische Ordnungen, die ihren Ausdruck in charakteristischen ‹kosmischen› Zahlenverhältnissen finden: $2 \times 4 \times 3 = 24$. In der sprachphysiologischen Untersuchung der Konsonanten im 3. Vortrag des Heil-Eurythmie-Kurses lebt somit etwas von dieser alten, geisterfüllten Auffassung der *Rhetorik.*

«Und indem man aufstieg zur Dialektik, hatte man das Erfassen und das Bearbeiten im Gedanken desjenigen, was aus dem Astronomischen heraus im Menschen lebte.»[1473] Die Indikationen für die Anwendung der Konsonanten in der Heil-Eurythmie in ihrer Ableitung von der Sprachphysiologie stellen in diesem Sinne ein Element der *Dialektik* dar – bis hinein in die polare Qualität der Lautgestaltung durch Arme und Beine und die doppelte Lautwirkung der Konsonanten auf die plastizierenden Kräfte der Kopforganisation einerseits und die Stoffwechselprozesse andererseits.

«Und Arithmetik wurde nicht als die Abstraktion gelehrt, wie sie heute gelehrt wird, sondern *als die Wesenheit, die sich in den Zahlengeheimnissen ausspricht.*» Auch das ist zunächst ein Rätselwort. Mit der Reihe der elf Indikationen für die konsonantische Heil-Eurythmie ist eine lebendige, wesensgemäße Arithmetik gegeben.[1474] Rudolf Steiner spricht in der Osterzeit 1924 darüber in seinem Schulungskurs[1475] für die jungen Mediziner: Innerhalb der Dreiheit von Maß, Zahl und Gewicht ist das Prinzip der Zahl das mittlere Prinzip; verweist das Maß der Wärme auf einen Zusammenhang mit der planetarischen Verkörperung des Erden- und Menschenwesens im alten Saturn[1476] und das Gewicht der Stoffe auf den Zusammenhang mit der planetarischen Verkörperung im alten Mond[1477], so spricht das Prinzip der Zahl – «des Pulses Zahl»[1478] – von der Sonnenverkörperung der Erde.

«Und so war man, nachdem man sich zum Erfassen des Gedankens des Astronomischen aufgeschwungen hatte in der Dialektik, dann weiter in das Weltenall hinausgekommen mit der Arithmetik, und ebenso in einer ähnlichen Weise mit der Geometrie. Man bekam aus der Geometrie heraus eine Empfindung, dass das Geometrische, real gedacht, die Sphärenmusik ist.»[1479] «[...] davon steht meist meines Wissens nichts in den Lehrplänen. Aber das war der Sinn des einstmaligen Aufsteigens vom sechsten Teil dessen, was man zu lernen hatte: von der Geometrie zur Musik. Und dann ergab sich einem die Wirklichkeit, die ursprünglich zu Grunde lag.»[1480] Es lebt in den konsonantischen Beinbewegungen, namentlich in der Entwicklung der rhythmischen Gestaltung vom ersten bis zum letzten Laut innerhalb der Konsonantenreihe des 4. Vortrags etwas, was musikalischen Charakter[1481] hat, eine verirdischte Sphären-*Musik*.

«Die Astronomie im Unterbewussten war dann dasjenige, was man bewusst als Letztes erlernte, als *Astronomie*, als Höchstes, als das siebente Glied des Triviums[1482] und Quadriviums[1483], wie man sagte.»[1484]

Das platonische Element der Schule von Chartres im elften, zwölften Jahrhundert[1485], durch das die Menschen noch ganz wesenhaft in einer geistig-ideellen Anschauung mit der Natur verbunden waren, wurde später für viele Jahrhunderte von einer bildlosen aristotelischen Naturwissenschaft abgelöst und dadurch weitgehend ausgelöscht. Es berührt auf besondere Weise, dass es Rudolf Steiner möglich wurde, gerade durch seine profunde Auseinandersetzung mit Goethes Naturwissenschaft – eine Aufgabe, die ihm von seinem Hochschullehrer Karl Julius Schröer[1486] übertragen wurde und die er nur stellvertretend für diesen übernommen hat[1487] – , mit der Entwicklung der Eurythmie in allen ihren Aspekten im 20. Jahrhundert an die fast vergessene Kultur der sieben freien Künste wieder anzuknüpfen und sie in erneuerter Form für unsere Zeit wieder zugänglich zu machen.

Auch zu den sieben freien Künsten in ihrer Beziehung zur Erzengelsphäre und -Wirksamkeit findet sich bei Walter Johannes Stein eine aufschlussreiche Tabelle:

«7. Astronomie	Oriphiel	Intuition	das Leben in Gott
6. Musik	Anael	Inspiration	Erfüllen der Bewusstseinsleere mit der Sphärenharmonie
5. Geometrie	Samael	Imagination	Unser Wille zeichnet innerlich bewegte Bilder
4. Arithmetik	Raphael		weist von der Scheinwelt in die Wesenswelt
3. Dialektik	Gabriel		Das Denken macht uns selbstlos und allseitig
2. Rhetorik	Zachariel		Das fühlende Träumen wird geordnet und folgerichtig
1. Grammatik	Michael		Als wachende Menschen in der Sinneswelt entschließen wir uns, den Weg zum Wort zu suchen

Das ist der 7-stufige Weg in die geistige Welt, den Michael hütet.»[1488]

5 Zu den zwölf Übungen des 5. Vortrags

5.1 Der Ausgangspunkt im Sprachorganismus

Wird Sprache schriftlich festgehalten, so muss man versuchen, ihren Sinngehalt mithilfe der Buchstaben, der Vokale und Konsonanten, und einiger Satzzeichen auszudrücken. In der mündlichen Äußerung schwingt zusätzlich immer noch ein drittes Element mit, das die Aussagekraft entscheidend steigert und mitgestaltet: die Intonation[1489], das *timbre*[1490], der Sprachrhythmus – quasi musikalische Elemente, die sich mit der Wortgestaltung durch die Laute verbinden und den Worten und Wortgruppen zusätzlich Sinn und Verständlichkeit verleihen. Diese Elemente hören und benutzen wir ganz selbstverständlich im direkten Gespräch; dennoch haben wir – abgesehen von Satzzeichen – kein differenziertes Instrumentarium[1491], um sie auch schriftlich aufzuzeichnen. Wenn die Sprache in ihren Elementen charakterisiert werden soll, wird sogar häufig vergessen, dass es neben dem Lautlichen durch die Betonung, den Farbklang der Stimme und den Sprachrhythmus weitere wichtige sprachliche Gestaltungs-Elemente gibt.

In manchen Sprachen ist die Intonation eines Wortes sogar entscheidend für die Bedeutung, etwa im Chinesischen. Auch in der deutschen Sprache gibt es Sätze, deren Sinn wir nur durch die Intonation eindeutig erfassen können. «Seid Ihr auch wohl mein Vater?»[1492] ist das Beispiel, das Rudolf Steiner selbst gerne dafür anführt. Je nach Betonung bedeutet das: ‹Mein Vater, geht es Dir gut?› oder: ‹Bist Du auch wirklich mein Vater?› Wir können die Bedeutung einzelner Satzteile unterschiedlich gewichten und haben die Möglichkeit, die gleiche verbale Aussage durch eine entsprechend andere Intonation in eine Frage zu verwandeln: ‹Es regnet.› – ‹Es regnet?› So fügen wir der lautlichen Gestaltung der gesprochenen Sprache als zusätzliche Aussage ein seelisches Element wie z.B. Skepsis, Zustimmung, Sympathie oder Antipathie hinzu. «Der Mensch spricht nicht bloß abstrakt, teilnahmslos, sondern er durchdringt seine Worte und Sätze mit demjenigen, *was aus dem Herzen quillt,* was Gefühl, Empfindung, aufgehaltene Willensimpulse und so weiter sind.»[1493] Die seelische Färbung ist in den mehr musikalischen Gestaltungs-Elementen wie Intonation und Rhythmus der Sprache auch äußerlich hörbar, sinnlich wahrnehmbar. Und genauso wie die Laute jeweils durch eine bestimmte Bewegung des

Kehlkopfs und der Artikulationsorgane erzeugt werden, so gibt es auch physiologische Funktionen des Kehlkopfes, die dem entsprechen, was wir als seelische Färbung der Sprache hören können. Man kann bei Männern, bei denen der Kehlkopf als «Adams-Apfel»[1494] besonders prominent und sichtbar ist, gut beobachten, wie der Kehlkopf beim Sprechen rhythmisch steigt und sinkt, hüpft und tanzt. Während dabei die Lautbewegungen sehr schnell aufeinander folgen und sich als kleine rasche Bewegungen am Kehlkopf abzeichnen, sind die Intonations-Bewegungen im Allgemeinen größer und ruhiger: Wir behalten ja meist über größere Wortgruppen und ganze Satzteile hinweg die gleiche Intonation oder Stimmlage bei. Man kann die beiden Bewegungsarten gut unterscheiden, wenn man einen Satz – beispielsweise den Satz «Barbara saß stracks am Abhang»[1495] – erst normal spricht und dann versucht, ohne Lautbildung die Intonation zu imitieren und dabei die Bewegungen des Kehlkopfs – sein Steigen und Sinken – zu ertasten, indem man ihn mit zwei Fingern locker umfasst.

Abgesehen von der aktuellen seelischen Stimmung und Intentionalität, die durch eine bestimmte Gesprächssituation gegeben ist, hat jeder Mensch eine charakteristische Art, die Sprache musikalisch zu färben, sein persönliches *timbre,* an dem man seine Stimme erkennen kann: Das ergibt sich aus der Sprachmelodie und dem Stimmansatz der Muttersprache und aus familiären Eigenheiten der Sprachführung und Intonation, also zunächst noch aus einer Reihe von überpersönlichen Merkmalen; dazu kommen dann persönliche Elemente wie der Bau des Kehlkopfs, der Zustand von Stimmbändern, Zähnen und Nasennebenhöhlen in Gesundheit und Krankheit, aber auch der Ausdruck der individuellen Lebensstimmung und der seelischen Gewichtung von Denken, Fühlen und Wollen. Das meiste davon sind bleibende, *konstitutionelle* Elemente, die beim Sprechen mitschwingen, wenn «unser Kehlkopf dasjenige als Kräfte nach rückwärts eurythmisiert, was wir denken, fühlen usw.»[1496] Sie übertragen sich auf die physische Sprachbewegung und werden so für den anderen Menschen hörbar, können aber selbstverständlich ebenso wie die ätherischen Bewegungen, die die Lautbildung hervorbringen, auch mittels der gesamten Gestalt eurythmisch ausgeführt werden: «Unser Kehlkopf eurythmisiert, und wir haben dann die Aufgabe, dasjenige, was sinnlich-übersinnlich da durch diese Reflexion des Kehlkopfes zustande kommt, das wiederum umzudrehen und zu übertragen nun ins Sichtbare.»[1497]

Auch den physischen *Intonations-Bewegungen* des Kehlkopfs entspricht – wie bei der Lautbildung – jeweils eine charakteristische ätherische Gegenbewegung oder besser Gegenform, die sich der imaginativen Wahrnehmung erschließt. Rudolf Steiner beschreibt diese in einer Eurythmie-Ansprache so: «Dieses alles verwebt sich so in die Bewegungen des Ätherleibes des Kehlkopfes, dass es dort zurückgehalten wird, dass es nicht zum Ausdruck kommt, dass es in Formen erstarrt.»[1498] Wir müssen deshalb die Vorstellung des in uns verborgenen Eurythmikers, «der als Ätherleib des Kehlkopfes eine ganz deutliche Eurythmie ausführt»[1499], ergänzen um ruhende Formen, die sich während des Sprechens mit den ätherischen Lautbewegungen verbinden. So besteht ja auch die menschliche Gesamtgestalt aus bleibenden Formen – das ist namentlich die Kopfbildung und alles, was in der kindlichen Gestaltentwicklung unter dem Einfluss der vom Kopf ausgehenden plastischen Kräfte ausgebildet wird[1500] –, denen sich die beweglichen Gliedmaßen angliedern. Gemäß dem Gesetz der metamorphosischen Verwandtschaft der einzelnen Organe zur Gesamtgestalt[1501] müssen auch diese Elemente in metamorphosierter Form am Kehlkopf erscheinen und sich wie die Lautbewegungen in einer weiteren Metamorphose eurythmisch zur Erscheinung bringen lassen.

Diese Gesamtgestalt kann sich als Ganzes im Raum bewegen (wie ja auch der physische Kehlkopf in einem geringen Umfang). Lory Maier-Smits[1502] berichtet in ihren Erinnerungen, wie Rudolf Steiner am 25. August 1915 in diese neue, über die eurythmische Lautgestaltung hinausgehende Aufgabenstellung einführte: «Bei der Darstellung der Laute handelt es sich darum, dass wir mit unseren Armen und Händen die im Kehlkopf und seinen Nachbarorganen wie verzauberten Bewegungen und Bewegungs-Absichten zur Sichtbarkeit bringen, entzaubern. Nun ist es aber so, dass der Kehlkopf, dieser dort wie verzauberte Mensch im Kleinen, nicht nur in sich Bewegungen ausführt, sondern er möchte auch sich selbst im Raume bewegen, er möchte im Raume tanzen. Und wenn er nun weit, weit vorne, ganz gestreckt und eng und schmal sich bewegen möchte, dann gibt das der Stimme den Timbre der Spannung, und wenn er wie erschlafft, breit nach hinten, unten zurückweichen möchte, so entsteht in der Stimme der Timbre der Entspannung. Wenn er sich aber vorne im Raum offen, wie empfangend, bewegen möchte, dann kommt der Timbre der Erwartung in die Stimme, und sein Wunsch groß, strahlend, weit, hoch, über, sogar hinter dem Kopf zu tanzen, gibt der Stimme den Timbre der Erfüllung.»[1503] In der eurythmischen Gestaltung werden die am Kehlkopf beobachtbaren Formen und Bewegungstendenzen wieder auf den ganzen Leib zurückübertragen und als Seelengebärden mit den Gliedmaßen, in der gesamten Körperhaltung, aber auch als Bewegung im Raum sichtbar gemacht. Denn «das ist im wesentlichen die eurythmische Kunst, dass das, was unsichtbar der Ätherleib des Kehlkopfes ausführt, wenn gesprochen oder gesungen wird, durch den ganzen Menschen ausgeführt wird»[1504].

Das Prinzip für die eurythmische Umsetzung der seelischen Timbrierung der Sprache beschreibt Rudolf Steiner ganz allgemein: «Dasjenige, was da aus der Gefühls-, aus der Empfindungswelt während des Sprechens in Formen umgesetzt wird, lösen wir nun in der Eurythmie auf [...].»[1505] Für die Eurythmie des Wortes ergibt sich dadurch – abgeleitet von der Beobachtung des ätherischen Kehlkopfs – in Ergänzung der Lautgebärden ein umfassendes Repertoire an Haltungen und Bewegungen, die Ausdruck der seelischen Färbung und des Sinngehalts der Sprache sind:

- Erstens ergeben sich, «indem wir den Organismus selbst in sich durch Beugen des Kopfes nach vorwärts und rückwärts oder in dem Raume Bewegungen machen lassen»[1506], die unterschiedlichen Kopfhaltungen und Fußstellungen.[1507]
- Zweitens entstehen dadurch, dass der Eurythmisierende «seine Bewegungen zu anderen Persönlichkeiten ausführt»[1508], die vielfältigen Eurythmieformen[1509] im Raum, also dadurch, «dass wir auf Gruppentänze übertragen dasjenige, was in der empfindungsgemäßen oder sonstigen gefühlsgemäßen Gestaltung des Wortstoffes zum Ausdruck kommt»[1510].
- Drittens muss «auch das, was reiner Rhythmus ist und sonst zurückgehaltene Bewegungen des Kehlkopforganes des Ätherleibes [...] in Bewegung umgesetzt»[1511] werden.

Alle diese besonderen eurythmischen Gestaltungsmöglichkeiten werden im Kanon[1512] der zwölf Übungen des 5. Vortrages des Heil-Eurythmie-Kurses verwirklicht und therapeutisch genutzt. Sie sind ebenso wie die Laute aus der Physiologie der menschlichen Organisation abgeleitet und stehen daher auch in metamorphosischer Beziehung zu den Organfunktionen. Durch ihren – im Vergleich zu den Lautbewegungen – ruhigeren Charakter der Haltung oder der Stellung zueinander besteht der physiologische Bezug vor allem zu den bleibenden oder weniger veränderbaren Elementen in der Leibgestaltung, die in ihrer Summe die Konstitution eines Menschen bestimmen.

Der Träger der Konstitution ist der Ätherleib, der Bildekräfte-Leib[1513] – man kann ihn deshalb auch den «Gewohnheitsleib»[1514] nennen: Der Ätherleib als Träger des Gedächtnisses bewahrt die ererbten Eigenheiten ebenso wie die biographische Erfahrung oder Prägung des Individuums und lässt sie in die Leibgestaltung einfließen. Um eine Veränderung der Konstitution zu bewirken, muss es gelingen, neue Gewohnheiten zu schaffen, die sich dann «auf dem Umwege durch den Ätherleib»[1515] bis in die physischen Leibesfunktionen in Gesundheit und Krankheit auswirken. Rudolf Steiner betont ausdrücklich am Ende des 5. Vortrags des Heil-Eurythmie-Kurses, dass gerade diese Übungen ihre Wirkung erst nach einiger Zeit entfalten können. «Solche Übungen müssen, *wenn sie eine Wirkung haben sollen,* mindestens sieben Wochen durchgeführt werden.»[1516]

Selbstverständlich wirkt jede eurythmische Gebärde auf den Ätherleib, sie ist ja von den ätherischen Bewegungen des Kehlkopfs[1517] abgeleitet. Ebenso beruht jede Fähigkeitsbildung durch wiederholtes Üben – wie zum Beispiel das Schreiben-Lernen – darauf, dass in die bestehende Gestaltung des Ätherleibes neue Bewegungsformen und -abläufe ‹eingeschliffen› werden. Auch die heil-eurythmischen Laut-Übungen müssen geduldig wiederholt werden, um durch sie einen bleibenden therapeutischen Effekt erreichen zu können. Dennoch ist es eine charakteristische Besonderheit der heil-eurythmischen Übungen im 5. Vortrag, die Rudolf Steiner im Laufe des Vortrags mehrfach betont, dass diese Übungen *auf dem Umwege durch den Ätherleib* wirken. Die unmittelbare Wirkung dieser Übungen, die beispielsweise in Form einer Veränderung der Atmung und Zirkulation oder der Wärmeverhältnisse des Patienten auftreten kann, ist nicht gemeint. Dafür werden diese Übungen dadurch, dass man damit in die konstitutionelle Disposition eingreifen kann, sehr langfristige Wirkungen zeigen. So kündigt Rudolf Steiner das, was innerhalb des Heil-Eurythmie-Kurses nach dem 4. Vortrag noch folgen soll, am Ende dieses Vortrages an als «etwas in Bezug mehr auf die *Evolution des Menschen*»[1518], um es dann zu ergänzen: «[...] was dann nach Perioden»[1519], beispielsweise «bei der Übung am kindlichen Organismus [...] als Wirkung im späteren Alter hervortritt.»[1520]

Aus der Konstitution des Organismus ergeben sich im Laufe des Lebens die individuellen Möglichkeiten des Erkrankens. Mit den Übungen des 5. Vortrags lässt sich ganz *spezifisch* die individuelle Konstitution und Krankheitsdisposition prophylaktisch beeinflussen, wenn man *einzelne* für eine bestimmte Konstitution indizierte Übungen auswählt und *intensiv* und über längere Zeit üben lässt. Bei einer Konstitution oder Disposition, die dazu führt, immer wieder in der gleichen Art zu erkranken – wie zum Beispiel bei der Migräne oder bei wiederkehrenden Unterleibsschmerzen[1521] –, sollen die Übungen als Vorbeugung geübt werden, also dann, wenn der Patient symptomfrei ist.[1522]

5.1.1 *Entwurf einer therapeutischen Systematik*

Die in diesem Vortrag unüberhörbare Formel «auf dem Umweg durch den Ätherleib»[1523] kann auch als Hinweis auf einen grundsätzlichen systematischen Aspekt des Heil-Eurythmie-Kurses aufgefasst werden (wobei unter anderen Gesichtspunkten selbstverständlich auch andere Ordnungen denkbar sind):

- Die Übungen des 5. Vortrags, «welche sich mehr auf das Wirken vom Seelischen aus beziehen»[1524], entfalten ihre Wirkung «auf dem Umweg durch den Ätherleib»[1525], d.h., ganz allgemein gesagt: der Astralleib wirkt auf den Ätherleib.
- Die Konsonantenübungen, wie sie im 4. Vortrag angegeben werden, sind geeignet, dem Ich die Herrschaft über verschiedene Funktionen des Astralleibes zu ermöglichen[1526], d.h., verkürzt gesagt: Hier wirkt vorrangig[1527] das Ich auf den Astralleib.
- Bei den Vokalübungen, die dem Menschen seinen wesensgemäßen Ausdruck ermöglichen, kommen die Lautkräfte der Ich-Offenbarung des Menschen zu Hilfe: Geistselbst[1528] wirkt auf Ich.

In dieser Systematik findet ein Prinzip seinen Ausdruck, das Rudolf Steiner später im Heilpädagogischen Kurs als pädagogisches Gesetz[1529] angeben wird: um auf ein Wesensglied des Kindes pädagogisch wirken zu können, muss der Erzieher von dem nächsthöheren Wesensglied ausgehen. Der Erzieher kann von seinem Ätherleib aus auf den physischen Leib des Kindes wirken, von seinem Astralleib aus auf das kindliche Ätherische, von seinem Ich aus auf den Astralleib des Kindes, und um auf ein fremdes Ich wirken zu können, muss er Geistselbst-Qualitäten mindestens ganz anfänglich entwickelt haben. Die Laute der Sprache, die überpersönlich die Brücke von Menschen-Ich zu Menschen-Ich zu schlagen vermögen, haben Geistselbst-Charakter: «In der Sprache lebt etwas so Wesenhaftes wie im Menschen selber. Was mit der Sprache an den Menschen herankommt, darinnen leben Wesen, die durchaus in ihrem gewöhnlichen Leben das Geistselbst so ausgeprägt haben, wie der Mensch die Ich-Organisation. Diese

Wesen inspirieren uns, diese Wesen leben in uns, dadurch dass wir sprechen. […] Einen kleinen Teil dessen, wie der Sprachgenius wirkt, arbeiten wir in der Eurythmie aus, damit eine sichtbare Sprache herauskommt. Denken Sie sich, wie wir in der Heileurythmie appellieren an dasjenige, was diese Wesenheiten mit dem Geistselbst im Menschen erreichen können in der intuitiven Impulsierung seines Willens.»[1530] Auch mit den Konsonanten ist Geistselbst-Wirksamkeit verbunden. Für die seelischen Gebärden des 5. Vortrages mit ihrer Nähe zur Wortsphäre kann man annehmen, dass sie vielleicht sogar einer höheren Ordnung als das Lautwesen, also bereits dem Bereich des Lebensgeistes[1531] angehören.

Eine vergleichbare Ordnung der Wirkmöglichkeiten jeweils vom oberen auf das untere Wesensglied kann auch für das therapeutische Tun angenommen werden. Sie findet ihren Niederschlag unter anderem in unterschiedlichen Behandlungsrhythmen:

- Das Wirken vom Ätherleib des Therapeuten auf den physischen Leib des Patienten, wie zum Beispiel bei der Behandlung von schweren körperlichen Defekten, fordert eine sehr engmaschige, am besten täglich wiederholte Behandlung über lange Zeit, so zum Beispiel in der Heilpädagogik; eine gute Berufshygiene und Pflege des eigenen Ätherischen ist dabei unerlässlich für die Gesundheit des Therapierenden.
- Für das Wirken vom Astralleib auf den Ätherleib ist ein guter atmender Behandlungsrhythmus günstig: über Jahre immer wieder lange Therapie-Epochen mit etwa wöchentlichen Behandlungen im Wechsel mit Therapie-Pausen. Der Therapieeffekt wird deutlich vertieft, wenn der Patient lernt, die Übungen auch selbst auszuführen – am besten täglich –, um selbst mit der ätherischen Bewegung bis in den physischen Leib zu wirken (s.o.). Der Therapeut kann und soll daneben seinen eigenen Astralleib durch freie künstlerische Arbeit beweglich halten.
- Für die Wirkung des Ich des Therapeuten auf den Astralleib des Patienten ist ein sehr klarer Behandlungsrahmen mit Pausen und Grenzen wichtig (das gilt auch ganz allgemein für jede künstlerische Therapie). Damit keine Abhängigkeit entsteht, ist auf das selbständige Üben des Patienten, auch in Behandlungspausen, besonders Wert zu legen.

- Die Wirkung vom Geistselbst auf das Ich des Patienten kann sich auch in einer einzigen Begegnung ereignen – wenn der Patient den Impuls des Therapeuten versteht, aufgreift und in der Lage ist, ihn in Eigenverantwortung umzusetzen.

5.1.2 Über die hygienische Wirkung der Eurythmie im Allgemeinen

In ihrer Gesamtheit wirken die zwölf Übungen so, dass sie nach zwölf verschiedenen Richtungen konstitutionelle Einseitigkeiten mit dem Risiko zur pathologischen Entgleisung bekämpfen, dadurch «wird der Ätherleib geschmeidig, in sich beweglich, und man tut sowohl Kindern wie auch Erwachsenen damit etwas Gutes»[1532]. Bei «den meisten Menschen, die ihr Leben versitzen»[1533] und «ohne Interesse für ihre Umwelt zubringen»[1534], werde der Ätherleib steif. «Und es ist eben nicht gut, es ist auch für die organischen Funktionen nicht gut, wenn der Ätherleib des Menschen steif wird.»[1535]

Was es für eine Bedeutung hat, wenn der Ätherleib steif wird, lässt Rudolf Steiner in seiner launigen Ansprache anlässlich der ersten Eurythmie-Aufführung in München[1536] in einem Gespräch zwischen zwei aus den Mysteriendramen entlehnten Gestalten, der Märchenerzählerin Felicia und dem Geisteswissenschafter Capesius, anklingen: «Sie können nur so schlecht zuhören, und das macht mir große Schwierigkeiten!»[1537], sagt sie zu ihm, der regelmäßig ihr Häuschen im Wald aufsucht, um sich dort durch ihre Märchen seine Lebenskräfte erfrischen zu lassen. Er entgegnet: «Ja, aber ich höre doch mit aller meiner Fassungskraft zu!»[1538] Aber sie klärt ihn auf: «[...] wenn Sie mir richtig zuhören würden, dann würde Ihr Ätherleib tanzen, aber er tanzt nicht!»[1539]

Und sie schildert ihm, wie sie ihre Märchen aus der geistigen Welt empfängt, indem sie «die Bewegungen, welche die Elfenwesenheiten, die Märchenprinzen und Feen da machen»[1540], innerlich nachempfindet – «[...] da muss man die Kunst verstehen, das Herz eine Weile in den Kopf hinauffahren zu lassen»[1541] – und dadurch erst von ihnen erzählen kann. «Und was man so fühlt, das geht dann wie Ströme in den Kehlkopf hinein: da kann man dann erzählen. Und wenn Sie recht zuhören würden, dann würde auch Ihr Ätherleib nachtanzen. Da Sie das aber nicht können, so können Sie auch nicht alles verstehen, und vieles geht Ihnen verloren von dem, was ich Ihnen sage.»[1542] Für das Verstehen von lebendigen geistigen Mitteilungen beim Zuhören ist es ganz wesentlich, ob der Ätherleib diese

Beweglichkeit hat, um die Gebärden der geistigen Mitteilung mitvollziehen zu können. Deshalb spricht Rudolf Steiner am Ende dieser seiner ersten Eurythmie-Ansprache an Goethes Geburtstag die Hoffnung aus, dass «unsere Jugend – bis zum sechzigsten, siebzigsten Lebensjahr – Verständnis erwerben würde für diese Eurythmie, welche in immer anderer Weise die geistige Welt auf den physischen Plan herunter tragen möchte»[1543]. Es würden so immer mehr und mehr Leute sein, zu denen Frau Balde sagen könne: «Sie hören mir nicht mehr so schlecht zu, Sie verstehen mich schon besser.»[1544]

Mit diesem Hinweis auf die bedeutungsvolle Wirkung der Eurythmie für das Aufnehmen von Inhalten der geistigen Forschung wird schon in der ersten Eurythmie-Ansprache von Rudolf Steiner nicht nur ein ästhetisches, sondern auch ein pädagogisch-didaktisches Element angesprochen. «Die menschliche Seele in ihrer Verbindung mit dem Leiblichen wird zu einer Entfaltung kommen, die mit den Welten, zu denen sie gehört, angemessen ist den Vokalismen und Konsonantismen, die als Weltenwort durch die Welt strömen. Und umgesetzt wird das in sichtbare Bewegungen des physischen Leibes. Dadurch wird etwas ganz anderes erreicht werden [...] als durch gewöhnliches Turnen und ähnliche Übungen [...].»[1545]

Und damit sei als drittes mit dem ästhetischen und dem pädagogisch-didaktischen Element der Eurythmie ein hygienisches[1546] Element verbunden, also ein «dreifaches Wollen»:[1547] «Indem der menschliche Leib angemessen wird der Welt der Bewegungen, und in die Didaktik[1548] hinein gegossen wird die durchaus gesunde Beweglichkeit des Menschen, wird auch in gesunder Weise *auf den menschlichen Organismus* und *auf die menschliche Seelenverfassung* gewirkt werden können.»[1549] Vieles, was in der äußeren Welt «unhygienisch» ist, rührt «davon her, dass *so wenig Harmonie ist zwischen* dem, was der *physische* Leib in Anpassung an die äußere Welt tut, und dem, was eigentlich *der Ätherleib durch seine innere Beweglichkeit* von dem physischen Leibe *verlangt.* Dieses Nicht-Zusammenstimmen möchten wir aufheben *durch eine Bewegungsfähigkeit des physischen Leibes, die dem Ätherleib entspricht.*»[1550]

Wenn Rudolf Steiner in dieser Ansprache der anthroposophischen «Jugend – bis zum sechzigsten, siebzigsten Lebensjahr»[1551] die Eurythmie ans Herz legt, so bezieht sich das zunächst auf alle Elemente der künstlerischen Eurythmie. Er fordert nicht, dass die Eurythmie von allen Menschen geübt werden soll, sondern spricht nur davon, dass sie sich «Verständnis erwerben»[1552] sollen für die Eurythmie. Es kommt also eine wichtige «pädagogisch-didaktische»[1553] und «hygienische»[1554] Wirkung der Eurythmie schon allein dadurch zustande, dass man sich mit ihr beschäftigt und versucht, sie zu verstehen, sogar ohne zu bewegen, nur durch Zuschauen oder durch die Beschäftigung mit den Eurythmiefiguren oder Eurythmieformen.

5.1.3 Das «gewöhnliche Turnen»[1555]

Zugleich stellt Rudolf Steiner schon in dieser ersten Ansprache die Eurythmie «dem gewöhnliche[n] Turnen und ähnliche[n] Übungen, die in der Jetztzeit gemacht werden und die nur auf physiologischen Gesetzen aufgebaut sind»[1556], gegenüber. Die Frage nach Turnübungen, die dem Menschenwesen wirklich entsprechen, durchzieht den ganzen Heil-Eurythmie-Kurs und wird von Rudolf Steiner in mehreren Vorträgen[1557] berührt.

Das Turnen[1558] war ja erst im 18. Jahrhundert als selbständige Bewegungsdisziplin zur Gesunderhaltung und Erkräftigung aufgekommen; vorher hatte der gewöhnliche Alltag von den allermeisten Menschen so viel Bewegung gefordert, dass sich ein Zeitvertreib mit besonderen «Leibesübungen» erübrigte. In Deutschland war die Turnbewegung im Zusammenhang mit dem nationalistischen Widerstand gegen die napoleonische Besetzung entstanden und war dadurch zunächst an militärischen Absichten orientiert. In Schweden hatte das Turnen von Anfang an mehr eine therapeutische Orientierung unter Einbezug der passiven Heilgymnastik und der Massage. Um die Mitte des 19. Jahrhunderts wurde Turnen Unterrichtsfach in den Schulen, in Preußen ab 1842. Als 1919 die Waldorfschule in Stuttgart eröffnet wurde, stellte sich auch für diesen neuen pädagogischen Impuls auf Grundlage der Anthroposophie die Frage, auf welche Weise der Turnunterricht gestaltet werden soll.

In den Lehrervorträgen[1559] vom Juni 1921, zwei Monate nach dem Heil-Eurythmie-Kurs, spricht Rudolf Steiner in einer erschütternden Art und Weise über das gebräuchliche deutsche und schwedische Turnen: «Diese Dinge gehen darauf aus, den Menschen als ein Wesen anzusehen, das nur leiblich-physisch ist, aber nach der schlechten Vorstellung, die das materialistische Zeitalter heute herausgebildet hat. [...] Man geht davon aus: eine solche Haltung soll der Mensch haben; man beschreibt diese Haltung. Man sagt also: der Rücken darf nicht so stark ausgefüllt werden, nur bis zu einem gewissen Grad; die Brust muss in einer bestimmten Weise geformt sein, Arme und Hände müssen in der gewissen Weise bewegt werden, die gesamte Haltung des Körpers – kurz, *man denkt nicht an den*

Menschen als solchen, *sondern an das Bild, das man sich gemacht hat.* Das kann man aufzeichnen, man kann es aus Papiermaché formen […]. Dann kann man den Menschen dazu benützen so wie einen Sack und kann ihn das nachmachen lassen.»[1560]

«Die Sache ist eben dadurch so verwerflich – sie ist verrucht im Grunde genommen – […] weil dadurch der Mensch auch praktisch ausgeschaltet wird, nicht nur theoretisch durch die Wissenschaft, sondern *praktisch wird der Mensch ausgeschaltet* durch dieses Turnen. Er wird zum Imitator einer Papiermachéfigur gemacht. Und darum sollte es sich beim Erziehen nie handeln, sondern darum, dass der Mensch, indem er turnt, diejenige Haltung annimmt, *diejenigen Bewegungen macht, die er auch erlebt, innerlich erlebt.*»[1561] So werde «eigentlich das Turnen in unmittelbaren Anschluss an die Eurythmie gebracht, und das soll es auch sein. Die Eurythmie bringt unmittelbar ein Geistig-Seelisches zum Vorschein, durchseelt und durchgeistigt das ganze Bewegliche des Menschen. Sie *nimmt dasjenige zum Ausgangspunkt, was sich der Mensch geistig-seelisch im Laufe der Menschheitsentwickelung erarbeitet.*»[1562] Das ist eine überraschende und sehr erstaunliche Formulierung. Was erarbeitet sich der Mensch geistig-seelisch im Laufe der Menschheitsentwicklung? Die Sprachfähigkeit, das Mitleid, die Liebe, aber auch zum Beispiel die Fähigkeit des Urteilens, die Logik! Von diesen geistigen Fähigkeiten des Menschen gehen die eurythmischen Übungen im 5. Vortrag des Heil-Eurythmie-Kurses aus.

5.1.4 Das «eurythmische», «beseelte Turnen»

Anlässlich einer öffentlichen Eurythmie-Aufführung in Freiburg im Breisgau, an der auch zwölf Kinder aus der Freien Waldorfschule Stuttgart beteiligt sind, klingt Rudolf Steiner in seiner einführenden Eurythmie-Ansprache etwas versöhnlicher. «In der Stuttgarter Waldorfschule haben wir als einen obligatorischen Lehrgegenstand die Eurythmie eingeführt. Und für die Kinder dieser Freien Waldorfschule, die heraus gestaltet ist aus anthroposophisch orientierter Geisteswissenschaft, *ist die Eurythmie zu gleicher Zeit ein beseeltes Turnen,* und als solches ein wunderbares Erziehungsmittel, das die Kinder außerordentlich lieben. Man muss sagen, gegen das Turnen als solches ist nichts einzuwenden, aber es ist doch nur auf physiologische, auf körperliche Gesetze begründet.»[1563]

Aber auch gerade das kann ja in gewissen Situationen beabsichtigt sein. Friedrich Hiebel[1564], der als Maturand Rudolf Steiner um Hilfe bei der Berufswahl bat, bekam überraschenderweise im gleichen Gespräch von ihm den Rat, auch nach Beendigung des Gymnasiums noch gymnastische Übungen zu machen. Friedrich Hiebel musste nachfragen, ob er richtig verstanden hatte: «Turnen im herkömmlichen Sinne? Oder im Zusammenhang mit Eurythmie?»[1565] Aber es war die herkömmliche Körpergymnastik gemeint.

Im Gespräch mit den Arbeitern am Goetheanum-Bau spricht Rudolf Steiner über die Notwendigkeit, sich als kleines Kind beim Gehen- und Stehenlernen in die Senkrechte hineinzustellen, um sich gegenüber der Schwerkraft aufrecht halten zu können. Die Finger der Menschen seien einfach nicht gleich geschaffen wie die Zehen der Tiere, die auf allen vieren gehen. «Unser physischer Körper hätte gar keinen Sinn, wenn wir uns nicht hineinpassen würden in die senkrechte Lage.»[1566] Aber «[e]igentlich möchte der Mensch meistens sich nicht so bewegen, wie es die Erde von ihm haben will, *sondern er möchte eigentlich seinem Ätherleib folgen*»[1567]. Wenn er dem Ätherleib folgt, dann will er kreisende Bewegungen machen, tanzen – warum sich die Menschen so gerne drehen, zum Beispiel im Tanz, war die Frage eines der Teilnehmer gewesen. «*Der Ätherleib will aber runde Bewegungen machen,* und da tanzt der Mensch. Und der gewöhnliche Tanz besteht eben einfach darinnen, dass der Mensch nicht seinem physischen Leib folgen will, sondern seinem Ätherleib.»[1568] Entgegen dieser Tendenz des Ätherleibes «muss der Mensch sich gewöhnen an solche Bewegungen, die der Erde angehören. Und diese gewöhnlichen Bewegungen haben wir auch in die Erziehung aufgenommen: man turnt. Warum turnt man? Das Turnen besteht darin, dass der Mensch sich noch mehr anpasst der Erde, als er sich sonst der Erde anpassen kann. [...] Aber der Mensch muss natürlich auch, *damit er nicht ganz entfremdet wird* der großen Welt, der Außenwelt, auch *solche Bewegungen* machen, *die ihn nicht an die Erde binden.*»[1569] Denn treibt er zu viel Sport, dann ist «das Ergebnis, dass der Mensch ganz herauskommt aus seinem Ätherleib, ganz nur den physischen Erdenbewegungen folgt. Dadurch wird der Mensch immer mehr der Erde befreundet und *kommt ab von der geistigen Welt.*»[1570] Das sei für den Menschen schrecklich, «eine ganz besorgliche Sache»[1571]: «*Je mehr Sport getrieben wird, desto mehr vergessen die Menschen das Geistige* [...]»[1572] «Wenn die Menschen anfangen, sich gar nicht mehr nach ihrem Ätherleib zu richten, sondern nur nach ihrem physischen Leib, *das ist etwas, was auf der Erde furchtbare Zustände hervorrufen wird.* Und da muss man wiederum mit der Geisteswissenschaft eingreifen. Das kann man nur dadurch, dass man nun den Bewegungen, die ganz und gar darauf angelegt sind, den Menschen in seinen physischen Leib herein zu treiben, ganz zum Erdenmenschen zu machen, auch andere Bewegungen entgegensetzt.»[1573]

Was ist nun aber das Verwerfliche, Besorgniserregende beim gewöhnlichen Turnen, wenn es einseitig gemacht wird? Das beruht auf der innigen Abhängigkeit des Seelenlebens von den körperlichen Vorgängen und auch der Art der Bewegung eines Menschen: «Derjenige, der auf einem solchen Felde wirklich sich Beobachtungsgabe aneignet, der weiß: wenn einer ungeschickt ist in irgendeiner Hand, dass er, wenn er ungeschickt ist in der Fingerbewegung und dergleichen, auch *zeigt eine ganz bestimmte Denkart,* die man vergleichen kann mit dem, was in den Fingern geschieht.»[1574] Das heißt, was und wie wir denken können, hängt von unseren Bewegungsgewohnheiten ab. Und nicht nur, wenn wir unser Leben versitzen und der Ätherleib dabei versteift, wird dadurch das Aufnehmen von geistigen Inhalten erschwert. «Weil die gewöhnlichen Turnbewegungen eigentlich wirklich nur aus der Physiologie, also aus der Physis des Körpers hervorgeholt sind und im Grunde genommen *den physischen Leib fortwährend herausreißen aus dem ätherischen,* sodass dann der physische Leib immer seine eigenen Bewegungen macht, die dann nicht die Bewegungen des Ätherleibes in entsprechender Weise nach sich ziehen»[1575], dadurch wird «das gewöhnliche bloß physiologische Turnen im Grunde genommen eine Schule des Materialismus, *indem das materialistische Denken ins Gefühl übergeht*»[1576]. Durch die Art der körperlichen Betätigung werden bis tief in das geistig-seelische Wesen des Menschen hinein Fähigkeiten ermöglicht oder verhindert. «Übertriebene Sporttätigkeit ist praktischer Darwinismus. Theoretischer Darwinismus heißt behaupten, der Mensch stamme vom Tier ab. Praktischer Darwinismus ist Sport und heißt, die Ethik aufstellen, den Menschen wiederum zum Tiere zurückzuführen.»[1577] Man kann sich fragen, welche Kräfte daran beteiligt sind, Menschen weltweit für Sport zu interessieren und mit Sport zu unterhalten. Ungeheure Summen von Geld werden aufgewendet, etwa um immer wieder an einem anderen Ort Olympische Spiele zu veranstalten oder Sportveranstaltungen weltweit im Fernsehen zu übertragen.

Demgegenüber ist das Pflichtfach Eurythmie in der Waldorfschule erst ein zarter Keim. «Ich will dem Turnen für die körperliche Vervollkommnung der Jugend seine Bedeutung zugestehen. Aber es ist etwas ganz anderes, wenn dieses beseelte Turnen, diese Eurythmie, an die Kinder herantritt, das zu gleicher Zeit eine Kunst ist. Das Kind liebt es, dasjenige zu vollziehen, zum Ausdruck zu bringen, was sich künstlerisch aus der ganzen Organisation des Menschen heraus ergibt.»[1578] Auch wenn die Kinder in der Waldorfschule nicht immer das Gefühl haben, dass sie die Eurythmie lieben, so gibt sie ihnen doch fast immer eine Grundlage für ein freieres Seelenleben mit schöpferischen Möglichkeiten in geistiger Hinsicht, lebenslang und unwiderruflich, und zugleich durch ihre Vielfalt an aus dem ganzen seelisch-geistigen Wesen des Menschen abgeleiteten Bewegungsmöglichkeiten auch Geschick im Umgang mit den Erdendingen; nur wird der Zusammenhang des Erfolgs in vielen Aspekten des Lebens mit dem, was in der Kindheit durch die Eurythmie erworben wurde, oft nicht immer durchschaut. «Die Eurythmie bringt unmittelbar ein Geistig-Seelisches zum Vorschein, *durchseelt und durchgeistigt das ganze Bewegliche des Menschen.*»[1579] Denn es ist ja «diese künstlerische Eurythmie, die im wesentlichen ein Ausleben desjenigen ist, was elementar in der Gestalt und in den Bewegungstendenzen des menschlichen Körpers liegt, dass diese künstlerische Eurythmie sowohl für den Anblick, wie auch eben für die Ausbildung des gesunden menschlichen Organismus, für das seelisch-geistig-körperliche Ausbilden des gesunden menschlichen Organismus als das Richtige angesehen werden muss»[1580]. Und so wird durch die Eurythmie die Entfaltung des Seelenlebens auf der Grundlage des gesunden menschlichen Organismus nach allen Richtungen gefördert, allem voran in der Entwicklung der Willensfähigkeit.

«[…] Eurythmisieren ist zunächst auch, abgesehen von allem übrigen, ein Versuch, den Willen wiederum hereinzubringen in die ganze Menschheitsentwicklung.»[1581] Denn, so schildert es Rudolf Steiner in der Eurythmie-Ansprache am Ostersonntag 1920 während des ersten Ärztekurses, «die beseelte Bewegungskunst, die Eurythmie, wird erst den Menschen wirklich willensstark machen, während ihn das bloße Bewegungsturnerische zwar als Leib stark macht, aber eben nicht auch gleichzeitig als Seele, namentlich nicht seine Willensinitiative aus seinem Innern herausholt. *Das Herausholen der Initiative des Willens aus dem Innern des Menschen,* das wird zustande gebracht werden durch die Eurythmie.»[1582] Schon die künstlerische Eurythmie in der Schule wirkt krankheitsprophylaktisch gegenüber den Schäden der Zivilisationsmenschheit, durch das, «was das abstrakte Sprechenlernen, das nicht mehr bildliche Empfinden der Worte in ihr bewirkt»[1583]. Die Sprache, «wenn sie unbildlich erworben ist»[1584] «im zarten Kindesalter»[1585], ruft Zustände hervor, die «später sich auswachsen […] in allen möglichen Krankheitsformen, die eben aber auch wieder bekämpft werden können durch dasjenige, was therapeutische Eurythmie ist»[1586]. Die Unbildlichkeit, Abstraktheit der Sprache führt beobachtbar zu einer zu frühen Intellektualisierung der Kinder, die sich dadurch sowohl mit den Funktionen des mittleren Menschen wie vor allem mit den Funktionen des Stoffwechselsystems gar nicht mehr richtig verbinden können. «Das geht sehr weit, das geht vor allen Dingen so weit, dass diese organische Begleiterscheinung sich ausdrückt in einer sehr starken Neigung zum Unrhythmischwerden des rhythmischen Systems und zu einem Verweigern der Kräfte des Stoffwechsels von Seiten des Menschen, der seine Sprache abstrakt gemacht hat.»[1587] Und so erleben wir heute beispielsweise geradezu eine Epidemie der Nahrungsmittelunverträglichkeiten. Das richtige Eingreifen des Ich in die Funktionen des Stoffwechsels und der menschlichen Verdauungstätigkeit ist aber die notwendige organische Grundlage für ein freies Willensleben![1588]

Nach der anderen Seite wird durch das Eurythmisieren ein feines Sprachempfinden veranlagt, ein feines Empfinden für Unwahrhaftiges, das ein sicherer Kompass für viele Schicksalsentscheidungen im Leben werden kann. «Wenn das Kind zurückgeführt wird in den ursprünglichen, elementaren Ausdruck des seelischen Erlebens, in die Bewegungen der eigenen Glieder, kann es dabei nicht lügen und in die Phrase verfallen. Deshalb ist diese eurythmische Erziehungskunst zu gleicher Zeit etwas, *was zur Wahrhaftigkeit die Kinder heranzieht*, sodass man ein wichtiges Erziehungsmittel in dieser Eurythmie hat.»[1589]

Dadurch, «dass die habituelle Ausübung der Eurythmie für den Menschen [...] die plastische Kraft der Organe anregt»[1590], wird er durch sie «ein Mensch, der mehr seinen ganzen Organismus in seine Willkür hereinbekommt. Er wird ein innerlich geschickterer Mensch.»[1591] Rudolf Steiner sagt sogar wörtlich – im Zusammenhang mit der anregenden Wirkung auf die Organfunktionen –, dass man durch «die habituelle Ausübung der Eurythmie»[1592] ein «besserer Mensch wird»[1593]. Durch das sorgfältige Eurythmisieren eines schönen Gedichts kann man etwas Heilsames erreichen immer dann, «wenn man auf alles dasjenige wirken will, was sich im Menschen findet als Rest von dem, was nicht mehr sich abgespielt hat zwischen Geburt und Tod, sondern was der Materialismus Vererbung nennt, wovon aber ein großer Teil eben aus dem präexistenten geistig-seelischen Leben mitgebracht ist, [...] was man angeborene Fehler, Defekte usw. nennen kann»[1594]. «Man kann daher sagen: wenn in der richtigen Weise Einhalt getan wird einem Übertreiben in eurythmisch-künstlerischer Tätigkeit, so ist auch diese eurythmisch-künstlerische Tätigkeit ganz allgemein gesundend. Aber wie alles, was gesundend sein kann, krankmachend sein kann, wenn es übertrieben wird, kann auch die Eurythmie als künstlerische Tätigkeit übertrieben werden»[1595], und dann wirkt auch sie nicht mehr gesundend, sondern kränkend.

5.1.5 *Die zwölf Übungen im 5. Vortrag des Heil-Eurythmie-Kurses als «eurythmisches Turnen»*

«Man kann durchaus die Brücke schlagen zwischen Eurythmie und Turnen.»[1596] Alles, was über die gesundende Wirkung der Eurythmie gesagt werden kann, gilt in ganz besonderem Maß für die zwölf Übungen, über die Rudolf Steiner im 5. Vortrag des Heil-Eurythmie-Kurses angibt, «dass das in der Tat sich so zum Menschen stellt, dass der Mensch dadurch im Innersten seines organischen Wesens ergriffen wird und auf dem Umwege durch den Ätherleib tatsächlich die Möglichkeit bekommt, überhaupt diesen Ätherleib zu einem brauchbaren Patron zu machen»[1597]. Denn «[d]er Ätherleib ist ja etwas im Menschen, was bei den meisten Menschen, die ihr Leben versitzen, die ihr Leben ohne Interesse für ihre Umwelt zubringen, [...] steif wird. Und es ist eben nicht gut, es ist auch für die organischen Funktionen nicht gut, wenn der Ätherleib des Menschen steif wird.»[1598]

So haben alle Übungen des 5. Vortrags therapeutisch Bedeutung für die Regulierung des organischen Lebens, zugleich aber pädagogisch eine menschenbildende Funktion für die Entwicklung eines freien Seelenlebens. Nun wird man «mäßig die Bewegungen für Kinder»[1599] ausführen lassen mit der pädagogischen Zielsetzung, aber «recht energisch [von] den entsprechenden Patienten»[1600], bei denen man sieht, dass diese Übungen therapeutisch indiziert sind. «Dann wird der Ätherleib geschmeidig, in sich beweglich, und man tut sowohl Kindern wie auch Erwachsenen damit etwas Gutes.»[1601] Daher kann Rudolf Steiner gegen Ende des Vortrags zusammenfassend über die zwölf Übungen sagen: «Diese Bewegungen, sie sind wirklich so, dass man ihnen auch durchaus den Vorzug geben kann gegenüber den gewöhnlichen Turnbewegungen.»[1602] Und das nicht nur bei Kindern: «Es müsste im Grunde genommen die Sache so sein, dass man wirklich den Versuch machen würde, dass solche Übungen auch von Erwachsenen in mäßiger Weise immer ausgeführt werden, gerade die heute beschriebenen meine ich [...]»[1603]

Er sagt es vorsichtig, und man kann sich fragen, wie oft und wo dieser Versuch unter Erwachsenen – in Schulkollegien, Leitungsgremien, aber auch für die persönliche Hygiene – schon gemacht wird oder wurde, diese Übungen «immer»[1604], dabei «in mäßiger Weise»[1605] auszuführen, und was das für das soziale Leben bedeuten könnte. Denn gerade im Kontext dieser zwölf Übungen sagt Rudolf Steiner: «[D]as Eurythmische[1606], das bewirkt, dass der Mensch wirklich mehr die Fähigkeit bekommt, in sich selber sich zu erkennen, in sich selber sich zu beherrschen.»[1607] Wenn sich das verbindet mit der Fähigkeit, durch die Geschmeidigkeit des Ätherleibes in dem, was ein anderer spricht, die Geistgebärden besser mitvollziehen zu können, kann dadurch eine neue Ära des sozialen Miteinander vorbereitet werden. Wir werden ja oft erst durch die Not, nicht zu verstehen oder nicht verstanden zu werden, aufmerksam darauf, dass wir in der zwischenmenschlichen Verständigung auf geistige Hilfe angewiesen sind.[1608]

Und so zeigt sich, dass in den zwölf Übungen des 5. Vortrags im Heil-Eurythmie-Kurs eine Aufgabenstellung ausgearbeitet wird, die sich im letzten Laut der Konsonantenreihe im 4. Vortrag, beim SCH[1609], schon ankündigt – so wie sich die Indikation des im 2. Vortrag zuletzt besprochenen Vokals A, «der tierischen Natur im Menschen entgegen[zuwirken]»[1610], das Tierische im Menschen zu überwinden, in den Stoffwechselwirkungen der Konsonanten des 4. Vortrags[1611] vielfältig verwirklicht.

5.1.6 Wie sollen wir diese besonderen Übungen bezeichnen?

Nachdem Rudolf Steiner alle zwölf Übungen vorgestellt und durch Frau Baumann und Fräulein Wolfram hat demonstrieren lassen, charakterisiert er sie zusammenfassend: «[...] das, was wir heute für Urteil, Willensäußerung, Hoffnung, für Liebe angeführt haben, was wir sonst angeführt haben in Bezug auf gewisse organische Schmerzen, was wir angeführt haben zur Bekämpfung der Ungeschicklichkeit und so weiter»[1612], das stellt sich «in der Tat [...] so zum Menschen [...], dass der Mensch dadurch im Innersten seines organischen Wesens ergriffen wird und auf dem Umwege durch den Ätherleib tatsächlich die Möglichkeit bekommt, überhaupt diesen Ätherleib zu einem brauchbaren Patron zu machen»[1613]. Es sind also Übungen, die den Menschen ‹im Innersten seines organischen Wesens› ergreifen können und ihm die Möglichkeit geben, durch eine gezielte eigene Tätigkeit im eurythmischen Turnen aus seinem Ätherleib «einen brauchbaren Patron»[1614] zu machen. Ein Patron kann der Chef eines Unternehmens sein, der Wirt in einer Herberge; in manchen Sprachen ist ‹Patron› auch das Schnittmuster, nach dem etwas zugeschnitten werden soll – in allen drei Varianten entspricht es einem zentralen Element, das den Gang der Dinge bestimmt, so wie die Tintenpatrone, die die Füllfeder funktionsfähig erhält, und die Patrone, die man in gewisse Schießgeräte einlegen muss, um schießen zu können. Im saloppen Sprachgebrauch ist ein ‹brauchbarer Patron› wohl so etwas wie ‹ein tüchtiger Kerl›. Diese zwölf Übungen sind geeignet, den menschlichen Ätherleib in seiner zentralen Funktion für die Gesundheit des ganzen menschlichen Organismus in besonderer Weise zu kräftigen, zu stärken und in Bewegung zu bringen.

Am Beginn des 5. Vortrags spricht Rudolf Steiner von «einigen eurythmisierenden Übungen, welche sich mehr auf das Wirken vom Seelischen[1615] aus beziehen»[1616]. Das hat verkürzt leider dazu geführt, dass die Übungen aus dem 5. Vortrag oft nur als ‹seelische Übungen› bezeichnet werden. Das ist aber irreführend: Es sind ja «eurythmisierende Übungen»[1617], man muss sie eurythmisch ausführen, darauf kommt es an. Es handelt sich bei diesen eurythmischen Bewegungsbildern um charakteristische ätherische Formen, die durch die Intonation und seelische Färbung beim Sprechen im Bereich des Kehlkopfs[1618] für die imaginative Wahrnehmung beobachtbar sind und nun für die Heil-Eurythmie mittels der menschlichen Gestalt in rhythmische Bewegungsübungen von Kopf, Rumpf und Gliedmaßen umgesetzt werden. Für die künstlerische Eurythmie ergeben sich auf diesem Weg Gebärden, die das Seelische der Sprache adäquat zur Erscheinung bringen, als ätherische Bewegung, als «Gefühls-Bewegung»[1619], Seelengebärde[1620], in gesetzmäßiger metamorphosischer Ableitung von den Organfunktionen der Sprachorgane und in feiner Unterscheidung vom direkten seelischen Gebärden-Ausdruck in der Pantomime[1621]! ‹Seelische Übungen› hingegen wären Übungen, die man innerlich seelisch ausführt, Konzentrationsübungen, Willensübungen, wie sie zum Beispiel in den sogenannten Nebenübungen[1622] gegeben sind.

Rudolf Steiner erläutert dann auch unmittelbar, was er meint, wenn er von «eurythmisierenden Übungen, welche sich mehr auf das Wirken vom Seelischen aus beziehen»[1623], spricht: «Man muss sich klar sein darüber, dass zum Beispiel Urteile, die der Mensch abgibt, durchaus zusammenhängen mit seiner Gesamtkonstitution, dass der Mensch ein Urteil *aus seinem Gesamtwesen heraus* gibt. Wenn man daher für ein Urteil die entsprechende eurythmische Bewegung macht, dann ist das auch wieder so, dass dadurch *der ganze Mensch* in einer gewissen Weise beeinflusst wird [...].»[1624] Die Bezeichnung als ‹seelische Übungen› ist also auch nach dieser Seite hin, in Bezug auf den Effekt der Übungen, irreführend. Nicht das Seelische allein, sondern der ganze Mensch kann und soll durch diese Übungen beeinflusst werden. Der Mensch wird ja durch sie «im Innersten seines organischen Wesens ergriffen»[1625].

In der therapeutischen Anwendung dieser Übungen geht es um «das Wirken *vom Seelischen aus*»[1626]. Der Ausgangspunkt der Übungen liegt insofern im Seelischen, als «Urteil, Willensäußerung, Hoffnung, [...], Liebe, Ungeschicklichkeit»[1627] und auch das Lachen und das «Gefühl der Verehrung»[1628] seelische Phänomene sind, und sogar *rein menschliche* seelische Eigenschaften – abgesehen von den «organischen Schmerzen»[1629], die Tiere wohl auch empfinden, aber niemals in Sprache äußern können.

Der Ätherleib des menschlichen Kehlkopfs und der Sprachorgane offenbart Bewegungsformen, die durch das menschliche Seelenleben, so wie es sich beim Sprechen beteiligt, hervorgerufen werden. «Dieses alles verwebt sich so in die Bewegungen des Ätherleibes des Kehlkopfes, dass es dort zurückgehalten wird, dass es nicht zum Ausdruck kommt, dass es in Formen erstarrt»[1630] – als Bewegungen, «die latent bleiben, mit einem physikalischen Ausdruck gesagt»[1631]. «Was aus dem Herzen quillt»[1632] in innerer seelischer Bewegung, geht nicht voll in die Sprachbewegung über, wird aufgehalten im Ätherleib des Kehlkopfs, so «dass es nicht zum Ausdruck kommt, dass es in Formen erstarrt»[1633]. Das «lösen wir nun in der Eurythmie auf»[1634]. Es scheint dem Wesen des Ätherleibes, der ja fortwährend in Bewegung ist, nicht zu entsprechen, dass in ihm durch die geistig-seelische Beteiligung des Menschen beim Sprechen etwas zu Formen erstarrt; das muss und kann erlöst werden in der eurythmischen Bewegung.

Die bisher üblichen Bezeichnungen dieser Übungen haben viel Missverständliches, daher werden sie in diesem Buch nicht gebraucht, sondern es wird entweder der Bewegungsablauf charakterisiert, oder die Übungen werden nach ihrer Folge im 5. Vortrag mit der entsprechenden Zahl bezeichnet. Das ist ungewohnt und abstrakt – zumindest, bis man sich in den organischen Zusammenhang der zwölf Übungen eingelebt hat –, aber eine bessere Antwort auf die in diesem Abschnitt aufgeworfene Frage werden wir gemeinsam in Zukunft erst finden müssen.

5.2 *Der kosmische Bezug der zwölf Übungen*

5.2.1 *Gedankenleben und Willensleben des Menschen im Verhältnis zum Tierkreis*

Die Zwölfheit der Übungen weist allein durch ihre Zahl auf einen Bezug zum Tierkreis. Während der sechs Vorträge des Heil-Eurythmie-Kurses 1921 erwähnt Rudolf Steiner aber an keiner Stelle den kosmischen Bezug der eurythmischen Elemente. Dieser Bezug kann 1921 auch nicht als allgemeine Kenntnis bei den Hörern vorausgesetzt werden, denn Rudolf Steiner wird erst 1924 im Kontext des Zyklus «Eurythmie als sichtbare Sprache»[1635] öffentlich darüber sprechen. Einzig an Tatiana Kisselew hatte er schon 1916 in einer Skizze[1636] einen Tierkreis-Bezug der Konsonanten übermittelt. Allerdings hatte Rudolf Steiner schon 1920 in vielen Mitgliedervorträgen in Dornach, aber auch in anderen Städten, fortlaufend über den «Mensch in seinem Zusammenhang mit dem Kosmos»[1637] zu sprechen begonnen. Namentlich im September und Oktober 1921 entwickelt er dann in seinen Vorträgen viele Zusammenhänge, die ein vertieftes Verständnis dessen, was mit der Heil-Eurythmie gegeben ist, ermöglichen[1638]. So schildert er im Vortrag vom 28. Oktober 1921[1639] den Zusammenhang der *Form* des Menschen mit den zwölf okkulten Zeichen des Tierkreises, die er zugleich auf neue und lebendige Art und Weise erläutert, und am 29. Oktober 1921 den Zusammenhang der sieben Stufen des *Lebens* im Menschen mit den sieben Planeten.

Das wahre Wesen des Erdenmenschen besteht allerdings darin, dass er sich aus dem Tierkreis herauslöst[1640] durch seine aufrechte Gestalt[1641]. Das ist notwendig, damit der Mensch in seiner aus dem Kosmos geprägten Leibesgestalt auf Erden ein freies *Seelisches* entwickeln kann, einerseits in der Gedankenbildung, andererseits in seiner Willenstätigkeit. «Indem der Mensch das Kopfende der Form nach entwickelt, entwickelt er es in dem Sinne, dass er für die heutige Zeit ausgesetzt ist den Einwirkungen jener Kräfte, die sich im Kosmos entwickeln, wenn die Sonne im Zeichen der Fische, des Widders, des Stiers usw. steht; aber *der Mensch hebt seinen Kopf der Form nach heraus.* Dadurch wird er nicht tierischer Kopf, sondern *er wendet sich […] in die Menschenvertikale,* während das Tier im Tierkreis stehen bleibt.»[1642]

Das hat Konsequenzen selbst für die Substanzprozesse der menschlichen Hauptbildung im Vergleich zum Tier: «Indem sich während des

Erdendaseins das Mineralreich ausgebildet hat, nimmt das Haupt des Menschen als die älteste Bildung am stärksten an dieser Mineralisierung des Menschen teil. Und indem der Mensch sich noch außerdem aus dem Kosmos herausreißt, konserviert er in einer gewissen Beziehung während seines Lebens zwischen Geburt und Tod diese erstens nicht mehr mit dem Kosmos zusammenhängende Form, zweitens *das ersterbende, sich mineralisierende Leben.*»[1643] «Es ist so, dass der Mensch innerhalb seines Hauptes in der Tat noch hinausgeht über den eigentlichen Mineralisierungsprozess zu einer Art außerordentlich feinen Verteilung der Materie.»[1644] Ein substanzvernichtender Prozess ist Grundlage für die Entfaltung des freien Seelischen. «Wenn man in der richtigen Weise das Haupt des Menschen ins Auge fasst, so muss man sagen: es ist dieses Haupt der Herd eines die Materie als solche vernichtenden Prozesses. Das Materielle wird vernichtet, und dadurch gerade wird das Haupt als solches der Träger des besonderen seelischen Lebens.»[1645] «Wenn Sie sich bewusst werden im gewöhnlichen Bewusstsein eines Gedankens, einer Vorstellung, so beruht dieses Bewusstwerden der Vorstellung, des Gedankens darauf, dass durch das Herausgehen aus dem ganzen Kosmos [...] *das Materielle jede Bedeutung verliert,* der Mensch fortwährend genötigt ist, sein Haupt gewissermaßen neu zu beleben, weil alle Einzelheiten des Hauptes fortwährend im Zerfall, im Ersterben sind. Und während dieses Ersterbens hebt sich das Ätherische des Hauptes heraus, und *dieses Herausheben des Ätherischen des Hauptes bedeutet das Fassen von Gedanken.* Indem gewissermaßen abstäubt das Materielle und das Ätherische bleibt, wird sich der Mensch bewusst seiner Vorstellung.»[1646]

Damit der Mensch durch die ertötende Wirkung der Sinneswahrnehmungen auf das Nervenwesen nicht ganz und gar zum ersterbenden Sinneswesen wird, «durchdringt ihn wiederum das Vitalprinzip, das Lebensprinzip[1647] aus dem übrigen Organismus [...]. Dadurch wird er als Nerven-Sinnesmensch der Träger von Bildern. Dann hat er ein Bild-Erleben; ein Bild-Erleben, das im Ätherischen webt.»[1648] «Das Ganze bekommt einen Bildcharakter, weil dasjenige, was bewirken würde, dass man es nicht mit einem Bildcharakter zu tun hätte, sondern mit einem materiellen Charakter, vernichtet wird durch das Herausgehen des Menschen in die Menschenvertikale, während das Tier im Tierkreis drinnen bleibt. Das Tier hat eben nur Traumvorstellungen [...]. Und Traumvorstellungen sind etwas, was hervorsprießt aus dem Vitalprinzip des Organismus; während die Bildvorstellungen [wie sie der Mensch hat] rein herausgehoben sind ins freie, ätherische Leben, das nicht mehr mit dem physischen Leib verbunden ist.»[1649] Es entsteht also ein «freies, ätherisches Leben nach dem Kopfende hin»[1650], das dann «erst von dem astralischen Leib durchzogen ist, von dem Ich durchzogen ist, die dadurch teilnehmen an dem Gedanken- und Vorstellungsweben des ätherischen Leibes»[1651]. So zeigt Rudolf Steiner, «wie man *das Seelische* dann erfasst, wenn man weiß, wodurch eben das Gedankenleben im Menschen ein Seelisches ist, d.h., nicht teilnimmt an dem materiellen Leben»[1652].

Aber auch nach der anderen Seite hin entzieht sich der Mensch durch seine «menschliche Betätigung»[1653] «der Einwirkung der entsprechenden Fixstern-Tierkreisbilder»[1654]. «Der Mensch reißt sich also da auf eine andere Art heraus aus der Tierkreislinie. Er bringt sich gewissermaßen nach der anderen Seite hin in die Menschenvertikale, in die Menschensenkrechte.»[1655] Durch seine aufrechte Haltung verändert sich seine Beziehung zum Kosmos: die Erde unter seinen Füßen verdeckt ihm einen Teil des Tierkreises, auf der nördlichen Hemisphäre die Wintersternbilder. «Es kommt die Wirkung der Sternbilder, die da unten stehen, weil die Erde sie bedeckt [...] nur durch die Erde an den Menschen heran. Da würde er sich also *in Bezug auf seine Sterne nach der Erde richten.*»[1656] «Der Mensch bildet sein Gliedmaßensystem so aus, dass er es hinordnet auf das Irdische, wenn diese Tierkreisbilder eben unter dem Irdischen sind, wenn die Erde für einige Zeit dort im Tierkreis auf der nördlichen Himmelssphäre ist»[1657]; dadurch wird er befähigt zu seiner «äußere[n] Tätigkeit als Gliedmaßenmensch»[1658] als Jäger, als Tierzüchter, als Ackerbauer, als die Meere befahrender Handelsmann[1659]. «Nur dadurch, dass ihm die Erde dieses Planetarische und Fixsternleben zudeckt, kommt er zu der freien Entfaltung seiner Tätigkeit. Aber er würde außerdem [...] in seinem Gliedmaßensystem ein verholzendes Leben, ein sich stark verhärtendes Leben entwickeln. Er würde ja nicht zerstäuben können die Materie, sondern die organische Materie würde vor der Ausreifung verhornen. Der Mensch würde eigentlich nur Gliedmaßen haben, die in ganz anderer Weise noch wie die Hufe der Pferde oder Rinder verhornt wären bis weit an den Leib heran. Der Mensch ist dieser Verhornung dadurch entzogen, dass er sich heraushebt aus dem Tierkreise.»[1660]

Nach zwei Polen differenziert sich das materielle Geschehen als Grundlage des Seelischen: «Während nach dem Gedankenende hin das seelische Leben ein Bildleben wird, bleibt in der Tat, wenn ich mich grob ausdrücken darf, nach dem Gliedmaßenende hin das Leben fleischlich materiell, organisch materiell jung [...]. Es wird nicht alt, es verhornt nicht, es bleibt jung.»[1661]«Nach dem Hauptesende wird die Vergangenheit vernichtet, die Materie zerstäubt. Nach dem Gliedmaßenende entwickelt sich der Mensch so, dass er die Materie nicht zur vollen kosmischen Reife gelangen lässt. [...] Dadurch, dass wir unsere Gliedmaßen so zurückhalten, dadurch können wir in ihnen den Willen entwickeln, der dann die Anlage ist für die folgenden Erdenleben.»[1662]

Die physiologische Grundlage der freien Willenstätigkeit des Menschen im Seelischen – so schildert es Rudolf Steiner im 6. Vortrag des Heil-Eurythmie-Kurses – ist die menschliche Verdauungstätigkeit[1663], also «Stoffwechseltätigkeit, die nach dem Rhythmischen hin stößt, nach dem Rhythmischen hin sich entfaltet»[1664]. «Menschliche Willenstätigkeit [...] besteht darinnen, dass ein fortwährender Übergang stattfindet zwischen chaotischer Regsamkeit in der Gewebeflüssigkeit und rhythmisch-regelmäßiger Tätigkeit, auch harmonisierender Tätigkeit in dem Zirkulationswesen. [...] Dadurch aber, dass dieses stattfindet, harmonisiert sich die Innenwelt des Menschen, das innerhalb der Haut Gelegene, mit dem äußeren Wesen des Menschen.»[1665]

Die menschliche Verdauungstätigkeit wird so charakterisiert, dass sie dem Menschen einerseits die selbständige Willenstätigkeit ermöglicht, ihn andererseits durch die zunehmende Rhythmisierung zu einem harmonischen Sich-Eingliedern in die Außenwelt führt.[1666] So wirken die heil-eurythmischen Konsonantenbewegungen «auf dem Umweg über den Gliedmaßen-Stoffwechsel-Organismus»[1667] «ja allerdings auch auf den rhythmischen Organismus»[1668]. Im Stoffwechsel ist der Mensch ein ‹Eigenbrötler› im wahrsten Sinn des Wortes, aber in seinem mittleren System, in den rhythmischen Funktionen, verbindet er sich immer wieder neu mit der Welt.[1669] «Der Mensch lebt im Rhythmus nicht nur innerlich; *er lebt im Rhythmus mit der Welt,* er öffnet sich der Welt, nimmt sie in sich zurück. Der Mensch nimmt die Welt in sich herein, ist halb ein individuelles Wesen und pendelt rhythmisch hin und her zwischen Makrokosmos und Mikrokosmos.»[1670] Er individualisiert sich in seinem Stoffwechsel; durch die allmähliche Rhythmisierung in der Verdauung[1671] «gliedert [er] sich gewissermaßen, indem er sein Eigenwesen herabsetzt, in das Wesen der Außenwelt ein»[1672].

Er gewinnt seine Form aus dem Bezug zum Tierkreis[1673] und entfaltet sein Eigenwesen als menschliches Individuum, indem er sich im aufrechten Gehen und Stehen aus dem Tierkeis erhebt und so seinen Kopforganismus zum Träger eines freien Seelischen macht. In seiner Verdauungstätigkeit schafft er sich durch die Überwindung der äußeren Stofflichkeit die organische Grundlage für seine freie Willenstätigkeit und findet in der allmählichen Rhythmisierung zugleich in ein neues harmonisches Verhältnis zu den kosmischen Weltenrhythmen in seinem mittleren, dem rhythmischen System, zurück.

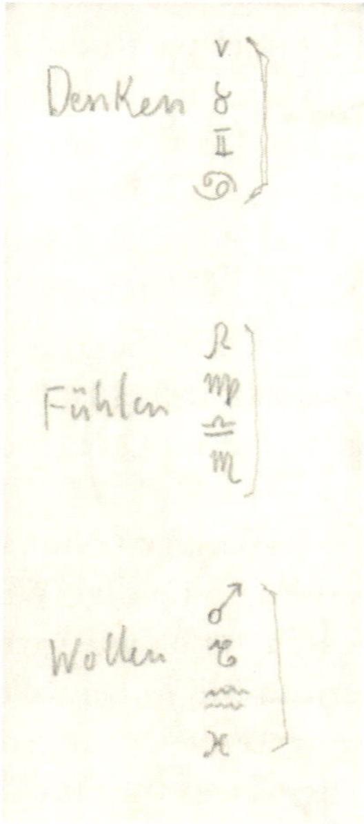

Abb. 35, Ausschnitt der Notizbucheintragungen zu GA 208, Vorträge vom 28. bis 30. Oktober 1921

In den drei für die Heil-Eurythmie so wesentlichen Vorträgen vom 28., 29. und 30. Oktober 1921 wird der Mensch von Rudolf Steiner so geschildert, dass er «auf der einen Seite durch seine äußere Form, durch sein Leben, anzuknüpfen schien an das Universum, *aber sich von dem Universum nach beiden Seiten hin lossagt,* um nur als rhythmischer Mensch im Rhythmus des Universums aufzugehen, lossagt, um auf der einen Seite das Gedankenleben als Bildleben, also in Freiheit von der Materie zu entwickeln, nach der anderen Seite hin das Willensleben so zu entwickeln, dass er die Materie im Keime erhält, so dass sie nicht schon die starre Form, die ihr von dem Makrokosmos aufgezwungen werden kann, annimmt [...]»[1674].

Im letzten dieser drei Vorträge vom 30. Oktober 1921[1675] entwickelt Rudolf Steiner ausführlich die Bedeutung des *Seelischen* als eines dritten Elements neben den andern beiden Elementen *Form* und *Leben*, die der menschliche Organismus durch sein Verhältnis zum Kosmos gewinnt. Im Vortrag vom 4. November 1921 fasst er es selbst noch einmal zusammen: «Erinnern wir uns, wie wir daran gegangen sind, den Menschen in Bezug auf die Formung seines Organismus zu betrachten. Wir mussten ja die menschliche Organisation in ein Verhältnis bringen zum Kosmos bis an den *Fixsternhimmel.* Wir mussten dann, um die menschlichen Lebensstufen ins Auge zu fassen, das *Planetensystem,* in dem der Mensch lebt, vor unsere Seele hinstellen. *Und indem wir dann übergingen zu den Seelenerscheinungen, mussten wir gewissermaßen eine Schwenkung machen* und *den Menschen als seelisches Wesen in ein Verhältnis bringen zu seiner leiblichen Organisation,* d.h. zu demjenigen, was er eben durch den Fixsternhimmel und durch das Planetensystem hat. Und wir haben ja durch die Formbetrachtung, durch die Lebensbetrachtung auch jene Gegensätzlichkeit vor unsere Seele hingestellt, welche in der Kopfesorganisation, in der Brustorganisation, in der Stoffwechsel-Gliedmaßen-Organisation im Menschen vorhanden ist. Wir haben gesehen, wie *das Seelische als Sinneswahrnehmung und Vorstellung* gerade durch die Hauptesorganisation sich auslebt, durch die Sinnes-Nervenorganisation, und wir haben dann gesehen, wie *das Gefühlsleben* durch die Atmung- und Zirkulationsorganisation zum Ausdrucke kommt, *das Willensleben* durch das Stoffwechsel-Gliedmaßen-System. [...] So dass wir wirklich das letzte Mal einen Überblick bekommen haben von dem Ineinanderweben des *Seelischen* und des *Leiblichen* [...]»[1676], um in der Folge «zum Geistigen im Menschen [zu] kommen»[1677].

Und dann muss man, «wenn man das Geistige ins Auge fassen will, *auf die Wechselzustände des Menschen sehen,* auf das Wachen und Schlafen»[1678].

Im Vortrag vom 6. November 1921[1679] schildert Rudolf Steiner dann die weltgeschichtliche Entwicklung und die kosmischen und organischen Bedingungen unseres sympathischen und antipathischen Wollens, Fühlens und Urteilens. Das öffnet einen Blick für die Wirkmöglichkeit bis tief in das organische Leben des Menschen hinein ebenso wie für den Zusammenhang des menschlichen Seelischen mit den Wirkungen der Sonnenkräfte, und kann dadurch eine große Hilfe sein für ein tieferes Verständnis der «sich mehr auf das Wirken vom Seelischen aus»[1680] beziehenden «eurythmisierenden Übungen»[1681] des 5. Vortrages im Heil-Eurythmie-Kurs. Als

Verständnisgrundlage werden in der Folge die wesentlichen Motive des Vortrags vom 6. November 1921 ausführlich zitiert.

5.2.2 *Das doppelte Sonnenwirken im Seelischen des Menschen*

Durch die Wendung aus dem horizontalen Tierkreis in die «Menschen-Vertikale»[1682] ergibt sich für den Menschen ein neues Verhältnis zwischen Sonne und Erde: Wie die Wintertierkreiszeichen für die Ausgestaltung des Willenspoles der menschlichen Organisation[1683] ist auch die Sonne für den Menschen zeitweise durch die Erde zugedeckt. Meist schläft er dann, aber die Sonne bleibt doch auch nachts – durch die Erde hindurch – in besonderer Art und Weise für ihn wirksam: Im Gegensatz zu dem alltäglichen «äußerlichen Wollen»[1684], «das uns zum Uns-Betätigen anleitet, [uns] impulsiert vom Aufwachen bis zum Einschlafen, wenn wir nicht gerade Faulpelze sind»[1685], ergibt sich aus dem Sonnenwirken durch die Erde hindurch in der Nacht ein «innerliches Wollen»[1686]; «wie während der Nacht auch die Sonne scheint – nämlich für die andere Hälfte der Erde, die wir nicht bewohnen –, so wird auch unsere menschliche Wesenheit während unseres Schlafes vom Wollen durchströmt, nur dass dieses Wollen sich unserem Bewusstsein entzieht»[1687]. Denn «wenn wir den Menschen in Bezug auf seine Geistigkeit betrachten, so können wir ja nicht diese Geistigkeit etwa so auffassen, dass der Mensch ihrer nur teilhaftig sei etwa im Wachen oder im bewussten Vorstellen, sondern er ist ihrer auch teilhaftig, der Geistigkeit, im Schlafe und auch in jenem Teile seines Wesens, in dem das Wollen einergossen ist, wo es also, wenn ich so sagen darf, ebenso zugeht, wie in Bezug auf die Erlebnisse des Tiefschlafes. Wir können uns daher vorstellen, dass der Geist eben auch im schlafenden Wesen gegenwärtig ist.»[1688]

Ob wir wachen oder schlafen – von unserem Wollen haben wir im Allgemeinen kein unmittelbares Bewusstsein, nur ein mittelbares. «Wir können gewiss in das Wesen dieses Wollens nicht hineinschauen, aber die Wirkungen dieses Wollens, sie treten uns, weil wir sie ja vorstellen können, in unser Bewusstsein ein»[1689], denn wir sehen im Tagesleben die Ergebnisse unseres Handelns. «*Das äußerliche Wollen,* es erscheint uns in seinen Wirkungen, *wenn wir wachend sind. Das innerliche Wollen* erscheint in seinen Wirkungen, wenn wir schlafend sind – es erscheint eigentlich nicht, aber wir können eben doch sagen: Es offenbart sich, oder *es erscheint uns nachher, wenn wir zurückblicken, für den schlafenden Zustand*»[1690] in einer für die Gesundheit und das Ich-Gefühl bedeutungsvollen Weise: «Nun ist gewissermaßen in den Meerestiefen der Seele das Wollen vorhanden. Es schlägt in Wellen herauf. Aber schon dadurch, dass wir das Wollen konstatieren müssen für den Schlafzustand, also für denjenigen Zustand, in dem unser Körperlich-Leibliches in der bloßen organischen Tätigkeit ist, *weder seelisch durchströmt ist, noch geistig durchleuchtet* ist, müssen wir sagen: das Wollen als solches hat es zu tun mit der organischen Tätigkeit. *Das schlafende Wollen hat es zu tun mit der organischen Tätigkeit,* indem organische, also Lebensprozesse, in uns stattfinden, die im wesentlichen mit dem Wollen zusammenhängen. – Aber auch wenn wir wachend tätig sind, also unser Wollen im Fluss ist, finden solche Lebensprozesse statt. *Das Wollen äußert sich ja in innerlichen Stoffwechselprozessen,* sodass wir auch da verweisen können auf die organische Tätigkeit.»[1691]

Zu diesen Lebensprozessen selbst, die mit dem innerlichen und äußerlichen Wollen einhergehen, hat unser alltägliches Bewusstsein nicht unmittelbar Zugang. Aber «aus dieser Wollens-Meerestiefe des menschlichen Wesens *schlägt herauf wellenartig dasjenige, was sich im Fühlen offenbart*»[1692]. Das Fühlen hat zwar «in einer gewissen Beziehung für das Bewusstsein nur diejenige Intensität [...], die der Traum hat. Aber immerhin, es ist heller als das Wollen. Es schlägt in die Helligkeit herauf dasjenige, was in den Meerestiefen des menschlichen Wesens ist. Der Mensch erhellt sich in seinem Fühlen. Und indem er sich erhellt, steigen *die zwei Pole des Wollens* herauf in das intensivere Bewusstsein [...].»[1693] «Und so unterscheiden wir auch zweierlei Arten des Fühlens [...], ein Fühlen, das heraufschlägt aus dem Wollen, und das verwandt ist dem schlafenden Zustand des Menschen. Das ist dasjenige Fühlen, das sich vorzugsweise in den Antipathien auslebt, die der Mensch im weitesten Umfange entwickelt, [...] währenddem dasjenige Wollen, das sich äußerlich betätigt, das den Menschen also in die äußere Welt führt, wenn es heraufschlägt in das Fühlen, uns in sympathischer Weise zusammenbringt mit der äußeren Welt, sich in all den Gefühlserlebnissen äußert, die die sympathischen sind [...]: das mit der Welt sympathisierende Fühlen.»[1694]

Das traumhafte Erleben des Fühlens äußert sich in vielfältigen Sympathien und Antipathien, «die wir mit den Formen des Lebens haben, mit den Kunstformen oder auch mit den Naturformen»[1695], aber auch «durch unser Geruchs- oder Geschmacksorgan»[1696] in Ekel und Wohlempfinden – «in allem diesem Weben haben wir nun die eigentliche seelische Tätigkeit»[1697]. «Wir können das Seelenleben von diesem Gesichtspunkte aus studieren und bekommen außerordentlich Aufschlussreiches. Wir sehen, dass das Wachen uns aufruft zur Sympathie mit der Umwelt. Unsere Antipathien kommen eigentlich aus unbewussteren Zuständen. Sie dringen herauf aus dem schlafenden Wollen. Es ist so, wie wenn *unsere Sympathien* mehr an der Oberfläche wären und als wenn sie *aus unbestimmten Tiefen durchdrungen würden von den Antipathien.* Die Antipathien sind abweisend. Durch die Antipathien entfernen wir uns die Umwelt, machen uns einsam, schließen uns in uns ab.»[1698]

So wird das, was aus dem «schlafenden Wollen»[1699] in das fühlende Seelenleben heraufdringt, Voraussetzung für den «Egoismus, den der Mensch entwickelt»[1700]. «Im normalen Leben merken wir nicht, wie Sympathien und Antipathien ineinander spielen im eigentlich seelischen Leben»[1701], aber manchmal erleben wir im Schlaf oder Traum dieses «Abwehren, das Antipathisieren, das aus dem Schlafe stammt, [...] wenn zum Beispiel das Atmen sich nicht in richtiger Weise einstellt beim Schlafe und wir unter Alpdruck leiden»[1702]. – Umgekehrt, «wenn der Mensch die antipathischen Gefühle, das antipathische Wesen ganz besonders stark ausbildet, so dass es auch in sein Wachleben hereinspielt»[1703], können dadurch «alle Arten des Verfolgungswahnes»[1704] entstehen. «Wenn man erlebt antipathische Empfindungen, die nicht durch die äußeren Verhältnisse erklärbar sind, so rührt das von den überquellenden Antipathien in der Seele her, d.h. von einer abnormen Ausbildung des einen Pols im seelischen Leben, der aus dem Schlafe heraufstößt. Wenn also dieses antipathische Wesen überhandnimmt, dann wird der Mensch ein Weltenhasser.»[1705]

Rudolf Steiner fragt: Wenn schon «dasjenige, was da heraufschlägt aus den Meerestiefen des menschlichen Wesens, den Menschen, wenn es überhandnimmt, in eine starke Egoität bringen kann, [...], wie muss erst das innerliche schlafende Wollen sein, dasjenige Wollen, das uns eine gütige Schöpfung zudeckt durch den Schlaf!»[1706]. Und er antwortet selbst: «Dasjenige, was da in diesem Wollen lebt, [...] das ist dasjenige, was mit Recht für das gewöhnliche Bewusstsein jenseits der Schwelle liegt. Derjenige, der es kennen lernt, lernt alles dasjenige im Menschen kennen, was im äußersten Maß den Menschen zur Schlechtigkeit bringen kann. Und es ist das tiefe Geheimnis des Lebens, dass wir den Ausgleich unserer organischen Tätigkeit haben durch diejenigen Kräfte, die, wenn sie den Menschen im bewussten Leben beherrschen würden, ihn zum Verbrecher und Bösewicht machen würden.»[1707] Nichts in der Welt ist an sich böse oder gut. «Dasjenige, was, wenn es ins bewusste Leben herein stößt, radikal böse ist, das ist, am richtigen Ort verwendet, nämlich während unseres schlafenden Zustandes als die organische Tätigkeit regulierend verwendet, das ist ja *der Ausgleich für die verbrauchten Lebenskräfte*»[1708], das, was uns im Schlaf gesund erhält. Heute mehr als damals, 1921, spricht man sehr gern von Regeneration[1709] oder Salutogenese[1710] als etwas, was es anzustreben gilt; aber «[f]ragen Sie nach dem Wesen jener Kräfte, die ausgleichend wirken für die verbrauchten Lebenskräfte, dann müssen Sie sagen: Es ist das Böse. Das Böse hat seine Aufgabe. Hier hat es seine Aufgabe.»[1711]

Es ist ein Geheimnis, das auch von den Menschen, die «durch eine geistige Schulung dieses ansichtig werden»[1712], nicht ausgesprochen werden darf. «Aber der Mensch muss wissen, dass das Leben ein gefährlicher Prozess ist für den Menschen, und dass in den Untergründen des Lebens als eine Kraft, die notwendig gebraucht wird, eben durchaus das Böse vorhanden ist.»[1713] Es ist für das menschenkundliche Verständnis der «eurythmisierenden Übungen, die sich mehr auf das Wirken vom Seelischen aus beziehen»[1714], wichtig, diesen Zusammenhang zu kennen. Er macht deutlich, *wie tief mit dem Ätherischen und dem den Organismus erhaltenden organischen Leben* diese Übungen verbunden sind: Durch die rhythmische Abwechslung der eurythmischen Gebärde für Sympathie und Antipathie in der 2. Übung wird im Ätherischen dasjenige, was an antipathisierenden Kräften aus dem schlafenden Wollen ins Wachleben heraufdringt, gleichgewichtig in Beziehung gesetzt mit den mit der Welt sympathisierenden Kräften im wachen seelischen Leben des Menschen. Damit – so kann man annehmen – kann ein Ausgleich geschaffen werden zwischen den gesundheitserhaltenden regenerierenden Kräften, die im Nachtschlaf unbewusst tätig sind, und den Lebenskräfte-verbrauchenden bewussteren Aktivitäten des Tages. Diesen Ausgleich in richtiger Form immer neu zu schaffen, kann für jeden Menschen günstig sein, unabhängig davon, ob er aufgrund seiner Konstitution oder seiner Lebensumstände dazu neigt, sich im Tagesleben zu verausgaben, und zu viel Lebenskräfte verbraucht, oder ob er eher zu viel schläft oder seine Gesundheit pflegt in einem – wenn auch meist unbewussten – antipathisch-egoistischen Verhältnis zur Welt. So kann diese Übung auch *allen* Menschen *immer* empfohlen werden: «Es müsste im Grunde genommen die Sache so sein, dass man wirklich den Versuch machen würde, dass solche Übungen auch von Erwachsenen in mäßiger Weise immer ausgeführt werden [...].»[1715]

Schlägt das «innerlich schlafende Wollen»[1716] weiter herauf in die noch hellere Bewusstseinsregion des Vorstellens, so «wird es zwar hell, aber es wird zu gleicher Zeit qualitativ abgestumpft, es wird *abstrahiert*»[1717], das lebensvolle Wollen und Fühlen geht über in das schattenhaftere Gedankenleben. Das antipathische Fühlen wird im Vorstellen zum abweisenden, verneinenden Urteil, zu demjenigen, «was der Logiker verneinende Urteile nennt»[1718], und verliert dabei seine «lebendige Intensität»[1719], sein «intensives Leben»[1720]. «Im Urteilen, das im Vorstellen abläuft, sind wir gewissermaßen stillstehende, ruhige Betrachter der Welt. Wir bejahen und verneinen. Wir echauffieren[1721] uns nicht bis zu Antipathien, wir sagen bloß: nein. Ebenso echauffieren wir uns nicht bis zur Sympathie, wir sagen: ja. Was bleibt, ist in kontemplativer Ruhe. Wir sind erhaben über unser Verhältnis zur Außenwelt, bis zum abstrakten Urteil erhaben.»[1722] Denn das seelische Leben im Vorstellen ist ja «nur eine bildhafte Tätigkeit»[1723], allerdings ist sie «in der Bildhaftigkeit noch *unsere* Tätigkeit»[1724].

Das Urteilen ist eine genuin menschliche Seelenfähigkeit. Sie liegt ja auch der menschlichen Sprache konstituierend zugrunde. Jeder Satz, jede sprachliche Aussage oder Zuordnung ist ein Urteil. Etwas zu bezeichnen, den Dingen ihren Namen zu geben, das sind bejahende Urteile im Sinne der aristotelischen Logik. In der Genesis wird die Aufgabe des Menschen geschildert, den Dingen ihren Namen zu geben – also zu urteilen! «Denn als Gott der Herr gemacht hatte von der Erde allerlei Tiere auf dem Felde und allerlei Vögel unter dem Himmel, brachte er sie zu dem Menschen, dass er sehe, wie er sie nennte; denn wie der Mensch allerlei lebendige Tiere nennen würde, so sollten sie heißen. Und der Mensch gab einem jeglichen Vieh und Vogel unter dem Himmel und Tier auf dem Felde seinen Namen [...].»[1725] Da war alles Urteilen des Menschen bejahend, zustimmend, die Existenz der Dinge bekräftigend im Benennen. Im Paradies – und auch in einer frühen Phase der menschheitlichen Sprachentwicklung[1726] – war alles Sprechen des Menschen bejahend, konstatierend, ein Abbilden dessen, was ist. «Der Mensch fühlte sich so, als ob in ihm durch das Wort etwas zum Ausdrucke käme, was auch in den Dingen draußen lebt, was die Dinge aber nicht aussprechen, weil sie gewissermaßen verstummt sind. Im Erklingen des Wortes im Inneren wurde etwas gefühlt, was Vorgängen im Äußeren entspricht. Was da erlebt wurde, war ein viel Inhaltsvolleres, ein dem menschlichen Leben viel Näherliegendes als dasjenige, was heute innerlich erfahren wird in dem Erfassen der Welt durch abstrakte Begriffe.»[1727]

Das Verneinen, das Benennen von etwas, was nicht ist, war dem Menschen in dieser paradiesischen Frühzeit noch gar nicht möglich. Deshalb hatte die Schlange Macht über Eva, und Adam musste Evas Bitte folgen!

Erst das «Essen vom Baum der Erkenntnis des Guten und Bösen»[1728] führt dazu, sich in der Erdenleiblichkeit abgegrenzt und bloß zu erleben – was wie eine Abkühlung erlebt werden kann – und sich verstecken zu wollen. «Da wurden ihrer beider Augen aufgetan, und sie wurden gewahr, dass sie nackt waren, und flochten Feigenblätter zusammen und machten sich Schürze. Und sie hörten die Stimme Gottes des Herrn, der im Garten ging, da der Tag kühl geworden war. Und Adam versteckte sich mit seinem Weibe vor dem Angesicht Gottes des Herrn unter die Bäume im Garten.»[1729] Die Möglichkeit, zu verneinen, hängt bis in das organische Leben des Menschen hinein zusammen mit der Erkenntnis des Guten und des Bösen, und sie führt den Menschen aus dem Paradies heraus in ein selbständiges, tätiges Erdenwirken und Leibesleben.[1730]

5.2.3 Das dreifache Sonnengeheimnis[1731] *im geschichtlichen Werden der Menschheit*

Im Gegensatz zum Urteilen, das von uns als menschliches Seelisches, als Eigentätigkeit erfahren wird, ist «dasjenige, was sich zwischen den Sinnen und der Außenwelt abspielt, [...] eigentlich nicht mehr unsere Tätigkeit, da spielt die Welt in uns herein»[1732]. In der Sinnestätigkeit, «[...] sind wir in der Welt drinnenstehend nicht mehr mit unserer eigenen Tätigkeit, da stehen wir in der Welt drinnen so, dass wir sagen können: es ist die göttliche Tätigkeit. Diese göttliche Tätigkeit, sie durchwebt unsere Umwelt, welche als Finsternis hinneigt zum verneinenden Urteil, als Licht hinneigt zum bejahenden Urteil.»[1733] «Und indem dies in die Sinnessphäre heraufschlägt, bis in die Sinne also heraufschlägt das verneinende Urteil, was wird es denn da? Es wird das, wo man nichts wahrnimmt [...]: Erleben der Finsternis. Das bejahende Urteil dagegen ist das Erleben des Lichtes.»[1734] Genauso wie vom Erleben der Finsternis und des Lichtes könnte man auch von dem «Erleben der Stummheit, von dem Erleben des Tones oder des Lautes»[1735] sprechen: «Für alle zwölf Sinne könnten wir dasjenige aussprechen, was wir hier durch Licht und Finsternis charakterisieren.»[1736]

Das Erleben von Licht und Finsternis in den Sinnen prägte stark das Welterleben der Perser in der zweiten nachatlantischen Kulturepoche.[1737] «Die alten Perser hatten sich nicht sehr stark in ihre Leiblichkeit eingelebt. Sie glaubten eigentlich nicht, dass sie so richtig in ihrer Leiblichkeit innerhalb ihrer Haut lebten, namentlich wenn sie Weise waren, sondern sie glaubten, dass sie auf den Wellen des Lichtes eigentlich das ganze

Universum durchwoben, durchwellten. [...] Das persische Wachen, [...] das persische Erwachen [...] war wie ein Hereintreten in die menschlichen Sinne, aber zu gleicher Zeit wie ein Hereindringen des Lichtes selber.»[1738] «Diese göttliche Tätigkeit in ihrem Wirken auf den Menschen in seinem Verhältnis zur Welt, die empfand besonders die Weisheit des zweiten nachatlantischen Zeitraumes sehr stark, erlebte sie sehr stark: Gott im Lichte, Gott in der Finsternis. Gott im Lichte: das göttliche mit luziferischer Färbung; Gott in der Finsternis: das göttliche mit ahrimanischer Färbung. So erlebte die persische Kultur die Außenwelt. Und die Sonne war der Repräsentant dieser Außenwelt – *Sonne als göttliche Lichtquelle: zweite nachatlantische Zeit.*»[1739]

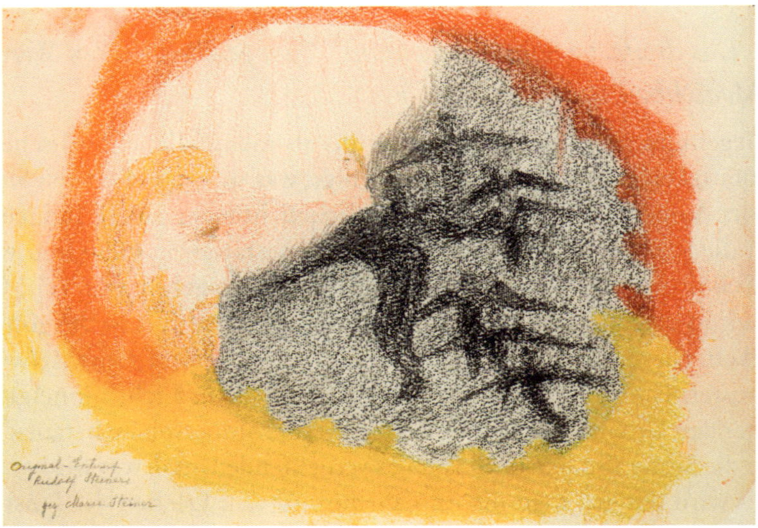

Abb. 36, Persische Zeit, Entwurf für die große Kuppel des ersten Goetheanum-Baues

In der ägyptisch-chaldäischen, in der dritten nachatlantischen Kultur-Epoche erlebten die Menschen das Göttliche dann mehr «im Zusammenstoßen des Vorstellens mit dem Fühlen: so sind nämlich eigentlich die Götterwirkungen der Ägypter, der Chaldäer, dass der Mensch hineingoss in sein Urteil: in die Verneinung etwas von seinen Antipathien, in das Bejahen etwas von seinen Sympathien.»[1740] «Sie können es noch den ägyptischen Grab- und anderen Figuren anfühlen, dass in ihnen etwas liegt, das künstlerisch gebildet worden ist mit dem sympathisierenden Bejahen und dem antipathisierenden Verneinen.»[1741]

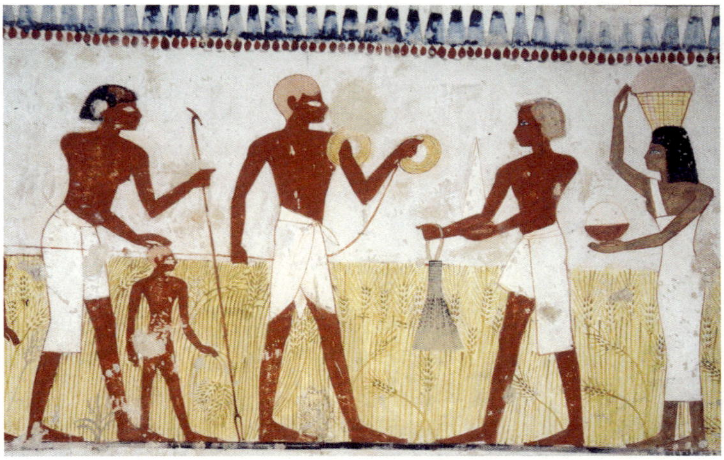

Abb. 37, Ägyptisches Bildmotiv

«Da empfand man nicht nur Licht und Finsternis, da empfand man etwas, was etwas hat von dem Lebendigen, was man im Sympathisieren und Antipathisieren hat. Man empfand *die Sonne als göttliche Lebensquelle.*»[1742]

Und in der griechisch-lateinischen Zeit, in der vierten nachatlantischen Kultur-Epoche, war es noch so, «dass der Mensch zwar noch die Gedanken so fühlte, wie wir heute die Sinnesempfindungen fühlen, aber er näherte sich doch schon demjenigen Zustand, in dem wir heute leben, wo wir im Grunde genommen durch die Ausbildung des Ich keinen rechten Zusammenhang mehr mit der Außenwelt haben, *wo wir mit dem Ich eigentlich schon im Leibe schlafen,* wo wir uns hinüberneigen zum Schlafenden»[1743]. Nur wissen wir kaum davon, in welchem Maße wir im Laufe der Kulturentwicklung das Erleben des Zusammenhangs mit der Welt verloren haben. «Wir fühlen nichts mehr davon, dass wir das Licht mit dem Erwachen in unsere Augen hereinbringen. Für uns ist das Licht schattenhaft draußen. Das alles bewirkte, dass die Griechen die Sonne auch nicht mehr als eigentlichen Lebensquell wahrnehmen konnten, sondern dass die Griechen *die Sonne wahrnahmen wie etwas, was sie innerlich durchdringt.* Und sie fühlten dasjenige Element, wo die Sonne

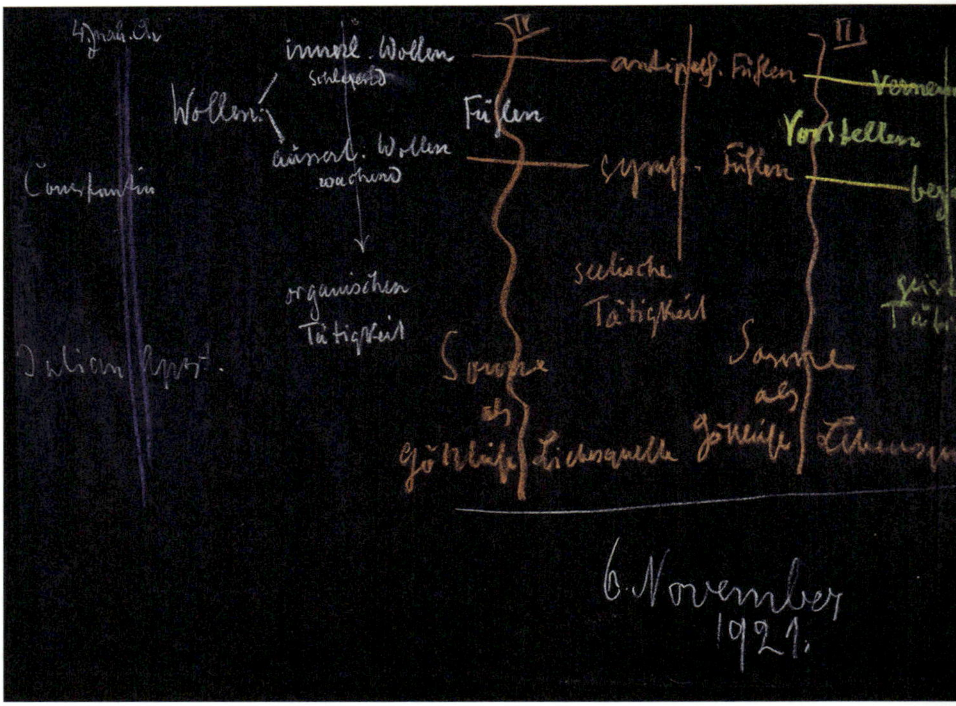

innerlich lebt im Menschen [...] als das Element des Eros, als das Element der Liebe. Eros, das Sonnenhafte im Menschen, das war dasjenige, was in dem eigentlichen griechischen inneren Erleben war; darum: *die Sonne als göttliche Liebesquelle.*»[1744]

Erst «etwa vom vierten nachchristlichen Jahrhundert ab»[1745] wurde es möglich, sich wie heute die Sonne als einen physischen Himmelskörper vorzustellen. «Der Perser empfand die Sonne wirklich als den Reflektor des den Raum durchwogenden und durchwuchtenden Lichtes. Der Ägypter und Chaldäer empfand die Sonne als das das Universum durchwellende und durchpulsende Leben. Der Grieche empfand die Sonne als dasjenige, was dem organischen Wesen Liebe einträufelt, was den Eros durch die Wellen des Empfindens leitet. Indem es immer weiter und weiter in den Menschen hineinstieg, dieses Sonnenerleben, verschwand es in seinen Untergründen, in die Meerestiefe der Seele hinein. *In den Meerestiefen der Seele trägt heute der Mensch das Sonnenhafte.* Er soll es nicht erreichen, weil

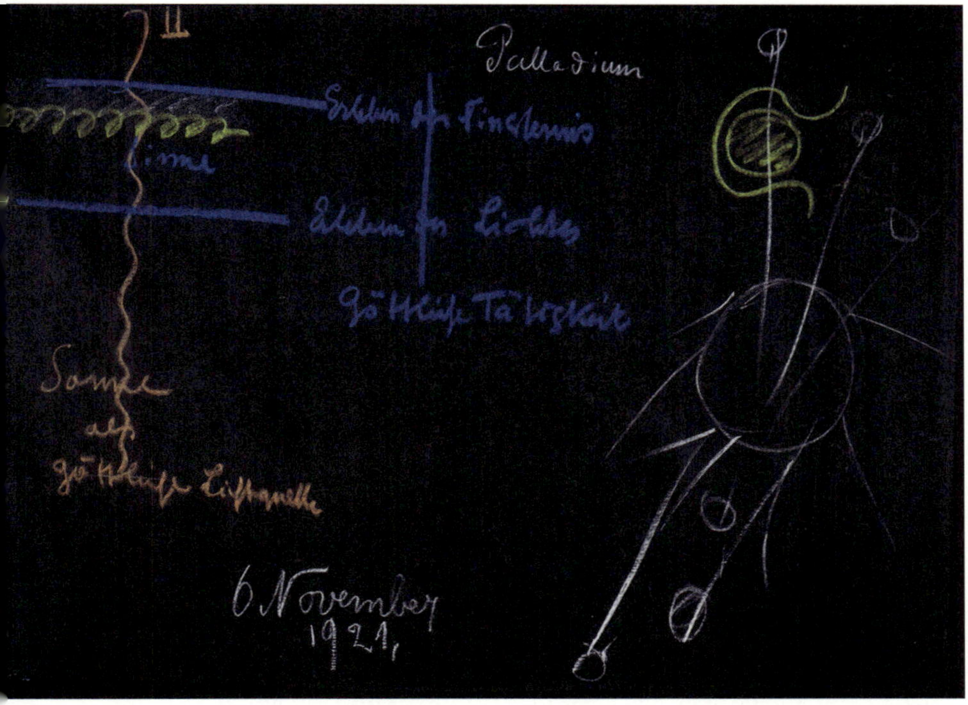

Abb. 38, Wandtafelzeichnung auf zwei Tafeln zu GA 208, Vortrag vom 6. November 1921

der Hüter der Schwelle davorsteht [...]»[1746] Da ist es aber für unsere Zeit zu finden, wenn man die richtigen Wege kennt!

Das alte Sonnen-Erleben spielte noch in die erste Zeit der christlichen Kulturentwicklung hinein: «Eine Apollo-, *eine Sonnen-Gestalt war der Christus* in den ersten Jahrhunderten noch.»[1747] Aber im Zuge der weiteren Verbreitung des heraufkommenden Christentums gab es Schulen, die lehrten: «Das Sonnengeheimnis darf nicht ausgesprochen werden; es muss eine Zivilisation kommen, welche das Sonnengeheimnis nicht kennt»[1748], und es wurde gerade dasjenige an Kunstdenkmälern und Schrifttum «zerstört, was in irgendeiner Weise geeignet war, den Menschen erraten zu lassen das alte Sonnengeheimnis»[1749]. Auch diese Überzeugung war geistig begründet, und «ein Werkzeug solcher lehrenden Kräfte war der römische Kaiser Konstantin. Unter ihm hat das Christentum diejenige Form angenommen, die die Sonne verleugnet.»[1750] Denn «[e]s ist wahr, die Menschen mussten durchgehen, um zur Freiheit zu kommen, durch den

Glauben, dass da draußen ein Gasball durch die Welt wandle – während die Physiker sehr erstaunt sein würden, wenn sie dorthin wandern könnten und gar keinen Gasball, sondern im Gegenteil einen Hohlraum, ja weniger als einen Raum finden würden, und entdecken würden, was die Sonne ist: [...] zunächst ein bloßer Reflektor [], der nicht Licht ausstrahlen kann, höchstens zurückwerfen kann»[1751].

Darauf beruhte die historisch überlieferte Auseinandersetzung des römischen Kaisers Konstantin[1752] mit Julian Apostata[1753], der «das dreifache Sonnengeheimnis als alte Tradition»[1754] für eine Nachwelt bewahren wollte und deshalb ermordet wurde[1755], während Konstantin in Konstantinopel just «unter derjenigen Säule, die er dort sich selber errichten ließ, [...] in den Boden hineinsenken [ließ] das Palladium»[1756].

Das Palladium, das goldene Vlies, wurde aufgefasst als ein Symbol für das Sonnengeheimnis. «Dieses Sonnengeheimnis, es wurde empfunden als das größte geistige Kleinod der Menschheit. Und es wurde symbolisiert durch dasjenige, was man das Palladium nannte.»[1757] So wie die Sonne selbst in alten Zeiten nicht aufgefasst wurde als eine physische Lichtquelle, sondern als ein «Lichtreflektor»[1758], der im ganzen Kosmos das Licht, «das ihr aus dem Universum gegeben wird»[1759] von den anderen Planeten, die «geistig Licht ausstrahlen[]»[1760], das Licht sammelt und reflektiert, so wurde auch das Palladium aufgefasst als ein Kleinod, das nur aufleuchtet, wenn es beleuchtet wird. «Denn wie ein fluoreszierender Körper ist das Palladium finster an sich; wird es von Licht durchströmt, dann leuchtet es auf.»[1761]

Und so spricht Rudolf Steiner zuletzt in diesem erschütternden Vortrag am 6. November 1921 von der Hoffnung, «dass das Palladium-Kleinod beleuchtet werde von einer Weisheit, die aus dem Schatz der Erkenntnis des Westens gefunden wird»[1762]. «Heute muss man allerdings erkennen, dass die alte instinktive Weisheit ein Wiederaufleben haben muss in der bewussten Weisheit; dass alles dasjenige aus dem Bewusstsein wieder heraufgehoben werden muss, was sich hinunter gesenkt hat in das Unterbewusste, in die bloße organische Tätigkeit, oder auch in die unterorganische Tätigkeit. *Wir müssen wiederum das Sonnengeheimnis finden.*»[1763] «Die Sonne ist verschwunden in die Untergründe der Menschheit. Wir müssen durch geisteswissenschaftliche Entwicklung die Sonne wieder finden. Die Menschheit muss diese Sonne wieder finden, sonst verschwindet das Palladium in der Finsternis des Ostens [...]. Der Osten ist in der Dekadenz. Aber er wartet – denn er wird das Kleinod, das Sonnenkleinod, wenn auch in der Finsternis, haben –, er wartet auf das Licht des Westens.»[1764] Dieses

Licht kann und muss im Westen heute nur erst auf einem zeitgemäßen Erkenntnisweg gefunden werden: «[…] erst wenn man einsieht, dass aus der modernen Naturerkenntnis heraus das Licht gesucht werden muss, das das Palladium wiederum zum Erglänzen bringt, erst dann, meine lieben Freunde, wird ein wichtiges Stück Weltgeschichte erfüllt.»[1765]

Dieses Bemühen lebt in Rudolf Steiners Anthroposophie,[1766] und die Eurythmie, im Besonderen die Eurythmie des 5. Vortrages im Heil-Eurythmie-Kurs, will dabei eine wesentliche Hilfe sein. «Was im Zeichen des Materialismus an Naturerkenntnis gewonnen worden ist, kann in geistgemäßer Art im inneren Seelenleben erfasst werden. Michael, der ‹von oben› gesprochen hat, kann ‹aus dem Innern›, wo er seinen neuen Wohnsitz aufschlagen wird, gehört werden. […] Das Sonnenhafte, das der Mensch durch lange Zeiten nur aus dem Kosmos in sich aufnahm, wird im *Innern der Seele leuchtend* werden. Der Mensch wird von einer ‹innern Sonne› sprechen lernen. Er wird sich deshalb in seinem Leben zwischen Geburt und Tod nicht weniger als Erdenwesen wissen; aber er wird das auf der Erde wandelnde eigene Wesen als *sonnengeführt* erkennen. Er wird als Wahrheit empfinden lernen, dass ihn im Innern eine Wesenheit in ein Licht stellt, das zwar auf das Erdendasein leuchtet, aber nicht in diesem entzündet wird. Im Anbruche des Michael-Zeitalters mag es noch scheinen, als ob dies alles der Menschheit recht ferne liegen könne; doch es ist ‹im Geiste› nahe; es muss nur ‹gesehen› werden. Von dieser Tatsache, dass die Ideen des Menschen nicht nur ‹denkend› bleiben, sondern im Denken ‹sehend› werden, hängt unermesslich viel ab.»[1767]

Rudolf Steiner schließt auch den Vortrag vom 6. November 1921 mit warmen Worten: «Wir können Enthusiasmus herausholen aus dem geschichtlichen Werden, wenn wir *das Herz auf dem rechten Flecke* haben. Und wenn wir das Herz auf dem rechten Flecke haben in dem Sinne, wie ich das heute ausgesprochen habe, dann werden wir auch die richtigen Empfindungen gegenüber jenen Impulsen finden können, die die rechten Impulse der Geisteswissenschaft sein sollen.»[1768]

Durch die ausführliche Wiedergabe dessen, was Rudolf Steiner im Vortrag vom 6. November 1921 über «Das Sonnengeheimnis im geschichtlichen Werden der Menschheit»[1769] mitteilt, soll in besonderer Weise beleuchtet werden, was die Bedeutung der zwölf Übungen aus dem 5. Vortrag des Heil-Eurythmie-Kurses sein kann. «Die Eurythmie bringt unmittelbar ein Geistig-Seelisches zum Vorschein, durchseelt und durchgeistigt das ganze

Bewegliche des Menschen. Sie nimmt dasjenige zum Ausgangspunkt, *was sich der Mensch geistig-seelisch im Laufe der Menschheitsentwicklung erarbeitet.*»[1770] Das gilt für die Eurythmie im Allgemeinen, gilt im Besonderen für diese «eurythmisierenden Übungen, welche sich mehr auf das Wirken vom Seelischen aus beziehen»[1771].

Da hat sich der Mensch durch die persische, ägyptische, griechische Kulturepoche hindurch auf dem Weg der Verinnerlichung der Sonnenkräfte die seelischen Fähigkeiten des bejahenden und verneinenden Urteilens, von Sympathie und Antipathie und der Liebe errungen, in einem fortwährenden Inkarnationsprozess des Sonnengeheimnisses. Wir erkennen in dem geschilderten Ablauf des Sonnen-Erlebens in der Geschichte die seelischen Elemente der ersten vier Übungen: des Urteilens, von Sympathie und Antipathie, Liebe und Hoffnung – der letzte Begriff fällt zwar nicht explizit im Vortrag vom 6. November 1921, aber es wird dort für unsere fünfte nachatlantische Kulturepoche die Hoffnung des Ostens auf das Erkenntnislicht des Westens eindrücklich geschildert.

Von der eurythmischen Umsetzung dieser seelischen Elemente ausgehend wird mit den Übungen im 5. Vortrag etwas bewirkt, was «sowohl einen pädagogisch-didaktischen Wert wie auch einen therapeutischen und hygienischen Wert»[1772] hat; und zwar als *«etwas in bezug mehr auf die Evolution des Menschen»*[1773], wie Rudolf Steiner diese Übungen am Vortag, am Ende des 4. Vortrags, ankündigt, *«[...] was dann nach Perioden [...] als Wirkung [...] hervortritt»*[1774]; er nennt eine konkrete Möglichkeit, aber wohl nicht die einzige Möglichkeit der Wirkung, wenn er erläuternd hinzufügt: «[...] also sagen wir bei der Übung am kindlichen Organismus [...] im späteren Alter.»[1775] Denn die Wirkung betrifft auch den Strom der ganzen Menschheitsgeschichte und Kulturentwicklung: In unserem Urteilen, in Sympathie und Antipathie, dem Erlebnis der Liebe und der Hoffnung lebt tief im Unbewussten noch ein Nachklang des Sonnen-Erlebnisses früherer Menschheitsepochen. Heute aber muss «alles dasjenige aus dem Bewussten wieder heraufgehoben werden [...], was sich hinuntergesenkt hat in das Unterbewusste, in die bloße organische Tätigkeit oder auch in die unterorganische Tätigkeit. Wir müssen wiederum das Sonnengeheimnis finden»[1776]; die zwölf Übungen des 5. Vortrages können dafür ein Schlüssel sein.

5.2.4 *Die ersten vier Übungen*

5.2.4.1 *Die Urteils- und die Willensübung*[1777]

Was kann die Bedeutung der «eurythmisierenden Übungen, welche sich mehr auf das Wirken vom Seelischen aus beziehen»[1778], noch weiter erschließen? Rudolf Steiner gibt bei der Einführung der *ersten* der zwölf Übungen, der *Urteilsübung*[1779], zunächst folgende Erklärung: Gewöhnlich wird angenommen, dass, «wenn der Mensch eine Willensäußerung entwickelt, oder wenn er ein Urteil entwickelt, dass diese Äußerungen nur zusammenhängen mit dem menschlichen Nervensystem. Das ist aber durchaus nicht der Fall, sondern man muss sich klar sein darüber, dass zum Beispiel Urteile, die der Mensch abgibt, durchaus zusammenhängen mit seiner Gesamtkonstitution, dass der Mensch ein Urteil *aus seinem Gesamtwesen heraus* gibt.»[1780] Diese einleitende Erläuterung des Seelischen kann zunächst so aufgefasst werden, dass es ein persönliches konstitutionelles Element gibt, das die Urteile, die wir fällen, mitprägt. Das ist ohne Zweifel richtig: Alter, Geschlecht, Temperament, Neurasthenie[1781] oder Hysterie[1782] werden die Urteile, die jemand abgibt, fast immer in charakteristischer Art und Weise färben. Aber Rudolf Steiner spricht hier von der «Gesamtkonstitution»[1783], vom «Gesamtwesen»[1784] des Menschen. Der Erdenmensch ist ganz allgemein, wie wir gesehen haben[1785], durch sein aufrechtes Verhältnis zum Tierkreis[1786] – und damit zu Erde und Sonne – zum Urteilen konstituiert! Die menschliche Gesamtkonstitution ermöglicht als allgemein-menschliche Disposition, als *condition humaine*[1787], das Urteilen als seelische Fähigkeit. Es ist eine Fähigkeit, die den Menschen geistig charakterisiert, die zu seinem Wesen gehört. Seine dreigliedrige Organisation, seine ‹Gesamtkonstitution› als Erdenmensch, spricht immer mit im Urteilen. Denn das Urteilen ist eine seelische Aktivität, die Elemente des Vorstellens und des Wollens miteinander verbindet. «Nur das Vorstellen als solches ist nämlich eigentlich eine Kopfangelegenheit. Wenn Sie ein Urteil fällen, dann müssen Sie allerdings durch Vermittelung des Ätherleibes fühlen, wie Sie auf den Beinen stehen. Sie urteilen nämlich gar nicht mit dem Kopf, Sie urteilen mit den Beinen, allerdings mit den Beinen des Ätherleibes»[1788], charakterisiert Rudolf Steiner schon am 3. Juli 1921 in einem Vortrag in Dornach den Leibbezug beim Urteilen. «Und was sich vollzieht, indem man auf seine Ätherbeine tritt, und was sich vollzieht, indem man seinen Astralarm bewegt, das ist ein Urteil, das ist ein Schluss, *das spiegelt sich bloß im Haupte als Vorstellung* und wird dann auch zur Vorstellung. So dass man den ganzen Menschen braucht, nicht bloß den Nerven-Sinnesmenschen, damit Urteil und Schluss zustande kommen. [...] Der Mensch holt aus seinem Gliedmaßensystem eigentlich Urteil und Schluss heraus. *Das sind nämlich schon Willensakte im Grunde genommen* [...].»[1789]

Der Mensch löst sich an seinem Kopfpol aus dem Tierkreis, dadurch bekommt das Vorstellen Bild-Charakter[1790]; er bildet an seinem Willenspol seine Gestalt unter dem Einfluss des Tierkreises nicht vollständig aus, dadurch hat sein Wollen organischen Keim-Charakter[1791]. Im Urteilen klingt beides zusammen. «Dasjenige, was vom vorigen Leben bis zu diesem Leben alt geworden ist, was sich im Kopfe auslebt, das führt uns dazu, Vorstellungen haben zu können durch den Kopf. Da sind wir in Bezug auf den Kosmos alt, wenn wir geboren werden. Und dass unser Wille sich erneuert hat, das ist, weil wir in Bezug auf den Kosmos jung geworden sind. Es ist immer dasjenige, was wir als Haupt an uns tragen, erinnernd an die vorige Inkarnation. Es ist das Alte. Was der Gliedmaßen-Stoffwechselmensch ist, das hat sich der Wille erobert, indem er in diese Inkarnation hereinzieht.»[1792] Da muss im Urteilen immer wieder neu ein Bezug hergestellt werden zwischen dem, was wir uns ins Leben mitgebracht haben, und dem, was wir durch unsere Willensentfaltung geworden sind: «Der Mensch ist schon ein Monon[1793], aber ist es in Bezug auf die ganze Welt, und er muss es im Werden herstellen, dieses Monadische. Er muss es immer wieder erneuern. Aber in Wirklichkeit ist der Mensch zwischen Geburt und Tod dualistisch: der Gedanke gewissermaßen mit der Wahrnehmung auf der einen Seite, der Wille mit dem Gemüt auf der andern Seite.»[1794]

Während im bewussten Urteilen das Inhaltliche dominiert, das nur Bild ist, wird durch die Umsetzung in die eurythmische Bewegung das Willenselement betont, das schöpferische Kraft in sich trägt. Dadurch kann die eurythmische Bewegung für das Urteilen bis in die organischen Funktionen hinein leibgestaltend wirksam werden. Wird die Bewegung für das Bejahen oder Verneinen mit therapeutischer Absicht vielfach wiederholt, verstärkt sich dieser Effekt. Denn während die eurythmische Bewegung für das Bejahen und Verneinen, wenn man sie für die Text-Gestaltung im künstlerischen Zusammenhang einsetzt, ein Inhaltliches trägt, fällt dieses durch die rhythmische Wiederholung ganz weg: für das Vorstellen verliert es jeden Sinn, das bejahende oder das verneinende Urteilen einfach zu wiederholen ohne Inhalt – aber das Willenselement wird dadurch zusätzlich gestärkt!

Rudolf Steiner lässt auch diese Elemente der Heil-Eurythmie im 5. Vortrag für die Zuhörer demonstrieren. Das Wesen von dem, «was Frau Baumann getan hat»[1795], «was sie in die Welt gesetzt hat»[1796] – der Bewegung, die durch die heil-eurythmische Umsetzung der Gebärden für Bejahung oder Verneinung zustande kommt –, sei treffend charakterisiert als «ein flüchtig gewordener Gedanke, gleichsam der Gedanke, der Flügel gewonnen hat und in die Bewegung übergegangen ist. [...] Dadurch, dass der Gedanke auf der Bewegung reitet, setzt man tatsächlich einen Teil dieses Wesens heraus; da der Gedanke auf der Bewegung reitet, nimmt man tatsächlich einen Teil gründlicher in sich herein, als es sonst ist.»[1797] Das Bild, das Rudolf Steiner mit seiner Beschreibung der eben vorgeführten ersten Übung zunächst hervorruft, ist das Bild des Pegasus, des geflügelten Pferdes aus der griechischen Mythologie. Der Pegasus ist das Dichterpferd, das die Poesie inspiriert. Das Urteilen, das Bejahen und Verneinen ist im Alltag meist recht prosaisch. Der Pegasus vermag uns aus der Prosa, «die die Feindin des Rhythmus ist»[1798], die also das rhythmische Leben im mittleren Menschen korrumpiert[1799], zur gesunden Poesie, die unserem wahren Menschenwesen entspricht, zurückzuführen!

Bei der künstlerischen Umsetzung von Sprache in eurythmische Bewegung gilt grundsätzlich immer, was Rudolf Steiner in der Eurythmie-Ansprache am Ostersonntag schon während des ersten Ärztekurses[1800] als Prinzip ausführt: In der «Lautsprache kann man [...] aufsuchen, was in ihr als das eigentlich Künstlerische zu Grunde liegt. In ihr fließen zwei menschliche Offenbarungen von zwei ganz verschiedenen Seiten her zusammen, auf der einen Seite die Offenbarung der Gedanken, alles Gedanken- und Vorstellungsmäßige, gewissermaßen alles dasjenige, was *aus dem Kopfe* des Menschen in den Kehlkopf fließt. Das ist das eine Element der Lautsprache. Das andere Element ist alles dasjenige, *was aus dem ganzen Menschen kommt. Es ist das Willenselement* in der Sprache. [...] Die Gesetzmäßigkeit des Willens, *das innere im Willen sich offenbarende seelische Leben,* sie fließen ganz besonders, wenn man die Lautsprache künstlerisch gestaltet, zusammen. – Aber wie in jeder Kunst um so weniger wirklich Künstlerisches vorhanden ist, je mehr Ideelles gedankenmäßig in sie einfließt, so ist eigentlich auch in dem, was dichterisch dargeboten wird, um so weniger wirklich Künstlerisches, als der Gedanke, der ein prosaisches Element ist, in dieses Künstlerische einfließt. *Das eigentlich Dichterische ist im Willenselement gegeben,* das sich eben in *Rhythmus* und *Takt* auslebt, in der ganzen *Formung,* das sich auch *auslebt in den Bildern,* die zu Grunde liegen. – Nun handelt es sich gerade bei der Eurythmie darum, dasjenige abzustreifen, was Gedankenelement ist. […] Alles dasjenige, was an Bewegungen, als stumme Sprache sich vollzieht, ist der Ausdruck jetzt nicht der Gedanken, sondern des *Willenselementes,* das *sich durch den ganzen Menschen,* namentlich durch alles dasjenige, was *zusammenhängt, was sich eingliedert auch in das rhythmische System, in das Herzsystem und so weiter,* zum Ausdruck bringt.»[1801] Das Vorstellungsmäßige, der begriffliche Inhalt einer Dichtung verliert in der «stummen Sprache»[1802] der eurythmischen Bewegung an Bedeutung, der Willensaspekt der Sprache, das musikalische Element in der Rhythmisierung wird betont. Schon durch die gewöhnliche Eurythmie kann daher sowohl der Ausführende wie der Zuschauer eine Belebung erfahren; das verhärtende, mineralisierende Element des Vorstellens wird erlöst in das keimhafte, organische Element des Wollens[1803]. Das bedeutet auch für die Wesensglieder des Menschen eine Umlagerung:

Durch die Mineralisationstendenz am Kopfpol der menschlichen Organisation löst sich dort das Leben, also der ätherische Leib, vom physischen Leib ab; Ich und Astralleib erleben in dem freien Ätherischen die Vorstellungen und der physische Leib wird zum Abdruck der Tätigkeit der drei höheren Wesensglieder.[1804] Für die nicht zu Ende gekommene Leibbildung am unteren Pol der menschlichen Organisation bleiben die höheren Wesensglieder mit dem organischen Leben verbunden; nur das Ich hebt sich zeitweise heraus und schafft sich in der aktiven Bewegung seinen individuellen Abdruck.[1805] Wenn man in der Eurythmie vom mehr Vorstellungsmäßigen übergeht zum mehr Willensmäßigen der Sprache, dann bedeutet das, dass der physische Leib vor allem am Stoffwechsel-Gliedmaßenpol sowohl vom ätherischen wie vom astralischen Leib stärker durchdrungen und zugleich ichgeführt ergriffen wird. Das Eintauchen des Astralleibs in die Organe entspricht dem normalen Vorgang beim Einschlafen, wenn man aber nicht einschläft, sondern tätig bleibt, einem intensiveren Aufwachen[1806], «das heißt, man macht eine Bewegung, durch die man eigentlich wacher wird, als man sonst ist»[1807].

Im Seelischen ist das Urteilen vorstellungsnah, aber vom Willen tingiert; *Sympathie und Antipathie* sind demgegenüber willensnäher, weniger bewusst – Rudolf Steiner spricht in diesem Zusammenhang etwas überraschend sogar von «Willenszustimmung»[1808] und nennt später diese zweite der zwölf eine «Willensübung»[1809]! Beide seelischen Elemente wirken, angewendet als heil-eurythmische Übung, aufweckend: «[…] im Allgemeinen kann man sagen, dass sowohl die eine wie die andere

Übung nach beiden Richtungen hin weckend auf den Menschen wirken wird. Also gerade diese Willensübung und Urteilsübung [...]»[1810] werden weckend wirksam werden, wenn das Ich in die Bewegung der Gliedmaßen rhythmisch gestaltend eintaucht. Aber sie unterscheiden sich darin, dass das Ich in Relation zum Körper bei der ersten Übung, der Urteilsübung, «herabgestimmt wird»[1811], «da man mit dem Ich nicht zu gleicher Zeit in derselben Weise aufwacht»[1812], und bei der zweiten Übung, der Willensübung, «stärker tätig ist»[1813] als sonst, «da man aber doch, während man diese Bewegung macht, nicht in Wirklichkeit einschläft [...]»[1814]. Im urteilenden Seelischen ist man aktiv wach und Ich-präsent, in der eurythmischen Umsetzung des Urteilens wird das Bewusstsein im Vergleich dazu träumender, «die Ich-Tätigkeit dadurch in einer gewissen Weise herabgestimmt»[1815]. Der Astralleib verbindet sich einerseits stärker mit dem Ätherleib und wird andererseits von einem zu starken Einwirken des Ich befreit, und «so wirkt eine solche Bewegung auf dem Umwege durch den Ätherleib außerordentlich stark auf das Atmungssystem, und man kann [...] auf diese Weise einer vorhandenen Kurzatmigkeit entgegenarbeiten»[1816], wenn sie «das Symptom für irgendeine tieferliegende Krankheitserscheinung ist»[1817]. Das zu beurteilen, setzt das Gespräch mit dem Arzt voraus, auch wenn die konstitutionelle Neigung zur Kurzatmigkeit in der Begegnung und im Gespräch mit dem Patienten meist unmittelbar wahrzunehmen ist. Und «[...] weil ja die Sache auf dem Umwege durch den Ätherleib geschieht»[1818], kann man so «tatsächlich hineinarbeiten [...] in die ganze Konstitution des Organismus»[1819]. «Das Herabstimmen der Ich-Tätigkeit [...] macht dasjenige aus, was man auf dem Umwege durch den Ätherleib eben als erstes Symptom erreicht in der Bekämpfung der Kurzatmigkeit, und was dann eigentlich sich auf dem Umwege durch den Ätherleib in die ganze menschliche Konstitution hineinverfügt.»[1820] Allein in der Besprechung dieser ersten Übung betont Rudolf Steiner viermal, dass die Wirkung *auf dem Umwege durch den Ätherleib* geschieht – also weder durch eine direkte Einwirkung auf den physischen Leib noch auf den Astralleib.

Der Begriff der Kurzatmigkeit muss hier weit genug gefasst werden. Den ganzen Umfang der menschenkundlichen Grundlagen einer Kurzatmigkeit als «Symptom für irgendeine tieferliegende Krankheitserscheinung»[1821] und der anderen medizinischen Indikationen für jede der zwölf Übungen nachzuzeichnen, würde wie bei den Lautindikationen[1822] den Rahmen dieses Buches bei weitem sprengen. Aber es lässt sich doch so viel sagen: Es geht in dieser ersten Übung ganz allgemein um die Stärkung der «Gesundheit des Atmungssystems»[1823] gegenüber schädlichen Einflüssen.

Zwei Tage zuvor, im 4. Vortrag des Ärztekurses, hatte Rudolf Steiner die Bedeutung der Ernährung, des Kochens, für das menschliche Gesund- und Kranksein erörtert, und in diesem Zusammenhang vor dem Auftreten von *Kurzatmigkeit* als Folge «fanatischer Rohkostlerei»[1824] gewarnt. Denn «[...] wo wir nicht einfach die Früchte der Natur so genießen, wie sie draußen sind, sondern wo wir sie kochen, [...] da unterwerfen wir selbst das Irdische einem Prozess, der eigentlich außerirdische Wirkungen in sich bekommt»[1825]. Also auch in der Ernährung sollte ein Gleichgewicht zwischen irdischen und außerirdischen Wirkungen gesucht werden; das wird je nach den konstitutionellen Voraussetzungen auf verschiedenen Wegen erreicht werden können.

Es ist auffallend, dass auf die Folge der heil-eurythmischen Konsonantenindikationen im 4. Vortrag, die alle in irgendeiner Art auf die Beherrschung der Wirkungen des Astralleibs[1826] zielen, nun im 5. Vortrag als Erstes eine Übung folgt, die – ohne dass Rudolf Steiner ihn namentlich nennt – den Astralleib in seiner primären, den Atmungsrhythmus impulsierenden Funktion stärkt, aber eben nicht durch direkte Einwirkung auf die rhythmischen Funktionen des mittleren Menschen, sondern *auf dem Umwege durch den Ätherleib.* In der Frage der Diätetik mahnt Rudolf Steiner explizit: «Weil wir in der Region sind, wo alles eigentlich auf Rhythmus, auf dem rhythmischen Funktionieren im menschlichen Organismus beruht, [sollte] in dieser Behandlung jeder Fanatismus fehlen [...] Es sollte tatsächlich in der ärztlichen Kunst jeder Fanatismus fehlen.»[1827] Denn «Rohkost, also niemals Verkochtes von Pflanzen zu haben von dem, was mehr in der Pflanze nach unten geht gegen die Wurzel zu, hat eine ganz bestimmte Folge für den gesamten menschlichen Organismus; sie hat die Folge, dass langsam in der Organisation entgegengearbeitet wird der Gesundheit des Atmungssystems. Man kann ja lange Zeit, weil der menschliche Organismus doch nicht so leicht zerstörbar ist, durch einen solchen Fanatismus der Rohkostlerei natürlich unvermerkt an den Menschen ruinös wirken, aber mit der Zeit wird sich tatsächlich die fanatische Rohkostlerei in einer ausgesprochenen *Kurzatmigkeit* oder dergleichen einfach schon äußern.»[1828]

Die Art, wie Rudolf Steiner hier einen ganzen Komplex von konkreten Phänomenen zusammenstellt, um vor einer Gefährdung der Gesundheit durch eine fanatische Einseitigkeit der Ernährung zu warnen mit der

Konsequenz der Entwicklung einer Kurzatmigkeit, kann illustrieren, wie die Gesundheit des Atmungssystems Ausdruck ist von subtilen Gleichgewichten. Hier kann die heil-eurythmische Urteilsübung ordnend wirken. Aber wie die Rohkostlerei erst dann schädigend wirkt, wenn sie über längere Zeit hindurch beibehalten wird, so wird auch der beabsichtigte therapeutische Effekt der Urteilsübung erst eintreten, wenn sie über längere Zeit geübt wird. Dabei ist Folgendes zu bedenken: Selbst wenn die erwartete Symptomverbesserung nach einiger Zeit des Übens eintritt und sich die Tendenz zur Kurzatmigkeit normalisiert, ist damit nicht nur eine Bewegung «back to normal»[1829] erreicht. Denn durch das Eurythmisieren wird etwas weltgeschichtlich Neues erarbeitet, das unwiderruflich über die Metamorphose des jetzt eurythmisch tätigen Gliedmaßenorganismus in die Kopforganisation der nächsten Erden-Inkarnation und damit in die weitere Schicksalsgestaltung des Individuums einfließen wird, und zugleich durch die Umarbeitung des Ätherischen in den Erbstrom und damit ganz allgemein in die Möglichkeiten und Voraussetzungen der künftigen Leibbildung auf der Erde. In diesem Sinne darf der Hinweis von Rudolf Steiner auf «die Evolution des Menschen»[1830] im Vorblick auf diese Übungen sehr weitreichend aufgefasst werden.

Im Ärztevortrag am Morgen desselben Tages wird der Astralleib als das Wesensglied geschildert, das durch seine Polarität von Sympathie und Antipathie die Atmung impulsiert: «Er arbeitet im Menschen in der Gesamtatmung nach Antipathie und Sympathie. Das ist dasjenige, was man nun als die innere Tätigkeit des astralischen Leibes ansehen muss.»[1831] Der Atmungsrhythmus ist Ausdruck des Abdruckschaffens von Ich und Astralleib im Ätherleib und physischen Leib[1832]. Wird die Ich-Tätigkeit durch die Wiederholung der Urteilsübung über sieben Wochen[1833] dauerhaft «herabgestimmt [...] in Relation zum Organismus»[1834], so wird sich die Atmung unter der Führung des befreiten Astralleibes auf dem Umweg über den Ätherleib vertiefen. Diese Urteils-Bewegung – «die andere Bewegung»[1835] im Vergleich zu Sympathie-Antipathie – «muss schnell [...] ausgeführt werden»[1836], aber sie wirkt polar dazu auf den Atmungsrhythmus «verlangsamend»[1837] im Sinne der physiologisch langsameren Rhythmen des oberen Menschen, den Atem vertiefend.

Im Sympathie- oder Antipathie-empfindenden Seelenleben ist man träumender als im urteilenden, daher muss man in der eurythmischen Ausführung einer ‹Willenszustimmung› im Vergleich dazu wacher, aktiver werden: Das Ich muss «in Relation zum Körper stärker tätig [werden], als es sonst ist, und es wird dann durch eine solche Bewegung im wesentlichen die Zirkulation und die Gesamtverdauung angeregt»[1838], weil Ich und Astralleib wie im Schlaf[1839] tiefer eintauchen in den unteren Menschen. «Es ist schon etwas, wodurch derjenige, der zuschaut, auch die Imagination des Schlafes bekommt»[1840], im imaginativen Mitvollzug fast einschläft, aber um die Bewegung auszuführen, muss man doch wach und tätig bleiben, in der Relation zum Körper tätiger als sonst im rein seelischen Erleben von Sympathie und Antipathie. Bei allen Stoffwechselkrankheiten, die ein stärkeres Eingreifen des Ich im unteren Menschen[1841] nötig machen, ist diese *zweite* Übung indiziert, meist in Kombination mit entsprechenden Konsonantenübungen. Diese zweite Bewegung muss im Vergleich zur ersten «langsam ausgeführt werden»[1842] und wirkt gerade dadurch «nach dem Bilde der Polarität»[1843] anregend, «beschleunigend»[1844] im Sinne der schnelleren Rhythmen von «Zirkulation und Gesamtverdauung»[1845]. Damit wird auch die «Neigung zum Aufstoßen bekämpft»[1846], die man so auffassen kann, dass sich der Mensch im oberen Verdauungstrakt zum Luft-Atmer machen will, wie es in den Atemwegen physiologisch ist – an einem Ort, der dazu nicht eingerichtet ist, der der äußeren Verdauung dienen sollte, sodass sich die Luft da staut und unrhythmisch nach oben entlädt; da will also der obere Verdauungstrakt lungenähnlich werden dadurch, dass der Astralleib abdruckschaffend wird wie im Atmungsrhythmus, statt verbunden mit Ätherleib und physischem Leib in die organische Tätigkeit des an den Stoffwechsel der Gewebsflüssigkeit anschließenden Zirkulationsrhythmus unterzutauchen.[1847]

Beide Übungen erreichen die Normalisierung der Tätigkeit des Astralleibes durch die Regulation der Ich-Tätigkeit in Relation zum Körper – aber immer auf dem Umweg durch den Ätherleib. Tief in den organischen Lebensprozessen des Wollens[1848] lebt in dem Wechselspiel zwischen Tag- und Nachtleben – dem Verbrauch von Lebenskräften im bewussten Tagesleben und ihrem Ausgleich im Schlaf – in unserer ätherischen Organisation ein doppeltes Sonnenwirken: einerseits die Sonnenwirkung, die die Welt erhellt und auch die menschliche Seele anregt in ihrem Bejahen und ihrer sympathischen Hinwendung zur Welt; andererseits die Sonnenwirkung, die durch die Erde verdeckt und verfinstert wird und dann auch verfinsternd wirkt in unserem Seelischen im Verneinen und in der antipathischen Abwendung von der Welt.

Durch den rhythmischen Wechsel von Tag und Nacht in der äußeren Welt, durch den Wechsel von Wachen und Schlafen wurde früher dieses Zusammenwirken natürlicherweise geordnet. Der moderne Mensch, der sich in seinen Lebens- und Arbeitsrhythmen immer mehr löst von den äußeren Rhythmen, muss dieses Gleichgewicht selbst schaffen. Damit haben diese beiden Übungen eine hygienische und therapeutische Bedeutung auch für Menschen, deren Schlafrhythmus durch äußere oder innere Umstände gestört ist. Und das sind erschreckend viele Menschen, nicht ohne Grund: «Das Schlimme ist nicht, dass die Menschen heute in Gedanken materialistisch sind, über Monismus schwätzen und so weiter [...] Das, was der Mensch redet, ist nicht von einer so großen Bedeutung, aber das, *was dann zurückgeht auch in die Gefühls- und Willensnatur* des Menschen, *das webt in seinen Organen*, und die Menschen, wenn sie sich nicht geistig vertiefen, werden überhaupt nicht richtig schlafen können.»[1849] So würden schon ab Mitte des 20. Jahrhunderts «über immer größere Strecken weit ausgebreitete Epidemien der Schlaflosigkeit»[1850] auftreten mit der Konsequenz, dass «solche Menschen [...] überhaupt nicht mehr für die menschliche Zivilisation wirken können»[1851]. Denn wer nachts nicht richtig schläft, wird am Tag nicht richtig wach und kann dann auch nicht mehr initiativ zivilisationsgestaltend wirken, aber diese beiden Übungen können eine Hilfe sein, weil sie «nach beiden Richtungen hin weckend auf den Menschen wirken»[1852]. Schon am Ostermontag 1920 im Rahmen des ersten Medizinerkurses[1853] weist Rudolf Steiner in diese Richtung: «Es ist schon von Wichtigkeit, das Wechselspiel von Bewusstem und Unbewusstem in der Zukunftstherapie eine Rolle spielen zu lassen.»[1854]

5.2.4.2 Gefühlsgebärde «begleitet» von E und Wunschbewegung «begleitet» von U

In der *dritten Übung* wird die eurythmische Liebe-Gebärde[1855] – «es könnte auch ein anderes Gefühl sein»[1856] – nun nicht wie bei den vorangehenden Übungen abgewechselt mit der Gebärde für das entsprechende antipathische Seelenelement, sondern vokalisch begleitet «so, dass Sie immer zwischen dieser Bewegung dann eine kräftige E-Bewegung machen»[1857]. Ebenso soll in der *vierten Übung* die «Wunschbewegung»[1858] der eurythmischen Gebärde für «Hoffnung»[1859], «indem man immer wieder in die Gleichgewichtslage zurückgeht, dann immer wiederum diese Wunschbewegung ausführt [...], in der Abwechslung immer von einer U-Bewegung [...] begleitet»[1860] werden.

Für diese beiden Übungen ist mit dem Hinweis auf ihre «warm machende»[1861], «wohltätig erwärmende Wirkung»[1862] ebenso wie bei den ersten beiden ein deutlicher Bezug zur Ich-Tätigkeit[1863] angegeben. Denn das Ich wirkt ja organisch in der Wärme, Wärmegestaltung, Wärmedifferenzierung, namentlich «in den Wärmeverhältnissen des Hauptes»[1864]. Dabei hat die eurythmische Liebe-Gebärde, immer begleitet von einer kräftigen E-Bewegung – «E fixiert das Ich im Ätherleib»[1865] – eine Wirkung, die «vom Ätherischen des Menschen ausgeht auf sein Astralisches»[1866], eine «im wesentlichen [...] die Zirkulation warmmachende Wirkung»[1867], indem sie «tatsächlich auf das Zirkulationssystem in einer wohltätigen Art einwirkt»[1868]. Das lässt sich vielleicht besser nachvollziehen, wenn man weiß: Der Ätherleib des Menschen ist, seiner Substanz nach, Liebe[1869]! Das Ich taucht ein in den Ätherleib und wirkt von dort, wie von unten her, erwärmend auf das rhythmische System, das zeigt sich in einer wohltuend erwärmenden Wirkung auf das Zirkulationssystem.

Und die eurythmische Hoffnung-Gebärde, «begleitet immer von einer U-Bewegung, [...] bedeutet eine sehr starke Einwirkung des Astralischen auf das Ätherische [...], [wodurch] wiederum eine wohltätig erwärmende Wirkung auf das Atmungssystem ausgeübt wird»[1870]. Die entbehrende Seelenstimmung des Wunsches oder der Hoffnung entspricht mehr der polarisierenden Dynamik des Astralleibes: Einatmung – Ausatmung. So kann hier das Astralische auf das Ätherische wirken. Andererseits ist – wie Liebe die Substanz des Ätherleibes – Hoffnung die Substanz des physischen Leibes[1871]. Gemeinsam mit der U-Gebärde kann gerade mit dieser Übung die ‹wohltätig erwärmende Wirkung› bis tief ins Physische geführt werden.

Diese beiden Übungen wirken – anders als die ersten zwei – weder beruhigend noch anregend auf den Atmungs- oder Zirkulationsrhythmus: «Man kann nicht sagen, dass es beschleunigt oder verlangsamt, aber es wirkt in einer wohltätig erwärmenden Weise ein.»[1872] Die organische Ich-Tätigkeit in den Funktionen des mittleren Menschen wird *wohltätig* verstärkt.

Rudolf Steiner spricht nicht weiter über den imaginativen Eindruck, den man beim Anschauen dieser Übungen bekommt. Aber das Weiten und Zusammenziehen der Armgebärde in all ihren Variationen kann in der Liebe-E-Übung einen pulsierenden Charakter annehmen, der an das Schwingen der Herzbewegung zwischen Diastole und Systole[1873] erinnert. Verbindet man die Hoffnung-Gebärde, die im hinteren Raum gebildet wird, mit einer U-Bewegung nach vorne oben[1874], «indem man immer wieder in die Gleichgewichtslage zurückgeht»[1875], so ergibt sich ein Bewegungsablauf, der an eine ruhige Atmungsbewegung erinnert: Einatmen – Zurückgehen in die Gleichgewichtslage – Ausatmen. Damals, 1921, ist das U noch ausschließlich als Parallel-Bewegung der Arme nach oben eurythmisch ausgeführt worden[1876]: «[J]edes Nach oben Wenden»[1877] ist U! Führt man die U-Bewegung nach unten, wird zugleich das Bewusstsein in den Füßen und – dem Wesen des Vokals U entsprechend[1878] – das ruhige, sichere Stehen auf der Erde gekräftigt. In dem Durchgehen durch die Gleichgewichtslage wird der polaren Atmungsbewegung des Astralleibes zwischen Sympathie und Antipathie ein ausgleichendes Ich-Element hinzugefügt: Es ist das Ich, das die Ausatmung impulsiert.[1879] Beide Übungen bringen durch ihren durchwärmenden Effekt die Ich-Tätigkeit in ein gutes, gültiges Verhältnis zu den organischen Funktionen des Leibes, besonders zu den rhythmischen Funktionen des mittleren Menschen, sie wirken also inkarnierend. Damit haben sie eine breite Indikation bei Störungen, bei denen der ichhafte Lebensvollzug erschwert ist, wie etwa bei einer körperlichen oder geistigen Behinderung in der Heilpädagogik oder behindernden Ängsten und Zwängen in der Psychiatrie, zum Beispiel bei einer Essstörung oder Zwangskrankheit.

5.2.4.3 *Das Wirken vom Seelischen aus*

Der Mensch erkauft sich durch eine Sonderstellung im Kosmos sein freies Seelenleben, das, «was sich der Mensch geistig-seelisch im Laufe der Menschheitsentwicklung erarbeitet»[1880]. Verbunden mit dem Herauslösen aus dem Zusammenhang mit den kosmischen Rhythmen ist aber auch die Möglichkeit zu erkranken[1881] durch die Polarisierung der menschlichen Konstitution, wenn die Einseitigkeiten der beiden Pole, von Kopf- und Willenspol, sich in der Gesamtkonstitution geltend machen. Dieses Risiko ist umso mehr dann gegeben, wenn sich die seelischen Möglichkeiten des Menschen nicht gleichzeitig harmonisch miteinander entwickeln – sodass dadurch wieder ein gewisser Ausgleich geschaffen würde zwischen den Einseitigkeiten des oberen und des unteren Pols der menschlichen Organisation. «Willensbewegung des Menschen und Intellektbewegung des Menschen, das sind zwei Kräfteentwicklungen des Menschen, die mit verschiedener Geschwindigkeit vor sich gehen. Der Intellekt des Menschen entwickelt sich in unserem Zeitraum schnell, der Wille langsam. Sodass wir jetzt schon als Angehörige der ganzen Menschheitsentwickelung mit unserem Intellekt den Willen überholt haben»[1882]. «Der Wille entwickelt sich langsam. Und Eurythmisieren ist zunächst auch, abgesehen von allem übrigen, ein Versuch, *den Willen wiederum hereinzubringen in die ganze Menschheitsentwicklung.*»[1883]

Die therapeutische Bedeutung der Eurythmie zeigt sich dort, wo als Nebenerscheinung des Menschheitsfortschritts in der Kulturentwicklung schädigende Wirkungen bis ins organische Leben des Menschen hinein auftreten oder sich ankündigen: «Die Überentwicklung des Intellekts, sie drückt sich auch aus besonders in den organischen Begleiterscheinungen der Sprachentwicklung.»[1884] Und man kann «alles Ungesunde im Menschen gerade davon herleiten, dass dasjenige, was vom Menschen selbst als Sprache getrieben oder ausgeführt wird, wenn das dem Zeitalter oder der ganzen menschlichen Wesenheit nicht angemessen ist, durchaus nicht beitragen kann zur Harmonie, die zwischen dem Menschen und der ganzen übrigen Welt herrschen muss»[1885]. Und so leidet «die Zivilisationsmenschheit von heute [...] chronisch an demjenigen, was das abstrakte Sprechenlernen, das nicht mehr bildliche Empfinden der Worte in ihr bewirkt»[1886]. Diese «organischen Begleiterscheinungen»[1887] des abstrakten Sprechenlernens äußern sich dann «in einer sehr starken Neigung zum Unrhythmischwerden des rhythmischen Systems und zu einem Verweigern der Kräfte des Stoffwechsels von Seiten des Menschen, der seine Sprache abstrakt gemacht hat»[1888]. So wird «manches ruiniert [...] an dem Menschen heute durch die Sprache [...], die ja im zarten Kindesalter erworben wird, die, wenn sie unbildlich erworben wird, wirklich Zustände hervorruft, die später sich auswachsen [...] in allen möglichen Krankheitsformen»[1889]. Ein erster Hinweis auf diese krankmachende Dynamik ausgehend von Einseitigkeiten der Erziehung «im kindlichen Alter»[1890], «indem sich in der menschlichen Organisation [...] lawinenartig die kleinen Anlässe zu großen Wirkungen ausbilden»[1891], findet sich schon im 1. Vortrag bei der Besprechung der Indikation für die jambische Übung[1892], «wenn zum Beispiel im kindlichen Alter die obere, die Kopforganisation des Menschen so gehandhabt wird, dass die Sünde wider die rhythmische Organisation zu groß wird»[1893].

Die Gefahr – aber auch die Möglichkeit – zu erkranken, wird die seelisch-geistige Entwicklung der Menschheit und auch jedes einzelnen menschlichen Individuums immer begleiten, denn «wir müssen schon einmal das mitnehmen, das Krankwerden in der geistigen Entwicklung»[1894]. Aber «wer versteht, dass Geistig-sich-Entwickeln eigentlich immer etwas ist von Krankwerden [...], der muss auch darauf bedacht sein, dass nun nicht bloß mit äußeren physischen Studien gekämpft wird gegen dieses Krankwerden durch die Zivilisation, sondern auch mit äußeren Mitteln»[1895]. Aber darin liegt ja ein Symptom der intellektuellen Hypertrophie unserer

Zeit, dass fast in der gesamten Landschaft der Medizin das differenzierte Erkenntnismoment der Diagnose die Möglichkeiten einer entsprechend differenzierten Behandlung weit überwiegt.

Die durch das abstrakte, bildlose Sprechenlernen «im zarten Kindesalter»[1896] hervorgerufenen Zustände, die sich später «in allen möglichen Krankheitsformen»[1897] auswachsen können, können und sollen «eben aber auch wieder bekämpft werden [...] durch dasjenige, was therapeutische Eurythmie ist. So dass man also ganz organisch die Heileurythmie einfügen kann in die Heilbehandlung überhaupt.»[1898] Denn «[...] gerade dadurch, dass jede Bewegung in der Eurythmie so natürlich aus der ganzen Menschenorganisation herausgeholt ist wie die Bewegungen des Kehlkopfes und seiner Nachbarorgane für das gewöhnliche Lautesprechen, ist dasjenige, was in der Eurythmie ausgeführt wird, etwas, *was den Menschen in Einklang bringen kann mit der Welt, mit dem ganzen Makrokosmos.* Es ist also im Wesentlichen ein gesundendes Element [...]».[1899] «Es sind ja die Bewegungen des Menschen, *wie sie hier hervorgeholt werden aus seinen Bewegungsmöglichkeiten,* zugleich diejenigen, durch die sich *der Mensch am besten einordnet in den ganzen Rhythmus, in die Harmonie der Welt.* Alles Ungesunde beruht ja im Grunde genommen darauf, dass der Mensch sich aus diesem Rhythmus herauslöst.»[1900]

Eine wirkliche Diagnose[1901] besteht darin, dass man weiß, was hilft: «Wir *legen in die Bewegungen des Eurythmisierens eben Seele und Geist hinein* und können dadurch *bekämpfen* dasjenige, was auf der anderen Seite *Seele und Geist von sich aus tun,* aber eben im zarten Kindesalter oftmals so tun, dass die Wirkung ihres Tuns, wenn es sich auswächst im späteren Alter, eben *als Krankheitsursache* empfunden wird.»[1902] Das gilt zunächst für alle Elemente der Eurythmie, nun aber im Besonderen für die Elemente, die der Sprache den seelischen Ausdruck verleihen. Die genuin menschlichen Fähigkeiten im Seelischen: Urteilen, Willenszustimmung, Liebe, Hoffnung ... werden nun, umgesetzt in eurythmische Bewegung, zum Heilmittel für die Schäden, die die bedenklichen, krankheitsverursachenden Begleiterscheinungen der Zivilisationsentwicklung sind. «Die Eurythmie bringt unmittelbar ein Geistig-Seelisches zum Vorschein, durchseelt und durchgeistigt das ganze Bewegliche des Menschen. Sie nimmt dasjenige zum Ausgangspunkt, was sich der Mensch geistig-seelisch im Laufe der Menschheitsentwickelung erarbeitet»[1903] und wendet es an zu seiner Gesundung ganz besonders mit diesen «eurythmisierenden Übungen, die sich mehr auf das Wirken vom Seelischen aus beziehen»[1904].

5.2.5 *Die zweite Gruppe von vier Übungen*

In den nun folgenden vier Übungen wird, ausgehend von der «Beuge- und Streckbewegung durch die Beine»[1905] in der fünften Übung, jeweils eine Beugebewegung rhythmisch wiederholt und verbunden mit einem Laut, in drei Übungen mit einem Konsonanten, nur in der achten Übung mit dem Vokal E.

5.2.5.1 *Beugen und Strecken*

Ein bewusstes seelisches Element, von dem diese Übungen ausgehen wie in der ersten Gruppe von vier Übungen, ist hier zunächst nicht erkennbar, abgesehen vom Element des Rhythmus[1906] zwischen Beugen und Strecken. Das nicht-lautliche eurythmische Gestaltungs-Element, das hier zur Anwendung kommt, ist das rhythmisch wechselnde Beugen und Strecken. Dazu findet sich in den Notizen der Teilnehmer des zweiten, des Apollinischen Eurythmie-Kurses folgende Aufgabe: «Man versuche jedes Strecken als hell zu empfinden. Man versuche jedes Zusammenziehen als dunkel zu empfinden.» [1907] Schon zwei Tage zuvor hatte Rudolf Steiner im Rahmen des Apollinischen Kurses über das Beugen und Strecken gesprochen: «Bei jedem Strecken geht etwas von dem Willen aus uns heraus, und in der uns umgebenden Aura wird eine Erhellung bewirkt. Ich tue etwas, was sich nach außen hin fortsetzt. Auch die Bewegung mit einem Stab hat diese Wirkung. Die Aura wird bewusst fortgesetzt. Wir können den Stab auch werfen. Der Stab kann ersetzt werden durch eine Knospe oder einen Tannenzweig, dessen Zweige man zusammenbindet […]».[1908] Rudolf Steiner gibt dafür zwei sprechende Beispiele: «Gott sprach, es werde Licht!»[1909] – «Und das Licht schien in die Finsternis!»[1910] – Für das Beugen hingegen gilt: «Jedes Beugen entnimmt von außen aurische Kraft und lässt sie nach innen einfließen. In der uns umgebenden Aura entsteht Verdunkelung.»[1911] In der eurythmischen Gestaltung entstehen die Farben des Gelb-Rot-Spektrums durch Überstrecken, Öffnen der gestreckten Hand nach außen, und die Farben des Blau-Spektrums durch Beugen, Schließen der «gestreckten Hand nach innen»[1912]. So lebt auch in dem Wechsel zwischen Strecken und Beugen etwas Sonnenhaftes: der rhythmische Wechsel von Licht und Finsternis.

Dasselbe kann in der Kunsteurythmie zum Ausdruck kommen, indem die eurythmische Bewegung mit einem Gegenstand ausgeführt wird, zum Beispiel mit einer offenen Blüte oder einem gegabelten Zweig für das Beugen, mit einer Knospe oder einem zusammengebundenen Zweig oder Stab für das Strecken. «Beim Beugen wird Lebenskraft im Innern verbraucht; die von außen hereinströmende aurische Kraft verbraucht den Menschen. Er verbrennt innerlich, wenn er immer beugt. Dem Beugen, dem In-sich-Aufnehmen des Aurischen, entspricht das In-die-Hand-Nehmen von etwas Lebendigem, zum Beispiel einem Zweig oder einem gegabelten Stab.»[1913] Hingegen werden «[b]esonders starke Stimmungen [...] mit dem Stab ausgedrückt. Alles, was die Knospe nachahmt, kommt dem Stabe gleich. Dies ist in die Architektur übergegangen. Es entstand daraus die Säule.»[1914]

Was in der Eurythmie durch Strecken ausgedrückt werden kann und durch das Tragen eines Stabes oder einer Knospe noch verstärkt wird, entspricht der Säule in der Architektur. Die korinthische Säule wurde mit einem schmückenden Ornament versehen: einer stilisierten Knospe (wie es dem Strecken entspricht), abwechselnd mit einem stilisierten Palmblatt (wie es dem Beugen entspricht) – dem sogenannten Akanthusblatt oder Palmettenmotiv. Dieses charakteristische architektonische Schmuckmotiv ist seinem Ursprung nach «eine ins Unbewusste übergegangene Nachbildung eines uralten Tanzmotives, eines feierlichen Tanzes»[1915]. Denn in frühen Zeiten der griechischen Kultur ist ein feierlicher Tanz ausgeführt worden, in dem von den Tänzern im Kreis abwechselnd etwas Knospendes und etwas Verzweigtes getragen wurde, um das «gesetzmäßige, harmonische Einfügen von Menschen in ein Ganzes»[1916] auszudrücken; sodass diese Personen «etwas darstellten, was den Menschen in Zusammenhang brachte mit dem großen Weltenzusammenhang»[1917], *«das Verhältnis der Erdenwirkungen zu den Sonnenwirkungen»*[1918]. – Dadurch, dass man «ein nach unten Breites und nach oben sich Zuspitzendes darstellte [...], indem man diese Kraftwirkung so fühlte, sagte man: *Ich fühle mich stehen auf der Erde.*»[1919] Und das «*Hereinwirken der Sonne auf die Erde,* man fühlte es, indem man die Kraftlinien eben so gestaltete»[1920] wie einen gegabelten Zweig oder ein gefiedertes Palmblatt, «dass die Sonne, indem sie um die Erde herum geht, in dieser Weise *ihre Strahlen der Reihe nach herein* sendet, sie nach unten zuspitzend, weil die Sonne scheinbar um die Erde herum geht»[1921].

«Denken Sie sich diese beiden Darstellungen in Abwechslung, so können Sie sehen das Erden- und das Sonnenmotiv, das von diesen umhergehenden Menschen immer getragen wurde. [...] Die einen trugen das Erdenmotiv, die anderen gleichsam dasjenige, was man als Hinaufleben zur Sonne darstellte. denn so konnte man das Hereinstrahlen des Sonnenmäßigen auch darstellen. Und sie wechselten ab: *Sonne – Erde, Sonne – Erde,* und

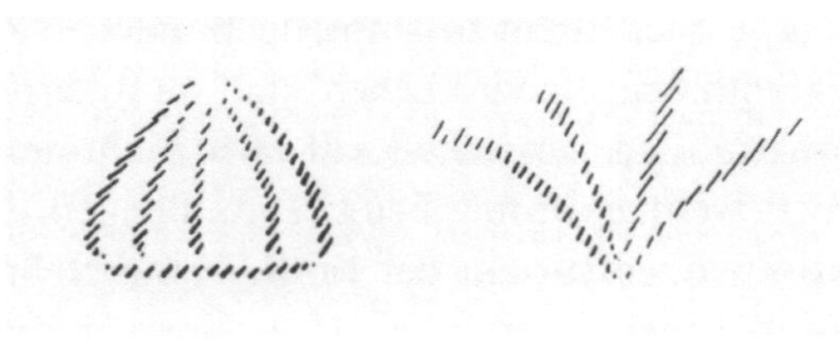

Abb. 39, Schraffierte Skizze von Assja Turgenieff nach Mitschriften resp. Reinschriften des Vortrags vom 7. Juni 1924, GA 286

so weiter […] Diese kosmische Kraft: *Erde – Sonne,* fühlte man.»[1922] Und um das zu verwirklichen, wurde aus der Pflanzenwelt eine Pflanze oder ein Baum gewählt, «der seine Wipfelentfaltung nach oben so hat, dass er unten breit ist und nach oben spitz zuläuft, und dass man dann abwechselt mit Palmen. […] Palmen als Entfaltung der sonnenhaften Kräfte, und nach oben sich zuspitzende Knospen als charakteristisch für die Erdenkräfte.»[1923]

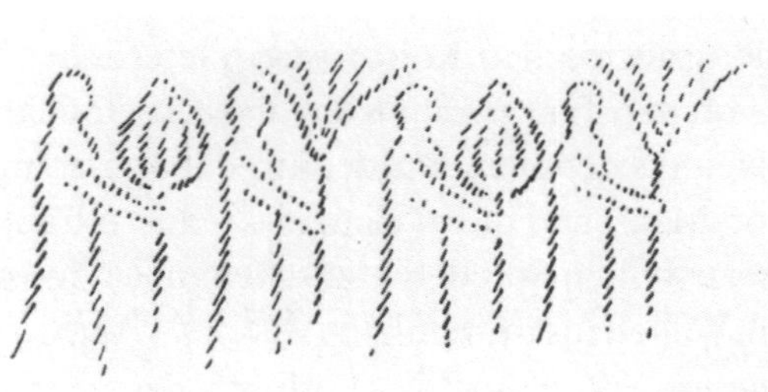

Abb. 40, Schraffierte Skizze von Assja Turgenieff nach Mitschriften resp. Reinschriften des Vortrags vom 7. Juni 1924, GA 286

Dasjenige, «was durchaus die Darstellung von lebendigen kosmischen Kräften war, das wurde später vereinfacht zu jenem Ornamente, in dessen Linie man zusammenfasste dasjenige, was der Mensch lebendig fühlte, indem er diese Dinge darstellte»[1924], im Palmettenmotiv. «Dieses ornamentartige Motiv, das figuriert schon in der mesopotamischen Kunst und ist auch in die griechische Kunst herübergekommen als die sogenannte *palmette,* in dieser oder einer ähnlichen Form, die dem Lotusblatt ähnlich ist.»[1925]

So lebt in dem schlichten Bewegungsrhythmus von Beugen und Strecken etwas von jenem Zusammenhang mit dem Kosmos, dem «gesetz-

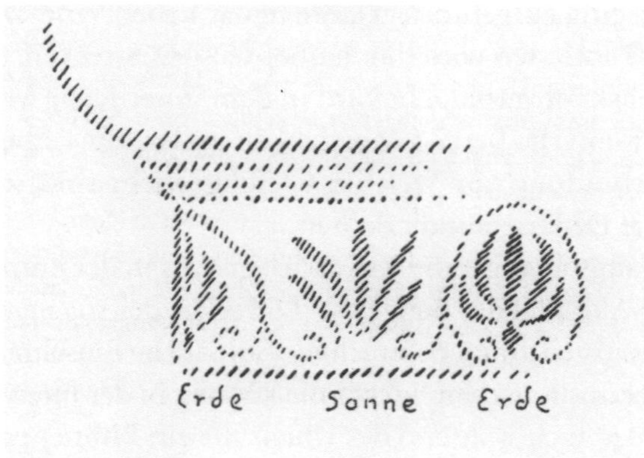

Abb. 41, Schraffierte Skizze von Assja Turgenieff nach Mitschriften resp. Reinschriften des Vortrags vom 7. Juni 1924, GA 286

mäßigen, harmonischen Einfügen [der] Menschen in ein Ganzes»[1926], der dazumal bewusst gestaltet wurde durch die Abwechslung von «Palmen als Entfaltung der sonnenhaften Kräfte, und nach oben sich zuspitzend[en] Knospen als charakteristisch für die Erdenkräfte»[1927]. Überträgt man diese Beziehung zwischen Sonne und Erde, wie sie Rudolf Steiner angibt, auf die Bewegungen von Beugen und Strecken, so erhält man: Palmen (also Beugen), als Entfaltung *der sonnenhaften Kräfte, die in den Menschen einziehen* und damit eine Verdunkelung der Aura bewirken – und nach oben sich zuspitzende Knospen (also Strecken), was «in der [] umgebenden Aura eine Erhellung bewirkt»[1928] als charakteristisch für die Erdenkräfte, «[..] was man als das *Hinaufleben zur Sonne* darstellte»[1929]. Im Apollinischen Kurs wird dann noch ein weiterer kosmologischer Bezug angedeutet durch Rudolf Steiners Hinweis auf die Gestaltung von Mars- und Merkurstimmungen:

«Strecken trägt den Willen hinaus, entlässt Lebenskraft. Marsstimmungen ausdrücken mit Stab oder Knospe.»[1930]

«Beugen: Lebenskraft verbraucht mich. Merkurstimmungen ausdrücken mit einem Zweig oder gegabelten Stab.»[1931]

Mars und Merkur entsprechen in der kosmologischen Entwicklung vom Saturn zur Venus der mittleren Epoche, unserer Erdenzeit.[1932]

Rudolf Steiners Charakterisierung der Wirkung von Beugen und Strecken auf die Lebenskraft kann nachdenklich stimmen: Beide Bewegungsmöglichkeiten, einseitig ausgeführt, gefährden das Leben, einmal, wenn einseitig Lebenskraft entlassen wird durch übermäßiges Strecken, einmal, wenn einseitig Lebenskraft verbraucht wird in dem innerlichen Verbrennen im Beugen. Nur wenn die beiden Möglichkeiten der Muskelbewegung und damit der Verbindung zur Welt im Gleichgewicht sind, kann sich der Mensch auf die Dauer gesund erhalten.

Der Bewegungsorganismus ist so angelegt, dass in der normalen Muskelbewegung die Aktivität der Beuger und Strecker, der sogenannten Agonisten und Antagonisten, immer abwechselt. Stilistische Einseitigkeiten bei der Ausübung der künstlerischen Eurythmie können in der intensiven Zeit der Ausbildung oder auch während des Übens für ein Bühnenprojekt tatsächlich charakteristische Auswirkungen zeigen, die ein medizinisch bedenkliches Maß annehmen können. Manchmal wird vor allem die Qualität des Streckens in der Bewegung in expliziten und klaren Gebärden angestrebt, was zu einer bühnenwirksamen Erhellung im Umkreis des Eurythmisten führt, aber die Gefahr birgt, dass er zu viel Lebenskraft entlässt, drahtig, dünn, hart und physisch wird. Andere Schulen bevorzugen die Qualität des Beugens, wollen die Gebärden intimer, nur angedeutet gestalten, bis hin zur Gefahr der aurischen Verdunkelung und des inneren Verbrennens.

5.2.5.2 *Die dreigliedrige Raumgestalt des Menschen*

Die «Beuge- und Streckbewegung [...] durch die Beine»[1933] in der *fünften Übung*, den Rumpf «vorne beugen, rückwärts beugen» in der *sechsten Übung* und das «Kopfschütteln»[1934] oder Kopfbeugen «nach rechts und links»[1935] in der *siebenten Übung* zeigen die Beziehung dieser drei Übungen *zum dreigliedrigen menschlichen Organismus.* Dazu soll «zu gleicher Zeit»[1936] eine Konsonantenbewegung gemacht werden, gemeinsam mit der Beinbewegung B; «vorne beugen, rückwärts beugen mit R»[1937] und den Kopf «nach rechts und links schütteln mit M-Bewegung»[1938]. Die Konsonanten B, R und M haben wir in der Reihe des 4. Vortrags[1939] kennengelernt, das B in seiner Beziehung zum Beginn der Verdauungstätigkeit am Übergang der Nahrungsmittel aus dem Darm ins Blut, das R in seiner Beziehung zu den Rhythmen der Entleerung, aber auch der Zirkulation, und das M als einen Laut, der das ganze Verdauungsgeschehen gegen oben abschließt[1940] und damit in eine ruhige Ausatmung führt. «Das M ist dasjenige, was [...] den ganzen Organismus in die Ausatmung hineinlegt, so dass sich die astralische und ätherische Organisation begegnen sollen.»[1941]

Mit der Beuge- und Streckbewegung im Oben-Unten durch die Beine in der *fünften,* dem Vor- und Rückwärtsbeugen in der *sechsten* und dem explizit «links und rechts»[1942] Beugen – nicht Drehen! – des Kopfes in der *siebenten Übung* ist ein klarer Bezug *zu den drei Dimensionen des Raumes* gegeben. Orientiert man sich an einer Zuordnung der Raumesrichtungen zu den Wesensgliedern, die Rudolf Steiner 1909 gegeben hat, so lebt im Oben-Unten die Wechselwirkung von Ich und Astralleib[1943], was dem Abdruckschaffen im Stoffwechselgebiet entspricht[1944]; im Links-Rechts die Begegnung von Ätherleib und physischem Leib[1945], wie es dem Abdruckschaffen im Kopfgebiet[1946] entspricht; und im Vorne-Hinten das Zusammenspiel von Empfindungsseele und Empfindungsleib[1947] im mittleren Menschen.

In diesen Raumesrichtungen wirken die Wesensglieder des Menschen auch in jedem Organbildeprozess aufeinander: «Wenn zwei Strömungen sich stauen, dann kommt die Stauung zum Vorschein. Da ist es gerade so, wie wenn zwei Ströme aufeinanderprallen: dann kommt dabei etwas zum Vorschein. Da sehen Sie den einen Strom, und Sie sehen den anderen Strom. Jetzt aber denken Sie sich, Sie könnten den einen und den anderen Strom nicht sehen, sondern Sie könnten nur dasjenige sehen, was an dieser Stelle durch das Durcheinanderwirbeln der zwei Ströme zum Vorschein kommt. Das ist das Stück an Ihrer äußeren Leiblichkeit, was Ihr Auge oder sonst irgendein äußerer Sinn an ihnen selber wahrnehmen kann. Hieraus sehen Sie an einem Beispiel, wie dasjenige, was wir geistig betrachtet haben, [...] wie diese verschiedenen Glieder des Menschen an dem Menschen selber formen. *Wir sehen, wie die Seele am Leibe selber formt.* Nun gehen wir weiter. [...] An dem Menschen ist ein Zusammenwirken von hinten und vorn, so dass Empfindungsseele und Empfindungsleib zusammenstoßen. Gerade so gibt es ein Zusammenstoßen von Strömungen, die von rechts und von links kommen. Von links her kommt diejenige Strömung an den Menschen heran, welche seinem physischen Leib angehört, von rechts diejenige, welche seinem Ätherleib angehört. Ätherleib und physischer Leib ergießen sich ineinander, schieben sich ineinander, und wo die beiden sich ineinanderschieben, wo physischer Leib und Ätherleib gemeinschaftlich wirken, da ist dasjenige, was da entsteht, der eigentliche sinnlich wahrnehmbare Mensch. [...] Ebenso wie es Strömungen von links und rechts, von vorn und hinten gibt, so gibt es eine Strömung von oben und eine von unten. Von unten herauf ergießt sich nämlich die Hauptströmung des astralischen Leibes und von oben herunter die Hauptströmung des

Ich. […] *Im Menschen fließen wirklich alle diese Strömungen ineinander:* eine von *oben nach unten,* eine von *unten nach oben,* eine von *rückwärts nach vorn,* eine von *vorn nach rückwärts,* eine von *rechts nach links,* eine andere von *links nach rechts.*»[1948]

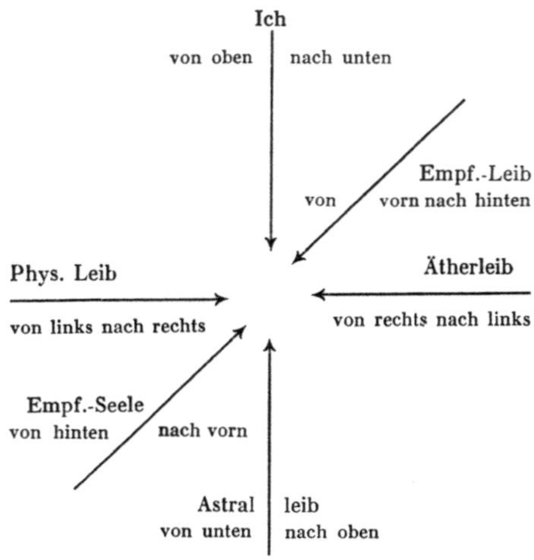

Abb. 42, Schema aus GA 115, Vortrag vom 26. Oktober 1909 (von den Herausgebern der 1. Ausgabe eingefügt)

«Wenn Sie den Menschen so als eine geistige Wesenheit kennen, dann können Sie rundweg das, was im Menschen als Form ist, aus dieser geistigen Wesenheit heraus begreifen. *So arbeitet der Geist an der Form des menschlichen Leibes.* Alle einzelnen Organe werden aus dem Geistigen sozusagen plastisch herausgemeißelt.»[1949] Wir bewegen also mit den Bewegungsrichtungen der fünften, sechsten und siebenten Übung unmittelbar in den organbildenden geistigen Strömungen des Menschen darinnen! Es lässt sich erahnen, wie tief in das Organgeschehen und die Organbildung diese Übungen eingreifen können, und wie weit das Spektrum der Indikationen reicht, wenn eine Nachreifung der Organbildung oder ein besseres Ausplastizieren der Formen der Organe oder der Gesamtgestalt des Menschen wünschenswert erscheint, etwa bei Organfehlbildungen, Organ-Hypo-[1950], Hyper- und Dysplasien[1951] und Missbildungssyndromen.

In der *achten* Übung soll man «an das Knie anstemmen mit dem andern Fuß […] begleitet von einer Arm-E-Bewegung»[1952] – sowohl der sprachliche

Ausdruck *anstemmen* wie die Skizze, die sich Rudolf Steiner im Notizbuch[1953] dazu macht, sprechen von einer bewussten Bewegungsgestaltung mit den Beinen im Vorne-Hinten; dadurch werden gleichzeitig mit der Kreuzung im Oben-Unten und Links-Rechts der «Arm-E-Bewegung»[1954] alle Raumesrichtungen zum Punkt geführt und in einer komplexen Bewegung zusammengefasst. In dieser Übung wird, links und rechts abwechselnd, das eine Bein gestreckt, gleichzeitig das andere gebeugt; dadurch entsteht auch hier «durch die Beine»[1955] ein zeitlich gegeneinander verlaufender Rhythmus von Beuge- und Streckbewegung – das bedeutet gegenüber der fünften Übung eine rhythmische Steigerung und Verdichtung: Der Mensch lernt sich aufrecht halten in der Mitte aller seiner polaren Bewegungsmöglichkeiten und gewinnt von diesem Punkt aus die Möglichkeit einer freien Bewegungsgestaltung nach allen Seiten, immer genau so, wie es die Situation erfordert: er wird geschickt. Dieses Sich-in-sich-selbst-halten-Können ist eine spezifisch menschliche Fähigkeit; in der Rundung des menschlichen Kopfes, die schon rein geometrisch auf einen innen liegenden Mittelpunkt hinweist, findet sie ihren charakteristischsten Ausdruck.[1956]

5.2.5.3 *Schmerz*

Die Indikation der *fünften Übung* ist für Menschen, «die sehr häufig an Migräne oder an sonstigen Kopfschmerzen leiden»[1957], die *sechste Übung* «wirkt sehr gut auf das ganze rhythmische System ein, auf den Atmungs- und Zirkulations-Rhythmus […], wenn also da sich Unregelmäßigkeiten finden»[1958], *die siebente*, «um Unregelmäßigkeiten im Unterleib, die sich durch Schmerzen äußern»[1959], zu mildern bzw. «die Neigungen zu solchen Schmerzen *dann zu bekämpfen, wenn sie nicht da sind*, die Schmerzen»[1960]. Schmerz, auch die durch organische Störungen hervorgerufene Schmerzempfindung, ist ein seelisches Phänomen, denn Schmerz tritt im Bewusstsein auf und intensiviert es in Bezug auf den eigenen Leib.

Die *fünfte* und die *siebente Übung* haben beide das Ziel, charakteristische funktionelle Störungen, «Unregelmäßigkeiten»[1961] des rhythmischen Lebens, die immer wieder anfallsweise zu Schmerzen führen und damit die freie Lebensführung beeinträchtigen, neu zu ordnen und so die Schmerzattacken nach Möglichkeit zu verhüten. Sie wirken vorbeugend, prophylaktisch, vor allem, wenn man sie regelmäßig über längere Zeit geübt hat. Allerdings muss man für jeden individuellen Patienten eine Form des geschilderten Bewegungsablaufes finden, die er verlässlich ausführen kann, denn gerade bei empfindlichen Patienten kann die fünfte Übung, wenn sie nicht in einer für den Patienten passenden Weise ausgeführt wird, auch einen Migräne-Anfall o. Ä. auslösen. Aber wenn man auf eine *eurythmische, beseelte Qualität des Beugens und des Streckens durch die Beine* achtet, verlangsamt sich das Sich-Wiederaufrichten und bekommt eine schöne, tragende ätherische Qualität, der Umraum erhellt sich. Rudolf Steiner beschreibt mit der «Beuge- und Streckbewegung [...] durch die Beine, und [...] dazu eine ausgesprochene B-Bewegung zu gleicher Zeit»[1962] den Typus der Übung, der sich vielfältig realisieren kann. ‹Richtig› ist wohl jeweils die Form der Übung, die der Patient erlernen kann, ohne dass dadurch neue Beschwerden verursacht werden, und die langfristig die gewünschte Wirkung zeigt. Und sie muss regelmäßig wiederholt werden, «[...] zehnmal hintereinander, dann Pause, dann wiederum zehnmal hintereinander»[1963] – und dann müssen «solche Übungen [...], wenn sie eine Wirkung haben sollen, mindestens sieben Wochen durchgeführt werden»[1964].

5.2.5.3.1 Die gesunderhaltende Wirkung rhythmischer Funktionen (am Beispiel der Migräne und ihrer Behandlung)

Über die Migräne hat Rudolf Steiner oft in exemplarischer Weise gesprochen, ausführlich schon 1920 im ersten Medizinerkurs[1965], vor allem aber 1924 in verschiedenen Städten Europas[1966], meist zusammen mit der Darstellung der neuen therapeutischen Möglichkeiten der anthroposophischen Medizin am Beispiel des Typenmittels «Biodoron»[1967]: «Die Migräne ist ja in Wahrheit nichts anderes als ein Verlegen von Verdauungstätigkeiten, die eigentlich im übrigen Organismus sitzen sollten, in den Kopf hinein.»[1968] «Und man muss, um die Migräne in ihren verschiedenen Formen zu verstehen, diesen Prozess begreifen, der eigentlich in seiner Intensität, so wie er da ist, *sich im Stoffwechselsystem abspielen* soll, und der *nach dem Nerven-Sinnessystem hin durchbricht,* so dass die Nerven und die Sinne selber so behandelt werden, dass der Stoffwechsel in sie hineinschießt, statt dass er an seinem eigentlichen Orte bleibt.»[1969]

Es wäre die Aufgabe des rhythmischen Systems, das Hinaufschlagen von Prozessen, die in dem unteren Glied der dreigliedrigen menschlichen Organisation beheimatet sind, an den anderen, den oberen Pol zu verhindern. Die Vorstellung, dass rhythmische Prozesse in diesem Sinne trennend, gliedernd wie ein unsichtbares Zwerchfell wirken können, entwickelt

Rudolf Steiner schon im ersten Medizinerkurs.[1970] Er fragt: «Gibt es ein solches Zwerchfell, welches abhält die Kopf-, Hals-, Lungentätigkeit, sich zu vermischen mit der Bauch- und Brusttätigkeit [...]?»; und er antwortet selbst: «Dasjenige, was man rhythmische Tätigkeit im Menschen nennt, dieses rhythmische Erzittern, welches sich äußerlich physisch ausdrückt im Atmungsrhythmus, [...] setzt sich bis in die Äther- und Astraltätigkeit hinein fort und hält die Erdenkräfte des oberen Menschen, die noch in die Lunge hinein sich konzentrieren, und die Himmelskräfte des unteren Menschen auseinander [...]»[1971] – Der Zuordnung zu Himmel und Erde liegt hier nicht der Gesichtspunkt der Ausbildung der Gestalt zugrunde wie im bisher bereits ausführlich zitierten Vortrag vom 30. Oktober 1921[1972], sondern das funktionelle Bild der umgekehrten Pflanze, die in der Lunge wurzelt und «im menschlichen Organismus nach unten [wirkt], wie von der Erde aus in den Pflanzenorganismus nach oben die Kräfte hineingehen»[1973]. Aber auch in dieser Darstellung aus dem ersten Ärztekurs klingt die therapeutische Aufgabe an, für die organischen, leiblichen Prozesse zu ordnen, wie sich der Mensch hineinstellt zwischen Himmel und Erde.

Die Wirkungen aller zwölf Übungen im 5. Vortrag des Heil-Eurythmie-Kurses können daher auch so vorgestellt werden, dass mit jeder Übung ein spezifischer Rhythmus gestützt wird, der für die Gestaltung und Gliederung der menschlichen Leibesorganisation von Bedeutung ist. «Stellen Sie sich nun vor, dass *der Rhythmus, der da in Betracht kommt,* nicht ordentlich wirkt, dann ist das Zwerchfell, das ich hier bildlich gebrauche, das ja nicht physisch ist, das aber durch das Aufeinanderschlagen der Rhythmen bewirkt wird, nicht in Ordnung.»[1974] Mit jedem Rhythmus respektive seinem Versagen sind dann auch spezifische Erkrankungsmöglichkeiten gegeben, die sich wiederum gegenseitig beeinflussen und zu Gesamtwirkungen verschränken: «Wir schicken in der Tat den Kräften, die aus unserem oberen Menschen kommen, die Kräfte unseres unteren Menschen entgegen, und ein geregelter Rhythmus für jede einzelne menschliche Individualität muss bestehen zwischen beiden, der sich ausdrückt in dem richtigen Verhältnis zwischen Wachen und Schlafen. In diesen Rhythmus Wachen-Schlafen, Wachen-Schlafen ordnen sich, wie kleinere Wellenberge des Rhythmus bewirkend, andere rhythmische Abläufe ein, welche einfach dadurch herbeigeführt werden, dass wir auch im Wachzustand mit unserem Oberen des Menschen wachen und mit unserem unteren Menschen schlafen. Es findet eine fortwährende rhythmische Tätigkeit zwischen dem oberen und dem unteren Menschen statt, die nur, ich möchte sagen, in größeren Rhythmen eingefangen wird durch die Abwechslung von Wachen und Schlafen.»[1975] Übungen, die, wie die Urteils- und die Willensübung, «weckend auf den Menschen wirken»[1976], würden dann mehr den großen Rhythmus von Wachen und Schlafen betreffen; wenn es darum geht, die Neigung zu habituellen Kopf- oder Unterleibsschmerzen zu bekämpfen, müssten mehr die «kleineren Wellenberge»[1977] durch die rhythmischen Verhältnisse im Tagesleben zwischen dem Wachzustand im oberen und dem Schlafzustand im unteren Menschen geregelt werden.

Es ergibt sich ein komplexes Bild der rhythmischen Funktionen im Menschen: «[...] [e]s können auch im Oberen des Menschen Krankheiten sein, die von unten verursacht werden, weil ja die Verdauung sich nach oben erstreckt und ebenso auch nach unten. Das muss unterschieden werden. Wir können uns nicht schematisch den Menschen gegliedert denken, sondern die einzelnen Glieder einander durchdringend. Aber *es muss eine Scheidewand sein zwischen dem, was von oben aus wirkt, wie wenn es von der Erde her käme, und dem, was von unten heraufwirkt, wie wenn es aus dem himmlischen Raum käme.*»[1978]

In der Darstellung im 18. Vortrag des ersten Ärztekurses bezieht sich Rudolf Steiner explizit auf die Ursachen des Auftretens von entzündlichen Erkrankungen, die heute äußerlich als Infektionskrankheiten aufgefasst werden und auch epidemisch auftreten können, aber für ein tieferes Verständnis ihre primäre, geistige Ursache haben in den beschriebenen konstitutionellen Unregelmäßigkeiten der rhythmischen Funktionen, «denn der schon geschädigte Rhythmus hat die Tendenz, sich noch weiter schädigen zu lassen»[1979] etwa durch äußere Insulte oder kosmologisch-atmosphärische Ungleichgewichte. Auf diesem Hintergrund lässt sich gut verstehen, dass die Übungen des 5. Vortrags – von Rudolf Steiner wurden im persönlichen Gespräch namentlich die ersten vier und die letzte für die «Grippe-Prophylaxe»[1980] angegeben – gegenüber ansteckenden Erkrankungen der Atemwege vorbeugend wirken können.

Dennoch scheint auch für die Migräne zuzutreffen, was hier als die Aufgabe des rhythmischen Systems für die Dreigliederung des Organismus ausgeführt wird: «Es muss eine Scheidewand sein»[1981] – die besteht aber nicht äußerlich in einer sichtbaren anatomischen Struktur (die auch an der Leiche zu finden wäre), sondern sie ergibt sich in den Rhythmusverhältnissen zwischen dem oberen und dem unteren Menschen durch das ganze Leben hindurch immer wieder neu. Ein Migräniker kennt aus der Erfahrung meist allzu gut, wie sehr sein Wohlbefinden vom Einhalten eines regelmäßigen Schlafrhythmus abhängt, oder auch von Belastungen des Stoffwechsels durch unverträgliche Nahrungsmittel, zu üppige Mahlzeiten oder eine Störung des Mahlzeitenrhythmus.

Das regelmäßige therapeutische Üben muss die rhythmische Funktion stärken, die die Prozesse des unteren Menschen vom oberen Menschen trennt, den Stoffwechselpol funktionell vom Nerven-Sinnes-Pol abgliedert. Mit der rhythmischen Abwechslung von Beugen und Strecken kann ein harmonisches Verhältnis von Kräften bewirkt werden, die von der Erde zur Sonne, von unten nach oben strahlen, und solchen, die von der Sonne zur Erde, von oben nach unten strahlen (s.o.); die gleichzeitige B-Gebärde stärkt den Stoffwechsel an seinem Ausgangspunkt.[1982] Das Durchbrechen von «Verdauungstätigkeiten, die eigentlich im übrigen Organismus sitzen sollten, [...] nach dem Nervensinnessystem hin»[1983] beruht ja darauf, dass primäre Stoffwechselaufgaben dort, wo sie hingehören, nicht vollständig bewältigt werden, und dann das nötige Verarbeiten der Stoffe ihren inneren Kräften nach beim Vorrücken zum oberen Menschen hin[1984] nicht ausreichend gelingt; dann kommt es zu Ablagerungen, «welche die eigenen Gewichte der Stoffe erscheinen lassen»[1985] bei «Rheumatismus, Gicht, Obstipation, [] Zuckerkrankheit, [] Migräne»[1986], als Ausdruck davon, dass «die Erdenschwere [...] den Menschen [zu sehr] ergriffen» hat.[1987] Diese Zusammenstellung der Migräne mit einer Reihe von anderen Stoffwechselerkrankungen kann die Indikation für die fünfte Übung bedeutend erweitern. Aber auch andere Phänomene, die Ausdruck davon sind, dass Prozesse aus dem unteren Menschen tendenziell immer wieder nach oben schlagen – Hitzewallungen und übermäßiges Schwitzen im Klimakterium oder bei Schilddrüsenstörungen, Kongestionen bei Bluthochdruck oder auch das banale, aber manchmal doch sehr belastende Erröten –, können mit dieser fünften Übung behandelt werden. Der Übe-Erfolg müsste sich daran zeigen, dass das Wohlbefinden durch die Stärkung der eigenen rhythmischen Funktionen von Schlaf- und Essrhythmen allmählich weniger abhängig wird; das bedeutet aber nicht, dass der Organismus bei groben Störungen der Lebensrhythmen oder Stoffwechselbelastungen nicht immer noch nach dem alten Entgleisungsmuster mit einem Migräneanfall oder Ähnlichem reagieren kann.

Es wird gelegentlich die Frage aufgeworfen, ob man sich bei den Konsonantenbewegungen der Übungen des 5. Vortrags eigentlich auch «mit dem Gedanken innerlich selbst abphotographier[en]»[1988] soll, weil Rudolf Steiner diese Aufgabe im Kontext des 5. Vortrags nicht explizit erwähnt.

Nun wird aber «das Konsonantische»[1989] im 2. Vortrag des Heil-Eurythmie-Kurses damit eingeführt, dass sehr ausdrücklich betont wird: «Wenn Sie ein Kind oder eine erwachsene Person *Konsonantisches* ausführen lassen, so ist es wichtig, dass sie sich gewissermaßen mit dem Gedanken innerlich selbst abphotographiert; *denn darin liegt das Wirksame.*»[1990] Die Verwandtschaft mit imaginativen Bild-Vorstellungen in unserem Denken ist ja ein ganz allgemeines Prinzip, das zum Wesen des Konsonantischen gehört.[1991] Umso mehr wird das Sich-innerlich-selbst-Abphotographieren da indiziert sein, wo es darum geht, dem Hinaufschlagen vom Stoffwechsel-Gliedmaßen-Pol ins Nerven-Sinnes-System entgegenzuwirken, und zugleich eine «Anregung des Nerven-Sinnes-Systems»[1992] in seiner Eigentätigkeit zu erzielen. Dann ist in der Dreiheit von dem Stoffwechsellaut B in der Konsonantengebärde, dem rhythmischen Element von Beugen und Strecken und der Bewusstseinsaufgabe, «eine innerliche Anschauung»[1993] von der konsonantischen Lautgestaltung zu haben, wiederum der ganze dreigliedrige Organismus des Menschen metamorphosisch enthalten und zur Aktivität aufgefordert.[1994]

Für die Heilung der Migräne werden im Buch «Grundlegendes»[1995] bei der Besprechung des Migränemittels «Biodoron»[1996] drei Wirkprinzipien angegeben:

1. «Anregung der Nerven-Sinnestätigkeit;»[1997]
2. «Transformation der rhythmischen Tätigkeit aus einer solchen, die dem Stoffwechsel zugeneigt ist, in eine solche, die der Atmung zugeneigt ist;»[1998]
3. «Eindämmung der rein vitalen Stoffwechseltätigkeit, die der Regulierung durch die Ich-Organisation entbehrt.»[1999]

«Das Erste wird erreicht durch die *Kieselsäure.* [...] Das Zweite wird erreicht durch den *Schwefel.* [...] Und das Dritte wird erreicht durch *Eisen.*»[2000]

In einem Vortrag in Arnheim schildert Rudolf Steiner den Zusammenklang von Kiesel, Eisen und Schwefel im Biodoron etwas anders: «*Regelung der Verdauung* [durch den Schwefel], deren Unordnung sich zeigt in unregelmäßiger Verdauung im Großhirn; *Regelung der Nerven-Sinnestätigkeit* vom Ich aus durch die Kieselsäure; *Regelung der in Unordnung gekommenen Rhythmik des Zirkulationswesens,* indem wir Eisen anwenden. [...] Wir erhalten dann das, was aus anthroposophischer Forschung heraus jetzt in der Welt als Migränemittel verbreitet wird, das aber zugleich überhaupt außerordentlich regulierend wirkt auf die Ich-Organisation, damit diese richtig in den Organismus eingreift, auf alles das, was gestörte Rhythmik in der Blutzirkulation herstellt, und auf alles das, *was die Wirkung, die Ausstrahlung der Verdauung in den ganzen menschlichen Organismus in der richtigen Weise* bewirkt.»[2001]

Man kann sich an dieser Stelle fragen, ob die medikamentöse Wirkung des Biodoron mit der prophylaktischen Wirkung der *fünften Übung* aus dem 5. Vortrag des Heil-Eurythmie-Kurses verglichen werden kann und soll. Es ist sehr interessant, mit dieser Frage der inneren Bewegung zu folgen, mit der Rudolf Steiner 1923 einmal vor Ärzten in Den Haag die Substanzkomposition des Biodoron schildert: «Aber wir müssen erst den Kieselsäureprozess in den Kopf hineinbringen. [...] Dazu müssen wir *den astralischen Leib so tätig wie möglich* machen, sodass er *in den aufsteigenden Wogen* durch den ganzen Verdauungsvorgang uns die Kieselsäure hinaufträgt, die wir durch das Präparat hineinbringen in die Kopforganisation. [...] Das geschieht, wenn wir Schwefel anwenden. [...] Aber im menschlichen Organismus muss das so sein, dass nicht nur etwas hinaufwirkt, sondern gerade, wenn wir das rhythmische System angreifen, muss *der Rhythmus hinauf- und hinuntergehen.* Wir verfolgen ja den Atmungsrhythmus hinauf und hinunter, verfolgen den Zirkulationsrhythmus hinauf und hinunter. Dieses Hinauf- und Hinuntergehen wird am wesentlichsten durch jene Funktion gefördert, die wieder in der Substanz des Eisens liegt. Und dieses, was wir wollen: *einmal hinauffluten, dann aber verhindern, dass es sich oben festsetzt,* dass sich oben nur etwas absetzt, und nicht der ganze Mensch in Anspruch genommen ist, das wird dadurch bewirkt, dass wir ein Präparat herstellen in einer gewissen Verarbeitung, das Eisen, Schwefel und Kieselsäure enthält.»[2002] Es wird da ein Bild der Substanzwirkungen gezeichnet, das dem Bewegungsablauf der fünften Übung in erstaunlichem Maß innerlich verwandt ist! Wenn es gelingt, sich so ein lebendiges Bild von der Wirkungsweise dieser Übung zu machen, wird es auch möglich sein zu beurteilen, ob und wie sich der Übe-Ablauf mit dem Organismus des Patienten verbindet und darin widerklingt. Und auch da gilt: «[...] da diese Dinge auf dem Umwege durch den Ätherleib wirken, [...], dass man zunächst anfangen muss, zwei bis drei Tage die Übungen fortsetzen muss, und [...] wenn man sieht, dass sie nicht richtig ausfallen, dass man dann am dritten Tag ändern muss.»[2003]

Die ausführliche – dabei aber keinesfalls umfassende – Betrachtung der im ganzen Kurs einzigen ausdrücklich genannten Krankheitsentität der habituellen[2004] Migräne als Indikation für die fünfte Übung soll veranschaulichen, wie auch diese Beuge- und Streckübung aus einer tiefen Einsicht in den gesamten menschlichen Organismus heraus entwickelt ist. Ähnlich umfassend, wie Rudolf Steiner die Wirkmöglichkeiten des Biodoron schildert, darf auch die Indikation für die fünfte und auch für alle anderen Übungen im 5. Vortrag gedacht werden. Immer werden den Gesamtorganismus umfassende integrierende Funktionen der rhythmischen Organisation gestärkt, aber doch mit jeder Übung auf unterscheidbare, spezifische Art und Weise. Für alle vier Übungen dieser zweiten Gruppe ist mit dem *Leitsymptom Schmerz*[2005] eine Wirkung auf das übermäßige oder zu geringe Eingreifen des Astralleibes[2006] gegeben; die Neigung zu wiederkehrenden Kopfschmerzen und Unterleibsschmerzen muss dabei als ein konstitutionell bedingtes, im Ätherleib verankertes, Versagen rhythmischer Funktionen gedacht werden. So wie der Astralleib im physischen Leib das Luftelement organisiert, so wirkt er im ätherischen Leib in der Differenzierung des Lichtäthers: Im Hell-Dunkel des Streckens und Beugens wird der Organismus für das kosmische *Lichtwirken* der Sonne aufgeschlossen, wie zuvor durch die Liebe-E-Übung und die Hoffnung-U-Übung für das *Wärmewirken.*

In der *sechsten* und *siebenten Übung* wird dann das Beugen nach zwei Seiten, das Verdunkeln, gegenüber dem Strecken, das immer nur in einem kurzen Moment bei dem Durchgang durch die Mittellage zustande kommt, betont. Man erkennt auch hier im Vergleich mit der fünften Übung den unterschiedlichen Bewegungstypus von oberem und unterem Menschen[2007]: unten, in der Bewegung «durch die Beine»[2008], überwiegt die Streckung, oben, in der Bewegung von Rumpf und Kopf, die Rundung. Durch die Betonung des Beugens oben wird die krankhafte Tendenz, die mit einem Überwiegen der bewusstseinsschaffenden Tätigkeit des Astralleibes einhergeht – nämlich zu stark zu strecken und zu spannen – gemildert. Die Symptomatik, gegen die die siebente Übung indiziert ist, ist gewissermaßen die umgekehrte im Vergleich zur Problematik, die zur Migräne führt: «Unregelmäßigkeiten im Unterleib, die sich durch Schmerzen äußern»[2009], das bedeutet ein Zuviel an Bewusstsein an einem Ort, wo die Prozesse im gesunden Zustand bewusstseinsfern, unbewusst wie im Schlaf, ablaufen sollten – also jetzt eine Verschiebung von oben nach unten.

Die Indikation der *siebenten Übung* ist genauso umfassend wie die der fünften Übung: in Rudolf Steiners Sprachgebrauch gilt als ‹Unterleib› (entsprechend dem lateinischen Wort Abdomen[2010] in der Medizin) alles, was unterhalb des Zwerchfells liegt. Die Neigung zu schmerzhaften Koliken und Spasmen aller Art an Magen, Gallenwegen, Dünn- und Dickdarm und den Unterbauchorganen im kleinen Becken – wenn nicht ein chirurgisches oder sonst akutmedizinisches Eingreifen indiziert ist – kann man mit dieser Übung bekämpfen und die Unregelmäßigkeiten, die die Schmerzen hervorrufen, «mildern»[2011]. Sie wirkt «auf dem Umweg über den Ätherleib *sehr stark beruhigend* auf alles, was als Unregelmäßigkeiten im Unterleib auftreten kann»[2012]. Man soll sie nicht ausführen, wenn die Schmerzen da sind, sondern im Intervall; aber auch nicht bei einer starken vaginalen Blutung oder Ähnlichem, denn das Lösen des zu stark bewusstseinsschaffenden Astralleibes im Unterleib kann durch einen Tonusverlust der glatten Muskulatur eine Blutung oder eine vorbestehende Blutungsneigung verstärken. Es wird durch das wiederholte ‹Kopfschütteln› (eigentlich das rhythmische Seitneigen des Kopfes) genau das, was den Kopf zum «mehr oder weniger denkerischen Kopf»[2013] macht, geradezu attackiert – die Eigentümlichkeit des Kopfes, «dasjenige, was als Rhythmisches in ihn heraufschlägt, [...] was eine Fortsetzung der Atmung ist, [...] zur Ruhe zu bringen, [...] in Ruhe zu verwandeln». Man soll die Übung daher nicht machen, wenn die ‹Ruhe des Kopfes› ohnehin gefährdet ist, bei Schwindel, seelischen Ausnahmezuständen, nach Schleudertrauma, bei schweren degenerativen Veränderungen der Halswirbelsäule. Gerade bei der fünften und siebenten Übung wird deutlich, dass ihre «mäßig[e]» Ausführung zwar allgemein als ‹eurythmisches Turnen› empfohlen werden kann, dass die beiden Übungen aber auch sehr wirksame Medikamente sind, die trotz ihres rhythmischen Charakters auch eine Einseitigkeit hervorrufen oder verstärken können. *Sie haben also Kontraindikationen.* Als Turnübungen stärken sie die Orientierung im Raum, das Gleichgewichtsgefühl; sie vertiefen die Atmung, regen die Zirkulation an. Aber sie bekämpfen auch beim Gesunden die allgemein-menschliche Konstitution, die der aufrechten menschlichen Gestalt zugrunde liegt, die Einseitigkeit von Kopf- und Stoffwechselpol, die der Mensch erwirbt, indem er sich aufrichtet und aus dem Tierkreis herauslöst[2014]; dadurch wird jeder Mensch wieder mehr Rhythmuswesen, wird wieder näher an das Regelmaß der kosmischen Rhythmen[2015] herangeführt. Mit nahezu der gleichen Indikation wie für die mittlere, die sechste Übung – «das wirkt sehr gut auf das ganze rhythmische System ein, auf den Atmungs- und Zirkulationsrhythmus. Wenn also da sich Unregelmäßigkeiten finden»[2016] – können als Verstärkung auch alle drei Übungen gemeinsam therapeutisch eingesetzt werden.

Eine klassische Indikation für die gemeinsame Anwendung dieser drei Übungen sind Menschen, bei denen Migräne und Bauchschmerzen, zum Beispiel Gallenkoliken, abwechseln. Das ist gar nicht ungewöhnlich, sondern ein bestimmter Konstitutionstyp, der in der Praxis nicht selten vorkommt. Gemäß der Parole: «Man kennt die Diagnose, wenn man weiß, was hilft»[2017] – eröffnen die therapeutischen Übungen des 5. Vortrags auch neue diagnostische Perspektiven: Eine andere charakteristische Indikation ist dann gegeben, wenn die Menstruationsblutung mit Dysmenorrhoe beginnt, am zweiten oder dritten Tag stockt und dann intermittierend eine Migräne auftritt. Das wechselnde Auftreten von beiden Störungsbildern in abwechselnder Folge ist ein zusätzliches Indiz dafür, dass die Fähigkeit des mittleren Menschen, selbst einen rhythmischen Ausgleich zu schaffen, mangelhaft ist und therapeutische Unterstützung braucht. In Anlehnung an die Darstellung im ersten Medizinerkurs[2018] ist auch an eine Anwendung zu denken, wenn sich entzündliche Infekte häufig wiederholen mit wechselnden Symptomen einmal oberhalb und einmal unterhalb des Zwerchfells, also z. B. «Kopfgrippe» und «Bauchgrippe» abwechselnd.

Bei Lehrern, Sängern oder Schauspielern wird oft berufsbedingt beim Reden, Singen oder Sprechen vor der Klasse oder auf der Bühne der Astralleib zu stark nach außen projiziert; er weitet sich dann und schafft eine gewisse Spannung[2019] und Aufhellung im Umraum wie bei einer Streckbewegung, was auf die Zuhörer sehr anregend wirken kann. Aber hinterher muss der Lehrer oder Künstler, um gesund zu bleiben, den Astralleib auch wieder, im Sinne des Beugens, an den Leib heranholen und nach innen führen können. Rudolf Steiner nennt diese ausgleichende Bewegung einmal «eine starke Intimation des Astralleibes nach unten»[2020]. Es ist eine wichtige therapeutische Grundgebärde bei vielen Arten von unbewältigten Spannungszuständen. Gelingt die ‹Intimation des Astralleibes nach unten› nicht oder nicht verlässlich, so werden immer wieder die charakteristischen Schmerzsymptome von Migräne oder Koliken oder Ähnlichem auftreten.

5.2.5.3.2 Geschicklichkeit

Bei diesen drei Übungen geht es letztlich immer darum, die Tendenz zu einem zu starken seelischen Erleben am Leib, einem zeitweisen Festhaken des Astralischen im Schmerz, zu bekämpfen. Ganz anders in der *achten* Übung, durch die genau dieses Festhaken bewusst, aber vorübergehend, hervorgerufen werden soll: «Und wenn dann die Kinder kommen und sagen, es tun ihnen besonders die Schultern weh und es tut ihnen alles mögliche weh, dann sagen Sie: Das wollte ich ja gerade haben; darüber wirst du, wenn es wieder gut ist, besonders froh sein!»[2021] Hier soll der Astralleib stärker bewusstseinsschaffend mit dem Leib verbunden werden. «Denn jeder *Schmerz, der auf diese Weise erzeugt wird,* ist ein Bekämpfer der Ungeschicklichkeit.»[2022]

Ungeschicklichkeit ist ein Ausdruck davon, dass der Astralleib – und in der Folge davon auch das Ich – sich mit dem Organismus schlecht verbinden kann, denn «die ganze Aufmerksamkeit, die wir der Welt entgegenbringen, [hängt] davon ab, dass wir mit unserem Geistig-Seelischen *in der richtigen Weise* ins Körperlich-Physische *eingreifen* können»[2023]. Im Heilpädagogischen Kurs spricht Rudolf Steiner davon, dass einerseits die «Unterkriechfähigkeit»[2024] des Astralleibes zu gering sein kann, dass andererseits der Astralleib durch die «Felsennatur»[2025] des Organismus daran gehindert werden kann, sich ausreichend mit dem Leib zu verbinden. Und das, so sagt er schon 1924, sei ein sehr verbreitetes Phänomen: man könne bei den 800 Kindern der Waldorfschule «nicht sagen, dass sich ein großer Prozentsatz durch große Geschicklichkeit auszeichnet. Sie werden überall bemerken, dass dieses Hineingegossensein des astralischen Leibes und der Ich-Organisation in die physische Organisation bei den meisten Menschen fehlt, weil wir in der Hochblüte des intellektualistischen Zeitalters leben.»[2026] Das gilt wohl umso mehr in der Gegenwart, da inzwischen schon viele Kinder mit noch mehr verdichteten leiblichen Voraussetzungen zurechtkommen müssen. Und zugleich werden sie durch die urbane Lebensweise daran gehindert, differenzierte Bewegungserfahrungen machen zu dürfen, wie sie früher durch die mehr handwerklichen Aufgaben bei einem dörflichen Leben noch selbstverständlicher waren.

So hat gerade diese Übung eine wichtige Indikation in der Pädagogik, denn «es ist das eine Übung, die sehr gut ausgeführt werden kann mit den Kindern in der Schule, und [sie] sollte auch da ausgeführt werden»[2027] – gerade in Verbindung mit allen anderen Elementen der Waldorfpädagogik, die in umfassendster Weise darauf zielen, dass sich die kindliche Geist-Seele in gültiger Art und Weise entsprechend den physiologischen Entwicklungsbedingungen in diesem Lebensalter in den Leib hineinarbeiten kann. Entscheidend ist aber auch das Leben mit lebendigen religiösen Bildern, die Vorbild sein können: Abstrakte intellektuelle Vorstellungen vermögen die Seele nur in Verbindung mit dem Knochensystem zu bringen, aber nicht zum Eintauchen in das Muskelsystem. «Unsere Geistesart greift nur ins Knochensystem, nicht mehr ins Muskelsystem ein. Der Mensch, der seine Knochen benützen will, wird deshalb nicht geschickt. Das Intellektuelle ist nur geeignet, ins Knochensystem und seine Beweglichkeit einzugreifen, aber das muss es mithilfe der Muskeln tun. Nun ist aber die Unterkriechfähigkeit des astralischen Leibes und der Ich-Organisation ins Muskelsystem denkbar gering. [...] Die Ausbildung von Muskeln an den Knochen hängt davon ab, dass große Vorbilder in der Welt vorhanden sind. Selbst wenn der Mensch nur dem Gedanken nach auf Vorbilder hinschauen kann, entwickelt sich ein Ineinandergreifen des Muskel- und Knochensystems.»[2028]

Wieder zeigt sich bei dieser *achten Übung* der innige Zusammenhang mit etwas, was man als Kulturkrankheit bezeichnen kann: Die allgemeine Menschheitskultur wird immer intellektueller, um den Preis des Verlusts der Geschicklichkeit – der Fähigkeit, mit dem Willen so in die Außenwelt einzugreifen, dass das eigene Handeln dem, was die gegenständliche Welt und die Verhältnisse fordern, adäquat ist. «Das ist die allgemeine Zivilisationserscheinung, dass wir mit unserer Intellektentwickelung die Willensentwickelung überholt haben. Die Menschen sind heute sehr stark intellektuell, was eben nicht beweist, dass sie mit ihrem Intellekt auch viel anzufangen wissen. [...] Aber dasjenige, was sie intellektuell wissen, das fassen sie so auf, als ob sie in ihm mit einer gewissen Sicherheit wirken. Der Wille entwickelt sich langsam.»[2029] Der Mensch muss im wachen Tagesleben seelisch-geistig in die eigene Leibesorganisation eintauchen, um in der Welt wirken zu können, um geschickt zu sein. So wird das konstitutionell gegebene Verhältnis von Geist-Seele und Leib bestimmend dafür, ob gelingen kann, was man ‹in die Hand nimmt› und ‹anpackt›, auch im übertragenen Sinne: es kann entscheiden darüber, ob der eigene Lebensentwurf gelingt, ob biographische Erfüllung möglich wird. Und so gestaltet sich ‹das Geschick› des einzelnen Menschen Hand in Hand mit seiner Geschicklichkeit oder Ungeschicklichkeit, auch in der Begegnung mit dem anderen Menschen. Diese *achte Übung* führt die Seele zur tiefsten Verbindung mit dem eigenen Leib und verhilft dadurch zu mehr Geschicklichkeit: «Wenn diese Bewegung häufig gemacht wird, so ist sie tatsächlich eine Bekämpferin der mannigfaltigsten Ungeschicklichkeiten.»[2030] Aber sie ist auch dort angebracht, wo aus medizinischen Gründen ein tieferes Eintauchen in den Leib angestrebt wird, bei vielen Formen von diffusen Schwäche- und Schwindelzuständen und anderen Zuständen, die dadurch hervorgerufen werden, dass der Astralleib nicht richtig untertauchen – ‹unterkriechen› – kann, sei es aus konstitutionellen Gründen oder bedingt durch schockartige Lebensereignisse oder Krankheiten, die auf das Seelen-Leibverhältnis stark lösend gewirkt haben.

Es handelt sich bei dieser *achten Übung* ja eigentlich um eine Verdoppelung der E-Gebärde – «Jede Gebärde, die also ganz wirklich diese Empfindung des Berührtwerdens des einen Teiles des Organismus von dem anderen spürt, die drückt diese E-Empfindung aus»[2031] – und damit auch um eine Intensivierung der E-Wirkung: «E fixiert das Ich im Ätherleib, es prägt sehr stark das Ich in den Ätherleib hinein.»[2032] Sie rückt damit in die Nähe der großen E-Übung, die vor allem «bei Schwächlingen, also bei Dünnlingen [...], bei denen das Schwachsein so recht von innen kommt, aber organisch bedingt ist»[2033], indiziert ist.[2034] Wenn man «ein E nach rückwärts»[2035] macht, dann «geht [es] mehr aufs Seelische»[2036], muss dann aber «mit einiger Vorsicht»[2037] gemacht werden, indem man versucht, «auch die moralischen Einflüsse auf ein verzagtes Kind oder auf ein deprimiertes, auf ein Depressionserscheinungen zeigendes Kind anzuwenden»[2038], indem «man sich aber mit dem Kinde sonst beschäftigt, dass man es tröstet, indem man es auch seelisch behandelt»[2039]. Die Möglichkeit, die ‹Arm-E-Bewegung› hinter dem Rücken zu machen, ist auch in die Ausführung dieser achten Übung übernommen worden. Das kann eine Berechtigung haben, wenn man eine seelische Kräftigung gleichzeitig beabsichtigt und das Üben tröstend begleitet. Wechselt man bei der Ausführung der ‹Arm-E-Bewegung› zwischen vorne und hinten, oben und unten in rhythmischer Folge ab, so entsteht ein komplexer Bewegungsablauf, der schon für die Durchführung eine gewisse Geschicklichkeit erfordert und Kindern wegen des beglückenden Erlebnisses von Freiheit im Betätigen von Gleichgewichts- und Eigenbewegungssinn[2040] viel Freude macht. Damit rückt man die Übung allerdings mehr in Richtung einer Bewegungsübung, die allein durch Training eine gewisse Geschicklichkeit erzeugt.

Für den therapeutischen Effekt bis in die Veränderung der Konstitution hinein ist es notwendig, wenigstens ansatzweise das von Rudolf Steiner charakterisierte Schmerzerlebnis hervorzurufen. Denn der mit therapeutischer Absicht hervorgerufene Schmerz, der das bei der Ungeschicklichkeit mangelhafte Leiberleben verstärkt, *dieser Schmerz selbst wirkt hier als das heilende Agens:* «Denn jeder Schmerz, der auf diese Weise erzeugt wird, ist ein Bekämpfer der Ungeschicklichkeit. Also man darf da schon durchaus etwas scharf die Kinder anpacken.»[2041] Der beabsichtigte Effekt kommt eher zustande, wenn die Arm-E-Bewegung leibnah, mit der Kreuzung in den Oberarmen durchgeführt wird, und nicht nur flüchtig an den Unterarmen, dadurch wird die Bewegung aber notwendig etwas dichter und langsamer; sie erscheint am schönsten, wenn man sich bewusst bemüht, das

Kreuzen und Sich-Berühren von Armen und Beinen im gleichen Moment zustande kommen zu lassen und das Zusammenführen zum Punkt aus allen Raumesrichtungen auch seelisch mitzuvollziehen – denn es ist ja der seelische Mitvollzug einer ätherischen Bewegung, der die ‹eurythmisierende› von der gewöhnlichen Turnbewegung unterscheidet! Das ergibt eine unmittelbar sichtbare und spürbare Tonisierung der gesamten Gestalt, die tatsächlich auch geschickter und wacher macht für alle darauffolgenden Aufgaben. Als sozial-hygienische Maßnahme kann man diese achte Übung mit Gewinn vor anspruchsvollen handwerklichen oder künstlerischen Aufgaben einsetzen, auch vor schwierigen Gesprächen; das weckt und spart dadurch auch Zeit. Aber für eine konstitutionelle Umstimmung wird der individuelle Patient auch diese Übung wieder mindestens sieben Wochen[2042] lang üben müssen.

Das Schmerzerlebnis muss sehr bewusst dosiert werden. Im seelischen Mitleben mit dem Kind oder Patienten kann man recht genau abschätzen, wie viel absichtsvoll herbeigeführtes Schmerzerleben in einem individuellen Fall zumutbar ist. Bei Ausnahmekonstitutionen wie in der Heilpädagogik – die ja oft, aber nicht immer mit einer äußeren Ungeschicklichkeit einhergehen –, aber auch bei gewissen Störungen in der Psychiatrie kann schon das nur flüchtige Berühren des eigenen Leibes als schmerzlich empfunden werden; das zeigt sich manchmal daran, dass das Kind nach Möglichkeit vermeidet, eine saubere Kreuzung der Arme überhaupt zustande kommen zu lassen. Diese hypersensiblen Kinder muss man «seelisch in der Nachbarschaft streichelnd begleiten»[2043] und «wirksam trösten»[2044], und außerdem muss man, wenn die Übung gelungen ist, für eine angemessene Nachruhe sorgen, damit das fast überfordernde seelische Schmerzerlebnis am eigenen Leib noch im geschützten Rahmen abklingen kann. – Schwieriger ist die Aufgabe, ein Kind, das wenig oder keine Wahrnehmung des eigenen Leibes und der eigenen Gliedmaßen hat und auch im Alltag kein Schmerzerleben zeigt – wie es oft bei Störungen aus dem Autismus-Spektrum der Fall ist –, zu einem seelischen Erleben an der eigenen E-Gebärde zu führen. Es hat keinen Sinn, das Zusammenschlagen der Arme oder Beine so zu verstärken – was diese Kinder von sich aus manchmal in grotesker Weise tun –, dass sie sich beinahe verletzen, ohne dass sie dabei fühlbar Schmerz empfinden. Blaue Flecken können allerdings auch bei der normalen Ausführung dieser Übung manchmal auftreten, vor allem, wenn man das Kreuzen mit den weniger von Muskeln geschützten Unterarmen und nicht an den Oberarmen machen lässt.

Gerade bei dieser Übung hat man es genau genommen nicht mehr zu tun mit einer «eurythmisierenden Übung[], welche sich mehr auf das Wirken *vom Seelischen aus* bezieh[t]»[2045]: sondern hier ist jetzt – genau umgekehrt – das *durch die eurythmische Bewegung erzeugte seelische Schmerzerlebnis* entscheidend für die beabsichtigte Wirkung.

5.2.6 *Die dritte Gruppe von vier Übungen*

5.2.6.1 *E und O zu zweit*

Sehr ähnlich in dieser Hinsicht ist auch die nachfolgende *neunte Übung:* «Nun werden wir eine andere Art einmal ins Auge fassen»[2046], beginnt Rudolf Steiner hier die Einführung im Anschluss an die achte Übung. Wieder handelt es sich um eine verdoppelte E-Bewegung im Oben-Unten, nur, dass jetzt das untere E durch eine gemeinsame Bewegung im Raum mit einer anderen Person «auf den Fußboden projiziert»[2047] wird, begleitet auch hier «mit einer E-Bewegung der Arme»[2048]. Die Wege der beiden Übenden verlaufen also in der Mitte eines gedachten Quadrats oder Rechtecks durch einen gemeinsamen Kreuzungspunkt. Bei streng geometrischer Durchführung der Aufgabe müssten sich beide Personen immer gleichzeitig im Kreuzungspunkt treffen. Aber nun stellt Rudolf Steiner zusätzlich die Aufgabe: «Jetzt laufen Sie so und Sie so aneinander vorbei und geben acht, dass Sie sich ja nicht anstoßen.»[2049] Da muss man also sehr achtgeben, dass man nicht zusammenstößt! «Und *dieses Achtgeben, dieses Verwenden der Aufmerksamkeit aufeinander* und auch mit der Bewegung, das ist dasjenige, was hier *mit der [E-]Bewegung zusammenwirkt.*»[2050] Bei dieser *neunten Übung* geht es also nicht mehr darum, Schmerz zu erzeugen, sondern, im Gegenteil, den Schmerz zu vermeiden, der beim Anstoßen auch für den anderen entstehen könnte. Dafür muss man geschickt sein, also sehr gut in den eigenen Leib eintauchen – was auf jedem Weg durch die Arm-E-Gebärde bekräftigt wird –, damit man ganz genau weiß, wo und wie man sich selbst im Raum bewegt und die Dynamik der eigenen Bewegung beherrscht, während man zugleich die Bewegungsdynamik des anderen ins Bewusstsein und in die eigene Bewegungsgestaltung mitaufnimmt. Anders als in der künstlerischen Eurythmie, wo es für das Kreuzen in einer Form eine einfache Regel gibt – die auf Vereinbarung natürlich auch immer wieder verlassen werden kann –, muss diese Übung, damit ihr Sinn erfüllt wird, so ausgeführt werden, dass es eben keine Vereinbarung gibt darüber, wer bei dem Kreuzen der Bewegungs-Linien auf dem Boden vorangehen wird, und auch keine neu geschaffene Gewohnheit (die sich durch das Aktivitätsgefälle zwischen den Temperamenten oder Konstitutionen der beiden Ausführenden schnell einstellen will). Es braucht Mut, einfach loszulaufen in den freien Raum hinein und nicht zu wissen, wie man aneinander vorbeikommen wird; und, wenn man dabei schräg rückwärts laufen muss, also die entgegenkommende Bewegung des anderen gar nicht sehen kann, auch Vertrauen. Es liegt eine Paradoxie darin, dass man in einer solchen Situation – die ja auch im sonstigen Leben nicht selten, ja im menschlichen Miteinander sogar allermeistens gegeben ist – mit der Aufmerksamkeit ganz beim andern und zugleich sehr gut bei sich selbst sein muss. «Und dieses Achtgeben, dieses Verwenden der Aufmerksamkeit aufeinander und auch mit der Bewegung, das ist dasjenige, was hier mit der [E-]Bewegung zusammenwirkt. Man kann also diese Sache immer nur von zwei Personen ausführen lassen. Sie ist, wenn sie von zwei Personen ausgeführt wird, im wesentlichen das, was man nennen könnte eine Stärkung des Herzens, also alles dasjenige, was zusammenhängt mit den Erscheinungen, die man so gewöhnlich als Stärkung des Herzens bezeichnet.»[2051]

Es ist eine Steigerung der Anforderung an die Geschicklichkeit, wenn man seine eigene Bewegung nicht nur an die Gegebenheiten der Gegenstände im Raum anpassen kann, sondern sogar die initiative Eigenbewegung eines anderen Menschen in seine eigene Bewegungsgestaltung aufzunehmen vermag. Mit dieser inneren Zurückhaltung der eigenen Aktivität öffnet der Pflegende nachts die Tür zu dem Zimmer eines möglicherweise schlafenden Patienten, wechselt eine liebevolle Mutter ihrem Kind die Windeln, begrüßen wir den anderen Menschen mit einem Händedruck. Es handelt sich also um eine wichtige soziale Fähigkeit, die hier auf turnerische Weise in einer einfachen Bewegungsübung bewusst und wiederholt geübt werden soll. Man lernt den anderen Menschen, mit dem man gemeinsam diese Übung macht, in wenigen Minuten recht gut kennen; und wenn man mutig und risikofreudig ist, kann sie auch erwachsene Menschen zum Lachen bringen. Aber wieder geht es nicht darum, dass man sich durch das gemeinsame eurythmische Turnen in Form dieser Übung kennenlernt oder selbst eine Fähigkeit für das soziale Miteinander erwirbt, sondern es kommt an auf das «Verwenden der Aufmerksamkeit aufeinander»[2052], um damit bis tief hinein in das organische Leben etwas zu bewirken, «was […] man so gewöhnlich als Stärkung des Herzens bezeichnet»[2053]. Denn «[w]as wir erleben an den Gegenständen und Wesenheiten der Außenwelt, und was sich in den Vorgängen unseres Seelenlebens spiegelt, das wirkt nicht bloß auf unsere drei Seelenglieder, weil in ihnen gerade das Ich wohnt, sondern das wirkt auch auf den astralischen Leib, auf den Ätherleib und den physischen Leib. Wir haben schon öfter beispielsweise angeführt, wie jenes Verhältnis, das das Ich herstellt zwischen sich und irgendeiner Wesenheit oder einem Gegenstand, nicht nur die Emotionen des astralischen Leibes aufrüttelt, nicht nur die Strömungen und Bewegungen des Ätherleibes in einen Umschwung bringt, sondern auch bis in den physischen Leib hineinwirkt.»[2054]

Die physiologischen Bedingungen unserer Herztätigkeit verändern sich, wenn wir regelmäßig in dieser Art herzstärkend miteinander üben. Es ist nur eine der zwölf Übungen, mit denen man «sowohl Kindern wie auch Erwachsenen [...] etwas Gutes»[2055] tun kann, die «auch von Erwachsenen in mäßiger Weise immer ausgeführt werden»[2056] sollten oder könnten, aber sie ist auch als einzelne Übung zur Behandlung von herzkranken Menschen geeignet, die etwa nach einer schweren Erkrankung oder Herzschädigung einen Rehabilitations-Aufenthalt nötig haben, bevor sie überhaupt in ihren Alltag zurückkehren können. «Diese Bewegung ist ganz besonders auf [...] den Sanatoriumsbetrieb eigentlich berechnet, wo man natürlich die zwei, deren Stärkung des Herzens man wünscht, eben hat; es ist schon besser, wenn man die beiden haben kann.»[2057]

Zwei Menschen, die in ähnlicher Art und Weise erkrankt sind und «diese Gesundung brauchen»[2058], können sich so gegenseitig zu Helfern werden, während sie doch selbst einen ausgesprochenen Heilbedarf haben. Es kann tröstlich sein, von dieser Übung zu wissen, wenn man sich als Angehöriger eines therapeutischen Berufs die Frage stellt, wie krank man sein darf oder wie gesund man eigentlich sein müsste, um überhaupt therapeutisch wirken zu dürfen: Man sollte nur nicht so krank und mit den eigenen Symptomen belastet und beschäftigt sein, dass die Wahrnehmung für den anderen dadurch leidet! – und das merkt man meist selbst, wenn man sich nicht mehr frei zur Verfügung stellen kann im therapeutischen Prozess eines anderen. Die wahrnehmende Aufmerksamkeit, die man für den anderen Menschen beim gemeinsamen Bilden eines «auf den Fußboden projiziert[en]»[2059] E aufbringt, stärkt das eigene Herz! Was durch die Hinwendung zum anderen, im «Achtgeben»[2060] und «Verwenden der Aufmerksamkeit aufeinander»[2061] im gemeinsamen Bilden der Lautform des E im Raum entsteht, wird durch die E-Bewegung der Arme in den eigenen Organismus übergeführt und vermag dort, durch die übende Wiederholung, eine anhaltende organische Veränderung zu bewirken!

Es gibt eine Steigerung innerhalb der zwölf Übungen von einer E-Übung zur anderen: Bei der dritten Übung wird im vorderen Raum im Abwechseln von Liebe-Gebärde und E die Bewegung gestaltet, während im Rücken starke Haltekraft erlebt werden kann, bei der achten Übung, mit dem Anstemmen des Fußes an das andere Knie von vorne, ergibt sich deutlicher ein Sich-Halten von vorne; in der letzten E-Übung wechselt von Kreuzung zu Kreuzung ab, ob das lauschende Achtgeben auf den anderen vor oder hinter dem Körper liegt, so als ob der Leib von außen beleuchtet und begrenzt würde. Auch das bewirkt eine kräftige rhythmisierende Empfindung, die immer durch den eigenen Leib hindurchgeht.

Gefragt, ob ein Kranker, der keinen zweiten Patienten zur Seite hat, diese Übung auch mit einem Gesunden ausführen könne, rät Rudolf Steiner: «Man muss aber dann *vielleicht* den Gesunden dazu veranlassen, dass er nicht die E-Bewegung mit den Armen mitmacht.»[2062] Das lässt darauf schließen, dass für die medikamentenähnliche therapeutische Anwendung der Aufmerksamkeit für den andern in der gemeinsam gebildeten, «auf den Fußboden projizierten Form»[2063] entscheidend ist, dass gleichzeitig die Beziehung zum eigenen Leib durch die Vokalgebärde, die man selbst mit den Armen bildet, hergestellt wird. (Das gilt dann im gleichen Sinne auch für die zehnte Übung: «Man kann da wiederum, wenn man die O-Bewegung mit den Armen weglässt, einen Gesunden verwenden zum Mittun.»[2064])

Ähnlich wie bei der dritten Übung der eurythmischen Liebegebärde, begleitet von einer kräftigen E-Bewegung, kann für den Betrachter dieser *neunten Übung*, wenn sie ohne Zögern und Unterbrechungen von zwei Menschen flüssig gemeinsam im Raum ausgeführt wird, ein lebendiges Bild des pulsierenden, schlagenden Herzens zwischen Ausdehnung und Zusammenziehung, Diastole und Systole entstehen. Nur hat dieses Bild jetzt, durch die Verwendung der Beine und den Einbezug der Bewegung des ganzen Körpers im Raum vergleichsweise mehr Dynamik und elementare Kraft. Wie bei den konsonantischen Stoffwechselübungen kommt auch hier die zielgerichtete Bewegung der Beine zum Einsatz, um das stoffliche, kraftende Element zu verstärken. Aber die Lautbildung im Raum, die sich «auf den Fußboden projiziert»[2065], weist zugleich über die Grenzen des Organismus hinaus. So muss ja auch das Herz in seine Tätigkeit alle Veränderungen im Verhältnis zur äußeren Welt aufnehmen: ob man steht oder liegt, bergauf oder bergab geht, sich rasch oder langsam bewegt, ob es in der Umgebung kalt oder warm ist und vieles mehr –, all das muss das

Herz in seine Bewegung integrieren durch eine Anpassung von Rhythmus und Schlagvolumen[2066]. Darin besteht die *Stärke des Herzens*, dass diese Anpassung an die Erfordernisse des äußeren Lebens möglich ist und ständig geleistet wird; und es charakterisiert die Herzschwäche, wenn unter körperlicher oder seelischer Belastung Beschwerden auftreten – wenn schon bei geringer Anstrengung, etwa bei einem leichten Anstieg, Atemnot auftritt.

Noch deutlicher wird diese Wechselwirkung, das Hinhören auf die Bewegung des anderen und das Aufnehmen seiner Bewegung im äußeren Raum in die eigene Bewegungsgestaltung, in der *zehnten Übung*, wenn zwei Patienten abwechselnd, in ähnlicher Weise «auf den Fußboden projiziert»[2067], eine O-Form im Raum bilden, indem sie immer ein Stück des Kreisbogens aneinander anschließen, «begleitet von der O-Haltung der Arme»[2068]: der eine steht vorne, während der andere von hinten zu ihm hin die erste Hälfte des Kreises abläuft (normalerweise wird die Kreisbewegung frontal ausgeführt), und läuft los, sobald der andere ihn erreicht. Diesen Bewegungsablauf soll man «erst langsamer, aber [...] dann immer schneller und schneller machen lassen, und dann wiederum es abfluten lassen, von dem Schnellen wiederum ins Langsame immer weiter hinein»[2069]. Das erfordert eine feine Abstimmung der Bewegungsdynamik aufeinander: Während man vorne steht, muss man aufmerksam in den hinteren Raum hineinlauschen; während man ruht, muss man doch bereit sein, jederzeit den Bewegungsimpuls, der an einen herangetragen wird, wieder aufzunehmen, selbst loszulaufen und die beschleunigende oder verlangsamende Dynamik genau so, wie sie herangebracht wird, harmonisch fortzusetzen – was auch immer man selbst erwartet oder in der Vorstellung vorgegriffen hatte; dann kann man sich aber auch von einem gemeinsamen Atem getragen fühlen wie beim Musizieren. Es vertieft und verlängert sich dadurch die eigene Atmung in ihrer Periodik. Im gemeinsamen Beschleunigen und Abflutenlassen lebt dann noch eine weitere, übergeordnete Atembewegung, die für den Betrachter sichtbar wird: die Gesamtgestalt eines tönenden Kuppelraums mit an- und abschwellender Dynamik, wie ein Bild der sich im Anspannen senkenden und in der Entspannung steigenden Zwerchfellkuppel beim atmenden Menschen. Die Aufgabe, in der frontalen Bewegung auf dem Kreisbogen zu beschleunigen, ist auch körperlich anspruchsvoll und führt zu einer erhöhten muskulären Spannung in den Beinen und in der ganzen Gestalt. Man wird durch diese Bewegung tief in den eigenen Leib hineingezogen, während man dann, wenn man wieder auf die Bewegung des anderen lauscht, weit aus sich herausgeht. Während man selbst eine geschlossene «O-Haltung»[2070] oder «O-Bewegung mit den Armen»[2071] formt, entsteht der Laut noch ein zweites Mal wesenhaft im Zwischenraum, im Miteinander. Alles ist Bild einer in Raum und Bewegung hinausprojizierten, vergrößerten kräftigen Atembewegung. Die Indikation der Übung ist die «Stärkung des Zwerchfelles [...] und damit des ganzen Atmungssystems»[2072].

Das Seelische, das diese Übung fordert oder hervorruft, wird von Rudolf Steiner nicht benannt. Dennoch kann man in Analogie zur vorhergehenden Übung davon ausgehen, dass gerade die für die Ausführung dieser Übungsaufgabe geforderte seelische Fähigkeit durch die eigene O-Bewegung des Patienten sich mit dem Leib verbindet und dadurch für die «Stärkung des Zwerchfelles [...] und damit des ganzen Atmungssystems»[2073] organisch wirksam wird. Beide Übungen wirken ‹stärkend› auf die muskulären Organe Herz und Zwerchfell; diese Wirkung ist nicht erwärmend und auch nicht primär durchlichtend oder verdunkelnd. Es ist ein tönendes, kraftendes Leben, das sie vermitteln: sie haben eine Wirksamkeit im *chemischen oder Klang-Äther.*

5.2.6.2 *h-a und a-h*

Alle vier Übungen in der dritten Gruppe werden aus zwei eurythmischen Lautbewegungen, die aber in einer besonderen Art verbunden werden, aufgebaut. In den letzten beiden Übungen werden die Vokalbewegung A und die Konsonantenbewegung H eng zu kleinen Silben zusammengefügt, indem die Arme «ganz stillhalten»[2074] und «bloß mit den Schultern, so gut es geht»[2075], die H-Bewegung nachgeahmt wird. Hier wird also nicht ein zur Form Erstarrtes in Bewegung umgesetzt[2076], das durch eine zurückgehaltene Gefühlsnuance der Sprache im Ätherischen des Kehlkopfs erscheint[2077], sondern es werden am Kehlkopf und an den Sprachorganen beobachtbare ätherische Lautbewegungen miteinander verschmolzen zu einer gemeinsamen verdichteten Bewegungsform. Es wird also nicht ein Seelisches eurythmisch in Bewegung aufgelöst, sondern durch die Verknüpfung und Verkürzung, *durch die Einschränkung der freien Lautbewegung ätherisch etwas nachgebildet, was einem Seelischen entspricht.* Beide Silben vermitteln in der deutschen Sprache ja auch einen charakteristischen seelischen Ausdruck: Das ‹ha› als Ausruf des Erschreckens wird in der Wiederholung zum ‹ha-ha-ha› des Lachens; das ‹ah› als Ausdruck des Staunens, der Bewunderung, wird in der Wiederholung als ‹ah-ah-ah› Ausdruck wiederholten Staunens, aber auch des Seufzens oder Klagens. Die «eurythmisierenden Übungen»[2078], die auf diesem Weg entstehen, wirken tatsächlich gleichsinnig wie das Seelische, für das diese Bewegungen der adäquate eurythmische Ausdruck sind, aber im Vergleich zum alltäglichen «Lachen»[2079] oder dem «Gefühl der Verehrung»[2080] sogar «in sehr verschärftem Maße»[2081]: «Die gesundende Wirkung des Lachens [...] ist ja bekannt. Aber wenn *das Lachen eurythmisch getrieben* wird, so ist eben *diese gesundende Wirkung in besonderem Maße* da.»[2082] Wie es der Natur dieser Seelenstimmungen entspricht, wird das eurythmische Lachen schnell, die andere Übung, die den Organismus im gleichen Sinne wie das Gefühl der Verehrung stimmt, «recht langsam»[2083] und «ganz bedächtig»[2084] durchgeführt. So ähnlich die beiden Silben sind, die unterschiedliche zeitliche Abfolge der Laute bringt schon mit sich, dass die erste Silbe ‹ha› sich auch sprachlich sehr schnell wiederholen lässt, während das bei der zweiten Silbe ‹ah› kaum möglich ist.

5.2.6.2.1 Die gesundende Wirkung des Lachens

«Diese gesundende Wirkung des Lachens, sie ist ja bekannt.»[2085] Rudolf Steiner hat schon 1910 in Berlin in einem öffentlichen Vortrag ausführlich darüber gesprochen. Sie besteht darin, dass sich der Astralleib im plötzlichen Überraschtsein durch etwas, was nicht verstanden werden kann, löst und weitet, wodurch der Ätherleib von der Einwirkung des Astralischen befreit wird ähnlich wie beim Einschlafen. «Wo wir uns über ein Wesen erheben, lassen wir unseren astralischen Leib wie eine elastische Substanz sich erweitern, schlaff werden, während wir ihn sonst angespannt haben. Indem sich der astralische Leib erweitert, befreien wir uns von irgendeinem Bande mit der betreffenden Wesenheit; wir ziehen uns gleichsam in uns selber zurück, erheben uns über die ganze Situation. [...] Und der Ausdruck der Erweiterung des *astralischen Leibes im physischen Leibe* ist das Lachen oder das Lächeln» [2086]. Das «Lachen auf dem Menschenantlitz [...] ist die geistige Offenbarung dafür, dass der Mensch heranstrebt zur Befreiung, *dass er sich nicht umschlingen lässt von den Dingen, die seiner nicht würdig sind,* sondern sich mit Lächeln im Antlitz erhebt über das, dessen Sklave er nie werden darf»[2087]. Mit dieser Formulierung von Rudolf Steiner ist schon eine wichtige Indikation für die *elfte Übung* ausgesprochen! «Eine Art Freimachen der äußeren Leiblichkeit tritt also im Lachen ein [...]».[2088]

So werden auch während des wachen Tageslebens in den Momenten des heiteren Lachens jene Kräfte wirksam, die sonst nur im Tiefschlaf in der Regeneration der Kräfte und in der Erhaltung des Leibes organisch[2089] tätig sind – die zugleich ebenso wie das Urteilen, die Hoffnung und die Liebe zutiefst mit dem seelisch-geistigen Wesen des Menschen verbunden sind. «Wir sehen, wie das Ich es ist, das Mittelpunktswesen des Menschen, das sich ausdrückt in Lachen und Weinen. Daher können wir es auch begreiflich finden, dass das Ich, das den Menschen zum Menschen macht, in gewisser Weise Voraussetzung ist des wahren Lachens und des wahren Weinens.»[2090] Mit der Übung des eurythmischen Lachens lässt sich unter den verschiedensten körperlichen, seelischen und sozialen Belastungen das ‹Mittelpunktswesen des Menschen› gezielt stärken, damit der Leib gesundet.

5.2.6.2.2 Die Kraft der Verehrung

In ähnlicher Art wie das Lachen oder Lächeln führt die Seufzerbewegung des ‹ah› durch die vertiefte Ausatmung zu einer Entlastung des Ätherischen. «Wenn das Lachen eurythmisch getrieben wird, so ist eben diese gesunde Wirkung in besonderem Maße da. Sie können aber *das auch noch anders* machen», sagt Rudolf Steiner in der Überleitung von der elften zur *zwölften Übung.* «Das ist dann dasjenige, was man nennen könnte: *der ganze Organismus richtet sich ein auf das Gefühl der Verehrung*, und es hat auch alles dasjenige, was durch das Gefühl der Verehrung ja im wesentlichen im Organismus bewirkt wird, [zur Folge]. Durch das Gefühl der Verehrung, wenn es beim Menschen habituell ist, wird ja auf den Organismus die Wirkung ausgeübt, dass er dadurch in der Tat dauerhafter wird, also beständiger wird, als Organismus beständiger wird. Er wird widerstandsfähiger.»[2091] Durch die Wiederherstellung verbrauchter Lebenskräfte wird der Organismus «dauerhafter»[2092], «beständiger»[2093]. «Daher: Alles dasjenige, was man den Kindern an Verehrung, an Begabung oder an Fähigkeit der Verehrung beibringt, das macht die Kinder widerstandsfähiger.»[2094] Menschen mit guten Verehrungskräften werden daher weniger Schlaf brauchen, um sich zu regenerieren, und sich dabei trotzdem gesund erhalten können. «Menschen, die wirklich richtig veranlagt sind dazu, gut verehren zu können, die werden widerstandsfähiger in ihrem Organismus.»[2095]

Gerade diese Fähigkeit geht durch die intellektuelle Skepsis unserer Zeit mehr und mehr verloren. «In einer Zeit, in der die Verhältnisse des materiellen Lebens einfache waren, war auch geistiger Aufschwung leichter zu erreichen. Das Verehrungswürdige, das Heiligzuhaltende hob sich mehr von den übrigen Weltverhältnissen ab. Die Ideale werden in einem kritischen Zeitalter herabgezogen, andere Gefühle treten an die Stelle der Verehrung, der Ehrfurcht, der Anbetung und Bewunderung. Unser Zeitalter drängt diese Gefühle immer mehr zurück, so dass sie durch das alltägliche Leben der Menschen nur noch in sehr geringem Grade zugeführt werden.»[2096] Dabei wäre es «ein Glück für jeden heranwachsenden Menschen, solche Gefühle in sich zu tragen. Man glaube nur ja nicht, dass solche Anlagen den Keim zur Unterwürfigkeit und Sklaverei bilden. Es wird später die erst kindliche Verehrung gegenüber Menschen zur Verehrung gegenüber *Wahrheit* und *Erkenntnis.*»[2097] Was kann man tun, wenn Eltern und Lehrer selbst keine Möglichkeit mehr haben, Verehrungskräfte zu entfalten und zu vermitteln? – Dann kann man mit dieser einfachen eurythmischen Turn-Übung, der *a-h*-Bewegung, wenn man sie regelmäßig ausführen lässt, erreichen, dass sich der Organismus so einrichtet, wie er in älteren Kulturen durch «das Gefühl der Verehrung»[2098] gestimmt wurde. «Und man kann»[2099] – auch in einer Kulturepoche, in der die Verehrungsstimmung selten geworden ist – «dieser Widerstandsfähigkeit gerade durch die zuletzt angeführte eurythmische Übung zu Hilfe kommen»[2100], und wird «Kindern wie auch Erwachsenen damit etwas Gutes»[2101] tun.

Auch die vier letzten Übungen wirken so, dass sie das Darinnenstehen des Menschen zwischen Erde und Kosmos regulieren und den Menschen dem kosmischen Sonnenwirken aufschließen. Hier geht es ganz besonders um die kraftende, die Nachtseite des Sonnenwirkens: Da wirkt die Sonne durch die Erde hindurch ganz besonders stark so, dass «der Mensch dadurch im Innersten seines organischen Wesens ergriffen wird»[2102]. Gerade die Wirkungen der letzten beiden Übungen lassen sich so auffassen, dass der Mensch jetzt ganz allgemein in seinem Leben, im *Lebensäther,* gestärkt wird.

5.2.7 *Differenzierte ätherische Wirkungen der zwölf Übungen*

Durch diese zwölf Übungen wird das Ätherische des Menschen in allen seinen Aspekten, in seiner Wärme (durch die dritte und vierte Übung), im Licht und Dunkel (durch die fünfte bis zur achten Übung), im Klang (durch die neunte und zehnte Übung), wie auch im allgemeinen Leben (durch die elfte und zwölfte Übung) gestärkt. Für die ersten zwei der zwölf Übungen ist die Zuordnung zu einer der vier Ätherarten allerdings fraglich. Diese beiden Übungen wirken ja anregend, ordnen ‹auf dem Umwege durch den Ätherleib› den Rhythmus von Atmung und Zirkulation auf das gesunde Maß, indem sie wesensgemäß den Atem befreien, die Zirkulation anregen[2103], also im unmittelbaren Sinn eu[2104]-rhythmisierend. In den seelischen Elementen der ersten zwei Übungen, im Urteilen und in der Seelenbewegung von Sympathie und Antipathie, lebt von allen zwölf am stärksten etwas, was mit dem menschlichen Sprechen und Denken wesenhaft verbunden ist: Logos-Kraft, lebendige Wortkraft, Ausdruck geistigen Lebens. Das weist möglicherweise hin auf die fünfte Ätherart, die sich erst durch das Mysterium von Golgatha mit der Erde verbunden hat: moralische Äther-Kraft[2105], «Freiheitsäther»[2106]. Es schafft eine neue seelische Freiheit, wenn der Mensch sein habituelles, in der leiblichen Konstitution bedingtes bejahendes und verneinendes Urteilen, seine Sympathie und Antipathie in der eurythmischen Bewegung objektiviert und damit aus sich heraussetzen kann. Ein dem Menschenwesen entsprechendes geistiges Prinzip lebt in der Mitte, im freien Gleichgewicht zwischen den sympathisierenden und den antipathisierenden Kräften im Verhältnis zur Welt; die tiefsten Fragen des moralischen Lebens des Menschen sind damit verbunden.[2107] Und nur aus der inneren Freiheit jenseits von Sympathie und Antipathie erwächst die Fähigkeit der Liebe.

Vermittelt durch die zwölf Übungen dürfen wir anknüpfen an das dreifache Sonnengeheimnis, das Julian Apostata noch bekannt war und das er für die Nachwelt erhalten wollte: «Sonne als göttliche Liebesquelle, Sonne als göttliche Lichtquelle, Sonne als göttliche Lebensquelle»[2108]. Durch die eurythmisierende Umsetzung des seelischen Elements der Sprache in Denken, Fühlen und Wollen kann sich der Mensch selbst in diesen zwölf Übungen wiederfinden. Etwas Vergleichbares drückt sich vielleicht aus in dem Spruch, den Rudolf Steiner 1921 oder 1922 für den Sprachunterricht der Oberstufenschüler gegeben hat:

«Wer der Sprache Sinn versteht,
Dem enthüllt die Welt im Bilde sich.
Wer der Sprache Seele hört,
Dem erschließt die Welt als Wesen sich.
Wer der Sprache Geist erlebt,
Den beschenkt die Welt mit Weisheitskraft.
Wer die Sprache lieben kann,
Dem verleiht sie selbst die eigne Macht.
So will ich Herz und Sinn

Nach Geist und Seele
Des Wortes wenden,
Und in der Liebe
Zu ihm mich selber
Erst ganz empfinden.[2109]

5.3 *Vom imaginativen Charakter der zwölf Übungen*

Nach der Demonstration der ersten und der zweiten Übung charakterisiert Rudolf Steiner den imaginativen Eindruck, den man durch das Zuschauen gewinnen kann. Bei der ersten Übung ist es «ein flüchtig gewordener Gedanke, gleichsam der Gedanke, der Flügel gewonnen hat und in die Bewegung übergegangen ist»[2110]. Bei der zweiten Übung ist es «die Imagination des Schlafes»[2111]. Bei allen späteren Übungen spricht er nicht darüber, welcher imaginative Eindruck durch diese Bewegungen hervorgerufen wird. Aber alle zwölf Übungen – jede in ihrer Art – haben einen vergleichbaren lebendigen Bildcharakter.

Wie die erste Übung in ihrer Bewegung an das Dichterpferd, den Pegasus, oder einen reitenden Engel erinnert, so gibt es für alle Übungen vielfältige Assoziationen mit Motiven aus der Mythologie, der Märchenwelt, den Evangelien, der Dichtkunst. Eine archetypische lebendige Bilderwelt, die durch die ganze menschliche Kulturentwicklung hindurch immer wieder in anderer Form ihren Ausdruck gefunden hat, spricht durch diese Bewegungsbilder. Im Anschluss an das Gespräch der Frau Balde mit Capesius[2112] müsste man denken: Diese Bewegungen sind in der geistigen Welt als Ausdruck geistiger Wesenheiten wirklich vorhanden. Begabte Menschen, die «die Kunst verstehen, das Herz eine Weile in den Kopf hinauffahren zu lassen»[2113], können «eine eigentümliche Empfindung von all den Bewegungen»[2114] bekommen! «Und was man so fühlt, das geht dann wie Ströme in den Kehlkopf hinein: da kann man dann erzählen.»[2115] Es gibt in der griechischen Mythologie das Bild der Kabiren[2116] (fünfte, sechste und siebente Übung), im deutschen Märchenschatz, der durch die Gebrüder Grimm aufgezeichnet wurde, das Bild aus dem Märchen «Die Sternthaler»[2117] (vierte Übung), aus den Evangelien das Bild der Kreuzigung[2118] (dritte Übung) und des Gangs nach Emmaus[2119] (neunte Übung) ... es ließe sich diese Reihe unbeschränkt fortsetzen mit Bildern aus allen Zeiten und Kulturen der Menschheit! In der Vergangenheit sind diese Bilder in besonderen Sprachformen vermittelt worden, und sie klingen auch in der modernen Sprache noch an, etwa wenn Christian Morgenstern[2120] dichtet (dritte Übung):

> *«Ich habe den MENSCHEN gesehn in seiner tiefsten Gestalt,*
> *ich kenne die Welt bis auf den Grundgehalt.*
>
> *Ich weiß, dass Liebe, Liebe ihr tiefster Sinn,*
> *und dass ich da, um immer mehr zu lieben, bin.*
>
> *Ich breite die Arme aus, wie ER getan,*
> *ich möchte die ganze Welt, wie ER, umfahn.»*

5.3.1 Das Ausbilden von Imaginationen im Organleben

Diese universale Bilderwelt wird nun durch die eurythmisierenden Bewegungsübungen des 5. Vortrags vor allem in der übenden Wiederholung mit dem Leibgeschehen im menschlichen Organismus verbunden, oder besser: wieder verbunden. Man muss ja denken, dass diese schöpferischen Bilder immer mit dem Menschen verbunden waren, kann sich aber vorstellen, dass sie unter den modernen Lebensverhältnissen, wenn der Ätherleib versteift, abblassen oder sogar abklingen. Durch die eurythmische Ausführung wird ihr Wirken im Ätherischen belebt, neu angeregt, bis in das organische Leben hinein.

Der Ärztevortrag am Vormittag desselben Tages endet mit einer kurzen, aber bedeutungsvollen Schilderung des Zusammenhangs der Organe und ihrer Funktionen mit bewussten oder unbewussten Imaginationen: *Jedes Organ,* wenn es «nicht schadhaft ist, sondern normal ausgebildet ist, [...] *bildet* [...] *schon die Imagination aus, sie bleibt aber unbewusst*»[2121]. Die Imagination ist dann gedeckt durch das Organ und entfaltet sich in der normalen Organplastik. Wenn ein Organ schadhaft wird, «dann kommt es nicht dazu, diese Imagination richtig auszubilden»[2122]. Es entsteht dann «auf der einen Seite [...] die Sucht nach der Ausbildung der Imagination, und auf der anderen Seite bleibt die Imagination ungedeckt durch das Organ und tritt als Halluzination und so weiter auf»[2123]. Die «in seinem Innern sich entwickelnden Imaginationen»[2124] strahlen nämlich dann, wenn das Organ schadhaft wird, «in den übrigen menschlichen Organismus und [werden] perzipiert»[2125], d.h. wahrgenommen dadurch, «dass die Imaginationsbildung [...], weil sie abnorm ist, sich der Bewusstheit aufdrängt. Es entstehen also die Halluzinationen und Visionen»[2126]; dadurch, «dass die Imaginationsbildung nicht richtig in ihrer Plastik sich entfalten kann»[2127], «ist das Organ kaputt und es entsteht der Drang nach richtigen Imaginationen»[2128], «dann haben wir es mit einem deformierten Organ [...] zu tun»[2129].

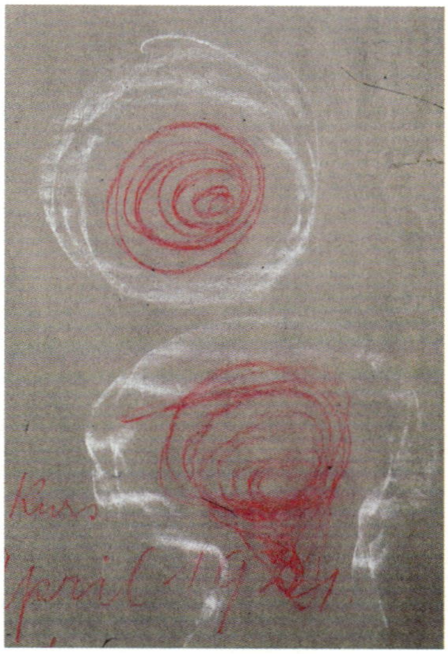

Abb. 43, Gesundes (oben) und deformiertes Organ (unten), Ausschnitt aus der Wandtafelzeichnung zu GA 313, 6. Vortrag, 16. April 1921

Das Ausbilden von Imaginationen, die sich in der Plastik der Organe entfalten, ist also wichtig für die Organgesundheit und die Erhaltung der normalen Form der Organe einerseits und für die seelische Gesundheit und die freie Bewusstseinsbildung andererseits.

In der Organplastik unseres Organismus wirken lebendige Imaginationen. Solange die Organe gesund sind, bleiben diese Imaginationen durch die Organe gedeckt. Das schützt unser Bewusstsein davor, von diesen im Leib gestaltend tätigen Imaginationen überflutet zu werden; daher wissen wir im gesunden Leben nichts von ihnen. Das schadhafte, deformierte Organ vermag diese Imaginationen nicht mehr normal im organischen Leben zu halten, sie strahlen dann aus in den übrigen Organismus und drängen als pathologische Visionen und Halluzinationen ins Bewusstsein. Das führt dazu, dass «für gewisse Formen von Geisteskrankheiten eine Sucht vorliegt, Imaginationen, Inspirationen zu bilden. Das ist eben dasjenige, was Freiwerden des Geistigen im Inneren bedeutet.»[2130] «Weil jene Kräfte schadhaft geworden sind, die eigentlich die stabilen der Eiweißbildung sind, nicht die variablen, sondern die stabilen»[2131], verlieren die Organe ihre normale Form, Stickstoff wird in erhöhtem Maß aus den Organen gelöst und das Geistige wird im Inneren zu stark befreit. Deshalb soll man in der Psychiatrie vor allem nachforschen, «wie die Abscheidungen bei einem Geisteskranken beschaffen sind»[2132].

Man muss also «die eigentlichen Ursachen der seelischen Erkrankungen eigentlich in den Deformationen von Organen»[2133] suchen. «Es handelt sich immer mehr darum, dass man gerade beim sogenannten Geisteskranken die Deformation der Organe sucht, irgendein nicht richtig funktionierendes Organ, und dass man wiederum frägt: Warum funktioniert es nicht richtig?»[2134] – Weil die Kräfte versagen, die das Organ in seiner Form erhalten sollten! «Es ist etwas in dem Kranken, das fortwährend danach strebt, das Organ eigentlich in seinem ursprünglichen plastischen Aufbau zu zerstören.»[2135] So hat der imaginative Charakter der Übungen des 5. Vortrags eine wesentliche Bedeutung in der Verhütung und Behandlung von psychiatrischen Krankheiten. Die Übungen könnten aber auch dann hilfreich sein, wenn durch konstitutionelle Bedingungen oder ausgelöst durch Drogenerfahrungen imaginative Erlebnisse aus der Organwelt ins Bewusstsein drängen und das Alltagsbewusstsein bedrohlich überfluten.

Zugleich wird die Organgesundheit auch für das unbewusste organische Leben gestärkt: «Auf der anderen Seite ist das Organ kaputt und es entsteht dadurch der Drang nach richtigen Imaginationen.»[2136] Das Organ selbst drängt, um sich doch irgendwie gesund in seiner Form erhalten zu können, «nach richtigen Imaginationen»[2137]. Man kann ahnen, welche Bedeutung diese zwölf Übungen für die Gesunderhaltung des Menschen und der Menschheit schon heute und in der Zukunft noch mehr haben könnten. «In der Zukunft [...] werden die Menschen überhaupt in der mannigfaltigsten Weise zu Deformierungen neigen, weil sie nicht mehr in den unwillkürlich wirksamen Kräften die normalisierende Gestalt werden bilden können. Der Mensch wird frei; er wird sogar frei werden nach und nach in Bezug auf die Bildung seiner eigenen Gestalt, aber er muss dann mit der Freiheit etwas anfangen können. Er muss also übergehen zu dem Erzeugen von Imaginationen, meine lieben Freunde, die dem Deformieren immer entgegenwirken.»[2138]

Woher gewinnen wir Menschen die unseren Leib gestaltenden Imaginationen?

5.4 *Ätherische Astronomie*

Am Vorabend des 5. Vortrages im Heil-Eurythmie-Kurs spricht Rudolf Steiner in einem Mitgliedervortrag über die «ätherische [Astronomie] im Gegensatz zu unserer physischen»[2139]: «Man hatte in alten Zeiten durchaus noch ein Bewusstsein davon, dass *der Mensch* mit seinem Wesen *nicht nur der Erde* angehört, sondern dass er auch *angehört zunächst der kosmischen Nachbarschaft* der Erde, dem Planetensystem, und eine alte Weisheit hatte ziemlich konkrete Vorstellungen über diese ätherische Astronomie.»[2140] Angeführt werden «Wechselwirkungen zwischen dem oberen Teil des Ätherleibes»[2141] und den obersonnigen Planeten Saturn, Jupiter und Mars, während der «Teil des Menschen, der mehr astralischer Natur ist [...] wiederum in einer Art von Wechselwirkung»[2142] steht mit den untersonnigen Planeten Venus, Merkur und Mond. «Diejenigen Kräfte, welche den Menschen dann herein führen in sein irdisches Dasein, welche machen, dass sich diesem Ätherleib ein *physischer* Leib eingliedert, das sind die *Kräfte der Erde.* Diejenigen Kräfte aber, welche machen, *dass der Mensch nicht aufgeht im irdischen Leben,* dass der Mensch *gewissermaßen eine Art Ausblick hat vom irdischen Leben hinaus, das sind die Kräfte der Sonne.*»[2143] Darin besteht wohl die umfassende hygienische Bedeutung der zwölf Übungen mit ihrem Bezug zum dreifachen Sonnengeheimnis: «Dass der Mensch nicht aufgeht im irdischen Leben», dass er «einen Ausblick hat vom irdischen Leben hinaus»[2144]! – im Gegensatz zum «gewöhnliche[n], bloß physiologische[n] Turnen»[2145], das «im Grunde genommen eine Schule des Materialismus [ist], indem das materialistische Denken ins Gefühl übergeht»[2146, 2147].

In jener alten Anschauung der ätherischen Astronomie «sagte man sich: Der Mensch kommt aus unbekannten geistigen Welten, die er durchgemacht hat im präexistenten Leben, und er tritt ein nicht etwa bloß ins irdische Leben, sondern *er tritt ein aus außerplanetarischen Welten* in das planetarische Leben. [...] Und man brachte durchaus dasjenige, was ätherisch ist am Menschen, mit diesem planetarischen Leben in Beziehung. Nur insofern der Ätherleib sich dann auslebt im physischen Leib, brachte man diesen physischen Leib mit der Erde in Beziehung. Insofern der Mensch aber *durch sein Ich sich wiederum heraushebt aus ätherischem und astralischem Leib,* brachte man das mit der *Sonne* in Beziehung. So hatte man eine Art ätherischer Astronomie»[2148] als Schlüssel zu einer konstitutionellen Therapie des Menschen, die das Schicksal des individuellen Menschen und der Menschheit entscheidend mitbeeinflussen kann: «Da man des

Menschen Ätherleib, der wiederum mit dem Geistigen des Menschen in einem intimeren Zusammenhange steht, im Wechselverhältnis erblickte mit denselben Kräften des Planetensystems, so hatte man die Möglichkeit, weil ja im Menschen sich aus dem Planetensystem heraus *auf dem Umweg durch den ätherischen Leib* die Schicksalskräfte ausleben können, von der menschlichen Konstitution zu reden und in diese menschliche Konstitution die Schicksalsmächte einzubeziehen.»[2149]

Bei der Besprechung einzelner Übungen wurde angedeutet, wie zum Beispiel eine zunächst leibbezogene Fähigkeit wie die Geschicklichkeit schicksalsgestaltend werden kann. Die Fähigkeit zu verehren ist eine wesentliche Vorbedingung für eine gesunde spirituelle Entwicklung[2150]. Aber auch die Neigung zur Migräne, überhaupt die Neigung, bei Belastungen zu erkranken oder gesund zu bleiben, ist für die Wirkmöglichkeiten in der Biographie und damit für die Schicksalserfüllung mitentscheidend. Das alles hängt letztlich davon ab,[2151] wie der Mensch sich konstitutionell zwischen Himmel und Erde hineinstellt: «Man redete nicht anders von den Einflüssen des Himmels, als dass man sich sagte: ja, diese Einflüsse des Himmels sind vorhanden; sie tragen aber nicht bloß die Naturangelegenheiten, sie tragen auch *die menschlichen Schicksalskräfte.*»[2152] Die moderne Astrologie denkt zwar auch einen Zusammenhang des Schicksals mit den Sternen, aber es bleibt weitgehend undurchschaubar, wie dieser Zusammenhang zustande kommt. Für die alte ätherische Astronomie war deutlich, dass sich dieser Zusammenhang «*auf dem Umwege durch den Ätherleib*»[2153], der sich vorgeburtlich aus den kosmischen Verhältnissen heraus konstituiert, verwirklicht.

So ist schon am Vorabend im Rückblick auf vergangene Zeiten der menschlichen Kulturentwicklung die Thematik angeklungen, die sich durch das Nachsinnen über die zwölf Übungen im 5. Vortrag erschließt: «Wir sehen, wie auf der einen Seite entsteht die rein physische Astronomie, wie auf der anderen Seite entsteht die rein auf die festbegrenzten Organe des Menschen gerichtete Physiologie und Pathologie, kurz, *die ganze medizinische Abschattung.* Und so steht allmählich der Mensch da mit einer Welt um sich, die er nur physisch begreift, in der er natürlich *als kosmisches Wesen nicht darinnen sein* kann. *Er begreift an sich nur noch dasjenige, was er durch die Erde geworden ist,* denn durch die Erde ist er *dieses festbegrenzte physische organische Wesen* geworden. Er kann keinen Einklang mehr finden zwischen dem, was ihm vom Kosmos durch die Erkenntnis gegeben wird, durch die physische Astronomie gegeben wird, und demjenigen, *was in seiner Gestalt lebt, was allerdings auf etwas anderes weist;* aber er wendet den Blick ab von dem, *wie diese menschliche Gestalt auf etwas anderes weist.*»[2154]

Es ist ein ungelöstes Problem der heutigen Naturwissenschaft, dass sich die Gestalt eines Organismus nicht von den Stoffen her, auch nicht aus der Genetik[2155] erklären lässt. Man kann zwar beschreiben, wie sie in der Entwicklung allmählich erscheint und zuletzt aussieht. «Nur bei allen diesen Dingen ist etwas zu berücksichtigen [...]: *Wenn man die Formen äußerlich betrachtet, dann kommt man nicht auf das Richtige, man muss sie in ihrem Werden innerlich erfassen.*»[2156] Die Formen der menschlichen Gestalt, wenn ‹sie in ihrem Werden innerlich erfasst› werden, sprechen für das sinnlich-übersinnliche Anschauen deutlich vom Zusammenhang des Menschen mit dem Kosmos.

5.5 *Eine menschengestaltende Zwölfheit kosmischer Imaginationen*

Die Frage, die Rudolf Steiner im historischen Umfeld des Heil-Eurythmie-Kurses in der Nach-Oster-Zeit 1921 aufwirft, wird er im gleichen Jahr nach Michaeli in seinem Vortrag vom 28. Oktober 1921 wieder aufgreifen. «Wir wollen heute einmal den Menschen seiner Form nach studieren [...]. Wenn wir zunächst uns vor die Seele halten, dass ja die Form des Menschen im weitesten Sinne natürlich durchaus zusammenhängt mit seinem Gesamtleben, so müssen wir eben dieses Gesamtleben ins Auge fassen, wenn wir nun wirklich innerlich die Form des Menschen begreifen wollen.»[2157] «Der Mensch gliedert sich ja zunächst ein in das ganze Universum, in den ganzen Kosmos. Und wenn Sie in Betracht ziehen, wie der Mensch zunächst seiner Hauptesgestaltung nach ja eigentlich ein Abbild der Sphäre, des kosmischen Universums ist,[2158] so werden sie gewissermaßen den Menschen von Seiten seines Hauptes aus hineingestellt finden in das ganze Weltenall. Aber verstehen kann man die Art, wie der Mensch da in das ganze Weltenall hineingestellt ist und doch wiederum eine innere geschlossene Wesenheit ist, nur, wenn man sich die Beziehungen des Menschen zu der Umwelt vor Augen hält.»[2159]

In der Folge schildert Rudolf Steiner jedes der bekannten Tierkreisbilder, beim Widder beginnend, als schöpferische Gebärde in der Ausbildung der Menschenform. Diese schöpferischen Gebärden, die in den Tierkreisbildern leben und wirken, lassen sich in metamorphosierter Form auch in den

Bewegungsbildern der Übungen im 5. Vortrag des Heil-Eurythmie-Kurses erkennen. «[...] in älteren Zeiten hat man tatsächlich diesen Zusammenhang des Menschen mit Universum und Erde empfunden; nur die neueren Menschen können diese Sachen nicht mehr deuten. Sie sagen: Widder, Stier, Zwillinge, Krebs, Löwe – und zeichnen hin einen Widder und so weiter, haben aber im Grunde genommen doch keine Ahnung, was diese Dinge bedeuten.»[2160] Das kann auch gar nicht anders sein, denn «man muss diese Dinge auch in der richtigen Weise ansehen»[2161], und eigentlich versteht man sie am besten, wenn man sich mitvollziehend in sie hineinversetzt. Denn es kommt nicht auf das Bild an – «die naturalistisch-materialistische Abbildung eines Widders»[2162] –, sondern «die Gebärde [] ist die Hauptsache»[2163]. Was sich da an Verwandtschaft und Übereinstimmung für das imaginative Vorstellen und Erleben ergibt, kann in der Folge nur aphoristisch angedeutet werden.

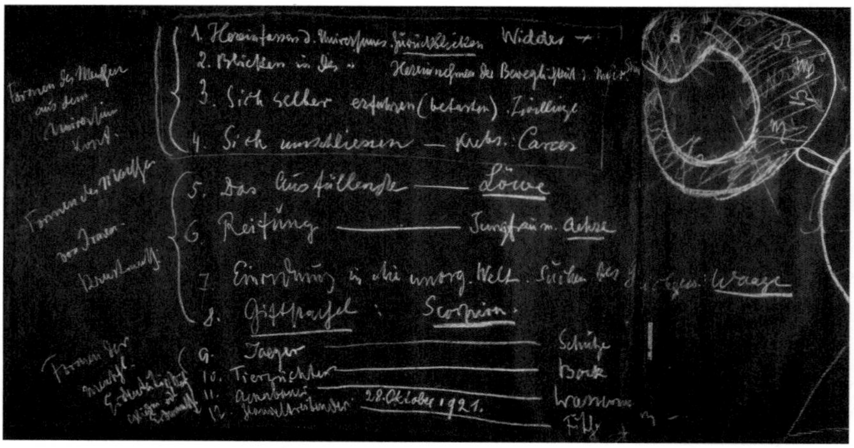

Abb. 44, Wandtafelzeichnung zu GA 208, Vortrag vom 28. Oktober 1921

Erstens: «Insofern der Mensch aus seinem Denken, das ans Haupt gebunden ist, sich der Welt gegenüberstellt, nimmt er gewissermaßen das, was im Universum ausgebreitet ist, in sich zurück»[2164] – so wie er im bejahenden Urteilen Weltinhalt in seine Seele aufnimmt und mit sich verbindet, im verneinenden Urteil der Welt sich aus der Welt in sich selbst wieder zurückzieht. Das wird in der bejahenden und verneinenden Urteilsgebärde in der Eurythmie sehr anschaulich, indem die Beinbewegung – für die

Bejahung mit dem linken Bein vorwärts, für die Verneinung mit dem rechten Bein rückwärts – erst seitlich vom Körper weg und dann im Bogen wieder zur Mitte geführt wird. «Das Zurückblicken des Widders, das ist die Hauptsache dabei. Und dieses Zurückblicken des Widders, das ist in dem Zurückblicken des Menschen auf sich selbst gegeben, in diesem Zurückblicken auf das Universum, das in ihm lebt.»[2165] *Widder:* «Hereinfassen des Universums. Zurückblicken.»[2166]

Zweitens: «[…] ein Blicken in den Umkreis des Universums und ein Hereinnehmen der Beweglichkeit des Universums. Man wird innerlich beweglich»[2167] – nicht zuletzt auch in den Sprachorganen! Die Willensübung, die «langsam ausgeführt werden»[2168] muss, hat wenig äußere, fordert aber intensive innere Beweglichkeit im Abwechseln von Sympathie und Antipathie. Der «Stier auf alten Abbildungen […] blickt immer auf die Seite und springt! Diese Gebärde wiederum ist es, um die es sich handelt, das Um-Sich-Herumblicken und Innerlich-Regemachen dessen, was als allgemeines universelles Prinzip lebt.»[2169] *Stier:* «Blicken in das Universum. Hereinnehmen der Beweglichkeit des Universums.»[2170]

Drittens: «Wenn wir die zwei ersten [Tierkreis-Gebärden] anschauen, so ist der Mensch eigentlich noch nicht ganz bei sich. […] Wie wird der Mensch innerlich? Wie erfasst er sich selbst? – Sie brauchen bloß einmal sinnig mit Ihrer rechten Hand Ihre Linke zu umfassen, Sie brauchen sich bloß selber anzugreifen, dann bleiben Sie ganz in Ihrem Inneren.»[2171] Aus der Liebe-Gebärde übergehen zum «Sich-selber-Betasten»[2172] in einer kräftigen E-Bewegung bewirkt organisch eine Verinnerlichung, eine wohltätige Durchwärmung des Zirkulationssystems. «Wir sind eigentlich in der Außenwelt und erfassen uns selber.»[2173] Die Zwillinge werden «nie anders abgebildet, als indem die rechte Hand des rechten Menschen, die linke Hand des linken Menschen sich umspannen, sich übergreifen, und auf diese Gebärde kommt es wiederum an. Das ist das Sich-Betasten, Sich-Fühlen.»[2174] Die Zwillingsgebärde wird traditionell in Form von zwei selbständigen Menschengestalten abgebildet, «weil ja der Mensch gewissermaßen noch außer sich ist, seinen vorgeburtlichen Menschen noch in sich hereinnimmt durch das Sich-Selbst-Betasten»[2175]. *Zwillinge:* «Sich selber erfahren (betasten).»[2176]

Viertens: «Da schließen wir durch unsere Körperbedeckung unser Inneres ab.»[2177] «[…] worauf es denen ankam, die da einen Krebs nahmen als Symbolum für dieses Umschließen, [] war, dass der Krebs mit seinen Scheren sein Opfer umschließen kann, dass er die Scheren herumlegt.» Der Krebs «ist eigentlich da als das Symbolum des ins Innere sich einschließenden Menschen [...]»[2178]. «Wenn Sie sich lebhaft einfühlen in Ihre Form, insofern die Haut diese Form bildet, so haben Sie dieses Sich-Umschließen.»[2179] Die offene Hoffnung-Gebärde wird übergeführt in die Geschlossenheit der U-Bewegung, die Form des Menschen wird im Stehen bekräftigt. «Das U offenbart den Menschen als Menschen.»[2180] Die aktive Nachbildung des Atmens in der eurythmisierenden Bewegung hat «eine wohltätig erwärmende Wirkung auf das Atmungssystem»[2181]. *Krebs:* «Sich umschließen.»[2182]

In diesen vier Gebärden formt sich der Mensch aus dem Kosmos heraus seinen Kopf und auch seinen Brustkorb, im Zusammenklang von Verleiblichung und Verinnerlichung. Die vier entsprechenden heil-eurythmischen Gebärden haben eine anregende, wachmachende, inkarnierende Wirkung. «Schon in alten Zeiten hat man diese Sache gefühlt und hat gesagt: Ein gewisser Teil des Sternenhimmels hat auf den Menschen so Einfluss, dass er ihn von außen, vom Universum her formt.»[2183] «Diejenigen Sterne, die in der Nähe des Widders stehen, die wirken von außen herein; auch noch diejenigen, die in der Nähe des Stieres stehen, diejenigen, die in der Nähe der Zwillinge stehen, und diejenigen, die in der Nähe des Krebses stehen. Durch diese Sternbilder: Widder, Stier, Zwillinge, Krebs, hat der Mensch sein Zurückblickendes, sein Innerlich-Bewegliches, sein Sich-selber-Anfassen und sein Umschließendes.»[2184]

Fünftens: «Im fünften müssen wir dasjenige suchen, was nun schon innerlich ist, was uns ausfüllt, was uns durchwellt und durchwebt.»[2185] Die pulsierende Beuge- und Streckbewegung durch die Beine, umfasst von der B-Gebärde, reguliert rhythmisch das Einziehen und Freiwerden der «Lebenskraft»[2186] vor allem im Stoffwechsel und beugt so der Tendenz zum Hinaufschlagen der Kräfte aus dem Stoffwechsel bis ins Nerven-Sinnes-System vor, was immer wieder zur Ursache von «Migräne oder [...] sonstige[] Kopfschmerzen»[2187] werden könnte. Der Stoffwechselpol wird in sich gestärkt und das mittlere System angeregt.[2188] *Löwe:* «Das Ausfüllende.»[2189]

Sechstens: «Indem wir so [...] in uns selber hereingekommen sind, beginnt auch schon dasjenige, was nun die Form auflöst, was die Form wiederum zurückbildet; was den Menschen nicht nur innerlich erfüllt, sondern ihn so macht [...] wie eine Frucht, wenn sie reif wird. Verfolgen wir die Frucht bis zu dem Punkte, wo sie gerade eben an der Kippe steht, reif zu werden: überspringt sie diese Kippe, dann dorrt sie ab [...]»[2190] «Bei der Reifung steht die Jungfrau mit der Ähre, und auf diese Ähre kommt es an, auf diesen Zustand des gerade ins Dürre Hineingehens des Fruchtenden.»[2191] Das Beugen des Rumpfes nach vorne und hinten, dazu die R-Gebärde vorwärts und rückwärts als eine Form, die gebildet und wieder zurückgebildet wird, entspricht dem Bild des An-der-Kippe-Stehens, wie es Rudolf Steiner für die Jungfrauwirkung beschreibt. Es «wirkt sehr gut auf das ganze rhythmische System ein, auf den Atmungs- und Zirkulationsrhythmus. Wenn also da sich Unregelmäßigkeiten finden, dann wirkt das unter allen Umständen außerordentlich gut.»[2192] *Jungfrau:* «Reifung.»[2193]

Siebentens: «Wir beginnen gewissermaßen, indem wir reif werden, innerlich wieder zu zerfallen. Wir hören schon ein bisschen auf, Mensch zu werden. Wir sind Mensch, aber wir zerfallen innerlich, wir werden gewissermaßen innerlich Staub. Wir werden mineralisch. Wir ordnen uns damit wieder in die Außenwelt ein.»[2194] Das Zerfallen der Materie beginnt in der Kopforganisation[2195]: Die aufrechte Stellung des Kopfes wird in der siebenten Übung durch «Kopfschütteln [...] nach rechts und links»[2196] in Bewegung aufgelöst[2197]; das so entstehende labile Gleichgewicht wird in der atmenden M-Gebärde der Arme aufgefangen und stabilisiert. «Dieses Einordnen in die äußeren Naturkräfte – denken Sie nur einmal, indem Sie gehen, ordnen Sie sich selber in die äußeren Naturkräfte ein; wenn Sie nicht ordentlich gehen, fallen Sie um – es ist also eigentlich ein Suchen des Gleichgewichts [...]»[2198], «[u]nd die Waage ist eben das Gleichgewichtsuchen»[2199]. Durch die siebente Übung wird unsere normale Alltagshaltung destabilisiert, belebt und dynamisiert; gewöhnlich bleiben wir ja durch Stillhalten des Kopfes im Gleichgewicht und aufrecht. Gerade durch das Lösen der Dominanz des ruhenden und Ruhe schaffenden[2200] Kopfpoles in die Beugebewegung kann der Unterleib von dem unregelmäßigen oder zu starken Eingreifen des oberen Menschen, das dann immer wieder Schmerzen verursachen kann, befreit werden. Damit wir aber nicht umfallen, muss das Gleichgewicht in der Gegenbewegung der Arme in der M-Gebärde wieder gesucht werden. Selbst die gesunde Menschengestalt wird durch diese besondere Übung von der Kopfbetonung erlöst und zu einem Sich-Halten-Können im Rhythmischen geführt, wie es dem wirklichen Wesen des Menschen[2201] entspricht. Waage: «Einordnung in die unorganische Welt. Suchen des Gleichgewichtes.»[2202]

Achtens: «Da kommen wir dazu, dass wir uns nicht mehr bloß einordnen in die äußere Welt, sondern dass wir die äußere Welt aufnehmen.

Wir atmen, wir essen, wir nehmen die äußere Welt herein.»[2203] Geschickt sein heißt, die Gegebenheiten der Welt in den eigenen Bewegungsvollzug aufnehmen zu können, die eigene Bewegung an die Form eines äußeren Gegenstandes, an die mechanischen Gesetze einer äußeren Bewegung anzupassen. «Über dieses Aufnehmen von irgendetwas von außen macht sich ja eigentlich die Welt unrichtige Vorstellungen. Im Grunde genommen ist alles, was wir essen, ein bisschen giftig. Das Leben besteht nämlich darin, dass wir die Nahrung aufnehmen und eigentlich nicht vollständig mit uns eins werden lassen, sondern uns dagegen wehren, und in diesem Sich-Wehren, in diesem Abwehren besteht eigentlich das Leben.»[2204] Dabei besteht wie bei der Nahrungsaufnahme die Gefahr, von dem, was nicht ganz bewältigt und abgewehrt werden kann, selbst überwältigt zu werden. «Indem die Außenwelt in uns eindringt, dringt eine Art von Giftstachel in uns ein.»[2205] Da hilft das Erlebnis in der E-Bewegung: «Das E fühlen bedeutet aber schon: sich aufrecht erhalten gegen etwas.»[2206] Tut den Kindern «alles mögliche weh, dann sagen Sie: darüber wirst du, wenn es wieder gut ist, besonders froh sein! denn jeder Schmerz, der auf diese Weise erzeugt wird, ist ein Bekämpfer der Ungeschicklichkeit»[2207]. Das absichtsvolle Herbeiführen des Schmerzerlebnisses gehört zum *Skorpion:* «Giftstachel.»[2208]

«Damit wäre der Mensch dann so weit, dass er das Äußere aufnimmt. [...] Wir sind hier geschritten durch das Formen des Menschen von innen, wobei wir schon angekommen sind bei dem, wo sich das Innere formt, indem es sich gegen das Äußre wehrt.»[2209] Die ersten «vier (oberen) Glieder der menschlichen Formung, die führen uns hinaus ins Weltenall; die letzten vier Glieder, die führen uns auf die Erde, und die Sterne kommen insoweit in Betracht, als sie durch die Erde bedeckt sind. *Bei den vier mittleren Gliedern ist es eben so, dass sich die Sterne und die Erde die Waage halten. Da ist der Mensch in seiner Innerlichkeit.*»[2210] Das Formen des Menschen von innen gestaltet den mittleren Menschen zwischen Kopf und Gliedmaßen, den «Brustmensch[en]»[2211].

«Nun formt sich aber der Mensch, wenigstens *sein Leben* formt er, und *auch etwas seine eigentliche Form,* nach dem, wie er sich äußerlich verhält, wie er sich äußerlich betätigt.»[2212] Wenn man sich den Menschen als auf der Erde stehend denkt – Rudolf Steiner zeichnet dazu eine Skizze an die Wandtafel –, so strahlen die Sternbilder des Tierkreises auf die Kopforganisation aus dem Umkreis herein, aber für die Gliedmaßen, namentlich

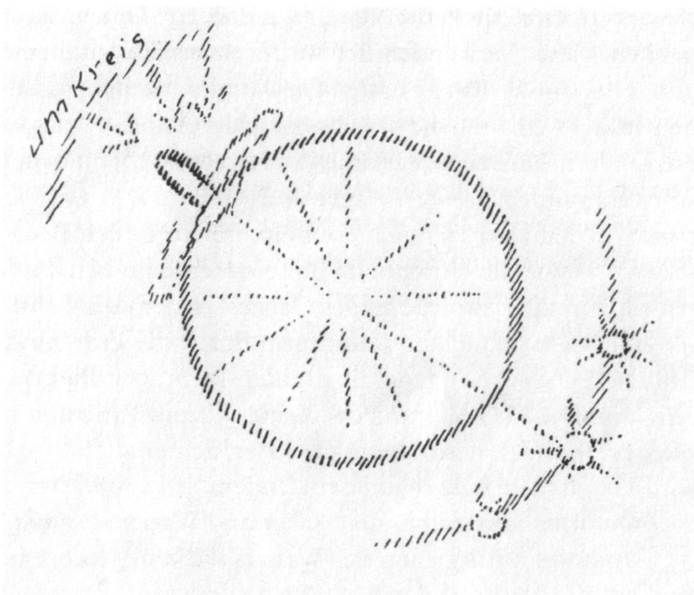

Abb. 45, Ausschnitt aus der Wandtafelzeichnung zu GA 208, Vortrag vom 28. Oktober 1921, schraffierte Nachzeichnung von Assja Turgenieff

die Beine, werden sie durch die Erde zugedeckt: «Wenn zum Beispiel hier [oben] aus dem Umkreis die Sternbilder wirken auf den Menschen, so kommt die Wirkung der Sternbilder, die da unten stehen, weil die Erde sie bedeckt, [...] nur durch die Erde an den Menschen heran. Da würde er sich also in Bezug auf seine Sterne nach der Erde richten.»[2213] In ähnlicher Weise kann auch das Planetenwirken als *durch die Erde wirkend* gedacht werden, wenn ein Vokal als eurythmische Form in den Raum gelegt, «auf den Fußboden projiziert»[2214] erscheint.

Neuntens: «Durch die anderen Sterne, die die drunten stehen, auf der entgegengesetzten Seite, die von der Erde bedeckt sind, hat der Mensch sein Jägerdasein durch den Schützen.»[2215] Von zwei Menschen ausgeführt eine Linie «schräg sich kreuzend»[2216] mit einer zweiten Linie, die E-Bewegung «auf den Boden projiziert»[2217]: der Laut spricht durch die Erde, und wirkt damit wie das Sonnenwirken in der Nacht[2218] auf das organische Leben kräftigend, stärkend, regenerierend wie im Schlaf. Beide Menschen müssen achtgeben, dass sie «sich ja nicht anstoßen»[2219]. Was der Jäger will: das Tier tödlich treffen, das wird jetzt ins Menschliche gewendet, Konzentration und Aufmerksamkeit für den anderen werden zur Herzenskraft. «Dieses Achtgeben, dieses Verwenden der Aufmerksamkeit aufeinander und auch mit der Bewegung, das ist dasjenige, was hier mit der [E-]Bewegung zusammenwirkt.»[2220] Durch die «E-Bewegung der Arme»[2221] des Patienten wird diese Kraftwirkung zur «Stärkung des Herzens»[2222] mit dem eigenen Organismus verbunden. *Schütze:* «Jäger.»[2223]

Zehntens: «Er hat sein Tierzüchterdasein, indem er den Bock zähmt: Steinbock.»[2224] – Wie die Hütehunde um die Herde kreisen, bilden zwei Menschen miteinander ein lebendiges Ganzes, in dem die Lautkraft des O in der gemeinsam gebildeten Raumform durch die Erde hindurch in das organische Leben kräftigend einstrahlen kann, vor allem wenn sie gleichzeitig durch die «O-Haltung der Arme»[2225] des Patienten mit dem eigenen Leib verbunden wird. *Steinbock:* «Tierzüchter.»[2226]

Elftens: «Er hat sein Ackerbaudasein, indem er [...] Wasser ausgießt, also mit Urnen hinschreitet über den Acker und Wasser ausgießt: Wassermann.»[2227] Und dieses Ausgießen des Wassers wirkt allgemein belebend, erfrischend auf die Natur. «Er begießt. Er ist derjenige, der also Gärtner, Ackerbauer ist.»[2228] So schüttelt man beim «eurythmischen Lachen»[2229] Schultern und Arme; das Bild des Ausgießens bestätigt sich, wenn man – wie es Kirchner-Bockholt als Angabe von Rudolf Steiner überliefert – das A bei dieser Übung «immer [...] nach unten»[2230] macht: Der Astralleib wird gelöst, der Ätherleib befreit. Durch das befreite Strömen des Ätherischen wird der Gesamtorganismus belebt «durch die gesundende Wirkung des Lachens»[2231]. *Wassermann:* «Ackerbauer.»[2232]

Zwölftens: «Und er wird Handelstreibender durch diejenige Sterngegend, wo das ist, was ihn über das Meer trägt. In sehr alten Zeiten hat man nämlich jedes Schiff so ähnlich ausgebildet wie einen Fisch. Und zwei nebeneinander befindliche Schiffe, die über das Meer handeltreibend gefahren sind, die sind eigentlich das Symbolum für den Handel.»[2233] Durch den Handel werden weit auseinanderliegende Orte der Erde in Verbindung gebracht. In der eurythmischen A-Gebärde lebt ebenso eine Zweiheit, den Menschen wesenhaft charakterisierend: «Sie selbst als Mensch sind von zwei verschiedenen Richtungen im Weltenall herein [...] geschaffen, bestimmt, determiniert, und Sie greifen nach diesen zwei Richtungen hin.»[2234] «In diesem Greifen nach diesen beiden Richtungen liegt das A für sich [...], gleichgültig, wie sie die Arme halten [...]»[2235]«Ein Fisch könnte schon ein Alpha sein, ein aleph. Warum? Weil der Fisch ein Rückgrat hat und weil das Rückgrat den Ausgangspunkt des Werdens in einem solchen

Wesen, das ein aleph ist, bedeutet. Und vom Rückgrat aus gehen die Kräfte, die zunächst das Wesen, das ein Alpha ist, umspannen.»[2236] Was in der Tiergestalt, in der Evolution vom Fisch aufwärts skelettale Gestalt annimmt, wird im Menschen zuletzt freie seelische Fähigkeit. «Es ist die Möglichkeit, gewisse [...] Maßrichtungen, die das Tier in eine strenge Form bringen, in der menschlichen Wesenheit beweglich zu halten, so dass der Mensch als ein Zusammenfluss von Kräften angeschaut werden kann, die sich in ihm eben zusammenfinden.»[2237] «Und der Mensch muss drinnen das Alpha, aleph wirklich fühlen. Er muss fühlen: er öffnet sich der Welt. Die Welt kommt an ihn heran, er öffnet sich der Welt»[2238], ob in alten Zeiten als Handelsreisender, oder heute in der «Begabung oder [] Fähigkeit der Verehrung»[2239], verstärkt durch den Impuls der «Schulterbewegung des H»[2240]: «Da haben Sie das starke Aufgehen in die Außenwelt, man will nicht in sich bleiben, man will heraus, um im Äußeren zu leben.»[2241] Gerade dadurch wird der Mensch in seinem ganzen Wesen gestärkt, «dauerhafter»[2242], «als Organismus beständiger»[2243], «widerstandsfähiger»[2244]. – *Fische:* «Handeltreibender.»[2245]

- In den ersten vier Tierkreis-Gebärden gliedert sich der Mensch aus dem Kosmos heraus in seiner Kopfbildung.
- In den mittleren vier Tierkreis-Gebärden gestaltet er sein Inneres im Brustraum.
- In den letzten vier Tierkreis-Gebärden wird er mit seinen Gliedmaßen tätig in der Außenwelt.

«Auch daraus können Sie wiederum sehen, dass der Mensch eigentlich ein dreifaches Wesen ist: aus dem Universum herein gebildet, indem er Kopfmensch ist; im Innern sich bildend, nur in Korrespondenz mit der Außenwelt, indem er Brustmensch ist; Gliedmaßen und Stoffwechsel bildend, in dem er eben sich der Erdenwelt einfügt, also Gliedmaßen- oder Erdenmensch ist.»[2246] «Es stecken eigentlich drei Menschen auf diese Weise in dem Menschen drinnen. Der erste, der Kopfmensch, ist eigentlich die Umbildung der vorigen Inkarnation. Der Brustmensch ist eigentlich die jetzige Inkarnation an sich. Und dasjenige, was der Mensch tut, wie er sich in der äußeren Welt betätigt, was namentlich in seinen Gliedmaßen zum Ausdruck kommt und in seinem Stoffwechsel, das trägt ihn wieder in die nächste Inkarnation hinüber. Also auch in dieser Beziehung ist der Mensch ein dreigliedriges Wesen. So kann man die Form des Menschen in seiner Ganzheit studieren.»[2247] – «Insofern man sich umschließt, ist man noch

Kopf; bis zum Krebs herein ist man noch Kopf. Das hat man ohne sein Zutun vom Himmel. Hier (Mitte) muss man atmen und essen: es ist der Pfleger, die Amme. Und der eigentliche Arbeitsmensch, der gehört dem Gebiete des Schützen, des Steinbocks, des Wassermanns und der Fische an. Sie sehen, auf diese Weise kann man nun wirklich *die Form des Menschen im Zusammenhang mit dem ganzen Universum* herausbekommen.»[2248] «Wir dürfen eben die Dinge nicht so schematisch äußerlich betrachten, wie das heute oftmals geschieht, sondern wir müssen ausgehen von dieser Formung des Menschen und von da aus dann sehen, wie wir *hinaufkommen in die Beziehung des Menschen zum Universum und zur Erde*. Dadurch lernen wir allmählich aus der Form heraus den Menschen als einen Teil, als ein Glied des ganzen Universums begreifen.»[2249] Denn «[d]ie Gesamtform des Menschen, innerlich und äußerlich, ergibt sich, wie wir gesehen haben, aus zwölf einzelnen Formen.»[2250]

5.6 *Eine erneuerte Zahlenordnung*

Der Mensch gliedert sich durch die zwölf Übungen des 5. Vortrags wieder ein in die kosmische Ordnung des Tierkreises, in eine Welt, die «nach Maß, Zahl und Gewicht»[2251] geordnet ist.

So begegnen uns in diesem Vortrag überall klare Zahlenangaben: die meisten Übungen sollen zehnmal gemacht werden, die *fünfte Übung* sogar «zehnmal hintereinander, dann Pause, dann wiederum zehnmal hintereinander»[2252], und in der *ersten Übung* soll man «die Bejahung zehnmal hintereinander wiederholen lassen, dann die Verneinung [...], dann darauf folgen lassen Bejahung, Verneinung, Bejahung, Verneinung, zehnmal beides hintereinander [...]»[2253]. Im Übe-Rhythmus für die fünfte Übung bildet sich durch die Verdoppelung der pulsierenden Beinbewegung und die Pause ein zweiter, langsamer Gegenrhythmus, ähnlich wie in der heil-eurythmischen Metamorphose der Bewegungen von H oder Sch.[2254]

Es gibt aber auch einige Übungen ohne Zahlenangaben für die Wiederholung: Die *zweite*, die Willensübung, soll man «in der Tat sehr häufig hintereinander»[2255], die *sechste*, das rhythmische R, «recht oft hintereinander»[2256] machen; die achte wirkt als «Bekämpferin der mannigfaltigsten Ungeschicklichkeiten»[2257], «wenn diese Bewegung häufig gemacht wird»[2258], so wie auch die *elfte*, das eurythmische Lachen: «Das recht häufig hintereinander.»[2259] Diese vier sind die schnelleren Bewegungen, die man gut mehr als zehnmal machen kann, ohne dabei zu ermüden. Zu den

Übungen, die man zu zweit machen soll, gibt es keine Angabe, wie oft man sie wiederholen soll; auch das muss wohl im «Achtgeben, [...] Verwenden der Aufmerksamkeit aufeinander»[2260] abgespürt werden.

5.6.1 *Die Zehnzahl steht für den Menschen*

Über die Bedeutung der Zehnzahl für den Menschen spricht Rudolf Steiner mehrmals, aber nicht immer unter dem gleichen Gesichtspunkt. Einmal ist der Mensch eine Zehnheit, wenn er, ausgehend von seinem Wesensmittelpunkt Ich, diese drei Wesensglieder einerseits – unbewusst – zu Empfindungsseele, Verstandesseele und Bewusstseinsseele weiterentwickelt hat und andererseits bewusst an ihrer Umarbeitung zu Geistselbst, Lebensgeist und Geistesmensch arbeitet.[2261] Eine ganz einmalige Darstellung des Menschen findet sich in einem Vortrag vom 9. Januar 1915, sogar im Zusammenhang mit der Eurythmie: Der Mensch ist auch eine Zehnheit, wenn man die Wesensglieder alle zusammenzählt, die er in früheren planetarischen Entwicklungsstufen schon entwickelt hat: auf dem Saturn eines, auf der Sonne zwei, auf dem Mond drei und auf der Erde vier: «Wir wissen [...], dass der Mensch eine Zehnheit ist.»[2262]

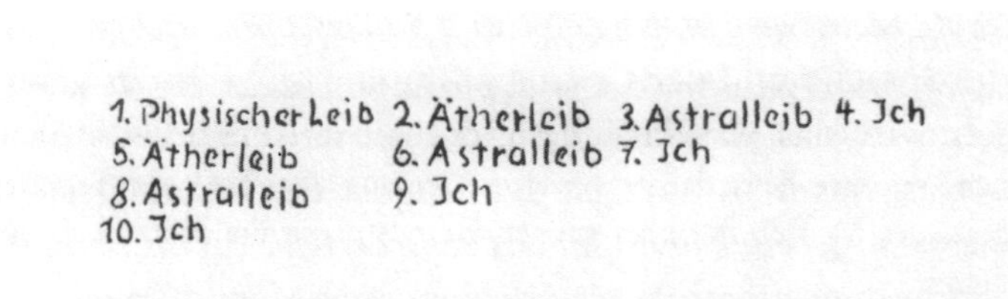

Abb. 46, Schema aus GA 161 zum Vortrag vom 9.1.1915

Aber «im Grunde genommen ist zunächst von alledem nur sehr wenig auf dem physischen Plane vor uns; das meiste [...] von dieser Zehnheit bleibt verborgen. Dasjenige, was vor uns steht, ist zunächst [...], was der physische Leib ist, das, was das Ich aus dem physischen Leibe gemacht hat.»[2263] Bei einem Tier ist das anders: «Wenn Sie ein Tier vor sich haben, [...] dann haben Sie eine Gestalt, die durch einen astralischen Leib gemacht ist. Wenn Sie den Menschen betrachten, haben Sie eine Gestalt, *bis in die Blutzirkulation hinein,* die durch das Ich gemacht ist.»[2264] Die gesamte Gestalt des Menschen ist also «durch das Ich gemacht»[2265], aber für die Sinne sichtbar wird nur das, was das Ich aus dem physischen Leib macht. «Wenn wir das Ich ins Auge fassen, so haben wir eigentlich ein vierfaches Ich in uns. Wir haben in uns dasjenige, was das Ich aus dem physischen Leibe macht. Wir haben dann dasjenige, was das Ich aus dem Ätherleibe macht, dann das, was es aus dem Astralleibe macht und dann das Ich selbst in dem Ich.»[2266]

«Was das Ich aus dem ätherischen Leibe macht»[2267], kann durch die Eurythmie äußerlich sichtbar werden. Denn «[d]er ätherische Leib ist nicht ein Formenleib, er ist ein Bewegungsleib. […] Wir versuchen das […] herauszuholen durch die eurythmischen Bewegungen, soweit das in der Gegenwart schon geschehen kann. […] Wir versuchen abzutrotzen dem Ahriman diese Eurythmie; denn dadurch, dass Ahriman in die Welt gekommen ist, ist der menschliche Ätherleib so verhärtet worden, dass er die Eurythmie nicht als natürliche Gabe entwickeln konnte. *Die Menschen würden eurythmisieren, wenn Ahriman den menschlichen ätherischen Leib nicht so verhärtet hätte,* dass das Eurythmische nicht zum Ausdruck kommen kann […]. Der Ätherleib, der *beim Musikalischen, beim Singen und auch beim Sprechen* eigentlich veranlasst ist, *in eurythmischen Bewegungen zu leben,* der wird durch die Schwere des physischen Leibes, also durch Ahriman, abgehalten, diese Bewegungen wirklich auszuführen und kann sie nur durch ein einziges Glied zum Ausdruck bringen: *er kann sie nur in Lunge und Kehlkopf hineinlegen, indem er die Luft durch sie hindurchpresst.* Dadurch kommt die Sprache und der Gesang zustande.»[2268] Für das gewöhnliche Bewusstsein wird das, was das Ich aus dem ätherischen Leib macht, nicht sichtbar. «Das, was man hört, ist der Ton, ist der Vokal. Dasjenige, was aber alles *zum Vorschein kommt für das hellseherische Bewusstsein,* das ist im Grunde genommen *ein ganzer Mensch,* der ganze Mensch in einer gewissen Bewegungsform. A, E, I, O, U, das ist immer ein ganzer Mensch […]», und von diesen ätherischen Gestalten sind die eurythmischen Laut- und Ton-Bewegungen abgelesen.[2269]

Auch das dritte Ich, das am Astralleib arbeitet, ist der direkten Wahrnehmung mit den Sinnen nicht zugänglich. «Es lebt in alledem, dessen der Mensch fähig ist im Umfange seines Phantasieschaffens. Alles was der Mensch an Phantasiebildern in sich hervorbringen kann, an Bildern, die nicht Abbilder der physischen Außenwelt sind, das stammt von Ich 3, so dass wir sagen können: es lebt als schöpferische Phantasie im weitesten Umfange. Hier müsste auch dasjenige beschrieben werden, was Sie in meiner ‹Philosophie der Freiheit› unter dem Titel ‹moralische Phantasie› finden. Da kommt sie zum Vorschein als Moralprinzipien schaffende Phantasie. Alles Schöpferische, im Guten und im Bösen, gehört an diese Stelle der menschlichen Wesenheit.» «Da unten in der Strömung der menschlichen Wesenheit, da ruht Ich 3, denn in allem, was der Mensch schaffen kann aus sich selber, was aus den Tiefen seines Seelenlebens heraufsprudelt im Guten und im Bösen, ist dasjenige, was vom Ich 3 kommt.»[2270] Das vierte Ich ist das, in dem man sich selbst erlebt, während man vom anderen Menschen nur wahrnimmt, was sein erstes Ich aus seinem physischen Leib gemacht hat. «Wenn der Mensch einem anderen Menschen begegnet, so nimmt er dessen Ich 1 wahr; wenn er in sich selber hineinblickt, so nimmt er sein Ich 4 wahr. Also acht von den zehn Gliedern bleiben zunächst im Verborgenen liegen.»[2271]

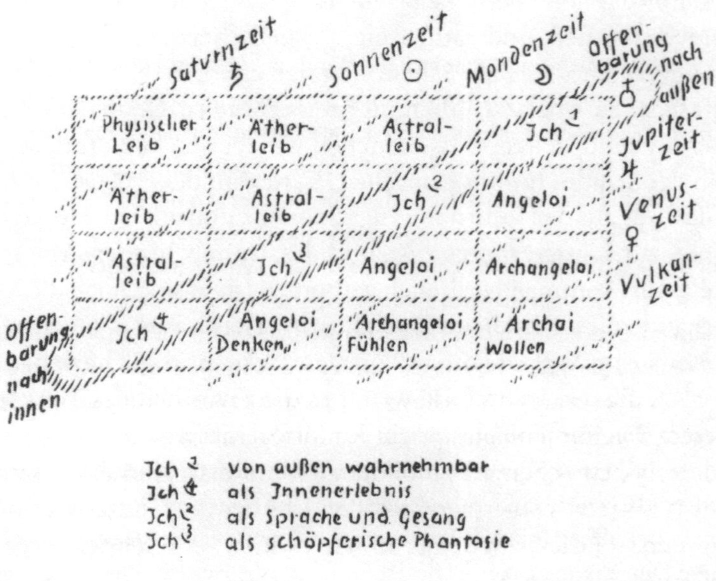

Abb. 47, Schema aus GA 161 zum Vortrag vom 9. Januar 1915, schraffierte Nachzeichnung von Assja Turgenieff

Was Rudolf Steiner in diesem Vortrag schon 1915, also sechs Jahre vorher andeutet, steht motivisch dem 5. Vortrag im Heil-Eurythmie-Kurs erstaunlich nahe: Die Eurythmie wird Ahriman abgetrotzt, damit dasjenige Ich, das am Ätherleib arbeitet, seine Beweglichkeit frei entfalten kann. Und vielleicht dürfen wir hinzufügen: In den zwölf Übungen des 5. Vortrags geht es außerdem noch um die Tätigkeit des Ich, das am Astralleib arbeitet; «[...] denn in allem, was der Mensch schaffen kann aus sich selber, was *aus den Tiefen seines Seelenlebens heraufsprudelt im Guten und Bösen,* ist dasjenige, was vom Ich 3 kommt»[2272]. Rudolf Steiner schildert weiter: Wenn der Hellseher sein Selbstbewusstsein vertieft, so kann er «in die Welt, die sonst nur als Phantasiewirkung sich äußert, sein Innenleben hinein ergießen. Dann entsteht aber etwas Reales. Dann entsteht wirklich *Imagination,* dann hört die Phantasie auf bloße Phantasie zu sein, [...] taucht unter in etwas Reales.»[2273] Und dann kann der Mensch als Realimagination in der Eurythmie – auf dem Umwege durch den Ätherleib – zur Erscheinung bringen, aber auch beherrschen lernen, «was aus den Tiefen seines Seelenlebens heraufsprudelt im Guten und Bösen [...]»[2274]. Von diesen Erlebnissen ausgehend kann «das hellseherische Bewusstsein [...], indem es sich versetzt in die Monden-, Sonnen- und Saturnzeit [...] hellseherisch, schöpferisch die Notwendigkeit eines solchen Schemas in sich erleben»[2275] – und dann die Zehnheit sogar zu einer Zwölfheit im Kreis erweitern. Denn dann heißt es ganz überraschend weiter: «Das brauchen wir aber nicht zu tun, denn das hat schon der Kosmos für uns gemacht. Das, was auf der Erde ist, ist da; und obzwar das, was aus der Saturn-, aus der Sonnen-, und aus der Monden-Zeit in uns lebt, zunächst verborgen ist, und das, was als Jupiter-, Venus- und Vulkanzeit einst kommen wird, auch verborgen ist, so sind doch die Spuren dazu vorhanden im Weltall, im Zodiakus, im Tierkreis.»[2276] So entwickelt Rudolf Steiner im Verlaufe dieses Vortrags das ursprüngliche Schema der Zehnheit[2277], die der Mensch ist, weiter in die Zwölfheit des Tierkreises.

In diesem Zusammenhang spricht Rudolf Steiner davon, dass es sinnvoll ist, aus den Zyklen Schemata zu bilden: «Wenn man alles das zusammennimmt, was bis jetzt vorgetragen worden ist über die Geisteswissenschaft, dann können Sie dieses Schema, so wie es hier aufgeschrieben ist, sich selbst zusammenstellen. Sie müssen sich nur die Mühe geben, nicht nur hintereinander fort zu lesen, sondern zu versuchen die Dinge zu verbinden, die vorgetragen worden sind. [...] Und das ist sehr nützlich, denn indem man so das Material verarbeitet, das in den Zyklen geboten ist, schreitet man weiter von einem äußerlichen Aufnehmen zu einem innerlichen Verarbeiten. Dieses innerliche Verarbeiten hat einen hohen Wert für das wirkliche Vorwärtskommen. Ich habe Ihnen heute ein Beispiel gegeben, wie man aus den Zyklen sich ein solches Schema aufbauen kann. *Ich hoffe nun, dass viele von Ihnen sich solche Schemata nach und nach aufbauen werden.*

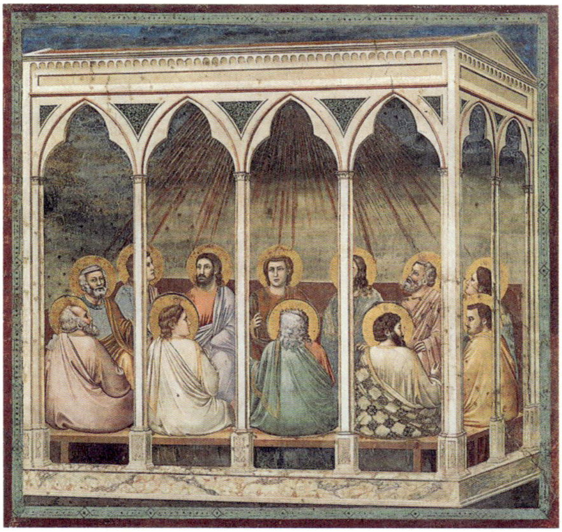

Abb. 48, Eine Zehnheit in der Zwölfheit: Pfingstbild von Giotto di Bondone

[...] Aus dem, was jetzt als Zyklenmaterial vorliegt, kann man, wenn man sie fruchtbar macht, nicht nur Hunderte, sondern viele, viele Tausende, vielleicht noch mehr, von solchen Zusammenstellungen machen.»[2278]

Es lassen sich eben auch, wie es in dieser Arbeit versucht wird, aus den sechs Vorträgen des Heil-Eurythmie-Kurses schematische Einteilungen unter unterschiedlichsten Gesichtspunkten zusammenstellen. In diesem Kapitel wurde versucht, für die zwölf Übungen des 5. Vortrags die Beziehung zur geistigen Sonnenwirkung, zu den Ätherarten, zur dreigliedrigen Menschgestalt und zum Tierkreis zu entwickeln und zusammenfassend darzustellen.[2279] Man kann und darf den Tierkreis aber auch so auffassen, dass in ihm Vergangenheit, Gegenwart und Zukunft der menschlichen Kulturentwicklung angeordnet sind im Kreis:

Die ersten vier Übungen weisen zurück auf Entwicklungsschritte, die die Menschheit in vergangenen Zeiten seit der persischen Kulturepoche durchgemacht hat[2280], die mittleren vier auf unsere Gegenwart[2281], die zwei Übungen, die man gemeinsam macht, schon auf etwas Zukünftiges, indem die Menschen mit der bewussten Aufgabe, das Wollen des andern in die eigene Wahrnehmung aufzunehmen, den Astralleib zum nächsthöheren Wesensglied ausbilden; und die letzten beiden, die mit den ausdrucksvollen Silben ‹ha› und ‹ah› an die Wortsphäre herankommen, auf einen weiteren

Zustand, wo der Mensch durch bewusstes Umarbeiten des Ätherleibs durch die Kräfte des lebendigen Wortes ein gereinigtes Ätherisches, Lebensgeist, ausbilden wird.[2282] Von der Möglichkeit der bewussten Umarbeitung des Ätherischen spricht Rudolf Steiner schon 1909 in prophetischer Weise: «Wenn einmal der Mensch durch das Geistselbst seinen ganzen astralischen Leib umgearbeitet haben wird und hineinwirken wird in den Ätherleib, dann wird er in einem Element arbeiten, in dem der Christus schon dazumal auf dieselbe Weise gearbeitet hat. *Der Christus gibt einen Impuls mächtigster Art, der bis in die Zukunft hineinwirkt, an den der Mensch erst kommt, wenn er an die Bearbeitung seines Ätherleibes in bewusster Weise herantritt.*»[2283] Denn der Mensch ist in seiner Entwicklung zum wahren Menschsein nicht allein: «Der Christus wird durch das Denken, Fühlen und Wollen in die menschlichen Wesen einziehen, und *die Menschheit wird die äußere Ausprägung des Christus auf der Erde sein.*»[2284]

«Alle diese Beispiele zeigen, dass es mit dem Lernen der Theorien der Geisteswissenschaft durchaus nicht getan ist, sondern dass es ankommt auf ein innerliches Erleben desjenigen, was wir aufnehmen und auf ein Durchdringen der ganzen Seele mit dem, was die Geisteswissenschaft will. [...] Eben gerade damit sollte ein Anfang gemacht werden bei unserem Bau. [...] Völlig wird aber das, was angedeutet worden ist, nur erreicht werden, *wenn wir uns veranlasst fühlen, das ganze Leben in derselben Weise zu gestalten* – da, wo es heute schon möglich ist –, wie es bei diesem Bau versucht wurde. Aber dann muss man eben auch versuchen, die Geisteswissenschaft wirklich lebendig zu machen, sie wirklich hineinzugießen in das, was wir unternehmen und tun wollen. Es ist notwendig sich bewusst zu werden, dass mit der geisteswissenschaftlichen Weltanschauung etwas gegeben werden soll, *was eine Art neuen Menschen in jenem alten Menschen* erzeugt, der wie ein Erbstück früherer Erdenevolution auf uns gekommen ist. Wir nehmen zu gleicher Zeit mit der Geisteswissenschaft die *Vorbedingungen in uns auf, die dazu dienen, dem zur Geburt zu verhelfen, was geboren werden soll für die Erdenzukunft.*»[2285] Und darin liegt die tiefste Bedeutung davon, ob «da, wo es heute schon möglich ist»[2286], «etwas in Bezug mehr auf die Evolution des Menschen»[2287], wie es in den zwölf Übungen des 5. Vortrags im Heil-Eurythmie-Kurs gegeben ist, «von Erwachsenen in mäßiger Weise immer ausgeführt»[2288] wird, und ob man diesen Bewegungen in der Erziehung tatsächlich «den Vorzug geben kann gegenüber den gewöhnlichen Turnbewegungen»[2289], denn so «wird der Ätherleib geschmeidig, in sich beweglich, und man tut sowohl Kindern wie auch Erwachsenen damit etwas Gutes»[2290].

5.6.2 *Die Wirkung beobachten nach zwei bis drei Tagen*

Obwohl Bewegungsübungen sofort eine Auswirkung auf die meisten physiologischen Funktionen des Organismus zeigen, betont Rudolf Steiner im 5. Vortrag zweimal, dass man die eigentliche Wirkung oder Wirkrichtung dieser Übungen erst nach zwei bis drei Tagen beurteilen kann. «Natürlich handelt es sich darum, dass all diese Dinge, die wir heute besprechen, auf dem Umwege durch den Ätherleib stattfinden, und dass sie daher ihre Wirkung niemals am nächsten Tage schon äußern können, sondern ungefähr nach zwei bis drei Tagen erst irgendwelche Wirkungen zeigen können; aber umso sicherer sind dann diese Wirkungen.»[2291] Denn «[...] da diese Dinge auf dem Umwege durch den Ätherleib wirken, [...] wird sich herausstellen, dass man zunächst anfangen muss, zwei bis drei Tage die Übungen fortsetzen muss, und dass man unter Umständen, *wenn man sieht, dass sie nicht richtig ausfallen,* dass man dann am dritten Tage ändern muss»[2292]. Die Zeitdauer von zwei bis drei Tagen entspricht dem Zeitraum, in dem sich nach dem Tod der Ätherleib löst und mit dem sich lösenden Ätherleib auch Ich und Astralleib sich weiten.[2293] Es wird im Vortragstext achtmal betont, dass mit diesen Übungen aus dem 5. Vortrag des Heil-Eurythmie-Kurses eine Wirkung *auf dem Umwege durch den Ätherleib* angestrebt wird, d.h., die Wirkung muss sich erst dem Ätherleib einschreiben und dann, indem sich der Ätherleib in dem ihm eigenen Ausatmungsrhythmus über zwei bis drei Tage weitet, auf den gesamten Organismus übertragen: erst dann wird die erzielte Wirkung auch äußerlich beobachtbar – ist dann «aber umso sicherer»[2294], wenn sie auf dem Umweg durch den Ätherleib im physischen Leib angekommen ist. Auch die Gedächtnisbildung beruht ja darauf, dass ein Eindruck auf die Sinne durch drei, vier Nächte getragen wird.[2295] Wird der Sinneseindruck nachts von der Stoffwechselseite her bis zum vierten Tag nicht wieder ausgelöscht, bleibt er in Erinnerung.

5.6.3 *Sieben Wochen*

Allerdings werden die Übungen «zwei, drei Tage durchgeführt»[2296] noch keine «sehr bedeutsame Wirkung haben»[2297] können. «Solche Übungen müssen, wenn sie eine Wirkung haben sollen, mindestens sieben Wochen durchgeführt werden. Sieben Wochen also, das ist so ein Zeitraum, der [...] ungefähr dann zeigt, wohltätig also, [die] eben charakterisierten Wirkungen.»[2298] Und man müsse dazu «nicht mystisch angekränkelt sein»[2299].

Sieben Wochen, 49 Tage, vergehen zwischen Ostern und Pfingsten; am 50. Tag, «pentecoste»[2300], ist Pfingstsonntag. Für manche andere Erfolge der Heil-Eurythmie, wenn man etwa bei einer allergischen Konstitution oder Substanzunverträglichkeit konsonantisch an der Fähigkeit des Stoffwechsels, die äußeren Kräfte der Stoffe wirklich überwinden zu können, arbeitet, wenn man also eine substanzielle Umarbeitung des Organismus bis in den physischen Leib bewirken will, wird man allerdings mit Jahren rechnen müssen.

5.6.4 Die Zwölf und der Dreizehnte

Ein weiterer Hinweis auf die Bedeutung der Zahlenordnung für diese Übungen wird von Rudolf Steiner am Ende des Vortrags gegeben: Auf die Fragen nach Angaben für einzelne Symptome wie «Reaktionsmangel»[2301] und «mangelhafter Bewegungstrieb»[2302] antwortet er zunächst: «Nun möchte ich aber das Folgende betonen: Es handelt sich darum, dass [...] diese mehr allgemeine Bezeichnung *immer unter irgend etwas von dem fällt, was ich eigentlich schon angegeben habe,* [...] da sind dann die entsprechenden Bewegungen auszuführen.»[2303] Die Zwölfheit der Übungen ist also eine abgeschlossene Ganzheit, und man müsste darin alles finden können, was für eine konstitutionelle Behandlung nötig ist. Nur wenn man bei der einen Übung sieht, «dass diese nicht besonders wirksam»[2304] ist, lasse man beispielsweise die ersten zwei Übungen miteinander abwechseln, «jedoch so, dass man versucht zu probieren – hier handelt es sich um das Probieren –, dass man versucht, zu probieren ob Willensäußerungen zu Urteilsäußerungen in dem Verhältnis der Zeit drei zu zwei besser wirkt oder zwei zu drei besser wirkt, also das eine länger, das andere kürzer»[2305]. Musikalisch ergibt das Verhältnis zwei zu drei eine Quint[2306], und «[d]ie Quinte ist der Mensch»[2307]. Rudolf Steiner nennt das Quintverhältnis möglicherweise beispielhaft auch für andere Zusammenstellungen: es könnten in der Praxis sogar drei oder mehr Übungen in einem bestimmten Verhältnis zueinander ausgeführt werden. Nach zwei bis drei Tagen wird man die Wirkung der gewählten Übungen im gewählten Verhältnis beurteilen können und eventuell noch ändern müssen, «wenn man sieht, dass sie nicht richtig ausfallen»[2308].

Durch die Anregung, zwei Übungen in einem Verhältnis, das der Quinte und damit dem ganzen Menschen entspricht, zu verbinden, ist gegenüber allen zwölf Übungen eine umfassende dreizehnte Übe-Möglichkeit angegeben. «Da erblicken wir die Zwölf und in ihrer Mitte den Dreizehnten.»[2309] Auch das ist ein Zahlenverhältnis, das auf die kosmische Konstellation der Sonne zum Tierkreis verweist; aber ebenso lebt es in dem Bild des Christuswirken in der Erdenentwicklung mit seiner Jüngerschar als bedeutendes okkultes Symbolum: «So gehören zu dem Christus zwölf Bodhisattvas, die vorzubereiten und weiter auszubauen haben, was er als den größten Impuls der Kulturentwicklung gebracht hat.»[2310] «Zwölf Bodhisattvas umgeben eine solche Wesenheit, wie es der Christus ist, und *wir können überhaupt nicht von mehr als zwölf reden,* denn wenn die zwölf Bodhisattvas ihre Mission erreicht haben, haben wir die Zeit des Erdenseins erschöpft.»[2311]

5.7 Die Wirkung auf das rhythmische System

In der ersten und in der letzten Vierer-Gruppe der zwölf Übungen gehören jeweils zwei Übungen paarweise zusammen, sie werden auch gemeinsam besprochen. In der mittleren Gruppe begegnen wir dem 3 + 1, dem Prinzip, von dem im Konsonantenkapitel die Rede war: drei Zustände gehen voraus, im vierten ist der Mensch auf der Erde angekommen![2312] Also ergibt sich als Gesamtstruktur: 2 + 2 + 3 + 1 + 2 + 2. Allerdings schlägt Rudolf Steiner sprachlich auch eine Brücke von der achten zur neunten Übung – «nun werden wir *eine andere Art* einmal ins Auge fassen»[2313] –, ebenso wie von der elften im Übergang zur zwölften: «Sie können aber *das auch noch anders* machen.»[2314] Selbst wenn wir an den Tierkreisbildern zwölf distinkte Qualitäten und Positionen erleben: es gibt auch eine metamorphosische Verwandtschaft zwischen den einzelnen Bildern, gerade eben zwischen benachbarten Tierkreisbildern, denn ihre Wirkung für die menschliche Gestaltbildung liegt ja immer nahe beieinander![2315]

Von zwei ähnlichen Übungen, die gemeinsam ein Paar bilden[2316], bezieht sich immer die Wirkung der einen Übung mehr auf die Funktionen des oberen Menschen, die die Atmung bestimmen, die der anderen Übung auf die Funktionen des unteren Menschen, die in die Zirkulation hineinwirken.[2317] «Wir können in dem Atmungssystem die rhythmische Fortsetzung des Nerven-Sinnessystems sehen, und wir können in dem Zirkulationssystem die rhythmische Fortsetzung des Stoffwechselsystems sehen.»[2318] So wird die rhythmische Mitte des Menschen im Ablauf der zwölf Übungen immer umspielt.[2319]

1. «Einer vorhandenen Kurzatmigkeit entgegenarbeiten»[2320] (Wirkung auf den oberen Menschen)
2. «Die Zirkulation und die Gesamtverdauung»[2321] anregen (Wirkung auf den unteren Menschen)
3. Eine «die Zirkulation warm machende Wirkung»[2322] (Wirkung auf den unteren Menschen)
4. «Eine wohltätig erwärmende Wirkung auf das Atmungssystem»[2323] (Wirkung auf den oberen Menschen)
5. «Was Leute machen sollten, die sehr häufig an Migräne oder an sonstigen Kopfschmerzen leiden»[2324] (Stärkung des rhythmischen gegenüber dem unteren Menschen)
6. «Wirkt sehr gut auf das ganze rhythmische System ein, *auf den Atmungs- und Zirkulationsrhythmus*»[2325] (d.h. auf den oberen und unteren Menschen gleichermaßen)
7. «Unregelmäßigkeiten im Unterleib, die sich durch Schmerzen äußern, [...] können gemildert werden»[2326] (Stärkung des rhythmischen gegenüber dem oberen Menschen)
8. «Jeder Schmerz, der auf diese Weise erzeugt wird, ist ein Bekämpfer der Ungeschicklichkeit»[2327] (oberer und unterer Mensch werden kräftig verbunden)
9. «Stärkung des Herzens»[2328] (im unteren Menschen)
10. «Stärkung des Zwerchfelles [...] und damit des ganzen Atmungssystems»[2329] (im oberen Menschen)
11. «gesundende Wirkung des Lachens»[2330] (löst den oberen Menschen)
12. «beständiger», «widerstandsfähiger» «durch das Gefühl der Verehrung»[2331] (vertieft die Inkarnation im unteren Menschen)

So wird im Durchgang durch alle zwölf Übungen der rhythmische Gesamtorganismus kräftig angeregt und zugleich geordnet: Gerade die Übungen der mittleren Gruppe wirken «Unregelmäßigkeiten»[2332] entgegen – haben ihre Indikation also immer dort, wo das menschliche *Regelmaß* verlassen wurde oder verloren gegangen ist –, indem sie rhythmische Funktionen stärken, die der Dreigliederung des menschlichen Organismus zugrunde liegen.[2333]

Im Schlagen des Herzens, im Pulsieren der Zirkulation, in den regelmäßigen Atemzügen, im Sinken und Steigen des Zwerchfells leben die zwölf schöpferischen Welten-Imaginationen, die auch in den Bildern des Fixsternhimmels als Tierkreis erscheinen. Durch den Mond wird die

Wirkung dieser Bilder in der Embryonalzeit zunächst für die Ausbildung der ruhenden menschlichen Gestalt vermittelt[2334]; aber nach der Geburt richtet sich der Mensch in Auseinandersetzung mit den Erdenkräften in die «Menschen-Vertikale» auf[2335] und löst sich damit aus der gestaltgebenden Beziehung zum Tierkreis, um sein eigenes Seelisches zu gewinnen im verinnerlichten Vorstellen einerseits, im veräußerlichenden Wollen andererseits; nur im mittleren Menschen bleibt er lebenslang im rhythmischen Wechsel zwischen innen und außen mit dem Umkreis verbunden. Für die Erhaltung seiner Gesundheit, zugleich aber auch für die Erhaltung seines eigenen wahren, aus dem Kosmos geborenen seelisch-geistigen Wesens, für die immer neue Abstimmung des eigenen Rhythmuswesens mit den Weltenrhythmen, ist der Mensch auf die vermittelnde Kraft der Sonne angewiesen.[2336]

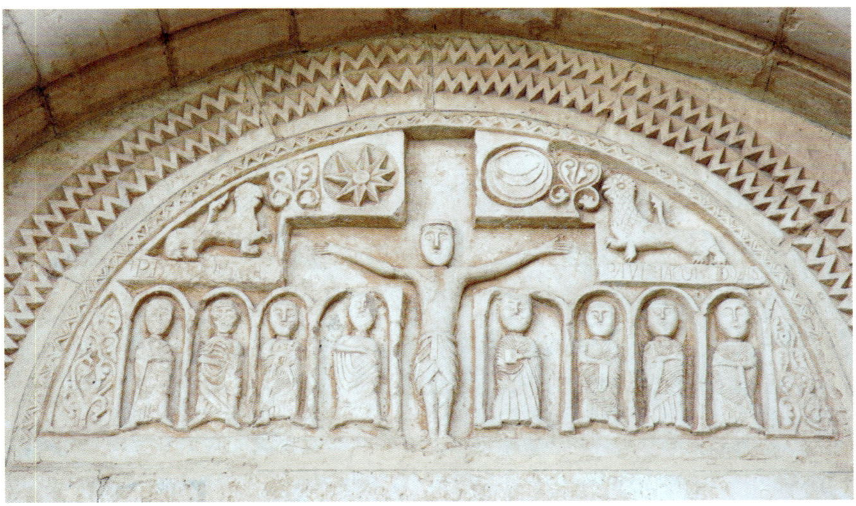

Abb. 49, Der Leib des Herrn zwischen Sonne und Mond, romanisch

Die Sonderstellung von Sonne und Mond in der Vermittlung der kosmischen Wirkungen mag ein Grund dafür sein, dass die Vokal-Diphthonge[2337] *«au»* und *«ei»*, die diesen beiden Planeten zugeordnet sind,[2338] für die heil-eurythmische Anwendung der Vokalkräfte im 2. Vortrag des Heil-Eurythmie-Kurses nicht angeführt werden. So werden ja auch bei der Darstellung der Konsonantenwirkungen im 4. Vortrag die Konsonantenkräfte von Widder und Waage, W und C, nicht genannt, obwohl gerade diese beiden Prinzipien den Konsonantenwirkungen im Stoffwechsel umfassend zugrunde liegen.[2339]

In der Zusammenschau aller zwölf Übungen des 5. Vortrags im Heil-Eurythmie-Kurs lässt sich ein differenziertes und umfassendes Bild der rhythmischen Organisation des Menschen gewinnen, ein neues Bild vielleicht auch von dem, was im «Herzens-Lungen-Schlage»[2340] lebt:

> *«Menschenseele!*
> *Du lebest in dem Herzens-Lungen-Schlage,*
> *Der dich durch den Zeitenrhythmus*
> *Ins eigene Seelen-Wesens-Fühlen leitet.*
> *Übe Geist-Besinnen*
> *im Seelengleichgewichte,*
> *Wo die wogenden*
> *Welten-Werde-Taten*
> *Das eigene Ich*
> *Dem Welten-Ich*
> *Vereinen;*
> *Und du wirst wahrhaft fühlen*
> *Im Menschen-Seelen-Wirken.*
>
> *Denn es waltet der Christus-Wille im Umkreis*
> *In den Weltenrhythmen Seelen-begnadend [...].»*[2341]

5.8 *Zur ätherischen Physiologie des Menschenherzens*

Was in der äußeren Physiologie auseinandergelegt ist einerseits in die Funktionen und Rhythmen des unteren Menschen, die bis in die Zirkulation hinein wirken, andererseits in die Funktionen und Rhythmen des oberen Menschen, die bis hinein in die Atmung wirken, das ist im menschlichen Gesamtorganismus zusammengefasst in einer übergreifenden Organtätigkeit, in der Tätigkeit des Herzens. «Denn die Herztätigkeit ist nicht eine Ursache, sondern sie ist eine Folge.»[2342] Mit dieser Aussage eröffnet Rudolf Steiner die Darstellung des menschlichen Ätherleibes in seiner Polarität zwischen oben und unten im 2. Vortrag des ersten Medizinerkurses. Damals, 1920, stand diese Hypothese Steiners im diametralen Widerspruch zur fachmedizinischen Auffassung der Herzfunktion; heute ist diese Tatsache durch physiologische Untersuchungen hinreichend gedeckt.[2343]

Die Herztätigkeit und auch die Organbildung des Herzens geht embryologisch aus der Eigenbewegung des Blutes hervor, wie der anthroposophische Arzt Dr. Appenzeller[2344] schon in den 60er-Jahren in einem Film[2345] über die Herzbildung an Hühnerembryonen anschaulich zeigen konnte. Wenn das Kind auf die Welt kommt, ändern sich mit dem ersten Atemzug alle Kreislaufverhältnisse noch einmal grundlegend durch den Verschluss des Vorhofseptums[2346] und die Ausbildung des kleinen Kreislaufes vom rechten Herzen in die Lunge und von der Lunge zurück ins linke Herz. So bildet sich das Herz für das Erdenleben seiner Form und Funktion nach tatsächlich *aus dem Zusammenspiel* von Zirkulation und Atmung. Aus der geisteswissenschaftlichen Beobachtung heraus schildert Rudolf Steiner im ersten Ärztekurs: Es besteht ein «*gewisser Gegensatz* [...] zwischen all dem, was im Atmungsprozesse liegt, und dem, was im weitesten Umfange im Verdauungsprozesse liegt. Es will da etwas *sich ausgleichen.* Es will da etwas, was [...] zueinander hindurstet, *sich* aneinander *sättigen.* [...] *Es findet eine Wechselwirkung* statt, die zunächst besteht zwischen den flüssig gewordenen Nahrungsstoffen und zwischen dem, was luftförmig von dem Organismus durch die Atmung aufgenommen wird. [...] Diese Wechselwirkung besteht *in ineinanderspielenden Kräften.* Und dasjenige, was da ineinander spielt, das [...] *staut sich* vor seinem gegenseitigen Ineinanderspiel im Herzen. Das entsteht als ein Stauorgan [...]. Alles dasjenige, *was sich im Herzen ausdrückt, was man im Herzen beobachten kann,* muss als eine *Folge* betrachtet werden und ist zunächst einmal mechanisch zu nehmen.»[2347]

Die mechanische Herzfunktion ist aber nur eine erste Ebene des Geschehens. Die physiologische Tätigkeit des oberen Menschen ist immer auch bewusstseinsschaffend: «[...] man ist erst bei dem Mechanischen, wenn man alles so auffasst, was die Herztätigkeit ist, als die Folge dieser ineinandergehenden [...] flüssigen Strömungen und der luftförmigen Strömungen. Denn letzten Endes, was ist das Herz? Letzten Endes ist das Herz nämlich ein Sinnesorgan, und wenn wir auch dasjenige, was die Sinnestätigkeit des Herzens ist, nicht unmittelbar im Bewusstsein haben, wenn es auch zu den unterbewussten Sinnestätigkeiten gehört, was im Herzen vorgeht, so ist deshalb doch *das Herz dazu da, dass gewissermaßen die oberen Tätigkeiten wahrnehmen, empfinden können die unteren Tätigkeiten des Menschen.* So, wie Sie mit Ihren Augen wahrnehmen die äußeren Farbenvorgänge, so nehmen Sie, aber allerdings im dumpfen Unterbewusstsein, durch das Herz wahr dasjenige, was in Ihrem Unterleibe sich vollzieht. *Ein Sinnesorgan zum inneren Wahrnehmen ist zuletzt das Herz.* Als solches ist es anzusprechen.»[2348] «Nur dann versteht man die Polarität im Menschen selbst, wenn man weiß, dass es sich handelt darum, dass der Mensch eigentlich ein solches dualgebautes Wesen ist, das von Seiten seines Oberen wahrnimmt sein Unteres.»[2349] So findet sich der ganze Mensch metamorphosiert auch im Einzelorgan Herz mit seiner Doppelfunktion von Bewegung und Wahrnehmung: «Das Herz ist im wesentlichen dasjenige Organ, welches in seinen beobachtbaren Bewegungen der Ausdruck ist des Ausgleiches zwischen diesem Oberen und Unteren, welches psychisch, oder vielleicht besser gesagt, unterpsychisch das Wahrnehmungsorgan ist, das vermittelt zwischen diesen beiden Polen der menschlichen Organisation.»[2350]

«Nun besteht aber nicht bloß ein solches abstraktes Entsprechen, sondern es besteht zu gleicher Zeit im gesunden Organismus ein inniges Zusammengehören des Oberen und des Unteren. Es besteht ein solches Zusammengehören im gesunden Organismus, dass das Obere, irgendeine obere Tätigkeit [...] irgendwie ein Unteres bezwingen muss, mit einem Unteren in vollem Einklang sich abspielen muss. Und es besteht sofort – und *das wird uns später führen auf ein wirkliches Begreifen des Krankheitsprozesses* – eine Unregelmäßigkeit im Organismus, wenn irgendwie die Vorherrschaft gewinnt, die Oberherrschaft gewinnt ein Unteres, sodass es zu stark ist für die entsprechende Tätigkeit im Oberen, oder ein Oberes, so dass es zu stark ist für die entsprechende Tätigkeit im Unteren. Es müssen sich immer die Tätigkeiten des Oberen zu den Tätigkeiten des Unteren so verhalten, dass sie in einer gewissen *Weise einander entsprechen,* dass sie *einander bezwingen,* dass sie so zueinander verlaufen, wie sie, ich möchte sagen, *zueinander orientiert* sind. Da gibt es eine bestimmte Orientierung. Sie ist individuell für die verschiedenen Menschen, aber es gibt eine ganz bestimmte Orientierung des ganzen oberen Verlaufes der Prozesse zu dem ganzen unteren Verlauf der Prozesse.»[2351]

Da klingt im Zusammenhang mit dem geisteswissenschaftlichen Herzverständnis bereits das Motiv der individuellen Konstitution an, aus dem sich dann die Möglichkeit des Erkrankens nach der einen oder anderen Seite ableitet: «Nun handelt es sich darum, dass man den Übergang finden könne von diesem gesund wirkenden Organismus, in dem das Obere dem Unteren entspricht, zu dem kranken Organismus.»[2352] Dieser Übergang zu dem, was den Menschen krank macht, besteht darin, dass der eine Vorgang über den andern «präponderiert»[2353]. «Es zeigt sich ein solcher Vorgang, weil nicht gleich der physische Leib voll ergriffen wird von solchen Unregelmäßigkeiten, zunächst in dem, was man eben das Funktionelle nennen könnte, in dem Ätherleib, dem Archäus».[2354] Umso mehr muss es möglich sein, *auf dem Umweg durch den Ätherleib* das Präponderieren des einen über das andere schon zu behandeln, solange es noch im Funktionellen liegt, «wenn man ausgeht von dem Kranken in dem, was der Paracelsus[2355] Archaeus[2356] genannt hat, was wir Ätherleib nennen, [...] von den *Andeutungen des Krankseins im Funktionellen oder Dynamischen,* also von den Anflügen, die gewissermaßen erst da sind zum Kranksein»[2357].

Würde man das, wovon Paracelsus als Archaeus spricht, allerdings «seinem eigentlichen Ursprunge nach verfolgen, so [...] müsste man sagen: Der Mensch hat einen physischen Organismus, der ist im wesentlichen aus Kräften konstituiert, die aus dem Irdischen wirken, und er hat einen ätherischen Organismus, der ist im wesentlichen aus Kräften konstituiert, die aus dem Umkreise des Kosmos wirken. Unser physischer Organismus ist gewissermaßen ein Ausschnitt der ganzen Organisation der Erde. *Unser Ätherleib* und auch der Paracelsussche Archäus *ist ein Ausschnitt aus demjenigen, was nicht zur Erde gehört, was also von allen Seiten des Kosmos ins Irdische hereinwirkt.*»[2358] Liegt darin nicht schon ein Ausblick auf die «ätherische Astronomie»[2359], über die Rudolf Steiner in einem der Abendvorträge während des zweiten Ärztekurses in Dornach sprechen wird?

«Aber dasjenige, was so in einem Organismus vorgeht, das wirkt doch wiederum auf den ganzen Organismus zurück. Das darf nicht außer acht gelassen werden, dass dasjenige, was als Unregelmäßigkeiten vor sich geht, wiederum auf den ganzen Organismus zurückwirkt.»[2360] Kommt das Prozess-Ungleichgewicht zwischen Oberem und Unterem «funktionell nicht zum Ausdruck» und «der Ätherleib drückt es sogleich in den physischen Leib hinein»[2361], so entsteht als ‹Rückwirkung› die Krankheit. Erst das Verständnis des regelmäßigen und unregelmäßigen Funktionierens des menschlichen Ätherleibs führt zu einer wirklichen Erkenntnis der Pathogenese: «Sie sehen, versteht man zuerst durch ein richtiges Auffassen der Herztätigkeit, wie Oberes und Unteres im Menschen korrespondiert, versteht man dann das erste Auftreten, ich möchte sagen, *die Anflüge des Krankseins im Funktionellen, im Ätherischen,* wie in der Neurasthenie und in der Hysterie, so kann man dazu übergehen, auch dasjenige, was dann im Organischen, im Physischen sich abdrückt, zu verstehen [...]».[2362]

Erst das wäre die geeignete Voraussetzung für ein zielgerichtetes therapeutisches Handeln: Durch «das *Studium der Physiognomie des zusammengehörigen Krankheitsbildes*»[2363] ergibt sich sogar die Möglichkeit, therapeutisch «zuerst [...] einen Verlauf der Krankheit nach einer Richtung, nach einem vielleicht sogar stärker oder schwächer abgeleiteten Kranksein hervorzurufen, um dann, wenn die Zeit dazu da ist, den ganzen Prozess wiederum zum Gesundwerden zurückzuführen»[2364]. Da übernimmt der Arzt oder Therapeut in der Führung des Prozesses in einem gewissen Sinn die Aufgabe der ausgleichenden Herztätigkeit.

Dieses hygienisch-therapeutische Prinzip findet sich auch im 5. Vortrag des Heil-Eurythmie-Kurses gegeben in der paarweisen Zusammengehörigkeit von zwei Übungen, deren Wirkung einmal mehr auf den oberen, einmal mehr auf den unteren Menschen zielt (s.o.). Darin liegt ein wichtiges Kernelement einer wirklichen Heil-Kunst: Der gesunde Rhythmus, der den Ausgleich für den individuellen Menschen schaffen muss, kann und soll nicht direkt induziert werden – er muss sich im freien Spiel zwischen polaren Möglichkeiten immer neu einstellen können. Auf die Frage nach «rationellen Atemübungen»[2365] antwortet Rudolf Steiner: «Denn wir sind nicht mehr Menschen, wie es die alten Orientalen waren, die den umgekehrten Weg gehen können, durch vorgeschriebenes Atmen den ganzen Menschen wiederum zu beeinflussen. Das ist etwas, was unter allen Umständen, wenn es so oder so vorgeschrieben wird, zu inneren Schocks führt, und was eigentlich vermieden werden sollte. *Wir sollten, wir müssen eben lernen, dasjenige zu beobachten, was uns die Eurythmie lehrt* [...] über ihren eigenen Einfluss auf den Atmungsprozess. Und dann können wir bewusst fortsetzen [...], was im einzelnen Fall eurythmisch auftritt. Sie werden da nämlich durchaus sehen, dass dieser [...] Atmungsprozess in einer gewissen Weise individuell, das heißt, verschieden für die verschiedenen Menschen eben fortgesetzt wird.»[2366]

Eine gesundende und zeitgemäße Therapie lässt sich nur am lebendigen Individuum ablesen, aber es lässt sich auf diesem Weg sehr viel lernen darüber, wie der rhythmische Mensch sich in ganz individueller Weise einen Ausgleich gegenüber allen möglichen äußeren Einflüssen schafft. Das Verständnis für die ätherische Funktion des Herzens eröffnet ein wirkliches Verstehen von Gesundheit und Krankheit. «Sie werden sehen, wie uns nach und nach diese *richtige Verfolgung der Stellung des Herzens im menschlichen Organismus in das Krankheitswesen hineinführt.*»[2367] Der Zusammenhang zwischen der gesunden Herztätigkeit und der konstitutionellen Disposition zum Erkranken in der einen oder anderen Richtung spiegelt sich in der umfassenden Indikationsstellung der zwölf Übungen des 5. Vortrags: vom rein Pädagogischen und Hygienischen des ‹eurythmischen Turnens›[2368] bis zum gezielt Therapeutischen der einzelnen Übungen, wenn bei manifesten Krankheitssituationen eine Korrektur der zugrunde liegenden konstitutionellen Pathologie erreicht werden soll.

Es gilt auch für das Herz, und sogar in ganz besonderem Maße: «Man ist viel zu sehr geneigt, ein einzelnes menschliches Organ wie eine Sache für sich zu betrachten. Das ist es aber nicht. Das ist kein menschliches Organ. Jedes menschliche Organ ist ein Glied der Gesamtorganisation und zu gleicher Zeit eine metamorphosische Umänderung gewisser anderer Organe [...]»[2369] – aber zugleich auch metamorphosische Umänderung des Gesamtorganismus. Alles, was in der Peripherie in Einzelprozesse auseinandergelegt ist, wird im Zentralorgan des Herzens als Zusammenklang metamorphosisch wiedererscheinen. In der ätherischen Tätigkeit des Herzens sind zwölf konstitutionelle Aspekte, zwölf Möglichkeiten des Erkrankens zusammengefasst. So kann das Herz als «Sinnesorgan» – auch wenn Rudolf Steiner in seinen Darstellungen der zwölf Sinne[2370] des Menschen das Herz nicht explizit erwähnt – selbst aufgefasst werden in metamorphosischer Verwandtschaft zu allen anderen Sinnesorganen, zugleich auch als Metamorphose der gesamten menschlichen Sinnesorganisation mit allen zwölf Sinnen.[2371] Dass das Sonnen-Erleben am Licht, das uns Menschen im Allgemeinen am bewusstesten ist, für alle anderen Sinnesqualitäten ebenfalls gilt, wird von Rudolf Steiner im Vortrag vom 6. November 1921[2372] kurz angedeutet: Das doppelte Sonnenwirken, wenn es «in die Sinnessphäre heraufschlägt»[2373], äußert sich im «Erleben der Finsternis»[2374], im «Erleben des Lichtes»[2375], man könnte aber «ebenso von dem Erleben der Stummheit, von dem Erleben des Tones oder des Lautes sprechen. Für alle zwölf Sinne könnten wir das aussprechen, was wir hier durch Licht und Finsternis charakterisieren.»[2376]

Im 8. Vortrag des ersten Ärztekurses,[2377] am Palmsonntag 1920, entwickelt Rudolf Steiner das Bild des Herzens weiter, indem er vom Riechen und Schmecken ausgeht: «Hier suchen wir von dem Prozesse aus und von dem ganzen Zusammenhang des Menschen mit der außermenschlichen Welt diesen Menschen zu erkennen, zu durchschauen, und wir finden in der Tat Zusammenhänge, die uns wirklich unmittelbar *ein Bild sind des ganzen Ätherwirkens im Menschen* [...]. Und die zwei Prozesse begegnen sich wiederum, Atmungs- und Blutbildungsprozess, und ihre Begegnung geschieht im menschlichen Herzen. Sie sehen, *die ganze Außenwelt [...] tritt uns als eine Dualität entgegen,* die sich im menschlichen Herzen staut, die im menschlichen Herzen zu einer Art von Ausgleich strebt.»[2378] «Und so können wir zu einem merkwürdigen Bilde kommen, zu dem Bilde des

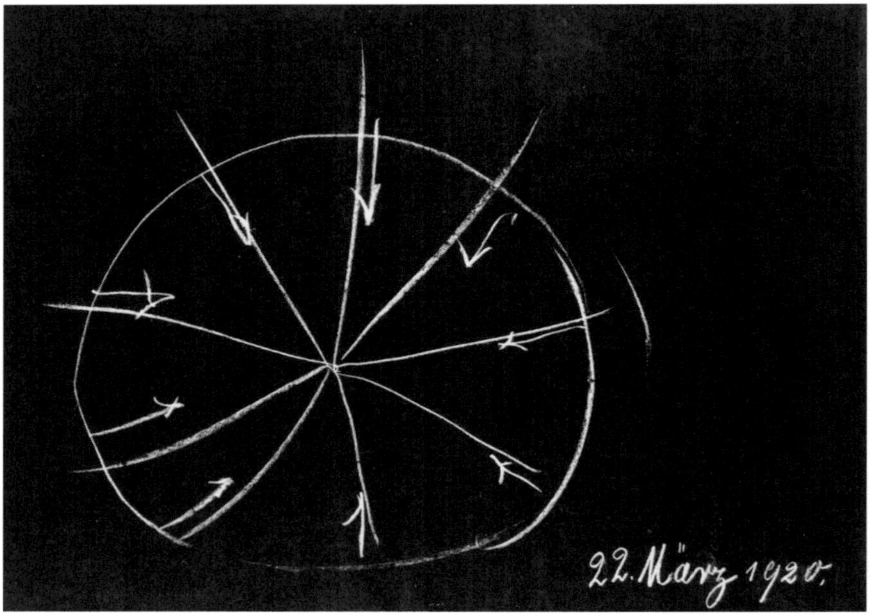

Abb. 50, Wandtafelzeichnung zu GA 312, 2. Vortrag, 22. März 1920

menschlichen Herzens mit seiner Innerlichkeit, mit seinem Synthetisieren desjenigen, was äußerlich auf uns nach dem ganzen Umfang des Leibes einwirkt, ein Synthetisieren, und in der Außenwelt ein Analysieren, ein überall Zerstreutsein desjenigen, was im Herzen, ich möchte sagen, zusammengeschoppt ist.»[2379]

«Sie gucken in die Welt hinaus und sehen den Umkreis und fragen sich: Was ist da in diesem Umkreis, was wirkt aus diesem Umkreis herein? Wo finde ich irgend etwas in mir, was damit verwandt und gleicher Art ist? – Wenn ich in mein eigenes Herz hineinschaue! *Da ist gewissermaßen der umgekehrte Himmel drinnen, das polarisch Entgegengesetzte.*»[2380] So klingt schon im ersten Medizinerkurs das Motiv an, das Rudolf Steiner 1924 im Heilpädagogischen Kurs zur zentralen Meditation[2381] ausarbeiten wird: «Während Sie hier das Peripherische haben, den, ich möchte sagen, ins Unendliche erweiterten Punkt, haben Sie den Kreis zusammengenommen im menschlichen Herzen. Die ganze Welt ist da drinnen.»[2382] Und fast wie in der Sprache der Frau Balde[2383] gesprochen mutet es an, wenn Rudolf Steiner als «ein grobes Bild»[2384], das, «wenn man es in der richtigen Weise aufnimmt, als ein ganz ordentliches, regulatives Bild, als regulatives Prinzip wirken kann»[2385], das Folgende angibt: «Man denke sich, der Mensch steht auf einem Berge und guckt hinaus in den weiten Umkreis und sieht den weiten Umkreis der Welt. Und stellen Sie ein ganz winziges Zwerglein in das menschliche Herz hinein und versuchen sich zu vergegenwärtigen, was dieses Zwerglein da drinnen sieht, so sieht das da drinnen in Umkehrung das vollständige Bild der Welt zusammengezogen, synthetisiert.»[2386]

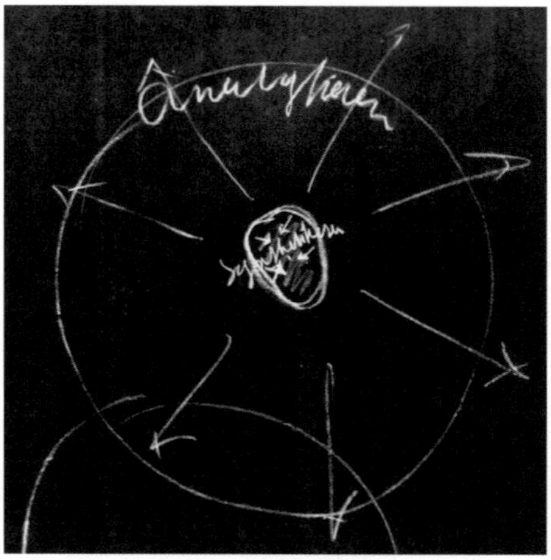

Abb. 51, Ausschnitt aus der Wandtafelzeichnung zu GA 312, 8. Vortrag, 28. März 1921

Die Begriffe des Synthetisierens und Analysierens benützt Rudolf Steiner im Heilpädagogischen Kurs zur wesenhaften Charakterisierung dessen, was die Kopforganisation des Menschen tut – sie synthetisiert[2387] –, und was die Stoffwechsel-Gliedmaßen-Organisation des Menschen tut – sie analysiert. «Genauso wie wir einen synthetisierenden Prozess im Haupte haben, haben wir dann im ganzen übrigen Organismus, besonders im Stoffwechsel-Gliedmaßensystem, einen analytischen Prozess.»[2388] Im Herzen aber klingen diese beiden Tätigkeiten immer ineinander, in rhythmischer Abwechslung. «Das rhythmische System ist halb Kopf-, halb Stoffwechsel-Gliedmaßen-System. Wenn wir einatmen, ist es mehr Stoffwechsel-Gliedmaßen-System, wenn wir ausatmen, ist es mehr Kopfsystem.»[2389] Im Wechsel von Systole und Diastole, Ausatmung und Einatmung wirkt einmal das Kopfsystem, einmal das Stoffwechsel-Gliedmaßen-System. «Nun sehen Sie also, dass wir, vermittelt durch den mittleren Teil des rhythmischen Organismus, eigentlich zwei vollständig polarisch entgegengesetzte Wesenheiten in uns tragen.»[2390]

Diese Paradoxie der menschlichen Gesamtorganisation wird im Heilpädagogischen Kurs dann im 11. Vortrag[2391] in einer Meditationsaufgabe zusammengefasst: «Hier ist ein Kreis, hier ist ein Punkt, da ist der Kreis Punkt, da ist der Punkt Kreis und so weiter. Lassen Sie immer wieder und wiederum in Ihrer Meditation den Punkt in den Kreis hineinschlüpfen, den Punkt zum Kreise sich ausdehnen, und spüren Sie dabei das Entstehen der Gliedmaßen-Stoffwechselorganisation aus der Kopforganisation. Bringen Sie es bis dahin, dass Sie den Kopf empfinden, wenn Sie sich sagen: der Punkt ist Punkt, der Kreis ist Kreis. – Spüren Sie, dass Sie vom Kopf heruntergleiten zum Stoffwechselsystem, wenn Sie sich sagen: der Punkt ist Kreis, der Kreis ist Punkt –, das Umgekehrte. Dann werden Sie die ausgebildete Metamorphosenlehre darinnen haben […].»[2392]

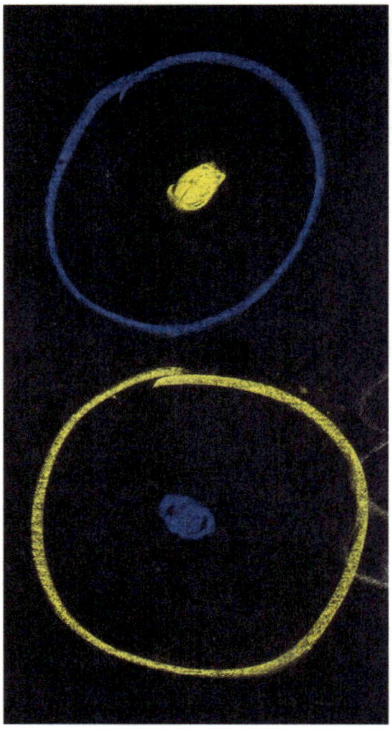

Abb. 52, Ausschnitt aus der Wandtafelzeichnung zu GA 317, 10. Vortrag, 5. Juli 1924

Nach zwei Eurythmie-Aufführungen am Palmsamstag und Palmsonntag 1920 spricht Rudolf Steiner am Montag in der Karwoche weiter vom Herzen, von dem Zusammenhang der Herzgesundheit mit der Bewegungsart der Menschen. Man solle versuchen, «alles dasjenige, was Ihnen *als Schädigungen des Herzens entgegentritt, zurückzuführen auf die gestörte menschliche Tätigkeit.* Sie sollten einmal Untersuchungen darüber anstellen, wie anders sich die Herztätigkeit gestaltet bei einem Menschen, der [...] als Bauer seinen Acker bearbeitet und nicht viel von dieser Tätigkeit wegkommt [...], und wie anders sich die Herztätigkeit gestaltet bei Menschen, die zum Beispiel zu ihrem Berufe viel Automobil fahren müssen oder auch nur viel Eisenbahn fahren müssen. Es wäre außerordentlich interessant, gerade darüber einmal tiefergehende Untersuchungen anzustellen.»[2393] Denn «[d]ieses passive Hingeben des Menschen an die Bewegung ist dasjenige, was alle Prozesse, die sich im Herzen stauen, gewissermaßen deformiert»[2394] – und dann wird das gefährdete Organ zur Abwendung der drohenden Deformation objektiver Imaginationen bedürftig![2395]

«Nun hängt alles dasjenige, was auf diese Weise in der Welt des Menschen spielt, zusammen mit der Art und Weise, wie er sich erwärmt. Und da sehen Sie die Verwandtschaft der Herztätigkeit mit dem Impuls der Wärme in der Welt, mit welcher der Mensch zusammenhängt. Sie sehen daraus, dass, wenn der Mensch genügend Wärme entwickelt durch seine eigene Tätigkeit, *dieses gewisse Maß von genügender Wärmeentwicklung im Lebensprozess durch seine eigene Tätigkeit zu gleicher Zeit das Maß für die Gesundheit des menschlichen Herzens ist.* Man müsste daher bei Herzkranken immer darauf sehen, dass man *eine Eigenbewegung, die recht sehr durchlebt wird,* hervorruft.»[2396] Und in diesem Zusammenhang wird nun erstmals ausdrücklich die therapeutische Wirkung der Eurythmie thematisiert: «Wenn einmal vielleicht eineinhalb Jahrzehnte ins Land gegangen sein werden»[2397], würden die Leute sagen: «Es ist doch merkwürdig, wie durch die Eurythmie die Leute wiederum eine gesunde Herztätigkeit bekommen haben, weil *das Eurythmisieren eben die durchseelte Eigenbewegung im wesentlichen reguliert und sie sogar gesetzmäßig reguliert.*»[2398] Und es klingt sehr bescheiden und vorsichtig, wenn Rudolf Steiner hinzufügt: «Daher wird es vielleicht nicht uneben sein, wenn man auch sagt, dass gerade von diesem Gesichtspunkte aus hingewiesen werden sollte *auf jene gesundenden Übungen, die gerade aus dem Eurythmischen geholt werden können,* wenn es sich *um Unregelmäßigkeiten der Herzfunktionen* handelt.»[2399] Die anwesenden Zuhörer haben wohl nicht deutlich genug gehört, was Rudolf Steiner in Aussicht stellt, denn es ist den Eurythmistinnen Elisabeth Baumann und Erna Wolfram überlassen geblieben, etwa ein halbes Jahr später an Rudolf Steiner die entscheidende Frage zu stellen, «ob er nicht so etwas wie eine therapeutische Eurythmie uns systematisch lehren wollte, so wie er uns die gewöhnliche Eurythmie ja auch gelehrt hatte»[2400].

In der Karwoche 1920 klingt schon an, was ein Jahr später im Rahmen des Heil-Eurythmie-Kurses in ganz besonderer Weise in den zwölf Übungen des 5. Vortrags gegeben wird. Und 1922, im Rahmen des großen West-Ost-Kongresses in Wien, spricht Rudolf Steiner in voller Öffentlichkeit, im vollbesetzten Konzertsaal des Wiener Musikvereins, weiter über das Herzgeheimnis: «Geisteswissenschaft [...] zeigt uns, *wie dieses geistig-seelische Wesen durch das leibliche Wesen durchdringt,* wie das Blut nicht durch die Wirkung des ‹Herzpumpwerkes› durch den Menschen getrieben wird, sondern unmittelbar durch das Geistig-Seelische selber, und *wie dieses Geistig-Seelische in die Blutzirkulation so eingreift,* dass *dieses Geistig-Seelische die Kraft* wird, *welche das Blut durch unseren Organismus pulsieren macht.* Dann aber wird das Herz geschaut als etwas wie ein Sinnesorgan. Wie ich durch meine Augen die äußere Welt bewusst wahrnehme und sie mir in meinen Vorstellungen bewusst zu eigen mache, *so nehme ich das, was ich in meinem Blute unbewusst durch meine geistig-seelischen Kräfte als Pulsation entwickele, durch dieses innere Sinnesorgan des Herzens, wiederum auf eine unbewusste Weise wahr.* Das Herz ist keine Pumpe, das Herz ist das innere Sinnesorgan, durch welches man dasjenige wahrnimmt, was das Geistig-Seelische an unserem Blute innerlich entwickelt, so wie man durch die äußeren Sinne die äußere Welt wahrnimmt.»[2401] Dann wird das Herz aber auch wahrnehmend mitleiden müssen, was das Geistig-Seelische an Einseitigkeit in seinem Urteilen, in seinen Sympathien und Antipathien, in seinem tätigen oder sitzenden Leben dem Blut einschreibt. «In dem Augenblick, wo man vom verstandesmäßigen Zergliedern des menschlichen Organismus übergeht *zum Anschauen des ganzen Menschen,* in diesem Augenblicke enthüllt sich das Herz in seiner wahren Wesenheit, in seiner wahren Bedeutung: als innerliches Sinnesorgan.»[2402]

5.9 *Über die Bewegung des Herzens bei Thomas von Aquin*

An der Frage, wie man über das Herz denkt, entscheidet sich auch die Frage, wie man über den Menschen denkt. So findet sich unter den Schriften des Scholastikers Thomas von Aquin[2403] eine kleine Schrift in zwölf Abschnitten über «die Bewegung des Herzens»[2404]. Er hat diese erstaunliche Abhandlung über ein physiologisches Thema von einem geistigen Standpunkt aus vermutlich 1273, im Jahr vor seinem Tod am 7. März 1274 verfasst, in Anknüpfung an und Auseinandersetzung mit einer Schrift des Aristoteles über die Bewegung der Sinnestiere[2405, 2406]. Thomas von Aquin geht aus von der Frage, was das Herz bewegt: Alles, was sich in der Welt bewegt, hat eine Ursache, einen Beweger. Wenn man von allem Bewegten in der Welt immer zurückgeht auf die bewegende Ursache, so muss man zuletzt zu einem primären schöpferischen Prinzip, dem «ersten Beweger»[2407] finden. Das ist einer der «Gottesbeweise»[2408] für die notwendige Existenz Gottes, des Vater-Prinzips.

1. «Weil alles, was bewegt wird, notwendigerweise einen Beweger besitzt, erscheint es fraglich, was das Herz bewegt und welche Art seine Bewegung ist.»[2409] Das Prinzip, das in den Pflanzen «das Erzeugen, das Verbrauchen von Nahrung sowie Wachstum und Verminderung» bewirkt, kann es nicht sein. Auch nicht das, was Tiere in Bewegung setzt, der Trieb [appetitus], denn «die Bewegung des Herzens ist [...] unwillkürlich».
   «Aber sie scheint auch nicht natürlich zu sein, da sie in entgegengesetzte Richtungen verläuft: Sie besteht nämlich aus Stoßen und Ziehen [componitur enim ex pulsu et tractu]», während natürliche Bewegungen nur in eine Richtung verlaufen, «wie sich etwa Feuer nur nach oben und Erde nur nach unten bewegt».
   Es habe aber auch keinen Sinn zu sagen, die Herzbewegung sei erzwungen; denn das Tier stirbt, wenn die Herzbewegung aufhört, «weil doch nichts Erzwungenes die Natur erhält». Insofern scheint sie doch «in höchstem Maße natürlich zu sein, da sich das Leben des Sinnenwesens und diese Bewegung untrennbar gegenseitig bedingen».
2. Es sei auch lächerlich zu behaupten, diese Bewegung stamme von der allgemeinen Natur oder Intelligenz. Natürliche Wesen tragen die Ursache der Herzbewegung in sich selbst. «Nichts aber ist für Sinnenwesen mehr charakteristisch als die Bewegung des Herzens;

wenn sie aufhört, so erlischt deren Leben.» Es zeigt sich auch keine Abhängigkeit von einer äußeren Bedingung wie die von Flut und Ebbe des Meeres von der Bewegung des Mondes. «Die Bewegung des Herzens ist dagegen immer bei einem Sinnenwesen anzutreffen. Deshalb stammt sie nicht lediglich von einer getrennten Ursache, sondern von einer inneren Ursache her.»

3. Manche würden meinen, das Herz werde durch die Wärme [calorem] des Geistes [spiritus] bewegt. Das sei unvernünftig [irrationabile], denn «in einem Sinnenwesen scheint aber die Bewegung des Herzens ursprünglicher und im höheren Maße mit dem Leben gleichzeitig zu sein als jede mögliche auf der Wärme beruhende Veränderung. Demnach ist keine Veränderung aufgrund der Wärme die Ursache für die Bewegung des Herzens; vielmehr ist im Gegenteil eher die Bewegung des Herzens die Ursache einer solchen Veränderung.»
   Deshalb ähnelt das Tier, das sich selbst bewegt, dem ganzen Universum, und der Mensch wird auch als «kleinere Welt» [minor mundus = Mikrokosmos!] bezeichnet. Die erste Bewegung im Universum ist die räumliche Bewegung. Sie wird dann aber zur Ursache für Veränderungen – zum Beispiel der Wärmeverhältnisse – und anderer Bewegungen. Das, was durch sich selbst ist, ist früher als das, was dazu kommt. Die erste Bewegung der Tiere ist die Herzbewegung; man muss also «der Bewegung des Herzens eine Ursache zuschreiben, die durch sich selbst Ursache der räumlichen Bewegung sein kann».
4. Man kann also wie Aristoteles sagen[2410]: Was die Ursache der Bewegung in sich selbst besitzt, das bewegt auf natürliche Weise. Der Leib kann aber aus seiner Natur, aber auch von außerhalb [also aktiv und passiv] bewegt werden. «Denn es macht einen Unterschied, aufgrund welcher Bewegungen es geschieht, dass etwas bewegt wird und aus welchen Elementen das Bewegte besteht.» Für die Bewegung nach unten bestimmend ist die Schwere des Leibes; für die Bewegung nach oben ist die innere Ursache die Seele. Nur ist für den schweren Leib die Bewegung nach oben nicht natürlich, deshalb ermüdet man dabei auch mehr.[2411]
   Die Bewegung im Raum ergibt sich bei den Tieren aus Trieb und Wahrnehmung.

5. Bei den Tieren ist alle Bewegung natürlich: die Schwalbe baut ihr Nest, die Spinne macht ein Spinnennetz. «Allein dem Menschen kommt es zu, aus einem Vorsatz und nicht aus der Natur heraus tätig zu sein.» So muss der Mensch die Schlussfolgerungen der betrachtenden und praktischen Wissenschaften durch Nachdenken auffinden, aber er weiß von den unsichtbaren Ursachen, von denen er ausgeht, um zu den anderen Gegenständen des Wissens vorzuschreiten. Er strebt auch natürlicherweise nach Glück und meidet das Unglück; das beruht auf der unsichtbaren Ursache im Geistigen. «Wenn also die Bewegung aller anderen Glieder von der Bewegung des Herzens bewirkt wird, wie Aristoteles zeigt,[2412] so können die anderen Bewegungen zwar willkürlich sein, die erste Bewegung aber, diejenige des Herzens, ist natürlich» – d.h., sie entspricht der Natur des Menschen.
6. Die Bewegung des Feuers nach oben ergibt sich natürlicherweise aus seiner Form [forma]. Die natürliche Bewegung ergibt sich aus der Form [forma], aus der Gestalt des jeweiligen Elements: so wird das Eisen natürlicherweise zum Magneten bewegt, nicht aufgrund seiner Schwere oder Leichte, sondern weil es eine solche Form hat. Da das Tier eine solche Form hat, *die Seele ist,* hindert es nichts daran, eine natürliche Bewegung zu besitzen. Und was diese Bewegung verursacht, ist auch das, was die ‹Form› gibt.

Der Begriff *forma* muss hier viel weiter gefasst werden als das deutsche Wort Form: er bezieht sich ebenso auf die Beschaffenheit, das So-Sein der Dinge, woraus sich die äußere Form ergibt.

7. Die Bewegung des Herzens ist ebenso natürlich wie die des Tieres. In einem gut geregelten Staatswesen «ist es nicht nötig, dass der abwesende Herrscher bei allem einzelnen, das geschieht, anwesend sein müsste; vielmehr tut ein jeder das Seine, wie es angeordnet wurde, und dies geschieht nachher aus Gewohnheit.» «[...] ein jegliches ist dazu veranlagt, die ihm eigene Aufgabe zu vollbringen, sodass die Anwesenheit der Seele nicht notwendig ist, insofern sie die Ursache der Bewegung ist»; «vielmehr existiert die Seele in einer Ursache des Leibes», während alles andere lebt, um zu vollbringen, was natürlicherweise seine Aufgabe ist.
So ergibt sich die Bewegung des Herzens natürlicherweise infolge der Seele, insofern diese Ursache der bestimmten Form des Leibes, und vor allem des Herzens, ist.

8. Manchmal wurde angenommen, dass die Bewegung des Herzens von einem Geistwesen [intelligentia] bestimmt wird, insofern auch die Seele von einem Geistwesen abstammend gedacht wurde. «Es ergibt sich aber jede Eigentümlichkeit und Bewegung aus seiner Form und entspricht deren Beschaffenheit; so ergibt sich beispielsweise die Bewegung zu dem vortrefflichen Raum hin, die Bewegung nach oben, aus der Form des vortrefflichen Elements, des Feuers.» «Die vortrefflichste Form bei den niedrigeren Wesen aber ist die Seele, die am meisten an eine Ähnlichkeit mit der Ursache der Himmelsbewegungen heranreicht. Deshalb ist auch die sich aus ihr ergebende Bewegung der Himmelsbewegung sehr ähnlich»: Wie die Bewegung des Herzens im Sinneswesen, so die Bewegung des Himmels in der Welt.
9. «Jedoch muss die Bewegung des Herzens hinter der Bewegung des Himmels zurückbleiben, wie das Verursachte hinter der Ursache zurückbleibt. Die Bewegung des Himmels ist kreisförmig und ununterbrochen fortwährend», insofern sie die Ursache ist aller Bewegungen der Welt. «Durch Annäherung und Zurückgehen verleiht der Himmelskörper den Dingen Anfang und Ende des Seins, und durch seine ununterbrochene Fortdauer erhält er die Ordnung in den Bewegungen, die nicht immer bestehen. Die Bewegung des Herzens aber ist die Ursache für alle Bewegung des Sinnenwesens.» Schon Aristoteles beschreibt,[2413] «dass die Bewegungen des Erfreulichen und des Betrüblichen und überhaupt alle Empfindungen von hier» – gemeint ist: vom Herzen – «auszugehen scheinen», und auch dorthin zurückführen. «Um Ursache und Ziel aller Bewegungen zu sein, die sich im Sinnenwesen finden, besitzt das Herz nicht eine kreisförmige, sondern eine dem Kreisförmigen ähnliche, nämlich eine aus Ziehen und Stoßen zusammengesetzte Bewegung.» Und nach Aristoteles ist bei einer organischen Bewegung Anfang und Ende, Ursache und Ziel dasselbe [movens organice est ubi est principium et finis idem].[2414] «Alles wird aber durch Stoßen und Ziehen [pulsu et tractu] bewegt.» Deshalb muss so wie im Kreislauf irgendetwas bleibend sein und hier die Bewegung beginnen.
   Diese Bewegung besteht auch während des ganzen Lebens, außer dass es nötig ist, dass ein kleines Verzögern [morula[2415]] zwischen Stoß und Zug fällt, weil es ja keine vollständige Kreisbewegung ist.

10. «Zwei Bewegungen, die einander entgegengesetzt erscheinen, sind gleichsam Teile *einer* aus beiden zusammengesetzten Bewegung», insofern diese hinter der Einfachheit einer Kreisbewegung zurückbleibt, diese aber dennoch nachahmt, insofern sie von ihr abstammt und zu ihr zurückführt. Sie verläuft also wie jede Kreisbewegung in unterschiedlicher Richtung.
«Die Herzbewegung muss auch nicht durch Wahrnehmung oder Trieb bestimmt werden, selbst wenn sie von der wahrnehmenden Seele abstammt; denn sie wird von der Seele nicht durch deren Tätigkeit bewirkt, sondern insofern die wahrnehmende Seele Form und Natur eines entsprechenden Leibes ist.»
Die Vorwärtsbewegung im Raum hingegen wird durch Sinne und Trieb bestimmt; und so können die Ärzte unterscheiden zwischen Lebenstätigkeiten und Seelentätigkeiten «und lehren, dass die Lebenstätigkeiten fortdauern, wenn die Sinnestätigkeiten schwinden», indem sie Lebenstätigkeiten nennen, was die Herz-Bewegung begleitet, und wenn diese aufhören, hört auch das Leben auf. *Leben heißt für das Lebendige Sein,* sagte schon Aristoteles,[2416] *das Sein aber kommt jedem von der ihm eigenen Form.*
11. Die Himmelsbewegung ist stets einförmig, weil ihre Ursache «weder durch sich selbst noch durch ein Hinzukommendes bewegt wird». Die Seele wird zwar nicht aus sich selbst bewegt, aber durch ein Hinzukommendes: «Aus diesem Grunde treten in ihr unterschiedliche Wahrnehmungen und Stimmungen [apprehensiones et affectiones] auf.» «Die Bewegung des Herzens ändert sich entsprechend den verschiedenen Stimmungen und Wahrnehmungen der Seele. Denn die Stimmungen der Seele werden nicht von Veränderungen des Herzens bewirkt, sondern die Stimmungen der Seele verursachen eher die Veränderungen des Herzens.» So erhitzt sich das Blut [als das materiale] in der Umgebung des Herzens durch den Zorn [als das formale] und nicht umgekehrt.
«Die Form, die Verfassung folgt bei allen natürlichen Dingen nicht aus der Materie, sondern im Gegenteil, […] die Materie passt sich der Form an.» [non autem in rebus naturalibus forma est propter materiam, sed e contra […] in materia est dispositio ad formam]
12. Verändert sich die Herzbewegung aus einer Wahrnehmung oder Stimmung heraus, so ist diese Veränderung der Bewegung allerdings

> nicht willkürlich, sondern unwillkürlich, weil sie nicht unter der Führung des Willens geschieht und nicht dem Intellekt folgt.
> Durch die Seelenbewegung entsteht Wärme und Kälte, die von außen und innen natürlicherweise und an der Vernunft vorbei die Veränderung der Bewegung der Glieder und des Herzens bewirken.
> Geist [intellectus] und Fantasie führen zu Affekten wie Begierde, Zorn und dergleichen, durch die das Herz warm wird oder erkaltet.
> «Und was so über das Herz gesagt ist, soll genügen.»

Fasst man die menschenkundliche Figur, die Thomas von Aquin in wenigen Strichen zeichnet – in einer lückenlosen Argumentationskette von bejahenden und verneinenden Urteilen – zusammen, so ergibt sich etwa Folgendes:

Die Herzbewegung ist dem Menschen natürlich, wesensgemäß. Sie ist Ausdruck dessen, dass er ein beseeltes Wesen ist. Die Seele wirkt aber nicht aktuell und unmittelbar als Ursache der Herzbewegung, sondern, indem sie dem Menschenleib die Form gegeben hat. Diese Form spricht sich aus in der Herzbewegung. Die Herzbewegung ist eine Lebenstätigkeit, die sich immer vollzieht, auch im Schlaf; wenn sie aufhört, endet auch das Leben. Weil die Seele ein hochstehendes Wesen ist, ist sie dem verwandt, was die Himmelsbewegungen bewirkt. Deshalb imitiert die Herzbewegung, die durch die Seele dem Leib als Form vermittelt wird, die Himmelsbewegungen; allerdings nur unvollkommen, nicht als Kreisbewegung, sondern als eine Bewegung, die abwechselnd in zwei entgegengesetzten Richtungen verläuft, bestehend aus Stoßen und Ziehen, die wie zwei Teile einer einzigen Bewegung sind, mit einem kurzen Moment des Anhaltens dazwischen. Die Seele bewegt den Leib willkürlich aufgrund ihrer Wahrnehmungen und Wünsche im Raum vorwärts, und sie wird selbst verändert durch ihre sympathische oder antipathische Seelenstimmung, die die Herzbewegung unwillkürlich verändert, das Herz und Blut in der Umgebung des Herzens erwarmen oder erkalten lässt.

In dieser menschenkundlichen Figur von 1273 sind die Elemente, die sich im Nachsinnen über die Bedeutung der zwölf Übungen des 5. Vortrags finden lassen, in einem sinnvollen Ganzen bereits enthalten.

5.10 *Die Herzbeziehung aller zwölf Übungen*

«Der Mensch spricht nicht bloß abstrakt, teilnahmslos, sondern er durchdringt seine Worte und Sätze mit demjenigen, *was aus dem Herzen quillt,* was Gefühl, Empfindung, aufgehaltene Willensimpulse usw. sind. Dieses alles verwebt sich so in die Bewegungen des Ätherleibes des Kehlkopfes, dass es dort zurückgehalten wird, dass es nicht zum Ausdruck kommt, dass es in Formen erstarrt. Dasjenige, was da aus der Gefühls-, aus der Empfindungswelt während des Sprechens in Formen umgesetzt wird, lösen wir nun in der Eurythmie auf [...].» [2417] Nach diesem Prinzip ergeben sich auch die zwölf Übungen des 5. Vortrags, «welche sich mehr auf das Wirken vom Seelischen aus beziehen»[2418], als eurythmische Bewegungsübungen, in denen die spezifisch menschlichen seelischen Elemente des Urteilens, von Sympathie und Antipathie, der Liebe, der Hoffnung, des Rhythmus, von Geschicklichkeit, Aufmerksamkeit, Lachen und Verehrungsfähigkeit die Gestaltung der eurythmischen Bewegung bestimmen. Diese Übungen können gleichermaßen als Bewegungsbilder organischer rhythmischer Vorgänge aufgefasst werden wie auch als zwölf Real-Imaginationen von Tierkreis-Wirkungen in der Bildung der Menschengestalt.

Durch ihre Gesamtheit wird der Mensch «im Innersten seines organischen Wesens ergriffen»[2419] und dadurch befähigt, «*in sich selber sich zu erkennen, in sich selber sich zu beherrschen.* Daher haben solche Übungen sowohl einen pädagogisch-didaktischen Wert wie auch einen therapeutischen und hygienischen Wert.»[2420] Jede dieser Übungen vermag auf charakteristische Art eine rhythmische Funktion zum Ausgleich der Tätigkeiten des oberen und unteren Menschen zu regulieren. Alle diese rhythmischen Funktionen können auch verstanden werden als zwölf unterscheidbare Aspekte der menschlichen Herztätigkeit, die die Aufgabe hat, den Ausgleich zwischen oben und unten zu vermitteln, damit sich der Mensch gesund erhalten kann. Gelingt dieser Ausgleich ungenügend, so wird das zur Ursache einer konstitutionellen Einseitigkeit zunächst im Funktionellen, im Ätherischen, die sich später aber auch in manifesten physischen Krankheitserscheinungen auswirken kann.[2421]

Bei den Menschen, die sich zu wenig bewegen, «ihr Leben versitzen, die ihr Leben ohne Interesse für ihre Umwelt zubringen»[2422], leidet darunter die Beweglichkeit ihres Ätherleibes; er versteift. Damit erschwert sich das Verstehen geistiger Mitteilungen[2423], aber «es ist auch für die organischen Funktionen nicht gut, wenn der Ätherleib des Menschen steif wird»[2424].

Ganz besonders leidet das Herz selbst durch die passive Bewegung beim Auto- oder Eisenbahnfahren, wie es oben schon ausführlich zitiert wurde aus dem 9. Vortrag des ersten Ärztekurses, als historisch wichtiger erster Hinweis auf die heilende Möglichkeit der Eurythmie in einem medizinischen Vortrag Rudolf Steiners. Denn «[d]ieses passive Hingeben des Menschen an die Bewegung ist dasjenige, was alle Prozesse, die sich im Herzen stauen, gewissermaßen deformiert»[2425]. In welchem Maß hat die passive Bewegung der Menschen weiter zugenommen seit 1920! Aber das Herz ist für seine Gesundheit angewiesen auf genügend Wärme, die durch eigene Tätigkeit entwickelt wird. «Man müsste daher bei Herzkranken immer darauf sehen, dass man eine Eigenbewegung, die recht sehr durchlebt wird, hervorruft»[2426], am besten eine eurythmische Bewegung, «weil das Eurythmisieren eben die durchseelte Eigenbewegung im wesentlichen reguliert und sie sogar gesetzmäßig reguliert»[2427]. Und so kann «gerade von diesem Gesichtspunkte aus hingewiesen werden [...] auf jene gesundenden Übungen, die gerade aus dem Eurythmischen geholt werden können, wenn es sich um Unregelmäßigkeiten der Herzfunktionen handelt»[2428].

Wenn der Mensch den Eigenbewegungen seines Ätherleibes folgt, will er tanzen, sich drehen; der Ätherleib will runde Bewegungen machen[2429], wie sie den kreisförmigen Bewegungen der Gestirne entsprechen. In der Herzbewegung wird die einheitliche kosmische Kreisbewegung zu

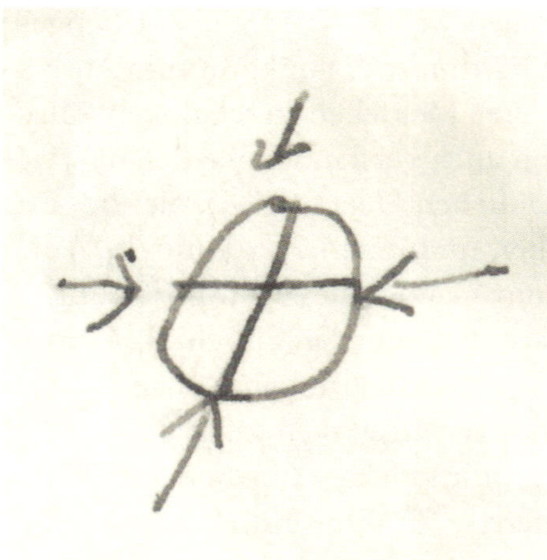

Abb. 53, Skizze aus einer Mitschrift zu GA 115, Vortrag vom 26. Oktober 1909

einer zusammengesetzten Bewegung aus zwei gegenläufigen Bewegungsimpulsen – Puls und Sog – mit einem kurzen Moment des Verweilens dazwischen.

In den ersten zwei Übungen folgt die Beinbewegung der Kreisbahn: In der Urteilsübung ist es eine stark gekrümmte Kreislinie mit Bezug zum eigenen Standpunkt; in der Willensübung ist es eine sehr flache Kreisbahn, weit offen zum Umkreis. Die *dritte Übung* stellt dem flachen ruhenden Kreisbogen der eurythmischen Liebe-Gebärde[2430] in der kräftigen E-Bewegung den Punkt gegenüber. Ebenso wird in der vierten Übung der etwas stärker gekrümmte Bogen der eurythmischen Hoffnung-Gebärde von der U-Bewegung beantwortet, nur dass jetzt in der Parallele der Punkt in der unendlichen Ferne gedacht werden muss. In diesen ersten vier Übungen liegt die Betonung auf dem Kreis-Element, so wie in der Morgen-Situation der Punkt-Kreis-Meditation[2431] der Kreisbogen aufgehellt ist, während der Punkt im Dunkeln liegt. Sie wirken anregend, aufweckend, inkarnierend.

In den mittleren vier Übungen wechseln sich polare Bewegungsmöglichkeiten in den drei möglichen Raumesrichtungen oben-unten, vorne-hinten und links-rechts rhythmisch ab; die achte Übung fasst alle diese Raumesrichtungen in eins zusammen. «So arbeitet der Geist an der Form des menschlichen Leibes. Alle einzelnen Organe werden aus dem Geistigen sozusagen plastisch herausgemeißelt.»[2432] Das konkrete Beispiel, das Rudolf Steiner dafür angibt, ist das Herz:

«Nehmen wir jedoch als ein besonderes Beispiel an, es sollte im Menschen ein solches Organ zustande kommen, an dem die Verstandesseele keinen Anteil hat, in dem nicht geurteilt wird, sondern an dem nur Anteil haben sollen der physische Leib, der Ätherleib, das Ich und der astralische Leib als Träger von Lust und Leid, Freude und Schmerz und so weiter. Nehmen wir an, diese vier Glieder der menschlichen Wesenheit, der astralische Leib, das Ich – ohne jene feinere Tätigkeit des Urteilens und des Bewusstseins –, der physische Leib und der Ätherleib sollten zusammenwirken. Wie müsste sich dann ein Organ ausnehmen, worin diese vier Strömungen zusammenwirken? Ein solches Organ würde so sein, *dass es nicht urteilen ließe,* dass es sogleich folgen lassen würde auf den Eindruck des astralischen Leibes die Gegenwirkung. Physischer Leib und Ätherleib müssen zusammenwirken, denn sonst könnte dieses Organ nicht da sein. Astralischer Leib und Ich müssen zusammenwirken, sonst könnte dieses Organ nicht Gefühle haben, und *es könnte auch nicht* auf einen Eindruck hin *irgendeine Sympathie oder Antipathie* äußern. Wir wollen uns zusammenwirkend denken physischen Leib und Ätherleib, und wir wollen uns denken, dass es ein physisches Organ ist, und dass es natürlich einen entsprechenden Ätherleib haben muss, weil ja jedes physische Organ von einem Ätherleib aufgebaut werden muss. In diesem Falle müsste zusammenwirken eine Strömung von rechts des Ätherleibes dieses Organs, und eine Strömung von links, diejenige des physischen Leibes dieses Organs. Die würden sich in der Mitte stauen, würden sich nicht übereinander schieben können und würden daher eine Verdickung hervorrufen. Dann würde es die beiden anderen Strömungen geben, die des astralischen Leibes von unten und die des Ich von oben; die würden eine andere Stauung hervorrufen. Nun wollen wir uns einmal schematisch dieses Zusammenwirken der Strömungen in einem einzelnen Organ denken. [...] Es gäbe ein Organ, irgendwie geformt; da gäbe es die eine Strömung, die den physischen Körper repräsentiert, und die andere Strömung, welche den ätherischen Leib repräsentiert. Die beiden anderen Strömungen von oben und von unten stauen sich ebenfalls und rufen auch ihrerseits eine Verdickung hervor. Da haben Sie das menschliche Herz gezeichnet: Rechte Vorkammer, rechte Herzkammer, linke Vorkammer, linke Herzkammer. – Wenn Sie sich alles, was das menschliche Herz kann, genau vergegenwärtigen, so werden Sie sich sagen müssen: geradeso muss das menschliche Herz aus dem Geiste heraus gebaut sein! – So baut sich der menschliche Geist dieses Herz. Es kann gar nicht anders sein.»[2433]

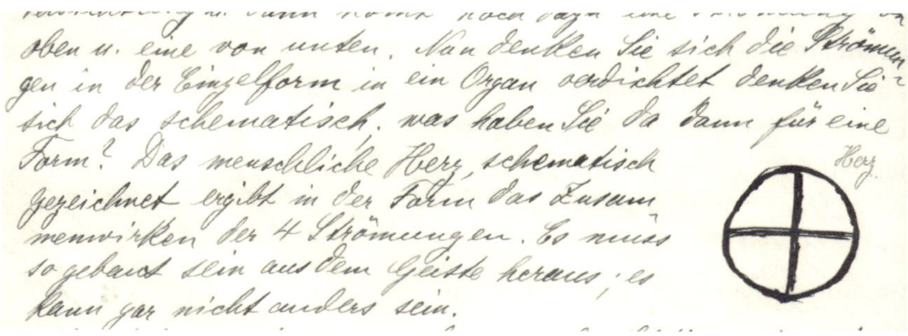
oben u. eine von unten. Nun denken Sie sich die Strömungen in der Einzelform in ein Organ verdichtet denken Sie sich das schematisch, was haben Sie da dann für eine Form? Das menschliche Herz, schematisch gezeichnet ergibt in der Form das Zusammenwirken der 4 Strömungen. So muss so gebaut sein aus dem Geiste heraus; es kann gar nicht anders sein.

Abb. 54, Ausschnitt aus der Mitschrift/Reinschrift von Alice Kinkel zu GA 115, Vortrag vom 26. Oktober 1909

In der *neunten* und *zehnten Übung* geht bei dem Laut, der von zwei Menschen gemeinsam im Raum gebildet wird, der sich «auf den Fußboden projiziert»[2434], die Gesamtbewegung – einmal die Kreuzung im Punkt, einmal der Kreis – aus dem Zusammenklang der zwei polarisch entgegengesetzten Bewegungen hervor, im Sinne dessen, wie Thomas von Aquin die Herzbewegung charakterisiert. In der *elften und zwölften Übung* sind die Arme im A-Winkel nach außen geöffnet; der Mensch steht sozusagen mit seiner Wirbelsäule vertikal im Mittelpunkt des Kreises. Der Kreis selbst erscheint nicht, bleibt also quasi dunkel wie in der Abend-Situation der Punkt-Kreis-Meditation.[2435] Diese Übungen wirken lösend, können also das Einschlafen vorbereiten und stärken, wie der Schlaf, das Ätherische ganz allgemein.

So führt der Kreis der zwölf Übungen durch eine Punkt-Kreis-Verwandlung vom Morgen bis zum Abend, erst anregend in den Leib herein bis zu dem Punkt der tiefsten Verbindung mit dem Leib in der achten Übung; löst dann wieder den Bezug zum eigenen Leib in der Lautgestaltung mit dem anderen Menschen und in der abschließenden *ha*- und *ah*-Übung. Die gleiche Entwicklung kann auch biographisch gedacht werden, oder weltgeschichtlich. So hat Rudolf Steiner die zwölf Übungen ja auch am Vortag angekündigt: «Nun wollen wir noch in den nächsten Tagen etwas in bezug mehr auf die Evolution des Menschen, auf dasjenige, was dann nach Perioden, also sagen wir bei der Übung am kindlichen Organismus, was dann als Wirkung im späteren Alter hervortritt, in den nächsten Tagen noch besprechen.»[2436]

5.10.1 Differentialindikationen der zwölf Übungen für das Herz

Alle diese Bildsymbole sind Ausdruck für unterschiedliche Aspekte des Herzens, wie sie Rudolf Steiner nach und nach in seinem Vortragswerk dargestellt hat. Eine okkulte Physiologie des Herzens müsste imstande sein, diese Aspekte zu differenzieren und damit für jede der zwölf Übungen einen Bezug zu einer bestimmten unterscheidbaren Funktion des Herzens herzustellen.

Zum Abschluss dieses Kapitels über die zwölf Übungen des 5. Vortrags soll eine Zuordnung der zwölf Übungen zu den klinischen Erscheinungen der gestörten Herzfunktion versucht werden – im vollen Bewusstsein, dass die Herzkrankheiten keinesfalls die einzigen konkreten leiblichen Krankheitssituationen sind, für deren ursächliche Behandlung diese Übungen geeignet sind; immer ist ja das als Indikation genannte Leitsymptom der Übung nur Indiz «für irgendeine tieferliegende Krankheitserscheinung»[2437].

Die folgende Zuordnung wurde in einer Arbeitsgruppe an der Jahreskonferenz der Medizinischen Sektion am Goetheanum 2013 zum Thema Kardiologie erarbeitet:

1. Kurzatmigkeit als Leitsymptom der Herzinsuffizienz
2. Anregung der Zirkulation bei Kreislaufschwäche und bei Bradykardie; aber auch bei peripheren Ödemen; Anregung der Gesamtverdauung bei Stauungsleber
3. Durchwärmung des Zirkulationssystems bei peripherer Vasokonstriktion (auch medikamentös bedingt), Hypotonie
4. wohltätig erwärmende Wirkung auf das Atmungssystem bei Herzängsten, Herzneurose
5. stoffwechselbetonte Hypertonie, Kongestion, Aorteninsuffizienz
6. Herzrhythmusstörungen – muss allerdings vorsichtig gemacht werden, mit genauer Beobachtung dessen, wie der Patient reagiert
7. NSS-betonte Hypertonie, Aortenstenose
8. Verschluss des Vorhofseptums; Herzfehlbildungen mit Shuntbildung, z. B. bei Down-Syndrom, auch noch postoperativ

5., 6., 7., 8. auch bei räumlichen, plastischen Deformationen des Herzens, Malformation, Kardiomyopathie

9. KHK, in der Rekonvaleszenz nach Myokard-Infarkt, nach Herzoperationen
10. metabolisches Syndrom
11. Erschöpfung, Kachexie, Gefäß-Spasmen, Raynaud-Syndrom
12. Todesangst, Mangel an Schicksalsvertrauen

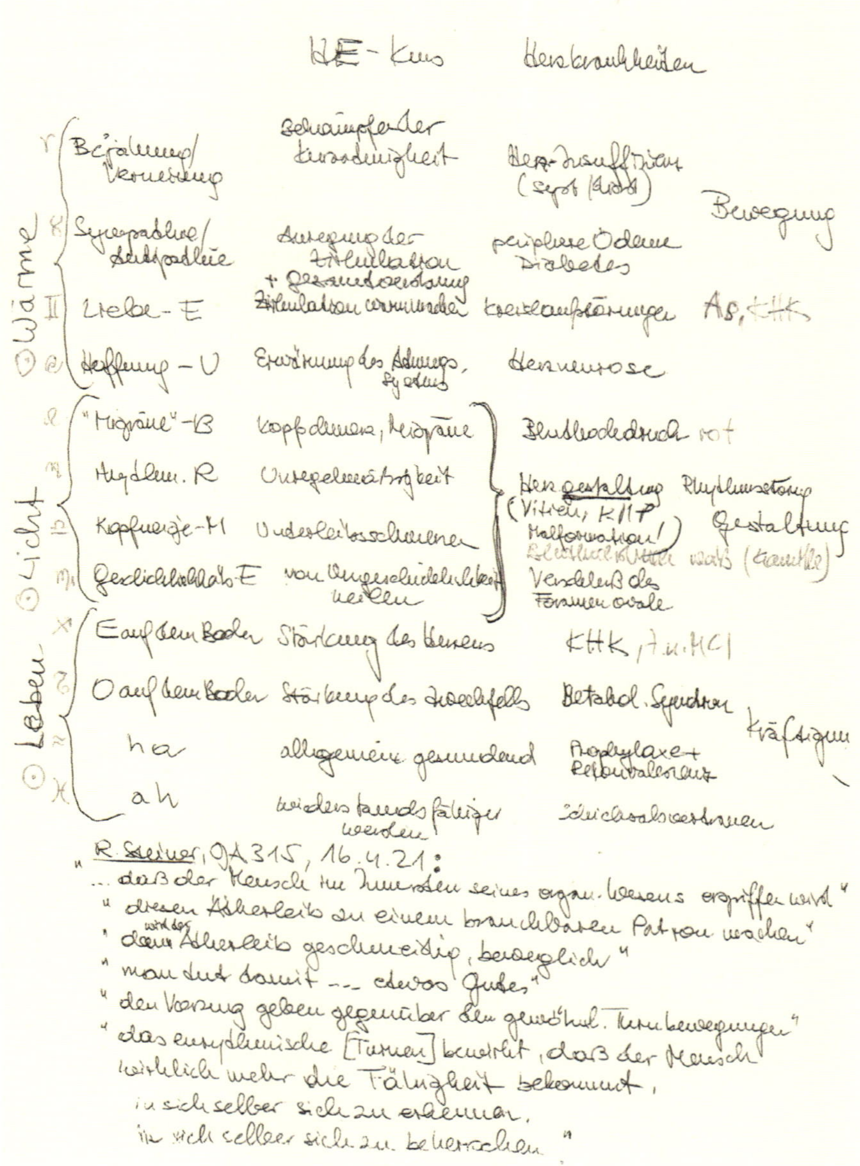

Abb. 55, Aufzeichnungen aus der Arbeitsgruppe zum 5. Vortrag des Heil-Eurythmie-Kurses an der Jahreskonferenz 2013

Diese ideellen Indikationen sollten in der klinischen Anwendung noch gezielt geprüft werden. Während die Bedeutung der körperlichen Bewegung in der Kardiorehabilitation längst allgemein anerkannt ist und ein wichtiges Element der Behandlung überhaupt darstellt, ist die zentrale Bedeutung der Heil-Eurythmie für die Herztherapie bisher noch nicht ausreichend erkannt und ihr Potential bei weitem nicht ausgeschöpft.

Zum Abschluss sei ein mantrisches Wort angeführt, das in der Johannizeit 1922 durch Rudolf Steiner einem seiner Schüler übergeben wurde[2438] und seither viele Menschen auf dem Weg zur Genesung begleitet:

Ich höre das Sonnenwort
Es spricht
Licht scheine in dein Herz
Herzenslicht
Stärke deine Menschenkraft
Du wirst gesund
Durch das Sonnenwort

6 Zum 6. Vortrag: Zusammenfassung und Abschluss

Der Heil-Eurythmie-Kurs vom April 1921 ist trotz seines bedeutenden und in vielerlei Hinsicht fruchtbaren Inhalts ein sehr überschaubarer Kurs: Den 1. Vortrag nennt Rudolf Steiner «eine Art Einleitung»[2439], den 3. Vortrag eine Vorbereitung für den 4. Der ganze Kurs besteht aus sechs Vorträgen, wobei der letzte keine neuen Angaben für die heil-eurythmische Bewegung enthält. Umso mehr kann es erstaunen und zur Frage werden, warum bei dieser gedrängten Kürze die physiologische Grundlage der Eurythmie zweimal, nämlich am Anfang und am Ende des Zyklus, entwickelt wird, aber auf unterschiedliche Weise: Die eurythmische Bewegung wird durch Rudolf Steiner zu Beginn, im 1. Vortrag, vom Sprachprozess abgeleitet und zum Abschluss, im 6. Vortrag, vom Prozess des Zuhörens.

Die erste Darstellung zu Beginn des Kurses charakterisiert naturwissenschaftlich die organische Grundlage des Sprachvermögens; von der Beobachtung des Sprachprozesses wird die eurythmische Bewegung abgeleitet. Die zweite untersucht das «zunächst nach dem Geistigen hin gelegene Physiologische, das sich uns ergibt, wenn wir die eurythmische Übung ins Auge fassen»[2440]. Die Physiologie des Ätherischen – denn das ist vor allem das ‹zunächst nach dem Geistigen hin gelegene Physiologische› – wird am eurythmisierenden Menschen beobachtet und beschrieben, zunächst aber an dem, der ganz alltäglich in seinem wachen Tagesleben inhaltsvoller Sprache zuhört; von diesen Beobachtungen ausgehend lässt sich auch die physiologische Wirkung der Heil-Eurythmie entwickeln.

Zwischen den beiden Polen des ganzen Zyklus, der Orientierung an dem produktiven Element der Sprache und dem rezeptiven[2441], spannt sich der Bogen der Darstellung der heil-eurythmischen Elemente, das sind im Wesentlichen drei Gruppen: Die der Vokale, der Konsonanten und der zwölf Übungen aus dem 5. Vortrag.

6.1 *Rudolf Steiners Heil-Eurythmie-Kurs als wissenschaftliches System im Sinne Hegels*

In diesem Aufbau zeigt der Heil-Eurythmie-Kurs eine auffallende Ähnlichkeit mit dem Aufbau von Goethes Schrift «Zur Farbenlehre»[2442]. Einleitend schreibt Rudolf Steiner über «Das System der Farbenlehre»[2443]: «Wir wollen diesen Bau einmal, seinem inneren Gefüge nach, betrachten. *Dass irgendetwas, was im Wesen der Natur begründet ist, zu Erscheinung komme,* dazu ist die notwendige Voraussetzung, dass eine Gelegenheitsursache, ein Organ da sei, in dem das eben Besagte sich darstelle. Die ewigen, ehernen Gesetze der Natur würden zwar herrschen, auch wenn sie nie in einem Menschengeiste sich darstellten, allein ihre Erscheinung als solche wäre nicht möglich [...]. So auch wäre es mit der Welt des Lichtes und der Farbe, wenn kein Wahrnehmen des Auges sich ihnen entgegenstellte. [...] Das Auge bedingt nicht die Farbe, aber es ist die Ursache ihrer Erscheinung. Hier muss also die Farbenlehre einsetzen. Sie muss das Auge untersuchen, dessen Natur bloßlegen. Deshalb stellt Goethe die *physiologische* Farbenlehre an die Spitze.»[2444] Im 1. Vortrag des Heil-Eurythmie-Kurses wird in diesem Sinne mit dem Kehlkopf das Organ geschildert, an dem als ‹die physiologische Ursache ihrer Erscheinung› die Eurythmie sich darstellt.

Rudolf Steiner schreibt weiter über Goethe als Verfasser der Farbenlehre: «Von da aus geht er dann über zu den objektiven Vorgängen, welche die Farbenerscheinungen veranlassen. Und hier ist wichtig festzuhalten, dass Goethe unter diesen objektiven Vorgängen keineswegs die nicht mehr wahrnehmbaren hypothetischen stofflichen oder Bewegungsvorgänge im Sinne hat, sondern dass er durchaus innerhalb der wahrnehmbaren Welt stehen bleibt. Seine *physische Farbenlehre,* welche den zweiten Teil bildet, sucht die Bedingungen, die vom Auge unabhängig sind und mit der Entstehung der Farben zusammenhängen. Dabei sind aber diese Bedingungen doch immer noch Wahrnehmungen. Wie mit Hilfe des Prismas, der Linsen u.s.w. an dem Lichte die Farben entstehen, das untersucht er hier. Er bleibt aber vorläufig dabei stehen, die Farbe als solche, in ihren Werten zu verfolgen, wie sie an sich, abgesondert von Körpern entsteht.»[2445] Die eurythmischen Vokalgebärden haben in gewissem Sinne diesen Charakter, dass sie in ihrer Entstehung nicht an Körper gebunden sind – denn sie urständen im sich offenbaren wollenden geistigen Menschenwesen; aber der Mensch lässt sie im Raum zur Erscheinung kommen.

Und weiter verfolgt Rudolf Steiner Goethes Vorgehen in seiner Farbenlehre: «Erst in einem eigenen Kapitel, *der chemischen Farbenlehre,* geht er über zu den fixierten, an den Körpern haftenden Farben.»[2446] Die Konsonanten haben viel mehr diesen Charakter, dass sie in ihrer Entstehung an das «äußerlich Gegenständliche»[2447] angelehnt sind.[2448] «Konsonanten passen sich mit den Bewegungen [...] mehr plastisch an die äußere Form der Gegenstände an, [...] versuchen sie nachzubilden.»[2449]

Rudolf Steiner weiter zum System der Farbenlehre: «So schreitet Goethe von der Betrachtung der Farbe, als eines Attributes der Erscheinungswelt, zu dieser selbst als in jenem Attribute erscheinend vorwärts. Hier bleibt er nicht stehen, sondern er betrachtet zuletzt die höhere Beziehung der farbigen Körperwelt auf die Seele in dem Kapitel: *sinnlich-sittliche Wirkung der Farbe.*»[2450] Das kann vielleicht schon zum Schlüssel werden für die Bedeutung des 5., in jedem Fall aber des 6. Vortrags im Heil-Eurythmie-Kurs. Denn wenn man an den schönen Ausdruck von Goethe anknüpft: In diesem 6. Vortrag geht es um die *sinnlich-sittliche Wirkung der Eurythmie,* «das zunächst nach dem Geistigen hin gelegene Physiologische, das sich uns ergibt, wenn wir die eurythmische Übung ins Auge fassen.»[2451]

Damit schließt sich der Kreis: die Eurythmie, deren Entstehung aus der Beobachtung des menschlichen Sprachprozesses zu Beginn geschildert worden ist, wird jetzt untersucht *in Bezug auf ihre Wirkung* auf den eurythmisierenden Menschen. Das ist nicht das Gleiche. Daraus erklärt sich die Notwendigkeit, die physiologischen Grundlagen der Eurythmie im 1. und im 6. Vortrag von unterschiedlichen Gesichtspunkten aus darzustellen. «Dies ist der strenge, geschlossene Weg einer Wissenschaft: von dem Subjekte als der Bedingung wieder zurück zu dem Subjekte als dem sich in und mit seiner Welt befriedigenden. Wer wird hier nicht den Drang der Zeit wieder erkennen: vom Subjekte zum Objekte und wieder in das Subjekt zurück, der Hegel zur Architektonik seines ganzen Systems geführt hat»[2452], frägt Rudolf Steiner in seiner Einleitung über das System der Farbenlehre Goethes. Wir können daraus ableiten, dass Rudolf Steiner den Heil-Eurythmie-Kurs, analog zu Goethes Farbenlehre, einem wissenschaftlichen System im Sinne Hegels entsprechend aufbaut. Die Farbenlehre wird zum Vorbild, denn nur «sie ist ja neben dem Versuche über die Metamorphose der Pflanzen allein zu einem abgeschlossenen Ganzen geworden. Und was für ein streng geschlossenes, von der *Natur der Sache selbst gefordertes System* stellt sie dar!»[2453]

Der Heil-Eurythmie-Kurs stellt ein vergleichbar streng geschlossenes, *von der Natur der Sache selbst gefordertes System* dar, auch wenn er bei oberflächlicher Betrachtung der einzelnen Laut-Indikationen aphoristisch wirken kann. Ein Hinweis auf seine strenge Geschlossenheit kommt zum Ausdruck in der Art, wie Rudolf Steiner antwortet, als er während der medizinischen Woche in Stuttgart im Herbst 1922 gebeten wird, noch einmal über die Heil-Eurythmie zu sprechen: «Im Grunde genommen ist *das empirische Material für diese Heil-Eurythmie* ja von mir beim letzten Ärztekurs in Dornach entwickelt worden, dargestellt worden, *und es ist kaum notwendig, über das dazumal Gegebene hinauszugehen.* Denn wenn es in entsprechender Weise verwertet wird, dann kann es ja wirklich sehr weittragende Bedeutung haben.»[2454] In dieser Strenge beginnt der Stuttgarter Heil-Eurythmie-Vortrag vom 28. Oktober 1922. Dort macht Rudolf Steiner von Anfang an deutlich, dass er «heute vielmehr»[2455] über etwas anderes sprechen wird als in Dornach, nämlich «über den ganzen Sinn und die Bedeutung der Heil-Eurythmie»[2456].

Es ist bemerkenswert, dass Rudolf Steiner hier die Hörer ganz eindeutig auf einen früheren Vortragszusammenhang zurückverweist – also auf eine Darstellung, die er mündlich gegeben hat –, obwohl bekannt ist, dass er die Aufzeichnung und schriftliche Verbreitung seiner Vortrags-Zyklen anfangs nicht befürwortet hat. Die Berufsstenographin Helene Finckh[2457] scheint für Rudolf Steiner eine gewisse Garantin gewesen zu sein für die Qualität der Aufzeichnung. Dennoch muss man davon ausgehen, dass gerade beim Heil-Eurythmie-Kurs es ihr manchmal nicht möglich war, alles wörtlich aufzuzeichnen, wenn Rudolf Steiner unmittelbar zu den Heil-Eurythmie-Demonstrationen gesprochen hat. Deshalb hatte historisch immer auch die kontinuierliche Weitergabe der Übungen durch die ersten beiden Heil-Eurythmistinnen an nachfolgende Therapeutinnen und Ärzte neben der schriftlichen Aufzeichnung des Heil-Eurythmie-Kurses Bedeutung für die Weiterentwicklung der Heil-Eurythmie.

6.2 *Rudolf Steiners Heil-Eurythmie-Kurs und zweiter Ärztekurs als geistiger Gesamtorganismus*

Herbert Sieweke[2458] hat in seiner Bearbeitung der ersten vier Vorträge des zweiten Ärztekurses[2459] deren menschenkundliche Systematik herausgearbeitet, nämlich, dass der Kurs in seinem Aufbau von Vortrag zu Vortrag dem menschlichen Wesensgliedergefüge entspricht; dieser Aufbau soll hier kurz nachgezeichnet werden.

Rudolf Steiner sagt schon zu Beginn dieses zweiten Medizinerkurses: «Ich möchte nämlich diesmal zeigen, wie dasjenige, was Sie alle als Anthroposophen kennen, *die Gliederung des Menschen in physischen Leib, Ätherleib usw.*, gewissermaßen beim Krankwerden und beim Geheiltwerden wirkt.»[2460] Ein möglicher Hinweis auf die Heil-Eurythmie findet sich bereits an dieser Stelle: Rudolf Steiner sagt, er werde «diesmal versuchen zu zeigen, wie diese verschiedenen Glieder des Menschen beeinflusst werden von demjenigen, was Stoffe außer dem Menschen sind, was namentlich diejenigen Stoffe sind, die dann als Heilmittel verwendet werden können, und was als Heilmittel wirken kann, indem es den menschlichen Organismus anders als bloß stofflich beeinflusst»[2461]. Er wird in den neun Vorträgen des zweiten Ärztekurses auch über die Wirkung von Höhen- und Lichtkuren, von Magnetismus und Elektrizität und über die Metallstrahlung sprechen. Aber es gilt selbstverständlich in ganz besonderem Sinn für die Heil-Eurythmie, dass sie *den menschlichen Organismus anders als bloß stofflich beeinflusst.* An einer Stelle im Heil-Eurythmie-Kurs – nämlich bei der Besprechung der E-Übung «nach rückwärts»[2462] für «Personen, bei denen seelische Gründe für das Dünnwerden vorliegen»[2463] – nennt er das explizit «ein von außen Herangehen mit Heilungen, von außen herangehen *mit solchen geistigen Mitteln*»[2464].

Der 1. Vortrag des zweiten Medizinerkurses handelt von den Abdrücken der höheren Wesensglieder, wie sie sich bis in den physischen Leib in der Kopfbildung, in Atmungs- und Zirkulationsrhythmus und auch in dem dynamischen Abdruck des Ich im Stoffwechsel-Gliedmaßen-System[2465] offenbaren.[2466]

Im 2. Vortrag[2467] steht die ätherische Konstitution des Menschen, die Wirbelbildung zwischen den beiden oberen und unteren Ätherarten, im Mittelpunkt.[2468]

Im 3. Vortrag wird die pathogene Wirkung des Astralleibes geschildert an den charakteristischen «Symptomenkomplexen»[2469] des gestörten Einschlafens und Aufwachens.

Der 4. Vortrag[2470] enthält die Schilderung des physiologischen Prozesses der Ich-Einwohnung im Stoffwechsel ab der Mitte des zweiten Jahrsiebts.

Leider bricht hier die Ausarbeitung von Herbert Sieweke ab, und es ist einer weiteren Bearbeitung des zweiten Ärztekurses überlassen, den Weg zu charakterisieren, den Rudolf Steiner in den folgenden fünf Vorträgen gegangen ist.

Auffällig ist, dass man in den ersten vier Vorträgen des Heil-Eurythmie-Kurses den gleichen Vier-Schritt finden kann; die Vorträge des Heil-Eurythmie-Kurses sind aber gegenüber dem zweiten Ärztekurs immer um einen Tag versetzt. Denn es gehen dem 1. Vortrag des Heil-Eurythmie-Kurses ja schon zwei Vorträge im Ärztekurs voraus, der 1. am Vortag und der 2. am Vormittag des gleichen Tages. Die Entwicklung in den beiden Vortragsreihen ist also zusammengefügt wie in einem Kanon in der Musik.

- Im Heil-Eurythmie-Kurs schildert der 1. Vortrag an der Kehlkopf-Metamorphose die physische Grundlage der Entstehung der Eurythmie und erschließt den Raum.
- Im 2. Vortrag wird der zeitliche Ablauf der eurythmischen Bewegung der Vokalübungen eingeführt und die Bedeutung des ‹Abphotographierens› für die konsonantische Heil-Eurythmie[2471] als «das Wirksame»[2472] angegeben für die Anregung der plastischen Kräfte, der ätherischen Bildkräfte.
- Im 3. Vortrag steht die Sprachphysiologie der Konsonanten und auch die Polarität zwischen Sprache und Bewegung für die Vokale im Mittelpunkt. Der Sprachorganismus untersteht als Luftorganismus der Organisation durch den Astralleib.
- Im 4. Vortrag werden die Konsonantenbewegungen Instrumente des Ich, um den menschlichen Stoffwechsel als Grundlage der freien Willenstätigkeit zu regulieren. Erst hier wird den Vokalübungen die Dimension der Sprache zugefügt.

Setzt man die Zuordnung der Wesensglieder zu den einzelnen Vorträgen über die Stufe der Ich-Entwicklung hinaus fort, so ergibt sich für die weiteren Vorträge im Heil-Eurythmie-Kurs ein Zusammenhang mit der zukünftigen Entwicklung der geistigen Wesensglieder des Menschen.[2473]

- In den zwölf Übungen im 5. Vortrag des Heil-Eurythmie-Kurses werden Elemente des ganz allgemein-menschlichen Seelisch-Geistigen in der Sprache aufgegriffen und in der eurythmischen Umsetzung zu einer wesentlichen Hilfe für die menschheitliche Weiterentwicklung des Astralleibes zum Geistselbst.[2474]

- Im 6. Vortrag steht dann mit dem heilenden, sinnerfüllten Wort das zum heilenden Lebensgeist[2475] geklärte und gesteigerte Ätherische des Menschen im Mittelpunkt.
- Am nächsten Tag folgen auf den 6. Vortrag des Heil-Eurythmie-Kurses noch unmittelbar hintereinander die zwei abschließenden Vorträge des zweiten Ärztekurses, der 8. und der 9. Der 9. Vortrag[2476] (derjenige, der auch als ‹7.› Vortrag in GA 315 abgedruckt ist) reicht mit seiner umfassenden Erkenntnismethodik in den vier Stufen von Wahrnehmung über Imagination und Inspirieren bis zum Intuitieren der Entstehung von Mensch und Welt an die Stufe des Geistesmenschen[2477] als höchste Metamorphose des physischen Erdenmenschen heran.

Der Mensch wird also in der organischen Vortragsfolge von zweitem Ärztekurs und Heil-Eurythmie-Kurs von Tag zu Tag in seinen Wesensgliedern aufgebaut, konsequent entwickelt: Immer steht der Schilderung vom Vortag im zweiten Ärztekurs, wie der Mensch geworden ist, am Folgetag im Heil-Eurythmie-Kurs – mit den Elementen der Vokale, der Konsonanten und der zwölf Übungen im 5. Vortrag – gegenüber, wie der Mensch durch die freie Selbstgestaltung in der Heil-Eurythmie werden kann. Wenn Johann Sebastian Bach in seiner Musik das Motiv des Sohnes, der dem Gebot des Vaters folgt, darstellen möchte, wählt er häufig die Form einer einfachen kanonischen Führung.[2478] In seinen Vorträgen über die ephesischen Mysterien schildert Rudolf Steiner einmal in ähnlicher Weise, wie dem schöpferischen Weltenwort, dem Makrologos, im Menschen-Sprechen der Mikrologos gegenübersteht.[2479]

Die Entwicklung der Wesensglieder des Menschen ist aus der Kosmogonie[2480], wie sie in dem Buch «Die Geheimwissenschaft im Umriss»[2481] dargestellt ist, hervorgegangen. In der Kosmogonie bereitet sich das Kommende am Ende einer Epoche keimhaft vor, um sich am Beginn der nächsten Epoche zu wiederholen; ähnlich entwickelt Rudolf Steiner die Motive im Heil-Eurythmie-Kurs, wie es in den vorangehenden Kapiteln nachzuzeichnen versucht wurde:

- Im Heil-Eurythmie-Kurs führt der 1. Vortrag über die iambische und trochäische Übung und das bildhafte Schreiben mit dem Fuß an die Lautsphäre heran und schließt mit dem vokalischen Motiv des IAO – im 2. Vortrag wird dann am nächsten Tag das Vokalprinzip systematisch eingeführt.

- Der 2. Vortrag endet mit dem konsonantischen Motiv des M zwischen den Extremen S und H – im 3. Vortrag wird die dreigliedrige Sprachphysiologie der Konsonanten, in der sich das «in verschiedenen Graden Einswerden mit der Aussenwelt» ausdrückt, systematisch entwickelt.
- Am Ende des 3. Vortrags steht das Motiv der Diskrepanz zwischen intellektueller und Willens-Entwicklung des Menschen – im 4. Vortrag wird mit den konsonantischen Heil-Eurythmie-Übungen und ihrer Wirkung auf den menschlichen Stoffwechsel eine umfassende Willensschulung für den Menschen erschlossen.
- Der 4. Vortrag schließt mit dem Problem des Turnens und dem fast unscheinbaren Hinweis auf die Übungen im 5. als «etwas in Bezug mehr auf die Evolution des Menschen»[2482] – im 5. Vortrag folgen die zwölf eurythmisierenden Übungen, die den «Ätherleib geschmeidig, in sich beweglich»[2483] machen, mit denen man «sowohl Kindern wie Erwachsenen etwas Gutes»[2484] tut.
- Am Ende des 5. Vortrags wird mit der Verbindung von Vokalen und Konsonanten im ‹ha› und ‹ah› die Sphäre des Wortes erreicht – der 6. Vortrag ist der Reflexion über die heilende Wirkung des sinnerfüllten Wortes gewidmet.

So enthält jeder Vortrag am Ende bereits die Thematik des nächsten Vortrags im Keim-Zustand, in einem kondensierten Motiv, aus dem am nächsten Tag ein neues Aufgabenfeld für die Heil-Eurythmie entwickelt wird. Die Vorträge greifen ineinander wie die Glieder einer Kette, oder besser, wie eine Reihe lebendiger Organismen, die auseinander hervorgehen und miteinander einen Gesamtorganismus bilden.

Der Maßstab für diesen Gesamtorganismus ist der Mensch selbst in seinem lebendigen, beseelten, Geist-tragenden Leib. Deshalb ist der Heil-Eurythmie-Kurs nicht nur eine lebenspraktische Handlungsanweisung für Therapeuten, sondern zugleich ein Schulungskurs für Ärzte in spiritueller Menschenkunde, die sich erschließt, wenn man sich geduldig anhand des Dargestellten erarbeitet, wie die Elemente der Heil-Eurythmie mit dem lebendigen menschlichen Organismus in Beziehung stehen und wirken. Nicht nur für die Anwendung der Heil-Eurythmie, auch *für ein ganz grundsätzliches Verständnis der menschlichen Physiologie lässt sich aus dem getreulichen Studium des Heil-Eurythmie-Kurses für die Zukunft einer wirklichen Humanmedizin viel gewinnen;* vor allem anderen erschließt sich aus dem vertieften Verständnis für die Wirkungsweise der Heil-Eurythmie aber *eine differenzierte okkulte Physiologie des menschlichen Ätherleibes.*

Von dieser okkulten Physiologie, dem «zunächst nach dem Geistigen hin gelegene[n] Physiologische[n], das sich uns ergibt, wenn wir die eurythmische Übung ins Auge fassen»[2485], spricht Rudolf Steiner also im Abschlussvortrag des Heil-Eurythmie-Kurses; anders als die anderen Vorträge, die ja «in diesen Nachmittagsstunden»[2486] gehalten wurden, legt er den abschließenden 6. Vortrag am 17. April 1921 ausdrücklich auf den Sonntag-Vormittag. Er charakterisiert die besondere Aufgabenstellung im Laufe des Vortrags dann folgendermaßen: «Es ist ja ganz natürlich, wenn man die Physiologie des Eurythmisierens ins Auge fassen will, dass man den bewegten, regsamen Menschen ins Auge fassen muss, dass man also gewissermaßen wirklich Physiologie treiben muss. Denn mit der gewöhnlichen Physiologie treibt man eigentlich keine Physiologie, sondern geht im Grunde genommen doch, selbst wenn man seine Versuche am Lebendigen macht, vom Maschinellen aus, oder man geht ganz von der Leiche aus und schließt dann auf das eigentlich Physiologische. [...] Das, was man sonst erschlossen hat, *das muss man der Regsamkeit des Menschen ablesen, wenn man es zur Physiologie dieser Prozesse bringen will,* und man wird sehen können, dass von einem solchen Studium eine Belebung der gesamten Physiologie wiederum ausgehen kann.»[2487]

6.3 *Die Physiologie des Zuhörens*

6.3.1 *Das Motiv ha–ah und das erste eurythmische Wort*

In den letzten beiden Übungen im 5. Vortrag des Heil-Eurythmie-Kurses müsste sich also ein Auftakt für die Thematik und Aufgabenstellung des sechsten finden lassen: Zwischen ‹ha› und ‹ah› – in der deutschen Sprache beides Ausrufe mit wortähnlicher Bedeutung – kehrt sich die Reihenfolge von Konsonant und Vokal um. Beide Silben haben außerdem die Besonderheit, dass sie im Gegensatz zur normalen Lautsprache, für die der Ausatmungsstrom der Luft gestaltet wird, auch auf die Einatmung gesprochen werden können und tatsächlich manchmal – in Momenten von Erschrecken: ha! oder plötzlicher Einsicht: ah! – auf den Einatmungsstrom gesprochen werden. In der eurythmischen Umsetzung in Bewegung hat das wiederholte *ha* den Charakter der befreienden Ausatmung, das bedächtige *ah* mehr den verinnerlichenden der Einatmung: Was der Mensch im Vokal vom Inneren der Gefühle, im Konsonanten vom geistigen Nachempfinden der äußeren Welt ausspricht, das kehrt sich jetzt um und wirkt auf ihn selbst zurück. Aber es ist doch zugleich ein und dasselbe, wie Punkt und Kreis[2488]: Denn mit den Worten «Sie können aber *das auch noch anders* machen»[2489] leitet Rudolf Steiner von der 11. zur 12. Übung über.

In dieser Art muss ein Weg gesucht werden, wenn man die Wirkung der Sprache, umgesetzt in Eurythmie, auf den Organismus selbst studieren will. Deshalb stellt Rudolf Steiner im 6. Vortrag des Heil-Eurythmie-Kurses eine Untersuchung des normalen Prozesses beim Zuhören an den Anfang. Später erläutert er sein Vorgehen: «Wenn der Mensch [beispielsweise] dem Vokalischen zuhört, also wenn man ihm nur eine Aufeinanderfolge von Vokalen rezitieren würde, oder wenn man ihn eben nur solche Bewegungen machen lässt – *da hört er ja gewissermaßen eurythmisierend solchen Bewegungen zu,* die Ausdrucksformen für das Vokalisieren sind»[2490] (selbst wenn nicht hörbar dazu gesprochen wird). Das Zitat ist nur ein Teil eines komplizierten, in der Mitschrift von Helene Finckh ziemlich verschachtelten Satzes. Dennoch lässt sich ein Gedanke daraus entnehmen: der Patient, «wenn man ihn eben nur solche Bewegungen machen lässt, [] hört [] gewissermaßen eurythmisierend solchen Bewegungen zu [...]»[2491]. Diese Aufgabe steht auch am Ende der großen Vokalübung: «Hören desjenigen, was sich bewegt hat, den Laut wieder hören»[2492] – also nicht nur erinnern, wie der Laut zu Beginn sprachlich ertönte, sondern *als Wirkung der Bewegung neu den Laut wieder hören!* Und der zweite Gedanke ist: Wenn man beobachten kann, was beim Vokal-Hören geschieht, kennt man die Wirkung der vokalischen Heil-Eurythmie auf den Organismus. Das muss dann nur genau verfolgt werden.[2493]

Die Silben ‹ha› und ‹ah› bilden Beginn und Ende des Wortes ‹Halleluja›. Das war das erste Wort, das Rudolf Steiner Lory Smits eurythmisieren ließ.[2494] Sowohl die befreiende Wirkung des Lachens wie die vertiefende der Verehrung finden sich wieder in der Bedeutung dieses Wortes, wie sie Rudolf Steiner angibt: «Ich reinige mich von allem, was mich am Anblick des Höchsten hindert.»[2495] Es ist in wenigen Lauten ein Weg, eine große Metamorphose des Menschenwesens vom Alltäglichen zum Erhabenen vorgezeichnet. Und während Rudolf Steiner dieses Wort eurythmisch auf verschiedenen Formen im Raum bilden lässt, erkennt Fräulein von Sivers[2496] beim Zuschauen die therapeutische Kraft der Eurythmie: «Aber, Herr Doktor, das muss ja ungeheure Kräfte geben!»[2497] Rudolf Steiner antwortet (es klingt fast amüsiert): «Ja, meinten sie, wir wollen nur tanzen?

Wir wollen doch auch kranken Menschen helfen»[2498]; und er nennt als Wirkung dieses ersten eurythmisierten Wortes die wichtige medizinische Indikation: «Festigung des Äther-Leibes»[2499].

6.3.2 *Die Erkenntnis der Heilwirkungen*

Die innere Wendung, die sich in der Lautfolge von ‹ha› zu ‹ah› im Wort ‹halleluiah› abbildet, charakterisiert auch den Weg für die heilende Wirkung der Eurythmie. Zehn Jahre später fasst Rudolf Steiner im Stuttgarter Heil-Eurythmie-Vortrag zusammen: «Was nun die Heileurythmie betrifft, so ist gewissermaßen dasjenige, was bei der künstlerischen Eurythmie in der Hingabe lebt an Lautgestaltung, Wortgestaltung, Satzgestaltung, *nach innen reflektiert* [...] schon dadurch, dass bei der Heileurythmie [...] ein Laut oftmals hintereinander wiederholt werden muss. Dadurch geschieht etwas ganz anderes [...]»[2500]. Wie erwirbt man sich Einsicht in diesen *ganz anderen* Prozess, der durch die Wendung nach innen, die Reflexion der Eurythmie zur Heil-Eurythmie für den Organismus bewirkt wird?

Gerade in diesem Zusammenhang sagt Rudolf Steiner 1922 in Stuttgart explizit, er «habe vom Anfange an betont, *dass Heileurythmie eigentlich ausgeübt werden soll vom Arzte oder der Ärztin selbst, oder wenigstens im innigsten Einklang mit dem Arzte nur vollzogen werden darf*»[2501] – in Rücksicht auf «die ganze Stellung der Geisteswissenschaft zur Medizin»[2502], die «durch die Geisteswissenschaft [...] nicht zu einer berauschenden Einfachheit hingetrieben werden soll, sondern eigentlich zu einer größeren Komplikation [...].»[2503] «Das Heilen»[2504] werde nicht «bequemer gemacht»[2505], aber dafür «alle Dinge übersichtlicher und überschaubarer [..] und das Lernen interessanter».[2506] Heil-Eurythmie sollte nicht «ohne eine gesunde Diagnose»[2507] und «nur im Einklang mit der fachmännischen ärztlichen Wissenschaft ausgeübt werden»[2508]. «Denn man hat es eigentlich zu tun mit der Anwendung einer ungeheuer feinen Kenntnis des menschlichen Organismus.»[2509]

Da klingt eine ernste Mahnung an, und es wird das Bewusstsein dafür geweckt, dass mit der Heil-Eurythmie eine Schwelle überschritten wird, die ein vertieftes Wissen um die menschliche Organisation fordert (und zugleich auch entschieden fördert!). Der Arzt soll «eine gesunde Diagnose»[2510] stellen können, der ‹Heileurythmiker› soll sich künstlerisch so ausbilden, dass er ein Gefühl entwickelt für das, «was [...] geschehen kann»[2511], nachdem er sich «gewisse Kenntnisse, die wie in eine Art Gefühl für die Bildung des menschlichen Organismus übergehen»[2512], angeeignet hat. «Man muss sich ein Gefühl erwecken [...] für das Künstlerische in der Dynamik des ganzen Menschen. Man muss einen intuitiven Blick sich erwerben für das Künstlerische.»[2513] Das heißt aber, *die Erkenntnis muss sich mit der Anschauung verbinden,* und in die Anschauung muss genau das eingehen, was «im einzelnen Falle geschehen kann»[2514]. Da gibt es kein Vorwissen mehr, das man von außen zur Anwendung bringen kann, sondern nur noch den lebendig-künstlerischen und zugleich ahnend-erkennenden Mitvollzug der Organprozesse. «[...] wenn das Inspirieren sich weiter entwickelt gegen den Bildungsprozess zu und da bewusst an den Bildungsprozess heranstößt, also die Bildung durchschaut, dann wird sie zum Intuitieren.»[2515]

Aufwachen im Mitvollzug für das, was im organischen Leben geschieht, das ist die moderne Erkenntnisaufgabe des Arztes: mittätiger Zeuge werden der schöpferischen Prozesse im menschlichen Organismus. Denn «[...] diesem Prozess, den man da entwickelt im Seelischen, dem liegt ja der Werdeprozess zugrunde»[2516]. Der Erkenntnisprozess «ist nur [...] die Umkehrung des Werdeprozesses. Man tritt dem Gewordenen entgegen und steigt wiederum hinauf ins Werden in umgekehrter Richtung. Das Bilden ist in absteigender Richtung. Man steigt in umgekehrter Richtung hinauf, man schreitet dem Werden entgegen.»[2517] Wie erreichen wir real die Umkehrung vom Blick auf das Gewordene zum Mitvollzug des Werdens?

Das Motiv der Blickwendung hat auch Rainer Maria Rilke in eine seiner Duineser Elegien[2518] gefasst; er kann das Problem, die Erkenntnisfrage des Menschen, wunderbar in Worte fassen – aber keine Antwort geben:

> *«Mit allen Augen sieht die Kreatur*
> *das Offene. Nur unsre Augen sind*
> *wie umgekehrt und ganz um sie gestellt*
> *als Fallen, rings um ihren freien Ausgang.*
> *Was draußen ist, wir wissens aus des Tiers*
> *Antlitz allein; denn schon das frühe Kind*
> *wenden wir um und zwingens, dass es rückwärts*
> *Gestaltung sehe, nicht das Offne, das*
> *im Tiergesicht so tief ist. Frei von Tod.*
> *Ihn sehen wir allein; das freie Tier*
> *hat seinen Untergang stets hinter sich*

und vor sich Gott, und wenn es geht, so gehts
in Ewigkeit, so wie die Brunnen gehen.
[...]
Der Schöpfung immer zugewendet, sehn
wir nur auf ihr die Spiegelung des Frein,
von uns verdunkelt. Oder dass ein Tier,
ein stummes, aufschaut, ruhig durch uns durch.
Dieses heißt Schicksal: gegenüber sein
und nichts als das und immer gegenüber.
Wäre Bewusstheit unsrer Art in dem
sicheren Tier, das uns entgegenzieht
in anderer Richtung –, riss es uns herum
mit seinem Wandel.
[...]
Und wir: Zuschauer, immer, überall,
dem allen zugewandt und nie hinaus!
Uns überfüllts. Wir ordnens. Es zerfällt.
Wir ordnens wieder und zerfallen selbst.
Wer hat uns also umgedreht, dass wir,
was wir auch tun, in jener Haltung sind
von einem, welcher fortgeht? Wie er auf
dem letzten Hügel, der ihm ganz sein Tal
noch einmal zeigt, sich wendet, anhält, weilt –,
so leben wir und nehmen immer Abschied.»

Schon 1920 gegen Ende des ersten Ärztekurses, angesprochen darauf, «dass diese Vorträge hier zu den schwerverständlichsten aller anthroposophisch orientierten Vorträge gehören»[2519], gibt Rudolf Steiner am Ostersonntag für die zuhörenden Ärzte einen Hinweis auf die geforderte Erkenntnismethode mit einer humoristisch anmutenden, aber zugleich tiefsinnigen Schilderung einer besonderen Naturbeobachtung:

Er erzählt zunächst von der Amsel, die, wenn sie eine Kreuzspinne frisst, sich damit eine Vergiftung mit «außerirdische[m] planetarische[m] Leben»[2520] zuzieht, mit «planetarische[n] Kräften, die noch die Tendenz haben, Gestalt anzunehmen»[2521], die ohne Hilfe dazu führen müsste, dass «die Amsel [...] unter den furchtbarsten Krämpfen und Zuckungen»[2522] stirbt. Aber dann fliegt sie zum Bilsenkraut, um sich dort das lebensrettende Heilmittel zu suchen, das «dem Entgegengesetzten vom Planetarischen, nämlich dem Irdischen ähnlich geworden ist»[2523]. Durch «das Wirken des Kreuzspinnengiftes selbst [wird] der Gegeninstinkt hervorgerufen [...]. *Von dem Insultinstinkt geht es gleich über in den Abwehrinstinkt*»[2524] wie bei «einer einfachen Reflexbewegung»[2525].

Noch in den Urzeiten der Menschheit wurde «in dem Augenblick, wo der Urmensch irgend etwas Abnormes am Menschen sah, [] er auch gleich hingewiesen auf den Heilungsprozess»[2526], der ihm gewissermaßen von außen entgegenkam. «Der Verstand und die Vernunft fliegen nämlich herum [...], und wir Menschen haben eben nur die Gabe, an dieser Wirkung des äußeren Verstandes und der äußeren Vernunft teilzunehmen. *Wir nehmen daran teil,* wir tragen das nicht in uns.»[2527] Der Vogel «versteht noch mehr dasjenige, was in ihm liegt durch das Lungensystem, mehr als wir Menschen, die es schon durch das Kopfsystem verstehen, und er bringt [...] durch das Lungensystem [...] hervor den Abwehrinstinkt, weil er weniger an der Peripherie, sondern *im Grunde seines Wesens* denkt. [...] wir denken nicht mehr so zentral [...] mit der Lunge und mit dem Herzen und so weiter, verbunden mit dem Kosmos, womit der Vogel denkt. *Das sind Dinge, die wiederum angeeignet werden müssen*»[2528], um vom Blick auf das Gewordene zu einem erkennenden Mitvollzug des Werdegeschehens zu kommen und so in schöpferischer Weise therapeutisch fruchtbar wirken zu können. Denn «*von einem Wiederhineinfinden in ein richtiges Weltverständnis wird es ja abhängen, dass wir in bezug auf unser Wissenschaftstreiben wiederum gesunden*»[2529]. Das ist es, «was Geisteswissenschaft in bezug auf Medizin will»[2530], «die ganze Stellung der Geisteswissenschaft zur Medizin»[2531], dass nicht nur der einzelne Patient, sondern das ganze Wissenschaftstreiben gesunden darf. Und dazu muss die Erkenntnismethode der Medizin erweitert werden «vom Instinkt aus durch den Intellektualismus zur Intuition»[2532].

Das Beispiel der Amsel, die einen Ausgleich für das außerirdische planetarische Leben der Kreuzspinne bei dem Irdischen des Bilsenkrautes sucht und findet, kann erahnen lassen, wie die zwölf eurythmisierenden Übungen des 5. Vortrages eine Hilfe werden können – für den einzelnen Patienten ebenso wie für den Arzt und den Therapeuten –, den gesundheitsstiftenden Ausgleich zwischen kosmischen und irdischen Kräften immer neu herzustellen, und auch einen Instinkt für diesen notwendigen Ausgleich wieder neu zu entwickeln. Dann werden wir auch wieder mehr «zentral [...] mit der Lunge und mit dem Herzen»[2533] und so *im Grunde unseres Wesens denken* lernen!

Im ersten Ärztekurs wählt Rudolf Steiner für den zum Durchschauen von Heilwirkungen notwendigen Prozess der Umkehrung, der Umstülpung, der Verinnerlichung das Bild der Birke[2534], der *betula alba.* Er charakterisiert zunächst die in der Birke auseinandergelegten Substanzprozesse von Eiweißbildung in den jungen Blättern und Salzablagerung in der weißen Rinde; und dann schildert er die Wirkung der Birkenrindensalze auf die «Entsalzung»[2535] bei Hautausschlägen, die der «Eiweißbildenden Kräfte»[2536] der Blätter bei Gicht und Rheuma und die der Birkenkohle auf «die Außenseite des Innern, für die Gedärme und so weiter»[2537], um daraus ein grundsätzliches therapeutisches Prinzip abzuleiten: « Man muss der äußeren Form der Pflanze ansehen lernen, wie sie auf den Menschen wirkt.»[2538] Aber um die Birke «im Bilde im Menschen»[2539] zu verwandeln, «so dass sie den ganzen Menschen gesundet»[2540], müssen «wir sie umdrehen, vor allem dass wir ihre ins Holz und in die Rinde strebenden Kräfte in die Haut, in die Peripherie des Menschen einverleiben und das, was sie nach außen wendet, ins Innere umstülpen. *Dann stülpen wir den ganzen Birkenbaum in den Menschen so hinein* – als Bild [] –, dass wir eigentlich in diesem Bilde des Birkenbaumes verfolgen können: Das ist heilkräftig für den Menschen.»[2541] Es werden dann noch weitere Pflanzen in ihren charakteristischen Substanzprozessen und Heilwirkungen skizziert, bevor Rudolf Steiner abschließend zusammenfasst: «Nun glaube ich, dass man in der Tat sehr weit kommen kann, wenn man sich eine persönliche Erziehung aneignet, die in dieser Weise zusammendenkt das äußere Naturgeschehen und das innerliche menschliche Geschehen. Dadurch kommen Sie zu diesen *ganz außerordentlich wichtigen Verwandtschaften.* Aber Sie kommen dadurch auch zu einem Verständnisse des Menschen, das Sie sich durch etwas anderes gar nicht erwerben können, denn *eigentlich kann der Mensch doch nur ganz verstanden werden aus dem Außermenschlichen, und das wiederum aus dem Menschlichen. Man muss beide Dinge zusammen studieren können.*»[2542]

Für die Elemente der Heil-Eurythmie hat Rudolf Steiner in der Art der Einführung und Darstellung der Indikationen für Vokale, Konsonanten und der zwölf Übungen diesen Zusammenhang mit dem außermenschlichen geistigen Umraum erschlossen:

- *Wie sich in den Vokalen das Wesen des Menschen offenbart* und er daran zu Bewusstsein und Selbstbewusstsein erwacht;
- *wie er durch die Konsonantenwirksamkeit die äußere Substanzialität der Stoffe überwindet,* um daran die Kräfte zur eigenen freien Willenstätigkeit zu gewinnen;

- und *wie er in den zwölf Übungen Tierkreiskräfte für seine menschliche Selbstgestaltung bis in die Organformen hinein erwirbt* als Grundlage für sein gesundes Menschsein.

Das öffnet den Blick weit über die umgrenzte leibliche Menschengestalt hinaus:

- Was der Mensch seinem geistigen Wesen nach ist, wird ihm aus den Kräften der Höhe offenbart: I
- was der Mensch als freies Willenswesen werden kann, gewinnt er an der Auseinandersetzung und Überwindung der Kräfte der Erdentiefen: A
- und was der geisttragenden Menschenseele zur Gesundung dient, wird dem Menschen aus dem Umkreis zugesprochen: O

So erscheint in den vier mittleren Vorträgen des Heil-Eurythmie-Kurses, erstehend aus den therapeutischen Lautkräften, die menschliche Geistgestalt, wie sie später auch Inhalt in den Klassenstunden sein wird; sie erscheint als große Metamorphose der Eingangsgestalt am Ende des 1. Vortrags, des heil-eurythmischen IAO.

Was geschieht, wenn diese Kräfte, die durch die geduldige Wiederholung in der therapeutischen Metamorphose in den leiblichen Organismus einziehen, von den Organen ‹gehört› werden? Wie können wir lernen, die therapeutische Umwendung nach innen erkennend mitzuvollziehen bis in Form und Funktion einzelner Organe hinein? Das ist die anspruchsvolle Aufgabe im 6. Vortrag des Heil-Eurythmie-Kurses. –

Zum Abschluss des 15. Vortrags im ersten Ärztekurs – der mit der Beschreibung des Heilinstinktes der Amsel begonnen hat – beginnt Rudolf Steiner dann noch über «das eigentümliche Funktionieren der Milz im menschlichen Organismus»[2543] zu sprechen. Am nächsten Tag im 16. Vortrag wird er die Milztätigkeit weiter charakterisieren als «das unterbewusste Seelenleben regelnd»[2544], eine «unbewusste Verstandes- und Vernunfttätigkeit»[2545] vermittelnd, durch die der Organismus in «unbewusste[n] Willenszustände[n]»[2546] auszugleichen versucht, was durch «den schädliche[n] Einfluss der unrhythmischen Nahrungsaufnahme»[2547] einerseits und durch die «Giftwirkungen»[2548] der «bewussten Funktionen des menschlichen Organismus»[2549], «namentlich von den Vorstellungsvorgängen»[2550], andererseits an gesundheitsgefährdenden Einflüssen vom Menschen selbst während seines Wachlebens auf den Organismus ausgeübt wird. «Die Milz ist nämlich eben das Organ der Empfindung des mehr vergeistigten Menschen für den Rhythmus der Nahrungsaufnahme, und *sie sagt im Unterbewussten dem Menschen, was er als Gegenwirkung entfalten soll,* damit der schädliche Einfluss der unrhythmischen Nahrungsaufnahme wenigstens abgemildert werden kann. Dadurch leitet die Tätigkeit der Milz weniger nach dem eigentlichen Stoffwechsel im Menschen hin als nach den rhythmischen Vorgängen, nimmt teil an den rhythmischen Vorgängen, an dem Rhythmus, von dem es notwendig ist, dass er sich abspielt zwischen der Stoffaufnahme und dem eigentlichen Atmungsrhythmus. Durch den Atmungsrhythmus ist der Mensch dazu veranlagt, im strengen Weltenrhythmus zu leben. *Durch sein unregelmäßiges Nahrungsaufnehmen beeinträchtigt er fortwährend diesen strengen Weltenrhythmus.* Und die Milz ist eine Vermittlerin.»[2551] Es entspricht die dort charakterisierte okkulte Aufgabe der Milz recht genau dem, wie Rudolf Steiner die heil-eurythmische Wirkung der Konsonanten in der menschlichen Verdauung dann im 4. und 6.[2552] Vortrag des Heil-Eurythmie-Kurses schildert.

Den 17. Vortrag im ersten Medizinerkurs schließt Rudolf Steiner am nächsten Tag mit dem direkten Hinweis auf die therapeutischen Wirkungen der Eurythmie: Wenn man «anfängt zu studieren, *wie anders* zum Beispiel das eurythmische Vokalisieren wirkt *auf den unteren Menschen* und *auf den oberen Menschen* und wiederum das konsonantenbildende Eurythmisieren *auf den unteren Menschen* und *auf den oberen Menschen,* dann sieht man, dass man auch ein bedeutsames therapeutisches Element schon in der Eurythmie suchen kann»[2553].

Ein Jahr später geht er dieser Aufgabe im abschließenden 6. Vortrag des Heil-Eurythmie-Kurses mit der Untersuchung der Physiologie des Zuhörens nach: Denn «derjenige, der eurythmisiert [...], hört an, er hört zu. Also er spricht nicht selbst, er hört zu. Das ist das Wesentliche.»[2554] Und er erläutert daran die spezifische Wirkung der Heil-Eurythmie konkret bis in die Organfunktionen und die plastische Organgestaltung hinein. So beschließt er den im 1. Vortrag des Heil-Eurythmie-Kurses begonnenen «Weg, der in seiner weiteren Verfolgung eben dazu führen soll, dass wir hier durch bestimmte Bewegungen, die nur Metamorphosen sind des gewöhnlichen Eurythmischen, dass wir die studieren und in ihrer Wirkung auf die menschlichen Organe verfolgen werden. [...] Jede Organform steht in einem gewissen Zusammenhang mit einer möglichen Bewegungsform des äußeren Menschen»[2555], und «neigt ein Organ zum Deformieren, zum

Annehmen einer anomalen Form, [...] [so] gibt [es] eine Bewegungsform, welche dem entgegenwirkt»[2556].

6.3.3 *Zuhören: ein leises partielles Einschlafen, ein leises bewusstes Imaginieren*

Der ganz alltägliche Vorgang des Zuhörens – «nicht wahr, das ist etwas, was der Mensch in seinem wachen Tagesleben oftmals tut»[2557] –, dass wir im Zuhören den anderen verstehen können, ist im Grunde genommen etwas sehr Erstaunliches.[2558] Denn das, was wir *hören,* sind Laute, Silben, Sprachklänge, Intonation, nichts anderes – das heißt also: den Sinn, den der andere zum Ausdruck bringen möchte, den hören wir nicht unmittelbar. Aber er lebt in dem Lautzusammenhang, in dem Wortzusammenhang verborgen wie ein Mensch in seinen Kleidern. Das «sinnerfüllte Wort»[2559] nehmen wir äußerlich wahr als «Vorstellungstätigkeit, *gekleidet* in den Lautzusammenhang»[2560]. Es lebt also in der Sprache immer zweierlei: der Sinn, der ausgesprochen wird, und sein Sprachkleid. Und wir als Zuhörende antworten auch in zweifacher Weise, mit der Seele, die den Inhalt verstehen möchte, und mit dem Leib, der physiologisch reagiert. Rudolf Steiner bezeichnet diesen Vorgang deshalb zutreffend als «psychologisch-physiologisch»[2561].

Wenn wir wirklich verstehen, was jemand sagt, dann ist es wie auch sonst bei jeder Sinneswahrnehmung: wir vergessen unseren Leib, wir vergessen unsere Sinnesorgane, wir leben in der Farbe, die wir sehen, in dem Klang, den wir hören, wie in einem neuen Raum, einer neuen Körperlichkeit, die wir wieder verlassen, wenn wir uns unserer äußeren Leiblichkeit wieder bewusst werden. In dem Moment, wo wir verstehen, was jemand spricht, sind wir mit unserem Bewusstsein nicht mehr vollkommen mit dem eigenen Leib verbunden. «Ich und astralischer Leib gleiten über in dasjenige, was sie aufnehmen»[2562] – in das, was Sinn und Gedankeninhalt der Sprache ist –, «[...] sie leben sich hinein in dasjenige, was sie aufnehmen. Der Mensch tritt also gewissermaßen leise aus sich heraus, indem er zuhört.»[2563] Dieser Vorgang ist vergleichbar dem Einschlafen, wenn die oberen Wesensglieder sich aus dem Nerven-Sinnes-System herauslösen und der Mensch das durch die Leibessinne[2564] vermittelte Umgebungsbewusstsein verliert. Nur bleibt der Zuhörer, solange er noch versteht, was gesprochen wird, trotzdem wach, «wahrnehmend [...] und sich bewusst [...]»[2565].

Der Zuhörvorgang ist also ein Prozess, in dem wir die Schwelle des Bewusstseins, die nachts im Schlaf unbewusst überschritten wird, überschreiten, ohne das Bewusstsein zu verlieren. Das bewusste Überschreiten dieser Schwelle ist der Anfang des übersinnlichen Wahrnehmens, denn der Leib wird ja in diesem Moment verlassen und damit auch die Möglichkeit der Wahrnehmung durch die Sinne. Daher kann Rudolf Steiner das Seelenerlebnis des Zuhörens «*ein leises bewusstes Imaginieren,* ein bewusstes Imaginieren, das noch sehr stark in das Unterbewusste hinuntergedrängt ist»[2566], nennen. Der Sinngehalt der Sprache offenbart sich der inneren Anschauung als eine – aber als solches kaum bewusste – übersinnliche Wahrnehmung.

Indem sich Ich und Astralleib im oberen Menschen lösen, ändert sich das Wesensglieder-Gefüge des Menschen in Richtung der Konstellation, die sich sonst auch im Schlaf einstellt. Wir erholen uns im Schlaf – wie beim Lachen[2567] –, weil, wenn sich Ich und Astralleib als Träger des bewussten Seelenlebens aus dem Leib herauslösen, der befreite Ätherleib seine Eigenbewegung entfaltet. «Wenn der Mensch schläft und seinen Ätherleib und physischen Leib zurücklässt, so ist ja dieser Ätherleib wesentlich tätiger, als wenn der Mensch wacht.»[2568] Denn «schlafen wir ein, dann fängt es in uns an, weil der astralische Leib und das Ich weg sind, zu sprießen und zu sprossen; *da geht auf das Ätherische,* das uns sonst an der Pflanze erfreut, da wird es Frühling und Sommer, wenn wir einschlafen; und könnten wir auf den physischen und Ätherleib zurückschauen und beobachten, was da vorgeht, wenn wir sie beide verlassen haben [...], so würde man das Sprießen und Sprossen schildern können»[2569], aber, so Rudolf Steiner in einem wichtigen Einschub, «dazu braucht man natürlich geistiges Wahrnehmungsvermögen; das kann man mit physischen Augen nicht sehen, denn mit ihnen würde man nur den regungslosen Leib sehen»[2570].

Diese Eigenbewegung des menschlichen Ätherleibes ist beim Zuhören wesentlich verstärkt durch die Resonanz zwischen den Lauten, die man hört, und den ätherischen Bildebewegungen des Menschen. «In einem verstärkten Maße [werden] bei diesem abgelähmten Schlafe, der im Zuhören stattfindet, die Bewegungen des Ätherleibes *wachgerufen.*»[2571] Denn die Bewegungen des gesamten Ätherleibes entsprechen genau den ätherischen Bildekräften, die durch die Kehlkopfmetamorphose den physischen Sprachbewegungen zugrunde liegen und sie gestalten.[2572] Das Zustandekommen einer eurythmischen Bewegung kann nun auch auf diesem Weg von der menschlichen Physiologie abgeleitet werden, indem man – in der imaginativen Beobachtung – diese Äther-Bewegungen, die beim Zuhören wie im Schlaf, aber verstärkt, auftreten, studiert und sie dann «vom physischen Leibe ausführen»[2573] lässt; dies nun aber nicht im Sinn einer Umbildung der Leibgestalt, um künstlich eine «Idee in Form der sinnlichen Erscheinung»[2574] sichtbar zu machen, sondern dadurch, dass der eurythmisierende Leib ganz in seinen natürlichen Bewegungsmöglichkeiten zur «sinnlichen Erscheinung in der Form der Idee»[2575] wird. Aus den beim Zuhören beobachtbaren Ätherbewegungen gewinnt Rudolf Steiner die ideellen Formen, in die man beim Eurythmisieren «den physischen Leib [...] hineingleiten»[2576] lässt. Und der physische Leib eignet sich dazu, weil er selbst in seinen Formen aus denselben ätherischen Bildegebärden hervorgegangen ist.[2577] Er offenbart sich dann *als sinnliche Erscheinung in der Form der Idee* im Sinne von Goethes Ästhetik[2578], für den Zuschauer in der künstlerischen Eurythmie wie für den Patienten in der Heil-Eurythmie: die ätherischen Bildegebärden werden, durch den physischen Leib ausgeführt, den Sinnen erfahrbar.

6.4 *Die Wirkung der eurythmischen Bewegung in den Wachstumskräften und Organprozessen*

«Die Wirkung ist diese, dass man ins Bewusstsein hereinführt, eben *auf dem Umwege durch die physische Bewegung ins Bewusstsein einführt,* was sonst unbewusst geschieht.»[2579] Ich und astralischer Leib, die sich beim reinen Zuhören aus physischem Leib und Ätherleib im oberen Menschen partiell herauslösen wie beim Einschlafen, vollziehen nun beim Eurythmisieren eine Wende: einerseits gewinnen sie einen neuen Bewusstseinsinhalt – den der sinnlich-übersinnlichen Wahrnehmung der eigenen ätherischen Bewegung –, andererseits müssen sie, um die Bewegung zu gestalten, wie im Schlaf, tiefer in die Gliedmaßen-Stoffwechsel-Organisation eintauchen.[2580] «Im Schlafe gehen für die Hauptesorganisation Ich und astralischer Leib heraus aus dem physischen Leib und Ätherleib, aber in der Stoffwechsel- und Zirkulationsorganisation *durchdringen sie ihn dadurch viel mehr.* Es ist tatsächlich eine Umlagerung [...]. Beim Wachen ist innig physischer Leib und Ätherleib des Hauptes- und Atmungsorganismus mit Ich und astralischem Leib verbunden, und im Schlafe ist *viel inniger als beim Wachen* physischer Leib und Ätherleib mit Ich und astralischem Leib verbunden.»[2581]

Was geschieht aber dadurch? «Man regt also [] auf dem Umwege durch den physischen Leib astralischen Leib und Ich an, man macht sie so, dass sie *verstärkt* sind.»[2582] In der eurythmischen Bewegung kommen alle vier Wesensglieder des Menschen in eine gleichsinnige, gleich gestimmte Bewegung oder Tätigkeit – wie in der Leibesentwicklung der frühen Kindheit,[2583] bevor sich die oberen Wesensglieder für die freie Seelentätigkeit aus dem Leibgeschehen partiell herauslösen. «Wenn astralischer Leib und Ich auf diese Weise verstärkt sind, dann wird ihre Tätigkeit ähnlich derjenigen, die im Naturzusammenhang beim Kind und beim noch heranwachsenden Menschen wirkt.»[2584] Da zieht der Geist ja erst allmählich in den Leib ein. «Indem das Kind ganz jung ist, sind Seele und Geist eben noch seelisch und geistig, und indem es heranwächst, verwandeln sich Seele und Geist allmählich ins Materielle, ins Leibliche. *Seele und Geist werden nach und nach leiblich;* der Mensch wird nach und nach völlig *ein Abbild von Seele und Geist.*»[2585] Diesen Begriff solle man haben, dann «wird man von dem, was da zweibeinig auf dem Erdboden herumläuft, nicht mehr bloß reden, dass es der Mensch sei; sondern man wird sich bewusst werden, dass es das Abbild des Menschen ist, dass der Mensch [] allmählich mit dem Leib zusammenwächst und *sich im Leibe sein vollständiges Abbild schafft*»[2586].

Mit der eurythmischen Bewegung «appelliert man an die Wachstumskräfte des Menschen. Man arbeitet direkt in den Wachstumskräften des Menschen.»[2587] Das führt zu der entwicklungsfördernden, belebenden Wirkung der Eurythmie; aber es heißt umgekehrt auch, dass sich an der Wirkung der Eurythmie beim Kind das Inkarnationsgeschehen unmittelbar beobachten lässt[2588]: «*Geist und Seele verschwinden in den Leib hinein* [...].»[2589] In der Fortsetzung des Leibwerdens des Kindes wirkt die Eurythmie – wenn sie nicht übertrieben wird[2590] – grundsätzlich belebend, und in der «zweiten Hälfte seines Lebens verjüngend»[2591], und so muss sie «auch eben für die Ausbildung des gesunden menschlichen Organismus, für das seelisch-geistig-körperliche Ausbilden des gesunden menschlichen Organismus als das Richtige angesehen werden»[2592].

Deshalb war Eurythmie schon 1919 bei der Begründung in allen Klassen der Waldorfschule Pflichtfach.[2593] Sie fördert grundsätzlich die leibliche, seelische und geistige Entwicklung, die Entfaltung des natürlich Veranlagten, auch wenn es in der Entwicklung gehemmt oder unvollständig ist.[2594] «Man arbeitet»[2595] – dadurch, dass die Eurythmie von den Bildebewegungen des Ätherleibes abgelesen ist – «direkt in den Wachstumskräften des Menschen»[2596]. So kann man «ein Kind in seinem Wachstum fördern»[2597], die Wachstumsentwicklung anregen bei einem Kind, das «droht [...] im Wachstum zurückzubleiben», aber auch «in seinem abnormalen Wachstum bekämpfen»[2598]. Während der Wachstumsperiode greift auch die künstlerische Eurythmie schon korrigierend in Einseitigkeiten der körperlichen Entwicklung ein. «Wenn Kunsteurythmie ausgeführt wird, so darf sie natürlich nicht zugleich als Heil-Eurythmie gedacht werden, obwohl sie in dem Augenblicke, wo der Mensch anfängt, überhaupt irgendwie abnorm zu sein, auch heilend wirken wird.»[2599] Leichtere Wachstumsstörungen korrigieren sich allein durch das regelmäßige Eurythmisieren in der Gruppe oder Schulklasse; bei schwererwiegenden Störungen mit Konsequenzen für die ganze weitere seelisch-geistige Entwicklung kann und soll man, wenn man sie rechtzeitig erkennt,[2600] mit der Heil-Eurythmie gezielt eingreifen.

Anders ist die Wirkung der Eurythmie «bei einem erwachsenen Menschen»[2601], wenn «der menschliche Organismus schon ausgewachsen ist»[2602]. Der ausgewachsene Organismus lässt sich nicht mehr korrigieren in seiner Ausbildung; da «setzt der innere Organismus zu großen Widerstand entgegen, als dass wir ihn noch wachsen machen könnten»[2603]. Man kann wissen, «warum man zum Beispiel zwanzig Jahre alt geworden ist: weil der Geist untergegangen ist in den Leib, weil der Geist sich verwandelt hat in den Leib, weil das, was Leib ist, ein äußeres Bild des Geistes [geworden] ist»[2604]. Sobald das erreicht ist, ist es für den Organismus nicht mehr physiologisch, weiter zu wachsen, da «setzt der innere Organismus zu großen Widerstand entgegen, als dass wir ihn noch wachsen machen könnten. Aber dennoch führen wir»[2605] – wenn der Erwachsene eurythmisiert – «diese Wachstumskräfte in ihn ein»[2606]. Dadurch, «dass sie an dem Widerstand des Organismus anprallen»[2607], «metamorphosieren»[2608] sie sich. Wachstumsanregend wie in der Kindheit können sie nicht wirken, also muss sich ihre Wirkung entsprechend den Verhältnissen im ausgewachsenen Organismus verwandeln: «Sie wirken *anregend auf die plastische Kraft der inneren Organe,* und diese inneren Organe *lernen dadurch besser atmen,* sie *lernen dadurch besser verdauen.* Sie werden also in Bezug auf die ganze notwendige Tätigkeit des menschlichen Organismus angeregt.»[2609] Man ist unwillkürlich an das Goethe-Wort erinnert: «Das Tier wird durch seine Organe belehrt. Der Mensch belehrt die seinigen und beherrscht sie.»[2610] Um Mensch zu werden im Sinne dieser sinnigen Maxime Goethes, haben wir an der Eurythmie, und mehr noch an der Heil-Eurythmie, eine wichtige Hilfe: «Durch Verstärkung der gewöhnlichen Eurythmie»[2611], also durch die Heil-Eurythmie, wird «auch natürlich dasjenige verstärkt [...], was als Reaktion auftritt, und wir können uns jetzt eine Vorstellung machen, wie *in die Plastik der Organisation hinein diese Eurythmie wirkt*»[2612].

6.4.1 *Atmen und Verdauen als menschliche Organtätigkeiten*

Was Rudolf Steiner als Wirkung der heil-eurythmischen Bewegung auf die Organtätigkeiten im 6. Vortrag des Heil-Eurythmie-Kurses kurz anführt, ist in dieser abgekürzten Form schwer verständlich. Wie alle Organe metamorphosisch teilhaben am Atmen einerseits, am Verdauen andererseits, das hat er am Vortag im 6. Vortrag des zweiten Ärztekurses in einer ausführlichen Darstellung der menschlichen Organfunktionen bereits erläutert: «In diesem menschlichen Organismus haben wir es einmal mit dem Gegensatz zu tun, der da liegt in der Kopfbildung, also in der Nerven-Sinnesbildung, und in der Bildung, die ausgeht vom Gliedmaßen-Stoffwechselsystem. Das ist ein diametraler Gegensatz, der in der menschlichen Natur liegt, und der nicht genug berücksichtigt werden kann.»[2613] Schon aus der metamorphosischen Verwandtschaft aller Organe mit dem Gesamtorganismus ergibt sich, dass man diesen Gegensatz auch in jedem einzelnen Organ wieder finden muss, allerdings jeweils in einer für dieses Organ charakteristischen metamorphosierten Form.

Alle Organe, die im menschlichen Organismus der Kopfbildung ähnlich sind, sind geprägt durch eine Tätigkeit, die dem Atmen der Lunge ähnelt. «Im Kopfe ist das Atmen nämlich metamorphosiert, und alle Funktionen des Denkens bis eben zum Verarbeiten der Wahrnehmungen sind nichts anderes als ein nach oben, also nach der Weiterentwickelung gestaltetes Atmen. Der Kopf ist ein vorgeschrittenes, ein über das Lungenmaß hinausgeschrittenes Atmungsorgan, das nur das Atmen zurückhält und an die Stelle der Luftaufnahme durch das Atmen die Aufnahme der ätherischen Kräfte durch die Sinne stellt. Das Sinneswahrnehmen ist nichts anderes als ein verfeinerter, d.h. ein ins Ätherische hineingetriebener Atmungsprozess.»[2614] Ebenso kann andererseits die «Lungenbildung»[2615] als «eine weniger intensive Kopfbildung»[2616] aufgefasst werden, und sogar «die Leber, die eine nicht zu Ende gekommene Lunge, eine nicht zu Ende gekommene Kopfbildung ist, die atmet auch»[2617]. Nur überwiegt in der Leber gegenüber der atmenden Tätigkeit die Stoffwechseltätigkeit, «die polarische Metamorphose der Sinnesempfindungen: die Nahrungsaufnahme, die Nahrungsverarbeitung»[2618]. «Lunge- und Leberbildung»[2619] stehen daher als mittlere Organe in einer Metamorphosenreihe, an deren einem Ende «die Gehirn- und Kopfbildung überhaupt»[2620] steht, und an deren anderem Ende die «Magenbildung»[2621] steht als Repräsentant eines Organs, in dem die Nahrungsaufnahme und Nahrungsverarbeitung überwiegt.

Alle menschlichen Organe, manche mehr, manche weniger, sind «eigentlich im Grunde Atmungsorgane [...]. Sie sondern also auch nach außen ab Kohlensäure. *Diese Kohlensäure-Absonderung nach außen ist das Wesentliche des Atmens.* Sie nehmen Sauerstoff auf, und diese Sauerstoff-Aufnahme und Kohlensäure-Abgabe, die nicht nur für die Lunge gilt, sondern für den ganzen Organismus, für jedes Organ gilt, ist im Wesentlichen eine Tätigkeit des astralischen Leibes, der seine Tätigkeit in Sympathie und Antipathie entfaltet. Die Sympathie ist dasjenige, was als Kraft dem Einatmen entspricht, die Antipathie ist dasjenige, was als Kraft dem Ausatmen des astralischen Leibes entspricht.»[2622] Und «[d]as ist dasjenige, was man nun als die innere Tätigkeit des astralischen Leibes ansehen muss»[2623].

Dieser Tätigkeit des Astralleibes liegt substanziell das organische Eiweiß zugrunde: «Was im Menschen überhaupt an Eiweißkörpern vorhanden ist, [ist] im wesentlichen, insoferne es solchen Organen angehört wie den beschriebenen, auf die Atmung angelegt»[2624], das heißt, es äußert sich «nach außen durch die Atmung. Aber alles dasjenige, was sich nach außen offenbart, äußert sich auch nach innen.»[2625] Indem «irgendein eiweißhaltiges Organ im Menschen [...] nach außen atmet, entfaltet es nach innen eine andere Tätigkeit, die polarische Tätigkeit zum Atmen, die geistbefreiende Tätigkeit, seelenbefreiende Tätigkeit. [...] *Indem Sie nach außen atmen, indem Sie das Atmen nach außen entwickeln, entwickeln Sie nach innen eine geistig-seelische Tätigkeit,* die natürlich keinen Raum braucht, im Gegenteil sogar [...] *in den Raum hinein fortwährend verschwindet,* aus dem dreidimensionalen Raum fortwährend herausgeht. Aber diese Tätigkeit äußert sich im Innern, nach innen zu, und es ist im wesentlichen die Eigenschaft des menschlichen Eiweißes vorzugsweise, dass es diese Tätigkeit nach innen entwickelt.»[2626]

Diese polarisch sich einmal nach außen und einmal nach innen entfaltende Organtätigkeit beruht auf zwei charakteristischen Substanzprozessen: «Die Tätigkeit, welche sich in der Atmung äußert, die zeigt sich nach außen hin auch, und zwar in der Absonderung von Kohlenstoff in der Kohlensäure. Die Tätigkeit aber, welche dabei nach innen ausgeübt wird, die Tätigkeit der Vergeistigung, die ist an den Stickstoff gebunden. Und der Stickstoff wird, wenn er verbraucht ist, eben zur Vergeistigung ausgeschieden. *Das Maß der Ausscheidung des Stickstoffes ist ein Maß für das innere Arbeiten der menschlichen Organe nach der Geistigkeit hin.*»[2627] Man könne das schon mit äußeren Messungen belegen und bemerken. «Dieser Stickstoff findet sich [...] doch in einer größeren Menge in der ausgeatmeten Luft als in der eingeatmeten Luft.»[2628] Aber «das materialistische Denken kommt kaum zu einem anderen Urteil, als dass es sagt, der Unterschied komme da nicht in Betracht»[2629]. Es ist auch nicht weiter erstaunlich, «dass derjenige, der an eine solche Geistigkeit nicht glaubt, selbstverständlich auch über die Aufnahme des Stickstoffes im menschlichen Organismus nur im Unklaren bleiben kann»[2630].

«Welche Rolle die Ernährung spielt»[2631], wird aber erst klar, «wenn man [...] weiß, wie in jeder Eiweißbildung, in jeder Eiweißgestaltung eine nach außen gehende und eine nach innen gehende Tätigkeit sich entfaltet»[2632]. «Überall grenzt dasjenige, was Ernährung und Verdauung ist, an die Atmungsprozesse an, überall wird entgegengebracht der Ernährung und Verdauung der Prozess des Atmens und Vergeistigens. In diesem Prozess des Vergeistigens, also in der anderen Seite der Atmung, *da liegt dasjenige, was gestaltende, eigentlich plastische Kräfte* in der Eiweißbildung sind, da liegt alles dasjenige, was den Menschen gestaltet.»[2633] Alles im fünften Kapitel Dargestellte lässt sich jetzt noch einmal besser verstehen: In dem geschilderten Zusammenhang zwischen dem Prozess des Vergeistigens und den gestaltenden, plastischen Kräften in der Eiweißbildung verwirklichen sich physiologisch die zwölf menschenbildenden Bewegungs-Imaginationen aus dem 5. Vortrag.[2634]

«Es ist im wesentlichen dasjenige, was da wirkt, hinweisend auf eine Wechselwirkung zwischen dem astralischen Leib und dem Ätherleib. Der astralische Leib wirkt in der Atmung durch Sympathie und Antipathie; *der Ätherleib wirkt, indem er mit seinem Wirken auf die Sympathien und Antipathien des astralischen Leibes stößt.* Überall stößt der Ätherleib mit seinen Wirkungen auf die *Atmung* im menschlichen Organismus.»[2635] Der Ätherleib hat sein Wirkgebiet im Wesentlichen im Flüssigkeitsorganismus des Menschen. «In diesem Wasserorganismus, wo der Ätherleib vorzugsweise tätig ist, [...] äußern sich physisch die Ätherkräfte. Im anderen Organismus, der ein Luftorganismus ist, der aus der Luft heraus eingebaut wird dem Menschen, äußern sich die Kräfte der Atmung. Und so können wir auch dasjenige ansehen, was zwischen astralischem Leib und Ätherleib vor sich geht als eine Wechselwirkung der Wasserkräfte mit den Luftkräften. Diese Wechselwirkung der Wasserkräfte mit den Luftkräften findet im menschlichen Organismus fortwährend statt»[2636] – aber ebenso auch in jedem einzelnen Organ. Denn «natürlich ist auf keiner Seite das andere vollständig unterdrückt»[2637]. Mit der Atemluft «nimmt der Mensch auch immer [...] Spuren von Wasserdämpfen ein». «Ebenso schlägt in die eigentlichen Verdauungs- und Ernährungsorgane die Atmungstätigkeit hinüber.» So sind auch die eigentlichen Verdauungs- und Ernährungsorgane, «insofern sie auch aus Eiweiß gebildet sind, auch Atmer. Also schlägt immer das eine in das andere hinüber, und wir haben es eigentlich nie mit etwas anderem zu tun, als mit einem Prädominieren[2638] der einen oder der anderen Tätigkeit in irgendeinem Organ. Wir haben es *niemals zu tun mit dem, was wir nur in einseitiger Weise beschreiben können.*» So spielt sich auch in jedem einzelnen Organ in metamorphosierter Weise immer ab, was im Gesamtorganismus als Wechselspiel besteht zwischen der auf- und abbauenden Tätigkeit in der Gewebeflüssigkeit und dem, «was gestaltende, eigentlich plastische Kräfte in der Eiweißbildung sind, [...] was den Menschen gestaltet»[2639]. Denn «in der Gewebeflüssigkeit findet *ein fortwährendes Aufnehmen und Zerstören* des in der Nahrung befindlichen Eiweißes statt. Und in dieser Tätigkeit liegen die Attacken, welche ausgeführt werden auf dasjenige, was stabil in der Eiweißbildung bleiben will: die menschlichen inneren Eiweißorgane überhaupt. [...] Sie wollen deshalb stabil bleiben, weil sie nach innen geistig-seelische Tätigkeit absondern wollen, befreien wollen.»[2640]

Das ist der Grund, warum der menschliche Organismus nicht mehr weiterwächst, wenn er einmal zum gültigen «Abbild von Seele und Geist»[2641] des Menschen geworden ist. Dann beginnt der umgekehrte Prozess, «dass allmählich, indem man alt wird, die Rückverwandlung geschieht. Der Körper verkalkt, versalzt; der Geist aber wird wieder geistiger-seelischer. [...] das Geistig-Seelische gegen das Alter zu [...] wird immer freier und freier.»[2642]

In Wirklichkeit ist die «Ernährung [...] eine Wechselwirkung zwischen der Gewebeflüssigkeit, also dem Wässerigen, in dem sich die Ernährung und Ausscheidung vorzugsweise abspielt, und zwischen dem, was in relativer Beziehung außerordentlich stabil bleibt, was in einer gewissen Beziehung nur in der Wachstumsperiode labil ist, dann stabil wird und höchstens in der zweiten Hälfte des Lebens eine Art Abbau erfährt, dem eigentlichen Eiweißorganismus des Menschen»[2643]. In der Anregung dieser Wechselwirkung liegt die eigentliche Bedeutung der Ernährung. «Es ist nicht richtig, wenn man glaubt, dass nur die Zufuhr der Nahrungsmittel es ist, die das menschliche Leben unterhält. Es ist einfach nicht richtig, sondern es ist das andere ebenso richtig: Dass der Unterhalt des lebendigen Kräftespieles in der Gewebeflüssigkeit das Leben unterhält.»[2644]

Das verändert sich im Lauf des Lebens: Für ein Kind gilt, dass es noch «in der plastischen Zunahme begriffen ist und dadurch also die Aufnahme der Stoffe braucht, das Nachinnengehen der Stoffe und Entfalten der Kräfte im Stoffe braucht»[2645]. Aber «[b]eim ausgewachsenen Menschen kann es viel nötiger sein, dass man seine nach Ruhe strebenden Kräfte in der Gewebeflüssigkeit einfach unterhält, dass man *da hinein also Anreger zur Tätigkeit* bringt»[2646]. Das kann man dadurch tun, dass man «Speisen so gestalte[t], dass sie anregend wirken auf diese Tätigkeit in der Gewebeflüssigkeit»[2647], denn «*das Allerwesentlichste der Lebensunterhaltung*»[2648] liegt «*in einem Prozess, den Sie anregen* durch die Nahrungsaufnahme»[2649].

So wie Rudolf Steiner am darauffolgenden Tag im 6. Heil-Eurythmie-Vortrag die physiologische Wirkung der Eurythmie beschreibt, scheinen in vergleichbarer Art und Weise wie die Ernährung auch die durch die Eurythmie im Organismus hervorgerufenen Wachstumskräfte anregend auf die Organtätigkeit zu wirken, indem sie sich gegenüber dem Wirken «beim Kind und beim noch heranwachsenden Menschen»[2650] weiterverwandeln; denn «bei einem erwachsenen Menschen setzt der innere Organismus»[2651] – namentlich «die menschlichen inneren Eiweißorgane»[2652], die «stabil bleiben»[2653] wollen – diesen Wachstumskräften «großen Widerstand entgegen»[2654]. Und indem diese «Jugendkräfte»[2655], «verjüngende[n] Kräfte»[2656] «an dem Widerstand des Organismus anprallen und sich dadurch metamorphosieren»[2657], werden sie zu Kräften, die «in diesem metamorphosierten Zustand die plastische Kraft der inneren Organe»[2658] anzuregen vermögen – also jene physiologischen Organfunktionen, aus denen die Plastik der Organe hervorgeht.

6.4.2 *Die Anregung der Organfunktionen durch die Eurythmie*

Deshalb kann Rudolf Steiner im 6. Vortrag des Heil-Eurythmie-Kurses davon sprechen, dass die metamorphosierten Wachstumskräfte, die durch die Heil-Eurythmie in den Organismus eingeführt werden, «anregend auf die plastische Kraft der inneren Organe» wirken, «und diese inneren Organe lernen dadurch *besser atmen*, sie lernen dadurch *besser verdauen*»[2659]. *Es gilt für jedes Organ,* dass es durch die Eurythmie sowohl «besser atmen»[2660] als auch «besser verdauen»[2661] lernt. Denn «[w]enn wir von irgendeinem Organ behaupten, es sei ausschließlich Atmungsorgan etwa, wenn wir das von der Lunge behaupten, dann sagen wir etwas Falsches. Es ist immer auch, wenn auch in geringerem Grade, die andere Tätigkeit darinnen.»[2662] In der heil-eurythmischen Anwendung gilt das Gleiche natürlich *auch für jeden Laut,* insofern er in metamorphosischer Verwandtschaft steht zu den einzelnen Organen und zum Gesamtorganismus des Menschen: Dass er niemals einseitig nur die Atmungstätigkeit oder die Verdauungstätigkeit eines Organs anregen wird, sondern immer beide Organtätigkeiten in einem gewissen Maß, je nach den physiologischen oder pathologischen Voraussetzungen des Übenden, aber auch immer in einem für den Laut charakteristischen Verhältnis.[2663]

Unter dieser Voraussetzung liest sich wieder neu, was Rudolf Steiner im Herbst 1922 im Stuttgarter Heil-Eurythmie-Vortrag fordert: «Man wird überhaupt erst in die Lage kommen, richtige Physiologie zu treiben, wenn man jedes einzelne menschliche Organ in seiner Polarität wird betrachten können.»[2664] Alles hängt davon ab, «dass man versteht, wie in jedem einzelnen menschlichen Organ eine Art zentrifugale Dynamik vorhanden ist, die plastisch gerundet wird durch eine von außen nach innen wirkende, also nicht ganz zentripetal, aber ähnlich wie zentripetal zu nennende Dynamik, die in jedes menschliche Organ hineinwirkt»[2665], denn dadurch hat man «das ganze Funktionieren eigentlich in der Hand»[2666]. «Denn es sind diese Polaritäten darinnen, eine zentrifugale und zentripetale Dynamik in jedem menschlichen Organ. Und da spielt eine große Rolle für alles, was Plastizieren ist, die Verteilung, die *Differenzierung der Wärmeverhältnisse* im menschlichen Organismus und *die Organisierung der Luftverhältnisse*»[2667]: Alles, was mit der äußeren und inneren Organ-Atmung zusammenhängt, wirkt «von außen nach innen»[2668] plastisch rundend, «nicht ganz zentripetal, aber ähnlich wie zentripetal»[2669]. Hingegen «[f]ür alles dasjenige, was zentrifugal ist, ausstrahlend ist, spielt eine große Rolle alles dasjenige, was erstens im menschlichen Organismus *aus der Eigendynamik der Substanzen der Welt kommt,* und dasjenige, *was in der Überwindung der eigenen Vitalität der äußeren Wesenheit im menschlichen Organismus entwickelt wird*»[2670]: also das, was Rudolf Steiner die «nach innen gelegene Verdauung»[2671] nennt, das, was lebt «in diesem fortwährenden Wechselwirken zwischen dem lebhaften Aufnehmen und Zerstören von Eiweißigem in der Gewebeflüssigkeit»[2672]. Und «[d]iese beiden Dynamiken, die müssen durchaus gegenseitig reguliert werden, und man kann hoffen, dass sich Heileurythmiker ausbilden, welche geradezu ein feines Gefühl entwickeln werden für dasjenige, was im einzelnen Falle geschehen kann. Es wird natürlich gerade da auf eine künstlerische Seelenverfassung außerordentlich viel ankommen.»[2673]

Daraus ergibt sich eine anspruchsvolle Aufgabe: Für den einzelnen Patienten lässt sich gar nicht vorwegnehmen, wie diese beiden Dynamiken durch die heil-eurythmische Ausführung der Laute angeregt werden und wie sie daher *reguliert werden müssen!* Jeder Laut wird mit unterschiedlicher Gewichtung plastizierend wirken, indem er die Organatmung anregt und zugleich «alles dasjenige, was zentrifugal ist, ausstrahlend ist»[2674], verstärken kann. Welche Resonanz auftritt, welche Laute dem geforderten Verhältnis im individuellen Fall am besten entsprechen, die Dosis, d.h. «die Wiederholungen, die stattfinden müssen in dem Laute», die muss der ‹Heileurythmiker› «mit künstlerische[r] Seelenverfassung»[2675] «abschätzen, je nachdem die Anwendung der Kraft notwendig ist»[2676].

Die künstlerische Schulung durch die «habituelle Ausübung der Eurythmie»[2677] wirkt so, dass sie «für den Menschen zunächst die Plastik der Organe, die plastische Kraft der Organe anregt, dass der Mensch in seinem Inneren ein besserer Atmer wird, dass er in Bezug auf die nach innen gelegene Verdauung ein – wenn ich mich so ausdrücken darf – besserer Mensch wird. Er wird ein Mensch, der mehr seinen ganzen Organismus in seine Willkür hereinbekommt. Er wird *ein innerlich geschickterer Mensch.*»[2678] Und er wird dadurch auch erst richtig zum Künstlertum befähigt, denn «eigentlich besteht alles Künstlertum darinnen, dass man den inneren Menschen beweglich, plastisch, geschickt macht»[2679]. «Man kann eigentlich nicht richtig plastisch arbeiten, *wenn man nicht in seinem inneren Erleben übergehen kann […] in die Figur,* die man plastisch ausarbeitet, *wenn man nicht diese Kräfte lebendig machen kann in sich selber,* die diese Figur bilden, die in dieser Figur sich ausdrücken wollen.»[2680] Und noch in einem «erhöhten Maße»[2681] im Vergleich zum «äußeren Künstlertum»[2682] gilt das für die Eurythmie, «wenn man dann noch den menschlichen Organismus selber als ein Werkzeug betrachtet und *das Entsprechende im Inneren tut*»[2683], um eine eurythmische Gebärde zu gestalten, «denn dann kann man gar nicht anders, als dass man *im Inneren das Entsprechende hervorruft* für die äußere Bewegung»[2684].

Die eigene künstlerische Schulung ermöglicht den Mitvollzug des Organbildegeschehens im anderen Menschen, wenn man *in sich selber die Kräfte lebendig machen* kann, die im Organ bildend tätig sind, und wenn man *im Inneren das Entsprechende hervorrufen* kann für die Gestaltung der angemessenen eurythmischen Gebärde. Die künstlerische Seelenverfassung, die eigene eurythmische Innen-Erfahrung wird zum diagnostischen Instrument für den Heilbedarf des anderen Menschen. In diesem erkennenden Sinne stellt der ‹Heileurythmiker› seine Kunst dem Patienten zur Verfügung; so erfährt er die erforderlichen Lautgebärden, die der Patient selbst für seine Gesundung ausführen wird. Auch in dieser Aufgabenstellung lebt in metamorphosierter Form das durch Eurythmie intensivierte Hinhören, Zuhören.

6.5 *Die Wirkung der Vokale auf die Organe für das rhythmische System*

In der Sprache sind Vokale und Konsonanten in den allermeisten Wörtern miteinander verbunden; sie wechseln sich ab in nach Sprache und Wortfügung unterschiedlichen Konstellationen. Aber bei der eurythmischen Ausführung kann man sie trennen, also «selbst spezialisieren»[2685]:

Rudolf Steiner lässt das Goethe-Gedicht «Über allen Gipfeln ist Ruh»[2686] rezitieren und nur mit Vokalbewegungen begleiten, also eurythmisch «rein vokalisch»[2687] demonstrieren. «Natürlich, die Sache ist *so spezialisiert nur in der Eurythmie* vorhanden, aber gerade deshalb *muss sie hervorgehoben werden,* weil sie da *für das Therapeutische besonders wichtig ist.*»[2688] Wenn der Mensch rein vokalisch eurythmisiert – «da hört er ja gewissermaßen eurythmisierend solchen Bewegungen zu, die Ausdrucksformen für das Vokalisieren sind»[2689] – dann reagiert sein Ätherleib so, wie wenn der Mensch «dem Vokalischen zuhört, also wenn man ihm nur eine Aufeinanderfolge von Vokalen rezitieren würde»[2690].

Durch das rein vokalische Eurythmisieren ergibt sich eine «Spezialisierung der Sache»[2691], denn «man lässt nun diejenigen Bewegungen wiederum ausführen von dem Eurythmisierenden, durch die er mit seinem physischen Leib in diese Bewegungen hineingleitet, *die sonst durch den Ätherleib beim Zuhören des Vokalischen sich abspielen*»[2692]. Und auf diesem Weg kann sichtbar werden, wo und wie im rein vokalischen Zuhören die Bewegungen des Ätherleibes verstärkt werden, das heißt aber auch: wo und wie die vokalische Eurythmie und die vokalische Heil-Eurythmie wirken. Denn «[...] was sich beobachten lässt an der Kunsteurythmie in dieser Beziehung, das wird alles *in verstärktem Maße einem entgegentreten,* wenn man von der Kunsteurythmie übergeht zu dem, was wir als eine verstärkte Eurythmie in diesen Tagen kennengelernt haben»[2693]. Auch hier appelliert Rudolf Steiner an die anschauende Urteilskraft der Zuhörer, und das Textverständnis wird vertieft, wenn man das Erlebnis, das Rudolf Steiner in diesem Moment evoziert, bewusst aufsucht: das Anschauen der rein vokalisch gestalteten Eurythmie. Der Zusammenhang des eigenen Organismus mit dem Vokalisieren lässt sich aber auch gut erleben, indem man versuchsweise nur Vokalischem zuhört oder nur rein vokalisch eurythmisiert und sich Rechenschaft gibt darüber, wie man im Nachklang die eigene Leibgestalt erlebt, und diese Beobachtung vergleicht mit dem Erlebnis, das sich einstellt, wenn man hörend oder eurythmisierend auch Konsonanten hinzufügt oder nur konsonantiert.

Im Vergleich zum normalen Zuhören beim Sprechen mit Vokalen und Konsonanten werden jetzt «spezialisiert»[2694] beim vokalischen Eurythmisieren «ganz bestimmte differenzierte Bewegungen ausgeführt, die sich also herausstellen als solche Bewegungen im Ätherleib, die vorzugsweise sich beziehen auf alles dasjenige, was im rhythmischen System selber liegt»[2695]. Und Rudolf Steiner präzisiert weiter: «Also dasjenige System fassen wir ins Auge, das sich insbesondere beim Sprechen beteiligt.»[2696] Es «kommen beim Menschen nun, der dem Vokalisieren zuhört, diejenigen Bewegungen des Ätherleibes in der früher beschriebenen Weise zur Betätigung, die dem rhythmischen System entsprechen»[2697].

Und das heißt für die Wirkung der vokalischen Eurythmie: «Dadurch [...] werden insbesondere *zur Atmungs- und inneren Verdauungstätigkeit diejenigen Organe angeregt,* die *Organe für das rhythmische System* sind. Die werden gestärkt, in denen wird der Appell an die Wachstumskräfte gerichtet beim noch heranwachsenden Kinde, oder an die plastischen Kräfte, die an der Organisation eben ihren Widerstand haben, bei dem erwachsenen Menschen.»[2698] Entsprechendes gilt auch für die intensivierte therapeutische Anwendung der Vokale in der Heil-Eurythmie: «Wenn Sie also dasjenige zu therapeutischen Zwecken anwenden, was dem Vokalisieren entstammt in der Eurythmie, dann werden Sie auf die rhythmischen Organe ganz besonders wirken.»[2699]

Die geschilderte Wirkung der eurythmischen Vokalbewegung auf die Organe des rhythmischen Systems ist aber gar nicht selbstverständlich, wenn man sich anhand des 2. und 3. Vortrages des Heil-Eurythmie-Kurses schon gewisse Vorstellungen über die Indikationen der Vokale[2700] in der Heil-Eurythmie gebildet hat: «nicht gehen können»[2701], «nicht stehen können»[2702], «die Tendenz zum Dickwerden»[2703], «die Tendenz, dünn zu bleiben»[2704] und «bekämpfen [...], was namentlich Kinder, aber auch Erwachsene zu kleineren oder größeren Tierchen macht»[2705]. Denn man hat eine recht eng umschriebene Vorstellung von den «Organen [...], die Organe für das rhythmische System sind»[2706]. Man muss diese beiden Vorstellungen der Vokal-Indikationen und der ‹rhythmischen Organe› erst in

Beziehung bringen, wenn man Rudolf Steiners Darstellung im Anschluss an die eurythmische Demonstration folgen können will.

Wie weit lässt sich das «rhythmische System»[2707] fassen? Was alles gehört zum ätherischen System, das «sich insbesondere beim Sprechen beteiligt?»[2708].

Man gewinnt einen gewissen Begriff vom Umfang dieses Systems, wenn man sich an den weiteren Indikationen orientiert, die Rudolf Steiner für die «Anwendung dieses Vokalisierens»[2709] schon im 2. Vortrag angegeben hat:

- «Wenn Sie einen Menschen haben, der *unregelmäßige Atmung* hat, irgendwie durch seine Atmung belästigt wird und dergleichen, dann werden Sie [...] erreichen, dass dieser Mensch eine gewisse Normalisierung des Atmens erreicht.
- Insbesondere aber werden Sie [...] erreichen, dass zum Aussprechen, zum deutlichen *Aussprechen des Konsonantischen* dieses Vokalisieren von großem Vorteil ist. Also wenn Kinder möglichst früh, wenn man sieht, es gelingt ihnen nicht, gewisse Konsonanten mit den Lippen oder mit der Zunge zu formen – für Gaumenlaute ist es weniger anwendbar, aber *für Lippen- und Zungenlaute* außerordentlich gut –, wenn man es versucht, Kinder, die Schwierigkeiten in dieser Bildung haben, solche Vokalübungen machen zu lassen, so ist das außerordentlich förderlich für sie.
- Man wird auch merken, dass, wenn Personen neigen zu *chronischen Kopfschmerzen,* migräneartigen Zuständen, dass man dadurch wesentliche Erleichterungen haben wird, gerade durch dieses Vokalisieren.
- Also [...] auch bei *Eingenommenheit des Kopfes* werden sich diese Dinge ganz besonders gut anwenden lassen.
- Ebenso die Übungen, die wir heute gemacht haben, die ja bei gewissen *Kindern* – zum Beispiel, *die gar nicht aufmerksam sein können, die verschlafen sind* –, wenn man sie bei diesen Kindern anwendet, so werden sie diese Kinder in einem gewissen Sinne zum Gewecktwerden bringen. [...]
- Aber auch bei erwachsenen Menschen wird sich das durchaus noch zeigen können, dass man, wenn sie *Schlafmützen* sind, dass man sie erwecken kann dadurch.
- Dann wird man merken, dass, wenn die Verdauung des Menschen schwach ist, träge ist, dass man dann gerade durch diese Übungen

günstig eine zu *träge Verdauung* und dann natürlich auch *alles das, was man als zusammenhängend betrachten muss mit einer zu trägen Verdauung*, dass man das ganz besonders fördern kann nach der guten Seite hin.»[2710]

Das ätherische System, das sich durch die vokalische Eurythmie therapeutisch direkt beeinflussen lässt, reicht also weit nach oben und nach unten über das hinaus, was meist im engeren Sinne zu den «Organen des rhythmischen System[s]»[2711] gerechnet wird: Es erstreckt sich nämlich – wenn man sich an der Indikation für die Sprachstörungen und chronischen Kopfschmerzen orientiert – einerseits bis in die Sprachorgane, bis in die Funktion von Lippen und Zähnen bei der Lautbildung, aber auch weiter ins Innere des Kopfes, andererseits bis in die Verdauung, und umfasst dann «natürlich auch alles das, was man als [damit] zusammenhängend betrachten muss […]»[2712]. Es wird hier ein ungewöhnlicher Blick auf die mittlere Organisation des Menschen freigegeben; sie umfasst letztlich alles, was Rudolf Steiner schon 1911 in den Vorträgen über die «Okkulte Physiologie» als «inneres Weltsystem»[2713] dargestellt hat.

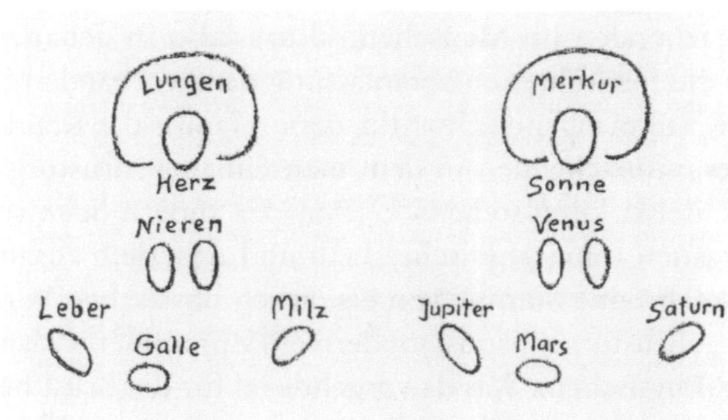

Abb. 56, Skizzen aus Mitschriften/Reinschriften zu GA 128, 4. Vortrag, 23. März 1911

6.6 *Das rhythmische System des Menschen*

Rudolf Steiner hat auch schon im 3. Vortrag des zweiten Ärztekurses, der den Vokalübungen im 2. Vortrag des Heil-Eurythmie-Kurses am selben Tag vorangeht, ein komplexes und weitläufiges Bild der rhythmischen Organisation gezeichnet, ausgehend von der Frage der Entstehung von Krankheiten, die sich im mittleren Menschen, «in den menschlichen Brustorganen»[2714], äußern. «Die eigentliche Domäne des Krankheitsstudiums müssten diejenigen Erkrankungen sein, in denen sich am allerdeutlichsten das unrichtige Einwirken des sogenannten astralischen Leibes offenbart. Diese Krankheiten, [...] bei denen sich diese Einwirkungen des astralischen Leibes am meisten offenbaren, sind diejenigen, die man zu beobachten hat innerhalb desjenigen Raumes, der vom Brustkorb umschlossen wird.»[2715] Denn «die Krankheiten der menschlichen Blut- und Zirkulationsregion sind in einer gewissen Beziehung stark verschieden sowohl von den Erkrankungen der Kopforgane, des Nerven-Sinneswesens des Menschen, wie auch von den eigentlichen Stoffwechselerkrankungen, obwohl sie wiederum mit beiden innig zusammenhängen»[2716].

In dieser mittleren Organisation des dreigliedrigen menschlichen Organismus[2717] ist der Astralleib das Wesensglied, das sich in den rhythmischen Funktionen, insbesondere in der Atmung, seinen Abdruck schafft, während «die Kopforganisation [...] durchlässig ist [...] für das Ätherische, das Astralische und das Ich-Wesen. Die Brustorgane sind nicht mehr für das Ätherische durchlässig, sondern nur noch für das Astralische und das Ich-Wesen.»[2718] Das Astralische ist aber «der eigentliche Ursprungsträger des Krankmachenden im Menschen, so dass also in der menschlichen Brustregion die fortwährende Veranlassung dazu vorhanden ist, dass das eigentliche Krankmachende einwirkt, denn es muss das Krankmachende mit dem Gesundmachenden in dem menschlichen Brustorgan fortwährend in Wechselwirkung stehen»[2719]. Auf der andern Seite «arbeiten in den Brustorganen innig physischer Leib und Ätherleib zusammen. [...] Es ist nicht mehr eine Summe von eigentlich physischen Vorgängen im menschlichen Brustorganismus, sondern ein Zusammenwirken von Ätherischem und Physischem. Was da vorgeht und für die Brust besonders in Betracht kommt, ist eigentlich im Grunde genommen ein Pflanzenwerden, [...] ein Pflanzenprozess, der dann sich trifft und der in Wechselwirkung tritt mit alledem, was vom Astralischen und was vom Ich des Menschen kommt [...].»[2720]

In diesem Wechselspiel liegt immer schon die Möglichkeit des Erkrankens, die aber «in statu nascendi»[2721] wieder ausgeglichen wird; und gerade in dieser beinahe zum Erkranken führenden Tätigkeit des Astralleibes, die sofort vom Ätherischen her wieder ausgeglichen wird, liegt die physiologische Grundlage des Fühlens, das dann in den Vokalen der Sprache seinen Ausdruck findet. «Der ätherische Organismus ist da, er entwickelt das Leben; der astralische Organismus ist da, er lähmt ab. Nun muss im wachen Leben […] ein fortwährendes Hin- und Hergehen in einem labilen Gleichgewicht stattfinden zwischen Ätherischem und Astralischen. *Dadurch fühlt der Mensch.* Er würde nichts fühlen, wenn nicht dieses Hin- und Hergehen da wäre.»[2722] So malt Rudolf Steiner das ständig flutende Rhythmusgeschehen im mittleren Menschen in einem Vortrag für die Jungmediziner im Januar 1924.

Der Unterschied zwischen den fünf Vokalen liegt im verschieden tiefen Eintauchen und Herauslösen des Astralleibes: «[…] im *u* und *o* [gehe] ich mit meinem astralischen Leib aus meinem physischen Leib heraus»[2723] – und damit auch aus dem Ätherleib, denn physischer Leib und Ätherleib wirken im mittleren Menschen wie in der Pflanze zusammen; anders dagegen bei *a* und *e*, «wo wir ja an dem Laut-Erleben deutlich wahrnehmen können, wir stecken mit unserem Astralleib im physischen Leib drinnen»[2724] – so charakterisiert Rudolf Steiner im Februar 1924 im Ton-Eurythmie-Kurs die unterschiedlichen Vokalqualitäten. Das I-Erlebnis liegt in der Mitte zwischen *u und o* und *a und e.* «Wenn Sie ein *a* aussprechen oder eurythmisieren, so senken Sie eigentlich, so gut es geht, Ihren astralischen Leib in Ihren physischen Leib hinein. Das bedeutet Wohlbefinden.»[2725] Aber dieses Eintauchen, wenn es sich weiter vertieft, wird «Fieber»[2726] oder «Träne»[2727], wird Schmerz[2728]. So spielt das Gefühlsleben ständig zwischen Gesundheit und Krankheit, denn «[m]an muss sich nur klar sein darüber, dass Lust beim Wachsen über ein gewisses Maß hinaus in Schmerz übergeht und umgekehrt Schmerz in Lust übergeht»[2729].

«Der normale menschliche Zustand kann ja in dieser Region nur dadurch zustande kommen, dass man gewissermaßen immer so hin und her pendelt, dass man durch die starken Kräfte des gesunden Menschen die fortwährend vorhandenen krankmachenden Kräfte paralysiert und umgekehrt der überflutenden Gesundheit, die dann zur Wucherung führen würde, im Ätherischen fortwährend das Beschränkende des Astralischen entgegenstellt, das, wenn es über sein Maß hinausgeht, wenn es den Körper zu stark ergreift, eben zum Krankmachenden führt.»[2730] «Findet in der Zeit ein Hin- und Herpendeln statt, so liegt dem Gefühlsleben immer im Anfang, im Status nascendi, im Moment des Entstehens derselbe Prozess zu Grunde, der beim Überhandnehmen des Astralischen einen Krankheitsprozess bedeutet.»[2731] Gerade durch diese Wechselwirkung zwischen Astralleib und Ätherleib ergeben sich die rhythmischen Prozesse, die den Ausgleich schaffen zwischen dem oberen und unteren Pol der menschlichen Organisation:[2732] «Dieser Tatbestand in Bezug auf die menschlichen Brustorgane, der ist deshalb ganz besonders wichtig, weil er eigentlich das Ergebnis eines Rhythmus ist. Und dieses Ergebnis des Rhythmus wird *auf der einen Seite von alledem beeinflusst, was im Kopfe vor sich geht,* und *auf der anderen Seite von alledem, was im Stoffwechsel vor sich geht.* Daher haben wir *die Ursache für das Gleichgewicht dieses notwendigen Rhythmus eigentlich außerhalb der Brust* gelegen, und wir können eigentlich sagen: in den menschlichen Brustorganen sind im Grunde genommen *hauptsächlich nur Wirkungen* da; die Ursachen, die dann behoben werden sollten, die sind eigentlich gar nicht in den Brustorganen selbst vorhanden.»[2733]

Man muss also, wenn man innerhalb der menschlichen Brustorgane eine Pathologie konstatiert, den Blick auf den ganzen Menschen erweitern: «Es ist durch die Erkenntnis, die man also meinetwillen durch das Stethoskop erreicht und so weiter, nur dann sehr viel getan, wenn man die Erkenntnis des ganzen Menschen dabei hat und von einer ganz anderen Seite her dann dem zu Leibe gehen kann, eigentlich wörtlich aufgefasst: dem *zu Leibe gehen* kann, was man durch eine solche Diagnose gewinnt.»[2734] Dann finden sich Einflüsse vom bewussten, vom oberen Pol des Menschen her, die sich für den mittleren Menschen krankmachend auswirken – nicht, wenn sie vorübergehend auftreten, denn da können sie vom Ätherischen her immer wieder ausgeglichen werden, sondern vor allem, wenn sie langanhaltend wirksam sind. «*Sorgen und Bekümmernisse,* wenn sie einen gewissen Grad erreichen, sind immer so, dass sie in einer späteren Zeit erscheinen als Anomalien im organischen Wirken, und zwar gerade im rhythmischen organischen Wirken. Sie gehen bis zur Verunregelmäßigung des Rhythmusorganismus, und erst dann können sie weiter wirken auf den Stoffwechselorganismus und so weiter.»[2735] Und auch die Art des Denkens spielt eine Rolle.[2736] Es ist so, «dass *hastiges Denken* [...] etwas ist, was durchaus, nachdem eine Zeit lang vergangen ist, nachwirkt im menschlichen Organismus, und zwar im rhythmischen Organismus. [...] *Die seelischen Vorgänge darf man nicht übersehen, wenn man Abnormitäten des menschlichen Rhythmus-Organismus verstehen will,* namentlich desjenigen, was eben in seinen Brustorganen vor sich geht.»[2737]

Von der anderen Seite her zeigt sich ein Einfluss des Stoffwechsels auf die Funktionen des mittleren Menschen: «Wir können allerdings auch dasjenige in diesen Organismus einbeziehen, was gewissermaßen *der Peripherie dieses rhythmischen Organismus* angehört: den Rhythmus der Ernährung und den Rhythmus der Entleerung. Denn dadurch, dass der Rhythmus der

Ernährung und der Rhythmus der Entleerung einbezogen werden, *dadurch wird ja erst das völlige rhythmische System zusammengefasst.*»[2738] «[...] ein Hunger und ein Durst, die im Menschen wirken, die wirken, wenn sie bleibend sind, zurück auf das rhythmische System, indem sie es unregelmäßig machen, indem sie es krank machen»[2739], nicht, wenn sie nur gelegentlich auftreten. Aber «[...] das Schlimme ist [...], wenn der Zustand des Hungers und des Durstes habituell wird, und namentlich wenn er dadurch erzeugt wird, dass der Stoffwechselorganismus nicht in Ordnung ist und dadurch der übrige Organismus nicht in entsprechender Weise ernährt wird. Also *Nachwirkungen von Hunger und Durst* in dieser Beziehung sind durchaus dasjenige, was nun den Störungen des Atmungs-Zirkulationsorganismus zugrunde liegt.»[2740] Diese Schilderung der Zusammenhänge zwischen Stoffwechsel und rhythmischer Organisation stützt das Verständnis für die E-Indikation «bei Dünnlingen, [...] bei denen das Schwachsein so recht von innen kommt, *aber organisch bedingt* ist»[2741].

«Dann haben wir als Drittes eigentlich lediglich dasjenige, was noch die Außenwelt bewirkt, denn durch das Atmen hängt der Mensch eben mit der Außenwelt zusammen, und es spielen sich in ihm die Einwirkungen der Außenwelt ab.»[2742] Das betrifft nicht nur die Verhältnisse der gesunden oder verunreinigten Luft, die ja bekannterweise zu Erkrankungen der Luftwege führen können, sondern auch die Ätherverhältnisse im Umkreis der Erde, die zwischen dem Äquator und den Erdpolen, zwischen Niederungen und Höhenlagen unterschiedlich differenziert sind.[2743]

Es ergibt sich für die rhythmische Organisation im mittleren Menschen das Bild eines organischen Innenraumes, in den von allen Seiten, von unten, von oben und aus dem Umkreis, Wirkungen hereinfluten: «So haben Sie hier den merkwürdigen Tatbestand, dass für das, was im menschlichen Brustkorb eingeschlossen ist, zum Teil auch in der Bauchhöhle eingeschlossen ist, in dem sich der Rhythmus dahin fortsetzt, [...] dass sich innerhalb dieses Raumes eigentlich lauter Wirkungen abspielen: Wirkungen des oberen Menschen, Wirkungen des unteren Menschen, Wirkungen der Außenwelt. So dass wir tatsächlich auch aus einer genaueren Erkenntnis dieses Traktes der menschlichen Wesenheit dazu geführt werden, uns zu sagen: Da drinnen spielen sich eigentlich die Wirkungen ab, und wir können nicht da drinnen selber die Ursachen beheben, wir müssen die Ursachen woanders suchen, damit wir sie in entsprechender Weise beheben können.»[2744] Das verweist zunächst auf diverse therapeutische Optionen, die im weiteren Verlauf des zweiten Ärztekurses besprochen werden: Diätetik[2745], Höhenkuren[2746], Magnetbehandlung[2747], Arzneitherapie.

Wie aber stellt sich die heil-eurythmische Behandlung, insbesondere die Behandlung mit Vokalübungen, zu den «Organen für das rhythmische System»[2748]? Besteht ihre therapeutische Bedeutung darin, gerade in diesem Raum, dem mittleren Raum in der menschlichen Organisation, der im Erkranken von allen Seiten Fremdbeeinflussung erfährt, geltend zu machen, was den Menschen in seinem eigenen Wesen offenbart: «[…] den Menschen als Person, […] den Menschen als Mensch, […] den Menschen als Seele»[2749] ? Denn «[e]s wirkt bei dem Menschen, den man vokalisierend eurythmisieren lässt, die Sache so, dass gewissermaßen seine eigene Aura zusammengezogen wird, was ja immer auch bei der geistigen Tätigkeit der Fall ist, dass seine eigene Aura zusammengezogen wird, in sich verdichtet wird, und dass dadurch die inneren Organe angeregt werden, den Menschen zu sich zu bringen»[2750].

Was verbindet die Indikationen der fünf Vokale aus dem 2. Vortrag mit den rhythmischen Funktionen des mittleren Menschen? Im Gehen und Stehen muss der Mensch sich mit den Schwerekräften der Erde auseinandersetzen, und er muss bewältigen können, was in der Raumeswelt auf die Leibesglieder wirkt. Diese Fähigkeit wird durch die heil-eurythmische I- und U-Übung gestärkt. Für das Gehen-Können, vor allem auch beim Bergauf-Gehen, ist der Atemrhythmus entscheidend: Er wird bestimmend für das Schritttempo, das man einschlagen kann. Aber umgekehrt wirkt ein «zu wenig ausschreitender Schritt»[2751] «bei Erwachsenen»[2752] so, «dass darunter ihre Blutzirkulation leidet»[2753], denn der Zirkulationsrhythmus wird vom Stoffwechsel-Gliedmaßen-Organismus her angeregt.[2754] Für das Stehen-Können ist meist der Zirkulationsrhythmus maßgebend: Wenn der Kreislauf versagt, kann der Stehende leicht kollabieren. Umgekehrt wirkt das Stehen beruhigend auf den Atem: Instinktiv bleiben Menschen, die beim Treppensteigen oder Bergauflaufen kurzatmig werden, stehen, bis sich der Atemrhythmus normalisiert hat. Die Wirkung der U-Gebärde auf das Atmungssystem kommt auch in der *vierten Übung* des 5. Vortrages zur Anwendung.

Für das O ist eine deutliche Beziehung zum Atmungswesen gegeben in der zehnten Übung[2755] im 5. Vortrag des Heil-Eurythmie-Kurses, während die *dritte*[2756] und die *neunte*[2757] *Übung* die Beziehung des E zum Zirkulationswesen zeigen. Die «Tendenz zum Dickwerden»[2758], ebenso die «Tendenz, dünn zu bleiben»[2759], kann nicht nachhaltig bekämpft werden, ohne ein neues rhythmisches Gleichgewicht zwischen den im menschlichen Organismus von unten und von oben wirkenden Ätherarten zu schaffen.[2760] Dieses Verhältnis zum ätherischen Umkreis kann mit der heil-eurythmischen O- und E-Übung reguliert werden.

Indem das A «der tierischen Natur im Menschen entgegen»[2761] wirkt, kann es helfen zu überwinden, was als leibnahe Empfindung in der Seele lebt und von der Bewusstseinsseite her in die Funktionen des mittleren Menschen herein spielt: Angst, Scham, Qual ... In der deutschen Sprache finden sich hier viele Wörter mit dem A als führendem Vokal. Aber es gibt ähnliche Begriffe auch in anderen Sprachen, wie etwa Panik oder Rage. In der *elften* und *zwölften Übung*[2762] im 5. Vortrag des Heil-Eurythmie-Kurses wirkt die vokalische A-Gebärde in Verbindung mit dem Ansatz der konsonantischen H-Bewegung in den Schultern so, dass der Ätherleib des Menschen von der zu starken Einwirkung des Astralischen befreit und damit in sich selbst gestärkt wird.[2763]

Ähnlich wie die Übungen des 5. Vortrags lassen sich die Vokalwirkungen innerhalb des rhythmischen Systems paarweise[2764] einmal mehr dem, was vom oberen Menschen her wirkt, einmal mehr dem, was vom unteren Menschen her wirkt, zuordnen: I und U, O und E, während das A gerade durch das Zusammenwirken aus zwei Richtungen zustande kommt. I, O und A strahlen in den Menschen aus dem Kosmos herein, E und U kommen ihm von der Erde entgegen.[2765]

Die heil-eurythmischen Vokalübungen dienen der Bewältigung der individuellen Gegebenheiten der Lebens-Umgebung in der wesenhaften Selbst-Offenbarung des Menschen: Die Funktionen der Organe des mittleren Systems werden durch die vokalische Heil-Eurythmie gestärkt gegenüber dem, was aus der Erdenschwere, dem Umkreis und dem bewussten Seelenleben in das rhythmische System hereinspielt und, wenn es über längere Zeit nicht bewältigt wird, störend und krankmachend auf die Organfunktionen des mittleren Menschen einwirkt.

Die zwölf Übungen aus dem 5. Vortrag fördern hingegen ganz allgemein und menschenurbildlich die menschliche Gestaltbildung und Seelenentfaltung im Zusammenhang mit der Wirkung der kosmischen Urbilder des Menschen in seinen rhythmischen Funktionen.[2766]

Und auch «bei den konsonantischen eurythmischen Bewegungen handelt es sich darum, dass [...] auf den rhythmischen Organismus gewirkt wird, jedoch auf dem Umweg durch den Gliedmaßen-Stoffwechselorganismus»[2767].

6.7 *Die Wirkung der Konsonanten in der Heil-Eurythmie*

In der Sprache drücken «Konsonanten [...] mehr dasjenige aus, was das äußerlich Gegenständliche ist»[2768], denn sie «passen sich mit den Bewegungen, die Zunge, Lippen, Gaumen usw. ausführen, mehr plastisch an die äußere Form der Gegenstände an, die aber natürlich dann geistig empfunden werden, versuchen sie nachzubilden. Es sind so im Grunde alle Konsonanten eine Nachbildung mehr des äußerlichen Formseins der Dinge.»[2769] Im Zuhören werden durch Konsonanten besonders diejenigen «Bewegungen des Ätherleibes, die bei den physischen Bewegungen sonst eigentlich ausgeführt werden»[2770], hervorgerufen, also ätherische Bewegungen, die unsere handwerklichen Tätigkeiten in der äußeren Welt unsichtbar begleiten. Unsere Alltagsbewegungen haben ihre Bewegungsgestalt durch die Anpassung «an die äußere Form der Gegenstände»[2771], die in der Sprache im Konsonantenbilden nachgeahmt wird, und der Mensch will sie auch beim Anhören von Konsonantischem «unbewusst [...] äußerlich physisch imitieren, nachahmen, *und hält es zurück*»[2772].

Durch das Anhören von Konsonantischem in der Sprache werden also Bewegungsimpulse im Ätherleib erregt, die sich normalerweise in äußere Tätigkeiten der Gliedmaßen verwirklichen wollen, beim Zuhören aber zurückgehalten werden. «So dass also der Mensch beim Anhören des Konsonantischen in einer gewissen Spannung lebt.»[2773] Es ist eine spezifisch menschliche Fähigkeit, Impulsen, die von außen erregt werden, nicht folgen zu müssen, sondern sie zurückhalten zu können und daran ein gesteigertes Bewusstsein für das eigene Handeln zu gewinnen. Sie fordert ein starkes Eingreifen des Ich gegenüber den reaktiven Bewegungsimpulsen, die im Astralischen liegen. «Es ist im wesentlichen ein Beruhigungszustand, aber ein künstlich hervorgerufener, durch eigene Ich-Kraft hervorgerufener Beruhigungszustand gegenüber den Bewegungen, die eigentlich ausgeführt werden wollen.»[2774] Das Ich muss auch dafür stärker in den Gliedmaßen-Organismus untertauchen, das führt zu einer Intensivierung des Wollens als ein «in sich gestaltetes – in sich gestähltes – in sich gestautes Wollen»[2775] (alle drei Formulierungen sind mögliche und auch durchaus sinnvolle Lesarten des Stenogramms) und kräftigt den ganzen Menschen konstitutionell, vor allem, wenn das Anhören einer konsonantenreichen Sprache habituell ist. «Sie werden daher auch finden, dass das Anhören des Konsonantischen außerordentlich innerlich kräftigt, stark macht.»[2776] «Spannungskräfte[]», «aggressive Kräfte[]»[2777] werden «an dem Konsonantieren der Sprache herangebildet»[2778] durch das «*fortwährende Zurückhalten* desjenigen, was eigentlich physische Bewegung werden will»[2779].

Was sich da an einem Menschen, der Konsonantischem in der Sprache zuhört, imaginativ für das Wollen beobachten lässt, ist auch wiederum «schlafähnlich und wieder nicht schlafähnlich»[2780] wie das leise Heraustreten von Ich und astralischem Leib aus dem oberen Menschen beim Zuhören. Genau genommen geschieht eine Umlagerung der Wesensglieder: «Im Schlafe gehen für die Hauptesorganisation Ich und astralischer Leib heraus aus physischem Leib und Ätherleib, aber in der Stoffwechsel- und Zirkulationsorganisation durchdringen sie ihn dadurch viel mehr. Es ist tatsächlich eine Umlagerung. *Es ist die Parallelerscheinung zu dem, wenn auf der Erde Tag und Nacht wechseln.* Da ist es nämlich auch nicht so, dass auf der ganzen Erde Tag und auf der ganzen Erde Nacht wird, sondern es lagern sich Tag und Nacht durch die Verhältnisse um. Genau ebenso ist es bei dem wirklich genauen Abdruck von Tag und Nacht beim menschlichen Schlafen und Wachen.»[2781]

Es entspricht den Verhältnissen im normalen Schlaf, dass Ich und Astralleib im Gliedmaßen-Stoffwechsel-System tiefer eintauchen; nur geschieht das beim Zuhören unter Aufrechterhaltung des Tagesbewusstseins, und deshalb kann Rudolf Steiner davon sprechen, dass man versucht, «eine Art künstlichen Schlafs herbeizuführen für das Gliedmaßen-Stoffwechselsystem»[2782]. Von dem intensivierten Eintauchen des Ich in den Gliedmaßen-Stoffwechsel-Organismus im Schlaf haben wir kein Bewusstsein; aber was der Astralleib erlebt an der eigenen Leibesorganisation, das kann vor allem beim Einschlafen und Aufwachen, also in den Übergangsphasen des Lösens und Eintauchens, in symbolisierenden Bildern in Form von Träumen ins Bewusstsein dringen. Dann äußern sich die Leibverhältnisse in unseren alltäglichen Traumbildern: Verdauungsstörungen in den Gedärmen als Bilder von Schlangen, Zähne als Zäune, das Herzklopfen als Uhrticken und die Überwärmung unter einer zu dicken Bettdecke als Feuersbrunst und so weiter.[2783]

In dem «künstlichen Schlaf[]»[2784] des Zuhörens werden durch das Hören des Konsonantenanteils der Sprache derartige aus dem Leib aufsteigende Traumbilder erregt, aber dadurch, dass zur gleichen Zeit das Tagesbewusstsein aufrechterhalten bleibt, werden sie aus dem Innenbewusstsein verdrängt; sie sind aber für die okkulte Beobachtung als «Träume am Menschen, die ihn umspielen»[2785], als «Verstärkung der Aura»[2786,2787] wahrnehmbar. «Solche Menschen, die Konsonantischem zuhören, machen *in ihrer Umgebung* eine Verstärkung der Aura»[2788], «es entstehen gewissermaßen Träume am Menschen, die ihn umspielen.»[2789]

Was als Impuls, in äußere Bewegung überzugehen – der sich aber nicht realisiert, der zurückgehalten wird und «da im Unterbewusstsein bleibt»[2790], daher nur ‹geträumt› wird – was als Bewegungsimpuls beim zuhörenden Menschen *aus dem Stoffwechsel-Gliedmaßen-System nach außen* in die aurische Umgebung drängt als «traumhafter Wille»[2791], das «spricht sich wiederum polarisch dadurch aus»[2792], dass es «als polarischer Inhalt, als Willensgefühlsfaktor den Kopforganismus umspielt und *in den Kopforganismus* sich *hinein*setzt»[2793]. Was beim ruhigen Zuhören im unteren Menschen nicht in äußere Bewegung übergehen kann, sondern als «traumhafter Wille»[2794] auftritt, metamorphosiert sich in der menschlichen Aura entsprechend der physiologischen Polarität[2795] zwischen der unteren und der oberen Organisation des Menschen und erscheint daher am oberen Menschen als «in Wille umgewandelte Träume», als okkult wahrnehmbare Bildgestaltungstendenz in der Umgebung des Kopfes, die sich als «plastisch»[2796, 2797] wirksamer Wille «in der Kopforganisation»[2798] organisch verwirklicht: Der in der Gliedmaßenorganisation hervorgerufene nach außen gerichtete, aber zurückgehaltene Bewegungsimpuls wird durch das Zuhören, Anhören, in der Plastik der eigenen Kopforganisation wirksam als von außen wirksamer Selbstgestaltungsimpuls!

6.7.1 Die plastische Wirkung der Konsonanten auf die Kopforganisation

Eine gewaltige Metamorphose, an der alle Wesensglieder des Menschen beteiligt sind: Die intensivierte Tätigkeit des *Ich* im Gliedmaßen-Stoffwechsel-System erweckt als Reaktion unbewusste «Träume»[2799], die den Menschen «umspielen»[2800] und «die äußere *Astralität* und den äußeren *Äther*»[2801] beeinflussen, indem sie die Aura verstärken; dann erscheinen sie am oberen Menschen metamorphosiert «als polarischer Inhalt, als Willensgefühlsfaktor»[2802], der «den Kopforganismus umspielt und in den Kopforganismus sich hineinsetzt»[2803], «durch den Kopforganismus spiel[t]»[2804], als das, was als «ätherisch-physische[s] Korrelat»[2805] «plastisch wirkt in der Kopforganisation»[2806]. Durch die heil-eurythmische Intensivierung des Konsonanten-Anhörens wird, ausgehend von einem stärkeren Eintauchen des Ich in die Gliedmaßen-Stoffwechsel-Organisation, eine Wirkung bis in die physische Kopfgestaltung hinein – und von dort wieder ausstrahlend in den Gesamtorganismus – hervorgerufen!

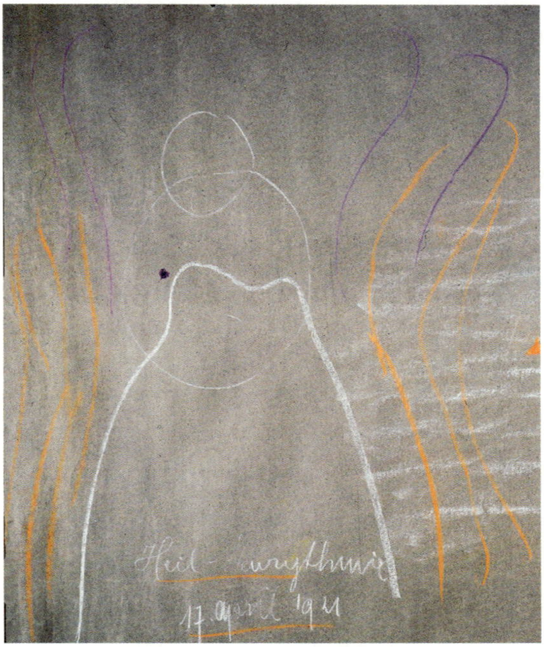

Abb. 57, Ausschnitt aus der Wandtafelzeichnung zu GA 315, 6. Vortrag, 17. April 1921

Wie das, was aus dem Stoffwechsel herausdrängt, polarisch zurückwirkt auf die Kopforganisation als plastische Kraft, das findet seinen Ausdruck auch in der Farbdynamik, die Rudolf Steiner für die Wandtafelskizze wählt: Was unten orange (in einer Farbe des aktiven Farben-Spektrums[2807]) in die Umgebung des Menschen herausgedrängt wird, wirkt von oben violett (in einer Farbe des passiven Farbspektrums) als plastisch wirksamer Faktor formgestaltend auf den Leib zurück. In dieser Wandtafelskizze klingt vielleicht schon an, was in den folgenden Jahren zur dynamischen Farbgestaltung der Eurythmie-Figuren hinführt.

Zugleich macht die Skizze deutlich, dass gerade das intensivierte Zuhören in der eurythmischen Bewegung – namentlich die heil-eurythmische Intensivierung der Konsonantenbewegung durch den Einbezug der Beine in der Gestaltung der Formen und Rhythmen, wie sie im 4. Vortrag des Heil-Eurythmie-Kurses angegeben sind – als «plastische[s] Wirken auf die Kopforganisation»[2808] und damit auf die Kopforganisation selbst anregend wirken kann. «Hat man es zu tun mit einem Schwachsinnigen, hat man es zu tun mit jemandem, bei dem man […] physisch konstatieren kann, dass seine Kopforganisation nicht in Ordnung ist, so lasse man ihn konsonantierend eurythmisieren, und man greift ein in diejenige Kraft, die sonst als traumhafter Wille in der ganzen übrigen, in der Gliedmaßen-Stoffwechselorganisation wirkt und da die Organisation anregt, in Regsamkeit erhält. Man macht dem Schwachsinnigen und dem sonst in der Kopforganisation Zurückgebliebenen *seinen Kopf regsamer.*»[2809] Rudolf Steiner lässt keinen Zweifel daran, was er mit dem konsonantierenden Eurythmisieren meint: «So dass man also brauchen kann diese Art von Eurythmie, um *Heilkräfte in Bezug auf die Kopforganisation* hervorzurufen. Insbesondere wenn man das verstärkt ausführen wird, was wir als Verstärkung, *als verstärkte Metamorphose der Konsonanten* in der Eurythmie […] *in den letzten Tagen gehört haben*»[2810], nämlich zwei Tage zuvor im 4. Vortrag des Heil-Eurythmie-Kurses.

Dadurch wird «[d]iejenige Kraft, die *sonst* als traumhafter Wille in der ganzen übrigen, *in der Gliedmaßen-Stoffwechselorganisation wirkt* und da die Organisation anregt, *in Regsamkeit erhält*»[2811], zur plastischen Gestaltungskraft in der Kopforganisation: «Es neigt ein Mensch, der konsonantisch eurythmisiert, dazu, eine Art von Aura um sich hervorzurufen, *welche dann wiederum auf ihn zurückwirkt* und ihn herausbringt aus dem wesenlosen Zusammenfließen mit der Welt.»[2812]

Je früher in der Kindheit man so behandeln kann, umso wirksamer wird es sein. Bei der Besprechung des mikrozephalen Kindes im Heilpädagogischen Kurs[2813] weist Rudolf Steiner ganz explizit darauf hin: Wenn man «in ganz früher Zeit, wie er noch nicht gehen konnte, angefangen hätte einfach dadurch, dass man seine Gliedmaßen selbst im eurythmischen Sinne bewegt hätte […] mit einer Heil-Eurythmie […], so hätte man dasjenige, was man ausführt in den Gliedmaßen, zur Spiegelung gebracht im Nerven-Sinnesorganismus, und es würde *in der Zeit, in der noch alles biegsam war,* sich sogar die Kopfform erweitert haben»[2814].

Der Besprechung der rein konsonantischen heil-eurythmischen Behandlung für Sandroe stellt Rudolf Steiner am Vortag im 5. Vortrag des Heilpädagogischen Kurses[2815] zwei therapeutische Lautreihen voran, die konsonantisch beginnen und vokalisch enden: Ein «schwachsinnig»[2816] erscheinendes Kind soll mit der Reihe RLSI[2817] behandelt werden; ein Kind mit der «Anlage zum Maniakalischen»[2818] mit MNBPAU[2819]. Für Sandroe, dessen Schädel durch ein Geburtstrauma bei einer Zangengeburt vorne seitlich eingeengt[2820] war – ohne Zweifel also ein Beispiel für jemand, «bei dem man physisch konstatieren kann, dass seine Kopforganisation nicht in Ordnung ist»[2821] –, gibt Rudolf Steiner die Konsonantenreihe RLMN[2822] an. Das plastische Wirken durch die Konsonanten auf die Kopforganisation hat Konsequenzen sowohl für das Leibliche als auch für das Seelisch-Geistige, so wie bei jedem Menschen die Kopfform[2823] lebenslang die Art des seelisch-geistigen Darinnenstehens in der Welt entscheidend prägt.

6.7.2 *Die rhythmisierende Wirkung der Konsonanten auf die menschliche Verdauung*

Die rhythmisierende Wirkung der Konsonanten für die menschliche Verdauung entsprechend der Konsonantenreihe im 4. Vortrag des Heil-Eurythmie-Kurses wurde schon im Konsonantenkapitel an der heil-eurythmischen Metamorphose der Konsonanten in Bezug auf Form, Richtung und Rhythmus der Beinbewegungen entwickelt.[2824] Für diese Auffassung maßgebend ist die Darstellung der menschlichen Verdauungstätigkeit durch Rudolf Steiner im 6. Vortrag des Heil-Eurythmie-Kurses: «Verdauungstätigkeit ist Stoffwechsel, der gewissermaßen aufgefangen wird von dem Rhythmus der Zirkulationsorgane. [...] Und in so etwas, wo das Chaos der Gewebeflüssigkeit übergeht in die regelmäßige rhythmische Betätigung des Zirkulationssystems, in dem lebt sich ja physisch aus dasjenige, was menschliche Willenstätigkeit ist. Willenstätigkeit [...] besteht darinnen, dass ein fortwährender Übergang stattfindet zwischen chaotischer Regsamkeit in der Gewebeflüssigkeit und rhythmisch-regelmäßiger Tätigkeit, auch harmonisierender Tätigkeit in dem Zirkulationswesen.»[2825]

Wobei man die Willenstätigkeit «wiederum jetzt genau unterscheiden muss vom äußeren Tun, obwohl sie sich in dieses äußere Tun ergießt»[2826]: beim Konsonanten-Hören und beim intensiveren Konsonanten-Zuhören in der eurythmischen Bewegung wird die äußere Willenstätigkeit zurückgehalten, eben gerade nicht ausgeführt. In der äußeren Tätigkeit prägen wir der Außenwelt unseren Eigenwillen auf; durch die heil-eurythmische Metamorphose der Konsonanten – die ja immer ein Ausdruck des «in verschiedenen Graden Einswerden mit der Außenwelt»[2827] sind – wird die rhythmisierende Tätigkeit der menschlichen Verdauung, «das Anfassen des Ich an den Kräften der äußeren Stoffe»[2828] vom «Chaos [...] in den Regungen der Gewebeflüssigkeit» gezielt bis hin zu «rhythmisch-regelmäßiger Tätigkeit, auch harmonisierender Tätigkeit in dem Zirkulationswesen»[2829] geführt. «Dadurch aber, dass dieses stattfindet, harmonisiert sich die Innenwelt des Menschen, das innerhalb der Haut Gelegene, mit dem äußeren Wesen des Menschen.»[2830] Die rhythmisierende Tätigkeit der menschlichen Verdauung steigt dann vom Zusammenklingen mit den Weltenrhythmen in der Atmung weiter auf «bis in das richtige Eingreifen in das Kopfsystem»[2831]. «Der Mensch gliedert sich gewissermaßen, indem er sein Eigenwesen – oder Innenwesen – herabsetzt, in das Wesen der Außenwelt ein»[2832] durch seine Verdauung, die durch die konsonantische Heil-Eurythmie in ihrer Prozessfolge und ihren einzelnen Prozessschritten sehr gezielt reguliert werden kann.[2833]

Rudolf Steiner nennt das Ich einmal in Bezug auf seine seelische Entwicklung «ein zweischneidiges Schwert»[2834]. «Es muss auf der einen Seite so arbeiten, dass es immer reicher und reicher wird, voller und voller sich gestaltet, dass es ein kräftiger Mittelpunkt wird, von dem viel ausstrahlen kann; aber es muss auch alles dasjenige, was es in sich aufnimmt, wiederum in Harmonie bringen mit dem, was in der Umgebung lebt. *Es muss eben in demselben Maße, in dem es sich in sich selbst hineinentwickelt, zu gleicher Zeit aus sich herausgehen, mit allem Dasein zusammenfließen.* Es muss zu gleicher Zeit eine selbsteigene Wesenheit werden und auf der anderen Seite selbstlos werden.»[2835] Die menschliche Verdauung, wie sie im 6. Vortrag des Heil-Eurythmie-Kurses geschildert wird, steht ganz im Dienste dieses allgemeinen Prinzips der Selbstgestaltung des Ich.

Jedem Prozess-Schritt in der Substanzverwandlung von der Aufnahme in den Stoffwechsel über das «Hinaufwandern durch Zirkulation und Atmung bis in das richtige Eingreifen in das Kopfsystem»[2836] entspricht, wenn sie «zur Spiegelung gebracht [wird] im Nerven-Sinnesorganismus»[2837], auch eine spezifische plastische Gebärde im Gestalten der Kopforganisation. Da kommen sich die Wirkungen der Konsonanten auf den Stoffwechsel und die Wirkungen der Konsonanten auf die Kopfformation von zwei Seiten von außen entgegen[2838]; in der Mitte zwischen beiden Wirkarten der Konsonanten liegt das Gebiet des rhythmischen Systems, auf das die vokalische Heil-Eurythmie direkt Einfluss hat[2839].

6.8 *Das Verfolgen der physiologischen Lautwirkungen erschließt altes Mysterienwissen neu*

Lebt man sich intensiv in die geschilderte Wirkgestalt der Konsonanten hinein, so könnte man sich an die plastische Monden-Bildsäule der hibernischen Mysterien[2840] erinnert fühlen, während das pulsierende Element der heil-eurythmischen Vokalgestaltung an die elastische Sonnen-Bildsäule erinnern kann.

In der Physiologie der lebendigen Menschengestalt klingen diese beiden Prinzipien aber immer ineinander und durchdringen sich wechselseitig, so wie sie im 6. Vortrag des Heil-Eurythmie-Kurses geschildert werden: dem mehr peripheren Konsonantenwirken in der Kopfgestaltung und in den Stoffwechselprozessen klingt aus der rhythmischen Mitte das Vokalgeschehen entgegen. Ein stufenweises Aufsteigen durch Tierwelten von unten nach oben, von der anderen Seite her ein majestätisches Ausgestalten des Hauptes, und dazwischen ein freies rhythmisches Schwingen – diese Gestaltungs-Elemente prägen auch das Mysterienbildnis des Artemis-Heiligtums in Ephesos. Durch das Verfolgen der Lautwirkungen im Zuhören und Eurythmisieren wird diese Gestalt nun durch Rudolf Steiner erneut verständlich als ein zutreffendes Bild der komplexen menschlichen Ätherorganisation, die der vertrauten, äußerlich sichtbaren menschlichen Erdengestalt zugrunde liegt und sie hervorbringt. Es erschließt jene okkulte Physiologie, die sich ergibt, wenn «man den bewegten, regsamen Menschen ins Auge»[2841] fasst, «und man wird sehen können, dass von einem solchen Studium *eine Belebung der gesamten Physiologie* wiederum ausgehen kann»[2842].

Ein lebendiges Wissen vom geistigen Menschen, der wir sind und waren, bevor wir in den Erdenleib herabsteigen – wie es in den alten Mysterien geschult und gepflegt wurde, namentlich in den Mysterien von Ephesus[2843] –, ist seither in der allgemeinen Menschheitsentwicklung verloren gegangen. Rudolf Steiner spricht darüber in den Ostervorträgen von 1924: «Von der Art und Weise, wie das Geistig-Seelische nun im Laufe einer längeren Zeit durchsetzt das Physische, durchsetzt das Nerven-Sinnessystem, durchsetzt das rhythmische System, durchsetzt das Stoffwechsel-Gliedmaßen-System, von dem haben ja die Menschen kein Bewusstsein»[2844], weil sie nichts wissen davon, dass sie schon «im Vorirdischen ein Mensch geistig-seelisch»[2845] waren, und auch davon nichts, wie dann «das Geistig-Seelische in den physischen Leib eingezogen [ist], den

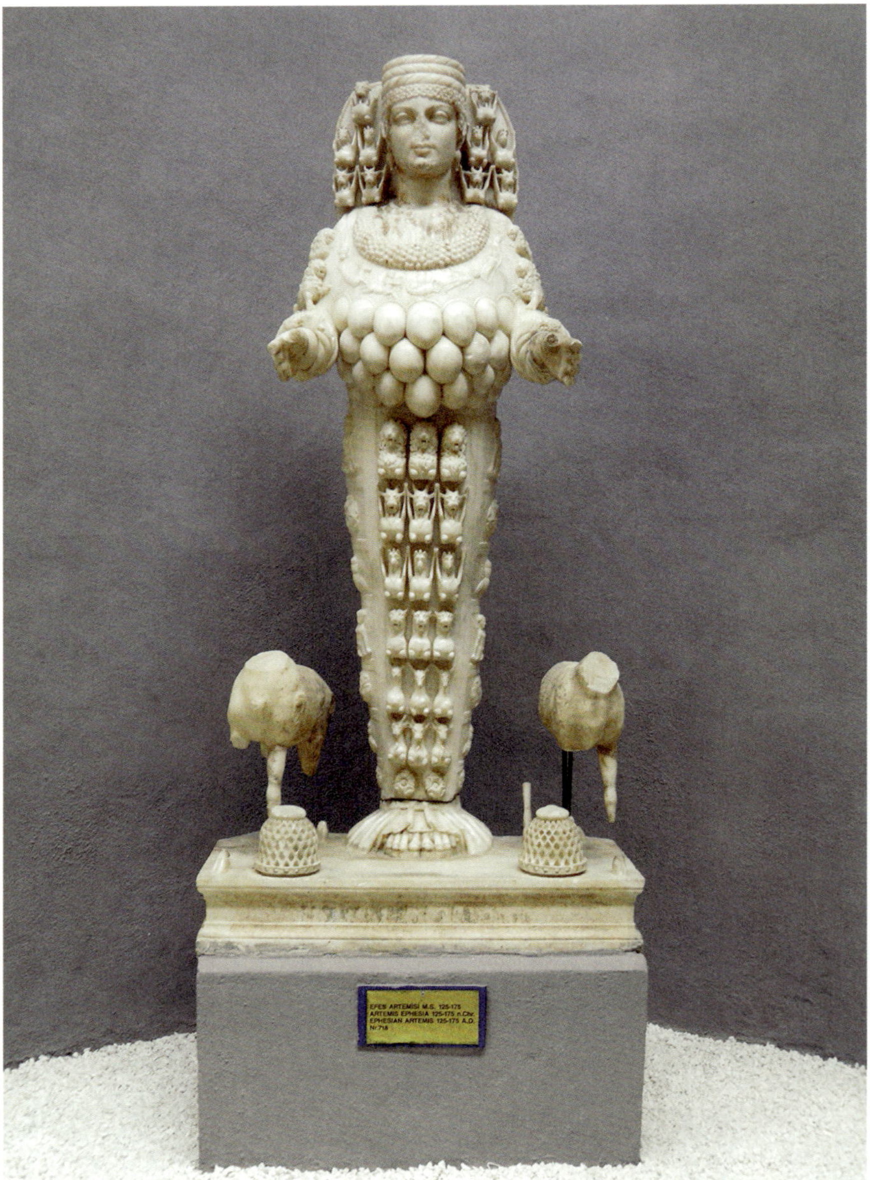

Abb. 58, Artemis von Ephesos

es von der Mutter her, von den Eltern her bekommen hat»[2846]. Der heutige Mensch, wenn «er mit seinem Geistig-Seelischen seinen physischen Leib so weit durchdrungen hat, dass er sich nun für einen [] voll entwickelten Menschen hält»[2847], der «kann ja nur aus seinen Augen herausschauen, aus seinen Ohren heraushören, mit der Haut heraus wahrnehmen Wärme und Kälte, Rauheit und Glätte»[2848], aber «in sich hineinschauen»[2849] kann er durch seine Sinne zunächst nicht, und daher weiß er eigentlich auch nichts über sich selbst, weiß nicht, was er ist als Mensch.

«Und davon ging überhaupt die Initiation aus, dass irgendjemand klar wurde darüber: *er weiß ja gar nichts vom Menschen; also kann er,* da er kein Selbstbewusstsein vom Menschen hat, *auch kein Mensch sein.*»[2850] Er sieht durch seine Augen, hört durch seine Ohren, ertastet ja nur die äußere, außermenschliche Natur, selbst wenn er den physischen Leichnam eines anderen Menschen seziert. Seit Beginn der Neuzeit «zerstückelt [man] den Menschen, um ihn kennenzulernen, aber [...] es ist gar nicht der Mensch, den man da kennenlernt»[2851]. Und man kann selbstverständlich die physiologische Wirkung der eurythmischen Bewegung nicht verfolgen, wenn man nur den reglosen menschlichen Leichnam untersucht. «Mit der gewöhnlichen Physiologie treibt man eigentlich keine Physiologie, sondern man geht im Grunde genommen doch, selbst wenn man seine Versuche am Lebendigen macht, vom Maschinellen aus, oder man geht ganz von der Leiche aus und schließt dann auf das eigentlich Physiologische. Man hat also etwas, was man erschlossen hat. Das, was man sonst erschlossen hat, das *muss man der Wirksamkeit des Menschen ablesen,* wenn man es zu einer Physiologie dieser Prozesse bringen will.»[2852] Aber wie? Da war die Antwort in den alten Mysterien: «Will man den Menschen kennenlernen, so muss man so, wie man heute aus den Augen herausschaut, wieder zurück durch die Augen hineinschauen können, durch die Ohren *wiederum zurück hineinhören* können.»[2853]

Nun wird im Eurythmisieren der Prozess des Zuhörens, der sich ja zunächst auf die äußere Mitteilung richtet, nach innen gewendet: In den eurythmischen Vokalbewegungen, die sich auf diesem Weg nach innen als genuine Bewegungen des menschlichen Ätherleibs erweisen, offenbart sich der Mensch in seinem wahren Wesen als Person, als Mensch, als Seele[2854], und so kann er lernen, sich auch selbst wieder zu begreifen als Mensch im vollen Sinne. Zugleich verweist die Systematik der Vokal-Indikationen[2855] auf die planetarischen Zustände, die kosmisch der Erdenentwickelung vorangegangen sind. Von der Möglichkeit, den Sinnesprozess in sich selbst umzukehren als Ausgangspunkt der okkulten Forschung, um «den Menschen ansehen [zu] können als eine Offenbarung des Übersinnlichen, [] *den äußeren Menschen* ansehen zu können *als ein Abbild desjenigen Menschen, der in der geistigen Welt wurzelt*»[2856], spricht Rudolf Steiner schon 1911 am Beginn seiner Vorträge über die «Okkulte Physiologie»[2857] in Prag: «Dadurch werden wir den menschlichen Organismus erkennen können *als ein getreues Abbild des Geistes.*»[2858]

In den alten Mysterien war das Umkehren der normalen Sinnesprozesse[2859] nach innen *die erste Stufe der Einweihung.* «Und in dem Augenblicke, wo der Mensch lernte dieses Hineinschauen, in dem Augenblicke erlebte er sich auch im vorigen Dasein. Denn da wusste er: ich bin in meinem Geistig-Seelischen.» In der Umkehrung der normalen Sinnesprozesse von Auge und Ohr offenbarte sich dem Mysterienschüler zunächst, wie die menschliche Gestalt aus dem Vorgeburtlichen, aus den *durch den Mond*[2860] vermittelten kosmischen Kräften hervorgeht, denn «[...] in diesem Hineinschauen wurde er gewahr desjenigen, *was hineingezogen ist* durch Auge, Ohr, Haut und so weiter. Da wurde der Mensch dessen gewahr: da hatte er sein vorirdisches Dasein.»[2861]

Mit diesem Motiv beginnt ja die lautliche Heil-Eurythmie am Ende des 1. Vortrags: Dass der Mensch sich im I-A-O erinnert an seinen vorgeburtlichen Abstieg aus dem Kosmos im I-O-A[2862], dem von der Erde das E und U entgegentönt, während er «das Vorgefühl des physischen Leibes, den er erst auf der Erde hatte», angedeutet fühlte «in den Konsonanten, die hinzugehören zu dem Vokalischen, was in dem I O A andeutet Ich, astralischen Leib, ätherischen Leib. [] Das war es, was den ephesischen Schüler erfühlen ließ die letzten Schritte für das Heruntersteigen aus der geistigen Welt. Aber es war zu gleicher Zeit dieses Erfühlen des I O A so, dass man sich fühlte im Lichte drinnen als dieser Klang I O A. Dann war man Mensch: klingendes Ich, klingender astralischer Leib, in lichtglänzendem Ätherleib. *Dann war man Klang im Licht.* So ist man als kosmischer Mensch.»[2863] Dafür musste der Mensch eben erst «lernen, *durch die Sinne hineinzuschauen, wie er sonst nur hinausschaut*»[2864]. Daher nannte man «[d]as alles zusammen – Augen, Ohren, die ganze Haut als Tast- und Wärme-Organ, Geruchsorgan und so weiter – [] in den alten Mysterien *das Tor zum Menschen, die Pforte zum Menschen*»[2865]. Und das geistige Erlebnis, das sich durch dieses Tor erschließt, fasste man zusammen in den Worten:

> «*Steh vor des Menschen Lebenspforte:*
> *schau an ihrer Stirne Weltenworte.*»[2866]

Ebenso vermag die Umkehrung des Hörprozesses in der Eurythmie erneut eine vertiefte innere Erkenntnis vom Menschenwesen aufzuschließen. Dabei werden sich die inneren Erfahrungen an der eurythmischen Lautgestaltung und an der Empfindung der Lautqualität und die genaue äußere Kenntnis der Gestaltung der menschlichen Organe und der embryonalen Bildegebärden im «Gefühl für die Bildung des menschlichen Organismus»[2867] auf halbem Wege entgegenkommen, insbesondere in der innigen Zusammenarbeit von ärztlichem und eurythmischem Können und Wissen.

6.8.1 Von der menschlichen Selbst-Erkenntnis zur geistigen Naturerkenntnis

Der Arzt, der sich auf die Schulung durch Eurythmie einlässt, wird jedoch nicht nur ein lebendiges Wissen von der ätherischen Physiologie des Menschen für die sachgemäße Anwendung der Heil-Eurythmie gewinnen, sondern er wird auf diesem Weg auch für sein Arzneimittelverständnis in Bezug auf die Natursubstanzen eine wichtige Hilfe bekommen. Zugleich mit der Erinnerung an das eigene kosmische Dasein als Mensch erwachte in der ersten Stufe der Einweihung die Erinnerung an das geistige Mitleben mit der Natur-Umgebung im vorgeburtlichen geistigen Dasein. «Denn der Mensch hat die Reiche der Natur kennengelernt, kennengelernt von ihrer geistigen Seite, bevor er heruntergestiegen ist auf die Erde. Während man heute den Menschen dazu anleitet, all das zu vergessen, was er, bevor er heruntergestiegen ist, gelernt hat über Mineralien, über Pflanzen, über Tiere, machte man den alten Eingeweihten in dem sogenannten ersten Mysteriengrad darauf aufmerksam: Du siehst jetzt den Quarz. – *Und nun tat man alles, damit er sich erinnere, was er, bevor er heruntergestiegen war,* vom Quarz *wusste,* oder was er von der Lilie oder von der Rose wusste. *Wiedererkennen war dasjenige, was als Naturwissen beigebracht wurde.*»[2868]

An diese Mysterienerfahrung knüpft Rudolf Steiner 1924 an, wenn er auf Bitten der jungen Mediziner Anregungen für eine meditative Vertiefung des Medizinstudiums gibt, und zwar unmittelbar bevor er im 4. Vortrag das erste Mantram einführt: «Wir haben es also mit dem eigentlichen Kern des Menschen als mit dem Geistig-Seelischen zu tun, das eben vorhanden ist, erstens aus früheren Inkarnationen, zweitens aus der Zeit zwischen Tod und neuer Geburt, lange bevor eine Befruchtung geschehen ist. Dieser geistig-seelische Kern des Menschen [] gliedert sich an, bevor er einen Zusammenhang bekommt mit demjenigen, was durch die Befruchtung als physische Keimzelle entsteht, zuerst den ätherischen Leib. [] *Sie müssen auf den Ätherleib als auf etwas hinschauen, das aus dem Kosmos herein gebildet wird.* Nun, dieser Ätherleib, der aus dem Kosmos herein gebildet wird, der hat in sich in dem Moment, wo er sich zuerst vereinigt mit der physischen Organisation, die Kräfte, die dann für die physische Organisation nicht gelten, die Bleikräfte, die Zinnkräfte. Es ist nur scheinbar, dass der Mensch kein Mikrokosmos ist, indem er gewisse Stoffe nicht enthalten wird. Die Substanzen, die der Mensch im physischen Leib nicht hat, die sind die allerwichtigsten für die Konstitution des Ätherleibs, so dass im Ätherleib vorgehen, ehe er sich vereinigt mit dem physischen Leib, in der Tat Bleiprozesse, Zinnprozesse, Merkurprozesse und so weiter.»[2869] Diese Kräfte gehen aber bei der Geburt, mit dem ersten Atemzug, «über auf den astralischen Leib, und der Ätherleib nimmt diejenigen Kraftformen an, die der physische Leib in sich verarbeitet»[2870].

Mit den Qualitäten der sieben Planetenmetalle sind eurythmisch die Vokale verwandt. Über den kosmischen Bezug der Laute wird Rudolf Steiner öffentlich erst im Laut-Eurythmie-Kurs[2871] im Sommer 1924 sprechen; während er schon 1921 die Konsonantenbewegungen so charakterisiert, dass sie denjenigen Bewegungen des Ätherleibes entsprechen, die der Mensch auf der Erde erfahren kann, «die bei den physischen Bewegungen sonst eigentlich ausgeführt werden»[2872]. Das Verfolgen der Vokalwirkungen nach innen im Zuhören oder im Eurythmisieren vermag also das innere Wissen von den vorgeburtlich aufgenommenen Metallprozessen zugänglich zu machen, und das Verfolgen der Konsonantenwirkungen ein Wissen von dem, was in der Erdenumgebung des Menschen lebt. Und «[...] jede Nacht, wenn Sie schlafen, falls Sie Mediziner sind, tauchen Sie unter in Ihrem astralischen Leib in die Umgebung, die verwandt war mit dem Ätherleib, die jetzt verwandt ist mit dem Astralleib. Erwerben Sie jetzt medizinisches Wissen, wissen Sie, was in der menschlichen Umgebung Heilkräfte sind, so erleben Sie die Heilkräftigkeit im Schlafe fortwährend.»[2873]

Denn «[d]er Astralleib ist nun innig verwandt mit dem, was der Mensch wissen kann. Und in dem Augenblick, meine lieben Freunde, wo Sie anfangen, nicht bloß theoretisches, sondern wirkliches, innerlich verarbeitetes Ärztewissen aufzunehmen, in dem Augenblicke beleben Sie in sich diejenigen Inhalte, die der astralische Leib schon hat, die nur unbewusst bleiben, die die Beziehungen darstellen zu der Umgebung»[2874], die vorgeburtlich im Ätherleib enthalten waren und durch Eurythmie neu belebt werden können. «Und damit muss im medizinischen Studium gerechnet werden, weil alles äußere dialektische Lernen des Medizinischen nichts hilft, niemals hilft. Es wird dissoziiert, es kommt Unordnung hinein, wenn nicht jedes Mal im Schlaf die Bestätigung innerhalb des Astralleibes und der Umgebung eintreten kann, die notwendig ist. Wenn nämlich das medizinische Studium nicht so erworben wird, dass der astralische Leib in seinem Gespräch mit der Umgebung dem Arzte ja sagen kann zu dem, was er gelernt hat, ist es gerade so, *wie wenn er zuhören würde einer Sache, die er nicht verstehen kann,* die ihn nur beirrt [...].»[2875]

Hier erhellt sich ein weiteres Kompositionsgeheimnis in dem Gesamtorganismus von zweitem Ärztekurs und Heil-Eurythmie-Kurs: Dem abschließenden 6. Vortrag im Heil-Eurythmie-Kurs mit der Untersuchung der Wirkung des Vokal-Hörens und des Konsonanten-Hörens in der Eurythmie und Heil-Eurythmie geht am gleichen Morgen im Ärztekurs ein Vortrag über die wirkenden Substanzen in den Wurzeln von Enzian, Nelkenwurz, Schwertlilie, dem Kraut von Majoran, der Holunderblüte und dem Kümmelsamen voraus, und am nächsten Morgen spricht Rudolf Steiner vor den Ärzten über die Strahlungswirkung der sieben Planetenmetalle Blei, Zinn, Eisen, Gold, Kupfer, Quecksilber, Silber. Im letzten Vortrag des Ärztekurses am selben Vormittag greift er die Heil-Eurythmie dann noch einmal auf und schildert, wie die menschliche Erkenntnisfähigkeit von der Wahrnehmung ausgehend zur Imagination, zum Inspirieren und Intuitieren gesteigert werden kann, um das eurythmische Konsonantenwirken als das Erzeugen von «objektiver Imagination»[2876], das eurythmische Vokalwirken als das Hervorrufen von «objektiver Inspiration»[2877] und das Eurythmisieren eines schönen Gedichts als Hinführung zu den «objektiv intuitierenden Kräften»[2878] verstehen zu lernen. Auch diesem modernen Erkenntnisweg, der von der Wahrnehmung, so z. B. vom Studium der embryonalen Bildeprozesse des Auges[2879] ausgehend zur Imagination, zum Inspirieren und Intuitieren führt, liegt – wie in dem Zurückschauen auf den vorgeburtlichen Abstieg des geistigen Menschen in den physischen Leib in den ephesischen Mysterien – «die Umkehrung des Werdeprozesses»[2880] zugrunde. «Man tritt dem Gewordenen entgegen und steigt wiederum hinauf ins Werden in umgekehrter Richtung. Das Bilden geht in absteigender Richtung. Man steigt in umgekehrter Richtung hinauf, man schreitet dem Werden entgegen [...]».[2881]

Rudolf Steiner fasst dann das Ergebnis dieses modernen Schulungsweges zusammen: «Sie werden daraus ersehen, dass im menschlichen Organismus dasjenige in umgekehrter Richtung tätig ist beim Schaffen, beim Entstehen, in das man hineinsteigt, wenn man sich im Erkennen aufschwingt [...]; dass es wirklich so ist, dass dasjenige, was wir in der Imagination erreichen, dieselben Kräfte sind, die ohne unser Bewusstsein *in den Wachstumserscheinungen,* in den plastischen Wachstumserscheinungen sich geltend machen. Wenn wir aufsteigen zur Inspiration, so kommen wir an die Kräfte heran, die *von außen herein bei der Atmung* den Menschen inspirieren, beim Atmen den Menschen durchbilden, die sich darin die plastischen Kräfte, als sie gewissermaßen durcharbeitend, hineingestalten. Und wenn wir zum Intuitieren aufsteigen, so steigen wir eigentlich zu dem Agens auf, das sich in unseren plastischen Formen *als die substantielle Wesenheit* von der Außenwelt herein begibt. Sie sehen also, *wir fassen da den Menschen, aus dem Kosmos heraus sich gestaltend,* und wenn wir jetzt unsere Kenntnisse anwenden, die wir uns erworben haben in irgendeiner Weise durch Anatomie oder Physiologie, *und sie durchleuchten* mit dem, was uns da gegeben ist, dann fangen wir an, die Organe und ihre Funktionen zu verstehen.»[2882]

Das wäre dann der Anfang einer wirklichen ärztlichen Wissenschaft, die unmittelbar ins therapeutische Handeln führt. Aus dem kosmischen Erinnern ergibt sich der kräftige Impuls, heilend wirken zu wollen: «Und sehen Sie, es ist wirklich so, dass gerade aus solchen Dingen die Überzeugung erwachsen muss, dass das medizinische Studium durch den ganzen Menschen, und zwar durch den lebendigen, fühlenden Menschen erworben werden muss. Denn bei diesem nächtlichen Verkehr mit den heilenden Ingredienzien erwächst noch etwas anderes, was durch das Dialektische wirklich niemals erworben werden kann: der Drang nach wirklicher Hilfeleistung. Ohne den Drang, das Gefühl des Arztes, ohne den Anteil an dem Menschen, den er heilen soll, ohne diesen Drang nach persönlicher Hilfeleistung gibt es im Grunde keine Heilung.»[2883]

Sich so Menschen- und Naturerkenntnis zu erwerben durch die Umkehrung der Sinnesprozesse nach innen, indem der Mensch lernte, «durch die Sinne hineinzuschauen, wie er sonst nur hinausschaut»[2884], war die erste Stufe der Einweihung der älteren Mysterien. «Und hatte jemand so Naturlehre gelernt als ein Wiedererkennen dessen, was er angeschaut hatte, dann wurde er aufgenommen in den zweiten Grad.»[2885]

Diesen *zweiten Grad* charakterisiert Rudolf Steiner nun zuerst als etwas Musikalisches, das aber verwandt ist *mit allem, was der Mensch nur auf der Erde lernen kann,* wie «das, was dazumal Architektur war, was dazumal Geometrie[2886] war, Messkunde und so weiter»[2887]. Auch der Musik wurde in jener frühen Zeit der abendländischen Musikentwicklung das Messen und Teilen der Saitenlänge auf dem Monochord[2888] zugrunde gelegt. «Häuser werden nicht gebaut drüben in der geistigen Welt wie mit der Erdenarchitektur. Musik ist drüben, aber geistiges Melos[2889]. Was irdische Musik ist, das ist herunterprojiziert in die irdische Luft; sie ist eine Projektion der himmlischen Musik, aber wie sie der Mensch erlebt, ist sie irdisch. Ebenso ist es, wenn wir auf der Erde messen. Wir messen den Erdenraum; Messkunst, Geometrie ist Erdenwissenschaft.»[2890]

6.8.2 Das geistige Auffinden der dreigliedrigen Menschengestalt

Während «eine wirkliche Naturkunde das wieder erinnerte vorirdische Wissen sein muss»[2891], kann eine geistige Erkenntnis des inneren, seelischen Wesens des Menschen nur auf Erden erworben werden. «Dieser zweite Grad enthielt alles das, was der Mensch dann wahrnimmt, wenn er nun nicht bloß durch die Augen hineinschaut in sich, durch die Ohren hineinhört, sondern wenn er wirklich nun in sich hineinsteigt. Dann sagte man dem Einzuweihenden: Du kommst in die menschliche Tempelgrotte. Diese menschliche Tempelgrotte lernte er kennen. Sie war dasjenige, *was physisch durchdrungen wurde von den geistig-seelischen Kräften, aus denen der Mensch bestand,* bevor er zum Erdenleben heruntergestiegen war. Da drang er in sich selber nun ein. Drei Kammern hat diese Tempelgrotte, sagte man ihm. Die eine Kammer war die Kammer des Denkens, [] die zweite Kammer war diejenige, wo man das Fühlen kennenlernte. Die dritte Kammer war diejenige, wo man das Wollen kennenlernte. Und so lernte man erkennen, *wie der Mensch organisiert ist seinen Denk-, Fühl- und Willensorganen nach,* da lernte man erkennen das, was auf Erden Geltung hat.»[2892]

Wenn Rudolf Steiner im Verlauf des 6. Vortrags des Heil-Eurythmie-Kurses anhand der Untersuchung des Zuhörens die Konsonantenwirkungen zunächst als das «plastische Wirken auf die Kopforganisation»[2893] schildert, dann entspricht das der Erfahrung, die in der ersten Stufe der Einweihung gewonnen werden konnte: Es wird imaginativ nachvollziehbar, wie der vorirdische geistig-seelische Mensch in den irdischen Leib einzieht und die Kopfgestaltung prägt, von dort ausgehend beim Kind dann aber die Ausbildung der ganzen Gestalt impulsiert.

Mit der Darstellung davon, wie sich Ich, Astralleib und Ätherleib im menschlichen Haupt ihren Abdruck schaffen, hatte Rudolf Steiner den zweiten Ärztekurs begonnen: «Wenn man das menschliche Haupt studiert, dann studiert man also gewissermaßen dasjenige Glied des menschlichen Organismus, das am meisten Nerven-Sinnesmensch ist. Die Organisation des menschlichen Hauptes [] unterscheidet sich ganz wesentlich von der Organisation der anderen Glieder des Menschen, auch mit Bezug auf die höhere Gliedform dieser menschlichen Wesenheit. Wenn wir nämlich das Haupt des Menschen vom Gesichtspunkte geisteswissenschaftlicher Betrachtung ins Auge fassen, so ist dieses Haupt eine Art Abdruck, man könnte sogar sagen eine Art Abscheidung des Ich, des astralischen Leibes und des ätherischen Leibes.»[2894] Denn es ist so, «dass das menschliche Haupt, so wie es zunächst veranlagt ist im menschlichen Embryo, nicht etwa bloß aus den Kräften des elterlichen Organismus heraus sich gestaltet, sondern dass im menschlichen Haupte kosmische Kräfte wirken, *dass einfach in den Menschen kosmische Kräfte hinein wirken.* In demjenigen, was wir die ätherischen Kräfte nennen, wirkt noch viel von dem elterlichen Organismus, aber *schon im Ätherischen wirken kosmische Kräfte* aus dem vorgeburtlichen, oder sagen wir vor der Konzeption liegenden geistig-seelischen Leben. Und gar *im Astralischen und im Ich* wirkt eben dasjenige nach, *was eben vor der Konzeption in der geistigen Welt gelebt hat.* Das wirkt so nach, dass es am menschlichen Haupte formt.»[2895]

Wenn Rudolf Steiner im 6. Heil-Eurythmie-Vortrag daran anschließend die rhythmisierende Wirkung der konsonantischen Heil-Eurythmie auf die Verarbeitung der Erdensubstanzen in der menschlichen Verdauung beschreibt, entspricht das der inspirativen Erkenntnis des musikalischen Erlebens[2896], das nur auf Erden in der Auseinandersetzung des menschlichen Ich mit der irdischen Substanz und ihren Kräften, auf dem Weg zur Erdenreife[2897] gewonnen werden kann – der zweiten Stufe der Initiation. Fügt man beim Eurythmisieren im inneren Erleben die Erfahrung der Vokalwirkung auf das Leben der rhythmischen Organisation[2898], der plastizierenden Konsonantenwirkung auf die physische Kopforganisation und der rhythmisierenden Wirkung der Konsonanten – im Stoffwechselgeschehen zu einem Ganzen zusammen, so ergibt sich eine dynamische, durchlebte, in sich dreifach differenzierte Figur, die der dreigliedrigen Menschen-Organisation auf Erden entspricht. «Da also stieg der Mensch in sich selber hinunter, *lernte den dreikammerigen Weltmenschen kennen* gegenüber der einen Erdenorganisation, die man sonst kennt, wenn man, ohne in den Menschen hinein zu steigen, den Menschen von außen kennen lernte.»[2899] Mit der Erfahrung der physiologischen und therapeutischen Lautwirkung in der Heil-Eurythmie erschließt sich der lebendigen Erkenntnis, was in der

Durchdringung des Physischen durch das Geistig-Seelische dem eigenen Denken, Fühlen und Wollen zugrunde liegt. «Und so lernt man erkennen, wie der Mensch organisiert ist seinen Denk-, Fühl- und Willensorganen nach»[2900], da lernte man «erkennen das, was auf Erden Geltung hat»[2901].

Aber die rhythmisierende, stoffüberwindende Tätigkeit in der menschlichen Verdauung führt aus dem «Chaos, das stattfindet in den Regungen der Gewebeflüssigkeit»[2902], das ja nur im in sich abgeschlossenen physischen Einzelorganismus auf der Erde überhaupt möglich ist, hinüber in die «regelmäßige rhythmische Betätigung des Zirkulationssystems»[2903], das in dem geordneten Zusammenspiel mit dem Atmungsrhythmus in dem großen kosmischen Rhythmus des «Platonischen Weltenjahres»[2904] mitschwingt. «Dadurch aber, dass dieses stattfindet, harmonisiert sich die Innenwelt des Menschen, das innerhalb der Haut Gelegene, mit dem äußeren Wesen des Menschen. Der Mensch gliedert sich gewissermaßen, indem er sein Eigenwesen herabsetzt, in das Wesen der Außenwelt ein.»[2905] So führt das musizierende, rhythmisierende Innenerleben in der menschlichen Verdauung wieder zu einem Miterleben der kosmischen Rhythmen durch den mittleren Menschen zurück.

Wie in der Konsonantendarstellung Rudolf Steiners im 6. Heil-Eurythmie-Vortrag folgte in den alten Mysterien auf das imaginative Erleben des vorgeburtlichen Geistig-Seelischen bei seinem Herabstieg in den Leib auf der ersten Initiationsstufe – an der «Pforte des Menschen»[2906] – auf der zweiten Stufe der Initiation die musikalisch-geistige Erfahrung des eigenen dreigliedrigen Seelenwesens, wie es sich in der Leibgestaltung auf Erden verwirklicht: «dreikammeriger Innenmensch!»[2907]. Diese zweite Erfahrung wurde zusammengefasst in den Worten:

> *«Leb' in des Menschen Seeleninnern:*
> *Fühl in seinem Kreise Weltbeginnen.»*[2908]

6.8.3 *Das geistige Erleben der organgestaltenden Kräfte*

Dann aber lernte der Mysterienschüler auf der *dritten Stufe der Initiation*, durch das Überwinden des Zusammenhanges mit der Erde sich «durch innere Kraft»[2909] ein «Freisein vom Leibe»[2910] zu erringen, wie man es ohne Initiation «nur im Tode selber hat»[2911]. Denn «[w]enn man wirklich stirbt, legt man seinen physischen Leib ab. Man ist nicht mehr an ihn gebunden und folgt nicht mehr den irdischen Kräften, man ist befreit von ihnen.»[2912]

Damit wird der physische Leib aber auf geistige Art von außen anschaubar. Im dritten Grad der Initiation «lernte man den Menschen kennen, wenn er nun nicht bloß in sich untertaucht, sich als Geistiges erkennen lernt, sondern *wenn dieses Geistige noch den Leib kennen lernt.* Daher war dieser dritte Grad in allen alten Mysterien der, den man nennen musste *die Pforte des Todes.* Da wurde der Mensch gewahr, wie man ist, wenn man den Erdenleib abgelegt hat.»[2913] Dieses Erlebnis wird durch den Saturn vermittelt.

So führt die konsonantische Lautreihe, die wir im 4. Vortrag des Heil-Eurythmie-Kurses als gültigen Organtypus[2914] der menschlichen Verdauungstätigkeit kennen gelernt haben, im inneren Miterleben, Mit-Musizieren von der Wirkung auf den Übergang der Speisen durch die Darmwand, aus der Gewebeflüssigkeit in «Lymphe und Blut»[2915] mit der beschleunigenden *B*-Bewegung über eine zunehmende Rhythmisierung mit der *S*- und *F*-Bewegung zu dem Zitterlaut *R* bis an die Rhythmen von Entleerung und Zirkulation heran und mit dem Wellenlaut *L* von der Impulsierung der Peristaltik bis zum Atmungsrhythmus, dann aber mit *H, M, N, Sch* noch darüber hinaus[2916]. In diesen Lauten am Ende der Lautreihe leben durch die bewusste Langsamkeit, in den Pausen beim *H*, in den stark formenden Kräften der Stoßlaute *M* und *N* und zuletzt in der verwehenden Gebärde des *Sch* die Kräfte, die das Substanzgeschehen der menschlichen Stoffwechseltätigkeit zum oberen Menschen hin abschließen und vollkommen überwinden. Diese Prozesse sind so nur beim Menschen veranlagt, als physiologische Voraussetzung für die Entwicklung der genuin menschlichen Fähigkeiten von Moralität – im *M* –, Intellektualität – im *N* – und Selbstlosigkeit – im *Sch.* In diesen Lautprozessen wachsen wir organisch sozusagen über uns hinaus und blicken zugleich auf uns selbst, auf das vorangehende Organgeschehen zurück wie im Sterben. «Nehmen wir im Deutschen dieses Wort ‹Mensch›. Jetzt stellen wir es eurythmisch dar und verkürzen ein bisschen das *sch,* sodass es als kurzes auftritt: Mensch. Nun, da haben wir deutlich das Wegblasende am Ende. Wie kann einen denn diese Darstellung des Menschen eigentlich berühren? Sie berührt einen so, dass das Vorüberziehende, Vorübergehende des Menschenlebens drinnen liegt: der Mensch, ein vergängliches Wesen.»[2917]

Daher kann Rudolf Steiner die im 4. Vortrag veranlagte Prozessfolge der Konsonantenwirkungen in der menschlichen Verdauungstätigkeit im 6. Vortrag des Heil-Eurythmie-Kurses zusammenfassen als zunehmende Rhythmisierung vom Chaos der «Stoffwechseltätigkeit in der Gewebsflüssigkeit»[2918] hin zu der «harmonisierende[n] Tätigkeit in dem Zirkulationswesen»[2919], und diese Wirkung zugleich charakterisieren als ein «[E]ntgegenwirken dem Eigensinnig-Werden des Menschen, dem Egoistisch-Werden des Menschen, aber auch im organischen Sinne dem Egoistisch-Werden des Menschen»[2920]. Unvermittelt wendet sich in diesem Moment seiner Darstellung der Blick zurück auf die geistige Organgestaltung zwischen Kristallisieren und Ausfließen: ein Blick auf die Organwelt, wie er sonst vielleicht nur im Tode möglich wird, verbunden mit der moralischen Frage des Sich-Suchens und Sich-Halten-Könnens zwischen Selbstlosigkeit und Egoismus. Die Kräfte, die die Organe gestalten in der rein geistigen Tätigkeit, werden identifiziert mit den Vokalkräften, durch die sich der Mensch «geradezu zum Kristallisator macht»[2921], während die konsonantierenden Kräfte diesem drohenden «Kristallisierungszustande»[2922] immer entgegenarbeiten.[2923] Wirklich gesund erhalten kann sich der Mensch zwischen diesen beiden krankhaften, zerstörerischen Extremen der Organgestaltung nur durch den lebendigen Zusammenklang von Vokalen und Konsonanten, wie er in den meisten Worten der menschlichen Sprache lebt: «Man wird aber auch sehen, dass die Abwechslung der beiden, des Vokalisierenden und des Konsonantierenden dadurch günstig wirkt, dass da *ein lebendiger Rhythmus entsteht im Menschen,* wie er auch sein soll *zwischen der Hingabe an die Welt und der Zurücknahme in sich selbst.* Das ist dann dasjenige, was durch das abwechselnde konsonantierende und vokalisierende Eurythmisieren hervorgerufen wird.»[2924]

So lernt man im Erleben der Wirkung der Laute der Sprache zuletzt die lebendigen Wortkräfte kennen, wie sie immer geistig wirksam sind in der menschlichen Organgestaltung. Zugleich kann man sich selbst vollkommen losgelöst vom physischen Leib erleben als von den lebendigen Wortkräften durchklungenes geistiges Wesen. «Das war für die Initiation notwendig, diese starken inneren Seelenkräfte zu erringen, durch die man sich in der Seele freihalten konnte von dem physischen Leib. Und *diese Kräfte, die einem also die Macht gaben, sich freizuhalten vom irdischen Leib,* diese Kräfte gaben einem höhere Erkenntnis in Bezug auf das, was man durch die Sinne niemals sehen kann, durch den Verstand niemals denken kann. *Sie versetzen einen als Mensch in die geistige Welt,* wie man durch seinen physischen Leib als Mensch in die physische Welt versetzt ist.»[2925]

Von diesem Versetzt-Sein in die geistige Welt aus musste man auf der dritten Stufe der Initiation in den alten Mysterien begreifen, dass «die Begierde nach dem physischen Leib aufhören muss für die Momente der Erkenntnis, dass eine klare Anschauung darüber da sein muss, dass der

Mensch seinem physischen Leibe nach der Erde angehört, aber eigentlich *die Erde nur zum Zerstören dieses physischen Leibes* hat, nicht zum Aufbauen». So blickt der Mensch auf seinen eigenen Leib zurück, auf «das allmähliche Hinuntersinken des menschlichen physischen Körpers in den Leichnam»[2926] als Vorwegnahme des Todesmomentes in der Initiation. «*Von da ab war die Erde ein außer dem Menschen befindlicher Stern für den Initiierten, und er konnte vor allen Dingen in den älteren Mysterien mit der Sonne leben statt mit der Erde.* Er wusste, was er von der Sonne hatte, wie die Sonnenkräfte in ihm wirkten.»[2927] Und auf diesem Wege «lernte er erkennen die aufbauenden Kräfte, die aus dem Kosmos stammen»[2928].

Die geistige Erfahrung des eigenen physischen Leibes, der auf der Erde fortwährend dem Tode verfällt, und des Erlebens der kosmischen Sonnenkräfte, die den Menschen geistig immer neu beleben, auf der dritten Initiationsstufe, im Hindurchschreiten durch das ‹*Tor des Todes*›, wurde einstmals zusammengefasst in den Worten:

> «*Denk' an des Menschen Erdenende:*
> *Find' bei ihm die Geisteswende.*»[2929]

Und auf der *vierten Stufe der Initiation* wusste man, dass man sich zwar auf der Erde ernähren muss von den Stoffen der Natur aus dem Pflanzen- und Tierreich, dass man «die Erdenkräfte und Substanzen, die sonst draußen sind, in sich trägt»[2930], dass man aber durch das, was einem «übermittelt werden kann, wenn [man] frei geworden ist vom Leibe»[2931], jetzt neu «ein Träger dessen, was [] die Sonnenkräfte geben»[2932], werden kann.

Und weil man das, was die Sonnenkräfte geben, «überall in den Mysterien Christos»[2933] nannte, konnte man sich jetzt fühlen «als ein Träger der Sonnenkräfte»[2934], als ein «Christophor»[2935], bevor man in der *fünften Stufe* reif wurde, «Astronomus zu werden»[2936]. Das ergab dann aber eine andere Astronomie als die der heutigen Physiker: «Denn die Sterne von außen kennenlernen durch Rechnung und dergleichen, das galt als absolut wesenlos. In den Sternen leben geistige Wesen; die kann man nur erkennen, wenn man das leibliche Anschauen überwunden hat, wenn man auch die Geometrie überwunden hat, wenn man tatsächlich im Weltenall leben kann und das Geistige der Sterne kennenlernen kann. *Dann aber war der Mensch ein Auferstandener.* Dann konnte er wirklich sehen, wie hereinwirken in den irdischen Menschen die Mondenkräfte und die Sonnenkräfte.»[2937] Und dann konnte «in den alten Mysterien – nicht zu einer bestimmten Jahreszeit, sondern in einem bestimmten Entwickelungsgrad des Menschen – innerlich Ostern erlebt»[2938] werden, «Ostern als *das Auferstehen des geistig-seelischen Menschen aus dem physischen Leibe im geistigen Weltenall*»[2939].

Im Sinne dieser Initiationsschritte folgt im Gesamtgefüge des Heil-Eurythmie-Kurses auf die Überwindung der Erdenstofflichkeit durch die Konsonantenprozesse im 4. Vortrag im 5. Vortrag dann die Zwölfheit der kosmischen Imaginationen, die – mondenvermittelt – der menschlichen Gesamtgestalt zugrunde liegen, und von wo aus die menschliche Seele durch alle Zeiten hindurch immer wieder neu geistig mit kosmischer Sonnenkraft[2940] impulsiert wird. Im 6. Heil-Eurythmie-Vortrag werden diese «sich mehr auf das Wirken vom Seelischen aus»[2941] beziehenden «eurythmisierenden Übungen»[2942] nicht explizit erwähnt, aber wir dürfen und sollen sie hinzudenken, wenn Rudolf Steiner davon spricht, dass sich im Rhythmusgeschehen des mittleren Menschen «harmonisiert die Innenwelt des Menschen [] mit dem äußeren Wesen des Menschen»[2943], dass der Mensch sich, «indem er sein Eigenwesen herabsetzt, in das Wesen der Außenwelt»[2944] eingliedert.

Durch das Wiederbeleben dessen, was in den alten Mysterien gelebt hat und gepflegt wurde, wird man «wenigstens demjenigen nahe kommen, was noch ein alter zu Initiierender erlebt hat. Er konnte sich sagen: *wie Sonne und Mond in mir wirken in ihren gegenseitigen himmlischen Verhältnissen,* dessen bin ich mir durch die Einweihung klar geworden; denn nun weiß ich: dass ich in einer gewissen Weise gestaltet bin als physischer Mensch, dass ich so und so geartete Augen, eine so geartete Nase, *eine so geartete ganze Körperform innen und außen habe,* dass diese Körperform wachsen konnte, heute noch immer wächst in der Ernährung, das hängt von den *Mondenkräften* ab. Von ihnen hängt alle Notwendigkeit ab. Dass ich mich als freies inneres Wesen innerhalb meiner Körperlichkeit rühren kann, *mich selber umbilden kann,* mich in der Hand habe, das hängt von den *Sonnenkräften,* von den Christus-Kräften ab. *Sie muss sich in mir rege machen,* wenn ich auch *wissentlich* das, was sonst die Sonnenkräfte in mir wiederum durch eine Notwendigkeit bewirken müssen, *in mir selber erarbeitend gestalten will.*»[2945]

So führt Rudolf Steiner die anwesenden Zuhörer in den Ostervorträgen von 1924 zu einem neuen geistigen Verständnis des Ostergeschehens. Zwei Tage später wird er den jungen Medizinern für ihren ärztlichen Schulungsweg die Erfahrungen der alten Initianden in einem neuen Mantram übergeben:

«Schau, was kosmisch sich fügt,
Du empfindest Menschengestaltung. ☾

Schau, was luftig dich bewegt,
Du erlebest Menschenbeseelung. ☉

Schau, was irdisch sich wandelt,
Du erfassest Menschengestaltung. ♄ »[2946]

6.8.4 Die plastische Gestaltung der Organe zwischen Kristallisieren und Ausfließen

Im Zusammenspiel zwischen Konsonanten- und Vokalwirkungen erhalten die inneren Organe ihre plastische Gestalt: Verlieren «die Organe [...] ihre plastische Kraft und nehmen zu in Bezug auf ihre starre Kristallisationskraft»[2947], wollen sie «gewissermaßen nicht mehr Plastiker sein, [...] sich nähern dem Kristallisierungszustande»[2948], so «arbeitet man [dem] entgegen durch das konsonantierende Eurythmisieren»[2949]. Das ist vor allem dann nötig, wenn die Organe wie «Magen und Leber und Lungenflügel drohen anzunehmen richtige Keilform. Sie wollen Keile werden, sie wollen ins Kristallinische übergehen»[2950] als organischer Ausdruck für das «Egoistisch-Werden des Menschen»[2951]. Anders bei Menschen, «die krankhaft selbstlos sind, bei denen fließen diese Organe aus. Sie haben keine Kristallisationskraft, sie haben plastische Kraft, sie runden sich.»[2952]

In Rudolf Steiners Schilderung werden hier Bilder von möglichen pathologischen Formen der menschlichen Organe zusammengestellt in einer Metamorphosen-Reihe zwischen dem einen Extrem, «anzunehmen richtige Keilform»[2953], und dabei «ins Kristallinische über[zu]gehen»[2954], und dem anderen Extrem, auszufließen, sich zu «runden»[2955]; die gesunde Organgestaltung für jedes einzelne Organ liegt von beiden Seiten her mehr oder minder der Mitte zu.

In dieses Geschehen der plastischen Organgestaltung wirkt das normale Seelenleben des Menschen immer mit hinein: «Wenn der Mensch denkt und vom Denken aus fühlt all dasjenige, was man im gewöhnlichen Leben die Tätigkeit nennt, welche man [als] geistige bezeichnet – [...] die sublimierend geistige Tätigkeit, das Individualisierende auf der einen Seite, das abstrakt Gefühlte auf der anderen Seite»[2956], dann «zieht er aus seinem Organismus heraus diejenige Kraft, welche ihn befähigt, sich als Glied in die Außenwelt hinein zu versetzen. Er zieht auch aus seinem Organismus heraus diejenige Kraft, die ihn krankhaft dazu verführt, auszufließen. Er macht sich geradezu zum Kristallisator, wenn er geistig tätig ist.»[2957] Die Organe im menschlichen Organismus werden dargestellt als Träger von Kräften, die ihre plastische Form bestimmen; und für das bewusste Seelenleben, für die geistige Tätigkeit, werden den Organen gerade diese Kräfte entzogen mit der Folge, dass die Organe ihre plastische Form verlieren, «ins Kristallinische übergehen»[2958] und «Keilform»[2959] annehmen, mineralisieren.[2960] Wir erinnern uns an den Beginn des Konsonantenkapitels: «Es ist von der allergrößten Bedeutung zu wissen, dass die gewöhnlichen Denkkräfte des Menschen die verfeinerten Gestaltungs- und Wachstumskräfte sind. Im Gestalten und Wachsen des menschlichen Organismus offenbart sich ein Geistiges. Denn dieses Geistige erscheint dann im Lebensverlaufe als die geistige Denkkraft.»[2961] Es erscheint zugleich als das Geistige, das der Gesamtheit der Bildegebärden in der konsonantischen Eurythmie zugrunde liegt: «So offenbart sich der imaginativen geistigen Anschauung die bildsame (plastische) Kraft als ein Ätherisch-Geistiges von der einen Seite, das von der andern Seite als der Seeleninhalt des Denkens auftritt.»[2962]

In verwandter Art hatte Rudolf Steiner schon im ersten Medizinerkurs[2963] über die Gestalt der menschlichen Organe gesprochen: «Das krasseste Unding von Anschauungen ist eben gerade entstanden durch die Zellularpathologie und Zellularphysiologie, die überall die Zellen zugrunde legen und überall den menschlichen Organismus als Aufbau von Zellen ansehen, während *der Mensch ein Ganzes ist, das mit dem Kosmos zusammenhängt und eigentlich immer gegen den Eigensinn der Zellen zu kämpfen hat.*»[2964] «Diesem eigensinnigen Leben, das die Zelle gewissermaßen punktuell entwickelt, wirkt fortwährend ein anderes entgegen, ein Äußeres. Und dieses Äußere, was da entgegenwirkt, das nimmt der Zelle, den Bildekräften der Zelle das Leben, lässt ihr die Tropfenform, saugt ihr gewissermaßen das Leben aus und lässt ihr die Tropfenform.»[2965] Man sollte «eigentlich wissen [...], dass in allem, was auf unserer Erde die Tropfenform hat, gleichgültig, ob es im Außermenschlichen oder im Innermenschlichen ist, eine Resultierende zweier Kräfte liegt, etwas, was zum Leben will, und etwas, was dieses Leben aus ihm aussaugt»[2966]. Prüft man die Vorstellung, die «eigentlich die ältere Medizin bei den Merkurialen hatte»[2967], so erweist sich, «dass das Merkuriale dasjenige ist, dem das Leben weggenommen und die Tropfenform gelassen ist»[2968]. «Da haben Sie *den mittleren Zustand zwischen dem Salzigen, und dem Phosphorischen* [...].»[2969]

Die Organe selbst in ihrer mehr oder minder kugeligen Form werden in dieser Darstellung zum Träger des Merkurialen zwischen dem Salzigen und dem Phosphorischen. «So treten uns gewissermaßen im Menschenbildeprozess und im Zellenprozess zwei entgegengesetzte Kräftekomplexe entgegen, die Organe liegen in der Mitte drinnen, und sie sind Leber oder Herz oder dergleichen, je nachdem das eine oder das andere überwiegt. Sie sind fortwährend Ausgleiche zwischen diesen zwei Kräftekomplexen [...]. Die Organe sind etwas, was zuweilen mehr hinneigt zu dem Zellenhaften, [wobei] *das Zellenhafte dann bekämpft wird durch das Kosmische,* oder es sind solche Organe, [...] *bei denen mehr das Kosmische überwiegt und das Zellenhafte zurücktritt.*»[2970]

«Und alles dasjenige, was bei uns am meisten hinneigt, zum Zelligen zu werden, [...] das sind diejenigen Teile des Unterleibes, die zwischen den eigentlichen Ausscheidungsorganen und dem Herzen liegen»[2971] – also derjenige «Trakt im Menschen»[2972], in dem die menschliche Verdauungstätigkeit, wie sie im 6. Vortrag des Heil-Eurythmie-Kurses geschildert wird, sich abspielt. «In diesen Systemen ist am meisten Ähnlichkeit vorhanden mit dem, *was das Zellenleben eigentlich will.*»[2973] Diese «Teile des Unterleibes [...] sind ganz besonders darauf angewiesen, [...] nicht verhindert zu werden an einer gewissen Tendenz, die sie haben, das Zellige aufrechtzuerhalten und es doch nicht so weit kommen zu lassen, dass es vom Leben ganz überwuchert würde [...]. Sonst werden die Tätigkeiten dieser Organe gleich wuchernd, wenn sie in diesem Mittelzustande nicht erhalten werden.»[2974] Gerade hier, zwischen dem notwendigen ‹Aufrechterhalten des Zelligen› und der Gefahr, ‹dass es vom Leben überwuchert würde›, liegt die Bedeutung der konsonantischen Heil-Eurythmie für diesen gefährdeten «Trakt im Menschen»[2975], und ganz wesentlich des Bemühens um das sorgfältige ‹Abphotographieren›[2976] der Bewegung: denn durch die Aufgabe, «dass man beim Konsonanten gleichzeitig sich selbst in der Form vorstellt, die man ausführt, wenn man den Konsonanten macht, also wenn man sich selbst gewissermaßen selber zuschaut»[2977], «sich gewissermaßen mit dem Gedanken innerlich selbst abphotographiert»[2978], wird die kräftige und belebend wirksame heil-eurythmische Konsonantenbewegung des unteren Menschen – mit ihren Sprüngen, Rhythmen und ihrer Formgestaltung in den Beinen – vom oberen Menschen her zum konturierten Bild aufgelichtet und so zu einer menschengemäßen Ganzheit abgeformt.[2979]

Umgekehrt besteht für den oberen Menschen tendenziell die Gefahr, unter dem Einfluss der Kopforganisation zu verhärten: Am Vortag des

6. Vortrags des Heil-Eurythmie-Kurses entwirft Rudolf Steiner im Zusammenhang mit der Darstellung der Organmetamorphosen[2980] das Bild einer Lunge, die durch ihre metamorphosische Verwandtschaft mit der Kopfgestaltung «immer kopfähnlicher und kopfähnlicher wird, dann die Gedankenkräfte selber aufnimmt, die organischen Kräfte des Denkens, [...] also bestrebt ist, Denkorgan zu werden»[2981]. Wenn die Lunge «zu stark die im Kopfe ganz richtig veranlagten Kräfte aufnimmt, wird sie disponiert zu dem, was die Lungenschwindsucht ist. [...] In einer schwindsüchtigen Lunge strebt das Atmen dahin, denkend zu werden.»[2982] Die Lungenschwindsucht – «dasjenige, was [...] jetzt ja nur aus einer Theorie heraus andere Namen bekommen hat»[2983] – nämlich Lungen-Tuberkulose[2984] – besteht darinnen, «dass durch die verschiedenen Einflüsse [...] der Mensch von dem Außerirdischen abgelenkt wird und zum Irdischen gedrängt wird, zum Leben in schlechten Wohnungen und so weiter, [...] dass *der Mensch von Sonne und Weltenraum abgelenkt wird* und hingelenkt wird zu dem, was ihn von Sonne und Weltenraum abschließt [...]»[2985]. Das bringt ihn dazu, «dass die Freude am Außerirdischen, die wesentlich im Aufnehmen durch die Sinne, im Wahrnehmen durch die Sinne beruht, ihm abgelähmt wird, dass seine Seele, sein Gemüt nicht bis in die Sinne hinein darf und sich dadurch hinunterbegibt in die Lunge, so dass die Lunge strebt, Denkorgan zu werden, Kopf zu werden, und tatsächlich dann auch in ihrer äußeren Gestaltung deutlich zeigt, wie sie Kopf werden will, wie sie eine Form annimmt, in der man ja sehen kann, wie die den menschlichen Kopf verknöchernden Kräfte dann in der Lunge zum Ausdrucke kommen, wie sich da die Verhärtungen der Lunge ergeben und so weiter»[2986]. Das alles beruht darauf, «dass da ein Erschlaffen der astralischen Tätigkeit vorliegt, die stattfinden muss, und ein Zustarkwerden derjenigen Tätigkeit, welche die Ich-Tätigkeit ist. Also die Ich-Tätigkeit fängt an, die astralische Tätigkeit zu überwinden.»[2987] «Alles dasjenige, was die Ich-Tätigkeit besonders anregt, ist ja gerade die Sinnesaufnahme von außen. Was aber Sinnenaufnahme von außen ist, setzt sich nach dem ganzen menschlichen Organismus hinein in den Salzablagerungen fort. Die werden nicht in der richtigen Weise reguliert [...].»[2988] Tatsächlich hängt die Entdeckung[2989] und Entwicklung der Röntgentechnik eng damit zusammen, dass sich die Lungentuberkulose in *Verkalkungen* der Lunge zeigt, die man bei der Durchleuchtung der Lunge mit Röntgenstrahlen auf dem Negativ des Schirmbilds als ‹Aufhellungen› erkennen kann.

Bemerkenswert erscheint an dieser Schilderung, dass es Erkrankungen gibt, die wie die Lungenschwindsucht durch ein Überwiegen der Ich-Tätigkeit gegenüber der astralischen Tätigkeit verursacht sind. Das «Krankmachende»[2990] des Astralischen im rhythmischen System kann durch die ätherische Gegenwirkung physiologisch immer wieder ausgeglichen werden; wenn der physiologische Ausgleich vom Ätherisch-Physischen[2991] her versagt, kann man ihn mit pflanzlichen Heilmitteln[2992] oder mit vokalischer Heil-Eurythmie[2993] unterstützen. Überwiegt die Ich-Tätigkeit in pathologischem Maß, so kann dieser Tendenz zum «Egoistisch-Werden des Menschen, aber auch im organischen Sinne dem Egoistisch-Werden des Menschen»[2994] mit mineralischen Heilmitteln von außen und innen[2995] oder «durch das konsonantierende Eurythmisieren»[2996] entgegengewirkt werden. Man kann aber auch beide therapeutische Prinzipien, das Medikament und die entsprechende heil-eurythmische Übung, miteinander verbinden, «so hat man zwei Faktoren, die zusammenwirken. Man kann sich sagen, irgendetwas wirkt in dieser oder jener Weise besonders aufs Herz, und Sie unterstützen das noch besonders durch eine heil-eurythmische Übung: Dann fördern sich diese beiden Dinge gegenseitig, und es ist das etwas, was wirklich ganz große Aussichten eröffnet, was eine außerordentlich große Zukunft haben kann.»[2997]

«So würde sich aber, wenn man tatsächlich einmal einen Wert darauf legen würde, in dieser Art das Menschenwesen anzusehen, ganz zweifellos *für den Beobachter eine Art von Intuition* ergeben, die eigentlich bei allen Diagnosen von einer ganz besonderen Wichtigkeit sein würde. Denn es kommt dabei wirklich an auf das Zusammenschauen von vielem. Man sollte bei jeder Diagnose im Auge haben, *wie der Mensch in der Welt drinnen steht und wie der Mensch bisher gelebt hat und verspricht, im Folgenden zu leben.*»[2998] Denn «in dem gegenwärtigen Menschen ist ja schon durchaus in einer gewissen Weise dasjenige keimhaft veranlagt, was er in dem Rest seines Lebens, namentlich organisch, verleben wird»[2999].

Die lebendige Funktion und Formgestalt des Menschen und seiner Organe so zu erfassen, dass sich zukünftige Erkrankungsmöglichkeiten erkennen lassen, damit könnte man «eben hinarbeiten nach einer Heil-Eurythmie, welche sehr weit gehen kann in der Behandlung von irgendwelchen chronischen und auch akuten Zuständen, die aber namentlich auch in dem Fall sich als sehr zweckmäßig und wichtig erweisen wird, wenn wir uns bemühen, heranrückende Krankheiten, Anlagen zu Krankheiten, gewissermaßen prophylaktisch eurythmisch zu behandeln»[3000].

Dabei handelt es sich um viel mehr als um eine allgemein ‹hygienische›, salutogenetische Eurythmie: Es kann ja jeder Mensch in Bezug auf seine Krankheitstendenzen und Gefährdung individuell behandelt werden; eine konkrete Veränderung der Funktion seiner Organe ist beabsichtigt. «Man wird überhaupt erst in die Lage kommen, richtige Physiologie zu treiben, wenn man jedes einzelne menschliche Organ in seiner Polarität wird betrachten können. [...] Diese beiden Dynamiken, die müssen durchaus gegenseitig reguliert werden, und man kann hoffen, dass sich Heileurythmiker ausbilden, welche geradezu ein feines Gefühl entwickeln werden für dasjenige, was im einzelnen Falle geschehen kann. Es wird natürlich gerade da auf eine künstlerische Seelenverfassung außerordentlich viel ankommen.»[3001]

Vielleicht wird an diesem oft zitierten Satz deutlich, wie ernst, genau und wirklichkeitsorientiert von Rudolf Steiner die ‹künstlerische Seelenverfassung› gedacht ist: wie im gesunden Organ polare Kräfte immer zum Ausgleich gebracht, reguliert werden müssen, so soll der künstlerisch geschulte Heil-Eurythmiker – stellvertretend für den gesunderhaltenden physiologischen Organprozess! – für das kranke oder erkrankende Organ erfühlen können, wie der Ausgleich der polaren Kräfte mit den Mitteln der Heil-Eurythmie bewirkt werden kann. Abgelesen von den Kräften, die die menschlichen Organe gestalten, könnten sich dann auch die alchemistischen Begriffe von Sal, Merkur und Sulfur[3002] in ihrer Wirkdynamik neu erschließen.

6.8.5 *Inspirative Erkenntnis durch das Mitvollziehen des Atmungsgeschehens*

In diesen polaren Dynamiken – «eine Art zentrifugale Dynamik, die plastisch gerundet wird durch eine von außen nach innen wirkende [...] ähnlich wie zentripetal zu nennende Dynamik, die in jedes menschliche Organ hineinwirkt» – wurde gelegentlich ein Zusammenwirken der heil-eurythmischen Konsonanten eindeutig von der einen und der Vokale von der anderen Seite gesucht. Der Textzusammenhang im Stuttgarter Heil-Eurythmie-Vortrag legt das sogar in gewissem Sinne nahe, indem am Beispiel der Lautfolge *LA-LO* für ein Kind, das «Schwierigkeiten mit dem Zahnen hat»[3003], das Zusammenwirken der konsonantischen und der vokalischen Heil-Eurythmie in dieser Art geschildert wird: «[...] die vokalischen Bewegungen wirken auf die Ausatmung. Und zwar beginnen die Vokale zu wirken schon im Gehirn. Der Atemstrom arbeitet im Gehirn. Und alles dasjenige, *was im umfassenden, im totalen Sinn mit der Einatmung zusammenhängt, drückt sich im Konsonantischen aus.* Das kann unterstützt, gefördert werden durch konsonantisches Eurythmisieren. *Alles dasjenige, was mit Ausatmung zusammenhängt, kann unterstützt werden durch vokalisches Eurythmisieren.* Aber da arbeitet unmittelbar, indem Sie vokalisch eurythmisieren lassen, [...] das plastizierende Element mit dem ausstrahlenden Element zusammen.»[3004] So stoßen ja auch «bei der gewöhnlichen Sprache [] die Stoffwechseltätigkeit und die plastische Tätigkeit aus dem Nerven-Sinnessystem»[3005] zusammen, und dann entlädt sich «dieses Zusammenstoßen in der Resultierenden [...] in der Luftbewegung, die verhältnismäßig von der menschlichen Organisation sich in Abgesondertheit vollzieht»[3006] – während «[...] *alles dasjenige, was von der Heileurythmie ausgestaltet wird, zurückgeschlagen [wird] in den Organismus*»[3007].

Um das, was da geschildert ist, nachvollziehen zu können, wäre zunächst zu klären, was – ‹unterstützt› durch die konsonantische Bewegung – alles «im umfassenden, im totalen Sinn mit der Einatmung zusammenhängt»[3008] im «Heranschlagen des Stoffwechselmenschen an den Nerven-Sinnesmenschen»[3009], «in seiner Ausbreitung zunächst im mittleren Teile des menschlichen Organismus, dann aber durch den Medialkanal, Rückenmarkskanal in das Gehirn hinein [...]». Das gilt für das heil-eurythmische Konsonantenwirken im Allgemeinen. «Sie verstärken den Einatmungsvorgang durch jede konsonantische Betätigung»[3010]; aber «je nach dem Konsonanten, den Sie erregen, bekommen Sie den Einatmungsvorgang in die Hand»[3011] in unterschiedlicher Art und Weise – in diesem Beispiel mit dem Einatmungslaut *L* selbstverständlich anders als etwa mit dem «Ausatmungslaut»[3012] *M.* Andererseits muss zur Ausatmung, die durch das vokalische Eurythmisieren unterstützt werden kann, auch alles hinzugedacht werden, was sich «als ätherisches System [...] insbesondere beim Sprechen beteiligt»[3013].

Das Zusammenspiel von Einatmung «im umfassenden Sinn»[3014] und Ausatmung lebendig erkennend mitvollziehen zu können, erfordert in der Erkenntnis eine Steigerung gegenüber dem alltäglichen Bewusstsein. Während «[d]er Gehirnbau [...] in seiner äußeren Plastik am meisten ein Abbild des Geistigen»[3015] ist, und man daher «auch nicht weit in die übersinnliche Welt hinzugehen»[3016] braucht, «nur bis zur Imagination, die angrenzt an die gewöhnliche Erkenntnis»[3017], um «schon zu einem Verständnis des Gehirnbaues»[3018] zu kommen, kann man «den Atmungsprozess [...] nicht finden mit Imagination, da müssen Sie inspirierte Erkenntnis haben, da müssen Sie weiter hinaufgehen in die übersinnliche Welt»[3019]. Auf dem Weg von der imaginativen zur inspirativen Erkenntnis muss man aber die einfache plastische Bildvorstellung von den Organen überwinden und dynamisieren können! Denn «[w]ir haben im Atmungsvorgange etwas, was eben nicht in der gleichen Weise einen adäquaten Ausdruck findet im menschlichen Organismus, wie das Vorstellungsleben, das Wahrnehmungsleben im Gehirnbau [...]. Aber erhebt man sich zur inspirativen Erkenntnis, das heißt, lernt man erkennen, wie man *in der imaginativen Erkenntnis zunächst Bilder hat,* wie dann *durch die inspirierte Erkenntnis in diese Bilder, ich möchte sagen, von hinten herein sie durchstrahlend, Realität hineinkommt,* [...] lernt man also hineinschauen in die übersinnliche Welt so, dass sich einem sättigen die Imaginationen mit spiritueller Realität, *dann steht man plötzlich in etwas Übersinnlichem drinnen,* was seine volle Ähnlichkeit hat mit der Beziehung zwischen dem Atmungsvorgange, dem Lungenbau, dem Bau des Arachnoidalkanals, des Rückenmarkskanals, dem Eindringen des Atemstoßes in das Gehirn. Kurz, schreiten Sie zur inspirierten Erkenntnis fort, dann haben Sie [...], was Sie ebenso hinführt zu der ganzen Bedeutung des Atmungsprozesses, wie Sie schon die imaginative Erkenntnis zur Bedeutung des Gehirnbaus hinführt.»[3020] Denn «[s]o wie *das Gehirn gewissermaßen eine realisierte Imagination ist,* so ist *alles, was mit dem Atem zusammenhängt, eine realisierte,* eine in die Sinnenwelt herunterversetzte *Inspiration.* [...] So hat man die Imagination eigentlich nötig, um den Gehirnbau zu verstehen, man hat die Inspiration nötig, um den Atmungsrhythmus und alles, was mit ihm zusammenhängt, zu verstehen. [...]»[3021] Umgekehrt kann sich durch das Verfolgen des Atmungsgeschehens ein Weg zur inspirativen Erkenntnis aufschließen und damit eine vertiefte Einsicht in das therapeutische Handeln.[3022] Dann wird das Beobachten der heil-eurythmischen Konsonanten- und Vokalwirkung auf die menschliche Atmung selbst zum verlässlichen Schulungsweg hin zur inspirierten therapeutischen Erkenntnis.

6.8.6 *Intuitive Erkenntnis: Geistiges Hören des inneren Wortes*[3023]

«Und am weitesten [...] muss man in die übersinnliche Welt hinaufgehen, wenn man den Stoffwechselprozess verstehen will. [...] Durch diese intuitive Erkenntnis dringen wir vom bloßen Anschauen des Objektes in das Objekt selber hinein.»[3024] Das ‹Erkenntnis-Objekt› für das therapeutische

Handeln ist der menschliche Organismus selbst. «Aus dem Nerven-Sinnesprozess, aus dem rhythmischen Prozess [...] und den Stoffwechselvorgängen besteht im Grunde genommen alles, was im Menschen an Funktionen vorhanden ist. *Und so ist der Mensch eigentlich realisierte, gegenständliche Erkenntnis* [...]. Was los ist im Haupte, das wird einem klar, wenn man weiß, dass es imaginative Erkenntnis gibt. Sieht man auf den rhythmischen Menschen: Was da eigentlich los ist im rhythmischen Menschen, es wird einem klar, wenn man weiß, dass es inspirierte Erkenntnis gibt. Sieht man auf die Stoffwechselvorgänge: *Was da los ist in den Stoffwechselvorgängen, es wird einem klar, wenn man weiß, was eine intuitive Erkenntnis ist.*»[3025] Nur mit intuitiver Erkenntnis kann man verstehen, was sich in einer willenshaften Bewegung der Gliedmaßen sonst «unterbewusst»[3026] vollzieht. Denn «[...] zwischen der Intention und der geschehenen Tatsache geht der Wille, der sich abspielt, ganz in das Materielle des physischen Organismus hinunter. Das kann man genau durch die Intuition verfolgen.»[3027] Dann wird im menschlichen Verdauungsgeschehen der Ort der inneren Rhythmisierung, «wo das Chaos der Gewebeflüssigkeit übergeht in die regelmäßige rhythmische Betätigung des Zirkulationssystems»[3028], der intuitierenden Erkenntnis zugänglich als das, «in dem sich ja physisch aus[lebt] dasjenige, was menschliche Willenstätigkeit ist»[3029].

«Der Willensakt geht bis zum Stoffwechsel. Und es gibt keinen Willensvorgang beim physischen Erdenmenschen, der sich nicht für die intuitive Erkenntnis in einem entsprechenden Stoffwechselvorgang verfolgen ließe. Aber es gibt auch keinen Willensvorgang, der nicht in einer, nenne man es Zersetzung oder Auflösung, wie man will, innerhalb der Stoffwechselvorgänge seinen Ausdruck fände. Der Wille schafft erst weg dasjenige, was irgendwo im Organismus ist, damit er sich entfalten kann [...], wie wenn ich in meinem Arm [...] erst etwas verbrennen müsste. [...] ich weiß, dass es heute eine furchtbare naturwissenschaftliche Ketzerei ist, aber es wird sich uns als eine Wahrheit enthüllen – es muss etwas Stoffliches vernichtet werden, damit der Wille sich hinsetzen kann. Da, wo Stoff ist, da muss das Geistig-Seelische sich festsetzen. Das ist das Wesen der intuitiven Erkenntnis.»[3030]

In diese Region des Stoffwechsels mit Bewusstsein einzudringen in der Menschenerkenntnis – die als intuierende Erkennen nichts anderes sein kann als Selbsterkenntnis – ist eine zentrale Aufgabe der westlichen Mysterien, auf die die Lehrer und Schüler der westlichen Mysterienkolonien im alten orientalischen Weisheitswesen vorbereitet worden sind.[3031] Denn man muss übend gelernt haben, den Spiegel der Erinnerungen, der einem im Inneren das Äußere spiegelt und damit den Blick ins wirklich Innere zudeckt, zeitweise durchdringen zu können. «Was sieht man da im Inneren des Menschen? – Da sieht man, wie da allerdings von der Kraft des Wahrnehmens und Denkens, die sich entwickelt vor dem Erinnerungsspiegel, etwas hineindringt unter den Erinnerungsspiegel. Die Gedanken dringen unter den Erinnerungsspiegel hinunter und wirken in dem menschlichen Ätherleib, in demjenigen Teil des menschlichen Ätherleibes, der dem Wachstum, der aber auch der Entstehung der Willenskräfte zugrunde liegt. [...] und dieser von Gedankenkräften durchdrungene Ätherleib, der wirkt in einer ganz besonderen Weise nun auf den physischen Leib. Da entsteht im physischen Leib eine vollständige Umwandelung des materiellen Daseins, das im physischen Leib des Menschen ist. In der Außenwelt wird Materie nirgends vollständig zerstört. Daher sprechen die neuere Philosophie und Naturwissenschaft für die Außenwelt von der Erhaltung der Materie. Aber dieses Gesetz der Erhaltung der Materie gilt nur für die Außenwelt. *Im Inneren des Menschen wird Materie vollständig zurückverwandelt in das Nichts.* Vollständig wird die Materie da in ihrem Wesen zerstört. Unsere Menschennatur beruht gerade darauf, dass wir in der Lage sind, tiefer als die Erinnerung in ihr gespiegelt wird, die Materie in das Chaos zurückzuwerfen, die Materie vollständig zu zerstören.»[3032]

Darauf wurde der Mysterienschüler gewiesen, der vom Orient in die Mysterienkolonien namentlich Irlands und des Westens geführt worden ist: «In deinem Inneren, unter dem Erinnerungsvermögen, da trägst du als Mensch etwas in dir, was auf Zerstörung ausgeht, und hättest du das nicht in dir, hättest du dein Denken nicht entwickeln können, denn du musst dein Denken dadurch entwickeln, dass die Denkkräfte den Ätherleib durchdringen. Aber ein Ätherleib, der von Gedankenkräften durchdrungen wird, wirkt auf den physischen Leib so, dass er dessen Materie in das Chaos zurückwirft, zerstört.

Wenn der Mensch daher mit derselben Gesinnung, mit der er bis zur Erinnerung vordringt, sich einlässt auf dieses gut verborgene menschliche Innere, dann tritt er ein in die Region, *wo das Menschenwesen zerstören will, wo das Menschenwesen auslöschen will, was da ist.* Wir alle tragen unter unserem Erinnerungsspiegel, gerade zum Behufe der Entwickelung des menschlichen gedankenvollen Ich, die Zerstörungswut, die Auflösungswut der Materie gegenüber. Es gibt keine menschliche Selbsterkenntnis, die nicht auf dieses innere menschliche Faktum in aller Intensität hinweist.

Daher muss derjenige, welcher hingewiesen werden soll auf diesen im Inneren des Menschen befindlichen Zerstörungsherd, Interesse haben an der Entwicklung des Geistes. Er muss sich mit aller Intensität sagen können: *Der Geist muss bestehen, und um des Bestandes des Geistes willen darf das Materielle ausgelöscht werden.*»[3033] Durch Geisterkenntnis muss erst der Mut erworben werden, der notwendig ist, um sich der vollen Einsicht in das eigene menschliche Innere stellen zu können. Denn «[w]enn das, was im Inneren ist, über die ganze Welt verbreitet würde, was würde in der Welt leben durch den Menschen? Das Böse! Das Böse ist nichts anderes als das nach außen geworfene, im Innern des Menschen notwendige Chaos. Und in diesem Chaos, in dem, was im Menschen sein muss, aber auch in ihm bleiben muss als ein Herd des Bösen, in dem muss das menschliche Ich, die menschliche Egoität erhärtet werden.»[3034] Und das gilt für alle, gute wie böse Menschen. Der Unterschied zwischen beiden liegt nur darin: «Der schlechte, der böse Mensch trägt es nach außen, der gute behält es in seinem Inneren. Wenn es nach außen getragen wird, wird es Verbrechen, wird es das Böse. Wenn es im Inneren bewahrt bleibt, ist es das, was wir brauchen, damit das menschliche Ich die richtige Stärke erhalte. Es gibt eben nichts in der Welt, was nicht an seinem Orte seine segensreiche Bedeutung haben würde. Wir würden gedankenlose, unbesonnene Menschen sein, wenn wir nicht in uns diesen Herd hätten.»[3035]

«In diesem Zerstörungsherde [...] wird die Materie wirklich vernichtet. Sie wird in ihr Nichts zurückgeworfen. *Und dann können wir innerhalb dieses Nichts, das da entsteht, das Gute entstehen lassen,* wenn wir statt unserer Instinkte, unserer Triebe, die nur zur Ausbildung der Egoität wirken müssen, durch eine moralische Seelenverfassung alles das hineingießen in diesen Zerstörungsherd, was moralische, was ethische Ideale sind. Dann entsteht ein Neues. *Dann entstehen eben gerade in diesem Zerstörungsherde die Keime für künftige Welten.*»[3036]

Es lässt sich nur entfernt erahnen, welche Bedeutung an dieser Stelle der konsonantischen Heil-Eurythmie zukommt und in Zukunft zukommen wird; denn die menschliche Verdauungstätigkeit und die Wirkung der konsonantischen Heil-Eurythmie wird im 6. Vortrag des Heil-Eurythmie-Kurses eben so geschildert, dass sie das «Chaos der Gewebeflüssigkeit»[3037] «in die regelmäßige rhythmische Betätigung des Zirkulationssystems»[3038] überzuführen vermag als physiologische Grundlage der menschlichen Willenstätigkeit, die darinnen besteht, «dass ein fortwährender Übergang stattfindet zwischen chaotischer Regsamkeit in der Gewebeflüssigkeit und rhythmisch-regelmäßiger Tätigkeit in dem Zirkulationswesen. Dadurch aber, dass dieses stattfindet, *harmonisiert sich die Innenwelt des Menschen,* das innerhalb der Haut Gelegene, *mit dem äußeren Wesen des Menschen. Der Mensch gliedert sich, indem er sein Eigenwesen herabsetzt, in das Wesen der Außenwelt ein.* Indem man daher eurythmisch auf diese Tätigkeit wirkt, wie wir es ja beim Konsonantieren[3039] gesehen haben, ist das so, dass wir in der Tat entgegenwirken dem Eigensinnig-Werden des Menschen, dem Egoistisch-Werden des Menschen, aber auch im organischen Sinne […].»[3040] Wie der Mensch moralisch mit seinem Innenwesen zur Welt steht oder sich stellt, findet seinen Niederschlag in der Form seiner Organe; aber mit der Heil-Eurythmie können wir an dieser Stelle selbstgestaltend und korrigierend mitarbeiten!

«Unsere Wissenschaft wird sich eben durchdringen müssen mit solchen Anschauungen […]. Unsere Wissenschaft will nur anerkennen die Naturgesetze im Inneren des Menschen. Aber gerade in diesem Zerstörungsherde […] vereinigen sich die Naturgesetze mit den Moralgesetzen, da werden Naturgesetze und moralische Gesetze eines. In unserem Inneren wird eben die Materie, und damit alle Naturgesetze, vernichtet. Das materielle Leben mit allen Naturgesetzen wird ins Chaos zurückgeworfen, und aus dem Chaos vermag aufzusteigen eine neue Natur, durchtränkt von den Moralimpulsen, die wir in unserem Inneren in sie hineinlegen.»[3041] Für das alltägliche Bewusstsein ist dieser Ort der Zerstörung in uns zugedeckt durch die Erinnerungsbilder, die in uns aufsteigen. «Alles das, was da als Zerstörungsherd sich geltend macht, ist unterhalb unseres Erinnerungsspiegels. Wenn wir also schauend hinunterdringen unter diesen Erinnerungsspiegel, so bemerken wir das, was eigentlich immer im Menschen ist. Durch die Erkenntnis wird ja der Mensch nicht anders. Er erkennt nur das, wie er ist, wie er sonst immer ist. *Der Mensch muss zur Besinnung kommen über das, was er ist und wie er ist.*»[3042] Namentlich eine therapeutische Menschenkunde darf sich keiner Täuschung hingeben über die vernichtende Wirklichkeit des menschlichen Stoffwechsels als Grundlage des freien Willenslebens.

«Aber indem wir so hinunterdringen, wir könnten sagen, in das innere Böse des Menschen und dann auch ein Bewusstsein davon bekommen, wie da in dieses innere Böse, wo die Materie zerstört wird, wo die Materie in ihr Chaos zurückgeworfen wird, die moralischen Impulse hineinwehen, dann haben wir *den Anfang des geistigen Seins in uns selbst. Wir nehmen dann in uns selber den schaffenden Geist wahr.* Denn indem die moralischen Gesetze an der Materie wirken, die eins geworden, ins Chaos zurückgeworfen ist, haben wir in uns *ein auf naturhafte Weise geistig Wirksames.* Wir werden uns bewusst des konkreten geistig Wirksamen, das in uns ist und das der Keim für künftige Welten ist.»[3043]

Dieses Erlebnis lässt sich eigentlich nur vergleichen mit dem, «was uns etwa ein anderer Mensch mitteilt, wenn er zu uns spricht. [...] Was da im Inneren sich vollzieht, indem die moralischen oder auch die unmoralischen Impulse sich mit dem Chaos in uns verbinden, das spricht zu uns. Das ist in der Tat etwas, was in uns spricht. Und man kommt da in einer Weise, die nicht etwa Allegorie oder Symbol ist, sondern die durchaus real ist, man kommt darauf, wie das, was wir äußerlich durch unsere Ohren hören können, eine für die Erdenwelt abgeschwächte Sprache ist, *während in unserem Inneren eine Sprache gesprochen wird, die über die Erde hinausgeht, weil sie aus dem heraus spricht, was die Keime für künftige Welten enthält.*»[3044] Mit diesem Erleben dringt man vor zu dem, was das «*innere Wort*»[3045] genannt werden muss. Es verhält sich damit allerdings so, «dass in dem abgeschwächten Worte, das wir sprechen oder hören im Verkehr mit unseren Mitmenschen, ja Hören und Sprechen getrennt ist, während wir in unserem Inneren, wenn wir unter den Erinnerungsspiegel hinuntertauchen in das innere Chaos, eine Wesenhaftigkeit haben, wo in unserem Inneren selber gesprochen wird und zu gleicher Zeit gehört wird. *Hören und Sprechen vereinigen sich da wiederum. Das innere Wort spricht in uns, das innere Wort wird in uns gehört.*»[3046]

Rudolf Steiner beginnt den Heil-Eurythmie-Kurs am 12. April 1921 damit, dass er sagt, er wolle «*die ersten Keime* [...] einer Art Heil-Eurythmie andeuten»[3047]. Wie weit in die Zukunft diese Keime gedacht sind, wird dann sechs Tage später im abschließenden Ärztevortrag deutlich: «Der Mensch wird frei; *er wird sogar frei werden nach und nach in bezug auf die Bildung seiner eigenen Gestalt,* aber er muss dann mit der Freiheit etwas anfangen können.»[3048] Er muss «im konsonantischen Eurythmisieren eben die wirksamen, die objektiv wirksamen Imaginationen»[3049] hervorrufen können, «die Deformierungen ausgleichen»[3050], «dem Deformieren immer entgegenwirken»[3051].

Durch die willenshafte eurythmische Bewegung wird niemals Stoff irgendwo hingeschafft, der dann von der anderen Seite abgeformt werden könnte! Der menschliche Stoffwechsel, wenn er seine Funktion erfüllt, wirkt so, dass er die äußere Substanz vollständig überwindet.[3052] Deshalb dürfen wir die gegenläufige Dynamik in der menschlichen Organbildung zwar räumlich polar – «zentrifugal» und «ähnlich wie zentripetal» – vorstellen, nicht aber substanziell polar im Sinn von Auf- und Abbau, auf jeden Fall nicht mehr nach Abschluss des Zahnwechsels.

6.9 *Das einzelne menschliche Organ in seiner Polarität*

6.9.1 *Zahnbildung*

Die Begegnung der polaren Dynamiken in der Organbildung – entsprechend dem inspirativen Prinzip des mittleren Menschen – ist immer in charakteristischer Weise rhythmisiert zu denken: «*Das Stoffwechselsystem sendet* gewissermaßen *seine Wirkungen* herauf in den rhythmischen Menschen [...], was sich ausdrückt durch den Rhythmus der Blutzirkulation im täglichen Leben. *Das Nerven-Sinnessystem schickt seine Wirkungen* in das Atmungssystem hinein, und das drückt sich aus durch den Rhythmus des Atmens. So dass wir im rhythmischen Menschen [...] das Verhältnis von vier zu eins – etliche siebzig Pulsschläge zu achtzehn Atemzügen – beobachten können.»[3053] Dieses Rhythmusverhältnis besteht noch nicht, wenn wir geboren werden; es muss erst reifen im Laufe des ersten bis zur Mitte des zweiten Jahrsiebts. «Das heißt, wenn der Mensch bereit ist durch seine Organisation, die zweiten Zähne zu bekommen so um das siebente Jahr herum, so ist er in seiner Stoffwechselorganisation, in alledem, was [...] ja gestoßen wird [...] von jenem Rhythmus, der der Herzrhythmus ist, unterworfen einem Rhythmus, der sich zu dem anderen Rhythmus, der ihm vom Kopfe entgegen kommt, verhält wie *vier zu eins.*»[3054] Das heißt: «Das plastische Prinzip des Menschen schreitet langsamer vor als das ausstrahlende, das unplastische Prinzip. Viermal so langsam schreitet das plastische Prinzip vor. [...] So dass also der Mensch in dieser Weise ein kompliziertes Wesen ist, dass in ihm eigentlich *zwei [...] Bewegungsströmungen tätig sind, die einem ganz verschiedenen Rhythmus unterliegen.*»[3055] Sodass «dieses zweite Zahnen dadurch entsteht, dass zunächst dasjenige, was mit dem Stoffwechsel zusammenhängt, anstößt an das langsamere, aber intensivere plastische Prinzip, so dass wir in dem Zahnen haben ein Präponderieren des plastischen Elementes. In der Epoche der Geschlechtsreife haben wir ein Präponderieren des Stoffwechselelementes; da zieht sich gewissermaßen das plastische Element zurück [...].»[3056]

Den Blick auf das Zusammenspiel der polaren Kräfte, die in der Jahrsiebt-Entwicklung des Kindes in der Organgestaltung unterschiedlich wirksam sind, hat Rudolf Steiner während der ‹Medizinischen Woche› im Oktober 1922 ausführlich in vier Vorträgen entwickelt[3057], die dem Stuttgarter Heil-Eurythmie-Vortrag vorangehen. Es lohnt sich, diese vier Stuttgarter Ärzte-Vorträge einzubeziehen, um das, was Rudolf Steiner im Heil-Eurythmie-Vortrag von 1922 – der in älteren Ausgaben des Heil-Eurythmie-Kurses als ‹8.› Vortrag bezeichnet wurde – schließlich in Bezug auf die Aufgabe der Organgestaltung durch den ‹Heil-Eurythmiker› zusammenfasst, auch richtig verstehen zu können. Denn schon im 3. Ärzte-Vortrag am Vorabend des Stuttgarter Heil-Eurythmie-Vortrages entwickelt Rudolf Steiner «die außerordentlich wichtige Tatsache, die empirisch in allen Einzelheiten belegt werden kann, dass *im menschlichen Organisieren, namentlich im menschlichen Wachstum, zwei Kräftekomponenten tätig* sind: Diejenigen Kräftekomponenten, die vom Leber-Nierensystem ausgehen, und die Kräftekomponenten, die abrunden die Formen, die sie gestalten, die ihnen die Oberfläche geben, die vom Nerven-Sinnes-System ausgehen.»[3058]

Das Kind, das «Schwierigkeiten hat mit dem Zahnen»[3059] (gemeint ist ein Kind, «das eben die zweiten Zähne bekommt»[3060]), ist dabei noch in der Sondersituation, dass *die Stoffwechseltätigkeit* von Niere und Leber, «das, was vom Leber-Gallen-System und vom Nierensystem herkommt, sich kurioserweise zeigt als Gegenstrahlung, nicht in seinem direkten Wege von unten nach oben, sondern […] *von oben nach unten in seiner Gegenstrahlung.* […] das Lebersystem […], das Nierensystem wird reflektiert vom Kopfsystem, und erst die Reflexion in den Organismus hinein erscheint als das wirksame Prinzip.»[3061] Dazu meint Rudolf Steiner fast entschuldigend: «*Man kommt nämlich niemals mit der menschlichen Organisation in ihrer ungeheuren Kompliziertheit zurecht, wenn man die Dinge so geradlinig beschreibt* […]».[3062] Auch die Gliedmaßenbewegung wird ja im Kindesalter noch «zur Spiegelung gebracht im Nerven-Sinnnesorganismus»[3063]. Es ist also eine Sondersituation der menschlichen Organbildung, die am Beispiel des Zahnens[3064] beschrieben wird, und es ist begreiflich, dass Rudolf Steiner die heil-eurythmische Wirkung der Konsonanten und der Vokale für das Zahn-Bilde-Geschehen in der Reihe *LA-LO* auf dem Umweg über die Fortsetzung der Ein- und Ausatmung ins Gehirnwasser schildert: Für die Konsonanten: «Sie müssen aber, um überhaupt dieser plastizierenden Tätigkeit Nahrung zu geben […], zunächst den Einatmungsprozess [] unterstützen»[3065], dann «[k]ommen Sie dem Atemstoß zuhilfe, der durch den Rückenmarkskanal in das Gehirn geht, und von da aus jene plastischen Kräfte erst fördert, die man durch die Vokalbewegungen in die Hand bekommt»[3066]; für die Vokale: «Denn die Vokale wirken auf die Ausatmung.

Und zwar beginnen die Vokale zu wirken schon im Gehirn. Der Atemstrom arbeitet im Gehirn.»[3067] Denn «[e]s gibt keine Gehirntätigkeit, die für sich betrachtet werden kann, sondern es ist immer eine Resultierende[3068] da aus der eigentlichen Nerven-Sinnes-Tätigkeit und aus der Atmungstätigkeit. Alle Gehirnvorgänge müssen auch so studiert werden, dass die Atmungstätigkeit dabei in Betracht gezogen wird.»[3069]

Man arbeitet in dieser Zeit auch noch «in den Wachstumskräften des Menschen»[3070] darinnen, das Kind ist noch «in der plastischen Zunahme begriffen»[3071] und braucht «also die Aufnahme der Stoffe [...], das Nachinnengehen der Stoffe und Erhalten der Kräfte im Stoffe nach innen [...]»[3072]. In diesem Lebensabschnitt gilt ganz allgemein: «Die Organe werden so weit in ihrer Plastik gebildet vom Nerven-Sinnessystem aus, dass wir [...] sagen können: *Dasjenige, was in der Zahnplastik geleistet wird* bis zum Zahnwechsel, *das wiederholt sich dann überhaupt nicht mehr.*»[3073]

Aber das, was damit «als Zielgedanken angegeben werden»[3074] soll, das ist, «dass man tatsächlich daraus sieht, dass das Funktionelle im Menschen als das Primäre anzusehen ist und dass im Grunde *Formationen und Deformationen herausgeholt werden müssen aus diesem Funktionellen*»[3075]. Und dieses Funktionelle ist dann im nächsten Lebensalter ein anderes, «wenn mit der Geschlechtsreife dasjenige eintritt, dass [...] der Stoffwechsel überhaupt in eine andere Konstitution hineingebracht wird»[3076], wenn gegen Ende der Wachstumsperiode die durch die Eurythmie angeregten Wachstumskräfte «an dem Widerstand des Organismus anprallen und sich dadurch metamorphosieren»[3077] so, dass sie «anregend auf die plastische Kraft der inneren Organe»[3078] wirken, mit der Folge: «[D]iese inneren Organe lernen dadurch besser atmen, sie lernen dadurch besser verdauen.»[3079]

6.9.2 *Formierung und Deformierung*

Unmittelbar im Anschluss an die Schilderung des mehr räumlichen Zusammenwirkens der durch konsonantische und vokalische Heil-Eurythmie angeregten Bildekräfte in der Zahnbildung wird im Stuttgarter Heil-Eurythmie-Vortrag an dem Beispiel der Niere eine vom zeitlichen Krankheitsverlauf abhängige Differential-Indikation für vokalische und konsonantische Lautwirkungen kurz charakterisiert: man könne zunächst unmittelbar vokalisch zu behandeln beginnen mit der «A-Bewegung [...] in einem frühen Stadium»[3080] einer «Nierenaffektion»[3081, 3082]. Wenn hingegen «die Nierenaffektion schon lange da [ist] und [] das mangelnde

Funktionieren bereits zu einer Deformation geführt [hat]»[3083], müsse man «erst vorbereiten mit dem konsonantischen Eurythmisieren»[3084], damit man «*durch das Vokalische auf die Formierung* wirken kann gegenüber der Deformierung, die eingetreten ist»[3085]. Die Wirkung des Vokalischen auf die ‹Formierung› muss aber qualitativ ganz anders gedacht werden als die Wirkung der Konsonanten auf die plastische Gestaltung der Organe!

Schon im Abschlussvortrag des zweiten Ärztekurses unterscheidet Rudolf Steiner eine «Deformierung des rhythmischen Systems»[3086] bei «mangelhafter objektiver Inspiration»[3087]: bei solchen «Unregelmäßigkeiten im Inneren, *die eben nicht von morphologischen Veränderungen begleitet* sind»[3088], «da wirkt man normalisierend, wenn man das vokalisierende Eurythmisieren anwendet»[3089]. Während hingegen die «im konsonantischen Eurythmisieren»[3090] hervorgerufenen «objektiv wirksamen Imaginationen [...], die Deformierungen ausgleichen»[3091] und so «dem Deformieren immer entgegenwirken»[3092], wie eben überhaupt «das konsonantische Eurythmisieren mangelnde Bildekräfte im Menschen, *mangelnde plastische Kräfte* ergreift und sie in die richtige Plastik überführt»[3093].

Bei der Behandlung einer ‹Nierenaffektion› ist die Indikation für den Vokal *A*, der immer «der tierischen Natur im Menschen entgegen»[3094] wirkt, gut nachvollziehbar; denn die Niere ist das führende Inkarnationsorgan des Astralleibs[3095], den der Mensch mit dem Tier gemeinsam hat. – Die Indikation für konsonantische «*B- oder P*-Bewegungen»[3096] ergibt sich, wenn «[...] die Nierenaffektion schon lange da [ist], und das mangelhafte Funktionieren schon zu einer Deformation geführt»[3097] hat dadurch, «dass eine unterdrückte Herz-Lungenfunktion da ist, die dann auf die Nieren nur hinüberwirkt»[3098]. Diese Situation entspricht mehr der Indikation für die Brennnesselblätter[3099], *urtica dioica Fol.,* bei einer «zu schwache[n] Nierentätigkeit»[3100], vielleicht auch der Indikation für «äußere oder innere Schwefelkuren»[3101], wie sie Rudolf Steiner am gleichen Tag im vorangehenden 4. Stuttgarter Ärztevortrag erläutert hatte. Diesen Zusammenhang gründlich auszuarbeiten, wäre eine wichtige Voraussetzung für das verlässliche Verständnis der Organschilderung im Stuttgarter Heil-Eurythmie-Vortrag. Schon im 4. Vortrag des Heil-Eurythmie-Kurses 1921 charakterisiert Rudolf Steiner, «dass solche Bewegungen»[3102] wie *B* und *P* «tatsächlich zurückwirken auf die innere Verdauung, auf alles dasjenige, was Verdauungstätigkeit ist in den Blutgefäßen, was Verdauungstätigkeit ist aber namentlich in den Nieren [...], wenn es sich darum handeln sollte, die Nierentätigkeit zu regulieren [...]»[3103].

Die Indikation für das konsonantische *S* hingegen, das in einer anderen Mitschrift des Stuttgarter Heil-Eurythmie-Vortrages genannt wird, würde der im vorangehenden 4. Ärztevortrag geschilderten Indikation für die Kamillenwurzel[3104], *chamomilla Rad.*, bei der «zu großen, zu stark ausstrahlenden Nierentätigkeit»[3105] entsprechen, «denn besonders regulierend wirkt diese Bewegung auf die Gasentwicklung im Darm»[3106]. Damit sind auch innerhalb der konsonantischen Heileurythmie polare Wirkmöglichkeiten gegeben, wie es – in diesem Beispiel bei einer Deformation der Niere[3107] – dem Verhältnis zwischen dem vokalisch nachtingierten Stoßlaut *Be* und dem vokalisch vortingierten Blaselaut e*S* entspricht.[3108]

Rudolf Steiner vergleicht die in den Stuttgarter Ärztevorträgen entwickelte therapeutische Aufgabenstellung mit dem Versuch, *«den Waagebalken ins Gleichgewicht zu bringen»*[3109] *«bei einer sehr empfindlichen Waage»*[3110]. Aber «[...] wir müssen uns bei alledem ganz klar darüber sein, dass wir es im menschlichen Organismus wirklich zu tun haben mit etwas, was nicht, ich möchte sagen, ganz geheilt sein will, *sondern nur angeregt sein will zur Heilung.* [...] Der menschliche Organismus will eigentlich im kranken Zustande angeregt werden zur Heilung. Und wenn wir die Heilung dauernd machen wollen, müssen wir uns eigentlich darauf beschränken, Anregungen zu geben zur Heilung. *Denn eine Heilung, die scheinbar glatt verläuft, führt leichter zu Rückfällen* als eine Krankheit, die angeregt ist zur Heilung. Der Organismus hat sich zunächst eingewöhnt in den Heilungsgang und setzt ihn fort durch seine eigene Tätigkeit. Dadurch verbindet er sich viel intimer damit [...].»[3111] «Das sind die Dinge, die tatsächlich die Therapie allmählich in eine rationelle Wissenschaft beziehungsweise Kunst umwandeln kann, denn ganz Wissenschaft wird das ebensowenig werden, wie man, ohne Künstler zu sein, Bildhauer werden kann. Man kann viel wissen darüber, wie man den Spachtel führt, wie man den Lehm formt, *aber es ergibt sich immer etwas, was ins Künstlerische hinübergeht. Ohne das ist eine Therapie auch nicht zu erreichen.* Man muss es [...] in die Hand kriegen – natürlich in die geistige Hand –, die Dosierung zu machen. Das ist natürlich etwas, was sehr vielen, die geradezu umwandeln möchten die Medizin in eine reine Wissenschaft, durchaus nicht passt, aber es ist eben doch so.»[3112]

Diese heil-künstlerische Fähigkeit muss erübt werden wie jede andere Kunst; ein theoretisches Konzept, ein abstraktes Verständnis der therapeutischen Aufgabe reicht noch nicht hin bis zum tätigen Leben. «Kurz, so wenig theoretisch als möglich muss man das machen, sondern ganz aus der Erkenntnis des menschlichen Organismus im gesunden und kranken Zustande das herausfinden, was ich in den Regeln angegeben habe, die ich damals in Dornach dargelegt habe […]»[3113], sagt Rudolf Steiner 1922 im Rückblick auf den Heil-Eurythmie-Kurs. Erst aus der geschulten Gewohnheit des Ätherleibes gemeinsam mit einem durch eine künstlerische Ausbildung objektivierten Astralleib[3114] ersteht die gültige therapeutische Antwort auf das Erfühlen der pathologischen Spannungsverhältnisse in den Organen und im Gesamtorganismus der Menschen. «Sie sehen, es handelt sich auch da wirklich nicht darum, dass man etwa ein Universalheilmittel hat fabrizieren wollen, das man in einem halben Tag sich aneignen kann; sondern es handelt sich darum, *dass auch die Heil-Eurythmie in ernster Arbeit erworben werden muss,* und sogar ist dann notwendig, *dass sie in übender Arbeit erworben wird.* Denn fast jedes Mal, wenn man aus seinen Heilinstinkten heraus ein bisschen wird angewendet haben die heileurythmischen Übungen, wird man die Sache besser können. Es ist durchaus so: *im Üben wird man gerade in der Heil-Eurythmie ganz besonders gut vorwärtskommen.*»[3115]

Was sich an Anschauung der wirksamen Prozesse in der menschlichen Organbildung durch das therapeutische Interesse gewinnen lässt, soll ebenso organisch in die bewusste Gestaltung der menschlichen Kultur einfließen: So etwa in die Einteilung des Schul-Unterrichts zwischen «den Stunden, die man etwa an den Vormittag verlegt, in denen mehr geistig»[3116] – «szientifisch»[3117] – «gearbeitet werden muss, und denjenigen Stunden, in denen mehr in Bewegung gearbeitet wird»[3118]. Es sollte sogar Bedeutung haben für das Zusammenwirken zwischen jenen «Völkern, die […] sich zum Beispiel beschäftigen müssen […] mit Kriegsführung»[3119], denn die seien «mehr angewiesen [] darauf, solche Dinge bewusst auszuführen»[3120], und jenen «Völkern […], welche sonst weniger am Zivilisationsprozess teilnehmen, die mehr für sich leben, ein abgeschlossenes Leben für sich leben, und die also instinktiv nach und nach ausbilden können dasjenige, was sich auf solchen Rhythmus von geistiger Tätigkeit und physischer Tätigkeit bezieht […]»[3121]. Ganz besonders gelte es aber für «diejenigen, die […], weil sie mitten drinnen stehen in der Bewegung der Welt und ganz eigentlich sich in diese Dinge versetzen müssen, weil sich gewissermaßen um sie die Welt dreht»[3122], denn «die werden schon sehen, was sie hinterlassen, wenn sie sich nicht bewusst diesen Dingen zuwenden, wie sie allmählich dekadent werden»[3123], sagt Rudolf Steiner 1921, mit Blick auf die Schweiz. «Diese Dinge laufen also ein durchaus auch in das

Betrachten der allgemeinen Weltverhältnisse, denn [...] *die allgemeinen Weltverhältnisse gehen ja aus dem Wirken der Menschen hervor,* und sie gehen sogar heute noch viel mehr aus dem unbewussten Wirken der Menschen hervor als aus dem bewussten. *Aber man hat die Aufgabe, das unbewusste Wirken der Menschen in das bewusste allmählich überzuführen.* »[3124] Die Erfahrung der differenzierten Wirkung der vokalischen und konsonantischen Heil-Eurythmie kann also dazu beitragen, mehr Bewusstsein zu schaffen und den Blick zu schärfen auch für die ganz allgemeinen Vorgänge in der Menschheitskultur.

6.10 Metamorphosen des sinnerfüllten Wortes

Der 6. Vortrag des Heil-Eurythmie-Kurses führt durch eine Reihe von Motiven, die metamorphosisch untereinander in Beziehung stehen: Am Anfang steht «das sinnerfüllte Wort»[3125], dem wir zuhören, und wir verfolgen seine Wirkung nach innen tief in die Organphysiologie und -pathologie hinein. Was wir im Zuhören äußerlich wahrnehmen, ist ein Doppeltes: «Vorstellungstätigkeit, gekleidet in den Lautzusammenhang»[3126] – also ein geistiger Kern in einer der sinnlichen Wahrnehmung zugänglichen Hülle. Der «psychologisch-physiologisch[e]»[3127] Vorgang, der sich daran anschließt, ist wieder ein Doppelter: ein leises Heraustreten der oberen Wesensglieder im «leisen bewussten Imaginieren»[3128] des Vorstellungsinhalts (‹psychologisch›), zugleich ein Aufleben der Bewegungen des Ätherleibes, die sonst der Mensch im Schlaf zeigt (‹physiologisch›). In der eurythmischen Bewegung wird der physische Leib nun in diese im zuhörenden Menschen gesteigerten Ätherbewegungen einbezogen, zugleich werden auch die oberen Wesensglieder «so, dass sie verstärkt sind»[3129] und ähnlich, wie «ihre Tätigkeit [...] im Naturzusammenhang beim Kind und noch heranwachsenden Menschen wirkt»[3130]. Da kommen sich also die organischen Tätigkeiten der unteren Wesensglieder und die seelisch-geistigen Tätigkeiten der oberen Wesensglieder wieder entgegen. «Man arbeitet direkt in den Wachstumskräften des Menschen.»[3131] Diese «Jugendkräfte»[3132] metamorphosieren sich dann beim Erwachsenen im Anprall an dem Widerstand des inneren Organismus zu Kräften, die die inneren Organe anregen in ihrer plastischen Kraft und «in bezug auf die ganze notwendige Tätigkeit des menschlichen Organismus»[3133], indem sie die Organe wieder zweifach belehren, nämlich sowohl besser zu ‹atmen› als auch besser zu ‹verdauen›. Durch das regelmäßige Üben der Eurythmie lernt man im Vergleich «zum äußeren Künstlertum [...] in einem noch erhöhten Maße»[3134], «dass man im Innern das Entsprechende hervorruft für die äußere Bewegung»[3135]. Dadurch entsteht eine neue Konkordanz zwischen innerer und äußerer, geistiger und organischer Tätigkeit. Was im Hören des «sinnerfüllte[n] Wort[es]»[3136] als ein Zweifaches, nämlich «Vorstellungstätigkeit, gekleidet in den Lautzusammenhang»[3137] wahrgenommen wird, ist nun durch das Üben der Eurythmie so verinnerlicht, dass «man gar nicht anders [kann], als dass man *im Inneren* das Entsprechende hervorruft für die äußere Bewegung»[3138].

Untersucht man die physiologische Wirkung der Vokalbewegungen auf den menschlichen Organismus, so erweist sie sich als Anregung der Ätherbewegungen der «Organe für das rhythmische System». Verfolgt man die Wirkung der Konsonantenbewegungen, so stellt sie sich heraus als Anregung der rhythmisierenden Verdauungstätigkeit einerseits, des plastischen Wirkens auf die Kopforganisation andererseits. Die Region, in der die vokalische Eurythmie und Heil-Eurythmie wirkt, ist in der Mitte eingebettet zwischen die zweifache Konsonantenwirkung gegen außen in der Überwindung der äußeren Substanzialität einerseits, der plastischen Gestaltung und Anregung der Kopforganisation andererseits. Das Vokalwesen, in dem der Mensch sich selbst offenbart, wird durch das Konsonantenwesen nach zwei Seiten hin zur Welt vermittelt – entsprechend der Polarisierung der Menschengestalt, von der kosmisch-rhythmischen Mitte aus, in Vorstellungs- und Willenspol.[3139]

Wenn jedes einzelne Organ zugleich eine Metamorphose des Gesamtorganismus ist,[3140] dann muss sich der Zusammenklang der Vokalwirkung mit der doppelten Konsonantenwirkung auch in jedem Organ finden lassen, nur in unterschiedlicher Gewichtung; «mit einem Prädominieren der einen oder der anderen Tätigkeit in irgendeinem Organ»[3141] zwischen den «nach rückwärts gelegenen»[3142], «nach rückwärts hingeordneten»[3143], «nach rückwärts gewendet[en]»[3144] Atmungsorganen «Kopf, Lunge, Leber»[3145], die der «Vergeistigung»[3146] dienen, und den «mehr nach vorne gelagert[en]»[3147] Organen der «Ernährungs- und Verdauungstätigkeit»[3148] wie namentlich dem Herzen des Menschen, das «ganz aus der Tätigkeit der Gewebeflüssigkeit herausgebildet»[3149] ist; denn «[i]n der Herztätigkeit und in dem Herzorgan liegt die am weitesten vorgeschrittene Organisierung desjenigen vor, was der Atmung und Geistbefreiung im Menschen entgegengesetzt ist»[3150] als «polarische Metamorphose»[3151], und alle «mehr nach vorne gelagert[en] Organe»[3152] wie der «weibliche Uterus»[3153] «sind dann wiederum stufenweise Umgestaltung der Herzbildung»[3154]. Aus dem Zusammenwirken, In-Einander-Gefügt-Sein der beiden funktionell unterschiedlichen Organreihen – denjenigen, die mehr der Atmung dienen, und denen, die in die Verdauungstätigkeit eingeschaltet sind – setzt sich die Gesamtgestalt des menschlichen Organismus zusammen.

«Wir haben die Lunge, die das Herz umschließt, wir haben gewissermaßen die Lunge, umspannend, umgreifend mit dem Atmungswesen das Zirkulationswesen. Aber ebenso haben wir, wenn wir den Menschen betrachten in bezug auf seine Gehirngestaltung, auf Lungengestaltung und Lebergestaltung, also wenn wir den ganzen oberen hinteren Menschen betrachten, *eine weitergehende Atmung, umspannend alles dasjenige, was Zirkulationsgefäße sind mit dem Herzen* zusammen. Was dann Verdauungsorganisation und auch Sexualorganisation ist, das haben wir auf diese Weise dann von dem oberen und hinteren Menschen umschlossen. *Die Organisation ist so, dass der obere und hintere Mensch den unteren und vorderen Menschen eigentlich umschließt.* Wenn man das durchgreifend versteht und in dem Zusammensein, in dem Aufeinandersein des oberen und hinteren Menschen mit dem unteren und vorderen Menschen, was sich also hauptsächlich auslebt in der Wechselbeziehung zwischen Herz und Lunge, wenn wir das ordentlich betrachten und darinnen, *in diesem Zusammenleben das Rhythmische studieren* und dann *die Nerven-Sinnestätigkeit* an demjenigen studieren, was oben und hinten ist, was *aber natürlich seinen anderen Pol in dem vorderen und unteren Menschen hat,* und wenn wir *dasjenige, was Stoffwechsel-Gliedmaßenvorgänge sind,* an dem vorderen und unteren Menschen betrachten und *wiederum in seiner anderen Ausbildung am oberen und hinteren Menschen studieren, dann haben wir den ganzen Menschen vor uns* und können ihn auf diese Weise dann entsprechend auch in seinen anderen Prozessen beherrschen.»[3155]

In der ‹polarischen Metamorphose› kehren sich – wie in der Punkt-Kreis-Meditation – die Innen-Außen-Verhältnisse um; denn der Mensch trägt, «vermittelt durch den mittleren Teil des rhythmischen Organismus, eigentlich zwei vollständig polarisch entgegengesetzte Wesenheiten»[3156] in sich. Dann wird für die Kopfformation das plastische Wirken von außen durch die konsonantische Heil-Eurythmie angeregt, und vokalisch kommt von innen das Runden des Kopfes im O – oder das Innenerleben im E[3157] im Wort «testa» – entgegen[3158]; während man umgekehrt in der Zahnbildung[3159], die aus dem Stoffwechsel herausgeschoben wird, «eine Zeitlang»[3160] von innen vorbereiten muss mit dem «Heranschlagen des Stoffwechselmenschen an den Nerven-Sinnesmenschen»[3161] in der konsonantischen «L-Bewegung [...] in Wiederholungen»[3162], um «dieser plastizierenden Tätigkeit»[3163] der vokalischen «A- und O-Bewegung»[3164] «Nahrung zu geben»[3165]. «[D]enn der richtige Zahnwechsel muss damit zusammenhängen, dass gerade zusammenwirken das Sinnes-Nervensystem und das Stoffwechsel-Gliedmaßensystem, *welches hergeben muss* dasjenige, *was dem Zahnwechsel zugrunde zu liegen hat.*»[3166] Dann wird es aber unterscheidbar, wie «*das eurythmische Vokalisieren wirkt auf den unteren Menschen und auf den oberen Menschen und wiederum das konsonantenbildende Eurythmisieren auf den unteren und auf den oberen Menschen* [...]»[3167], dann bekommt diese Fragestellung, die Rudolf Steiner schon 1920 im ersten Ärztekurs eröffnet, überhaupt erst ihren bedeutsamen Sinn.

Man wird dem Menschen nicht gerecht, wenn man in seiner Organbildung nicht wirklich polarisch entgegengesetzte Bildeprinzipien entsprechend den «polarisch entgegengesetzten Wesenheiten»[3168] des oberen und unteren Menschen in den Blick nimmt, auch wenn dann die Wirkrichtungen zueinander widersprüchlich erscheinen: «zentrifugal [...] die Anordnung in der Kopforganisation, zentripetal [...] die Stoffwechsel-Gliedmaßenorganisation. Und fortwährend durcheinanderflutend, *so dass man gar nicht weiß: ist das von außen nach innen oder von innen nach aussen,* so ist die Anordnung im rhythmischen System dazwischen. Das rhythmische System ist halb Kopf, halb Stoffwechsel-Gliedmaßensystem. Wenn wir einatmen, ist es mehr Stoffwechselsystem, wenn wir ausatmen, ist es mehr Kopfsystem.»[3169] Daher muss ja das menschliche Urorgan ein Doppelorgan[3170] sein: Im «mittleren Teil des rhythmischen Organismus»[3171] berühren sich die vollständig polaren Organbildeprinzipien, und «so bekommen Sie als Urorgan [des Menschen] heraus das von der Lunge umschlossene Herz»[3172]. Da sind die polaren Bildeprinzipien noch sichtbar auseinandergelegt in zwei unterscheidbare Organe; in Wirklichkeit durchdringen sie sich auch in jedem einzelnen menschlichen Organ, so wie sich in der Kopfbildung des Menschen[3173] und auch in der Zahnbildung[3174] zwei polarische sphärische Prinzipien vollkommen durchdringen. Das ist «so ein Prozess, der sich in allen möglichen Wendungen [...] überallhin darlebt»[3175].

Auf der Durchdringung polarer Bildeprinzipien, die sich gegenseitig aufzuheben scheinen, beruht physiologisch die Freiheit[3176] des menschlichen Ich. Das kann in einfachen eurythmischen Formen anschaulich werden, wie es Rudolf Steiner in der Frühzeit der Entwicklung der Eurythmie einmal als ein ganz allgemeines Prinzip dargestellt hat: Auch wenn der Mensch «beim bloßen Ausdruck des Wortes Ich, unser Selbst, [...] eigentlich noch nicht besonders viel denken kann»[3177], können die «*Formen* [...] aus der geistigen Welt heraus»[3178] «*den Gedanken des Ich, den Gedanken der Selbstheit*»[3179] aussprechen. «Wenn man vom rein mathematischen Formwissen zum Formfühlen übergeht, wird man stets bei dem völligen Kreis die Ichheit, die Selbstheit empfinden. [...] Kreis fühlen in der Ebene, *Kugel fühlen im Raum, ist Selbstheit fühlen,* Ich fühlen»[3180], und wenn «der wirklich lebendig empfindende Mensch, wenn er einem Kreise gegenübersteht, in seiner Seele das Gefühl der Ichheit, das Gefühl der Selbstheit auftauchen fühlt, so dass, indem er das Kreisrund sieht, oder nur ein Stück von dem Kreis sieht oder wenn er ein Stück Kugelschale sieht, er fühlt, dass das hindeutet auf das Sich-selbständig-Fühlen»[3181], wenn «*der Mensch so fühlt, dann lernt er in Formen leben*»[3182].

So kann man sich künstlerisch lebendig empfindend auch in die mehr oder minder kugelähnlichen Organformen des menschlichen Organismus einleben. Eine «Gliederung der Kreislinie drückt aus einen Kampf, gewissermaßen eine Wechselbeziehung mit der Außenwelt.»[3183] «[D]erjenige, der sich lebendig hineinfühlt in die Form bei dem [wellig] gegliederten Kreis, fühlt: Das Innere ist stärker als das Äußere. Und beim zackig ausgebildeten Kreis: das Äußere hat sich eingebohrt und ist stärker als das, was im Kreise liegt. [...] Und es beginnt unsere Seele mit der Form mitzuerleben. Wir schauen sie nicht bloß an, sondern wir haben das lebendige, auf und ab wogende Gefühl Überwindung und Übergriff, Überwindung und Besiegung in der Seele, das heißt, *unsere Seele gerät in Lebendigkeit,* sie lebt in der Form mit. Und das ist das Wesen des künstlerischen Empfindens, *dieses Einswerden mit der Form,* dieses Mitleben mit der Form»[3184], ist intuitive Erkenntnis. «Durch diese intuitive Erkenntnis dringen wir vom bloßen Anschauen des Objektes in das Objekt selber hinein.»[3185]

Die Aufgabenstellung des Ausgleich-Suchens zwischen zentrifugalen und zentripetalen Dynamiken in der Organbildung, das gegenseitige Regulieren dieser beiden Dynamiken hat nichts weniger zum Ziel, als dem Ich, dem Selbst die Möglichkeit zu vermitteln, sich in den Organen seines Leibes durch seine eigene Aktivität eine tragende Form für das «Sich-selbständig-Fühlen»[3186] in Gesundheit und Krankheit immer neu zu verschaffen und zu erhalten.

6.10.1 *Stoff und Form fließen beim Menschen ineinander*

So kommen wir zur initialen therapeutischen Fragestellung im Heil-Eurythmie-Kurs zurück, der Indikation für das I: Ob der Mensch sich äußern kann als «menschliche Person [...], ganze individuelle Person»[3187] – im vollen Wortsinn.[3188] Alle Vokale haben in der heil-eurythmischen Anwendung diese geistig im Leib weckende Wirkrichtung; sie verwirklichen mit ihrer objektiven Formensprache die Offenbarung des Menschen im Stoff, in der Sphäre des Mineralischen, Pflanzlichen und Tierischen auf menschliche Weise.[3189]

Die Konsonanten wirken heil-eurythmisch in der menschlichen Verdauung substanzüberwindend bis hin zur menschlichen Selbstgestaltung von innen[3190] in den vokalisch vortingierten Stoßlauten *eM* und *eN*. «Denn da, wo im Menschen Stoff vergeht, zum Scheine wird und neuer Stoff entsteht, da sitzt die Möglichkeit der Freiheit und da sitzt die Möglichkeit der Liebe. Und Freiheit und Liebe gehören zusammen [...]. *Derjenige, der durch irgendeine Weltanschauung von der Unvergänglichkeit des Stoffes redet, der vertilgt sowohl die Freiheit nach der einen Seite wie die völlig ausgebildete Liebe nach der anderen Seite. Denn nur dadurch, dass im Menschen Vergangenes ganz vergeht, zum Scheine wird und Zukünftiges neu entsteht, ganz Keim ist, entsteht in ihm sowohl das Gefühl der Liebe, die Hingabe ist an etwas, wozu man nicht gestoßen wird durch das Vergangene, als auch die Freiheit, die ein Handeln ist aus dem, was nicht vorbedingt ist.*»[3191] Vokal- und Konsonantenwirkung arbeiten aufeinander zu, durchdringen sich in der Aufgabe des Substanziierens und Formens der menschlichen Gestalt und der menschlichen Organe, in immer fortwährenden Metamorphosen von Stoff und Form!

Seit Aristoteles wurde «unterschieden [...] in Bezug auf alles, was es gibt, die Form und die Materie»[3192]. Das hängt mit der damals neuen Art des aristotelischen Denkens zusammen: «Aristoteles will in die Wesen und Vorgänge untertauchen, und was die Seele bei diesem Untertauchen findet, das ist ihm das Wesen des Dinges selbst. Die Seele fühlt, wie wenn sie dieses Wesen nur aus dem Dinge herausgehoben und für sich in die Gedankenform gebracht hätte, damit sie es wie ein Andenken an das Ding mit sich tragen könne. So sind für Aristoteles die Ideen *in* den Dingen und Vorgängen; sie sind die *eine Seite* der Dinge, diejenige, welche die Seele mit ihren Mitteln aus ihnen herausheben kann; die andere Seite, welche die Seele nicht aus den Dingen herausheben kann, durch welche diese ihr auf sich gebautes Leben haben, ist der Stoff, die Materie (Hyle[3193])»[3194]. So wurde die Dualität von Stoff und Form seither abstrakt gelehrt. Aber

Aristoteles selbst war «durchaus der Ansicht: *Beim Menschen fließen Form und Materie ineinander. Materie ist Form, Form ist Materie.*»[3195]

Diese Ausnahme-Bedingung in der gesamten Welt der Naturerscheinungen für das Zustandekommen des menschlichen Organismus ist nur der intuitiven Erkenntnis, das heißt, der menschlichen Selbst-Erfahrung zugänglich: «Taucht die Seele aber in sich selbst unter, so findet sie die Idee als solche in Wirklichkeit. *Die Seele ist in diesem Sinne Idee*[3196], *aber tätige Idee, wirksame Wesenheit.* Und sie verhält sich auch im Leben des Menschen als solche wirksame Wesenheit. Sie erfasst im Keimesleben des Menschen das Körperliche. Während bei einem außerseelischen Ding Idee und Stoff [für Aristoteles] eine untrennbare Einheit bilden, ist dies bei der Menschenseele und ihrem Leibe nicht der Fall. Da erfasst die selbständige Menschenseele das Leibliche, setzt *die im Leibe schon tätige Idee außer Kraft,* und *setzt sich selbst an deren Stelle.* In dem Leiblichen, mit dem sich die Menschenseele verbindet, lebt im Sinne des Aristoteles schon ein Seelisches. Denn er sieht auch in dem Pflanzenleibe und in dem Tierleibe ein untergeordnetes Seelisches wirksam.

Ein Leib, welcher das Seelische der Pflanze und des Tieres in sich trägt, wird durch die Menschenseele gleichsam befruchtet, und so verbindet sich für den Erdenmenschen ein Leiblich-Seelisches mit einem Geistig-Seelischen. Dieses letztere *hebt die selbständige Wirksamkeit des Leiblich-Seelischen während der Dauer des menschlichen Erdenlebens auf und wirkt selbst mit dem Leiblich-Seelischen als mit seinem Instrument.* Dadurch entstehen fünf Seelenäußerungen, die bei Aristoteles wie fünf Seelenglieder erscheinen:

- Die pflanzenhafte Seele (Threptikon[3197]),
- die empfindende Seele (Ästhetikon[3198]),
- die begierdenentwickelnde Seele (Oretikon[3199]),
- die willenentfaltende Seele (Kinetikon[3200]) und
- die geistige Seele (Dianoetikon[3201]).»[3202]

Es ist nicht schwer, von diesen fünf Seelenäußerungen, Seelengliedern eine Beziehung zu den fünf Vokal-Indikationen[3203] zu finden:

- Die pflanzenhafte Seele: E,
- die empfindende Seele: O,
- die begierdenentwickelnde Seele: A,
- die willenentfaltende Seele: I
- und die geistige Seele: U.

In diesen Lauten erbildet sich das Geistig-Seelische sein Instrumentarium am Leib: «Aristoteles findet die Idee in dem Dinge; und die Seele erlangt das, was sie in der Geistwelt als Individualität sein soll, *in* dem Leibe.»[3204] In diesem Sinne übergreift das Vokalgeschehen beim Menschen auch alles das, was durch das Konsonantenwesen von zwei Seiten, aus dem Vorgeburtlichen als plastische Gestaltung des Kopforganismus und aus der Überwindung der Natursubstanzen und -prozesse in der menschlichen Verdauung, in die Menschenleibbildung einfließt.

Die okkulte Wahrnehmung von Form und Stoff ist in unterschiedlichen Wahrnehmungsorganen[3205] verankert, diese liegen für die Wahrnehmung der Pflanze sehr weit getrennt voneinander. Für die Wahrnehmung beim Tier liegt dieses Erleben bereits «sehr nahe beieinander»[3206]. Aber nur beim Menschen «schließt sich zusammen»[3207] das Erleben der Form und der Materie. «Und der Mensch erlebt *namentlich in der Sprache* den anderen Menschen nicht mehr nach Form und Inhalt getrennt, sondern *als einen nach Form und Inhalt.*»[3208]

Im Sprechen muss sich der geistig-seelische Sinngehalt gegenüber den Eigenkräften der Laute durchsetzen (wie die selbständige Menschenseele im Inkarnationsgeschehen gegenüber dem Seelisch-Leiblichen), um «gekleidet in den Lautzusammenhang»[3209] erklingen und verstanden werden zu können. Darum muss selbst der Geistesforscher mit dem Sprachgeist ringen, und auch für ihn bleibt häufig noch ein Rest dessen, was in der Sprache selbst lebt, unbewältigt[3210]. Für den Blick auf den Menschen wird das sinnerfüllte Wort, der sinnerfüllte Wortzusammenhang zum sinnhaften Vorbild, zum Modell, zum Verständnisschlüssel seiner eigenen geistig-leiblichen Konstitution; nicht zuletzt deshalb lässt sich an der Untersuchung des Zuhörens die Physiologie der Heil-Eurythmie – der angewandten Wirkung dessen, was der Sprache geistig zugrunde liegt – erforschen. Wie die makrokosmische Schöpfung der Welt aus dem Logoswirken hervorgegangen ist[3211], so auch der menschliche Organismus.

«Das Wort wallt durch die Welt, und die Weltenbildung hält das Wort fest.»[3212]

Dieses Weltenwort, aus dem die Weltschöpfung hervorgeht, wird von Rudolf Steiner geschildert als «das Vereinigungswesen [...] der großen durch das unaussprechliche Wort hinströmenden Weltengeheimnisse»[3213]. Denn «die Gestalt des Christus in der alten Sonnenzeit [...] ist ein Bild vollster Hingabe an dasjenige, was ringsherum sonst in der Welt ist»[3214]. Hingegeben war er an «die Worte, die kündeten von uralten, dazumal schon uralten Zeiten. Das waren zwölf Welteninitiatoren. Heute stehen in der Richtung dieser zwölf Weltinitiatoren die zwölf Tierkreisbilder, und von ihnen tönt zu der Seele, die aufgeschlossen ist der ganzen Welt, die ursprüngliche Art des unausgesprochenen Weltenwortes, das aus den zwölf Stimmen gebildet werden konnte.»[3215] Der Christus «gab sich dem Eindruck dieses Weltenwortes unaussprechlicher Art hin und nahm es ganz, ganz in sich auf; so dass sie jetzt in der Christus-Seele vereint waren [...]»[3216]. Dem Hören des sinnerfüllten Wortes geht in urferner Vergangenheit das Hinhören des Christus-Wesens auf das unhörbare zwölffache Weltenwort voraus. «Aufgenommen hatte aber der Christus während der alten Sonnenzeit das Weltenwort; *und dieses Weltenwort hat die Eigenschaft, dass es sich in der Seele, von der es aufgenommen wird, zu erneuertem Lichte entzündet* [...].»[3217] So tönte es in den alten hybernischen Mysterien, so tönt es noch heute für den, der es zu hören vermag: «*Nimm das Wort und die Kraft dieses Wesens in dein Herz auf.* – Und von ihm empfange, was dir die beiden Gestalten geben wollten: Wissenschaft und Kunst.»[3218]

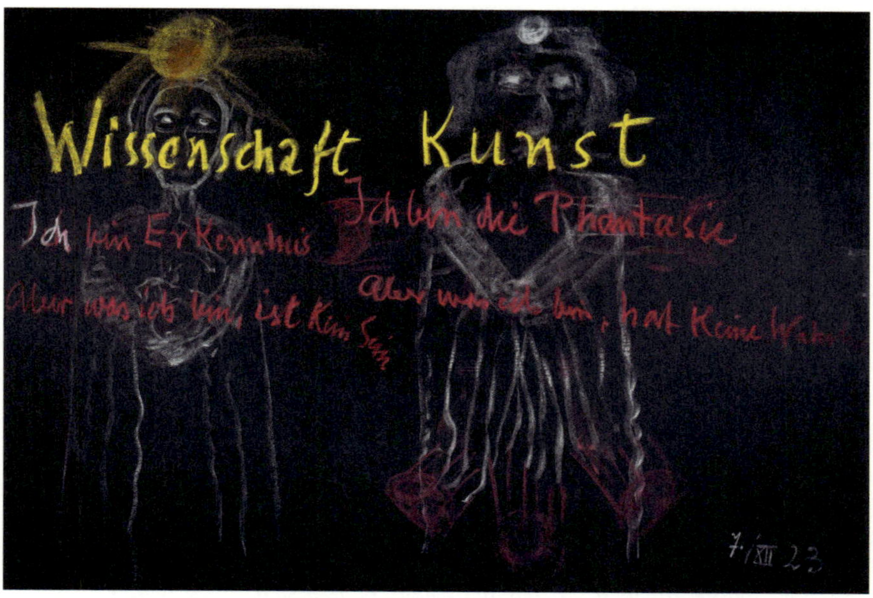

Abb. 59, Wandtafelzeichnung zu GA 232, Vortrag vom 7. Dezember 1923

Die Kraft des sinnerfüllten Wortes findet sich wieder in der differenzierten Wirkung der Heil-Eurythmie, wenn durch «die Abwechslung der beiden, des Vokalisierenden und des Konsonantierenden [...] ein lebendiger Rhythmus entsteht im Menschen, wie er auch sein soll zwischen der Hingabe an die Welt und der Zurücknahme in sich selbst»[3219]. Man arbeitet mit der Heil-Eurythmie in den organkonstituierenden Kräften, aber auf dem Weg der Leibgestaltung zugleich an der gesunden Stellung des einzelnen Menschen zu sich und zur Welt. Denn die «geistige Tätigkeit [...] wirkt [...] im Menschen, [...] indem sie die Kristallisationskräfte wachruft. Sie wirkt daher bei Ich-schwachen Menschen auf die Verstärkung des Ego, sie macht sie egoistischer.»[3220] Wenn es aus therapeutischen Gründen «nötig [ist], die Egoismuskräfte bei solchen Menschen, die organisch ausfließen, weil sie zu wenig egoistisch sind, diese Egoismuskräfte, nicht für die Seele, aber für den Organismus, dann anzuregen»[3221], kann man «solchen Menschen, die organisch ausfließen, raten, zuckerhaltige Substanzen zu sich zu nehmen»[3222] (wofür dann oft «eine gewisse Antipathie»[3223] besteht). Wichtiger ist, «dass man ja durch die vokalisierende Eurythmie dazu kommt, nach dieser Richtung ganz besonders zu wirken und dass man da gewissermaßen durch das vokalisierende Eurythmisieren *den Menschen zu sich selbst bringen kann* organisch. Man kann diejenigen Kräfte wachrufen, die ihn *organisch* zu sich selbst bringen.»[3224] Mit der therapeutischen oder diätetischen Gabe von ‹zuckerhaltigen Substanzen› und mit der Selbstgestaltung durch die vokalische Heil-Eurythmie kann also auf zwei Wegen – von der (mehr passiven) Substanzseite und von der (aktiv hervorgerufenen) Formseite her – für den Menschen ein ähnliches Ziel angestrebt werden.

Für die Anwendung der Heil-Eurythmie muss man «dieses physiologisch-psychologische Durchschauen dessen, was eigentlich vorgeht, sich aneigne[n], dass man also richtig weiß: *es neigt ein Mensch, der konsonantisch eurythmisiert, dazu, eine Art von Aura um sich hervorzurufen, welche dann wiederum auf ihn zurück wirkt und ihn herausbringt aus dem wesenlosen Zusammenfließen mit der Welt. Es wirkt bei dem Menschen, den man vokalisierend eurythmisieren lässt, die Sache so, dass gewissermaßen seine eigene Aura zusammengezogen wird, [...] in sich verdichtet wird, und dass dadurch die inneren Organe angeregt werden, den Menschen zu sich zu bringen.*»[3225]

Wie in der Sprache, im Wort, im sinnvollen Lautzusammenhang Konsonanten und Vokale zusammenklingen, so gehen die menschlichen Organe in ihrer plastischen Gestaltung aus dem Zusammenspiel von Kräften hervor, die von der einen Seite durch die vokalische Heil-Eurythmie, von der anderen Seite durch die konsonantische Heil-Eurythmie angeregt werden. Und wie im sinnerfüllten Wort Vokale und Konsonanten abwechseln, so erweist sich auch die wahre Natur des geistigen Menschenwesens gerade darin, dass «*ein lebendiger Rhythmus entsteht im Menschen,* wie er auch sein soll zwischen der Hingabe an die Welt und der Zurücknahme in sich selbst»[3226].

In einer Eurythmie-Ansprache am Sonntag vor Beginn des Heil-Eurythmie-Kurses charakterisiert Rudolf Steiner das Wesen schöner Dichtung – die wir als die höchste Verwirklichung des ‹sinnerfüllten Wortes› innerhalb der menschlichen Sprache ansehen können – folgendermaßen: «Indem wir nun *zurückzugreifen versuchen zur inneren Wesenheit des Menschen,* zu jener inneren Wesenheit, die sich, wenn ich sagen darf, *im rein menschlichen Rhythmus ausdrückt,* und damit auch wiederum zurückkommend darauf, *wie sich das Tonliche diesem reinen menschlichen Rhythmus anpasst,* so finden wir, dass der wahre Dichter ganz unbewusst seine Sprachhandlung so einrichtet, dass er in der Aufeinanderfolge der Laute und Worte und in der ganzen Satzgestaltung der Sprache eine solche Gestalt gibt, dass sie sich *an den reinen menschlichen Atmungsrhythmus anschließt* oder wenigstens zu diesem reinen Atmungsrhythmus in einem ganz bestimmten Verhältnisse steht.»[3227]

Wegen dieser Beziehung zum rhythmischen Wesen des Menschen kann «ein schönes Gedicht, [wenn] danach eurythmisiert wird [...] konsonantierend oder vokalisierend»[3228], auch therapeutisch wirksam werden immer dann, wenn man «mit objektiv intuitierenden Kräften»[3229] gesundend «auf all dasjenige wirken will, was sich im Menschen findet als Rest von dem, was nicht mehr sich abgespielt hat zwischen Geburt und Tod, sondern was der Materialismus Vererbung nennt [...], auf all dasjenige, was man angeborene Fehler, Defekte und so weiter nennen kann [...] insbesondere im jugendlichen Alter [...]»[3230], denn beim Eurythmisieren eines schönen Gedichts wird ganz allgemein-menschlich die rhythmische Funktion des mittleren Menschen wesenhaft gestärkt, und dann «[...] ist dasjenige, was im Menschen vorgeht [...] ein *durchaus* den Menschen gesundmachender Prozess»[3231].

6.11 *Die Stellung der Heil-Eurythmie in der Mysteriengeschichte*

Die Menschenkunde der Heil-Eurythmie wird stets vor allem anderen eine differenzierte Menschenkunde des menschlichen Ätherleibes sein. Sie eröffnet Einblicke in das immer bewegliche, flutende Äthergeschehen im

Menschen in seinen Metamorphosen zwischen oben und unten, vorne und hinten, Kindheit und Alter; zwischen Gesamtorganismus und Sprachorganismus, Peripherie und Zentrum – und macht damit ein lebendiges Wissen vom Menschen zugänglich, wie es in alten Zeiten noch vorhanden war und dann allmählich verloren gegangen ist. In den Vorträgen, die Rudolf Steiner im April 1921, in der Zeit des zweiten Medizinerkurses, an den Wochenenden für die Mitglieder hält, spricht er über diese absteigende Entwicklung von der frühen griechischen Epoche bis zur Neuzeit:

«Wir sehen, wie auf der einen Seite entsteht die rein physische Astronomie, wie auf der anderen Seite entsteht die rein auf die festbegrenzten Organe des Menschen gerichtete Physiologie und Pathologie, kurz, *die ganze medizinische Abschattung.* Und so steht allmählich der Mensch da mit einer Welt um sich, die er nur physisch begreift, *in der er natürlich als kosmisches Wesen nicht darinnen sein kann.* Er begreift an sich nur noch dasjenige, was er durch die Erde geworden ist, *denn durch die Erde ist er dieses festbegrenzte physische organische Wesen geworden.* Er kann keinen Einklang mehr finden zwischen dem, was ihm vom Kosmos durch die Erkenntnis gegeben wird, durch die physische Astronomie gegeben wird, *und demjenigen, was in seiner Gestalt lebt,* was allerdings auf etwas anderes weist; aber er wendet den Blick ab von dem, *wie* diese menschliche Gestalt auf etwas anderes weist. Er verliert schließlich ganz das Bewusstsein, dass *sein Aufrichtebestreben und die besondere Art und Weise, wie er aus seinem Organismus heraus die Sprache*[3232] *hat*»[3233], noch von etwas anderem spricht als nur von dem, was er von der Erde haben kann.

Für die alten Weisheitslehrer hingegen ergab sich durch ihre «instinktive imaginative Anschauung»[3234] der Menschengestalt «eine grundbedeutsame Frage»[3235]: «Wenn man sich eine imaginative Anschauung von diesem Hereingehen des Menschen aus der geistigen Welt durch die Planetensphäre in die irdische Feuer-, Luft-, Wasser-, Erdensphäre [...] bildet»[3236], «wenn man sich die Vorstellung bildet von dem, was da eigentlich wird, [...] wenn man dasjenige, was man in rein imaginativer Vorstellung erblicken kann außerhalb der Planetensphäre, was da hereingeht und aufgenommen wird von der Planetensphäre, was dann ergriffen wird von dem, was von der Erdensphäre ausgeht, wenn man das als imaginative Anschauung hat, *so wird ja kein Mensch daraus.* Man kommt nicht zur Vorstellung des Menschen»[3237] – sondern zur Vorstellung eines Rindes, des Stieres! «Wenn es nur das gäbe, was da als eine außerplanetarische Wesenheit herunterzieht in diese planetarische Werdesphäre, so lebten auf Erden keine Menschen. [...]

Und wenn man nichts anderes begreift im Menschen als dieses, begreift man im Menschen auch nur das Stierhafte. […] Also muss der Mensch gegen dieses Stierhafte mit noch einem Höheren ankämpfen. […] Er ist als Mensch mehr ein Wesen, das bloß aus der außerplanetarischen Sphäre kommt, in die planetarische Sphäre hereinkommt und von den irdischen Elementen ergriffen wird*; er hat etwas in sich, was mehr ist.*»[3238] Das war es, was in alten Zeiten in das Bild gefasst wurde von dem Sonnenheld Mithras, der auf dem Mithrasstier reitet. «Diese alte Weisheitslehre […] sagt auch: Indem der Mensch sich der Erde nähert, wird er fortwährend *von der Sonne herausgehoben,* dass er nicht aufgehe in dem Irdischen […]. Was den Menschen heraushebt, es wohnt in der Sonne. Daher sagten sich diese Weisheitslehrer: Machen wir den Menschen aufmerksam auf die in ihm wohnenden Sonnenkräfte, so ist es der Mithras, der den Stier besiegt!»[3239] Und «bis in das 4. nachchristliche Jahrhundert herein [gab es] Weisheitsschulen im Osten, welche […] Kenntnis bekamen von dem Mysterium von Golgatha, von dem Christus. Sie bemühten sich nun, ein Diktum[3240] über die Welt hin zu verbreiten […]: Der wahre Mithras, das ist der Christus, und der Mithras ist sein Vorläufer; man muss hineingießen in diejenigen Kräfte im Menschen, welche den Stier besiegen, die Christus-Kraft.»[3241] Aber der Mensch «verliert schließlich ganz das Bewusstsein, *dass sein Aufrichtebestreben und die besondere Art und Weise, wie er aus seinem Organismus heraus die Sprache hat,* nicht entstehen können in dem Mithrasstier, sondern erst in dem Mithras. Er will mit alledem sich nicht mehr beschäftigen, denn er segelt dann hinein in den Materialismus.»[3242]

Erst mit der Entwicklung der Eurythmie knüpft Rudolf Steiner wieder an das Aufrichtebestreben[3243] des Menschen an und auch «an die besondere Art und Weise, wie er aus seinem Organismus heraus die Sprache hat»[3244]. Im Heil-Eurythmie-Kurs wird, ausgehend von der strahlenden Streckbewegung der I-Gebärde, dem Menschen ein Instrumentarium in die Hand gegeben, mit dem er ‹auf dem Stier reiten›, also die Bedingtheiten seines Leibes willentlich beherrschen und seinem Wesen gemäß gestalten lernen kann.

In der äußeren Kultur ist dieses Wissen von dem Menschenwesen, das das Tier mit Sonnenkräften bezwingt, verloren gegangen. «Das Abendland, das sich eben nicht bis zur griechischen Höhe emporschwingen konnte, [hatte] auch nicht die Kraft, die griechische Weisheit entgegenzunehmen in ihrer vollen Gestalt. Es ließ sie sozusagen zurückfluten nach dem Orient.»[3245] Das hatte eine weltgeschichtliche Bedeutung: «Es handelte sich für das Abendland bei diesem Zurückflutenlassen der Weisheit und des alten Zeremonialdienstes um die Befestigung zunächst des Ichs. Aus der robusten Kraft der nordischen Barbarenvölker ging hervor dasjenige, was die Kraft dieser Befestigung des Ichs im irdischen Organ des Menschen sein sollte.»[3246] Auch von dem geistigen Wissen über das Mysterium vom Golgatha blieb im Westen nur eine auf «die rein tatsächlichen Vorgänge von Palästina»[3247], «rein auf das Äußerliche bezügliche[]»[3248] historische Erzählung, und «der Arabismus pflanzte sich nach Spanien hinein fort, und man sah den Südwesten Europas überflutet von einer fantastischen Verstandeskultur, die es in der äußeren künstlerischen Welt nur bis zu der Arabeske brachte, die es *nicht bis zu einem Durchdringen des Organischen mit dem Geistig-Seelischen* brachte»[3249].

6.12 *Brot und Wein*

In dieser Welt gab es dennoch immer einzelne Menschen, die etwas von den christlichen Geheimnissen ahnten: «Es stieg in ihrer Seele auf, dass es ja ein großes christliches Geheimnis gibt, für das die höchste Weisheit nicht hoch genug ist, um es in seiner ganzen Bedeutung zu durchdringen, für das das intensivste Fühlen nicht stark genug ist, um dafür einen Zeremonialdienst auszubilden, dass eben von dem Kreuz von Golgatha etwas ausging, was mit höchster Weisheit und kühnstem Gefühle erfasst werden müsse. [...] Und ihnen stieg so etwas auf, wie die bedeutsame Imagination: *In dem Brote des Abendmahles war etwas vorhanden wie eine Synthesis, wie eine Zusammenfassung der Kraft des äußeren Kosmos, der mit alledem, was aus dem Kosmos an Kräfteströmung herunterkommt auf die Erde, diese Erde durchdringt, aus dieser Erde hervorzaubert die Vegetation;* dann wird dasjenige, was da aus dem Kosmos der Erde anvertraut wird, was dann aus der Erde hervorquillt, zusammengefasst synthetisch im Brote und konstituiert den menschlichen Leib.

Und etwas anderes noch [...] ging auf diese europäischen Weisen über, etwas, was hier allerdings im Orient seinen Ursprung genommen hat, was aber eben durch die Nebel durchdrang und von einzelnen verstanden wurde. Das war das andere Mysterium, das sich an das Mysterium des Brotes anreihte, das Mysterium von der heiligen Schale, in welcher Joseph von Arimathia[3250] aufgesammelt hat das herunterträufelnde Blut des Christus Jesus, das war die andere Seite des Weltengeheimnisses. *Wie im Brote zusammengenommen ist alles dasjenige, was der Extrakt des Kosmos ist, so ist im Blute zusammengenommen alles dasjenige, was der Extrakt der menschlichen Natur und Wesenheit ist,* in Brot und Blut, wofür ja der Wein nur das äußere Symbolum sein sollte, in Brot und Blut drückte sich das aus für diese europäischen Weisen […]»[3251]

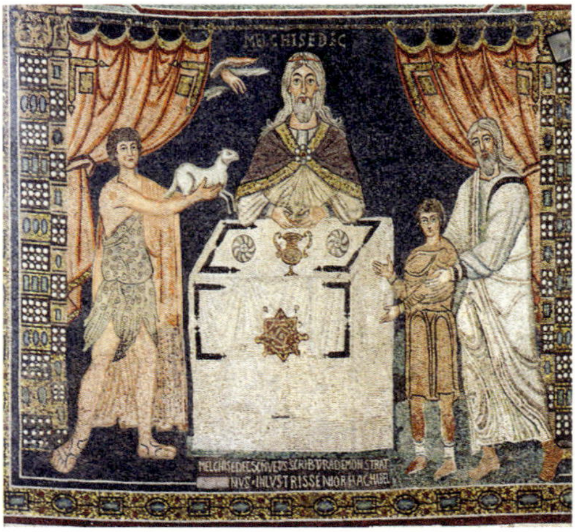

Abb. 60, Brot und Wein

Ein wirkliches Angedenken an das Mysteriumsgeschehen der Zeitenwende, «den großen Moment von Golgatha»[3252], ist nur möglich, wenn man diese Zusammenhänge versteht von dem «Symbolum des Brotes – […] desjenigen, *was aus der Erde sich heraus entwickelt durch die Synthesis der kosmischen Kräfte* – und wenn man versteht, in einer wiederum durchgeistigten Kosmologie und Astronomie die Welt zu begreifen, und wenn man lernt, den Menschen zu verstehen aus demjenigen, was sein Extrakt ist, das dasjenige ist, *wo das Geistige in ihm unmittelbar eingreift,* wenn man versteht das Mysterium des Blutes»[3253]. «In dem Heiligen Gral war nämlich alles enthalten, wenn man ihn in seiner Wesenheit verstand, was die Geheimnisse der Menschenseele in der neueren Zeit charakterisierte.»[3254] Diese Geheimnisse sind aber nicht unmittelbar zugänglich. Der Weg dorthin muss – wie es das Parzival-Epos[3255] erzählt – gesucht und erkämpft werden: «Hingefunden werden muss durch die Arbeit am Inneren der Menschenseelen der Weg zum Heiligen Gral. *Das ist eine Erkenntnisaufgabe, das ist eine soziale Aufgabe.* Das ist aber auch eine Aufgabe, die im weitesten Umfange in der Gegenwart gehasst wird»[3256] – und auch bekämpft wird durch das Anerziehen eines falschen Sünden- und Schuldbewusstseins[3257]. «Denn was die Menschen vermöge ihres Darinnenstehens in der Ich-Erziehung der westlichen Zivilisation in sich entwickeln, das ist vor allen Dingen eine Sehnsucht, innerlich-seelisch passiv zu bleiben, sich nicht aus dem Weltendasein geben zu lassen, was die Seelen vorwärtsbringen sollte. *Das aktive Erfassen der Seelenkräfte, das innerliche Erleben,* das ja nicht gleich eine okkulte Entwickelung zu sein braucht, sondern *das Erleben des Seelischen überhaupt,* das ist das, was eine Menschheit in Europa nicht will [...]»[3258], weil sie die Ich-Entwickelung fortsetzen will, was «für das uns unmittelbar vorangegangene Zeitalter selbstverständlich war, was aber hineinführt in den krassesten Egoismus, in das blindeste Wüten der Instinkte, wenn es ausgedehnt wird über seine Zeit hinaus»[3259].

Mit diesem dringlichen Appell schließt Rudolf Steiner den Mitgliedervortrag am Sonntagabend und die Woche des Heil-Eurythmie-Kurses ab, «*damit gefühlt werde, dass wir in einem wichtigen, bedeutungsvollen, entscheidungsvollen Momente stehen und dass wir zu überlegen haben, wie wir die Kraft finden sollen, um durchzukommen*»[3260]. Acht Tage zuvor hatte er in einem Mitgliedervortrag[3261], nach Abschluss des zweiten anthroposophischen Hochschulkurses, über den Logosbegriff in der Kulturgeschichte gesprochen. Der Heil-Eurythmie-Kurs ist geistig eingebettet in die Frage nach den zentralen Mysterien des Christentums, dem «Logos als dem Weltschöpferischen»[3262] und dem Mysterium von Brot und Wein. Und es lässt vermuten, dass die umfassende Menschenerkenntnis, die sich in den Übungen für die Heil-Eurythmie ausspricht, eine Antwort auf diese Fragen enthält.

Wir finden im Heil-Eurythmie-Kurs Angaben für die heil-eurythmische Anwendung der fünf Vokale und für die Anwendung von elf Konsonanten, also sechzehn Angaben zur therapeutischen Anwendung der Laute; das ätherische Organ, das dem menschlichen Kehlkopf benachbart ist, hat sechzehn Blätter[3263]. In der menschlichen Sprache drückt sich aus, wie der Kosmos in der Weltentwicklung den Menschen gestaltet hat:

«Mensch, rede, und du offenbarest durch dich das Weltenwerden. – Das Weltenwerden offenbart sich durch dich, o Mensch, wenn du redest.»[3264]

Eine ganze Kosmologie ist enthalten in einem unscheinbaren Meditationsspruch für Walter Johannes Stein; dieser Spruch in seiner lapidaren Kürze enthält dennoch sehr viel von dem wesentlichen Inhalt des Heil-Eurythmie-Kurses, namentlich der Laut-Heil-Eurythmie:

«Mein Haupt trägt
Der Ruhesterne Sein
Meine Brust birgt
Der Wandelsterne Leben
Mein Leib west
im Elementenwesen
Das bin ich.»[3265]

Der 5. Vortrag des Heil-Eurythmie-Kurses enthält aber auch die zwölf Übungen, «die sich mehr auf das Wirken vom Seelischen aus beziehen»[3266]. Für diese zwölf Übungen lässt sich eine Beziehung zum menschlichen Herzen finden; das ätherische Herzorgan hat zwölf Blätter[3267]. In diesen zwölf Übungen drückt sich aus, «was Extrakt der menschlichen Natur und Wesenheit ist»[3268]:

« [...]
Schau ich in die Sonne
Spricht ihr Licht mir strahlend
Von dem Geiste, der gnadevoll
Durch Weltenwesen waltet.

Fühl ich in mein Herz
Spricht der Geist sein Eigenwort
Von dem Menschen, den er
Liebt durch alle Zeit und Ewigkeit.
[...]»[3269]

An der lebendigen, beseelten Sprache des Menschen wird abgelesen, was in der eurythmischen Gebärde zur Erscheinung kommt und zugleich *auf den kosmischen Zusammenhang des Menschen verweist.* Dieses Vorgehen entspricht der modernen Forschungsmethode der Anthroposophie. «[...] in alten Zeiten [...] würde man begonnen haben, von den Sternenweiten aus zu beschreiben. In meiner ‹Geheimwissenschaft› ist ganz vom Menschen ausgegangen: der Mensch gewissermaßen innerlich angeschaut und vom Menschen aus die Welt gesucht, *des Menschen Inneres erweitert* zur alten Saturn-, zur alten Sonnen-, zur alten Monden-Zeit und wiederum zu den zukünftigen Epochen der Erdenentwicklung.»[3270] Wenn das in Rudolf Steiners «Geheimwissenschaft im Umriss»[3271], wie er selbst darüber sagt, «auch nicht in allen Einzelheiten ausgeführt ist, weil dazu noch nicht die Zeit gekommen ist, so ist aber doch so vorgegangen, dass zunächst der Mensch als Ganzes ins Auge gefasst wird, darinnen Herz, Lunge und so weiter, die einzelnen Organe, dass, *indem die einzelnen Organe verstanden werden, man das Weltenall versteht.* So dass man heute das Herz des Menschen studiert, dass man im Herzen des Menschen liest. Und was man da gelesen hat, das sagt einem, was die Sonne ist, das sagt einem etwas über das Wesen der Sonne. *Man lernt also durch das Herz von innen nach außen das Wesen der Sonne kennen.* In alten Zeiten lernte man das Wesen der Sonne kennen, und indem man das Wesen der Sonne kannte, wusste man, was das menschliche Herz ist. In neueren Zeiten lernt man, was das Herz ist, was die Lunge ist, und lernt den ganzen Kosmos, *das ganze Weltenall vom Menschen aus* kennen.»[3272] Dann wird Menschenerkenntnis Welterkenntnis: «Können wir, auf uns selbst zurückschauend, uns selbst erkennen, dann können wir auch im Kosmos beobachten. Und dann ergeben sich solche Beobachtungen, die uns eine wirkliche Kosmologie, eine Kosmosophie liefern»[3273], die zugleich menschliche Gebärde werden kann in der Eurythmie.

In der Eurythmie-Ansprache vom 15. Juli 1923 heißt es dann: «Bei der gewöhnlichen Sprache, auch wenn sie das Dichterische wiedergibt, ist es so, dass eigentlich nur das Herz in einem Abglanz durch den Kopf spricht. Die *Eurythmie ruft das Herz auf, durch den ganzen Menschen zu sprechen,* und dasjenige, was nur Gedanke ist im Handhaben der Sprache, eigentlich als etwas Unkünstlerisches zu unterdrücken. [...] In die Bewegungen, welche sich sonst nur im Herzen konzentrieren, *in die Bewegungen* des Lebenselementes des Menschen, *des Blutes, wird hineingeschaut,* und geschaut, was beim Sprechen vorgeht in der Gesamtbewegung, in dem Gesamtwallen und -weben des Blutes. – Und was sonst der Mensch zuerst in das physische Organ des Herzens nimmt, von da aus der Seele als Erregung übergibt, so dass es ins Wort einströmt, das wird unmittelbar in die Bewegung des Menschen eingeströmt [...] Eines ist es, ob man verfolgen würde dasjenige, was in den Luftbewegungen wellt und webt, *wenn der Mensch künstlerisch spricht, wenn man das verfolgen würde bis zum Herzen hinein,* so dass das Herz einem überall in seinen Bewegungen, seinen Schlägen als ein Echo des Seelischen erscheinen würde. – Wenn man das unmittelbar verfolgen würde und auf der anderen Seite das, was nun versucht wird, *statt nach dem Inneren des Herzens nach außen zu leiten,* wenn man das verfolgen würde in den Formen der Bewegungen der Arme, oder in den Formen des ganzen Menschen im Raume, so müsste man eigentlich *auf den Schwingen dieser eurythmischen Bewegungen das sich in den Weltenraum vom Menschen aus ergießende Herz* beim künstlerischen

Empfinden finden. Es ist sozusagen das an die Welt hingegebene Herz, welches in der Eurythmie lebt.»[3274] Und darin warten auch noch für die Zukunft große Aufgaben: «[…] Es liegen so viele Entwickelungsmöglichkeiten in der Ausgestaltung der Bewegungen, welche dann offenbar werden sollen, indem sie sich weiter entwickeln, dass man wirklich hoffen darf, die eurythmische Kunst werde einmal, wenn sie voll ausgebildet ist, *eine Offenbarung des Menschenwesens* auch sein, welches sich selber als ein Instrument dieser Kunst ergibt.»[3275]

In der eurythmischen Gebärde lebt Welteninhalt; er wird vom Eurythmisierenden mitempfunden, wenn er sich den Elementen der Sprache seelisch hingibt, auch wenn er sich des kosmologischen Zusammenhanges nicht immer bewusst ist. «Was nun die Heil-Eurythmie betrifft, so ist gewissermaßen dasjenige, was bei der künstlerischen Eurythmie in der Hingabe lebt an Lautgestaltung, Wortgestaltung, Satzgestaltung, *nach innen reflektiert.* Es ist schon dadurch nach innen reflektiert, dass bei der Heil-Eurythmie […] ein Laut oftmals hintereinander wiederholt werden muss. […] *Dadurch geschieht etwas ganz anderes* […]»[3276] Was in der Heil-Eurythmie wirklich geschieht, was das wirklich Wirksame ist, bleibt selbst im letzten Heil-Eurythmie-Vortrag Rudolf Steiners im Oktober 1922 Andeutung: «Was in der Hingabe [an die Gestaltungs-Elemente der Sprache] lebt, wird nach innen reflektiert»[3277]; was ‹in der Hingabe lebt›, wird zum Segen des Eurythmisierenden heilend wirksam.

Sich ein wissenschaftliches Verständnis für diese neue Menschenkunde der Eurythmie und Heil-Eurythmie zu erwerben, hatte Rudolf Steiner von den ärztlichen Hörern seiner Kurse erhofft. «Ich habe aber von Anfang an betont, dass Heil-Eurythmie eigentlich ausgeübt werden soll vom Arzt oder der Ärztin selbst, oder wenigstens im innigsten Einklang mit dem Arzt nur vollzogen werden darf. Das aus dem Grunde, weil auch solche Ausläufer, möchte ich sagen, desjenigen, was Geisteswissenschaft in Bezug auf Medizin will, […] so betrachtet werden müssen wie die ganze Stellung der Geisteswissenschaft zur Medizin.»[3278] Ein Keim zu einer Erneuerung der Medizin in Richtung einer echten Humanmedizin ist in besonderer Weise mit den sechs Vorträgen des Heil-Eurythmie-Kurses gegeben. «Es ist durchaus so, dass eigentlich Heil-Eurythmie ohne eine gesunde Diagnose nicht angewendet werden sollte, dass es sich durchaus darum handelt, dass sie nur im Einklang mit der fachmännischen ärztlichen Wissenschaft ausgeübt werden sollte. *Denn man hat es eigentlich zu tun mit der Anwendung einer ungeheuer feinen Kenntnis des menschlichen Organismus.*»[3279]

Die Vertiefung in die menschenkundlichen Hinweise, die mit dem Heil-Eurythmie-Kurs gegeben sind, eröffnet einen neuen Blick auf die menschliche Physiologie. «Aber nur so durchschaute menschliche Organisation kann auch die Grundlage abgeben für eine *im Lichte arbeitende* und nicht in der Finsternis rein probierende Physiologie und Therapie.»[3280] Von diesem physiologischen Verständnis der Menschenwesenheit ausgehend kann dann auch noch einmal neu verstanden werden, wie objektiv das ist, was mit der jungen Kunst der Eurythmie für die menschliche Kulturentwicklung gegeben worden ist, auch wenn man selbst vieles von dem, was Rudolf Steiner aus der okkulten Beobachtung heraus beschreiben kann, selbst (noch) nicht wahrnimmt. «Aber deshalb ist es doch nicht ausgeschlossen, *dass bei gutem Willen sich der Mensch dazu erzieht,* etwas von dem sich anzueignen, was man nennen könnte: *In den Verstand, in die Urteilskraft hineingenommenes Hellsehen.* Man wird dann noch nicht zu einem solchen Hellsehen vorrücken, das es wirklich anschaulich mit Bildern zu tun hat, aber man wird zu einer solchen Art des Urteilens kommen, welche sich mit hellsichtigen Anschauungen wenigstens in eine starke und gültige Beziehung setzen kann.»[3281]

Gerade für das Verständnis der Physiologie des menschlichen Ätherleibs lässt sich auch schon am Anschauen der eurythmischen Bewegungen – wie sie Rudolf Steiner in den sechs Vorträgen des Heil-Eurythmie-Kurses methodisch konsequent vor den Zuhörern demonstrieren lässt[3282] – viel Wesentliches gewinnen, und ebenso an dem «goethehaften Anschauen»[3283] des menschlichen Kehlkopfes und der menschlichen Leibgestalt überhaupt in ihren Organmetamorphosen. «Und wenn man spricht von dem Vorhandensein des Ätherleibes, von dem Wahrnehmen des Ätherleibes, so gibt es eben durchaus selbstverständlich jenen inneren Prozess, der zum eigentlichen Hellsehen führt, der durch die Meditation führt. Aber es gibt auch einen Erziehungsprozess von außen. Wenn wir uns bemühen, die Naturvorgänge in der richtigen Weise zu sehen, so kommen wir dazu, uns vom Urteil aus eine Anschauung von diesen Dingen zu verschaffen. *Sehen Sie, die eigentlichen Hellseherorgane müssen ja von innen ausgebildet werden; aber das Urteil wird an der äußeren Welt ausgebildet.* Bilden wir das Urteil intimer an der äußeren Welt aus, so kommt dieses Urteil dem sonst intimeren Prozess beim Meditieren, dem von innen nach außen gehenden Prozess entgegen.»[3284]

Auf diesem Weg wird auch die Eurythmie, die therapeutische Kunst der Heil-Eurythmie immer neu von ihren Quellen her gestärkt werden können, im Sinne des Goethe-Wortes, das dieser Arbeit vorangestellt ist:

«Kunst dagegen wäre Wissenschaft zur Tat verwendet.»[3285]

Historische Rechtfertigung des Anliegens dieses Buches

Dem Erarbeiten des in diesem Buche Dargestellten ist von vielen Seiten wohlwollende Förderung entgegengekommen, aber auch vereinzelt entschiedene Hemmung von einigen nahestehenden Menschen, die selbst in intensiver Art und Weise mit der Heil-Eurythmie vertraut und verbunden sind und an ihrer Vertiefung arbeiten. Deshalb hat die stille und beklommene Frage nach dem Berechtigten dieses Versuches die Entwicklung der vorgebrachten Gesichtspunkte und damit die Entstehung dieses Buches immer begleitet und lange verzögert. Der Versuch, die Aufgabenstellungen im Heil-Eurythmie-Kurs methodisch zu durchleuchten, kann als eine unberechtigte Intellektualisierung des Künstlerischen aufgefasst werden und im schlimmsten Fall tatsächlich so wirken. Die Bezugnahme auf Goethes naturwissenschaftliche Methode könnte über den Ursprung des Gegebenen in Rudolf Steiners Geisteswissenschaft hinwegtäuschen. Andererseits kann gerade das Mitteilen von geisteswissenschaftlichen Motiven für Indiskretion, «Mysterienverrat» gehalten werden.

Im Umgang mit dieser Fragestellung wurde es mir bedeutsam, auf der Fotografie der Menschen, die 1921 am zweiten Ärztekurs – und damit auch am Heil-Eurythmie-Kurs – teilgenommen haben, inmitten der Ärzte und nahe bei Rudolf Steiner Walter Johannes Stein zu entdecken.

Walter Johannes Stein war weder Arzt noch Eurythmist, deshalb ist seine Anwesenheit auf diesem Bild überraschend. Rudolf Steiner war meist streng, auf jeden Fall entschieden, in der Auswahl der Menschen, die an seinen Fachkursen teilnehmen durften. War er als Physiker eingeladen wegen der Besprechung des Magnetismus in den Ärztevorträgen? Oder als Methodiker?

Der 1881 geborene Walter Johannes Stein war seit 1919 Lehrer an der neu gegründeten Stuttgarter Waldorfschule. Er war durch die gemeinsame Schulzeit am Schottengymnasium in Wien in einer brüderlichen Freundschaft mit dem zwei Jahre jüngeren Eugen Kolisko verbunden, der Medizin studierte und Arzt wurde; mit Kolisko gemeinsam erschloss er sich schon als Student den Zugang zu Rudolf Steiners Schriften. Stein selbst studierte Physik und Mathematik. Nach der Begegnung mit Rudolf Steiner 1913 in

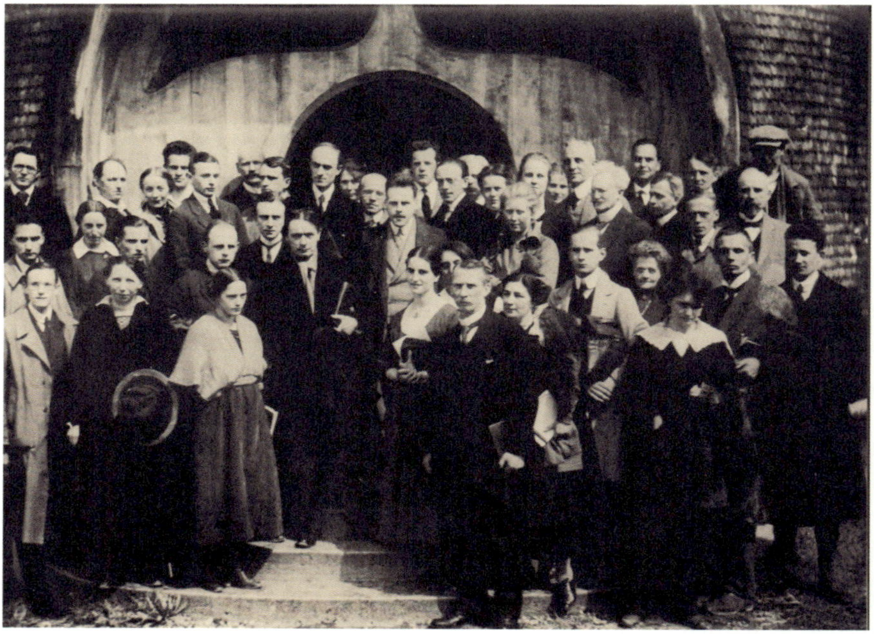

Abb. 61, Die Teilnehmer 1921 vor dem Glashaus in Dornach

München bat er ihn um ein Dissertationsthema, und Rudolf Steiner gab ihm den Auftrag: «Schaffen Sie eine Erkenntnistheorie der spirituellen Erkenntnis»[3286]. «Die ganze Differenz zwischen der Naturwissenschaft und Goethes Anschauung, wie ich (Steiner) sie vertrete, liegt darin, dass die Naturwissenschaft einen objektiven Vorgang erdichtet und diesen dann irgendwie darstellt: z. B. als Atomismus. Aber Goethe hat recht, wenn er sagt, alles *Faktische* sei schon Theorie.»[3287]

Die wissenschaftliche Anerkennung des Werks Rudolf Steiners ist eng verknüpft mit der Frage der Anerkennung der naturwissenschaftlichen Methode Goethes. Auch in der Dissertation von Stein ist Goethes wissenschaftliche Methode wesentlicher Ausgangspunkt, und eine Schlüsselstelle ist die differenzierte Antwort Rudolf Steiners auf die Frage, wie im Sehprozess das von Goethe beobachtete und beschriebene komplementärfarbige Nachbild zustande kommt.[3288]

1913 beginnt die Arbeit am Bau in Dornach, der jetzt «Goetheanum» und nicht mehr, wie in München konzipiert, «Johannes-Bau» heißen soll, und Stein ist mittätig an den Schnitzarbeiten. Aber bei Ausbruch des Ersten Weltkriegs kehrt er heim, um in der österreichischen Armee zu dienen. Während seines Kriegseinsatzes im Osten bis weit nach Russland hinein arbeitet er unablässig an seiner Dissertation, in steter Korrespondenz mit Marie und Rudolf Steiner. Es ist deutlich: Rudolf Steiner hat ein großes Interesse an dieser Dissertation als Rechtfertigung seiner Methode; er hat an vielen Stellen selbst zur Ausarbeitung und Formulierung der Gedanken beigetragen. Mit dieser Dissertation promoviert Stein 1918 in Wien zum Dr. phil. Als die Waldorfschule in Stuttgart gegründet wird, wird Stein im Herbst 1919 als letztes und jüngstes Mitglied in das Gründungskollegium aufgenommen, mit dem überraschenden Auftrag Rudolf Steiners, nun Deutsch und Geschichte zu unterrichten.

Der ältere Bruder Friedrich Stein hatte sich intensiv mit dem Buch «Grundlinien einer Erkenntnistheorie der Goetheschen Weltanschauung» beschäftigt. Als militärisch Verantwortlicher bei dem Fall der «Festung Przemysl» hat er sich im März 1915 mit seiner Artillerie in die Luft gesprengt. 1918 heiratet Walter Johannes Stein die Verlobte seines Bruders, Nora von Baditz, die als Eurythmistin ab 1919 ebenfalls an der Waldorfschule in Stuttgart mitarbeitet. 1920 nimmt Stein am ersten Medizinerkurs, 1921 mit seiner Frau am zweiten Ärztekurs und Heil-Eurythmie-Kurs teil.

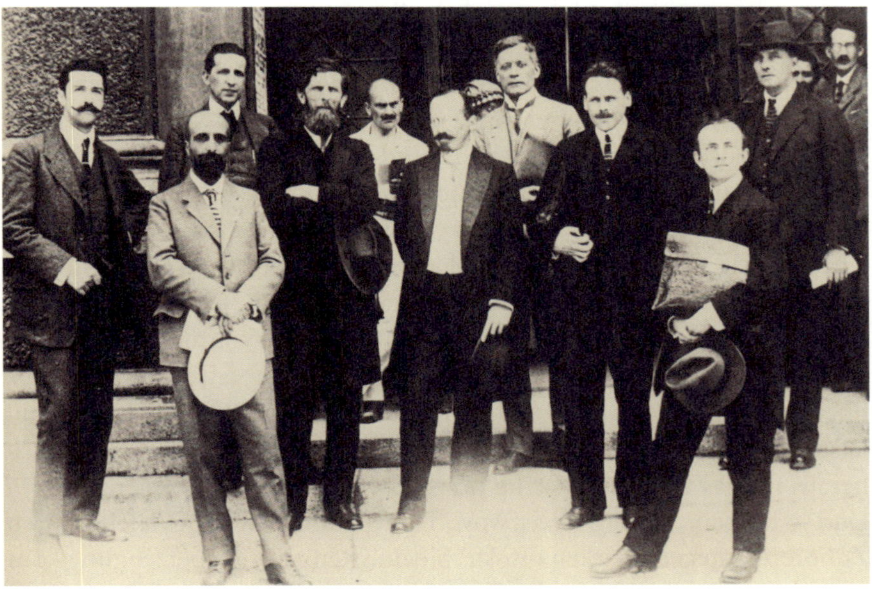

Abb. 62, Die Verantwortlichen des West-Ost-Kongresses 1922

1922 ist er unter den Verantwortlichen für den großen West-Ost-Kongress vom 1. bis 12. Juni im Wiener Musikverein, wo vor bis zu zweitausend interessierten Zuhörern über die Erneuerung der verschiedenen wissenschaftlichen Fachdisziplinen durch die Anthroposophie von dazu qualifizierten Vertretern gesprochen wurde. Es sei eine Pflicht, sich «innerhalb der [A]nthroposophischen Gesellschaft nicht ab(zu)schließen. [...] Eine andere Pflicht ist diese, dass wir versuchen müssen, noch immer klarer und klarer die Tatsache herauszuarbeiten, dass Anthroposophie wirklich in allen Lebensgebieten fruchtbar arbeiten kann. So dass man im Ganzen sagen kann: Der Wiener Kongress ist schon eine Art von Wendepunkt in Bezug auf dasjenige, was die anthroposophische Bewegung sein soll»[3289], wird Rudolf Steiner später darüber sagen.

Am 11. Juni 1922 nachmittags[3290] hält Rudolf Steiner einen Vortrag in der Wiener anthroposphischen Gesellschaft und thematisiert in diesem Vortrag das Problem für die älteren Mitglieder, dass durch die wissenschaftliche Arbeit der jüngeren ein neuer Duktus in die anthroposophische Arbeit gekommen sei. Das sei «nicht die Schuld der anthroposophischen Bewegung, sondern ihr Schicksal. Es wurde von der Welt dieses gefordert.»[3291] «[U]nd es muss jeder empfinden können, dass zwischen dem, was rein aus der geistigen Welt heraus gesprochen ist, und dem, was im Einklang mit der äußeren Wissenschaft gelehrt wird, die Brücke gebaut werden kann, wenn nur dazu die nötige Arbeitszeit und die nötigen Arbeitskräfte innerhalb unserer Bewegung da sein werden.» Auch Stein und Kolisko werden unter den Zuhörern gewesen sein! «[...] es steht zu hoffen, dass aus den Kreisen unserer Freunde heraus immer mehr und mehr auch diejenigen kommen, welche die angedeutete Brücke bauen können.»[3292]

Von W. J. Stein sagt Rudolf Steiner: «Doktor Stein ist durch eine innere anlagegemäße Verwandtschaft mit der anthroposophischen Denk- und Forschungsart von Jugend auf wie selbstverständlich in diese hineingewachsen. Er ist ein scharfer Denker und trägt Anthroposophie wie die Selbstoffenbarung der eigenen Persönlichkeit mutvoll vor. Sein umfassender Überblick über die heute schon vorliegenden anthroposophischen Ergebnisse verhilft dazu, Belege, Begründungen, Erläuterungen aus den verschiedensten Ecken heraus für das von ihm jeweilig besprochene Thema zusammenzutragen. Und so hat sein Vortrag etwas, wovon ich glaube, dass er in vielen ernsten Zuhörern anregend wirken müsste. Sie müssten zu der Überzeugung kommen, dass es sich bei der Anthroposophie um eine gewissenhaft begründete

Erkenntnis- und Lebenssache handelt»[3293]; Stein wird von Rudolf Steiner auch einmal als einer der autorisierten Goetheanum-Redner[3294] bezeichnet.

Als Rudolf Steiner stirbt, ist in Stuttgart Stein am Telefon, um die Todesnachricht entgegenzunehmen. Bei den Auseinandersetzungen um die Rechte am Nachlass Rudolf Steiners vertritt Stein, trotz seiner freundschaftlichen Beziehung zu Marie Steiner, entschieden die Ansicht, dass der Nachlass von Weltbedeutung nicht in den persönlichen Besitz der Witwe – obwohl Rudolf Steiner das so verfügt hatte –, sondern in den Besitz der Anthroposophischen Gesellschaft übergehen solle. In der Folge rückt er näher an den Freundeskreis des Klinisch-Therapeutischen Instituts in Arlesheim und bleibt mit Ita Wegman lebenslang in Korrespondenz[3295].

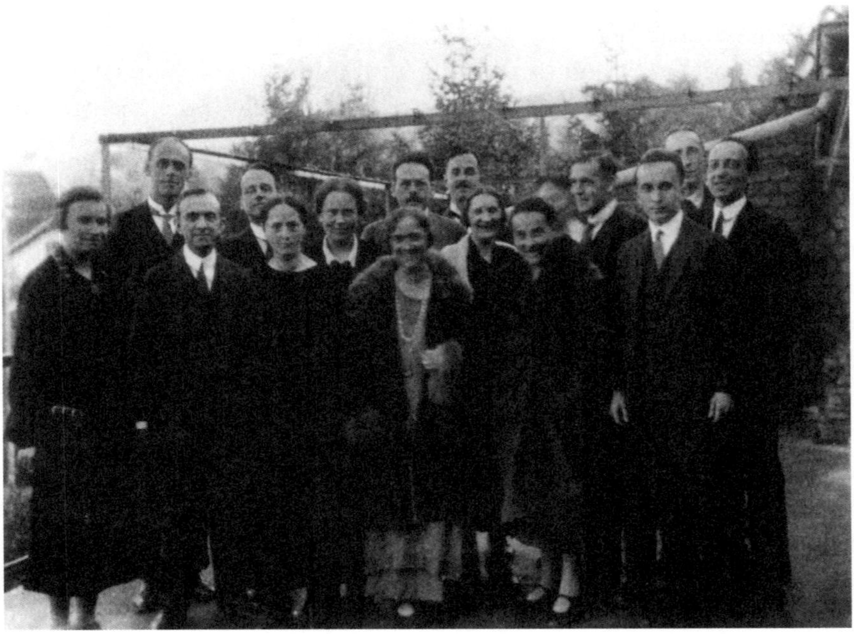

Abb. 63, Freundeskreis um Ita Wegman mit Walter Johannes Stein

Durch Intrigen ist er 1931 gezwungen, die Waldorfschule in Stuttgart zu verlassen. Er emigriert nach England zu Daniel Nicol Dunlop[3296] und entgeht, als Sohn einer jüdischen Mutter, dadurch später der Verfolgung durch die Nationalsozialisten. Intensiv arbeitet er mit Dunlop am Aufbau des «world energy councils» bis zu dessen frühem Tod 1935. Auch der lebenslange

Freund Eugen Kolisko, der nach seinem Ausschluss aus der Anthroposophischen Gesellschaft 1936 nach England folgt, um Dunlops anthroposophische Arbeit fortzusetzen[3297], stirbt unerwartet 1939. Stein arbeitet als Herausgeber, Vortragsredner, während des Zweiten Weltkriegs auch in diplomatischer Mission, daneben schon ab 1931 als «Quacksalber»[3298], wie er selbst sagt. In den fünfziger Jahren muss er wegen der unkonventionellen Umstände seines persönlichen Lebens[3299] auf die weitere Vortragstätigkeit im Rudolf Steiner House in London verzichten. Er stirbt 1957 nach einer Operation in einem Spital in London und hinterlässt ein unvollendetes Buchmanuskript zu grundlegenden medizinischen Fragestellungen.

Es ist interessant, dass zu dem Zeitpunkt der Niederschrift dieses nun vorliegenden Buches die akademische Öffentlichkeit sich wieder neu für Goethe zu interessieren scheint, mit Interesse, Neugier, kritischer Distanz und Gelassenheit.[3300]

Über Goethes Erkenntnishaltung zur Welt schreibt Walter Johannes Stein in seiner Dissertation: «Die Vorstellungen, welche geeignet sind, die Liebe in uns zu entzünden, müssen gesucht, müssen erarbeitet werden. Sie offenbaren sich nicht dem sensationslüsternen und kritischen Interesse, sondern nur dem liebevollen Eingehen auf ein zunächst gar nicht Interessantes. Nicht darum handelt es sich dabei, ein Interesse, das man schon hat, zu befriedigen, sondern um einen Akt der Selbsterziehung, der das Interesse für das vorliegende, zunächst uninteressante Objekt erst erbildet. Dies ist der Weg Goethes. Er geht liebevoll ein auf die Natur, und deshalb offenbaren sich ihm die geheimen Naturgesetze, an denen viele ahnungslos vorbei gehen. Er hebt das Verborgene ans Tageslicht durch die *Liebe.* Denn die Liebe ist die Kraft, durch welche der Mensch das verborgene Wesen hinter der offenbaren Erscheinung erfasst. Darum findet Goethe auch den Weg aus der Isoliertheit des Ich zurück zur Natur. Sie, die Liebe, verbindet das Ich mit der Welt, denn was das Ich wie mit einer Mauer umschließt und von der Welt abtrennt, das ist uns verborgen. In der Wärme der Liebe sprießt und entfaltet sich aber das Verborgene, indem wir das Verborgene in der eigenen Seele erleben, finden wir das wahre Wesen des Ich und zugleich den Weg zurück zur Natur.»[3301]

Das Anliegen dieser Arbeit scheint in mancherlei Hinsicht in der Richtung einer Fortsetzung der Stein'schen Bemühungen zu liegen, und teilt dadurch mit der Stein'schen Dissertation selbstverständlich auch viele ihrer charakteristischen Mängel. So kann der warme Enthusiasmus in Verbindung mit dem Bemühen um eine gedanklich differenzierte Methodenkritik befremden, das Einbeziehen vielfältiger Motive aus dem Kulturschatz der Menschheit die Bereitschaft des Lesers, dem Autor auf seinen Wegen zu folgen, überfordern. Die vielfältigen, oft nur angedeuteten, geistes- und naturwissenschaftlichen Bezüge sauber aufzuarbeiten, würde ja eine viel umfangreichere Arbeit fordern.[3302]

Im vorliegenden Buch wird der Versuch gemacht zu zeigen, wie Rudolf Steiners Heil-Eurythmie-Kurs auf dem von Goethe veranlagten Brückenschlag zwischen Ich und Welt methodisch vertrauensvoll aufbaut und mit der Darstellung der Elemente der Heil-Eurythmie einen neuen, Liebe-getragenen Blick auf die geistige Konstitution des Menschenwesens freigibt – ein Wissen um das wahre Wesen des Menschen, das heute noch viel dringender nötig ist als 1921, um verhindern zu können, «dass die Menschen […] den Anschluss versäumen in der Menschheitsentwickelung»[3303]. Eine von Anthroposophie befruchtete Therapie und Medizin steht in dieser Frage in größter Verantwortung. «Auch die Medizin kann nur in die Zukunft hinein geführt werden, wenn der Geist in sie eindringt, wie er gemeint ist, wie er wenigstens angestrebt wird hier in diesem Goetheanum, wenn Goethescher Geist in die Medizin einzieht.»[3304]

Nur ist das heute noch viel schwerer als zu Goethes Lebzeiten. Denn «Goethe ging durch die Welt, ohne dass sein Körper Induktionsströme in sich hatte. Heute kann man irgendwo weit hinausgehen – man kommt gar nicht so weit hinaus, dass nicht die elektrischen Leitungen mitfolgen. Das induziert fortwährend Strömungen in uns. Goethe war nicht in solchen Strömen. Das alles nimmt der Menschheit den physischen Leib weg, macht den physischen Leib so, dass die Seele gar nicht hineinkommt. Wir müssen uns ja klar darüber sein: In der Zeit, als es keine elektrischen Ströme gab, nicht die Luft durchschwirrt war von elektrischen Leitungen, da war es leichter, Mensch zu sein. Denn da waren nicht fortwährend diese ahrimanischen Kräfte da, die einem den Leib wegnehmen, wenn man auch wacht. Da war es auch nicht nötig, dass sich die Leute so anstrengten, um zum Geist zu kommen. Denn wenn wir hineinkommen in uns, kommen wir eigentlich erst zum Geist. Daher ist es nötig, heute viel stärkere geistige Kapazität aufzuwenden, um überhaupt Mensch zu sein, als es noch vor hundert Jahren war.

Mir fällt es gar nicht ein, reaktionär zu sein und etwa zu sagen: Also weg mit all dem Zeug, den modernen Kulturerrungenschaften! Das ist nicht die Absicht. Aber der moderne Mensch braucht diese unmittelbare Hinwendung an den Geist, wie die Geisteswissenschaft sie ihm gibt, damit er durch dieses starke Erleben des Geistes tatsächlich auch der Stärkere ist gegenüber jenen Kräften, die gerade mit der modernen Kultur heraufkommen, unseren physischen Leib zu verfestigen, uns ihn zu nehmen. Sonst wird es dahin kommen, dass die Menschen [...] den Anschluss versäumen in der Menschheitsentwickelung»[3305].

Und am Sonntag, dem 17. April 1921, an dem der Heil-Eurythmie-Kurs mit dem 6. Vortrag endet, sagt Rudolf Steiner zu den Zuhörern des abendlichen Mitgliedervortrags: «Die Menschen müssen lernen zu verstehen, [...] warum der Weg zwischen der Geburt und dem Tode unwegsam ist. Und wenn sie verstehen, warum er unwegsam ist, wenn sie verstehen, dass das Ich sich darinnen nun erfühlt aus der physischen Organisation heraus, wenn sie fühlen, wie unmöglich eine bloße physische Astronomie ist, wenn sie fühlen, wie unmöglich eine bloße physische Medizin ist, dann werden sie sich selbst die Wege bahnen, *dann werden sie in dieses bisher unwegsame Leben zwischen der Geburt und dem Tode etwas hineinbringen,* was durch *die eigene Seelenarbeit des Menschen entsteht.*»[3306] Diese Worte klingen wie eine Mahnung an die anwesenden Ärzte, bevor Rudolf Steiner am nächsten Tag auch den zweiten Ärztekurs mit zwei geistig außerordentlich anspruchsvollen Vorträgen abschließt.[3307]

Eigene, selbständige Seelenarbeit ist Bedingung eines modernen Mysterienwesens: «Diejenige Wahrheit, die durch anthroposophische Geisteswissenschaft verkündet werden soll, sie darf nur rechnen auf die Freiheit der Menschen. Sie muss Frager finden. [...] Soll der Mensch zur anthroposophischen Geisteswissenschaft mit seinem Urteil kommen, er muss ein Frager werden, er muss in der innersten Freiheit des Urteiles sich selber überzeugen. [...] Frager müssen diejenigen Menschen werden, die im wahren Sinne des Wortes zur anthroposophischen Geisteswissenschaft gehören.»[3308]

Und dann müssen sich noch die sozialen Zusammenhänge finden, in denen ein Handeln aus freier Erkenntnis möglich wird: Denn «[a]uch in Wissenschaften kann man eigentlich nichts wissen. Es will immer getan sein.»[3309]

Wilburg Keller Roth

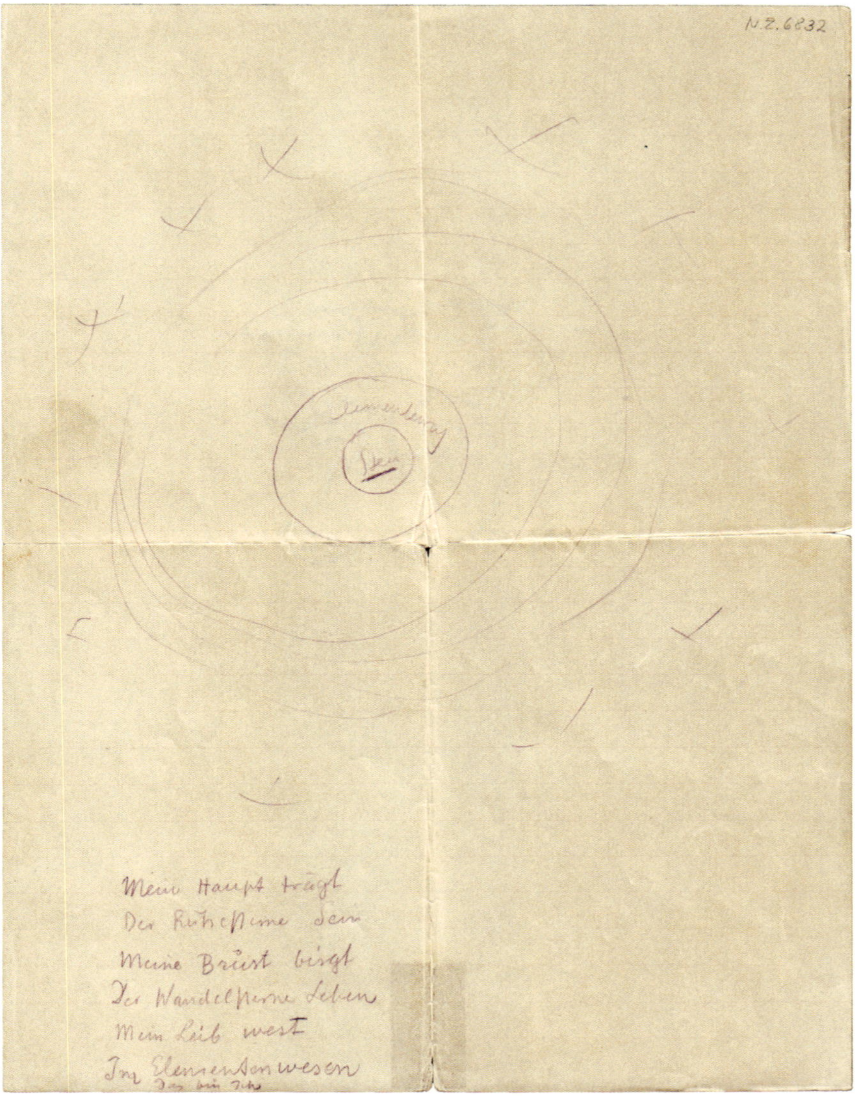

Abb. 64, Meditationsanweisung für Walter Johannes Stein, 27. April 1924

Nachwort

Das Verfassen des Buchtextes geht seinem Ende zu, so ist es wohl Zeit, ein Nachwort zu schreiben.

Ich danke allen Lesern für ihre Geduld und bitte um Nachsicht für die unzulässige Verkürzung von wesentlichen Motiven aus dem Gesamtwerk Rudolf Steiners, vor allem aber dafür, dass manches sich noch auf dem Weg vom Ahnbaren zum wirklich Sagbaren befindet und daher beim Leser guter Wille im Mitvollziehen vorausgesetzt werden muss.

Die meisten Motive wurden zunächst in der Unterrichtsarbeit zur Menschenkunde und den Kursvorträgen in den 17 Jahren meiner Mitarbeit an der Heil-Eurythmie-Ausbildung am Goetheanum bewegt. Der Impuls, einzelne Motive zum Verständnis des Heil-Eurythmie-Kurses schriftlich aufzuzeichnen, entstand schon früh aus der gemeinsamen Arbeit mit Christine Junghans an den Vorträgen des Heil-Eurythmie-Kurses. Ihr und Gudrune Wolff-Hoffmann verdanke ich viele Hinweise auf weiterführende Vortragstexte von Rudolf Steiner, aber auch die Einführung in das unmittelbare Anschauen und Erleben der Geistwirklichkeit der Eurythmie und Heil-Eurythmie. Gudrune Wolff-Hoffmann stand bis zu deren Tod in engem Kontakt und Zusammenarbeit mit Margarete Kirchner-Bockholt[3310], Christine Junghans hatte die Heil-Eurythmie-Kurse bei Trude Thetter[3311] am Goetheanum besucht und fühlte sich in ihrem Zugang zu Eurythmie und Heil-Eurythmie Daffi Niederhäuser[3312] besonders verbunden. Viele Menschen im Umkreis des Goetheanum, aber auch aus der Ferne, haben an der Heil-Eurythmie-Ausbildung am Goetheanum mitgearbeitet und wichtige Impulse und Motive zum Verständnis der Heil-Eurythmie beigetragen, nicht zuletzt die Studierenden selbst mit ihren Fragen und Antworten.

Das Vorwort zu diesem Buch hatte ich schon 2012 geschrieben. Nach und nach sind die einzelnen Motive zueinander gewachsen, hat sich anderes angegliedert, konnte manche Idee praktisch verifiziert werden. Im Schreiben haben sich erstaunliche Verbindungen aufgetan, und insgesamt ist viel mehr Material zusammengekommen als ursprünglich erwartet. Diese für ein vertieftes Verständnis der Heil-Eurythmie hoffentlich bedeutungsvollen Inhalte aufzeichnen zu dürfen, war befreiend. Es war aber nicht leistbar neben dem Praxisalltag; meinen Patienten danke ich für ihre

Nachsicht und ihr Verständnis für meine mehrmonatige Praxisabwesenheit im Sommer 2016 und im Frühjahr 2019.

Diese Arbeit ist im Grunde nur ein Versuch des sachgemäßen Denkens ausgehend von den Vortragsmotiven im Heil-Eurythmie-Kurs. Eine Systematik wurde nicht extra gesucht, sie ist in dem Originaltext selbst veranlagt. In Goethes Art wurde das Material betrachtet, bis es sich selbst sinnvoll ordnen wollte. Ein kleines irritierendes Detail oder eine zunächst unbeantwortbare Frage konnte dabei manchmal einen großen Zusammenhang aufschließen. Diese Form der geduldigen, aber für unser Empfinden umso fruchtbareren Arbeit an Rudolf Steiners Vortragstexten durften wir in den Kursen der Medizinischen Arbeitsgruppe am Goetheanum mit Herbert Sieweke erfahren, und in den Freundeskreisen, die mit seiner Arbeitsweise verbunden waren in Wien, Hamburg und Dornach. So ist mehr als ein halbes Jahrhundert kontinuierlicher Arbeit im Umkreis des Goetheanum miteingeflossen in dieses Buch. Und vielleicht liegt auch darin etwas von seiner Bedeutung, dass in einer Zeit, in der das Verständnis für die Heil-Eurythmie auch auf ganz anderen Wegen gesucht wird, mit diesem Buch dokumentiert wird: So ist einmal am Goetheanum Anthroposophie gedacht und gearbeitet worden.

Immer mehr wächst man im getreulichen Nachvollzug der ungeheuer exakten Sprach- und Gedankenführung dankbar dem Sonnengeist Rudolf Steiner entgegen. Und so ist es wiederum ein ganz persönliches Buch in der Auswahl der Texte, die erarbeitet werden konnten, der Motive, die sich als hilfreich erwiesen und sinnvoll erschlossen haben. Jeder andere müsste einen anderen Weg einschlagen mit der gleichen Aufgabe.

Das Leben, es wird heller um mich,
Das Leben, es wird schwerer für mich,
Das Leben, es wird reicher in mir.

Die einzelnen Vorträge führen in ganz verschiedene Stimmungen. Das findet seinen Ausdruck in dem Beibehalten der Gliederung der Kursmotive in der Kapitelabfolge. Jemand hat mich gefragt, ob der Zusammenhang der so unterschiedlichen Kapitel nachvollziehbar sei für den Leser. Ich weiß es nicht. Wenn man den Heil-Eurythmie-Kurs kennt, erlebt man diese Stimmungen wohl auch selbst. Es ist Mysterienlicht, das die einzelnen Kapitel unterschiedlich färbt: Ist es zunächst das leuchtend-farbige Licht des vorchristlichen und christlichen Ephesus, so ist es im 3. Vortrag das strengere gestalthafte Licht von Samothrake. Der 4. Vortrag führt am tiefsten in die Auseinandersetzung mit der Natur, den Erdenkräften, den Substanzgeheimnissen, zuletzt aufgehellt durch den Blick nach Chartres. Im 5. Vortrag klingt die Frage des kosmischen Christentums an und im 6. in seinen rätselhaften Polarisierungen etwas vom hybernischen Mysterienkultus, um zuletzt wieder in die ephesischen Mysterien zurückzuführen. Wie in der modernen Kosmologie, die vom Durchschauen des menschlichen Organlebens ausgehen muss, ist es etwas Befriedigendes, wenn die alten Mysterieninhalte dem heutigen Erleben an den methodischen Fragen zur praktischen Ausführung der Heil-Eurythmie neu zugänglich werden.

Die disziplinierte Arbeit des Schreibens oder Diktierens ist eine konzentrierte, herausgehobene Situation. Dennoch ist man auf besondere Art mit vielem verbunden. Als ich über die Überwindung des Tierischen im Menschen schrieb, zog in diesem Moment leise im Regen ein Rehkitz ganz nah unter meinem Fenster vorbei. – Als ich den Abschnitt über das Hexeneinmaleins geschrieben hatte, wurde ich plötzlich weggerufen; da ich den Text nicht korrekt abgespeichert hatte, war er danach verschwunden. Das ist mir nur an dieser Stelle passiert, aber es hat mich nicht überrascht. Ich musste den Text nochmals verfassen, aber die zweite Fassung ist vermutlich schlechter als die erste. Als ich das zweite Mal an die Bearbeitung dieses Kapitels kam, ergab sich die Fußnote 666 ganz von selbst für die entsprechenden Goethe-Verse.

Man wird durch solche Dinge seltsam berührt. Die Überarbeitung des 5. Kapitels wurde abgeschlossen in der Nacht, als die Frühlings-Tag-und-Nachtgleiche mit dem Vollmond – nach alter kosmischer Bestimmung dem Ostervollmond – zusammenfiel. In der Nacht nach dem ersten Abschluss des letzten Kapitels stand der abnehmende Mond in Konjunktion mit Saturn am Morgenhimmel.

Man ist nicht allein, auch wenn man sich von dem alltäglichen Verkehr mit den Menschen zurückzieht! Aber wir sind wohl im Großen und Ganzen immer noch kleingläubig, auf Zeichen und Wunder angewiesen, obwohl wir die größeren Wunder ja alltäglich vor Augen haben in der menschlichen Physiologie, in Gesundheit, Krankheit und Heilung.

Meine Seele und die Welt sind Eines nur.

In großer Dankbarkeit den Lehrern und Freunden herzlich zugeeignet.

Wilburg Keller Roth

Anmerkungen

1 System – altgr. *σύστημα*, ‹aus Einzelteilen zusammengesetztes Ganzes›.
2 Methode – gr. *μέθοδος*, ‹nachgehen›, ‹verfolgen›.
3 Goethe, Johann Wolfgang von: *Naturwissenschaftliche Schriften. Mit Einleitungen und Erläuterungen im Text herausgegeben von Rudolf Steiner*, 5. Band, Sprüche in Prosa, 2. Abteilung, Dornach 1982, S. 535 resp. Goethe, Johann Wolfgang von: *Wilhelm Meisters Wanderjahre*, 3. Buch, 18. Kapitel, München 2002.
4 Elisabeth Baumann-Dollfuss, *1895, † 1947, erste Eurythmistin an der 1919 in Stuttgart gegründeten Freien Waldorfschule.
5 Erna van Deventer-Wolfram, *31. März 1894 Auerbach im Vogtland, † 31. Januar 1976 Zeist, Eurythmistin.
6 Van Deventer-Wolfram, Erna. In: GA 315, Zur Entstehungsgeschichte des Kurses und den im Text gebrauchten Abkürzungen «Frau B.» und «M. W.», S. 134.
7 GA 315, 1.–6. Vortrag, 12.–17. April 1921.
8 GA 313, 1.–9. Vortrag, 11.–18. April 1921.
9 GA 312.
10 GA 277, Ansprache vom 21. März 1920.
11 GA 312, 9. Vortrag, 29. März 1920.
12 GA 277, Ansprache vom Ostersonntag, 4. April 1920.
13 GA 312, 16. Vortrag, 5. April 1920.
14 GA 312, 16. Vortrag, 5. April 1920.
15 GA 312, 16. Vortrag, 5. April 1920.
16 GA 312, 17. Vortrag, 6. April 1920, S. 327.
17 GA 315, 2. Vortrag, 13. April 1921, S. 34.
18 GA 315, 2. Vortrag, 13. April 1921, S. 29.
19 Goethe, Johann Wolfgang von: *Naturwissenschaftliche Schriften. Mit Einleitungen und Erläuterungen im Text herausgegeben von Rudolf Steiner*, 3. Band, Entwurf einer Farbenlehre, 2. Abteilung, Physische Farben, Nr. 175, Dornach 1982.
20 Goethe, Johann Wolfgang von: *Naturwissenschaftliche Schriften. Mit Einleitungen und Erläuterungen im Text herausgegeben von Rudolf Steiner*, 3. Band, IV., Das System der Farbenlehre, Dornach 1982. Siehe auch 3.1.7.
21 https://eurythmytherapy-medsektion.net/ausbildung-und-akkreditierung/qualitaetsstandard
22 Christine Junghans-Lorenz, *11. November 1924 Falkenstein/Vogtland, 1984–2001 Leiterin der Heil-Eurythmie-Ausbildung am Goetheanum.
23 Dr. med. Gudrune Wolff-Hoffmann, *25. Juni 1935 Datteln, Nordrhein-Westfa-

len, † 29. Juni 2017 Arlesheim, langjährige leitende ärztliche Mitarbeiterin in der Ita Wegman Klinik Arlesheim und im Kollegium der Heil-Eurythmie-Ausbildung am Goetheanum.

24 Zugunsten der besseren Lesbarkeit wird in diesem Buch die Berufsbezeichnung Arzt für professionelle Mediziner beiderlei Geschlechts verwendet.

25 Zugunsten der besseren Lesbarkeit wird in diesem Buch die Berufsbezeichnung Heil-Eurythmist für professionelle Eurythmie-Therapeuten beiderlei Geschlechts verwendet.

26 Karl Julius Schröer, *11. Januar 1825 Pressburg, † 16. Dezember 1900 Wien, war Goethe-Forscher und Professor für Literaturgeschichte an der Technischen Hochschule Wien.

27 Ziegler, Renatus: *Geist und Buchstabe*, Basel 2018.

28 GA 1.

29 GA 2.

30 GA 30, Goethe als Vater einer neuen Ästhetik, S. 23 ff., GA 271, S. 13 ff.

31 GA 103, Vortrag vom 18. Mai 1908.

32 Margarita Woloschina Wassiljewna, *31. Januar 1882 Moskau, † 2. November 1973 Stuttgart, russische Malerin und Eurythmistin.

33 GA 277a, S. 10.

34 Eleonore Lory Clara Maria Maier-Smits, *6. März 1893 Höntrop, Westfalen, † 19. September 1971 Laufenburg am Rhein, sie wurde die erste Eurythmistin.

35 GA 277a.

36 GA 14, Der Hüter der Schwelle, S. 279 ff.

37 Am 24. August 1912.

38 GA 14, Der Hüter der Schwelle, 6. Bild, S. 343.

39 GA 315.

40 GA 313.

41 K26b, Eurythmiefiguren aus der Entstehungszeit und K 26a, Die Eurythmiefiguren von Rudolf Steiner.

42 GA 278.

43 GA 279.

44 GA 277a, Ansprache vom 7. Oktober 1914, S. 61.

45 Johann Wolfgang von Goethe, *28. August 1749 Frankfurt am Main, † 22. März 1832 Weimar.

46 GA 271.

47 Joseph Mallord William Turner, *23. April 1775 London, † 19. Dezember 1851 Chelsea, London.

48 Haeckel, Ernst: *Kunstformen der Natur,* Wiesbaden ^{3}2009, S. 4.

49 GA 30, Goethe als Vater einer neuen Ästhetik.

50 Eine umfassende Ausarbeitung der Stellung von Goethes Ästhetik in der Kulturgeschichte kann im Rahmen dieses Buches nicht geleistet werden.

51 Goethe, Johann Wolfgang von: *Maximen und Reflexionen, Nachlass, Über Natur und Naturwissenschaft,* München 2008.

52 GA 30, Goethe als Vater einer neuen Ästhetik, S. 23 ff. und GA 271, S. 13 ff.

53 GA 30, Goethe als Vater einer neuen Ästhetik, S. 23 ff. und GA 271, S. 13 ff.

54 GA 30, Goethe als Vater einer neuen Ästhetik, S. 23 ff. und GA 271, S. 13 ff.

55 GA 30, Goethe als Vater einer neuen Ästhetik, S. 23 ff. und GA 271, S. 13 ff.

56 Kosmos – altgr. *κόσμος*, ‹(Welt-)Ordnung›, auch ‹Schmuck›, ‹Glanz›, ‹Ehre›.

57 GA 30, Goethe als Vater einer neuen Ästhetik, S. 23 ff. und GA 271, S. 13 ff.

58 GA 30, Goethe als Vater einer neuen Ästhetik, S. 23 ff. und GA 271, S. 13 ff. Siehe auch: 3.1.6.1 Die Indikation für I und U.

59 GA 30, Goethe als Vater einer neuen Ästhetik, S. 23 ff. und GA 271, S. 13 ff.

60 GA 30, Goethe als Vater einer neuen Ästhetik, S. 23 ff. und GA 271, S. 13 ff.

61 GA 30, Goethe als Vater einer neuen Ästhetik, S. 23 ff. und GA 271, S. 13 ff.

62 GA 30, Goethe als Vater einer neuen Ästhetik, S. 23 ff. und GA 271, S. 13 ff.

63 GA 30, Goethe als Vater einer neuen Ästhetik, S. 23 ff. und GA 271, S. 13 ff.

64 So erscheint auch während des Eurythmisierens immer die natürliche Menschengestalt, denn an und durch den Leib kann das Geistige eines Lautes, eines Tones geoffenbart, «sinnlich-übersinnlich» sichtbar werden; dann erscheint die sinnliche Leibesbewegung entsprechend «dem Charakter der Idee» des Lautes, der natürliche Menschenleib «im Gewande» des Lautes, als wäre er Laut. Siehe auch: 6.10.1 Stoff und Form.

65 GA 30, Goethe als Vater einer neuen Ästhetik, S. 23 ff. und GA 271, S. 13 ff.

66 GA 30, Goethe als Vater einer neuen Ästhetik, S. 23 ff. und GA 271, S. 13 ff.

67 GA 1, 2. Band, VIII. Von der Kunst zur Wissenschaft, S. 138.

68 GA 276, Vortrag vom 18. Mai 1923 [HdA].

69 GA 257, Vortrag vom 30. Januar 1923.

70 GA 30, Goethe als Vater einer neuen Ästhetik, S. 23 ff. und GA 271, S. 13 ff. [HdA].

71 GA 30, Goethe als Vater einer neuen Ästhetik, S. 23 ff. und GA 271, S. 13 ff.

72 GA 1, 1. Band, III. Die Entstehung von Goethes Gedanken über die Bildung der Tiere, S. 32.

73 Siehe 2.1.2.

74 GA 1, 1. Band, III. Die Entstehung von Goethes Gedanken über die Bildung der Tiere, S. 32 [HdA].

75 GA 30, Goethe und die Medizin, S. 581.

76 GA 6, Die Metamorphosenlehre, S. 122.

77 Johann Christoph Friedrich Schiller (ab 1802 von Schiller), *10. November 1759 Marbach am Neckar, † 9. Mai 1805 Weimar.

78 GA 30, Goethe als Vater einer neuen Ästhetik, S. 23 ff. und GA 271, S. 13 ff. [HdA].

79 GA 315, 6. Vortrag, 17. April 1921, S. 91, einer der Teilnehmer am Heil-Eurythmie-Kurs, Friedrich Husemann, nimmt darauf Bezug in seinen Dankesworten.

80 Goethe hatte nachweislich sowohl in Straßburg wie in Leipzig Vorlesungen

der medizinischen Fakultät besucht und vorwiegend mit medizinischen Kommilitonen Kontakt: «Die meisten meiner Tischgenossen waren Mediziner. Diese sind, wie bekannt, die einzigen Studierenden, die sich von ihrer Wissenschaft, ihrem Metier auch außer den Lehrstunden mit Lebhaftigkeit unterhalten. Es liegt dieses in der Natur der Sache. Die Gegenstände ihrer Bemühungen sind die sinnlichen und zugleich die höchsten, die einfachsten und die kompliziertesten. Die Medizin beschäftigt den ganzen Menschen, weil sie sich mit dem ganzen Menschen beschäftigt [...]», zitiert aus Goethe, Johann Wolfgang von: *Naturwissenschaftliche Schriften* in Kürschners «Deutsche National-Litteratur», herausgegeben und kommentiert von Rudolf Steiner (1883–1897), fünf Bände, Nachdruck Dornach 1975, GA 1a–e, 1. Band, IV. Über das Wesen und die Bedeutung von Goethes Schriften über organische Bildung, S. 84 in «Geschichte meines botanischen Studiums».

81 GA 30, Goethe als Vater einer neuen Ästhetik, S. 23 ff. und GA 271, S. 13 ff.

82 GA 30, Goethe als Vater einer neuen Ästhetik, S. 23 ff. und GA 271, S. 13 ff.

83 GA 30, Goethe als Vater einer neuen Ästhetik, S. 23 ff. und GA 271, S. 13 ff.

84 GA 204, Vortrag vom 15. April 1921, S. 76.

85 Tb 642, Ansprache vom 17. Juli 1923, Dornach: aus «Österreichische Blätter für Anthroposophie», 5. Jahrgang, Heft 2, Wien 1928.

86 Tb 642, Ansprache vom 17. Juli 1923, Dornach: aus «Österreichische Blätter für Anthroposophie», 5. Jahrgang, Heft 2, Wien 1928.

87 Tb 642, Ansprache vom 17. Juli 1923, Dornach: aus «Österreichische Blätter für Anthroposophie», 5. Jahrgang, Heft 2, Wien 1928.

88 GA 1a–e.

89 GA 315, 1. Vortrag, 12. April 1921, S. 16.

90 GA 315, 1. Vortrag, 12. April 1921, S. 15.

91 GA 315, 1. Vortrag, 12. April 1921, S. 16.

92 GA 315, 1. Vortrag, 12. April 1921, S. 16 [HdA].

93 GA 1a, 1. Band, Bildung und Umbildung organischer Naturen, S. 1.

94 GA 1a, I. Band, Die Metamorphose der Pflanzen, S. 19.

95 GA 1a, I. Band, Die Absicht eingeleitet, S. 7.

96 GA 1a, I. Band, Die Absicht eingeleitet, S. 8 [HdA].

97 GA 1a, I. Band, Die Absicht eingeleitet, Kommentar von Rudolf Steiner, S. 8 [HdA].

98 GA 1c, 3. Band, Einleitung, I. Goethe und die moderne Wissenschaft, S. VI f. [HdRSt].

99 GA 1c, 3. Band, Einleitung, I. Goethe und die moderne Wissenschaft, S. VII [HdRSt].

100 GA 1a, I. Band, Über das Wesen und die Bedeutung von Goethes Schriften über organische Bildung, S. LXI [HdRSt].

101 GA 1a, I. Band, Über das Wesen und die Bedeutung von Goethes Schriften

über organische Bildung, S. LXI [HdRSt].

102 GA 28, VI. Hauslehrer in der Familie Specht, Goethestudien, S. 113.

103 GA 28, Hauslehrer in der Familie Specht, Goethestudien, S. 112.

104 GA 28, Hauslehrer in der Familie Specht, Goethestudien, S. 113.

105 GA 28, Hauslehrer in der Familie Specht, Goethestudien, S. 113 f. [HdA].

106 GA 28, Hauslehrer in der Familie Specht, Goethestudien, S. 113 f.

107 GA 2, 16. Die organische Natur, S. 103 [HdA].

108 Herder, Johann Gottfried *25. August 1744 Mohrungen/Ostpreußen, † 18. Dezember 1803 Weimar, deutscher Dichter, Theologe und Philosoph.

109 GA 1a, I. Band, Die Entstehung der Metamorphosenlehre, S. XXXI, Goethe, Brief an Herder am 17. Mai 1787 [HdA].

110 GA 1, I. Band, IV. Über das Wesen und die Bedeutung von Goethes Schriften über organische Bildung, S. 86 oder GA 1a, I. Band, Über das Wesen und die Bedeutung von Goethes Schriften über organische Bildung, S. LXI.

111 GA 1, IV. Über das Wesen und die Bedeutung von Goethes Schriften über organische Bildung, S. 87 oder GA 1a, I. Band, Über das Wesen und die Bedeutung von Goethes Schriften über organische Bildung, S. LXI.

112 GA 1a, I. Band, Über das Wesen und die Bedeutung von Goethes Schriften über organische Bildung, S. LXI.

113 GA 1a, I. Band, Über das Wesen und die Bedeutung von Goethes Schriften über organische Bildung, S. LXI.

114 GA 1, I. Band, I. Einleitung, S. 12.

115 GA 1, I. Band, I. Einleitung, S. 12 [HdA].

116 Abstrakt – lat. *abstrahere,* ‹abziehen›, ‹unanschaulich›, ‹begrifflich›; lat. *abstractus,* ‹abgezogen›, ‹weggezogen›.

117 GA 1c, 3. Band, Einleitung, Kommentar von Rudolf Steiner, S. XVIII.

118 GA 315, 2. Vortrag, 13. April 1921.

119 Siehe auch: 3.1.6 Das System der Vokal-Indikationen.

120 GA 1c, 3. Band, Einleitung, Kommentar von Rudolf Steiner, S. XIX [HdRSt].

121 GA 1b, 2. Band, Einleitung, Goethe und die Mathematik, S. LXVII.

122 GA 1c, 3. Band, Einleitung, Kommentar von Rudolf Steiner, S. XIX [HdRSt].

123 GA 30, Zeitschrift für Philosophie und philosophische Kritik, S. 528.

124 GA 27, I. Wahre Menschenwesen-Erkenntnis als Grundlage medizinischer Kunst, S. 19.

125 GA 1c, 3. Band, Einleitung, S. XX [HdRSt].

126 Beiträge zur Rudolf Steiner Gesamtausgabe, Heft 114/115, Rudolf Steiner und der mehrdimensionale Raum, Dornach 1995. S. 75 unten.

127 GA 1c, 3. Band, Einleitung, Kommentar von Rudolf Steiner, S. XX [HdRSt].

128 Elisabeth Baumann und Erna van Deventer-Wolfram.

129 GA 1, I. Band, I. Einleitung, S. 12.

130 GA 1c, 3. Band, Einleitung, Kommentar von Rudolf Steiner, S. XX.

131 GA 1c, 3. Band, Einleitung, Kommentar von Rudolf Steiner, S. XX [HdRSt].
132 GA 1, I. Band, Über das Wesen und die Bedeutung von Goethes Schriften über organische Bildung, S. 86.
133 GA 315, 1. Vortrag, 12. April 1921, S. 24.
134 GA 315, 1. Vortrag, 12. April 1921, S. 25.
135 GA 315, 1. Vortrag, 12. April 1921, S. 25 [HdA].
136 GA 315, 1. Vortrag, 12. April 1921, S. 25 [HdA].
137 GA 315, 1. Vortrag, 12. April 1921, S. 25.
138 GA 315, 1. Vortrag, 12. April 1921, S. 24 f. [HdA].
139 GA 1a, I. Band, Die Absicht eingeleitet, S. 8 [HdA].
140 GA 1a, I. Band, Die Absicht eingeleitet, S. 8 [HdA].
141 GA 313, 2. Vortrag, 12. April 1921, S. 34.
142 GA 1a, I. Band, Über das Wesen und die Bedeutung von Goethes Schriften über organische Bildung, Kommentar von Rudolf Steiner, S. LXI.
143 GA 1, III. Band, XVIII. Goethes Weltanschauung in seinen «Sprüchen in Prosa», S. 339.
144 GA 315, 1. Vortrag, 12. Mai 1921, S. 16 [HdA].
145 Hendrik (Henk) Arnout Roeland van Deventer, *24. Mai 1895 Valkenburg, Niederlande, † 30. Mai 1926 Leysin, Schweiz.
146 GA 315, Bericht von Elisabeth Baumann, S. 136.
147 GA 1, I. Band, I. Einleitung, S. 12.
148 Siehe auch: 3.1.6 Vokalsystematik und 4.6 Geistige Leiter der Konsonantenfolge.
149 Keller Roth, Wilburg: *Lautkräfte in der menschlichen Organbildung.* In: Festschrift, 2. Konferenz für Heileurythmie: *Vielfalt – Vernetzen – Vertiefen,* Dornach 2016, S. 29–35.
150 Goethe, zitiert aus: Stein, W. J.: *Dissertation.* In: Meyer, Thomas: W. J. Stein / *Dokumentation eines wegweisenden Zusammenwirkens*, Dornach 1986, S. 186. [HdA].
151 Goethe, Johann Wolfgang von: *Faust,* München 2012.
152 Goethe, Johann Wolfgang von: *Faust 2. Teil,* 5. Akt (Entstehungsjahr 1832), München 2012.
153 GA 151, Vortrag vom 21. Januar 1914, S. 44.
154 GA 1a, I. Band, Die Metamorphose der Pflanzen, S. 20.
155 GA 315, 1. Vortrag, 12. Mai 1921, S. 16.
156 GA 1a, I. Band, Die Absicht eingeleitet, S. 9 [HdA].
157 Das Epirrhema – altgr. *ἐπίρρημα* ‹Zu-, Nachwort›, auch ‹das Dazugesprochene›
158 Goethe, Johann Wolfgang von: *Poetische Werke,* Berliner Ausgabe [Band 1–16], 1. Band, Berlin 1960, S. 545–546.
159 GA 1a, I. Band, Die Absicht eingeleitet, S. 9.
160 GA 1a, I. Band, Die Absicht eingeleitet, S. 10.

161 GA 315, 1. Vortrag, 12. April 1921, S. 16.
162 GA 315, 1. Vortrag, 12. April 1921, S. 16.
163 GA 1a, I. Band, Die Metamorphose der Pflanzen, S. 20.
164 GA 313, 6. Vortrag, 16. April 1921.
165 Subordination – lat. *Sub-ordinatio,* ‹Unter-Ordnung›.
166 GA 1a, I. Band, Die Absicht eingeleitet, S. 9 [HdA].
167 GA 315, 1. Vortrag, 12. April 1921, S. 17.
168 GA 315, 1. Vortrag, 12. April 1921, S. 17.
169 GA 315, 1. Vortrag, 12. April 1921, S. 17.
170 GA 315, 1. Vortrag, 12. April 1921, S. 17.
171 GA 315, 1. Vortrag, 12. April 1921, S. 17.
172 GA 315, 1. Vortrag, 12. April 1921, S. 17.
173 GA 1a, I. Band, Die Absicht eingeleitet, S. 9.
174 GA 315, 1. Vortrag, 12. April 1921, S. 17.
175 Husemann, Armin: *Form, Leben und Bewusstsein,* Stuttgart 2015, S. 276 ff. Thomas, Renate: *Anatomie für Heileurythmisten,* Frankfurt am Main 2016.
176 Ephraim, Marco (unveröffentlicht).
177 GA 315, 1. Vortrag, 12. April 1921, S. 19.
178 Liquor cerebrospinalis – ‹Gehirnwasser›.
179 Vogel, Lothar: *Der dreigliedrige Mensch*, Dornach 2005.
180 Arachnoidea – Spinnenhaut, eine der drei Hirnhäute. In: Vogel, Lothar: *Der dreigliedrige Mensch*, Dornach 2005.
181 GA 173c, Vortrag vom 15. Januar 1917.
182 GA 315, 1. Vortrag, 12. April 1921, S. 16.
183 GA 315, 1. Vortrag, 12. April 1921, S. 16.
184 GA 315, 1. Vortrag, 12. April 1921, S. 17.
185 GA 315, 1. Vortrag, 12. April 1921, S. 16.
186 GA 315, 1. Vortrag, 12. April 1921, S. 17 [HdA].
187 GA 183, Vortrag vom 26. August 1918, S. 118 [HdA].
188 GA 313, 1. Vortrag, 11. April 1921.
189 GA 315, 6. Vortrag, 17. April 1921, S. 86.
190 GA 229, 5. Vortrag, 13. Oktober 1923 [HdA].
191 GA 315, 3. Vortrag, 14. April 1921, S. 32.
192 Beiträge zur Rudolf Steiner Gesamtausgabe, Heft 114/115, Rudolf Steiner und der mehrdimensionale Raum, Dornach 1995.
193 GA 315, 1. Vortrag, 12. April 1921, S. 15.
194 Beiträge zur Rudolf Steiner Gesamtausgabe, Heft 114/115, Rudolf Steiner und der mehrdimensionale Raum, Dornach 1995, Notizblatt Nr. [418], S. 41.
195 Mathilde Scholl, * 9. Februar 1868 Mettmann bei Düsseldorf, † 18. Mai 1941 Dornach.
196 Beiträge zur Rudolf Steiner Gesamtausgabe, Heft 114/115, Rudolf Steiner und

der mehrdimensionale Raum, Dornach 1995.
197 Beiträge zur Rudolf Steiner Gesamtausgabe, Heft 114/115, Rudolf Steiner und der mehrdimensionale Raum, Dornach 1995, S. 79.
198 GA 213, Vortrag vom 24. Juni 1922.
199 GA 271, Vortrag vom 1. Juni 1918.
200 Beiträge zur Rudolf Steiner Gesamtausgabe, Heft 114/115, Rudolf Steiner und der mehrdimensionale Raum, Dornach 1995, S. 83.
201 GA 315, 3. Vortrag, 14. April 1921, S. 52.
202 Siehe auch Husemann, Armin: *Form, Leben und Bewusstsein,* Stuttgart 2015, S. 270.
203 Stellkorpel – lat. *cartilago arytenoidea.*
204 Phonation – von gr. *φωνή,* ‹Stimme›, d. h. ‹Stimmerzeugung›.
205 Felsenbein – lat. *pars petrosa ossis temporalis.*
206 Die Hör- oder Gehörschnecke – lat. *Cochlea, Schnecke,* von gr. *κοχλίας,* ‹ein Teil des Innenohrs›.
207 Schlüsselbein – lat. *os claviculare.*
208 GA 315, 1. Vortrag, 12. April 1921, S. 18.
209 GA 277, Ansprache vom 6. Mai 1919, S. 63.
210 GA 315, 1. Vortrag, 12. April 1921, S. 17.
211 GA 315, 1. Vortrag, 12. April 1921, S. 16.
212 GA 315, 1. Vortrag, 12. April 1921, S. 17.
213 GA 315, 3. Vortrag, 14. April 1921, S. 53 [HdA].
214 GA 30, Goethe als Vater einer neuen Ästhetik, S. 23 ff. und GA 271, S. 13 ff. [HdA].
215 GA 232, Vortrag vom 2. Dezember 1923.
216 GA 88, Vortrag vom 28. Januar 1904.
217 GA 93, Vortrag vom 2. Oktober 1905.
218 GA 93, Vortrag vom 2. Oktober 1905.
219 GA 134, Vortrag vom 28. Dezember 1911.
220 GA 134, Vortrag vom 28. Dezember 1911.
221 GA 134, Vortrag vom 28. Dezember 1911.
222 GA 134, Vortrag vom 28. Dezember 1911.
223 GA 134, Vortrag vom 28. Dezember 1911.
224 GA 134, Vortrag vom 28. Dezember 1911.
225 GA 134, Vortrag vom 28. Dezember 1911.
226 GA 315, 1. Vortrag, 12. April 1921, S. 17.
227 GA 134, Vortrag vom 28. Dezember 1911.
228 Joh. 1,1. Übersetzung nach Martin Luther.
229 GA 315, 1. Vortrag, 12. April 1921, S. 17.
230 Knorpelspangen – lat. *cartilagines tracheales,* ‹die hufeisenförmigen Knorpelspangen, die das Luftröhrenskelett bilden›.
231 Die Trachea ist die Luftröhre, eine zehn bis zwölf Zentimeter lange elastische

Röhre, die den Kehlkopf mit der Lunge und den Bronchien verbindet.

232 Elastische Membran – lat. *membrana elastica.*

233 GA 315, 1. Vortrag, 12. April 1921, S. 18.

234 Dem früher dargestellten Prinzip des mystischen Mathematisierens entsprechend. Siehe 2.2.2.

235 GA 314, Vortrag vom 26. Oktober 1922, S. 101.

236 GA 315, 1. Vortrag, 12. April 1921, S. 17.

237 GA 315, 1. Vortrag, 12. April 1921, S. 19.

238 GA 277, Ansprache vom 31. Januar 1920, S. 142 [HdA].

239 Siehe 5.1.

240 GA 315, 1. Vortrag, 12. April 1921, S. 19.

241 GA 315, 1. Vortrag, 12. April 1921, S. 19.

242 GA 315, 1. Vortrag, 12. April 1921, S. 19.

243 GA 315, 3. Vortrag, 14. April 1921, S. 53.

244 GA 312.

245 GA 277. Hendrika Johanna Hollenbach *26. Mai 1880 Arnhem, † 14. September 1950 Basel, hatte mit Kindern ein kleines Programm aus Liedern, die durch die Kinder selbst mit eurythmischen Tonwinkel-Stellungen begleitet wurden, einstudiert.

246 GA 277, Ansprache vom 21. März 1920, S. 155 [HdA].

247 GA 313, 9. Vortrag, 18. April 1921 oder GA 315, 7. Vortrag, 18. April 1921.

248 GA 313, 9. Vortrag, 18. April 1921 oder GA 315, 7. Vortrag, 18. April 1921, S. 95 ff.

249 GA 313, 9. Vortrag, 18. April 1921 oder GA 315, 7. Vortrag, 18. April 1921, S. 102.

250 GA 313, 9. Vortrag, 18. April 1921 oder GA 315, 7. Vortrag, 18. April 1921, S. 102.

251 GA 313, 9. Vortrag, 18. April 1921 oder GA 315, 7. Vortrag, 18. April 1921, S. 105.

252 GA 313, 9. Vortrag, 18. April 1921 oder GA 315, 7. Vortrag, 18. April 1921, S. 104.

253 Heigl, Martin-Ingbert. In: Selg, Peter (Hg.): *Von der Eurythmie zur Heileurythmie,* Stuttgart 2016, S. 175.

254 GA 315, 1. Vortrag, 12. April 1921, S. 20.

255 Husemann, Armin: *Form, Leben und Bewusstsein,* Stuttgart 2015, S. 46.

256 GA 315, 1. Vortrag, 12. April 1921, S. 20 [HdA].

257 GA 315, 1. Vortrag, 12. April 1921, S. 20.

258 GA 315, 1. Vortrag, 12. April 1921, S. 20.

259 Die griechische Silbe «*ευ-*», wohl-eu-rythmisieren also «wohlrhythmisieren», den Rhythmus harmonisch ordnen.

260 Ital. *Accelerando,* beschleunigend (in der Musik).

261 Ital. *Decelerando,* verlangsamend (in der Musik).

262 Es ist keine geläufige Idee, das, was räumlich plastisch erscheint, als aus dem Zusammenwirken von sich beschleunigender und sich verlangsamender Bewegung hervorgehend zu denken. Aber für Rudolf Steiner war es ganz selbstverständlich, einmal das Prinzip der Gestaltung der plastischen Gruppe für

den ersten Goetheanum-Bau so zu charakterisieren: «Sie können es da den plastischen Formen ansehen, dass man es da zu tun hat mit einem Zusammenschlagen im Verhältnis drei oder vier zu eins.» GA 218, Vortrag vom 20. Oktober 1922, S. 67.

263 GA 314, Vortrag vom 27. Oktober 1922, S. 131 ff.

264 GA 315, 1. Vortrag, 12. April 1921, S. 20.

265 Goethe, Johann Wolfgang von: *Gedichte,* München 1982.

266 GA 315, 1. Vortrag, 12. April 1921, S. 21.

267 GA 315, 1. Vortrag, 12. April 1921, S. 21.

268 GA 315, 1. Vortrag, 12. April 1921, S. 21.

269 GA 315, 1. Vortrag, 12. April 1921, S. 20.

270 GA 313, 3. Vortrag, 13. April 1921, S. 53.

271 GA 198, Vortrag vom 21. März 1920, S. 33 [HdA].

272 Hardenberg, Georg Philipp Friedrich von *2. Mai 1772 Arnstein, Sachsen-Anhalt, Schloss Oberwiederstedt, † 25. März 1801 Weißenfels, deutscher Dichter der Romantik.

273 GA 315, 1. Vortrag, 12. April 1921, S. 20.

274 18 Atemzüge/Min. × 60 Minuten × 24 Stunden.

275 GA 312, Vortrag vom 26. März 1920, S. 127.

276 GA 315, 6. Vortrag, 17. April 1921, S. 86.

277 «Vorderhirn» bezeichnet embryologisch jenen Teil der Hirnanlage, der anatomisch das spätere Endhirn und Zwischenhirn umfasst; Rudolf Steiner bezeichnet wohl als «Vorderhirn» die vorderen Partien des Gehirns, die hier räumlich-plastisch gedacht werden (siehe Wandtafelzeichnung zum 1. Vortrag) [HdA].

278 GA 315, 1. Vortrag, 12. April 1921, S. 18 [HdA].

279 GA 315, 1. Vortrag, 12. April 1921, S. 18.

280 Kropf – lat. *Struma.*

281 Siehe 2.1.3.

282 Goethe, Auszug aus seiner Besprechung von Ernst Stiedenroth: Psychologie zur Erklärung der Seelenerscheinungen (1824), Band 13, S. 42. In: Goethe, Johann Wolfgang von und Trunz, Erich (Hg.): *Werke*, Hamburger Ausgabe in 14 Bänden, dtv Literatur, München 1998.

283 GA 6, Die Metamorphosenlehre, S. 138.

284 GA 6, Die Metamorphosenlehre, S. 139.

285 GA 315, 3. Vortrag, 14. April 1921, S. 51, Blaseengel – Frosch – Ochs – Dickkopf.

286 GA 315, 1. Vortrag, 12. April 1921, S. 18.

287 GA 315, 1. Vortrag, 12. April 1921, S. 19.

288 GA 315, 1. Vortrag, 12. April 1921, S. 18 f.

289 GA 317, 1. Vortrag, 25. Juni 1924, S. 15.

290 GA 314, Vortrag vom 26. Oktober 1922, S. 100.

291 Girke, Matthias: *Innere Medizin,* Berlin 2010, S. 465 ff.
292 Eu-Thyreose – zusammengesetzt aus der gr. Silbe «εv-» ‹gut- oder wohl› und dem lateinischen Namen der Schilddrüse ‹glandula thyreoidea›.
293 Hirnanhangsdrüse.
294 TSH: Thyreoidea-stimulierendes Hormon oder Thyreotropin.
295 Girke, Matthias: *Innere Medizin,* Berlin 2010, S. 480 ff.
296 Myxödem – generalisierte Ablagerung von *Mukopolysacchariden* wie Hyaluronsäure und Chondroitinsulfat in der Haut.
297 GA 315, 1. Vortrag, 12. April 1921, S. 18.
298 Als Kretinismus – fr. *crétin*, wird das Vollbild der unbehandelten angeborenen Hypothyreose mit geistiger Retardierung, Kleinwuchs und körperlichen Missbildungen bezeichnet.
299 Bonin, Dietrich: *Materialien zur therapeutischen Sprachgestaltung*, Dornach 2008.
300 GA 313, 8. Vortrag, 18. April 1921.
301 GA 315, 1. Vortrag, 12. April 1921, S. 16.
302 GA 208, Vortrag vom 5. November 1921, S. 146.
303 GA 208, Vortrag vom 5. November 1921, S. 143.
304 GA 208, Vortrag vom 5. November 1921, S. 142.
305 GA 208, Vortrag vom 5. November 1921, S. 143.
306 GA 208, Vortrag vom 5. November 1921, S. 143.
307 GA 208, Vortrag vom 5. November 1921, S. 145.
308 GA 312, 14. Vortrag, 3. April 1920, S. 277 und GA 208, Vortrag vom 6. November 1921, S. 167.
309 Keller Roth, Wilburg: *Lautkräfte in der menschlichen Organbildung.* In: Festschrift, 2. Konferenz für Heileurythmie: *Vielfalt - Vernetzen - Vertiefen,* Dornach 2016, S. 29–35.
310 GA 312, 20. Vortrag, 9. April 1920, S. 366.
311 Thomas, Renate: *Anatomie für Heileurythmisten,* Frankfurt am Main 2016.
312 GA 208, Vortrag vom 5. November 1921, S. 144.
313 GA 313, 9. Vortrag, 18. April 1921 oder GA 315, 7. Vortrag, 18. April 1921, S. 97.
314 GA 313, 9. Vortrag, 18. April 1921 oder GA 315, 7. Vortrag, 18. April 1921, S. 97.
315 GA 277a, 28. Juni 1914, S. 57. Siehe auch 6.10.
316 GA 313, 6. Vortrag, 16. April 1921. Siehe auch 6.4.1.
317 GA 313, 6. Vortrag, 16. April 1921, S. 101.
318 Siehe Siehe 6.4.1.
319 GA 313, 6. Vortrag, 16. April 1921, S. 107.
320 GA 313, 6. Vortrag, 16. April 1921, S. 107.
321 GA 313, 6. Vortrag, 16. April 1921, S. 101.
322 GA 313, 6. Vortrag, 16. April 1921, S. 106.
323 GA 313, 6. Vortrag, 16. April 1921, S. 107 [HdA].

324 Husemann, Armin: *Form, Leben und Bewusstsein,* Stuttgart 2015, S. 247 f.
325 Siehe 3.1.8.3.
326 GA 315, 2. Vortrag, 13. April 1921, S. 36.
327 GA 313, 6. Vortrag, 16. April 1921, S. 107.
328 GA 315, 1. Vortrag, 12. April 1921, S. 22.
329 GA 315, 1. Vortrag, 12. April 1921, S. 21.
330 GA 315, 1. Vortrag, 12. April 1921, S. 21.
331 GA 315, 1. Vortrag, 12. April 1921, S. 22.
332 GA 315, 1. Vortrag, 12. April 1921, S. 22 [HdA].
333 GA 315, 1. Vortrag, 12. April 1921, S. 22.
334 GA 315, 1. Vortrag, 12. April 1921, S. 23.
335 GA 315, 1. Vortrag, 12. April 1921, S. 23.
336 GA 315, 1. Vortrag, 12. April 1921, S. 23 [HdA].
337 GA 315, 1. Vortrag, 12. April 1921, S. 23.
338 GA 315, 1. Vortrag, 12. April 1921, S. 23 [HdA].
339 GA 315, 5. Vortrag, 16. April 1921, S. 75 [HdA].
340 GA 315, 5. Vortrag, 16. April 1921, S. 75 [HdA].
341 GA 315, 1. Vortrag, 12. April 1921, S. 19.
342 GA 315, 1. Vortrag, 12. April 1921, S. 21.
343 GA 315, 1. Vortrag, 12. April 1921, S. 19.
344 GA 315, 1. Vortrag, 12. April 1921, S. 21.
345 GA 315, 1. Vortrag, 12. April 1921, S. 21.
346 GA 315, 1. Vortrag, 12. April 1921, S. 21 [HdA].
347 GA 315, 1. Vortrag, 12. April 1921, S. 22.
348 GA 158, Vortrag vom 21. November 1914.
349 GA 313, 6. Vortrag, 16. April 1921.
350 GA 315, 1. Vortrag, 12. April 1921.
351 GA 315, 1. Vortrag, 12. April 1921, S. 23.
352 GA 314, Vortrag vom 17. Oktober 1920, S. 13.
353 GA 293.
354 GA 315, 1. Vortrag, 12. April 1921, S. 22.
355 GA 315, 1. Vortrag, 12. April 1921, S. 23.
356 GA 315, 1. Vortrag, 12. April 1921, S. 22.
357 GA 315, 5. Vortrag, 16. April 1921, S. 75 [HdA].
358 GA 278, Vortrag vom 19. Februar 1924.
359 GA 314, Vortrag vom 17. Oktober 1920, S. 131 ff.
360 Hasler, Stefan (Hg.): *Rudolf Steiners Angaben zur Eurythmie in verschiedenen Sprachen,* Dornach 2018.
361 GA 277a, S. 86.
362 GA 315, 1. Vortrag, 12. April 1921, S. 22.
363 GA 315, 1. Vortrag, 12. April 1921, S. 22.

364 GA 315, 1. Vortrag, 12. April 1921, S. 22.
365 GA 315, 1. Vortrag, 12. April 1921, S. 22.
366 GA 205, Vortrag vom 26. Juni 1921.
367 GA 205, Vortrag vom 26. Juni 1921.
368 GA 317, 2. Vortrag, 26. Juni 1924.
369 GA 317, 2. Vortrag 26. Juni 1924.
370 GA 302, Vortrag vom 14. Juni 1921 [HdA].
371 GA 205, Vortrag vom 26. Juni 1921 [HdA].
372 Franz Clemens Honoratus Hermann Josef Brentano, *16. Januar 1838 Kloster Marienberg bei Boppard am Rhein, † 17. März 1917 Zürich, katholischer Theologe, Philosoph und Psychologe.
373 GA 21, 6. Die physischen und die geistigen Abhängigkeiten der Menschen-Wesenheit, S. 150.
374 GA 315, 1. Vortrag, 12. April 1921, S. 23 [HdA].
375 GA 315, 1. Vortrag, 12. April 1921, S. 21.
376 GA 315, 5. Vortrag, 16. April 1921, S. 75 f.
377 GA 314, Vortrag vom 26. Oktober 1922.
378 Z. B. beim Schlaganfall: Blutung oder Infarkt im Gebiet der Arteria cerebri media links geht mit Halbseitenlähmung rechts einher und umgekehrt.
379 GA 317, 10. Vortrag, 5. Juli 1924.
380 Erstes heilpädagogisches Institut.
381 GA 317, 10. Vortrag, 5. Juli 1924.
382 GA 317, 10. Vortrag, 5. Juli 1924.
383 GA 317, 10. Vortrag, 5. Juli 1924.
384 GA 277a, S. 14.
385 GA 277a, S. 14.
386 GA 315, 1. Vortrag, 12. April 1921, S. 23.
387 GA 315, 1. Vortrag, 12. April 1921, S. 23.
388 GA 315, 1. Vortrag, 12. April 1921, S. 23.
389 GA 315, 1. Vortrag, 12. April 1921, S. 24.
390 GA 315, 1. Vortrag, 12. April 1921, S. 24.
391 GA 315, 1. Vortrag, 12. April 1921, S. 24.
392 GA 277a, S. 14.
393 GA 315, 1. Vortrag, 12. April 1921, S. 24.
394 GA 293, Vortrag vom 23. August 1919.
395 GA 317, 10. Vortrag, 5. Juli 1924.
396 GA 315, 1. Vortrag, 12. April 1921, S. 21.
397 GA 315, 1. Vortrag, 12. April 1921, S. 25.
398 GA 315, 1. Vortrag, 12. April 1921, S. 25.
399 GA 315, 1. Vortrag, 12. April 1921, S. 26.
400 GA 315, 1. Vortrag, 12. April 1921, S. 25 [HdA].

401 GA 277, Ansprache vom 11. April 1920.
402 GA 194, Vortrag vom 30. November 1919.
403 GA 194, Vortrag vom 30. November 1919.
404 GA 194, Vortrag vom 30. November 1919.
405 GA 194, Vortrag vom 30. November 1919.
406 GA 194, Vortrag vom 30. November 1919.
407 GA 194, Vortrag vom 30. November 1919.
408 GA 275, Vortrag vom 1. Januar 1915 [HdA].
409 GA 315, 8. Vortrag, 28. Oktober 1922, S. 113 [HdA].
410 GA 194, Vortrag vom 30. November 1919 [HdA].
411 GA 194, Vortrag vom 30. November 1919 [HdA].
412 GA 194, Vortrag vom 30. November 1919 [HdA].
413 GA 194, Vortrag vom 30. November 1919.
414 GA 277a [HdA].
415 GA 315, 1. Vortrag, 12. April 1921, S. 25.
416 GA 315, 1. Vortrag, 12. April 1921, S. 25 [HdA].
417 GA 279, Vortrag vom 4. August 1922.
418 GA 315, 1. Vortrag, 12. April 1921, S. 24.
419 GA 315, 1. Vortrag, 12. April 1921, S. 25.
420 GA 315, 1. Vortrag, 12. April 1921, S. 25 [HdA].
421 GA 315, 3. Vortrag, 14. April 1921, S. 51.
422 GA 208, Vortrag vom 28. Oktober 1921, S. 66.
423 GA 315, 1. Vortrag, 12. April 1921, S. 25.
424 GA 208, Vortrag vom 8. Oktober 1921, S. 66.
425 GA 315, 1. Vortrag, 12. April 1921, S. 25.
426 GA 315, 1. Vortrag, 12. April 1921, S. 26.
427 GA 315, 1. Vortrag, 12. April 1921, S. 24.
428 GA 315, 1. Vortrag, 12. April 1921, S. 24.
429 Rubikon, historischer Grenzfluss in Oberitalien. Am 10. Januar 49 v. Chr. überschritt Gaius Julius Caesar mit seinen Truppen den Rubikon nach Süden, was einer Kriegserklärung an Rom gleichkam.
430 Siehe 5.2.5.3.1.
431 GA 315, 1. Vortrag, 12. April 1921, S. 26.
432 GA 313, 4. Vortrag, 14. April 1921.
433 Lievegoed, Bernard: *Entwicklungsphasen des Kindes*, Stuttgart 1986.
434 GA 315, Vortrag vom 28. Oktober 1922, S. 114 [HdA].
435 GA 316, Osterkurs.
436 GA 233a, Vortrag vom 22. April 1924 [HdA].
437 GA 233a, Vortrag vom 22. April 1924.
438 Siehe Anmerkung 22.
439 Ursula Ziegenbein, *30. März 1935 Stuttgart, † 21. Mai 2015 Stuttgart, langjäh-

rige Leiterin der Heil-Eurythmie-Ausbildung in Stuttgart.

440 GA 315, 2. Vortrag, 13. April 1921, S. 27.

441 GA 315, 2. Vortrag, 13. April 1921, S. 27 [HdA].

442 GA 315, 2. Vortrag, 13. April 1921, S. 27.

443 GA 315, 2. Vortrag, 13. April 1921, S. 28.

444 Siehe auch 2.2.

445 GA 315, 3. Vortrag, 14. April 1921, S. 43. Siehe auch 4.3.1.2.

446 GA 315, 2. Vortrag, 13. April 1921, S. 28.

447 GA 315, 2. Vortrag, 13. April 1921, S. 27.

448 GA 315, 2. Vortrag, 13. April 1921, S. 28.

449 Helene Finckh, *12. November 1883 Stuttgart, † 20. Oktober 1960 Stuttgart, Berufsstenographin.

450 GA 315, Fußnote zu S. 30.

451 Siehe 2.1.3.

452 GA 315, 2. Vortrag, 13. April 1921, S. 29.

453 GA 315, 2. Vortrag, 13. April 1921, S. 29.

454 GA 315, 2. Vortrag, 13. April 1921, S. 29.

455 GA 315, 2. Vortrag, 13. April 1921, S. 26 [HdA].

456 GA 315, 2. Vortrag, 13. April 1921, S. 28.

457 GA 315, 2. Vortrag, 13. April 1921, S. 29.

458 Goethe, Johann Wolfgang von: *Wilhelm Meisters Wanderjahre*, 8. Band, München 2002, S. 473–474.

459 Diese therapeutische Zielsetzung gilt heute schon zumindest in der Palliativmedizin als verbindlich.

460 Dörner, Klaus: *Der gute Arzt, Lehrbuch der ärztlichen Grundhaltung*. Schriftenreihe der Akademie für Integrierte Medizin, Stuttgart 2001.

461 GA 115, Vortrag vom 25. Oktober 1909. Der Ich-Sinn wird von Rudolf Steiner als einer der zwölf physiologischen Sinne beschrieben, mit denen wir Menschen ausgestattet sind. Der Ich-Sinn ist uns ebenso natürlich gegeben wie etwa der Sehsinn oder Wärmesinn, aber da er sich auf die geistige Entität des anderen Menschen bezieht, hat er zugleich Intuitionscharakter.

462 GA 315, 2. Vortrag, 13. April 1921, S. 29.

463 GA 315, 2. Vortrag, 13. April 1921, S. 29.

464 GA 315, 2. Vortrag, 13. April 1921, S. 29.

465 GA 315, 2. Vortrag, 13. April 1921, S. 29.

466 GA 315, 2. Vortrag, 13. April 1921, S. 29.

467 GA 315, 2. Vortrag, 13. April 1921, S. 29 [HdA].

468 GA 315, 2. Vortrag, 13. April 1921, S. 37 [HdA].

469 GA 315, Vortrag vom 28. Oktober 1922, S. 124.

470 GA 312, 16. Vortrag, 5. April 1920, S. 304.

471 GA 312, 16. Vortrag, 5. April 1920, S. 304.

472 GA 312, 16. Vortrag, 5. April 1920, S. 304.

473 GA 313, 2. Vortrag, 12. April 1921, S. 38.

474 GA 277a, Konferenz vom 30. April 1924, S. 141: «Der Astralleib wird das, was der Ätherleib sonst ist, geht in die Ich-Organisation hinüber, so dass wir den Menschen drinnen stehen haben in einer höheren Welt schon.»

475 GA 1c, 3. Band, Beiträge zur Optik.

476 GA 1c, 3. Band, Entwurf einer Farbenlehre, X. Dioptrische Farben, S. 135.

477 GA 1c, 3. Band, Entwurf einer Farbenlehre, XIV. Bedingungen, unter welchen die Farbenerscheinung zunimmt, S. 151.

478 GA 1c, 3. Band, Entwurf einer Farbenlehre, XIV. Bedingungen, unter welchen die Farbenerscheinung zunimmt, S. 150.

479 GA 1c, 3. Band, Entwurf einer Farbenlehre, XIV. Bedingungen, unter welchen die Farbenerscheinung zunimmt, S. 151.

480 GA 1c, 3. Band, Entwurf einer Farbenlehre, X. Dioptrische Farben, S. 141.

481 GA 1c, 3. Band, Entwurf einer Farbenlehre, X. Dioptrische Farben, Kommentar von Rudolf Steiner, S. 141.

482 GA 1c, 3. Band, Entwurf einer Farbenlehre, X. Dioptrische Farben, Kommentar von Rudolf Steiner, S. 141 [HdA].

483 Evidenzbasierte Medizin – von engl. *evidence based medicine (EBM)*, ‹auf empirische Belege gestützte Heilkunde› ist eine jüngere Entwicklungsrichtung in der Medizin, die ausdrücklich die Forderung erhebt, dass bei einer medizinischen Behandlung Entscheidungen nach Möglichkeit auf der Grundlage von empirisch nachgewiesener Wirksamkeit getroffen werden sollen.
Die Bezeichnung wurde Anfang der 1990er Jahre von Gordon Henry Guyatt, *11 November 1953, aus der Gruppe um David Sackett an der McMaster University, Hamilton, Kanada, im *Department of Clinical Epidemiology and Biostatistics* geprägt. Im deutschen Sprachraum wurde über das Konzept erstmals 1995 publiziert, wobei die Verfasser bei der Übertragung ins Deutsche einem Irrtum erlagen: Während *evidence* im Englischen je nach Kontext die Bedeutungen ‹Beweis›, ‹Beleg›, ‹Hinweis› oder ‹Zeugenaussage› hat, ist die Bedeutung von *Evidenz* im Deutschen *Offensichtlichkeit (die keines Beweises bedarf)* (englisch: *obviousness*). Deshalb wurde vorgeschlagen, im Deutschen die Bezeichnung nachweisorientierte Medizin zu verwenden, was sich jedoch nicht durchgesetzt hat. https://de.wikipedia.org/wiki/Evidenzbasierte_Medizin

484 GA 313, 2. Vortrag, 12. April 1921, S. 27.

485 GA 313, 2. Vortrag, 12. April 1921, S. 27 [HdA].

486 GA 313, 5. Vortrag, 15. April 1921, S. 91 ff.

487 Abgesehen von der klassischen Ausarbeitung durch Kirchner-Bockholt, Margarete: *Grundelemente der Heileurythmie*, Dornach 2010, und dem Versuch von Laue, Hans Broder von und Laue, Elke E. von: *Zur Physiologie der Heileurythmie*, Dornach 2007; ein schönes Beispiel für einen einzelnen Laut ist die Dar-

stellung der E-Übung bei Husemann, Armin: *Form, Leben und Bewusstsein,* Stuttgart 2015, S. 292 ff.

488 GA 315, 2. Vortrag, 13. April 1921, S. 29.

489 GA 34.

490 GA 306, Vortrag vom 16. April 1923, S. 47.

491 GA 315, 2. Vortrag, 13. April 1921, S. 30.

492 GA 315, 2. Vortrag, 13. April 1921, S. 31.

493 GA 315, 3. Vortrag, 14. April 1921, S. 49.

494 GA 315, 3. Vortrag, 14. April 1921, S. 49.

495 GA 315, 3. Vortrag, 14. April 1921, S. 48.

496 Neukirch, Elke. In: Selg, Peter (Hg.): *Von der Eurythmie zur Heileurythmie,* Stuttgart 2016.

497 GA 315, Vortrag vom 28. Oktober 1922, S. 119 [HdA].

498 Meierhans, Anja und Keller Roth, Wilburg: *Dokumentation in der heileurythmischen Praxis. Leitlinien,* 2008, https://eurythmytherapy-medsektion.net/forschung-und-literatur/archiv/anderes

499 GA 312, 15. Vortrag, 4. April 1920.

500 Hachtel, Beatrix: *Heileurythmie als Geisteswissenschaft,* Berlin 2017, S. 292.

501 Hachtel, Beatrix: *Heileurythmie als Geisteswissenschaft,* Berlin 2017, S. 292.

502 Hachtel, Beatrix: *Heileurythmie als Geisteswissenschaft,* Berlin 2017, S. 292.

503 Hendrik (Henk) Arnout Roeland van Deventer, *24. Mai 1895 Valkenburg, Niederlande, † 30. Mai 1926 Leysin, Schweiz, als Medizinstudent Teilnehmer beim 2. Ärztekurs.

504 Hachtel, Beatrix: *Heileurythmie als Geisteswissenschaft,* Berlin 2017, S. 292.

505 Hachtel, Beatrix: *Heileurythmie als Geisteswissenschaft,* Berlin 2017, S. 292 [HdA].

506 Hachtel, Beatrix: *Heileurythmie als Geisteswissenschaft,* Berlin 2017, S. 292.

507 Hachtel, Beatrix: *Heileurythmie als Geisteswissenschaft,* Berlin 2017, S. 292.

508 Hachtel, Beatrix: *Heileurythmie als Geisteswissenschaft,* Berlin 2017, S. 292.

509 Hachtel, Beatrix: *Heileurythmie als Geisteswissenschaft,* Berlin 2017, S. 292 [HdA].

510 Hachtel, Beatrix: *Heileurythmie als Geisteswissenschaft,* Berlin 2017, S. 292 [HdA].

511 Zitiert aus Selg, Peter: *Das andere Deutschland,* Stuttgart 2016, S. 78.

512 GA 315, Vortrag vom 28. Oktober 1922, S. 117.

513 GA 315, Vortrag vom 28. Oktober 1922, S. 120.

514 Baumann, Elisabeth, in ihrem Vorwort für die Edition 1930 von GA 315. Zitiert aus Selg, Peter (Hg): *Der Kampf um die Heileurythmie,* Stuttgart 2018, S. 46 [HdA].

515 Selg, Peter (Hg.): *Der Kampf um die Heileurythmie,* Stuttgart 2018, S. 46.

516 Selg, Peter (Hg.): *Der Kampf um die Heileurythmie,* Stuttgart 2018, S. 50 [HdA].

517 GA 315, Vortrag vom 28. Oktober 1922, S. 117 [HdA].

518 GA 315, Vortrag vom 28. Oktober 1921, S. 117.

519 GA 316, Vortrag vom 22. April 1924 [HdA].

520 Zitiert aus Hachtel, Beatrix: *Heileurythmie als Geisteswissenschaft*, Berlin 2017, S. 292 [HdA].

521 GA 316, 22. April 1924 [HdA].

522 GA 316, 22. April 1924 [HdA].

523 Baumann, Elisabeth. In: Selg, Peter (Hg.): *Der Kampf um die Heileurythmie*, Stuttgart 2018, S. 50.

524 GA 315, Vortrag vom 28. Oktober 1922, S. 124.

525 Van Deventer-Wolfram, Erna. In: GA 315, S. 134.

526 GA 224, S. 96 f. [HdA].

527 GA 315, 2. Vortrag, 13. April 1921, S. 34.

528 Lat. *in-carnere*, – ‹ins Fleisch tauchen›, von dem lat. Substantiv *incarnatio*, ‹Fleischwerdung›, ‹Menschwerdung›, das auf das lat. Substantiv *carnis*, ‹Fleisch› zurückgeht.

529 Obwohl er es in seinem Notizbuch so konzipiert hatte. Rudolf Steiners Notizbuch zu den Heil-Eurythmie-Vorträgen, Ita Wegman Archiv, Arlesheim (faksimilisierte Publikation in Vorbereitung in der Neuauflage von GA 315 zum Jubiläumsjahr 2021).

530 GA 298, Vortrag vom 19. Februar 1924.

531 GA 298, Vortrag vom 19. Februar 1924.

532 GA 315, 3. Vortrag, 14. April 1921, S. 52.

533 GA 315, 3. Vortrag, 14. April 1921, S. 51.

534 GA 315, 3. Vortrag, 14. April 1921, S. 52.

535 *«Μάλα γὰρ φιλοσόφου τοῦτο τὸ πάθος, τὸ θαυμάζειν: οὐ γὰρ ἄλλη ἀρχὴ φιλοσοφίας ἢ αὕτη.»* – «Das Staunen ist die Einstellung eines Mannes, der die Weisheit wahrhaft liebt, ja es gibt keinen anderen Anfang der Philosophie als diesen.» Platon: *Theaitetos* 155 d, Stuttgart 2012.

536 GA 315, 2. Vortrag, 13. April 1921, S. 27.

537 GA 315, 2. Vortrag, 13. April 1921, S. 28.

538 GA 315, 2. Vortrag, 13. April 1921, S. 28.

539 GA 315, 2. Vortrag, 13. April 1921, S. 28 [HdA].

540 GA 315, 2. Vortrag, 13. April 1921, S. 32.

541 GA 315, 2. Vortrag, 13. April 1921, S. 32.

542 GA 315, 2. Vortrag, 13. April 1921, S. 33.

543 GA 315, 2. Vortrag, 13. April 1921, S. 30.

544 GA 313, 4. Vortrag, 14. April 1921, S. 80.

545 GA 317, 5. Vortrag, 30 Juni 1924, S. 89.

546 GA 317, 5. Vortrag, 30. Juni 1924, S. 89.

547 GA 315, 2. Vortrag, 13. April 1921, S. 31.

548 GA 315, 3. Vortrag, 14. April 1921, S. 49 [HdA].

549 GA 315, 2. Vortrag, 13. April 1921, S. 32.

550 GA 315, 2. Vortrag, 13. April 1921, S. 32.

551 GA 315, 2. Vortrag, 13. April 1921, S. 32.
552 GA 1a, I. Band, Die Metamorphose der Pflanzen, XI. Von den Hüllen des Samen, S. 46, §85–93.
553 Lievegoed, Bernard: *Entwicklungsphasen des Kindes,* Stuttgart 1986.
554 GA 315, 2. Vortrag, 13. April 1921, S. 31.
555 GA 315, 2. Vortrag, 13. April 1921, S. 32.
556 GA 315, 2. Vortrag, 13. April 1921, S. 32.
557 GA 315, 2. Vortrag, 13. April 1921, S. 31 [HdA].
558 GA 313, 2. Vortrag, 12. April 1921, S. 35.
559 GA 313, 2. Vortrag, 12. April 1921, S. 35.
560 GA 313, 2. Vortrag, 12. April 1921, S. 36.
561 D. h. Chemischer Äther: siehe GA 313, 2. Vortrag, 12. April 1921, S. 36.
562 GA 313, 2. Vortrag, 12. April 1921, s. 36.
563 GA 313, 2. Vortrag, 12. April 1921, S. 34.
564 GA 313, 2. Vortrag, 12. April 1921, S. 36.
565 GA 313, 2. Vortrag, 12. April 1921, S. 36.
566 GA 313, 2. Vortrag, 12. April 1921, S. 36 [HdA].
567 GA 313, 2. Vortrag, 12. April 1921, S. 42.
568 GA 313, 2. Vortrag, 12. April 1921, S. 37.
569 Siehe auch 2.2.4 und 4.3.1.2.
570 GA 315, 3. Vortrag, 14. April 1921, S. 49.
571 GA 315, 3. Vortrag, 14. April 1921, S. 51 [HdA].
572 GA 315, 3. Vortrag, 14. April 1921, S. 49.
573 Eine ähnliche Polarität beschreibt Goethe in seiner Tonlehre: Bei einem hohen Ton erweitert sich die Tonmonade ins Geistige hinein, aber die physische Tonerzeugung geschieht aufgrund einer Verkleinerung des Materials (kurze Saite, kleine Trommel). Beim tiefen Ton verkleinert sich die Tonmonade zum Materiellen hin, der physische Klangkörper ist dagegen groß (lange Saite oder große Tommel). Siehe: Höller, Klaus: *Menschenkundliche Grundlagen der Toneurythmie,* Borchen 1999, S. 16 f.
574 GA 315, 2. Vortrag, 13. April 1921, S. 33 [HdA].
575 GA 315, 2. Vortrag, 13. April 1921, S. 31.
576 GA 315, 2. Vortrag, 13. April 1921, S. 31 [HdA].
577 GA 315, 2. Vortrag, 13. April 1921, S. 31 [HdA].
578 Keller Roth, Wilburg: *Das O offenbart den Menschen als Seele.* In: Rundbrief der Sektion für Redende und Musizierende Künste, Dornach 2014, Ostern, S. 28–33.
579 GA 315, 3. Vortrag, 14. April 1921, S. 51 [HdA].
580 GA 313, 2. Vortrag, 13. April 1921, S. 35.
581 GA 315, 2. Vortrag, 13. April 1921, S. 31.
582 GA 315, 2. Vortrag, 13. April 1921, S. 31.

583 GA 315, 3. Vortrag, 14. April 1921, S. 52.
584 GA 315, 3. Vortrag, 14. April 1921, S. 52.
585 GA 315, 3. Vortrag, 14. April 1921, S. 52.
586 Husemann, Armin: *Form, Leben und Bewusstsein,* Stuttgart 2015, S. 301.
587 GA 315, 3. Vortrag, 14. April 1921, S. 49 [HdA].
588 GA 302a, Vortrag vom 16. September 1920 [HdA].
589 Walter, Hilma: *Der Krebs und seine Behandlung,* Arlesheim 1953, Originalkrankengeschichte faksimilisiert und ausführlich besprochen in: Selg, Peter: *Patienten-Meditationen von Rudolf Steiner*, Verlag des Ita Wegman Instituts, Arlesheim, S. 108 ff.
590 GA 319, Vortrag vom 24. Juli 1924, S. 194 f.
591 GA 319, Vortrag vom 24. Juli 1924, S. 194.
592 GA 315, 2. Vortrag, 13. April 1921, S. 34.
593 GA 315, Vortrag vom 28. Oktober 1922, S. 123.
594 GA 27, I. Wahre Menschenwesen-Erkenntnis als Grundlage medizinischer Kunst, S. 17.
595 GA 315, Vortrag vom 28. Oktober 1922, S. 118 f.
596 Heigl, Martin-Ingbert. In: Selg, Peter (Hg.): *Von der Eurythmie zur Heileurythmie,* Stuttgart 2016.
597 GA 312, 11. Vortrag, 31. März 1920. GA 313, 2. Vortrag, 12. April 1921.
598 GA 315, Vortrag vom 28. Oktober 1922, S. 119 [HdA].
599 GA 313, 2. Vortrag, 12. April 1921, S. 32.
600 GA 313, 2. Vortrag, 12. April 1921, S. 36.
601 GA 315, Vortrag vom 28. Oktober 1922, S. 119 [HdA].
602 GA 313, 2. Vortrag, 12. April 1921, S. 36.
603 GA 315, Vortrag vom 28. Oktober 1922, S. 119 [HdA].
604 GA 279, Vortrag vom 26. Juni 1924, S. 79.
605 GA 315, 2. Vortrag, 13. April 1921, S. 33.
606 Goethe, Johann Wolfgang von: *Der Fischer,* München 1982.
607 GA 315, 2. Vortrag, 13. April 1921, S. 34.
608 Siehe 2.1.2; siehe auch GA 2.
609 Laue, Hans Broder von und Laue, Elke E. von: *Zur Physiologie der Heileurythmie,* 2007 Dornach.
610 Siehe auch 2.5.4.2 IAO im kosmischen Inkarnationsgeschehen.
611 GA 233a, Vortrag vom 22. April 1924 sowie Abb. 13.
612 GA 279, Vortrag vom 26. Juni 1924.
613 Morgenstern, Christian: *Wir fanden einen Pfad,* Dornach 2003.
614 GA 315, 3. Vortrag, 14. April 1921, S. 51.
615 GA 315, 2. Vortrag, 13. April 1921, S. 35.
616 GA 13, S. 145 ff.
617 GA 13, S. 145 ff.

618 GA 13, S. 145 ff.
619 GA 316, 5. Januar 1924.
620 GA 315, 2. Vortrag, 13. April 1921, S. 28 [HdA].
621 GA 315, 4. Vortrag, 15. April 1921, S. 64.
622 GA 315, 4. Vortrag, 15. April 1921, S. 64.
623 So z. B. beim annual meeting der EA und ETA in Stourbridge, GB, im Januar 2019.
624 GA 315, 2. Vortrag, 13. April 1921, S. 28.
625 GA 315, 2. Vortrag, 13. April 1921, S. 28.
626 GA 315, 2. Vortrag, 13. April 1921, S. 28.
627 K 26b, Eurythmiefiguren aus der Entstehungszeit.
628 GA 279, Vortrag vom 4. August 1922.
629 GA 279, Vortrag vom 4. August 1922.
630 GA 279, Vortrag vom 4. August 1922.
631 GA 279, Vortrag vom 4. August 1922.
632 GA 279, Vortrag vom 4. August 1922.
633 GA 1c, 3. Band, Entwurf einer Farbenlehre, Wie leicht die Farbe entsteht, §695.
634 GA 1c, 3. Band, Entwurf einer Farbenlehre, Wie leicht die Farbe entsteht, §696.
635 GA 1c, 3. Band, Entwurf einer Farbenlehre, Wie leicht die Farbe entsteht, Kommentar zu §696.
636 Opalglas wird auch als «Goethe-Glas» bezeichnet.
637 GA 1c, 3. Band, X. Dioptrische Farben, §150. Siehe auch 3.1.7.
638 GA 1c, 3. Band, X. Dioptrische Farben, §151.
639 GA 315, 2. Vortrag, 13. April 1921, S. 29.
640 K26a, Die Eurythmiefiguren von Rudolf Steiner. Ebenso K26b, Eurythmiefiguren aus der Entstehungszeit.
641 GA 313, 5. Vortrag, 15. April 1921, S. 92.
642 GA 279, Vortrag vom 4. August 1922, S. 16 ff.
643 K26a, Die Eurythmiefiguren von Rudolf Steiner.
644 GA 1c, 3. Band.
645 GA 1c, 3. Band, LVI. Chemische Wirkung bei der dioptrischen achromasie, §792, S. 295.
646 Der Farbstoff der Purpurschnecke war der teuerste Farbstoff der Welt. Er war daher in der Antike den Gewändern von Senatoren, Triumphatoren und Kaisern vorbehalten.
647 GA 1c, S. 295, §792.
648 GA 1c, S. 152, §215.
649 Ablativ lat. von *actus, -us* (dt. Tun, Treiben), ‹etwa in der Tat›, ‹wirksam›.
650 Ablativ lat. von *potentia, -ae* (dt. Möglichkeit, Vermögen), ‹als Möglichkeit›.
651 GA 1c, 3. Band, LVI. Chemische Wirkung bei der dioptrischen achromasie, §793, S. 296.

652 GA 1c, 3. Band, LVI. Chemische Wirkung bei der dioptrischen achromasie, §794, S. 296.

653 K26a, Die Eurythmiefiguren von Rudolf Steiner.

654 Keller Roth, Wilburg: *Das O offenbart den Menschen als Seele.* In: Rundbrief der Sektion für Redende und Musizierende Künste, Dornach 2014, Ostern, S. 28–33.

655 K26a, Die Eurythmiefiguren von Rudolf Steiner.

656 K26a, Die Eurythmiefiguren von Rudolf Steiner.

657 GA 291, Vortrag vom 7. Mai 1921.

658 Jenaro, Eduardo (Hg.): *Rudolf Steiners eurythmische Lautlehre,* Stuttgart 1999, S. 277.

659 K26a, Die Eurythmiefiguren von Rudolf Steiner.

660 GA 291, Vortrag vom 6. Mai 1921.

661 K26a, Die Eurythmiefiguren von Rudolf Steiner.

662 K26a, Die Eurythmiefiguren von Rudolf Steiner.

663 GA 9.

664 GA 9.

665 K26a, Die Eurythmiefiguren von Rudolf Steiner.

666 K26a, Die Eurythmiefiguren von Rudolf Steiner, Vortrag vom 26. August 1923.

667 K26a, Die Eurythmiefiguren von Rudolf Steiner, S/W-Skizze.

668 K26a, Die Eurythmiefiguren von Rudolf Steiner, S/W-Skizze.

669 GA 315, 2. Vortrag, 13. April 1921, S. 28.

670 GA 315, 2. Vortrag, 13. April 1921, S. 28.

671 Sebastian, Sabine: *Impulsreferate zum 2. Vortrag des Heileurythmiekurses.* In: Festschrift, 1. Konferenz für Heileurythmie: *Substanz – Transformation – Prozess,* Dornach 2008, S. 39–43.

672 GA 1c, 3. Band, Einleitung, V. Der Goethesche Raumbegriff, S. XXII.

673 GA 1c, 3. Band, Einleitung, V. Der Goethesche Raumbegriff, S. XXIII [HdRSt].

674 GA 1c, 3. Band, Einleitung, V. Der Goethesche Raumbegriff, S. XXIV.

675 In manchen Ausgaben auch ‹Sinnenvorstellung›.

676 GA 1c, 3. Band, Einleitung, V. Der Goethesche Raumbegriff, XXV [HdRSt].

677 GA 1c, 3. Band, Einleitung, V. Der Goethesche Raumbegriff, S. XXV [HdRSt].

678 GA 1c, 3. Band, Einleitung, V. Der Goethesche Raumbegriff, S. XXV.

679 Vergleich mit der Potenzierung bei Husemann, Armin: *Form, Leben und Bewusstsein,* Stuttgart 2015, S. 288.

680 Siehe 2.1.4.

681 GA 315, 3. Vortrag, 14. April 1921, S. 49.

682 GA 315. 3. Vortrag, 14, April 1921, S. 49.

683 GA 315, 3. Vortrag, 14. April, 1921, S. 50.

684 GA 315, 3. Vortrag, 14. April 1921, S. 52 [HdA].

685 GA 1c, 3. Band, Einleitung, V. Der Goethesche Raumbegriff, S. XXVI [HdA].

686 Sebastian, Sabine: *Impulsreferate zum 2. Vortrag des Heileurythmiekurses.* In: Festschrift, 1. Konferenz für Heileurythmie: *Substanz – Transformation – Prozess*, Dornach 2008, S. 39–43.

687 Wenn Rudolf Steiner wörtlich sagt «... gehen Sie nach rückwärts», so ist damit nicht die Bewegungsrichtung im Gehen gemeint; das Wort ‹rückwärts› wird im österreichischen Dialekt gebraucht wie das Wort ‹hinten› im Hochdeutschen, bedeutet also: «... gehen Sie nach hinten [d. h. in diesem Fall: mit den Armen!]». GA 315, 2. Vortrag, 13. April 1921, S. 33 [HdA].

688 GA 315, 3. Vortrag, 14. April 1921, S. 47.

689 GA 315, 2. Vortrag, 13. April 1921, S. 32. – Siehe Fußnote 687.

690 GA 315, 2. Vortrag, 13. April 1921, S. 32.

691 GA 315, 2. Vortrag, 13. April 1921, S. 32.

692 GA 315, 2. Vortrag, 13. April 1921, S. 32.

693 GA 315, 5. Vortrag, 16. April 1921, S. 71.

694 GA 317, 6. Vortrag, 1. Juli 1924, S. 96.

695 GA 313, 2. Vortrag, 13. April 1921.

696 GA 315, 2. Vortrag, 13. April 1921, S. 29.

697 GA 315, 2. Vortrag, 13. April 1921, S. 29.

698 GA 315, 2. Vortrag, 13. April 1921, S. 30.

699 GA 315, 2. Vortrag, 13. April 1921, S. 30.

700 Siehe 2.3.

701 Siehe 2.2.2.

702 GA 315, 2. Vortrag, 13. April 1921, S. 36.

703 GA 315, 2. Vortrag, 13. April 1921, S. 36.

704 GA 315, 2. Vortrag, 13. April 1921, S. 36 [HdA].

705 GA 315, 2. Vortrag, 13. April 1921, S. 36.

706 GA 316, Abendansprache vom 24. April 1924.

707 Siehe 2.4.2.

708 GA 315, 4. Vortrag, 15. April 1921, S. 64.

709 GA 315, 4. Vortrag, 15. April 1921, S. 64.

710 GA 315, 4. Vortrag, 15. April 1921, S. 64.

711 GA 315, 4. Vortrag, 15. April 1921, S. 64.

712 GA 315, 4. Vortrag, 15. April 1921, S. 64.

713 GA 315, 4. Vortrag, 15. April 1921, S. 64 [HdA].

714 GA 315, 4. Vortrag, 15. April 1921, S. 64 [HdA].

715 GA 315, 4. Vortrag, 15. April 1921, S. 64 [HdA].

716 GA 315, 4. Vortrag, 15. April 1921, S. 64.

717 GA 315, 4. Vortrag, 15. April 1921, S. 64 f. [HdA].

718 GA 315, 4. Vortrag, 15. April 1921, S. 64.

719 GA 315, 4. Vortrag, 15. April 1921, S. 64.

720 GA 313, 9. Vortrag, 18. April 1921 oder GA 315, Vortrag vom 18. April 1921, S. 102.

721 GA 313, 9. Vortrag, 18. April 1921 oder GA 315, Vortrag vom 18. April 1921, S. 102.
722 Eine einfache Übeanregung dazu, die vieles klären kann, findet sich bei Husemann, Armin: *Form, Leben und Bewusstsein,* Stuttgart 2015, S. 287.
723 GA 233a, Vortrag vom 22. April 1924, S. 164. Siehe auch Abb. 13.
724 *Περὶ τῶν κατηγοριῶν* ist eine Schrift des Philosophen Aristoteles.
725 GA 233a, Vortrag vom 22. April 1924, S. 164.
726 GA 233a, Vortrag vom 22. April 1924, S. 165.
727 GA 233a, Vortrag vom 22. April 1924, S. 165 [HdA].
728 GA 203, Vortrag vom 29. Februar 1921.
729 *Substanz* – lat. *sub stare*, ‹darunter stehen› ist, woraus etwas besteht, oder was es trägt.
730 Schubert, Günther: Die Kategorienlehre des Aristoteles. In: Beiträge zur Rudolf Steiner Gesamtausgabe, Heft 29, Die Kategorienlehre – das Alphabet der Weltenschrift, Dornach 1970, S. 15 f.
731 *Qualität* – lat. *qualis, quale*, ‹Eigenschaftlichkeit›, wie beschaffen.
732 *Quantität* – lat. *quantum*, ‹Menge›, wie viel, wie groß.
733 Siehe oben, «Der Goethesche Raumbegriff». Schubert, Günther: Die Kategorien des Aristoteles. In: Beiträge zur Gesamtausgabe, Die Kategorienlehre – das Alphabet der Weltenschrift, Heft 29, Dornach 1970.
734 *Relation* – Beziehung, lat. *referrere, relatum*, ‹zurücktragen›.
735 *Habitus* – Gehaben, lat. *habere*, ‹haben›.
736 GA 315, Vortrag vom 28. Oktober 1922, S. 121 f.
737 GA 315, 4. Vortrag, 15. April 1921, S. 64.
738 GA 315, 4. Vortrag, 15. April 1921, S. 64.
739 Aristoteles: Organon, Hamburg 1995.
740 GA 315, 1. Vortrag, 12. April 1921, S. 15.
741 GA 315, 2. Vortrag, 13. April 1921, S. 28.
742 Lógos – gr. *λόγος*, ‹Wort›, ‹Sinn›, ‹Vernunft›; siehe auch GA 204, Vortrag vom 9. April 1921.
743 GA 277. GA 277a.
744 GA 315, 2. Vortrag, 13. April 1921, S. 27.
745 Siehe auch 3.1.5.
746 GA 315, 2. Vortrag, 13. April 1921, S. 27.
747 GA 315, 2. Vortrag, 13. April 1921, S. 27.
748 GA 315, 2. Vortrag, 13. April 1921, S. 27 [HdA].
749 GA 279, Vortrag vom 26. August 1923 [HdA].
750 GA 315, 3. Vortrag, 14. April 1921, S. 41.
751 GA 315, 3. Vortrag, 14. April 1921, S. 41.
752 GA 315, 3. Vortrag, 14. April 1921, S. 43.
753 GA 315, 3. Vortrag, 14. April 1921, S. 38 [HdA].
754 Siehe 2.2.4 und 4.3.1.2.

755 GA 315, 3. Vortrag, 14. April 1921, S. 38.
756 GA 315, 2. Vortrag, 13. April 1921, S. 28. Siehe auch 3.1.
757 GA 315, 3. Vortrag, 14. April 1921, S. 38.
758 GA 236, Vortrag vom 27. April 1924 [HdA].
759 GA 279.
760 Tb 642, Ansprache vom 17. Juli 1923, Dornach: aus «Österreichische Blätter für Anthroposophie», 5. Jahrgang, Heft 2, Wien 1928.
761 Tb 642, Ansprache vom 17. Juli 1923, Dornach: aus «Österreichische Blätter für Anthroposophie», 5. Jahrgang, Heft 2, Wien 1928.
762 GA 202.
763 GA 317, 2. Vortrag, 26. Juni 1924.
764 GA 312, 18. Vortrag, 7. April 1920, S. 340 [HdA].
765 GA 317, 2. Vortrag, 26. Juni 1924, S. 31.
766 GA 27.
767 GA 27, I. Wahre Menschenwesen-Erkenntnis als Grundlage medizinischer Kunst, S. 12 f. [HdA].
768 GA 315, 2. Vortrag, 13. April 1921, S. 38 [HdA].
769 GA 315, 2. Vortrag, 14. April 1921, S. 38.
770 GA 315, Vortrag vom 28. Oktober 1922, S. 113 [HdA].
771 GA 315, 2. Vortrag, 14. April 1921, S. 38 [HdA].
772 GA 4.
773 GA 4, 2. Zusatz zur Neuausgabe 1918, S. 256.
774 GA 315, 2. Vortrag, 13. April 1921, S. 38.
775 GA 315, 6. Vortrag, 17. April 1921, S. 80.
776 GA 315, 6. Vortrag, 17. April 1921, S. 80.
777 GA 34.
778 GA 315, 6. Vortrag, 17. April 1921, S. 86. GA 317, Vortrag vom 1. Juli 1924.
779 Kaiser, Mareike: *Heileurythmie bei Zahnfehlstellungen am Beispiel eines Kindes mit offenem Biss,* 138–149. In: *Der Merkurstab,* Heft 2, Berlin 2015.
780 GA 317, Vortrag vom 1. Juli 1924.
781 Siehe 4.6.5.
782 GA 27, I. Wahre Menschenwesen-Erkenntnis als Grundlage medizinischer Kunst, S. 13.
783 GA 27, I. Wahre Menschenwesen-Erkenntnis als Grundlage medizinischer Kunst, S. 13 [HdA].
784 GA 315, 2. Vortrag, 13. April 1921, S. 38.
785 GA 315, 2. Vortrag, 13. April 1921, S. 38.
786 GA 315, 2. Vortrag, 13. April 1921, S. 38 [HdA].
787 GA 313, 9. Vortrag, 18. April 1921, S. 102.
788 GA 11, Die Erde und ihre Zukunft, S. 154. GA 26, Der Vor-Michaelische und der Michaels-Weg, S. 77 ff. GA 27, I. Wahre Menschenwesen-Erkenntnis als Grund-

lage medizinischer Kunst, S. 12. GA 317, 2. Vortrag, 26. Juni 1924.

789 GA 315, 2. Vortrag, 13. April 1921, S. 38 [HdA].

790 GA 9, IV. Leib, Seele und Geist, S. 33 [HdA].

791 GA 315, 2. Vortrag, 13. April 1921, S. 38.

792 GA 313, 9. Vortrag, 18. April 1921 oder GA 315, 6. Vortrag, 1. Juli 1924, S. 102.

793 GA 315, 2. Vortrag, 13. April 1921, S. 38. Siehe auch 2.5.1.2.

794 GA 302, Vortrag vom 14. Juni 1921. GA 224, Vortrag vom 28. April 1923.

795 *Anomalie* ist nach lateinischem Vorbild entlehnt aus altgr. *ἀνωμαλία* (*anomalía* «Unebenheit, Unregelmäßigkeit»), das aus dem Adjektiv *ἀνώμαλος* (*anómalos* «uneben, unregelmäßig»), das heißt aus der Negation (*αν-*, *an-*) von *ὁμαλός* (*homalós* «gleich, eben, glatt»), abgeleitet ist. Das Wort ist folglich lautlich nicht verwandt mit altgriechisch *νόμος* (*nómos* «Brauch, Sitte, Gesetz»), wurde aber früh darauf bezogen. wiki.

796 GA 315, 1. Vortrag, 12. April 1921, S. 26.

797 GA 313, 9. Vortrag, 18. April 1921, S. 102.

798 GA 26, Der Vor-Michaelische und der Michaels-Weg, S. 80 [HdRSt].

799 GA 315, 2. Vortrag, 13. April 1921, S. 39.

800 Siehe auch 2.5.1.

801 Siehe auch 2.5.1.

802 Siehe auch 2.5.1.

803 GA 315, 2. Vortrag, 13. April 1921, S. 39.

804 GA 315, 2. Vortrag, 13. April 1921, S. 39.

805 GA 315, 2. Vortrag, 13. April 1921, S. 39.

806 GA 315, 2. Vortrag, 13. April 1921, S. 39.

807 GA 277a, S. 21 [HdA].

808 Der Thyrsos – gr. *θύρσος*, (Plural: Thyrsoi, lat. *Thyrsus*), seltener ‹Thyrsosstab› oder ‹Bacchusstab›, ist ein Stab, der in der griechischen Mythologie als Attribut von Dionysos und seinen Begleitern getragen wird.

809 GA 277a, S. 21 [HdA].

810 Im Altthrakischen verbinden sich «as» (die Schlange) und «klepi» (etwas umwinden) zu «Asklepios».

811 GA 279, Vortrag vom 26. Juni 1924, S. 74 [HdA].

812 GA 279, Vortrag vom 26. Juni 1924, S. 74.

813 GA 315, 2. Vortrag, 13. April 1921, S. 39.

814 Siehe 4.3.1.3.

815 Siehe 4.3.1.3.

816 GA 315, 2. Vortrag, 13. April 1921, S. 39.

817 GA 315, 2. Vortrag, 13. April 1921, S. 29.

818 GA 315, 2. Vortrag, 13. April 1921, S. 39 f.

819 GA 315, 3. Vortrag, 14. April 1921, S. 41.

820 GA 315, 3. Vortrag, 14. April 1921, S. 41.

821 GA 315, 2. Vortrag, 13. April 1921, S. 40.
822 GA 315, 2. Vortrag, 13. April 1921, S. 40.
823 GA 315, 2. Vortrag, 13. April 1921, S. 40.
824 GA 315, 2. Vortrag, 13. April 1921, S. 40.
825 Siehe 2.5.4.1.
826 Edith Louisa Maryon, *9. Februar 1872 London, † 2. Mai 1924 Dornach, Schweiz, englische Bildhauerin. Sie war als Mitarbeiterin Rudolf Steiners an der Gestaltung der plastischen Gruppe und an der Entwicklung der Eurythmiefiguren wesentlich mitbeteiligt.
827 GA 315, 3. Vortrag, 14. April 1921, S. 49; siehe auch 3.1.8.2.
828 Die ersten menschenähnlichen Gestalten auf Kinderzeichnungen nennt man «Kopffüßler»: die Kinder zeichnen einen Kreis für den Kopf mit ein paar kurzen Strichen nach unten oder in die Peripherie für die Gliedmaßen.
829 GA 276, Vortrag vom 20. Mai 1923.
830 GA 315, 3. Vortrag, 14. April 1921, S. 41.
831 GA 315, 3. Vortrag, 14. April 1921, S. 41.
832 Siehe 3.1.
833 Siehe 3.1.8.1.
834 Siehe 2.3.
835 GA 315, 3. Vortrag, 14. April 1921, S. 41.
836 GA 315, 3. Vortrag, 14. April 1921, S. 41.
837 GA 315, 3. Vortrag, 14. April 1921, S. 41 [HdA].
838 GA 315, 3. Vortrag, 14. April 1921, S. 42 [HdA].
839 Con-sonare – lat. ‹mit-tönen, mit-klingen›.
840 GA 315, 3. Vortrag, 14. April 1921, S. 42.
841 GA 315, 3. Vortrag, 14. April 1921, S. 42.
842 GA 315, 3. Vortrag, 14. April 1921, S. 42.
843 GA 315, 3. Vortrag, 14. April 1921, S. 42 [HdA].
844 GA 315, 3. Vortrag, 14. April 1921, S. 42 [HdA].
845 GA 315, 3. Vortrag, 14. April 1921, S. 42.
846 GA 315, 3. Vortrag, 14. April 1921, S. 42 [HdA].
847 GA 315, 3. Vortrag, 14. April 1921, S. 47.
848 GA 315, 3. Vortrag, 14. April 1921, S. 47.
849 GA 315, 3. Vortrag, 14. April 1921, S. 42.
850 GA 315, 3. Vortrag, 14. April 1921, S. 42.
851 GA 209, Vortrag vom 8. Dezember 1921, S. 108/109.
852 GA 209, Vortrag vom 8. Dezember 1921, S. 109 [HdA].
853 GA 209, Vortrag vom 8. Dezember 1921, S. 107.
854 GA 209, Vortrag vom 8. Dezember 1921, S. 109.
855 GA 18, Zur Orientierung über die Leitlinien der Darstellung, S. 25 ff.
856 GA 26, Der Vor-Michaelische und der Michaels-Weg, S. 77 ff.

857 GA 204, Vortrag vom 16. April 1921, S. 82.
858 GA 204, Vortrag vom 16. April 21.
859 GA 18, Zur Orientierung über die Leitlinien der Darstellung, S. 28.
860 GA 74, S. 71.
861 Phänomen von altgriechisch *φαινόμενον*, deutsch ‹ein sich Zeigendes, ein Erscheinendes›, ist in der Erkenntnistheorie eine mit den Sinnen wahrnehmbare, abgrenzbare Einheit des Erlebens, beispielsweise ein Ereignis, ein Gegenstand oder eine Naturerscheinung.
862 «Man muss messen, was messbar ist, und messbar machen, was noch nicht messbar ist»; Galileo di Vincenzo Bonaulti de Galilei, *15. Februar 1564 Pisa, † 8. Januar 1642 Arcetri, zugeschrieben.
863 GA 74, S. 85.
864 GA 74, S. 92.
865 GA 18, Zur Orientierung über die Leitlinien der Darstellung, S. 33 [HdA].
866 GA 18, Zur Orientierung über die Leitlinien der Darstellung.
867 GA 315, 3. Vortrag, 14. April 1921, S. 41.
868 GA 315, 3. Vortrag, 14. April 1921, S. 42.
869 Albrecht Viktor Haller (auch Albert von Haller oder Albert de Haller), *16. Oktober 1708 Bern, † 12. Dezember 1777 Bern, war ein Schweizer Mediziner, Arzt, Naturforscher (insbesondere Botaniker), Dichter und Wissenschaftspublizist in der Zeit der Aufklärung.
870 GA 18, Das Zeitalter Kants und Goethes, S. 167.
871 GA 2. GA 18, Die Weltanschauung der griechischen Denker, S. 167.
872 GA 315, 3. Vortrag, 14. April 1921, S. 43.
873 GA 315, 3. Vortrag, 14. April 1921, S. 43.
874 GA 313, 4. Vortrag, 14. April 1921, S. 75.
875 GA 315, 6. Vortrag, 17. April 1921, S. 79.
876 Wurde in einer Fortbildung an dieser Aufgabenstellung geübt, so wurde die Bewegung für einen ohne vokalische Tingierung gesprochenen Konsonanten kleiner, hektischer, körpernäher ausgeführt.
877 Hasler, Stefan (Hg.): *Rudolf Steiners Angaben zur Eurythmie in verschiedenen Sprachen*, Dornach 2018 [HdA].
878 GA 315, 3. Vortrag, 14. April 1921, S. 43 [HdA].
879 GA 315, 3. Vortrag, 14. April 1921, S. 45.
880 GA 315, 3. Vortrag, 14. April 1921, S. 43 [HdA].
881 GA 315, 2. Vortrag, 13. April 1921, S. 39 [HdA].
882 GA 315, 6. Vortrag, 17. April 1921, S. 79.
883 GA 315, 3. Vortrag, 14. April 1921, S. 43 [HdA].
884 GA 315, 3. Vortrag, 14. April 1921, S. 44.
885 GA 315, 3. Vortrag, 14. April 1921, S. 44.
886 GA 315, 3. Vortrag, 14. April 1921, S. 43 [HdA].

887 GA 315, 3. Vortrag, 14. April 1921, S. 44.
888 GA 315, 3. Vortrag, 14. April 1921, S. 41.
889 GA 315, 3. Vortrag, 14. April 1921, S. 45.
890 GA 315, 3. Vortrag, 14. April 1921, S. 44.
891 GA 315, 3. Vortrag, 14. April 1921, S. 44.
892 GA 315, 3. Vortrag, 14. April 1921, S. 44.
893 GA 315, 3. Vortrag, 14. April 1921, S. 44.
894 GA 315, 3. Vortrag, 14. April 1921, S. 44.
895 GA 315, 3. Vortrag, 14. April 1921, S. 45 [HdA].
896 GA 315, 3. Vortrag, 14. April 1921, S. 44.
897 GA 315, 3. Vortrag, 14. April 1921, S. 44.
898 GA 315, 3. Vortrag, 14. April 1921, S. 44.
899 GA 315, 3. Vortrag, 14. April 1921, S. 44.
900 GA 315, 3. Vortrag, 14. April 1921, S. 44.
901 GA 315, 3. Vortrag, 14. April 1921, S. 44.
902 GA 315, 3. Vortrag, 14. April 1921, S. 44.
903 GA 315, 3. Vortrag, 14. April 1921, S. 45.
904 GA 315, 3. Vortrag, 14. April 1921, S. 45.
905 GA 315, 3. Vortrag, 14. April 1921, S. 45.
906 GA 315, 3. Vortrag, 14. April 1921, S. 44.
907 GA 315, 3. Vortrag, 14. April 1921, S. 44.
908 GA 315, 3. Vortrag, 14. April 1921, S. 44.
909 GA 315, 3. Vortrag, 14. April 1921, S. 44.
910 GA 315, 3. Vortrag, 14. April 1921, S. 44.
911 GA 315, 3. Vortrag, 14. April 1921, S. 45.
912 GA 315, 3. Vortrag, 14. April 1921, S. 45.
913 GA 315, 3. Vortrag, 14. April 1921, S. 44.
914 GA 315, 3. Vortrag, 14. April 1921, S. 44.
915 GA 315, 3. Vortrag, 14. April 1921, S. 44.
916 GA 315, 3. Vortrag, 14. April 1921, S. 44.
917 GA 315, 3. Vortrag, 14. April 1921, S. 45.
918 GA 315, 3. Vortrag, 14. April 1921, S. 45.
919 GA 315, 3. Vortrag, 14. April 1921, S. 45 [HdA].
920 GA 315, 3. Vortrag, 14. April 1921, S. 45.
921 GA 315, 3. Vortrag, 14. April 1921, S. 47.
922 GA 315, 3. Vortrag, 14. April 1921, S. 44.
923 GA 315, 4. Vortrag, 15. April 1921.
924 GA 315, 4. Vortrag, 15. April 1921.
925 GA 315, 3. Vortrag, 14. April 1921, S. 44.
926 GA 315, 4. Vortrag, 15. April 1921.
927 GA 315, 3. Vortrag, 14. April 1921, S. 45.

928 GA 315, 3. Vortrag, 14. April 1921, S. 44.
929 GA 315, 3. Vortrag, 14. April 1921, S. 45.
930 GA 315, 3. Vortrag, 14. April 1921, S. 45.
931 GA 315, 3. Vortrag, 14. April 1921, S. 45.
932 GA 315, 3. Vortrag, 14. April 1921, S. 44.
933 GA 279, S. 69.
934 GA 315, 3. Vortrag, 14. April 1921, S. 45.
935 GA 315, 3. Vortrag, 14. April 1921, S. 45.
936 GA 315, 3. Vortrag, 14. April 1921, S. 45 [HdA].
937 GA 315, 3. Vortrag, 14. April 1921, S. 46.
938 Alterieren – lat. *alter*, ‹der andere›, dt.: ‹ver-ändern›, ‹abwandeln›.
939 GA 315, 3. Vortrag, 14. April 1921, S. 47.
940 GA 307.
941 GA 307, Vortrag vom 9. August 1923, S. 93.
942 GA 307, Vortrag vom 9. August 1923, S. 93.
943 Laue, Hans Broder von und Laue, Elke E. von: *Zur Physiologie der Heileurythmie*, 2007 Dornach, S. 67 ff.
944 GA 315, 4. Vortrag, 15. April 1921, S. 58.
945 GA 315, 4. Vortrag, 15. April 1921, S. 58.
946 GA 223, Vortrag vom 6. April 1923, S. 50 [HdA].
947 GA 223, Vortrag vom 6. April 1923, S. 50 [HdA].
948 In-spirativ – lat. *In-spirare*, ‹einatmen›, von lat. *spiritus*, ‹Atem›.
949 Artikuliert – lat. *Articulare*, ‹gliedern›, aber auch ‹deutlich sprechen›.
950 Gelenk – lat. *Articulatio*.
951 GA 223, Vortrag vom Ostermontag, 2. April 1923.
952 GA 223, Vortrag vom Ostermontag, 2. April 1923 [HdA].
953 GA 223, Vortrag vom Ostermontag, 2. April 1923 [HdA].
954 GA 223, Vortrag vom Ostermontag, 2. April 1923 [HdA].
955 GA 315, 3. Vortrag, 14. April 1921, S. 45.
956 GA 114, Vortrag vom 15. September 1909, S. 15.
957 GA 114, Vortrag vom 15. September 1909, S. 15.
958 GA 114, Vortrag vom 15. September 1909, S. 15.
959 GA 315, Vortrag vom 28. Oktober 1922, S. 114.
960 GA 315, Vortrag vom 28. Oktober 1922, S. 114.
961 GA 27.
962 GA 27, XVIII. Heil-Eurythmie, S. 97.
963 Siehe 3.1.4.
964 Siehe Van Deventer-Wolfram, Erna in Hachtel, Beatrix: *Heileurythmie als Geisteswissenschaft*, Berlin 2017, S. 292.
965 GA 316, Erster Rundbrief vom 11. März 1924.
966 GA 316, Vortrag vom 24. April 1924.

967 GA 316, Vortrag vom 24. April 1924 [HdA].
968 GA 315, 3. Vortrag, 14. April 1921, S. 41.
969 GA 18.
970 Siehe 4.3.1.1.
971 GA 260, S. 69.
972 GA 26, Geistige Weltbereiche und menschliche Selbsterkenntnis, S. 52.
973 GA 315, 3. Vortrag, 14. April 1921, S. 44.
974 GA 315, 3. Vortrag, 14. April 1921, S. 44.
975 GA 315, 3. Vortrag, 14. April 1921, S. 44.
976 GA 315, 3. Vortrag, 14. April 1921, S. 44.
977 GA 211, Vortrag vom 11. Juni 1922.
978 GA 14, Der Seelen Erwachen, 2. Bild, S. 427.
979 GA 14, Der Seelen Erwachen, 2. Bild, S. 426 [HdRSt.].
980 GA 14, Der Seelen Erwachen, 2. Bild, S. 427.
981 GA 14, Der Seelen Erwachen, 2. Bild, S. 428.
982 GA 14, Der Seelen Erwachen, 2. Bild, S. 430 [HdRSt.].
983 GA 233, Vortrag vom 27. Dezember 1923, S. 78 [HdA].
984 GA 260, Grundsteinlegung der Allgemeinen Anthroposophischen Gesellschaft durch Rudolf Steiner am 25. Dezember 1923, S. 67.
985 GA 26, Die menschliche Seelenverfassung vor dem Anbruch des Michael-Zeitalters, S. 52.
986 Siehe: Die Repräsentation des Körpers im Gyrus praecentralis nach Penfield und Rasmussen (1952) in: Benninghoff/Goerttler: *Lehrbuch der Anatomie des Menschen*, Urban & Schwarzenberg, 10. Auflage, München–Wien–Baltimore 1977, S. 44, Abb. 47.
987 GA 307, Vortrag vom 9. August 1923.
988 GA 317, 1. Vortrag, 25. Juni 1924, S. 13 ff. und 2. Vortrag, 26. Juni 1924, S. 30.
989 GA 26, Die menschliche Seelenverfassung vor dem Anbruch des Michael-Zeitalters, S. 52.
990 GA 315, 3. Vortrag, 14. April 1921, S. 41.
991 GA 315, 3. Vortrag, 14. April 1921, S. 41.
992 GA 315, 6. Vortrag, 17. April 1921, S. 90 [HdA].
993 GA 235, Vortrag vom 17. Februar 1924, S. 36.
994 GA 313, 9. Vortrag, 18. April 1921.
995 Laue, Hans Broder von und Laue, Elke E. von: *Zur Physiologie der Heileurythmie*, 2007 Dornach.
996 GA 315, 3. Vortrag, 14. April 1921, S. 47 [HdA].
997 Siehe 4.6.1.
998 GA 13.
999 GA 316, Vortrag vom 24. April 1924.
1000 Joh. 1/6.

1001 Joh. 1/1–2.
1002 GA 316, Vortrag vom 24. April 1924.
1003 GA 316, Vortrag vom 24. April 1924.
1004 GA 317, 3. bis 5. Vortrag, 27., 28. und 30. Juni 1924.
1005 GA 317, 3. Vortrag, 27. Juni 1924.
1006 GA 317, 4. Vortrag, 28. Juni 1924.
1007 GA 317, 5. Vortrag. 30. Juni 1924.
1008 GA 317, 5. Vortrag, 30. Juni 1924.
1009 Sandroe Stalton. Siehe auch Uhlenhoff, Wilhelm: *Die Kinder des heilpädagogischen Kurses,* Stuttgart 1994.
1010 GA 317, 6. Vortrag, 1. Juli 1924.
1011 Siehe auch 3.1.6.1 Die Indikation für I und U.
1012 Siehe auch 3.1.6.1 Die Indikation für I und U.
1013 GA 260, Vortrag vom 25. Dezember 1923.
1014 GA 260, Vortrag vom 25. Dezember 1923.
1015 GA 315, 4. Vortrag, 15. April 1921, S. 57.
1016 GA 315, 4. Vortrag, 15. April 1921, S. 57.
1017 Im Armenischen gibt es bei manchen Konsonanten sogar drei Möglichkeiten der Aussprache zwischen hart und weich.
1018 Hasler, Stefan (Hg.): *Rudolf Steiners Angaben zur Eurythmie in verschiedenen Sprachen,* Dornach 2018.
1019 GA 313, 6. Vortrag, 16. April 1921, S. 107 f.
1020 GA 315, 3. Vortrag, 14. April 1921, S. 45.
1021 GA 208, Vortrag vom 30. Oktober 1921.
1022 GA 313, 1. Vortrag, 11. April 1921, S. 12 f.
1023 GA 313, 1. Vortrag, 11. April 1921, S. 12.
1024 GA 313, 1. Vortrag, 11. April 1921, S. 12.
1025 GA 313, 1. Vortrag, 11. April 1921, S. 12.
1026 GA 313, 1. Vortrag, 11. April 1921, S. 12 [HdA].
1027 GA 313, 2. Vortrag, 12. April 1921, S. 39.
1028 GA 313, 1. Vortrag, 11. April 1921, S. 40.
1029 GA 313, 1. Vortrag, 11. April 1921, S. 40.
1030 GA 313, 1. Vortrag, 11. April 1921, S. 39.
1031 GA 313, 1. Vortrag, 11. April 1921, S. 39 [HdA].
1032 GA 315, 4. Vortrag, 15. April 1921, S. 57.
1033 GA 315, 6. Vortrag, 17. April 1921, S. 86.
1034 GA 315, 4. Vortrag, 15. April 1921, S. 56 [HdA].
1035 GA 315, 4. Vortrag, 15. April 1921, S. 56.
1036 GA 315, 4. Vortrag, 15. April 1921, S. 56 [HdA].
1037 GA 315, 4. Vortrag, 15. April 1921, S. 56 [HdA].
1038 Siehe 3.1.3 und 3.1.6.1.

1039 GA 315, 4. Vortrag, 15. April 1921, S. 57.
1040 GA 315, 4. Vortrag, 15. April 1921, S. 57.
1041 GA 315, 4. Vortrag, 15. April 1921, S. 58.
1042 GA 315, 4. Vortrag, 15. April 1921, S. 58.
1043 GA 315, 4. Vortrag, 15. April 1921, S. 59.
1044 GA 315, 4. Vortrag, 15. April 1921, S. 60.
1045 GA 315, 4. Vortrag, 15. April 1921, S. 57.
1046 GA 315, 4. Vortrag, 15. April 1921, S. 59.
1047 GA 315, 4. Vortrag, 15. April 1921, S. 58.
1048 GA 315, 4. Vortrag, 15. April 1921, S. 58.
1049 GA 315, 4. Vortrag, 15. April 1921, S. 60 [HdA].
1050 GA 315, 4. Vortrag, 15. April 1921, S. 60 [HdA].
1051 GA 315, 4. Vortrag, 15. April 1921, S. 56.
1052 Siehe 2.4.2.
1053 GA 315, 4. Vortrag, 15. April 1921, S. 56.
1054 GA 315, 4. Vortrag, 15. April 1921, S. 56.
1055 GA 315, 4. Vortrag, 15. April 1921, S. 57.
1056 GA 315, 4. Vortrag, 15. April 1921, S. 57.
1057 GA 315, 4. Vortrag, 15. April 1921, S. 57.
1058 GA 315, 4. Vortrag, 15. April 1921, S. 57.
1059 GA 315, 4. Vortrag, 15. April 1921, S. 57.
1060 GA 315, 4. Vortrag, 15. April 1921, S. 58.
1061 GA 315, 4. Vortrag, 15. April 1921, S. 59.
1062 GA 315, 4. Vortrag, 15. April 1921, S. 58.
1063 GA 278, 1. Vortrag, 19. Februar 1924, S. 14.
1064 Siehe 4.1.
1065 GA 315, 2. Vortrag, 13. April 1921, S. 36.
1066 GA 315, 4. Vortrag, 15. April 1921, S. 36, und 3.1.8.3 resp. Abb. 19.
1067 GA 14, Der Seelen Erwachen, 2. Bild, S. 427 ff. Siehe dazu GA K 23/1, S. 174 f.
1068 Siehe 4.2.
1069 GA 315, 2. Vortrag, 13. April 1921, S. 39.
1070 GA 315, 2. Vortrag, 13. April 1921, S. 40.
1071 GA 208, Vortrag vom 30. Oktober 1921.
1072 GA 202, Vortrag vom 19. Dezember 1920, S. 208 ff.
1073 GA 202, Vortrag vom 19. Dezember 1920, S. 208 ff.
1074 GA 208, Vortrag vom 30. Oktober 1921.
1075 Siehe 2.2.2.
1076 GA 315, 4. Vortrag, 15. April 1921, S. 56.
1077 GA 315, 3. Vortrag, 14. April 1921, S. 41.
1078 GA 315, 3. Vortrag, 14. April 1921, S. 44.
1079 Siehe 3.1.6.2.

1080 GA 315, 4. Vortrag, 15. April 1921, S. 58.
1081 GA 315, 4. Vortrag, 15. April 1921, S. 58.
1082 GA 315, 4. Vortrag, 15. April 1921, S. 58. GA 314, Vortrag vom 28. Oktober 1922, S. 156 ff.
1083 GA 315, 4. Vortrag, 15. April 1921, S. 58.
1084 GA 315, 4. Vortrag, 15. April 1921, S. 60 [HdA].
1085 GA 315, 3. Vortrag, 14. April 1921, S. 44.
1086 GA 315, 2. Vortrag, 13. April 1921, S. 37.
1087 GA 315, 2. Vortrag, 13. April 1921, S. 37.
1088 GA 315, 2. Vortrag, 13. April 1921, S. 37 [HdA].
1089 GA 315, Vortrag vom 28. Oktober 1922, S. 123.
1090 GA 315, 4. Vortrag, 15. April 1921, S. 56.
1091 GA 315, 4. Vortrag, 15. April 1921, S. 56.
1092 Siehe 4.3.1.1.
1093 GA 315, 4. Vortrag, 15. April 1921, S. 58.
1094 GA 315, 4. Vortrag, 15. April 1921, S. 58.
1095 GA 315, 4. Vortrag, 15. April 1921, S. 58.
1096 GA 315, 4. Vortrag, 15. April 1921, S. 59.
1097 GA 315, 4. Vortrag, 15. April 1921, S. 60.
1098 GA 315, 4. Vortrag, 15. April 1921, S. 60.
1099 Siehe 2.5.1.
1100 GA 317, 6. Vortrag, 1. Juli 1924.
1101 GA 315, 4. Vortrag, 15. April 1921, S. 63 [HdA].
1102 GA 315, 4. Vortrag, 15. April 1921, S. 60.
1103 GA 315, 6. Vortrag, 17. April 1921.
1104 GA 313, 6. Vortrag, 16. April 1921.
1105 GA 315, 6. Vortrag, 17. April 1921, S. 87.
1106 GA 317, 6. Vortrag, 1. Juli 1924.
1107 GA 315, 6. Vortrag, 17. April 1921, S. 63.
1108 GA 315, 6. Vortrag, 17. April 1921, S. 63.
1109 GA 315, 6. Vortrag, 17. April 1921, S. 63.
1110 GA 315, 6. Vortrag, 17. April 1921, S. 63.
1111 GA 315, 6. Vortrag, 17. April 1921, S. 63.
1112 Ein Diphthong – altgr. *δίφθογγος dis*, zweimal und *phthóngos* Laut) ist ein *Doppellaut* aus zwei verschiedenen Vokalen innerhalb einer einzigen Silbe. Gleichbedeutende Bezeichnungen dafür sind auch Doppelvokal, Doppellaut, Zwielaut oder Zweilaut wie im Deutschen etwa ei und au.
1113 Triphthong altgr. *τρίφθογγος*, wörtlich «aus drei Lauten» oder «aus drei Tönen».
1114 GA 315, 1. Vortrag, 12. April 1921, S. 22. Siehe auch 2.5.1.
1115 GA 315, 2. Vortrag, 13. April 1921, S. 38. Siehe auch 4.2.1.

1116 Accelerando it. – beschleunigend, schneller werdend.
1117 GA 315, 4. Vortrag, 15. April 1921, S. 56 [HdA].
1118 GA 315, 4. Vortrag, 15. April 1921, S. 56.
1119 GA 313, 1. und 2. Vortrag, 11. und 12. April 1921.
1120 Siehe 4.5.1.
1121 Siehe 4.5.2.
1122 Siehe 4.5.3.
1123 GA 315, 4. Vortrag, 15. April 1921, S. 56.
1124 GA 315, 4. Vortrag, 15. April 1921, S. 56.
1125 GA 314, Vortrag vom 28. Oktober 1922. GA 315, Vortrag vom 28. Oktober 1922, S. 118.
1126 GA 315, 4. Vortrag, 15. April 1921, S. 56.
1127 GA 315, 4. Vortrag, 15. April 1921, S. 57 [HdA].
1128 GA 315, 4. Vortrag, 15. April 1921, S. 58.
1129 GA 315, 4. Vortrag, 15. April 1921, S. 58 [HdA].
1130 GA 315, 4. Vortrag, 15. April 1921, S. 58.
1131 GA 315, 4. Vortrag, 15. April 1921, S. 58 [HdA].
1132 Siehe 4.5.3.
1133 GA 315, 4. Vortrag, 15. April 1921, S. 59 [HdA].
1134 GA 315, 4. Vortrag, 15. April 1921, S. 56.
1135 *Terminus technicus* – ‹Fachwort›, ‹Fachbegriff›, ‹Fachterminus› von gr. *τεχνικός* (technikós). Adjektiv zu *τέχνη* (téchne), Kunst, Handwerk, Kunstfertigkeit.
1136 GA 313, 4. Vortrag, 14. April 1921.
1137 GA 315, 4. Vortrag, 15. April 1921, S. 59.
1138 GA 315, 4. Vortrag, 15. April 1921, S. 59.
1139 GA 315, 4. Vortrag, 15. April 1921, S. 59 [HdA].
1140 Siehe 2.3.
1141 GA 315, 4. Vortrag, 15. April 1921, S. 59 [HdA].
1142 Siehe auch 4.6.
1143 GA 315, 4. Vortrag, 15. April 1921, S. 60 [HdA].
1144 GA 315, 4. Vortrag, 15. April 1921, S. 60.
1145 Siehe 4.5.1. und 4.5.3.
1146 GA 315, 4. Vortrag, 15. April 1921, S. 60.
1147 GA 315, 4. Vortrag, 15. April 1921, S. 60.
1148 GA 315, 4. Vortrag, 15. April 1921, S. 60.
1149 GA 315, 4. Vortrag, 15. April 1921, S. 60.
1150 GA 315, 4. Vortrag, 15. April 1921, S. 60.
1151 GA 315, 4. Vortrag, 15. April 1921, S. 61.
1152 GA 315, 4. Vortrag, 15. April 1921, S. 61 [HdA].
1153 GA 315, 4. Vortrag, 15. April 1921, S. 60 [HdA].
1154 GA 315, 4. Vortrag, 15. April 1921, S. 61.

1155 GA 315, 4. Vortrag, 15. April 1921, S. 61.
1156 GA 315, 4. Vortrag, 15. April 1921, S. 61.
1157 GA 315, 4. Vortrag, 15. April 1921, S. 61.
1158 GA 315, 4. Vortrag, 15. April 1921, S. 61 [HdA].
1159 GA 315, 4. Vortrag, 15. April 1921, S. 60.
1160 GA 315, 4. Vortrag, 15. April 1921, S. 61.
1161 GA 315, 4. Vortrag, 15. April 1921, S. 63.
1162 GA 315, 4. Vortrag, 15. April 1921, S. 56.
1163 Siehe 2.1.1.
1164 Siehe 4.5.1 und 4.6.1.
1165 GA 315, Vortrag vom 28. Oktober 1922, S. 114.
1166 Siehe 3.1.9.
1167 Beiträge zur Rudolf Steiner Gesamtausgabe, Heft 29, Die Kategorienlehre – das Alphabet der Weltenschrift, Dornach 1970.
1168 Günther Schubert, *12. September 1899 Teheran, † 9. August 1969 Dornach, Ehemann von Ilona Schubert, einer der ersten Heil-Eurythmistinnen. Schubert, Günther: Die Kategorienlehre des Aristoteles. In: Beiträge zur Rudolf Steiner Gesamtausgabe, Heft 29, Die Kategorienlehre – das Alphabet der Weltenschrift, Dornach 1970.
1169 GA 313, 5. Vortrag, 15. April 1921, S. 86 f.
1170 GA 76, Vortrag vom 7. April 1921, S. 134 f.
1171 Siehe GA 313, 5. Vortrag, 15. April 1921, S. 87, resp. Abb. 28.
1172 GA 76, Vortrag vom 7. April 1921, S. 134 f. [HdA].
1173 GA 315, 4. Vortrag, 15. April 1921, S. 57.
1174 GA 76, Vortrag vom 7. April 1921, S. 134.
1175 GA 204, Vortrag vom 9. April 1921, S. 48.
1176 GA 76, Vortrag vom 7. April 1921, S. 134 f.
1177 GA 315, 4. Vortrag, 15. April 1921, S. 57.
1178 GA 315, 4. Vortrag, 15. April 1921, S. 57.
1179 GA 315, 4. Vortrag, 15. April 1921, S. 56.
1180 GA 314, Vortrag vom 26. Oktober 1922, S. 85 ff.
1181 GA 315, Vortrag vom 28. Oktober 1922, S. 118.
1182 GA 315, Vortrag vom 28. Oktober 1922, S. 118.
1183 Siehe 6.8.4.
1184 GA 315, 4. Vortrag, 15. April 1921, S. 56.
1185 GA 76, Vortrag vom 7. April 1921, S. 134 f.
1186 Siehe 4.6.1.
1187 Schubert, Günther: Die Kategorienlehre des Aristoteles. In: Beiträge zur Rudolf Steiner Gesamtausgabe, Heft 29, Die Kategorienlehre – das Alphabet der Weltenschrift, Dornach 1970.
1188 GA 315, 4. Vortrag, 15. April 1921, S. 57.

1189 GA 315, 4. Vortrag, 15. April 1921, S. 58.
1190 Laue, Hans Broder von und Laue, Elke E. von: *Zur Physiologie der Heileurythmie,* 2007 Dornach.
1191 GA 315, 4. Vortrag, 15. April 1921, S. 58.
1192 GA 315, 4. Vortrag, 15. April 1921, S. 58 [HdA].
1193 GA 315, 4. Vortrag, 15. April 1921, S. 59.
1194 GA 315, 4. Vortrag, 15. April 1921, S. 59.
1195 GA 315, 4. Vortrag, 15. April 1921, S. 59.
1196 GA 314, Vortrag vom 31. Dezember 1923, S. 201 [HdA].
1197 GA 315, 4. Vortrag, 15. April 1921, S. 59 f.
1198 GA 315, 4. Vortrag, 15. April 1921, S. 60.
1199 GA 315, 4. Vortrag, 15. April 1921, S. 61.
1200 GA 315, 4. Vortrag, 15. April 1921, S. 51 [HdA].
1201 GA 315, 4. Vortrag, 15. April 1921, S. 66.
1202 GA 315, 2. Vortrag, 13. April 1921, S. 38.
1203 GA 315, 2. Vortrag, 13. April 1921, S. 38.
1204 GA 3, V. Erkennen und Wirklichkeit, S. 75 [HdV].
1205 GA 233a, Vortrag vom 26. April 1924 [HdA].
1206 GA 233a, Vortrag vom 26. April 1924.
1207 Raimundus Sabundus, *ca. 1385 in Barcelona, † 29. April 1436 Toulouse, katalanischer Philosoph.
1208 GA 237, Vortrag vom 1. August 1924, S. 131.
1209 Theophrastus Bombast von Hohenheim, *vermutlich 1493[1] oder 1494[2] Egg, Kanton Schwyz, † 24. September 1541 Salzburg, Arzt und Alchemist.
1210 Paracelsus. Zitiert aus GA 7, Agrippa von Nettesheim und Theophrastus Paracelsus, S. 107.
1211 GA 54, Vortrag vom 26. April 1906 [HdA].
1212 GA 54, Vortrag vom 26. April 1906 [HdA].
1213 GA 54, Vortrag vom 26. April 1906.
1214 GA 237, Vortrag vom 1. August 1924, S. 131.
1215 GA 40, Für die Euryhmie, 11. Juli 1924, S. 162.
1216 Physiologie *φυσιολογία* = Naturkunde, die Lehre von den normalen Lebensvorgängen in den Zellen, Geweben und Organen aller Lebewesen, von altgr. «Physis» *φύσις* = Natur und «Logos» altgr. *λόγος* = Wort, Vernunft.
1217 GA 315, 6. Vortrag, 17. April 1921, S. 86.
1218 GA 315, 4. Vortrag, 15. April 1921, S. 61 [HdA].
1219 GA 315, 4. Vortrag, 15. April 1921, S. 61 f. [HdA].
1220 GA 315, 4. Vortrag, 15. April 1921, S. 62 [HdA].
1221 GA 315, 4. Vortrag, 15. April 1921, S. 62 [HdA].
1222 GA 315, 2. Vortrag, 13. April 1921, S. 38.
1223 GA 316, 1. Rundbrief, 11. März 1924, S. 225 f. [HdA].

1224 GA 315, 4. Vortrag, 15. April 1921, S. 64 [HdA].
1225 GA 315, 4. Vortrag, 15. April 1921, S. 64.
1226 GA 315, 4. Vortrag, 15. April 1921, S. 64 [HdA].
1227 GA 1a, I. Band, Über das Wesen und die Bedeutung von Goethes Schriften über organische Bildung, S. LXVI.
1228 GA 1a, I. Band, Über das Wesen und die Bedeutung von Goethes Schriften über organische Bildung, S. LXVI.
1229 GA 1a, I. Band, Über das Wesen und die Bedeutung von Goethes Schriften über organische Bildung, S. LXVI [HdRSt].
1230 GA 315, 6. Vortrag, 17. April 1921, S. 86.
1231 GA 315, 4. Vortrag, 15. April 1921, S. 60.
1232 Siehe 4.5.2.
1233 GA 313, 9. Vortrag, 18. April 1921.
1234 Kirchner-Bockholt, Margarete: *Grundelemente der Heileurythmie*, Dornach 2010.
1235 GA 313, 9. Vortrag, 18. April 1921 resp. GA 315, Vortrag vom 18. April 1921, S. 100.
1236 GA 315, 1. Vortrag, 12. April 1921, S. 26.
1237 GA 315, 4. Vortrag, 15. April 1921, S. 56 [HdA].
1238 GA 313, 4. Vortrag, 14. April 1921.
1239 GA 313, 4. Vortrag, 14. April 1921, S. 70 [HdA].
1240 GA 313, 4. Vortrag, 14. April 1921, S. 69 f. [HdA].
1241 GA 315, 3. Vortrag, 14. April 1921, S. 41.
1242 Siehe 4.5.1.
1243 GA 313, 4. Vortrag, 14. April 1921, S. 71.
1244 GA 313, 4. Vortrag, 14. April 1921, S. 73 [HdA].
1245 GA 315, 6. Vortrag, 17. April 1921, S. 87.
1246 GA 313, 4. Vortrag, 14. April 1921, S. 76.
1247 GA 313, 4. Vortrag, 14. April 1921, S. 76 f.
1248 Siehe 2.5.4.
1249 GA 294, Vortrag vom 28. August 1919, S. 106.
1250 GA 313, 4. Vortrag, 14. April 1921, S. 71.
1251 GA 313, 4. Vortrag, 14. April 1921, S. 71 [HdA].
1252 GA 313, 4. Vortrag, 14. April 1921, S. 71 [HdA].
1253 GA 315, 4. Vortrag, 15. April 1921, S. 58.
1254 GA 313, 4. Vortrag, 14. April 1921, S. 72 [HdA].
1255 GA 313, 4. Vortrag, 14. April 1921, S. 7.
1256 GA 316, Vortrag vom 21. April 1924, S. 153.
1257 GA 315, 4. Vortrag, 15. April 1921, S. 72.
1258 GA 313, 4. Vortrag, 14. April 1921, S. 72.
1259 GA 313, 4. Vortrag, 14. April 1921, S. 73.
1260 GA 313, 4. Vortrag, 14. April 1921, S. 75.

1261 GA 313, 4. Vortrag, 14. April 1921, S. 75 [HdA].
1262 GA 279, Vortrag vom 12. Juli 1924.
1263 Rudolf Steiner, Notizbuch-Eintragung. Zitiert nach: Jenaro, Eduardo (Hg.): *Rudolf Steiners eurythmische Lautlehre,* Stuttgart 1999, S. 353.
1264 GA 313, 4. Vortrag, 14. April 1921, S. 74.
1265 GA 313, 4. Vortrag, 14. April 1921, S. 75.
1266 GA 313, 4. Vortrag, 14. April 1921, S. 75 [HdA].
1267 Siehe 2.2.4.
1268 GA 313, 4. Vortrag, 14. April 1921, S. 76 [HdA].
1269 GA 315, 4. Vortrag, 15. April 1921, S. 56.
1270 GA 315, 4. Vortrag, 15. April 1921, S. 56.
1271 GA 313, 4. Vortrag, 14. April 1921, S. 56.
1272 GA 315, 6. Vortrag, 17. April 1921, S. 87.
1273 GA 279, Vortrag vom 26. Juni 1924 [HdA].
1274 Siehe 4.6.
1275 GA 313, 4. Vortrag, 14. April 1921.
1276 GA 313, 4. Vortrag, 14. April 1921, S. 75.
1277 GA 315, 4. Vortrag, 15. April 1921, S. 56.
1278 GA 313, 4. Vortrag, 14. April 1921, S. 75.
1279 GA 315, 2. Vortrag, 13. April 1921, S. 39.
1280 GA 313, 4. Vortrag, 14. April 1921, S. 75.
1281 Von de-pendere lat. – ab-hängig sein.
1282 GA 315, 4. Vortrag, 15. April 1921, S. 60.
1283 GA 313, 4. Vortrag, 14. April 1921, S. 75.
1284 GA 315, 6. Vortrag, 17. April 1921, S. 87.
1285 GA 315, 6. Vortrag, 17. April 1921, S. 87.
1286 GA 315, 6. Vortrag, 17. April 1921, S. 87.
1287 GA 313, 4. Vortrag, 14. April 1921, S. 75 [HdA].
1288 GA 313, 4. Vortrag, 14. April 1921, S. 75.
1289 GA 313, 4. Vortrag, 14. April 1921, S. 75.
1290 GA 313, 4. Vortrag, 14. April 1921, S. 75.
1291 GA 313, 4. Vortrag, 14. April 1921, S. 75.
1292 GA 315, 1. Vortrag, 12. April 1921, S. 20.
1293 GA 315, 4. Vortrag, 15. April 1921, S. 60.
1294 GA 315, 4. Vortrag, 15. April 1921, S. 60.
1295 GA 27, VIII. Tätigkeiten im menschlichen Organismus, Diabetes mellitus, S. 50 f.
1296 GA 313, 4. Vortrag, 14. April 1921, S. 75 [HdA].
1297 GA 313, 3. Vortrag, 13. April 1921, S. 44.
1298 GA 27, V. Pflanze, Tier, Mensch, S. 36 [HdA].
1299 GA 316, Vortrag vom 3. Januar 1924.

1300 GA 279, Vortrag vom 27. Juni 1924, S. 97.
1301 Menschlich – lat. *Humanus.*
1302 GA 313, 4. Vortrag, 14. April 1921.
1303 GA 27, V. Pflanze, Tier, Mensch, S. 35.
1304 GA 313, 4. Vortrag, 14. April 1921, S. 75.
1305 GA 313, 4. Vortrag, 14. April 1921, S. 77.
1306 GA 313, 4. Vortrag, 14. April 1921, S. 77.
1307 GA 313, 4. Vortrag, 14. April 1921, S. 77.
1308 GA 313, 4. Vortrag, 14. April 1921, S. 77.
1309 GA 313, 4. Vortrag, 14. April 1921, S. 77.
1310 Kirchner-Bockholt, Margarete: *Grundelemente der Heileurythmie,* Dornach 2010, S. 196.
1311 GA 317, 6. Vortrag, 1. Juli 1924, S. 100.
1312 Kirchner-Bockholt, Margarete: *Grundelemente der Heileurythmie,* Dornach 2010, S. 197.
1313 Siehe 3.1.6.2 und Selg, Peter: *Patienten-Meditationen von Rudolf Steiner*, Verlag des Ita Wegman Instituts, Arlesheim. Bemerkenswerterweise ist die Lautreihe auf der noch vorhandenen Karteikarte der Krankenakte vertikal absteigend eingetragen!
1314 GA 313, 6. Vortrag, 16. April 1921, S. 104.
1315 Kirchner-Bockholt, Margarete: *Grundelemente der Heileurythmie,* Dornach 2010, S. 75.
1316 GA 313, 6. Vortrag, 16. April 1921.
1317 Kirchner-Bockholt, Margarete: *Grundelemente der Heileurythmie,* Dornach 2010, S. 197.
1318 GA 317, 6. Vortrag, 1. Juli 1924, S. 100.
1319 GA 317, 6. Vortrag, 1. Juli 1924, S. 100.
1320 GA 279, Vortrag vom 25. Juni 1924 [HdA].
1321 GA 279.
1322 Siehe 4.6.2.3.
1323 Siehe 3.1.6.1.
1324 GA 317, 5. Vortrag, 30. Juni 1924, S. 89.
1325 GA 317, 5. Vortrag, 30. Juni 1924, S. 89.
1326 Siehe 4.6.
1327 Siehe 4.5.4.
1328 Sandroe Stalton. Siehe auch Uhlenhoff, Wilhelm: *Die Kinder des heilpädagogischen Kurses,* Stuttgart 1994.
1329 GA 317, 6. Vortrag, 1. Juli 1924, S. 100.
1330 GA 297.
1331 GA 317, 6. Vortrag, 1. Juli 1924, S. 100.
1332 GA 317, 6. Vortrag, 1. Juli 1924, S. 95.

1333 GA 315, 6. Vortrag, 17. April 1921, S. 86.
1334 GA 315, 6. Vortrag, 17. April 1921, S. 86.
1335 GA 317, Vortrag vom 1. Juli 1924, S. 95 [HdA].
1336 Sandroe Stalton. Siehe auch Uhlenhoff, Wilhelm: *Die Kinder des heilpädagogischen Kurses,* Stuttgart 1994.
1337 GA 313, 4. Vortrag, 14. April 1921, S. 69.
1338 Siehe 4.6.2.
1339 GA 314, Vortrag vom 27. Oktober 1922, S. 126.
1340 GA 314, Vortrag vom 28. Oktober 1922, S. 131.
1341 GA 302a, Vortrag vom 16. September 1920, S. 32.
1342 GA 317, 6. Vortrag, 1. Juli 1924.
1343 GA 313, 1. Vortrag, 11. April 1921.
1344 GA 317, 4. Vortrag, 28. Juni 1924 [HdA].
1345 GA 277a, S. 108.
1346 GA 40, S.55.
1347 GA 279, Vortrag vom 25. Juni 1924.
1348 GA 178, Vortrag vom 25. November 1917.
1349 Schwenk, Theodor: *Die Bedeutung des Potenzierprozesses,* Dornach 2014, S. 93 ff.
1350 GA 316, Vortrag vom 23. April 1924, S. 175 f.
1351 GA 316, Vortrag vom 23. April 1924, S. 175 f. [HdA].
1352 GA 316, Vortrag vom 23. April 1924, S. 177.
1353 GA 208, Vortrag vom 28. Oktober 1921, S. 21 [HdA].
1354 GA 208, Vortrag vom 29. Oktober 1921, S. 29 [HdA].
1355 GA 208, Vortrag vom 29. Oktober 1921.
1356 GA 208, Vortrag vom 29. Oktober 1921.
1357 GA 313. 1. Vortrag, 11. April 1921, S. 12.
1358 GA 208, Vortrag vom 29. Oktober 1921.
1359 GA 208, Vortrag vom 29. Oktober 1921.
1360 GA 208, Vortrag vom 29. Oktober 1921 [HdA].
1361 GA 208, Vortrag vom 29. Oktober 1921 [HdA].
1362 GA 342, Vortrag vom 14. Juni 1921.
1363 GA 342, Vortrag vom 14. Juni 1921.
1364 GA 342, Vortrag vom 14. Juni 1921, S. 118 [HdA]. Siehe 5.2.1.
1365 GA 208, Vortrag vom 28. Oktober 1921.
1366 GA 208, Vortrag vom 30. Oktober 1921.
1367 GA 316, Vortrag vom 21. April 1924.
1368 GA 316, Vortrag vom 21. April 1924.
1369 GA 316, Vortrag vom 21. April 1924.
1370 GA 315, 3. Vortrag, 14. April 1921, S. 41.
1371 GA 316, Vortrag vom 21. April 1924.
1372 GA 316, Vortrag vom 21. April 1924.

1373 GA 316, Vortrag vom 21. April 1924 [HdA].
1374 GA 312, 17. Vortrag, 6. April 1920, wörtlich «Unterleibsknorpeligkeit».
1375 «Der Mensch ist der erste Freigelassene der Schöpfung». Zitiert aus Herder, Johann Gottfried von: *Der Mensch ist der erste Freigelassene der Schöpfung*, Stuttgart 1989.
1376 GA 312, 11. Vortrag, 31. März 1920.
1377 Paracelsus: *Das Mahl des Herrn und Auslegung des Vaterunsers*, hg. von Deggeller, Gerhard J., Dornach 1993.
1378 Essentiell, d. h. wesenhaft, wesensgemäß von essere lat. = sein.
1379 Akzidentiell, d. h. zufällig, unwesentlich, von ac-cidere = zu-fallen.
1380 GA 346, Vortrag vom 9. November 1924 [HdA].
1381 GA 236, Vortrag vom 27. April 1924.
1382 Sebastian, Sabine: *Eurythmie zur kosmischen Urform des ersten Goetheanumbaus.* In: Festschrift, 2. Konferenz für Heileurythmie: *Vielfalt – Vernetzen – Vertiefen*, Dornach 2016, S. 19–22.
1383 GA 36, Das Goetheanum in seinen zehn Jahren, S. 305–333.
1384 GA 36, Das Goetheanum in seinen zehn Jahren, S. 321.
1385 GA 36, Das Goetheanum in seinen zehn Jahren, S. 322.
1386 GA 312, 11. Vortrag, 31. März 1920.
1387 GA 312, 11. Vortrag, 31. März 1920.
1388 GA 312, 11 Vortrag, 31. März 1920.
1389 GA 279, Vortrag vom 27. Juni 1924.
1390 GA 346, Vortrag vom 11. September 1924 [HdA].
1391 GA 316, Vortrag vom 24. April 1924.
1392 GA 316, Vortrag vom 24. April 1924.
1393 Offenbarung 15,2.
1394 GA 346, Vortrag vom 12. September 1924.
1395 GA 316, Vortrag vom 24. April 1924.
1396 GA 346, Vortrag vom 12. September 1924.
1397 GA 346, Vortrag vom 11. September 1924 [HdA].
1398 GA 346, Vortrag vom 11. September 1924 [HdA].
1399 GA 346, Vortrag vom 11. September 1924.
1400 GA 346, Vortrag vom 12. September 1924 [HdA].
1401 GA 315, 6. Vortrag, 17. April 1921, S. 87.
1402 GA 346, Vortrag vom 11. September 1924 [HdA].
1403 GA 346, Vortrag vom 11. September 1924.
1404 GA 346, Vortrag vom 11. September 1924 [HdA].
1405 GA 318.
1406 GA 318, Vortrag vom 18. September 1924.
1407 GA 209, Vortrag vom 18. Dezember 1921. Siehe auch: Stein, Walter Johannes: *Der Tod Merlins*, Dornach 1984, S. 206.

1408 Siehe «Historische Rechtfertigung des Anliegens dieses Buches».
1409 Stein, Walter Johannes: *Der Tod Merlins,* Dornach 1984, S. 206.
1410 GA 211, Vortrag vom 11. Juni 1922 [HdA].
1411 GA 211, Vortrag vom 11. Juni 1922.
1412 GA 211, Vortrag vom 11. Juni 1922.
1413 GA 211, Vortrag vom 11. Juni 1922.
1414 GA 211, Vortrag vom 11. Juni 1922 [HdA].
1415 GA 211, Vortrag vom 11. Juni 1922.
1416 GA 211, Vortrag vom 11. Juni 1922.
1417 GA 211, Vortrag vom 11. Juni 1922.
1418 GA 211, Vortrag vom 11. Juni 1922 [HdA].
1419 GA 211, Vortrag vom 11. Juni 1922 [HdA].
1420 GA 211, Vortrag vom 11. Juni 1922 [HdA].
1421 GA 211, Vortrag vom 11. Juni 1922.
1422 GA 211, Vortrag vom 11. Juni 1922.
1423 GA 211, Vortrag vom 11. Juni 1922.
1424 GA 313, 2. Vortrag, 12. April 1921, S. 46 [HdA].
1425 GA 313, 2. Vortrag, 12. April 1921 [HdA].
1426 Siehe 4.3.1.3.2.
1427 Siehe 4.3.1.1 und 4.3.1.2.
1428 GA 209, Vortrag vom 18. Dezember 1921.
1429 Apokalypse 19,15.
1430 GA 209, Vortrag vom 18. Dezember 1921, S. 119.
1431 Familie der einkeimblättrigen Pflanzen.
1432 Familie der zweikeimblättrigen Pflanzen.
1433 GA 279.
1434 GA 315, 4. Vortrag, 15. April 1921, S. 58.
1435 GA 315, 2. Vortrag, 13. April 1921, S. 39.
1436 GA 277a, S. 21.
1437 Baumann, Elisabeth: *Aus der Praxis der Heileurythmie*, Dornach 1983, S. 29.
1438 Siehe 4.5.4 bei der Besprechung des F.
1439 GA 315, 4. Vortrag, 15. April 1921, S. 58.
1440 Siehe Abb. 30.
1441 GA 315, 3. Vortrag, 14. April 1921, S. 44.
1442 Sigilla Salominis, auch Hexagramm oder Davidsstern genannt.
1443 GA 315, 3. Vortrag, 14. April 1921, S. 44.
1444 GA 315, 4. Vortrag, 15. April 1921, S. 65.
1445 GA 315, 4. Vortrag, 15. April 1921, S. 65.
1446 GA 211, Vortrag vom 11. Juni 1924 [HdA].
1447 GA 315, 4. Vortrag, 15. April 1921, S. 61 [HdA].
1448 GA 317, 6. Vortrag, 1. Juli 1924.

1449 Jenaro, Eduardo (Hg.): *Rudolf Steiners eurythmische Lautlehre,* Stuttgart 1999.

1450 In der eurythmischen Darstellung auf der Bühne hüpfen die Irrlichter fortwährend in wiederholter N-Gebärde, deren Effekt durch farbige Bänder an den Händen optisch noch verstärkt wird. Jenaro, Eduardo (Hg.): *Rudolf Steiners eurythmische Lautlehre,* Stuttgart 1999.

1451 Siehe 4.5.5.

1452 Goethe, Johann Wolfgang von: *Faust,* München 2012, Vers 2550 bis 2552.

1453 GA 142.

1454 Siehe Anmerkung 1113.

1455 GA 315, 2. Vortrag, 13. April 1921, S. 39.

1456 GA 315, 2. Vortrag, 13. April 1921, S. 40.

1457 Goethe, Johann Wolfgang von: *Faust,* München 2012, Vers 2540 bis 2552.

1458 https://de.wikipedia.org/wiki/Hexeneinmaleins (zuletzt aufgerufen am 20. Februar 2021).

1459 Goethe, Johann Wolfgang von: *Faust,* München 2012, Vers 2540 bis 2552.

1460 Goethe, Johann Wolfgang von: *Faust,* München 2012, Vers 2553.

1461 Goethe, Johann Wolfgang von: *Faust,* München 2012, Vers 2554 bis 2566.

1462 GA 270, VII. Klassenstunde, Vortrag vom 11. April 1924.

1463 Konzil von Konstantinopel 869.

1464 Die Arithmetik – griechisch *ἀριθμητική* [*τέχνη*] – wörtlich «die Zahlenmäßige [Kunst]», ist ein Teilgebiet der Mathematik. Sie umfasst das Rechnen mit den Zahlen, vor allem den natürlichen Zahlen.

1465 GA 209. Die sieben freien Künste sind Grammatik, Rhetorik, Dialektik, Arithmetik, Geometrie, Musik und Astronomie. Siehe auch Stein, Walter Johannes: *Der Tod Merlins,* Dornach 1984, S. 201.

1466 GA 209, Vortrag vom 18. Dezember 1921 [HdA].

1467 GA 279.

1468 GA 209, Vortrag vom 18. Dezember 1921.

1469 GA 209, Vortrag vom 18. Dezember 1921 [HdA].

1470 Siehe 2.5.4.2.

1471 GA 209, Vortrag vom 18. Dezember 1921.

1472 Siehe 4.3.1.

1473 GA 209, Vortrag vom 18. Dezember 1921.

1474 Siehe 4.6.10.

1475 GA 316, Vortrag vom 24. April 1924, S. 197 [HdA].

1476 GA 316, Vortrag vom 24. April 1924.

1477 GA 316, Vortrag vom 24. April 1924.

1478 GA 316, Vortrag vom 24. April 1924.

1479 GA 209, Vortrag vom 18. Dezember 1921.

1480 GA 209, Vortrag vom 18. Dezember 1921.

1481 Siehe 4.5.3.

1482 Zum *Trivium* gehörten: Grammatik, Rhetorik, Dialektik bzw. Logik.

1483 Zum *Quadrivium* gehörten: Arithmetik, Geometrie, Musik, Astronomie: Lehre von den Sphären, den Himmelskörpern und ihren Bewegungen, unter Einschluss der Astrologie.

1484 GA 209, Vortrag vom 18. Dezember 1921 [HdA].

1485 GA 237, Vortrag vom 13. Juli 1924.

1486 Siehe 1.

1487 GA 28.

1488 Stein, Walter Johannes: *Der Tod Merlins,* Dornach 1984, S. 201.

1489 Intonieren = von mittellateinisch *intonare* = «in-Ton-setzen», «ertönen lassen».

1490 Timbre frz. = Klangfarbe.

1491 Abgesehen von den Emojis.

1492 GA 279, Vortrag vom 30. Juni 1924, S. 105.

1493 GA 277a, Ansprache zu Aufführungen, S. 111 [HdA].

1494 Adamsapfel, lateinisch *Prominentia laryngea* oder *Pomum Adami,* bezeichnet den bei Männern deutlich hervorspringenden und tastbaren vorderen Teil des Schildknorpels (*Cartilago thyroidea*) des Kehlkopfs.

1495 GA 277a, S. 13.

1496 GA 315, 1. Vortrag, 12. April 1921, S. 19.

1497 GA 315, 1. Vortrag, 12. April 1921, S. 19.

1498 GA 277a, Ansprache zu Aufführungen, S. 111.

1499 GA 315, 1. Vortrag, 12. April 1921, S. 21.

1500 GA 312 oder 314.

1501 Siehe 2.1.4.

1502 Eleonore Lory Clara Maria Maier-Smits, * 6. März 1893 Höntrop, Westfalen, † 19. September 1971 Laufenburg am Rhein.

1503 GA 277a, 25. August 1915, S. 76.

1504 GA 277a, Ansprache zu Aufführungen, S. 111.

1505 GA 277a, Ansprache zu Aufführungen, S. 111.

1506 GA 277a, Ansprache zu Aufführungen, S. 111.

1507 GA 277a, S. 86.

1508 GA 277a, Ansprache zu Aufführungen, S. 111.

1509 GA K23/1–8, GA K24.

1510 GA 277a, Ansprache zu Aufführungen, S. 111.

1511 GA 277a, Ansprache zu Aufführungen, S. 111.

1512 Kanon im Sinne von Richtschnur, Regel.

1513 GA 66, Vortrag vom 17. Februar 1917.

1514 GA 55, Vortrag vom 1. Dezember 1906, S. 126.

1515 GA 315, 5. Vortrag, 16. April 1921, S. 67 f.

1516 GA 315, 5. Vortrag, 16. April 1921, S. 77 [HdA].

1517 Siehe 2.2.4.

1518 GA 315, 4. Vortrag, 15. April 1921, S. 66 [HdA].
1519 GA 315, 4. Vortrag, 15. April 1921, S. 66.
1520 GA 315, 4. Vortrag, 15. April 1921, S. 66.
1521 GA 315, 5. Vortrag, 16. April 1921, S. 70.
1522 GA 315, 5. Vortrag, 16. April 1921, S. 70.
1523 GA 315, 5. Vortrag, 16. April 1921, S. 67 ff.
1524 GA 315, 5. Vortrag, 16. April 1921, S. 67.
1525 GA 315, 5. Vortrag, 16. April 1921, S. 67 ff.
1526 Siehe 4.6.1.
1527 Denn auch Konsonanten haben als Laute Geistselbstcharakter und wirken so impulsierend auf das Ich.
1528 GA 9, IV. Leib, Seele und Geist, S. 51.
1529 GA 317, 2. Vortrag, 26. Juni 1924.
1530 GA 317, 9. Vortrag, 4. Juli 1924, S. 143.
1531 GA 9, IV. Leib, Seele und Geist, S. 55.
1532 GA 315, 5. Vortrag, 16. April 1921, S. 74.
1533 GA 315, 5. Vortrag, 16. April 1921, S. 74.
1534 GA 315, 5. Vortrag, 16. April 1921, S. 74.
1535 GA 315, 5. Vortrag, 16. April 1921, S. 74.
1536 GA 277a, Ansprache vom 28. August 1913.
1537 GA 277a, Ansprache vom 28. August 1913.
1538 GA 277a, Ansprache vom 28. August 1913.
1539 GA 277a, Ansprache vom 28. August 1913.
1540 GA 277a, Ansprache vom 28. August 1913.
1541 GA 277a, Ansprache vom 28. August 1913.
1542 GA 277a, Ansprache vom 28. August 1913.
1543 GA 277a, Ansprache vom 28. August 1913.
1544 GA 277a, Ansprache vom 28. August 1913.
1545 GA 277a, Ansprache vom 28. August 1913.
1546 Hygieia – altgr. *Ὑγίεια*, ‹Gesundheit›, ist in der griechischen Mythologie eine der Töchter des Asklepios, Göttin der Gesundheit.
1547 GA 277a, Ansprache vom 28. August 1913, S. 51.
1548 Die Didaktik (von altgriechisch *διδάσκειν* didáskein, deutsch lehren) ist die «Kunst» und die «Wissenschaft» des Lehrens und Lernens, also eine zentrale Disziplin der Pädagogik.
1549 GA 277a, Ansprache vom 28. August 1913 [HdA].
1550 GA 277a, Ansprache vom 28. August 1913 [HdA].
1551 GA 277a, Ansprache vom 28. August 1913.
1552 GA 277a, Ansprache vom 28. August 1913.
1553 GA 277a, Ansprache vom 28. August 1913.
1554 GA 277a, Ansprache vom 28. August 1913.

1555 GA 315, 5. Vortrag, 16. April 1921, S. 74.
1556 GA 277a, Vortrag vom 28. August 1913.
1557 GA 315, 1. Vortrag, 12. April 1921, S. 15; 3. Vortrag, 14. April 1921, S. 54; 4. Vortrag, 15. April 1921, S. 62; 5. Vortrag, 16. April 1921, S. 74; 6. Vortrag, 17. April 1921, S. 88.
1558 In Deutschland durch «Turnvater Jahn» Johann Friedrich Ludwig Christoph Jahn (*11. August 1778 in Lanz [Prignitz], † 15. Oktober 1852 in Freyburg [Unstrut]) oder Pehr Henrik Ling in Schweden (siehe GA 315, Hinweise zum Text, S. 151).
1559 GA 302, Vortrag vom 12. bis 19. Juni 1921.
1560 GA 302, Vortrag vom 13. Juni 1921, S. 38.
1561 GA 302, Vortrag vom 13. Juni 1921, S. 39 [HdA].
1562 GA 302, Vortrag vom 13. Juni 1921, S. 39 [HdA].
1563 GA 277, Ansprache vom 19. Oktober 1920, S. 207 [HdA].
1564 Friedrich Hiebel war ein österreichischer Germanist, Anthroposoph, Publizist und Schriftsteller. *10. Februar 1903 Wien, Österreich, † 16. Oktober 1989 Dornach, Solothurn, Schweiz.
1565 Hiebel, Friedrich: *Entscheidungszeit mit Rudolf Steiner, Erlebnis und Begegnung*, Dornach 1986, S. 88.
1566 GA 350, Vortrag vom 30. Mai 1923.
1567 GA 350, Vortrag vom 30. Mai 1923 [HdA].
1568 GA 350, Vortrag vom 30. Mai 1923 [HdA].
1569 GA 350, Vortrag vom 30. Mai 1923 [HdA].
1570 GA 350, Vortrag vom 30. Mai 1923 [HdA].
1571 GA 350, Vortrag vom 30. Mai 1923.
1572 GA 350, Vortrag vom 30. Mai 1923 [HdA].
1573 GA 350, Vortrag vom 30. Mai 1923 [HdA].
1574 GA 315, 1. Vortrag, 12. April 1921, S. 23 [HdA].
1575 GA 315, 5. Vortrag, 16. April 1921, S. 74 [HdA].
1576 GA 315, 5. Vortrag, 16. April 1921, S. 74 [HdA].
1577 GA 293, Vortrag vom 4. September 1919, S. 192.
1578 GA 277, Ansprache vom 19. November 1920, S. 207.
1579 GA 302, Vortrag vom 13. Juni 1921.
1580 GA 315, 1. Vortrag, 12. April 1921, S. 15.
1581 GA 315, 3. Vortrag, 14. April 1921, S. 54.
1582 GA 277, Ansprache vom Ostersonntag, 4. April 1920 [HdA].
1583 GA 315, 3. Vortrag, 14. April 1921, S. 55.
1584 GA 315, 3. Vortrag, 14. April 1921, S. 55.
1585 GA 315, 3. Vortrag, 14. April 1921, S. 55.
1586 GA 315, 3. Vortrag, 14. April 1921, S. 55.
1587 GA 315, 3. Vortrag, 14. April 1921, S. 55.
1588 GA 315, 6. Vortrag, 17. April 1921, S. 87.

1589 GA 277, Ansprache vom 19. November 1920, S. 207 [HdA].
1590 GA 315, 6. Vortrag, 17. April 1921, S. 81.
1591 GA 315, 6. Vortrag, 17. April 1921, S. 81.
1592 GA 315, 6. Vortrag, 17. April 1921, S. 81.
1593 GA 315, 6. Vortrag, 17. April 1921, S. 81.
1594 GA 315, Vortrag vom 18. April 1921, S. 105.
1595 GA 315, Vortrag vom 28. Oktober, S. 112 f.
1596 GA 302, Vortrag vom 13. Juni 1921, S. 40.
1597 GA 315, 5. Vortrag, 16. April 1921, S. 74.
1598 GA 315, 5. Vortrag, 16. April 1921, S. 74.
1599 GA 315, 5. Vortrag, 16. April 1921, S. 74.
1600 GA 315, 5. Vortrag, 16. April 1921, S. 74.
1601 GA 315, 5. Vortrag, 16. April 1921, S. 74.
1602 GA 315, 5. Vortrag, 16. April 1921, S. 74.
1603 GA 315, 5. Vortrag, 16. April 1921, S. 74.
1604 GA 315, 5. Vortrag, 16. April 1921, S. 74.
1605 GA 315, 5. Vortrag, 16. April 1921, S. 74.
1606 GA 315, 5. Vortrag, 16. April 1921, S. 74. «Das Eurythmische» ist in der Ausgabe 2003 des Heil-Eurythmie-Kurses großgeschrieben gedruckt; aber da man bei der gesprochenen Sprache die Groß- und Kleinschreibung nicht mithört, ist das nur eine von zwei möglichen Interpretationen. Denn schreibt oder liest man «das eurythmische» kleingedruckt und sucht nach dem dazugehörigen Substantiv, so ergänzt es sich aus dem vorangehenden Satz-Zusammenhang ganz selbstverständlich zu «das eurythmische Turnen».
1607 GA 315, 5. Vortrag, 16. April 1921, S. 74.
1608 GA 182, Vortrag vom 16. Oktober 1918, «Wie finde ich den Christus».
1609 Siehe 4.5.4.
1610 GA 315, 2. Vortrag, 13. April 1921, S. 34.
1611 Siehe 4.6.1.
1612 GA 315, 5. Vortrag, 16. April 1921, S. 73 f.
1613 GA 315, 5. Vortrag, 16. April 1921, S. 74.
1614 GA 315, 5. Vortrag, 16. April 1921, S. 74.
1615 Den Begriff des *Seelischen* braucht Rudolf Steiner hier und auch in den später zitierten Vorträgen vom Oktober 1921 als Terminus technicus.
1616 GA 315, 5. Vortrag, 16. April 1921, S. 67.
1617 GA 315, 5. Vortrag, 16. April 1921, S. 67.
1618 Siehe 5.1.
1619 GA 315, 5. Vortrag, 16. April 1921, S. 69.
1620 GA 279, Vortrag vom 30. Juni 1924, S. 104 ff.
1621 Pantomime m. ‹Gebärdenkünstler›, gr. *pantómīmos (παντόμιμος)*, ein durch Tanz, Bewegung, Mienen- und Gebärdenspiel agierender Schauspieler, wor-

aus Pantomime f. ‹Gebärdenschauspiel, Ballett, Gebärde, Gebärdensprache› (Mitte 18. Jh.) wurde. DWDS.

1622 GA 10, Über einige Wirkungen der Einweihung, S. 127 ff. GA 13, Die Erkenntnis der höheren Welten, S. 327 ff.

1623 GA 315, 5. Vortrag, 16. April 1921, S. 67.

1624 GA 315, 5. Vortrag, 16. April 1921, S. 67 [HdA].

1625 GA 315, 5. Vortrag, 16. April 1921, S. 74.

1626 GA 315, 5. Vortrag, 16. April 1921, S. 67 [HdA].

1627 GA 315, 5. Vortrag, 16. April 1921, S. 73 f.

1628 GA 315, 5. Vortrag, 16. April 1921, S. 73.

1629 GA 315, 5. Vortrag, 16. April 1921, S. 73.

1630 GA 277a, Ansprache zu Aufführungen, S. 111.

1631 GA 277a, Ansprache zu Aufführungen, S. 111.

1632 GA 277a, Ansprache zu Aufführungen, S. 111.

1633 GA 277a, Ansprache zu Aufführungen, S. 111.

1634 GA 277a, Ansprache zu Aufführungen, S. 111.

1635 GA 279, Vortrag vom 7. Juli 1924.

1636 GA 277a.

1637 GA 201–209, Vorträge vom April 1920 bis Dezember 1921. Diese Vorträge wurden in den neun «himmelblauen» Bänden unter diesem gemeinsamen Titel herausgegeben.

1638 GA 207 und 208: «Anthroposophie als Kosmosophie».

1639 GA 208, Vortrag vom 18. Oktober 1921.

1640 Siehe 4.6.6.

1641 GA 208, Vortrag vom 30. Oktober 1921.

1642 GA 208, Vortrag vom 30. Oktober 1921 [HdA].

1643 GA 208, Vortrag vom 30. Oktober 1921 [HdA].

1644 GA 208, Vortrag vom 30. Oktober 1921.

1645 GA 208, Vortrag vom 30. Oktober 1921.

1646 GA 208, Vortrag vom 30. Oktober 1921 [HdA].

1647 Siehe 2.3.

1648 GA 208, Vortrag vom 30. Oktober 1921.

1649 GA 208, Vortrag vom 30. Oktober 1921.

1650 GA 208, Vortrag vom 30. Oktober 1921.

1651 GA 208, Vortrag vom 30. Oktober 1921.

1652 GA 208, Vortrag vom 30. Oktober 1921 [HdA].

1653 GA 208, Vortrag vom 30. Oktober 1921.

1654 GA 208, Vortrag vom 30. Oktober 1921.

1655 GA 208, Vortrag vom 30. Oktober 1921.

1656 GA 208, Vortrag vom 28. Oktober 1921 [HdA].

1657 GA 208, Vortrag vom 30. Oktober 1921.

1658 GA 208, Vortrag vom 30. Oktober 1921.
1659 GA 208, Vortrag vom 28. Oktober 1921.
1660 GA 208, Vortrag vom 30. Oktober 1921.
1661 GA 208, Vortrag vom 30. Oktober 1921.
1662 GA 208, Vortrag vom 30. Oktober 1921.
1663 Siehe 4.6.2. und GA 315, 6. Vortrag, 17. April 1921, S. 87.
1664 GA 315, 6. Vortrag, 17. April 1921, S. 87.
1665 GA 315, 6. Vortrag, 17. April 1921, S. 87.
1666 Siehe 4.5.3, siehe 4.6.1, siehe 4.6.2.3.
1667 GA 315, 4. Vortrag, 15. April 1921, S. 56.
1668 GA 315, 4. Vortrag, 15. April 1921, S. 56.
1669 Peltzer, Irene. In: Selg, Peter (Hg.): *Von der Eurythmie zur Heileurythmie,* Stuttgart 2016, S. 153.
1670 GA 208, Vortrag vom 30. Oktober 1921 [HdA].
1671 Siehe 4.5.3 und 4.6.
1672 GA 315, 6. Vortrag, 17. April 1921, S. 87.
1673 Siehe 4.6.6.
1674 GA 208, Vortrag vom 30. Oktober 1921 [HdA].
1675 GA 208, Vortrag vom 30. Oktober 1921.
1676 GA 208, Vortrag vom 4. Oktober 1921 [HdA].
1677 GA 208, Vortrag vom 4. Oktober 1921 [HdA].
1678 GA 208, Vortrag vom 4. Oktober 1921 [HdA].
1679 GA 208, Vortrag vom 6. November 1921.
1680 GA 315, 5. Vortrag, 16. April 1921, S. 67.
1681 GA 315, 5. Vortrag, 16. April 1921, S. 67.
1682 GA 208, Vortrag vom 30. Oktober 1921.
1683 Siehe 5.2.1.
1684 GA 208, Vortrag vom 6. November 1921.
1685 GA 208, Vortrag vom 6. November 1921.
1686 GA 208, Vortrag vom 6. November 1921.
1687 GA 208, Vortrag vom 6. November 1921.
1688 GA 208, Vortrag vom 6. November 1921.
1689 GA 208, Vortrag vom 6. November 1921.
1690 GA 208, Vortrag vom 6. November 1921 [HdA].
1691 GA 208, Vortrag vom 6. November 1921 [HdA].
1692 GA 208, Vortrag vom 6. November 1921 [HdA].
1693 GA 208, Vortrag vom 6. November 1921 [HdA].
1694 GA 208, Vortrag vom 6. November 1921.
1695 GA 208, Vortrag vom 6. November 1921.
1696 GA 208, Vortrag vom 6. November 1921.
1697 GA 208, Vortrag vom 6. November 1921.

1698 GA 208, Vortrag vom 6. November 1921 [HdA].
1699 GA 208, Vortrag vom 6. November 1921.
1700 GA 208, Vortrag vom 6. November 1921.
1701 GA 208, Vortrag vom 6. November 1921.
1702 GA 208, Vortrag vom 6. November 1921.
1703 GA 208, Vortrag vom 6. November 1921.
1704 GA 208, Vortrag vom 6. November 1921.
1705 GA 208, Vortrag vom 6. November 1921.
1706 GA 208, Vortrag vom 6. November 1921.
1707 GA 208, Vortrag vom 6. November 1921.
1708 GA 208, Vortrag vom 6. November 1921 [HdA].
1709 Regeneration (v. lat. *regeneratio* = Neuentstehung), auch Rückgewinnung verbrauchter Kräfte, Erholung.
1710 Der Begriff «Salutogenese» (aus lateinisch *salus* Gesundheit, Wohlbefinden und *-genese* von altgr. *γένεσις* Geburt, Entstehung) umfasst alles, was zur Entstehung und Erhaltung von Gesundheit dient; von Aaron Antonovsky (1923–1994) beschrieben komplementär zu «Pathogenese» (aus altgr. *πάθος* – Leiden und *γένεσις* – Entstehung, Schöpfung, Geburt).
1711 GA 208, Vortrag vom 6. November 1921.
1712 GA 208, Vortrag vom 6. November 1921.
1713 GA 208, Vortrag vom 6. November 1921.
1714 GA 315, 5. Vortrag, 16. April 1921, S. 67.
1715 GA 315, 5. Vortrag, 16. April 1921, S. 74.
1716 GA 208, Vortrag vom 6. November 1921.
1717 GA 208, Vortrag vom 6. November 1921 [HdA].
1718 GA 208, Vortrag vom 6. November 1921.
1719 GA 208, Vortrag vom 6. November 1921.
1720 GA 208, Vortrag vom 6. November 1921.
1721 Echauffieren von frz. chaud, warm, d.h. «überwärmen», im übertragenen Sinne auch «sich aufregen».
1722 GA 208, Vortrag vom 6. November 1921.
1723 GA 208, Vortrag vom 6. November 1921.
1724 GA 208, Vortrag vom 6. November 1921 [HdA].
1725 Mose 2,19 und 20.
1726 In der Sprachentwicklung des Altgriechischen etwa lässt sich zeigen, dass die Möglichkeit, als Konjunktiv zu formulieren, was *nicht* ist, nicht von Anfang an gegeben war.
1727 GA 204, Vortrag vom 9. April 1921.
1728 Der Baum der Erkenntnis *von Gut und Böse* (hebr. עץ תעדה בוט ערו °ez had-da°at tôb wâ-râ, griech. *τὸ ξύλον τοῦ εἰδέναι γνωστὸν καλοῦ καὶ πονηροῦ*, lat. lignum sapientiae boni et mali) (Gen 2,9).

1729 Mose 3,7,8.
1730 Mose 3,16,17.
1731 GA 208, Vortrag vom 6. November 1921.
1732 GA 208, Vortrag vom 6. November 1921.
1733 GA 208, Vortrag vom 6. November 1921.
1734 GA 208, Vortrag vom 6. November 1921.
1735 GA 208, Vortrag vom 6. November 1921.
1736 GA 208, Vortrag vom 6. November 1921.
1737 GA 13, Die Weltentwickelung und der Mensch, S. 281 f.
1738 GA 208, Vortrag vom 6. November 1921.
1739 GA 208, Vortrag vom 6. November 1921 [HdA].
1740 GA 208, Vortrag vom 6. November 1921.
1741 GA 208, Vortrag vom 6. November 1921.
1742 GA 208, Vortrag vom 6. November 1921 [HdA].
1743 GA 208, Vortrag vom 6. November 1921 [HdA].
1744 GA 208, Vortrag vom 6. November 1921 [HdA].
1745 GA 208, Vortrag vom 6. November 1921.
1746 GA 208, Vortrag vom 6. November 1921 [HdA].
1747 GA 208, Vortrag vom 6. November 1921 [HdA].
1748 GA 208, Vortrag vom 6. November 1921.
1749 GA 208, Vortrag vom 6. November 1921.
1750 GA 208, Vortrag vom 6. November 1921.
1751 GA 208, Vortrag vom 6. November 1921.
1752 Flavius Valerius Constantinus, bekannt als Konstantin der Große oder Konstantin I., von 306 bis 337 römischer Kaiser, ab 324 Alleinherrscher.
1753 Flavius Claudius Iulianus, *331 oder 332 in Konstantinopel, † 26. Juni 363 in der Nähe von Maranga am Tigris, von 360 bis 363 römischer Kaiser. In christlich geprägten Quellen wird er als Iulianus Apostata bezeichnet, d. h. der Abtrünnige. Siehe auch GA 126, 30. Dezember 1910, GA 238, 16. September 1924.
1754 GA 208, Vortrag vom 6. November 1921.
1755 GA 208, Vortrag vom 6. November 1921.
1756 GA 208, Vortrag vom 6. November 1921.
1757 GA 208, Vortrag vom 6. November 1921.
1758 GA 208, Vortrag vom 6. November 1921.
1759 GA 208, Vortrag vom 6. November 1921.
1760 GA 208, Vortrag vom 6. November 1921.
1761 GA 208, Vortrag vom 6. November 1921.
1762 GA 208, Vortrag vom 6. November 1921.
1763 GA 208, Vortrag vom 6. November 1921 [HdA].
1764 GA 208, Vortrag vom 6. November 1921.
1765 GA 208, Vortrag vom 6. November 1921.

1766 GA 314, Vortrag vom 26. Oktober 1922. GA 26, Anthroposophische Leitsätze, S. 14, §2.
1767 GA 26, Die menschliche Seelenverfassung vor dem Anbruch des Michael-Zeitalters, S. 67 f. [HdA].
1768 GA 208, Vortrag vom 6. November 1921.
1769 GA 208, Vortrag vom 6. November 1921.
1770 GA 302, Vortrag vom 13. Juni 1921 [HdA].
1771 GA 315, 5. Vortrag, 16. April 1921, S. 67.
1772 GA 315, 5. Vortrag, 16. April 1921, S. 74.
1773 GA 315, 4. Vortrag, 15. April 1921, S. 66 [HdA].
1774 GA 315, 4. Vortrag, 15. April 1921, S. 66 [HdA].
1775 GA 315, 4. Vortrag, 15. April 1921, S. 66.
1776 GA 208, Vortrag vom 6. November 1921.
1777 GA 315, 5. Vortrag, 16. April 1921, S. 77.
1778 GA 315, 5. Vortrag, 16. April 1921, S. 67.
1779 GA 315, 5. Vortrag, 16. April 1921, S. 77.
1780 GA 315, 5. Vortrag, 16. April 1921, S. 67 [HdA].
1781 GA 312, 2. Vortrag, 22. März 1920.
1782 GA 312, 2. Vortrag, 22. März 1920.
1783 GA 315, 5. Vortrag, 16. April 1921, S. 67.
1784 GA 315, 5. Vortrag, 16. April 1921, S. 67.
1785 Siehe 5.2.1.
1786 GA 208, Vortrag vom 30. Oktober 1921.
1787 Condition humaine, frz. Bedingung des Menschseins.
1788 GA 205, Vortrag vom 3. Juli 1921.
1789 GA 205, Vortrag vom 3. Juli 1921 [HdA].
1790 GA 208, Vortrag vom 30. Oktober 1921.
1791 GA 208, Vortrag vom 30. Oktober 1921.
1792 GA 205, Vortrag vom 3. Juli 1921.
1793 Von altgr. *(μόνος)* allein, einzig, ein Ganzes.
1794 GA 205, Vortrag vom 3. Juli 1921.
1795 GA 315, 5. Vortrag, 16. April 1921, S. 68.
1796 GA 315, 5. Vortrag, 16. April 1921, S. 68.
1797 GA 315, 5. Vortrag, 16. April 1921, S. 68.
1798 GA 315, 1. Vortrag, 12. April 1921, S. 20.
1799 Siehe 2.3.
1800 GA 277, Ansprache vom 18. Februar 1923.
1801 GA 277, Ansprache vom Ostersonntag, 4. April 1920 [HdA].
1802 GA 277, Ansprache vom 22. November 1919.
1803 Siehe 4.5.
1804 Querverweis zur menschenkundlichen Skizze zum 1. Vortrag des zweiten Me-

dizinerkurses im ersten Kapitel.
1805 Siehe 3.1.3.
1806 GA 313, 3. und 4. Vortrag, 13. und 14. April 1921.
1807 GA 315, 5. Vortrag, 16. April 1921, S. 68.
1808 GA 315, 5. Vortrag, 16. April 1921, S. 68.
1809 GA 315, 5. Vortrag, 16. April 1921, S. 77.
1810 GA 315, 5. Vortrag, 16. April 1921, S. 77.
1811 GA 315, 5. Vortrag, 16. April 1921, S. 68.
1812 GA 315, 5. Vortrag, 16. April 1921, S. 68.
1813 GA 315, 5. Vortrag, 16. April 1921, S. 69.
1814 GA 315, 5. Vortrag, 16. April 1921, S. 69.
1815 GA 315, 5. Vortrag, 16. April 1921, S. 68.
1816 GA 315, 5. Vortrag, 16. April 1921, S. 67.
1817 GA 315, 5. Vortrag, 16. April 1921, S. 68.
1818 GA 315, 5. Vortrag, 16. April 1921, S. 68.
1819 GA 315, 5. Vortrag, 16. April 1921, S. 68.
1820 GA 315, 5. Vortrag, 16. April 1921, S. 68.
1821 GA 315, 5. Vortrag, 16. April 1921, S. 68.
1822 Siehe 3.1.3.
1823 GA 313, 4. Vortrag, 14. April 1921, S. 67.
1824 GA 313, 4. Vortrag, 14. April 1921, S. 67.
1825 GA 313, 3. Vortrag, 13. April 1921, S. 58.
1826 Siehe 4.6.1.
1827 GA 313, 4. Vortrag, 14. April 1921, S. 67.
1828 GA 313, 4. Vortrag, 14. April 1921, S. 67 [HdA].
1829 Back to normal, engl. zurück zum Normalen.
1830 GA 315, 4. Vortrag, 15. April 1921, S. 66.
1831 GA 313, 6. Vortrag, 16. April 1921, S. 101.
1832 GA 313, 1. Vortrag, 11. April 1921, S. 15.
1833 GA 315, 5. Vortrag, 16. April 1921, S. 77.
1834 GA 315, 5. Vortrag, 16. April 1921, S. 68.
1835 GA 315, 5. Vortrag, 16. April 1921, S. 68.
1836 GA 315, 5. Vortrag, 16. April 1921, S. 68.
1837 GA 315, 5. Vortrag, 16. April 1921, S. 69.
1838 GA 315, 5. Vortrag, 16. April 1921, S. 69.
1839 GA 313, 2. Vortrag, 12. April 1921, S. 43.
1840 GA 315, 5. Vortrag, 16. April 1921, S. 68.
1841 GA 312, 15. Vortrag vom 4. April 1920.
1842 GA 315, 5. Vortrag, 16. April 1921, S. 68.
1843 GA 315, 5. Vortrag, 16. April 1921, S. 76.
1844 GA 315, 5. Vortrag, 16. April 1921, S. 69.

1845 GA 315, 5. Vortrag, 16. April 1921, S. 69.
1846 GA 315, 5. Vortrag, 16. April 1921, S. 69.
1847 GA 313, 6. Vortrag, 16. April 1921.
1848 Siehe 5.2.2, siehe auch GA 208, Vortrag vom 6. November, 1921.
1849 GA 316, Vortrag vom 23. April 1924, S. 190 [HdA].
1850 GA 316, Vortrag vom 23. April 1924, S. 190.
1851 GA 316, Vortrag vom 23. April 1924, S. 190.
1852 GA 315, 5. Vortrag, 16. April 1921, S. 77.
1853 GA 312, 16. Vortrag, 5. April 1920.
1854 GA 312, 16. Vortrag, 5. April 1920.
1855 GA 277a, S. 76.
1856 GA 315, 5. Vortrag, 16. April 1921, S. 69.
1857 GA 315, 5. Vortrag, 16. April 1921, S. 69.
1858 GA 315, 5. Vortrag, 16. April 1921, S. 69.
1859 GA 315, 5. Vortrag, 16. April 1921, S. 69.
1860 GA 315, 5. Vortrag, 16. April 1921, S. 69.
1861 GA 315, 5. Vortrag, 16. April 1921, S. 69.
1862 GA 315, 5. Vortrag, 16. April 1921, S. 69.
1863 Wesensglieder-Systematik für die 12 Übungen von Dr. Gudrun Merker.
1864 GA 313, 2. Vortrag, 12. April 1921. S. 27.
1865 GA 315, 2. Vortrag, 13. April 1921, S. 34.
1866 GA 315, 5. Vortrag, 16. April 1921, S. 69.
1867 GA 315, 5. Vortrag, 16. April 1921, S. 69.
1868 GA 315, 5. Vortrag, 16. April 1921, S. 69.
1869 GA 127, Vortrag vom 14. Juni 1911.
1870 GA 315, 5. Vortrag, 16. April 1921, S. 69.
1871 GA 127, Vortrag vom 14. Juni 1911.
1872 GA 315, 5. Vortrag, 16. April 1921, S. 69.
1873 Diastole (gr. *διαστολή* – Ausdehnung) und Systole *(gr. συστολή* – Zusammenziehen oder Kürzung) sind die beiden Teile des Herzzyklus: in der Diastole weiten und füllen, in der Systole verengen und entleeren sich die Herzkammern.
1874 GA 277a, S. 20.
1875 GA 315, 5. Vortrag, 16. April 1921, S. 69.
1876 Mündliche Mitteilung von Flor de Koster-van der Foot, überliefert durch direkten Kontakt mit Nora von Baditz, Eurythmistin und Teilnehmerin am Heil-Eurythmie-Kurs 1921.
1877 GA 277a, S. 20: u – jedes nach oben Wenden.
1878 GA 315, 2. Vortrag, 13. April 1921, S. 30.
1879 Jedenfalls kann man die therapeutische Wirkung von Phosphorgaben bei Asthma so verstehen: Degenaar A.G.: *Krankengeschichten*, Asthma, Bespre-

chung vom 11 August 1922, Dornach 2008.
1880 GA 302, Vortrag vom 13. Juni 1921.
1881 Siehe auch 2.3.
1882 GA 315, 3. Vortrag, 14. April 1921, S. 53.
1883 GA 315, 3. Vortrag, 14. April 1921, S. 54 [HdA].
1884 GA 315, 3. Vortrag, 14. April 1921, S. 54.
1885 GA 277, Ansprache vom 15. Mai 1920.
1886 GA 315, 3. Vortrag, 14. April 1921, S. 54.
1887 GA 315, 3. Vortrag, 14. April 1921, S. 54.
1888 GA 315, 3. Vortrag, 14. April 1921, S. 54.
1889 GA 315, 3. Vortrag, 14. April 1921, S. 54.
1890 GA 315, 1. Vortrag, 12. April 1921, S. 21.
1891 GA 315, 1. Vortrag, 12. April 1921, S. 21.
1892 Siehe 2.5.1.
1893 GA 315, 1. Vortrag, 12. April 1921, S. 21.
1894 GA 315, 3. Vortrag, 14. April 1921, S. 55.
1895 GA 315, 3. Vortrag, 14. April 1921, S. 55.
1896 GA 315, 3. Vortrag, 14. April 1921, S. 55.
1897 GA 315, 3. Vortrag, 14. April 1921, S. 55.
1898 GA 315, 3. Vortrag, 14. April 1921, S. 55.
1899 GA 277, Ansprache vom 15. Mai 1920 [HdA].
1900 GA 277, Ansprache vom 16. Mai 1920 [HdA].
1901 Siehe 3.1.4.
1902 GA 315, 3. Vortrag, 14. April 1921, S. 55.
1903 GA 302, Vortrag vom 13. Juni 1921.
1904 GA 315, 5. Vortrag, 16. April 1921, S. 67.
1905 GA 315, 5. Vortrag, 16. April 1921, S. 70.
1906 GA 277a, Ansprache zu Aufführungen, S. 111.
1907 GA 277a, 26. August 1915, S. 77.
1908 GA 277a, Vortrag vom 24. August 1915, S. 74.
1909 1. Buch Mose 1,3 im Alten Testament.
1910 Joh. 1,5.
1911 GA 277a, Vortrag vom 24. August 1915, S. 75.
1912 GA 277a, Vortrag vom 26. August 1915, S. 78.
1913 GA 277a, Vortrag vom 24. August 1915, S. 75.
1914 GA 277a, Vortrag vom 24. August 1915, S. 75.
1915 GA 286, Vortrag vom 7. Juni 1914.
1916 GA 286, Vortrag vom 7. Juni 1914.
1917 GA 286, Vortrag vom 7. Juni 1914.
1918 GA 286, Vortrag vom 7. Juni 1914 [HdA].
1919 GA 286, Vortrag vom 7. Juni 1914 [HdA].

1920 GA 286, Vortrag vom 7. Juni 1914.
1921 GA 286, Vortrag vom 7. Juni 1914 [HdA].
1922 GA 286, Vortrag vom 7. Juni 1914 [HdA].
1923 GA 286, Vortrag vom 7. Juni 1914.
1924 GA 286, Vortrag vom 7. Juni 1914.
1925 GA 286, Vortrag vom 7. Juni 1914.
1926 GA 286, Vortrag vom 7. Juni 1914.
1927 GA 286, Vortrag vom 7. Juni 1914.
1928 GA 277a, 24. August 1915, S. 74.
1929 GA 286, Vortrag vom 7. Juni 1914 [HdA].
1930 GA 277a, 24. August 1915, S. 74.
1931 GA 277a, 24. August 1915, S. 74.
1932 GA 13, Die Weltentwickelung und der Mensch.
1933 GA 315, 5. Vortrag, 16. April 1921, S. 70.
1934 GA 315, 5. Vortrag, 16. April 1921, S. 70.
1935 GA 315, 5. Vortrag, 16. April 1921, S. 70.
1936 GA 315, 5. Vortrag, 16. April 1921, S. 70 [HdA].
1937 GA 315, 5. Vortrag, 16. April 1921, S. 70.
1938 GA 315, 5. Vortrag, 16. April 1921, S. 70.
1939 Siehe 4.6.
1940 Siehe 4.6.1.
1941 GA 317, 11. Vortrag, 6. Juli 1924.
1942 GA 315, 5. Vortrag, 16. April 1921, S. 70.
1943 GA 115, Vortrag vom 26. Oktober 1909.
1944 GA 313, 1. Vortrag, 11. April 1921, Tafel 1, S. 16.
1945 GA 115, Vortrag vom 26. Oktober 1909.
1946 GA 313, 1. Vortrag, 11. April 1921, Tafel 1, S. 16.
1947 GA 115, Vortrag vom 26. Oktober 1909.
1948 GA 115, Vortrag vom 26. Oktober 1909.
1949 GA 115, Vortrag vom 26. Oktober 1909 [HdA].
1950 Hypoplasie, von altgriechisch *ὑπο-πλασία*, also Minder-Bildung, bezeichnet die Unterentwicklung eines Organsystems, Organs oder Organteils. Das Gegenteil ist die Hyperplasie.
1951 Dysplasie – altgr. *δυσ-* (dys) ‹miss-, un-› und *πλάσσειν*, ‹formen, bilden› bedeutet Fehlbildung.
1952 GA 315, 5. Vortrag, 16. April 1921, S. 70.
1953 GA 315, Beilage zur Neu-Auflage von 2021, Originalnotizbuch im Ita Wegman Institut, Arlesheim.
1954 GA 315, 5. Vortrag, 16. April 1921, S. 70.
1955 GA 315, 5. Vortrag, 16. April 1921, S. 70.
1956 Siehe 2.4.2 und Abb. 9.

1957 GA 315, 5. Vortrag, 16. April 1921, S. 70.
1958 GA 315, 5. Vortrag, 16. April 1921, S. 70.
1959 GA 315, 5. Vortrag, 16. April 1921, S. 70.
1960 GA 315, 5. Vortrag, 16. April 1921, S. 70 [HdA].
1961 GA 315, 5. Vortrag, 16. April 1921, S. 70.
1962 GA 315, 5. Vortrag, 16. April 1921, S. 70.
1963 GA 315, 5. Vortrag, 16. April 1921, S. 70.
1964 GA 315, 5. Vortrag, 16. April 1921, S. 77.
1965 GA 312, Vortrag vom 5. April 1920.
1966 GA 319, Vortrag vom 28. August 1923, 2. September 1923, 16. November 1923, 24. Juli 1924.
1967 Auch «Kephalodoron» genannt.
1968 GA 312, 16. Vortrag, 5. April 1920.
1969 GA 319, Vortrag vom 28. August 1923.
1970 GA 312, 18. Vortrag, 7. April 1920.
1971 GA 312, 18. Vortrag, 7. April 1920.
1972 GA 208, Vortrag vom 30. Oktober 1921.
1973 GA 312, 18. Vortrag, 7. April 1920.
1974 GA 312, 18. Vortrag, 7. April 1920 [HdA].
1975 GA 312, 18. Vortrag, 7. April 1920.
1976 GA 315, 5. Vortrag, 16. April 1921, S. 77.
1977 GA 312, 18 Vortrag, 7. April 1920.
1978 GA 312, 18. Vortrag, 7. April 1920 [HdA].
1979 GA 312, 18. Vortrag, 7. April 1920.
1980 Siehe Keller Roth, Wilburg, «Fünf Übungen als Schutz und Stärkung in Epidemiezeiten», Rundbrief der Sektion für Redende und Musizierende Künste, Nr. 73, Dornach 2020.
1981 GA 312, 18. Vortrag, 7. April 1920.
1982 GA 315, 4. Vortrag, 15. April 1921, S. 56.
1983 GA 312, 18. Vortrag, 7. April 1920.
1984 Siehe 4.6.1.
1985 GA 316, Vortrag vom 24. April 1924.
1986 GA 316, Vortrag vom 24. April 1924.
1987 GA 316, Vortrag vom 24. April 1924.
1988 GA 315, 2. Vortrag, 13. April 1921, S. 38.
1989 GA 315, 2. Vortrag, 13. April 1921, S. 38.
1990 GA 315, 2. Vortrag, 13. April 1921, S. 38 [HdA].
1991 Siehe 4.1.1.
1992 GA 27, XX. Typische Heilmittel, S. 128.
1993 GA 315, 2. Vortrag, 13. April 1921, S. 38.
1994 Siehe 2.5.1.2.

1995 GA 27, XX. Typische Heilmittel, S. 128.
1996 Biodoron, ein orales Medikament des anthroposophischen Arzneimittelschatzes, nach Angaben Rudolf Steiners hergestellt in der Firma Weleda; hieß in manchen Ländern auch Kephalodoron.
1997 GA 27, XX. Typische Heilmittel, S. 128.
1998 GA 27, XX. Typische Heilmittel, S. 128.
1999 GA 27, XX. Typische Heilmittel, S. 128.
2000 GA 27, XX. Typische Heilmittel, S. 128 f. [HdA].
2001 GA 319, Vortrag vom 24. Juli 1924 [HdA].
2002 GA 319, Vortrag vom 16. November 1923 [HdA].
2003 GA 315, 5. Vortrag, 16. April 1921, S. 77.
2004 Habituell = gewohnheitsmäßig.
2005 Siehe auch: Sieweke, Herbert: *Gesundheit und Krankheit als Verwirklichungsformen menschlichen Daseins, Anthroposophische Medizin – Studien zu ihren Grundlagen*, 2. Teil, Kapitel XXIV, Dornach 1967.
2006 Systematik der 12 Übungen von Dr. Gudrun Merker.
2007 Siehe 3.1.8.2.
2008 GA 315, 5. Vortrag, 16. April 1921, S. 70.
2009 GA 315, 5. Vortrag, 16. April 1921, S. 70.
2010 Das Abdomen (lat. *abdomen*, Bauch) ist in der anatomischen Fachsprache der Bereich des Rumpfes zwischen Brustkorb und Becken.
2011 GA 315, 5. Vortrag, 16. April 1921, S. 70.
2012 GA 315, 5. Vortrag, 16. April 1921, S. 70 [HdA].
2013 GA 315, 1. Vortrag, 12. April 1921, S. 20.
2014 GA 208, Vortrag vom 30. Oktober 1921.
2015 GA 192, Vortrag vom 1. Mai 1919.
2016 GA 315, 5. Vortrag, 16. April 1921, S. 70.
2017 Siehe 3.1.4.
2018 GA 312, 18. Vortrag vom 7. April 1920.
2019 GA 27, XIX. Charakteristische Krankheitsfälle, Fünfter Fall, S. 115 f. und GA 314, Vortrag vom 23. April 1924, S. 349.
2020 GA 314, Vortrag vom 23. April 1924, S. 349.
2021 GA 315, 5. Vortrag, 16. April 1921, S. 71.
2022 GA 315, 5. Vortrag, 16. April 1921, S. 71 [HdA].
2023 GA 317, 6. Vortrag, 1. Juli 1924 [HdA].
2024 GA 317, 6. Vortrag, 1. Juli 1924.
2025 GA 317, 6. Vortrag, 1. Juli 1924.
2026 GA 317, 6. Vortrag, 1. Juli 1924.
2027 GA 315, 5. Vortrag, 16. April 1921, S. 71.
2028 GA 317, 6. Vortrag, 1. Juli 1924.
2029 GA 315, 3. Vortrag, 14. April 1921, S. 54.

2030 GA 315, 5. Vortrag, 16. April 1921, S. 71.
2031 GA 279, Vortrag vom 25. Juni 1924.
2032 GA 315, 2. Vortrag, 13. April 1921, S. 34.
2033 GA 315, 2. Vortrag, 13. April 1921, S. 32.
2034 Siehe 3.1.6.2.
2035 GA 315, 2. Vortrag, 13. April 1921, S. 32.
2036 GA 315, 2. Vortrag, 13. April 1921, S. 32.
2037 GA 315, 2. Vortrag, 13. April 1921, S. 32.
2038 GA 315, 2. Vortrag, 13. April 1921, S. 32.
2039 GA 315, 2. Vortrag, 13. April 1921, S. 32.
2040 König, Karl: *Sinnesentwicklung und Leiberfahrung: heilpädag. Gesichtspunkte zur Sinneslehre Rudolf Steiners,* Stuttgart 1986, S. 36.
2041 GA 315, 5. Vortrag, 16. April 1921, S. 71.
2042 GA 315, 5. Vortrag, 16. April 1921, S. 77.
2043 GA 317, 4. Vortrag, 28. Juni 1924.
2044 GA 317, 4. Vortrag, 28. Juni 1924.
2045 GA 315, 5. Vortrag, 16. April 1921, S. 67 [HdA].
2046 GA 315, 5. Vortrag, 16. April 1921, S. 71.
2047 GA 315, 5. Vortrag, 16. April 1921, S. 71.
2048 GA 315, 5. Vortrag, 16. April 1921, S. 71.
2049 GA 315, 5. Vortrag, 16. April 1921, S. 71.
2050 GA 315, 5. Vortrag, 16. April 1921, S. 71 [HdA].
2051 GA 315, 5. Vortrag, 16. April 1921, S. 71.
2052 GA 315, 5. Vortrag, 16. April 1921, S. 71.
2053 GA 315, 5. Vortrag, 16. April 1921, S. 71.
2054 GA 59, Vortrag vom 3. Oktober 1910.
2055 GA 315, 5. Vortrag, 16. April 1921, S. 74.
2056 GA 315, 5. Vortrag, 16. April 1921, S. 74.
2057 GA 315, 5. Vortrag, 16. April 1921, S. 72.
2058 GA 315, 5. Vortrag, 16. April 1921, S. 72.
2059 GA 315, 5. Vortrag, 16. April 1921, S. 71.
2060 GA 315, 5. Vortrag, 16. April 1921, S. 71.
2061 GA 315, 5. Vortrag, 16. April 1921, S. 71.
2062 GA 315, 5. Vortrag, 16. April 1921, S. 72 [HdA].
2063 GA 315, 5. Vortrag, 16. April 1921, S. 71.
2064 GA 315, 5. Vortrag, 16. April 1921, S. 72.
2065 GA 315, 5. Vortrag, 16. April 1921, S. 71.
2066 Siehe dazu Heusser, Peter et al. (Hg.): *Studienkommentare zum medizinischen Werk Rudolf Steiners,* Band 2, Verlag am Goetheanum, Dornach 2020, S. 138–166.
2067 GA 315, 5. Vortrag, 16. April 1921, S. 72.
2068 GA 315, 5. Vortrag, 16. April 1921, S. 72.

2069 GA 315, 5. Vortrag, 16. April 1921, S. 72.
2070 GA 315, 5. Vortrag, 16. April 1921, S. 72.
2071 GA 315, 5. Vortrag, 16. April 1921, S. 72.
2072 GA 315, 5. Vortrag, 16. April 1921, S. 72.
2073 GA 315, 5. Vortrag, 16. April 1921, S. 72.
2074 GA 315, 5. Vortrag, 16. April 1921, S. 73.
2075 GA 315, 5. Vortrag, 16. April 1921, S. 73.
2076 GA 277a, Ansprache zu Aufführungen, S. 111.
2077 Siehe 5.1.
2078 GA 315, 5. Vortrag, 16. April 1921, S. 67.
2079 GA 315, 5. Vortrag, 16. April 1921, S. 73.
2080 GA 315, 5. Vortrag, 16. April 1921, S. 73.
2081 GA 315, 5. Vortrag, 16. April 1921, S. 73.
2082 GA 315, 5. Vortrag, 16. April 1921, S. 73.
2083 GA 315, 5. Vortrag, 16. April 1921, S. 73.
2084 GA 315, 5. Vortrag, 16. April 1921, S. 73.
2085 GA 315, 5. Vortrag, 16. April 1921, S. 73.
2086 GA 59, Vortrag vom 3. Oktober 1910 [HdA].
2087 GA 59, Vortrag vom 3. Oktober 1910 [HdA].
2088 GA 59, Vortrag vom 3. Oktober 1910.
2089 Siehe 5.2.2.
2090 GA 59, Vortrag vom 3. Oktober 1910.
2091 GA 315, 5. Vortrag, 16. April 1921, S. 73 [HdA].
2092 GA 315, 5. Vortrag, 16. April 1921, S. 73.
2093 GA 315, 5. Vortrag, 16. April 1921, S. 73.
2094 GA 315, 5. Vortrag, 16. April 1921, S. 73.
2095 GA 315, 5. Vortrag, 16. April 1921, S. 73.
2096 GA 10, Bedingungen, S. 22.
2097 GA 10, Bedingungen, S. 20 [HdRSt].
2098 GA 315, 5. Vortrag, 16. April 1921, S. 73.
2099 GA 315, 5. Vortrag, 16. April 1921, S. 73.
2100 GA 315, 5. Vortrag, 16. April 1921, S. 73.
2101 GA 315, 5. Vortrag, 16. April 1921, S. 74.
2102 GA 315, 5. Vortrag, 16. April 1921, S. 74.
2103 Siehe 5.2.4.1.
2104 Siehe 2.3.
2105 GA 130, Vortrag vom 1. Oktober 1911.
2106 Debus, Michael: *Das Wesen der Eurythmie*, Dornach 2015, S. 56.
2107 GA 208, Vortrag vom 6. November 1921.
2108 GA 208, Vortrag vom 6. November 1921.
2109 GA 40, Einleitungsspruch für den Unterricht in Griechisch und Latein an der

Freien Waldorfschule, November 1922.
2110 GA 315, 5. Vortrag, 16. April 1921, S. 68.
2111 GA 315, 5. Vortrag, 16. April 1921, S. 68.
2112 GA 277a, Ansprache vom 28. August 1913, S. 50.
2113 GA 277a, Ansprache vom 28. August 1913, S. 50.
2114 GA 277a, Ansprache vom 28. August 1913, S. 50.
2115 GA 277a, Ansprache vom 28. August 1913, S. 50.
2116 Kabiren – altgr. *Κάβειροι Kabeiroi,* die Großen [Götter]: chthonische Gottheiten, die im antiken Griechenland in den samothrakischen Mysterien verehrt wurden. Siehe die Zeichnung Rudolf Steiners in GA 40, S. 147.
2117 Kinder- und Hausmärchen der Brüder Grimm: *Die Sternthaler,* Bindlach 2002.
2118 Die Bibel, Neues Testament.
2119 Luk. 24,13–35.
2120 Morgenstern, Christian: *Wir fanden einen Pfad,* Dornach 2003.
2121 GA 313, 6. Vortrag, 16. April 1921, S. 113 [HdA].
2122 GA 313, 6. Vortrag, 16. April 1921, S. 113.
2123 GA 313, 6. Vortrag, 16. April 1921, S. 113.
2124 GA 313, 6. Vortrag, 16. April 1921, S. 113.
2125 GA 313, 6. Vortrag, 16. April 1921, S. 113.
2126 GA 313, 6. Vortrag, 16. April 1921, S. 114.
2127 GA 313, 6. Vortrag, 16. April 1921, S. 114.
2128 GA 313, 6. Vortrag, 16. April 1921, S. 114.
2129 GA 313, 6. Vortrag, 16. April 1921, S. 114.
2130 GA 313, 6. Vortrag, 16. April 1921, S. 113.
2131 GA 313, 6. Vortrag, 16. April 1921, S. 113.
2132 GA 313, 6. Vortrag, 16. April 1921, S. 113.
2133 GA 313, 6. Vortrag, 16. April 1921, S. 112.
2134 GA 313, 6. Vortrag, 16. April 1921, S. 113.
2135 GA 313, 6. Vortrag, 16. April 1921, S. 113.
2136 GA 313, 6. Vortrag, 16. April 1921, S. 114.
2137 GA 313, 6. Vortrag, 16. April 1921, S. 114.
2138 GA 313, 9. Vortrag oder GA 313, S. 102.
2139 GA 204, Vortrag vom 15. April 1921.
2140 GA 204, Vortrag vom 15. April 1921 [HdA].
2141 GA 204, Vortrag vom 15. April 1921.
2142 GA 204, Vortrag vom 15. April 1921 [HdA].
2143 GA 204, Vortrag vom 15. April 1921.
2144 GA 204, Vortrag vom 15. April 1921.
2145 GA 315, 5. Vortrag, 16. April 1921, S. 74.
2146 GA 315, 5. Vortrag, 16. April 1921, S. 74.
2147 Siehe 5.1.3.

2148 GA 204, Vortrag vom 15. April 1921 [HdA].
2149 GA 204, Vortrag vom 15. April 1921 [HdA].
2150 GA 10, Bedingungen, S. 19.
2151 Siehe 5.2.5.3.1.
2152 GA 204, Vortrag vom 15. April 1921.
2153 GA 204, Vortrag vom 15. April 1921.
2154 GA 204, Vortrag vom 15. April 1921 [HdA].
2155 Heusser, Peter: *Anthoposophie und Wissenschaft*, Dornach 2016, S. 110 ff.
2156 GA 315, 3. Vortrag, 14. April 1921, S. 49 [HdA].
2157 GA 208, Vortrag vom 28. Oktober 1921.
2158 Siehe 3.1.6.2.
2159 GA 208, Vortrag vom 28. Oktober 1921.
2160 GA 208, Vortrag vom 28. Oktober 1921.
2161 GA 208, Vortrag vom 28. Oktober 1921.
2162 GA 208, Vortrag vom 28. Oktober 1921.
2163 GA 208, Vortrag vom 28. Oktober 1921.
2164 GA 208, Vortrag vom 28. Oktober 1921.
2165 GA 208, Vortrag vom 28. Oktober 1921.
2166 GA 208, Vortrag vom 28. Oktober 1921, Tafeln 5+6.
2167 GA 208, Vortrag vom 28. Oktober 1921.
2168 GA 208, Vortrag vom 28. Oktober 1921.
2169 GA 208, Vortrag vom 28. Oktober 1921.
2170 GA 208, Vortrag vom 28. Oktober 1921, Tafeln 5+6.
2171 GA 208, Vortrag vom 28. Oktober 1921.
2172 GA 315, 3. Vortrag, 14. April 1921, S. 52.
2173 GA 208, Vortrag vom 28. Oktober 1921.
2174 GA 208, Vortrag vom 28. Oktober 1921, Tafeln 5+6.
2175 GA 208, Vortrag vom 28. Oktober 1921.
2176 GA 208, Vortrag vom 28. Oktober 1921, Tafeln 5+6.
2177 GA 208, Vortrag vom 28. Oktober 1921.
2178 GA 208, Vortrag vom 28. Oktober 1921.
2179 GA 208, Vortrag vom 28. Oktober 1921.
2180 GA 315, 2. Vortrag, 13. April 1921, S. 34.
2181 GA 315, 5. Vortrag, 16. April 1921, S. 69.
2182 GA 208, Vortrag vom 28. Oktober 1921, Tafeln 5+6.
2183 GA 208, Vortrag vom 28. Oktober 1921.
2184 GA 208, Vortrag vom 28. Oktober 1921.
2185 GA 208, Vortrag vom 28. Oktober 1921.
2186 GA 277a, S. 75.
2187 GA 315, 5. Vortrag, 16. April 1921, S. 70.
2188 Siehe 5.2.5.3.1.

2189 GA 208, Vortrag vom 28. Oktober 1921, Tafeln 5+6.
2190 GA 208, Vortrag vom 28. Oktober 1921.
2191 GA 208, Vortrag vom 28. Oktober 1921, Tafeln 5+6.
2192 GA 315, 5. Vortrag, 16. April 1921, S. 70.
2193 GA 208, Vortrag vom 28. Oktober 1921, Tafeln 5+6.
2194 GA 208, Vortrag vom 28. Oktober 1921.
2195 GA 208, Vortrag vom 30. Oktober 1921.
2196 GA 315, 5. Vortrag, 16. April 1921, S. 70.
2197 GA 277a, Ansprache zu Aufführungen, S. 111.
2198 GA 208, Vortrag vom 28. Oktober 1921.
2199 GA 208, Vortrag vom 28. Oktober 1921.
2200 GA 313, 1. Vortrag, 11. April 1921, S. 20.
2201 GA 313, 1. Vortrag, 11. April 1921, S. 20.
2202 GA 208, Vortrag vom 28. Oktober 1921, Tafeln 5+6.
2203 GA 208, Vortrag vom 28. Oktober 1921.
2204 GA 208, Vortrag vom 28. Oktober 1921.
2205 GA 208, Vortrag vom 28. Oktober 1921.
2206 GA 278, Vortrag vom 19. Februar 1924.
2207 GA 315, 5. Vortrag, 16. April 1921, S. 71.
2208 GA 208, Vortrag vom 28. Oktober 1921, Tafeln 5+6.
2209 GA 208, Vortrag vom 28. Oktober 1921.
2210 GA 208, Vortrag vom 28. Oktober 1921 [HdA].
2211 GA 208, Vortrag vom 28. Oktober 1921, Tafeln 5+6.
2212 GA 208, Vortrag vom 28. Oktober 1921, Tafeln 5+6 [HdA].
2213 GA 208, Vortrag vom 28. Oktober 1921.
2214 GA 315, 5. Vortrag, 16. April 1921, S. 71.
2215 GA 208, Vortrag vom 28. Oktober 1921.
2216 GA 315, 5. Vortrag, 16. April 1921, S. 71.
2217 G 315, 5. Vortrag, 16. April 1921, S. 71.
2218 GA 208, Vortrag vom 6. November 1921.
2219 GA 315, 5. Vortrag, 16. April 1921, S. 71.
2220 GA 315, 5. Vortrag, 16. April 1921, S. 71.
2221 GA 315, 5. Vortrag, 16. April 1921, S. 71.
2222 GA 315, 5. Vortrag, 16. April 1921, S. 71.
2223 GA 208, Vortrag vom 28. Oktober 1921, Tafeln 5+6.
2224 GA 208, Vortrag vom 28. Oktober 1921.
2225 GA 315, 5. Vortrag, 16. April 1921, S. 72.
2226 GA 208, Vortrag vom 28. Oktober 1921, Tafeln 5+6.
2227 GA 208, Vortrag vom 28. Oktober 1921.
2228 GA 208, Vortrag vom 28. Oktober 1921.
2229 GA 315, 5. Vortrag, 16. April 1921, S. 73.

2230 Kirchner-Bockholt, Margarete: *Grundelemente der Heileurythmie,* Dornach 2010, S. 38.
2231 GA 315, 5. Vortrag, 16. April 1921, S. 73.
2232 GA 208, Vortrag vom 28. Oktober 1921, Tafeln 5+6.
2233 GA 208, Vortrag vom 28. Oktober 1921.
2234 GA 279, Vortrag vom 26. Juni 1924, S. 79.
2235 GA 297, Vortrag vom 26. Juni 1924, S. 79.
2236 GA 278, 1. Vortrag, 19. Februar 1924, S. 13.
2237 GA 297, 3. Vortrag, 26. Juni 1924, S. 77.
2238 GA 278, Vortrag vom 19. Februar 1924.
2239 GA 315, 5. Vortrag, 16. April 1921, S. 73.
2240 GA 315, 5. Vortrag, 16. April 1921, S. 73.
2241 GA 315, 3. Vortrag, 14. April 1921, S. 42.
2242 GA 315, 5. Vortrag, 16. April 1921, S. 73.
2243 GA 315, 5. Vortrag, 16. April 1921, S. 73.
2244 GA 315, 5. Vortrag, 16. April 1921, S. 73.
2245 GA 208, Vortrag vom 28. Oktober 1921.
2246 GA 208, Vortrag vom 28. Oktober 1921.
2247 GA 208, Vortrag vom 28. Oktober 1921.
2248 GA 208, Vortrag vom 28. Oktober 1921 [HdA].
2249 GA 208, Vortrag vom 28. Oktober 1921 [HdA].
2250 GA 208, Vortrag vom 29. Oktober 1921.
2251 GA 316, Vortrag vom 24. April 1924.
2252 GA 315, 5. Vortrag, 16. April 1921, S. 70.
2253 GA 315, 5. Vortrag, 16. April 1921, S. 67.
2254 Siehe 4.5.3.
2255 GA 315, 5. Vortrag, 16. April 1921, S. 68.
2256 GA 315, 5. Vortrag, 16. April 1921, S. 70.
2257 GA 315, 5. Vortrag, 16. April 1921, S. 71.
2258 GA 315, 5. Vortrag, 16. April 1921, S. 71.
2259 GA 315, 5. Vortrag, 16. April 1921, S. 73.
2260 GA 315, 5. Vortrag, 16. April 1921, S. 71.
2261 GA 109, Vortrag vom 5. Juni 1909.
2262 GA 161, Vortrag vom 9. Januar 1915.
2263 GA 161, Vortrag vom 9. Januar 1915.
2264 GA 161, Vortrag vom 9. Januar 1915 [HdA].
2265 GA 161, Vortrag vom 9. Januar 1915.
2266 GA 161, Vortrag vom 9. Januar 1915.
2267 GA 161, Vortrag vom 9. Januar 1915.
2268 GA 161, Vortrag vom 9. Januar 1915 [HdA].
2269 GA 161, Vortrag vom 9. Januar 1915.

2270 GA 161, Vortrag vom 9. Januar 1915.
2271 GA 161, Vortrag vom 9. Januar 1915.
2272 GA 161, Vortrag vom 9. Januar 1915.
2273 GA 161, Vortrag vom 9. Januar 1915 [HdA].
2274 GA 161, Vortrag vom 9. Januar 1915.
2275 GA 161, Vortrag vom 9. Januar 1915.
2276 GA 161, Vortrag vom 9. Januar 1915.
2277 Siehe auch GA 89, Fußnote zu S. 273, S. 311.
2278 GA 161, Vortrag vom 9. Januar 1915 [HdA].
2279 Es lassen sich auch andere Zuordnungen zum Tierkreis finden, zum Beispiel mit den Fußstellungen der ersten Übung zu den Fischen, der Bewegung der Unterschenkel in der zweiten Übung zum Wassermann usf. rückwärts durch den Tierkreis, oder auch ein Bezug zu den Monatstugenden.
2280 Siehe 5.2.3, siehe auch GA 208, Vortrag vom 6. November 1921.
2281 Siehe 5.2.5.1, Mars und Merkur. Siehe auch GA 277a, S. 74.
2282 GA 59, Vortrag vom 20. Januar 1910.
2283 GA 116, Vortrag vom 25. Oktober 1909 [HdA].
2284 GA 116, Vortrag vom 25. Oktober 1909 [HdA].
2285 GA 161, Vortrag vom 9. Januar 1915 [HdA].
2286 GA 161, Vortrag vom 9. Januar 1915.
2287 GA 315, 4. Vortrag, 15. April 1921, S. 66.
2288 GA 315, 5. Vortrag, 16. April 1921, S. 74.
2289 GA 315, 5. Vortrag, 16. April 1921, S. 74.
2290 GA 315, 5. Vortrag, 16. April 1921, S. 74.
2291 GA 315, 5. Vortrag, 16. April 1921, S. 74.
2292 GA 315, 5. Vortrag, 16. April 1921, S. 74 [HdA].
2293 GA 317, 4. Vortrag, 28. Juni 1924.
2294 GA 315, 5. Vortrag, 16. April 1921, S. 70.
2295 GA 218, Vortrag vom 20. Oktober 1922.
2296 GA 315, 5. Vortrag, 16. April 1921, S. 77.
2297 GA 315, 5. Vortrag, 16. April 1921, S. 77.
2298 GA 315, 5. Vortrag, 16. April 1921, S. 77.
2299 GA 315, 5. Vortrag, 16. April 1921, S. 77.
2300 Pfingsten (altgr. *πεντηκοστὴ ἡμέρα*, fünfzigster Tag: Im Neuen Testament wird in der Apostelgeschichte erzählt, dass der Heilige Geist auf die Apostel und Jünger herabkam, als sie zum jüdischen Fest Schawuot *(τὴν ἡμέραν τῆς πεντηκοστῆς* ‹zum 50. Tag›) in Jerusalem versammelt waren (Apg 2,1–41).
2301 GA 315, 5. Vortrag, 16. April 1921, S. 76.
2302 GA 315, 5. Vortrag, 16. April 1921, S. 76.
2303 GA 315, 5. Vortrag, 16. April 1921, S. 76 [HdA].
2304 GA 315, 5. Vortrag, 16. April 1921, S. 77.

2305 GA 315, 5. Vortrag, 16. April 1921, S. 77.
2306 Siehe 3.1.8.3.
2307 GA 278, Vortrag vom 20. Februar 1924, S. 32.
2308 GA 315, 5. Vortrag, 16. April 1921, S. 77.
2309 GA 116, Vortrag vom 25. Oktober 1909.
2310 GA 116, Vortrag vom 25. Oktober 1909. Prokofieff, Sergej O: *Rudolf Steiner und die Meister des esoterischen Christentums,* Dornach 2018, S. 218 ff.
2311 GA 116, Vortrag vom 25. Oktober 1909 [HdA].
2312 Siehe 4.4.
2313 GA 315, 5. Vortrag, 16. April 1921, S. 71 [HdA].
2314 GA 315, 5. Vortrag, 16. April 1921, S. 73 [HdA].
2315 Siehe 5.5.
2316 Siehe 5.2.4.1, 5.2.4.2, 5.2.6.1, 5.2.6.2.
2317 GA 314, Vortrag vom 27. Oktober 1922.
2318 GA 314, Vortrag vom 27. Oktober 1922, S. 131.
2319 Dieser Aspekt wurde von Dr. Dieter Beck, *2.11.1936 in Haifa, Israel, † 22.3.2003 St. Peter im Schwarzwald, Facharzt für Neurologie und Psychiatrie an der Friedrich-Husemann-Klinik in Buchenbach, ausgearbeitet.
2320 GA 315, 5. Vortrag, 16. April 1921, S. 67 f.
2321 GA 315, 5. Vortrag, 16. April 1921, S. 69.
2322 GA 315, 5. Vortrag, 16. April 1921, S. 69.
2323 GA 315, 5. Vortrag, 16. April 1921, S. 69.
2324 GA 315, 5. Vortrag, 16. April 1921, S. 70.
2325 GA 315, 5. Vortrag, 16. April 1921, S. 70.
2326 GA 315, 5. Vortrag, 16. April 1921, S. 70.
2327 GA 315, 5. Vortrag, 16. April 1921, S. 71.
2328 GA 315, 5. Vortrag, 16. April 1921, S. 71.
2329 GA 315, 5. Vortrag, 16. April 1921, S. 72.
2330 GA 315, 5. Vortrag, 16. April 1921, S. 73.
2331 GA 315, 5. Vortrag, 16. April 1921, S. 73.
2332 GA 315, 5. Vortrag, 16. April 1921, S. 70.
2333 Siehe 5.2.5.3.1.
2334 GA 316, Vortrag vom 23. April 1924.
2335 GA 208, Vortrag vom 30. Oktober 1921.
2336 «Eine Form in der Ruhe wirkt ästhetisch, in der Bewegung hygienisch», zitiert Lory Meyer-Smits Rudolf Steiner schon zu Beginn des ersten, des Bottminger Eurythmie-Kurses. In: GA 277a, S. 19.
2337 *Diphthong* – altgr. *δίφθογγος* dis ‹zweimal› und *phthóngos* ‹Laut›: ein Doppellaut aus zwei verschiedenen Vokalen, die zu einer einzigen Silbe verschmelzen.
2338 GA 279, Vortrag vom 8. Juli 1924, S. 192.
2339 Siehe 4.6.2.1 und 4.6.2.2.

2340 GA 260, Vortrag vom 25. Dezember 1923.

2341 GA 233, Vortrag vom 1. Januar 1924.

2342 GA 312, Vortrag vom 22. März 1920.

2343 Selg, Peter (Hg.): *Das menschliche Herz, Kardiologie in der Anthroposophischen Medizin,* Stuttgart 2014. Siehe auch Heusser, Peter et al. (Hg.): *Studienkommentare zum medizinischen Werk Rudolf Steiners,* Band 2, Verlag am Goetheanum, Dornach 2020, S. 138–166. Siehe auch Furst, Branko: *The Heart and Circulation,* London 2014.

2344 Appenzeller-Stokar, Kaspar, *13. April 1927 Davos, † 3. März 1999 Richterswil.

2345 Paul Krauer: *The problem of blood movement demonstrated on chicken embryos,* https://www.youtube.com/watch?v=whFmmpvUJbY), zuletzt aufgerufen am 19. Februar 2021.

2346 Wilmar, Fritz, *Vorgeburtliche Menschwerdung,* 2. Auflage 1991, S. 126 ff. J. Ch. Mellinger Verlag, Stuttgart, Kapitel 13: Geisteswissenschaftliche Gesichtspunkte zur Entwicklung des Blutkreislaufes und des Herzens vor und nach der Geburt.

2347 GA 312, 2. Vortrag, 22. März 1920 [HdA].

2348 GA 312, 2. Vortrag, 22. März 1920 [HdA].

2349 GA 312, 2. Vortrag, 22. März 1920.

2350 GA 312, 2. Vortrag, 22. März 1920.

2351 GA 312, 2. Vortrag, 22. März 1920, S. 39 f. [HdA].

2352 GA 312, 2. Vortrag, 22. März 1920.

2353 GA 312, 2. Vortrag, 22. März 1920, S. 41.

2354 GA 312, 2. Vortrag, 22. März 1920, S. 41.

2355 Philippus Theophrastus Aureolus Bombast von Hohenheim, genannt Paracelsus, *1493 oder 1494 Egg, Kanton Schwyz, † 24. September 1541 Salzburg.

2356 Im «Opus paramirum», Liber quartus. Als Archäus (auch Archaeus; von griech. ἀρχαιος, «alt»), oder auch als Spiritus Vitae (lat. Geist des Lebens), Liquor Vitae etc., bezeichnete Paracelsus den Ätherleib des Menschen. anthrowiki.

2357 GA 312, 2. Vortrag, 22. März 1920, S. 40.

2358 GA 312, 1. Vortrag, 21. März 1920, S. 19 [HdA].

2359 Siehe 5.2 und GA 204, Vortrag vom 15. April 1921.

2360 GA 312, 2. Vortrag, 22. März 1920, S. 43.

2361 GA 312, 2. Vortrag, 22. März 1920, S. 43.

2362 GA 312, 2. Vortrag, 22. März 1920, S. 50 [HdA].

2363 GA 312, 2. Vortrag, 22. März 1920, S. 50 [HdA].

2364 GA 312, 2. Vortrag, 22. März 1920, S. 50.

2365 GA 313, 9. Vortrag, 18. April 1921 oder GA 315, Vortrag vom 18. Oktober 1922, S. 106.

2366 GA 313, 9. Vortrag, 18. April 1921 oder GA 315, Vortrag vom 18. Oktober 1922, S. 106 [HdA].

2367 GA 312, 2. Vortrag, 22. März 1920, S. 51 [HdA].
2368 Siehe 5.1.4.
2369 GA 315, 1. Vortrag, 12. April 1921, S. 16.
2370 GA 169, Vortrag vom 20. Juni 1916.
2371 GA 208, Vortrag vom 6. November 1921.
2372 Siehe oben.
2373 GA 208, Vortrag vom 6. November 1921.
2374 GA 208, Vortrag vom 6. November 1921.
2375 GA 208, Vortrag vom 6. November 1921.
2376 GA 208, Vortrag vom 6. November 1921.
2377 GA 312, 8. Vortrag, 28. März 1920.
2378 GA 312, 8. Vortrag, 28. März 1920, S. 172 [HdA].
2379 GA 312, 8. Vortrag, 28. März 1920, S. 172.
2380 GA 312, 8. Vortrag, 28. März 1920, S. 172 [HdA].
2381 GA 317, 11. Vortrag, 6. Juli 1924, S. 174.
2382 GA 312, 8. Vortrag, 28. März 1920, S. 154 f.
2383 GA 277a, Ansprache vom 28. August 1913, S. 50 f.
2384 GA 312, 8. Vortrag, 28. März 1920, S. 173.
2385 GA 312, 8. Vortrag, 28. März 1920, S. 173.
2386 GA 312, 8. Vortrag, 28. März 1920, S. 173.
2387 GA 317, 1. Vortrag, 25. Juni 1924, S. 15. Siehe auch 2.4.
2388 GA 317, 1. Vortrag, 25. Juni 1924, S. 14.
2389 GA 317, 5. Vortrag, 30. Juni 1924, S. 78.
2390 GA 317, 5. Vortrag, 30. Juni 1924, S. 78.
2391 GA 317, 11. Vortrag, 6. Juli 1924.
2392 GA 317, 11. Vortrag, 6. Juli 1924, S. 174.
2393 GA 312, 9. Vortrag, 6. April 1920, S. 177 [HdA].
2394 GA 312, 9. Vortrag, 6. April 1920, S. 177.
2395 GA 313, 6. Vortrag, 16. April 1921.
2396 GA 312, 9. Vortrag, 6. April 1920, S. 177 [HdA].
2397 GA 312, 9. Vortrag, 6. April 1920, S. 177.
2398 GA 312, 9. Vortrag, 6. April 1920, S. 177 f. [HdA].
2399 GA 312, 9. Vortrag, 6. April 1920, S. 178 [HdA].
2400 Van Deventer-Wolfram, Erna. In: GA 315, S. 134. Siehe auch 1 Einführung.
2401 Hiebel, Friedrich: *Entscheidungszeit mit Rudolf Steiner, Erlebnis und Begegnung*, Dornach 1986 [HdA].
2402 GA 84, Vortrag vom 29. September 1923, S. 255 [HdA].
2403 Thomas von Aquin, *um das Neujahr 1225 Schloss Roccasecca bei Aquino, Italien, † 7. März 1274 Fossanova, Italien.
2404 Aquin, Thomas von: *Über die Bewegung des Herzens*. In: Aquin, Thomas von: *Über die Einheit des Geistes gegen die Averroisten*, Stuttgart 1987.

2405 Im Lateinischen ist das Wort «anima» für «Seele» dem Wort «animal» für «Tier» nah verwandt; Klünker übersetzt «animal» mit «Sinnenwesen».

2406 Aristoteles: *De motu animalium*, Hamburg 2018.

2407 Aristoteles nannte diese Ursache «das erste unbewegte Bewegende» *(πρῶτον κινοῦν ἀκίνητον)* oder den «unbewegten Beweger».

2408 Der Ausdruck Gottesbeweis bezeichnet den Versuch, mit Hilfe der Vernunft die Existenz (eines) Gottes zu beweisen.

2409 Diese und alle folgenden Zitate aus Aquin, Thomas von: *Über die Einheit des Geistes gegen die Averroisten*, Stuttgart 1987. §452–463. S. 103–112. Alle Einfügungen in [] von Wilburg Keller Roth, ebenso Abweichungen in der Übersetzung von Wolf-Ulrich Klünker und Textauswahl.

2410 In seinem Buch «Über die Natur» (altgr. *περὶ φύσεως)*.

2411 U-Indikation (siehe 3.1.6.1).

2412 Aristoteles, *Περὶ ψυχῆς*, deutsch «Über die Seele».

2413 Im dritten Teil des Buches de partibus animalium (gr. *Περὶ ζῴων μορίων,* Über die Teile der Tiere), eine im 4. Jahrhundert v. Chr. entstandene naturwissenschaftliche Schrift des Aristoteles.

2414 Aristoteles, *Περὶ ψυχῆς*, deutsch «Über die Seele».

2415 Morula, kleiner Verzug, Verkleinerung von. mora, Aufenthalt, Verzögerung, Aufschub.

2416 Aquin, Thomas von: *Über die Bewegung des Herzens*. In: Aquin, Thomas von: *Über die Einheit des Geistes gegen die Averroisten*, Stuttgart 1987.

2417 GA 277a, Ansprache zu Aufführungen, S. 111 [HdA].

2418 GA 315, 5. Vortrag, 16. April 1921, S. 67.

2419 GA 315, 5. Vortrag, 16. April 1921, S. 74.

2420 GA 315, 5. Vortrag, 16. April 1921, S. 74 [HdA].

2421 Siehe 5.8.

2422 GA 315, 5. Vortrag, 16. April 1921, S. 74.

2423 GA 277a, S. 51.

2424 GA 315, 5. Vortrag, 16. April 1921, S. 74.

2425 GA 312, 9. Vortrag, 29. März 1920, S. 177.

2426 GA 312, 9. Vortrag, 29. März 1920, S. 177.

2427 GA 312, 9. Vortrag, 29. März 1920, S. 178.

2428 GA 312, 9. Vortrag, 29. März 1920, S. 178.

2429 GA 350, Vortrag vom 30. Mai 1923, S. 26.

2430 GA 277a, S. 76.

2431 Siehe Abb. 52, siehe auch GA 317, 11. Vortrag.

2432 GA 115, Vortrag vom 26. Oktober 1909, S. 62.

2433 GA 115, Vortrag vom 26. Oktober 1909, S. 64 f. [HdA].

2434 GA 315, 5. Vortrag, 16. April 1921, S. 71.

2435 GA 317, 11. Vortrag, 6. Juli 1924.

2436 GA 315, 4. Vortrag, 15. April 1921, S. 66.
2437 GA 315, 5. Vortrag, 16. April 1921, S. 68.
2438 GA 268, Zur Stärkung der Lebenskräfte, Für Alcibiade Mazzarelli am 11. Juni 1922, S. 159.
2439 GA 315, 1. Vortrag, 12. April 1921, S. 15.
2440 GA 315, 6. Vortrag, 17. April 1921, S. 78.
2441 Rezeptiv – empfangend, aufnehmend, Adjektiv von lat. *receptio*, Akt des Empfangens, Empfang; recipere – empfangen. Siehe auch Husemann, Armin: *Form, Leben und Bewusstsein,* Stuttgart 2015.
2442 GA 1c.
2443 GA 1c, 3. Band, Einleitung, V. Der Goethesche Raumbegriff, XXI.
2444 GA 1c, 3. Band, Einleitung, IV. Das System der Farbenlehre, S. XXI [HdRSt].
2445 GA 1c, 3. Band, Einleitung, IV. Das System der Farbenlehre, S. XXI f. [HdRSt].
2446 GA 1c, 3. Band, Einleitung, IV. Das System der Farbenlehre, S. XXII [HdRSt].
2447 GA 315, 2. Vortrag, 13. April 1921, S. 27.
2448 Siehe 4.1.
2449 GA 315, 2. Vortrag, 13. April 1921, S. 27.
2450 GA 1c, 3. Band, Einleitung, IV. Das System der Farbenlehre, S. XXII [HdRSt].
2451 GA 315, 6. Vortrag, 17. April 1921, S. 78.
2452 GA 1c, 3. Band, Einleitung, IV. Das System der Farbenlehre, S. XXII.
2453 GA 1c, 3. Band, Einleitung, IV. Das System der Farbenlehre, S. XX f. [HdA].
2454 GA 315, Stuttgarter Vortrag, S. 110 [HdA].
2455 GA 315, Vortrag, 28. Oktober 1922, S. 110.
2456 GA 315, Vortrag, 28. Oktober 1922, S. 110.
2457 Helene Finckh, *12. November 1883 Stuttgart, † 20. Oktober 1960 Stuttgart.
2458 *24. August 1917 Hannover, † 3. Oktober 1993 Rheinfelden.
2459 Sieweke, Herbert: *Betrachtungen zu Rudolf Steiners Zweitem Medizinischen Kurs, Erster bis vierter Vortrag, Arbeitsmaterial der medizinischen Arbeitsgruppe am Goetheanum, Manuskriptdruck,* Rheinfelden 2002.
2460 GA 313, 1. Vortrag, 11. April 1921, S. 9 [HdA].
2461 GA 313, 1. Vortrag, 11. April 1921, S. 9.
2462 GA 315, 2. Vortrag, 13. April 1921, S. 32.
2463 GA 315, 2. Vortrag, 13. April 1921, S. 32.
2464 GA 315, 2. Vortrag, 13. April 1921, S. 32 [HdA].
2465 GA 313, 1. Vortrag, 11. April 1921.
2466 Siehe 3.1.3.
2467 GA 313, 2. Vortrag, 12. April 1921.
2468 Siehe 3.1.6.2 und Abb. 14.
2469 GA 313, 3. Vortrag, 13. April 1921.
2470 GA 313, 4. Vortrag, 14. April 1921.
2471 Siehe 4.1.1.2.

2472 GA 315, 2. Vortrag, 13. April 1921, S. 38.
2473 GA 9, IV. Leib, Seele und Geist, S. 51.
2474 GA 9, IV. Leib, Seele und Geist, S. 51.
2475 GA 9, IV. Leib, Seele und Geist, S. 55.
2476 GA 313, 9. Vortrag, oder GA 315, «7.» Vortrag, 18. April 1921.
2477 GA 9, IV. Leib, Seele und Geist, S. 54.
2478 Vom Himmel hoch, kanonische Veränderungen.
2479 GA 232, Vortrag vom 2. Dezember 1923.
2480 Kosmogonie – altgr. *κοσμογονία*, ‹ Welterzeugung›, ‹Weltentstehung›.
2481 GA 13.
2482 GA 315, 4. Vortrag, 15. April 1921, S. 66.
2483 GA 315, 5. Vortrag, 16. April 1921, S. 67.
2484 GA 315, 5. Vortrag, 16. April 1921, S. 67.
2485 GA 315, 6. Vortrag, 17. April 1921, S. 78.
2486 GA 315, 1. Vortrag, 12. April 1921, S. 15.
2487 GA 315, 6. Vortrag, 17. April 1921, S. 86 [HdA].
2488 Siehe 5.8 und Abb. 52.
2489 GA 315, 5. Vortrag, 16. April 1921, S. 73 [HdA].
2490 GA 315, 6. Vortrag, 17. April 1921, S. 82 [HdA].
2491 GA 315, 6. Vortrag, 17. April 1921, S. 82.
2492 GA 315, 4. Vortrag, 15. April 1921, S. 64.
2493 Siehe 6.5.
2494 GA 277a, 22. September 1912, S. 38.
2495 GA 277a, 22. September 1912, S. 38.
2496 Marie Steiner, geb. von Sivers, *14. März 1867 Wlotzlawek bei Warschau (damals Russland), †27. Dezember 1948 Beatenberg.
2497 GA 277a, 22. September 1912, S. 38.
2498 GA 277a, 22. September 1912, S. 38.
2499 GA 277a, 22. September 1912, S. 39.
2500 GA 315, Vortrag vom 28. Oktober 1922, S. 113 [HdA].
2501 GA 277a, 22. September 1912, S. 38 [HdA].
2502 GA 315, Vortrag vom 28. Oktober 1922, S. 113.
2503 GA 315, Vortrag vom 28. Oktober 1922, S. 114.
2504 GA 315, Vortrag vom 28. Oktober 1922, S. 114.
2505 GA 315, Vortrag vom 28. Oktober 1922, S. 114.
2506 GA 315, Vortrag vom 28. Oktober 1922, S. 114.
2507 GA 315, Vortrag vom 28. Oktober 1922, S. 114.
2508 GA 315, Vortrag vom 28. Oktober 1922, S. 114.
2509 GA 315, Vortrag vom 28. Oktober 1922, S. 114.
2510 GA 315, Vortrag vom 28. Oktober 1922, S. 114.
2511 GA 315, Vortrag vom 28. Oktober 1922, S. 119.

2512 GA 315, 1. Vortrag, 12. April 1921, S. 16.
2513 GA 315, Vortrag vom 28. Oktober 1922, S. 117.
2514 GA 315, Vortrag vom 28. Oktober 1922, S. 119.
2515 GA 313, 9. Vortrag, 18. April 1921 oder GA 315, Vortrag vom 18. April 1921, S. 99.
2516 GA 313, 9. Vortrag, 18. April 1921 oder GA 315, Vortrag vom 18. April 1921, S. 99.
2517 GA 313, 9. Vortrag, 18. April 1921 oder GA 315, Vortrag vom 18. April 1921, S. 99.
2518 Rilke, Rainer Maria: *VIII. Duineser Elegie*, Reinbek 1997.
2519 GA 312, 15. Vortrag, 4. April 1920, S. 280.
2520 GA 312, 15. Vortrag, 4. April 1920, S. 281.
2521 GA 312, 15. Vortrag, 4. April 1920, S. 281.
2522 GA 312, 15. Vortrag, 4. April 1920, S. 280.
2523 GA 312, 15. Vortrag, 4. April 1920, S. 281.
2524 GA 312, 15. Vortrag, 4. April 1920, S. 281 [HdA].
2525 GA 312, 15. Vortrag, 4. April 1920, S. 282.
2526 GA 312, 15, Vortrag, 4. April 1920, S. 283.
2527 GA 312, 15. Vortrag, 4. April 1920, S. 282 [HdA].
2528 GA 312, 15. Vortrag, 4. April 1920, S. 282 [HdA].
2529 GA 312, 15. Vortrag, 4. April 1920, S. 283 [HdA].
2530 GA 315, Vortrag vom 28. Oktober 1922, S. 113.
2531 GA 315, Vortrag vom 28. Oktober 1922, S. 113.
2532 GA 312, 15. Vortrag, 4. April 1920, S. 283.
2533 GA 312, 15. Vortrag, 4. April 1920.
2534 GA 312, 15. Vortrag, 4. April 1920, S. 290.
2535 GA 312, 15. Vortrag, 4. April 1920, S. 291.
2536 GA 312, 15. Vortrag, 4. April 1920, S. 291.
2537 GA 312, 15. Vortrag, 4. April 1920, S. 292.
2538 GA 312, 15. Vortrag, 4. April 1920, S. 292.
2539 GA 312, 15. Vortrag, 4. April 1920, S. 292.
2540 GA 312, 15. Vortrag, 4. April 1920, S. 292.
2541 GA 312, 15. Vortrag, 4. April 1920, S. 292 [HdA].
2542 GA 312, 15. Vortrag, 4. April 1920, S. 293 [HdA].
2543 GA 312, 15. Vortrag, 4. April 1920, S. 293.
2544 GA 312, 16. Vortrag, 5. April 1920, S. 296.
2545 GA 312, 16. Vortrag, 5. April 1920, S. 297.
2546 GA 312, 16. Vortrag, 5. April 1920, S. 297.
2547 GA 312, 15. Vortrag, 4. April 1920, S. 294.
2548 GA 312, 16. Vortrag, 5. April 1920, S. 297.
2549 GA 312, 16. Vortrag, 5. April 1920, S. 297.
2550 GA 312, 16. Vortrag, 5. April 1920, S. 297.
2551 GA 312, 15. Vortrag, 4. April 1920, S. 295 [HdA].
2552 GA 315, 6. Vortrag, 17. April 1921, S. 87.

2553 GA 312, 16. Vortrag, 5. April 1920, S. 296 [HdA].
2554 GA 315, 6. Vortrag, 17. April 1921, S. 78.
2555 GA 315, 1. Vortrag, 12. April 1921, S. 26.
2556 GA 315, 1. Vortrag, 12. April 1921, S. 26.
2557 GA 312, 17. Vortrag, 6. April 1920, S. 327.
2558 GA 182, Vortrag vom 16. Oktober 1918.
2559 GA 315, 6. Vortrag, 17. April 1921, S. 78.
2560 GA 315, 6. Vortrag, 17. April 1921, S. 78 [HdA].
2561 GA 315, 6. Vortrag, 17. April 1921, S. 78.
2562 GA 315, 6. Vortrag, 17. April 1921, S. 78 f.
2563 GA 315, 6. Vortrag, 17. April 1921, S. 79.
2564 GA 169, Vortrag vom 20. Juni 1916.
2565 GA 315, 6. Vortrag, 17. April 1921, S. 79.
2566 GA 315, 6. Vortrag, 17. April 1921, S. 79 [HdA].
2567 Siehe 5.2.6.2.1.
2568 GA 315, 6. Vortrag, 17. April 1921, S. 79.
2569 GA 319, Vortrag vom 24. Juli 1924, S. 195 [HdA].
2570 GA 319, Vortrag vom 24. Juli 1924, S. 195.
2571 GA 315, 6. Vortrag, 17. April 1921, S. 79 [HdA].
2572 Siehe 2.2.3.
2573 GA 315, 6. Vortrag, 17. April 1921, S. 79.
2574 GA 30, Steiner, Rudolf, *Goethe als Vater einer neuen Ästhetik*, S. 43. Siehe auch 1.1.1.
2575 GA 30, Steiner, Rudolf, *Goethe als Vater einer neuen Ästhetik*, S. 43. Siehe auch 1.1.1.
2576 GA 315, 6. Vortrag, 17. April 1921, S. 79.
2577 GA 9, IV. Leib, Seele und Geist, S. 37.
2578 Siehe 1.1.1.
2579 GA 315, 6. Vortrag, 17. April 1921, S. 80 [HdA].
2580 Höller, Klaus: *Bewegungsphysiologie*. In: Medizinische Sektion der Freien Hochschule für Geisteswissenschaft am Goetheanum (Hg.): *Persephone*, 9. Band, Dornach 1996.
2581 GA 313, 2. Vortrag, 12. April 1921, S. 43 [HdA].
2582 GA 315, 6. Vortrag, 17. April 1921, S. 80 [HdA].
2583 Siehe 4.1.1.1.
2584 GA 315, 6. Vortrag, 17. April 1921, S. 80.
2585 GA 181, Vortrag vom 2. April 1918 [HdA].
2586 GA 181, Vortrag vom 2. April 1918 [HdA].
2587 GA 315, 6. Vortrag, 17. April 1921, S. 80.
2588 Siehe 2.5.4.
2589 GA 181, Vortrag vom 2. April 1918.

2590 GA 315, Vortrag vom 28. Oktober 1922, S. 112.
2591 GA 315, 6. Vortrag, 17. April 1921, S. 80.
2592 GA 315, 1. Vortrag, 12. April 1921, S. 15.
2593 GA 277, Ansprache vom 17. Oktober 1920. GA 295, Vortrag vom 6. September 1919. GA 297, Vortrag vom 8. September 1920.
2594 Siehe 1.1.1, siehe auch 5.1.4.
2595 GA 315, 6. Vortrag, 17. April 1921, S. 80.
2596 GA 315, 6. Vortrag, 17. April 1921, S. 80.
2597 GA 315, 6. Vortrag, 17. April 1921, S. 80.
2598 GA 315, 6. Vortrag, 17. April 1921, S. 80.
2599 GA 315, 6. Vortrag, 17. April 1921, S. 80.
2600 Siehe 4.6.5.
2601 GA 315, 6. Vortrag, 17. April 1921, S. 80.
2602 GA 315, 6. Vortrag, 17. April 1921, S. 80.
2603 GA 315, 6. Vortrag, 17. April 1921, S. 80.
2604 GA 181, Vortrag vom 2. April 1918.
2605 GA 315, 6. Vortrag, 17. April 1921, S. 80.
2606 GA 315, 6. Vortrag, 17. April 1921, S. 80.
2607 GA 315, 6. Vortrag, 17. April 1921, S. 80.
2608 GA 315, 6. Vortrag, 17. April 1921, S. 80.
2609 GA 315, 6. Vortrag, 17. April 1921, S. 80.
2610 Goethe, Johann Wolfgang von: *Maximen und Reflexionen, Nachlass, Über Natur und Naturwissenschaft*, München 2008.
2611 GA 315, 6. Vortrag, 17. April 1921, S. 81.
2612 GA 315, 6. Vortrag, 17. April 1921, S. 81 [HdA].
2613 GA 313, 6. Vortrag, 16. April 1921, S. 99 f.
2614 GA 313, 6. Vortrag, 16. April 1921, S. 101.
2615 GA 313, 6. Vortrag, 16. April 1921, S. 100.
2616 GA 313, 6. Vortrag, 16. April 1921, S. 100.
2617 GA 313, 6. Vortrag, 16. April 1921, S. 101.
2618 GA 313, 6. Vortrag, 16. April 1921, S. 101.
2619 GA 313, 6. Vortrag, 16. April 1921, S. 101.
2620 GA 313, 6. Vortrag, 16. April 1921, S. 101.
2621 GA 313, 6. Vortrag, 16. April 1921, S. 101.
2622 GA 313, 6. Vortrag, 16. April 1921, S. 101.
2623 GA 313, 6. Vortrag, 16. April 1921, S. 102.
2624 GA 313, 6. Vortrag, 16. April 1921, S. 102.
2625 GA 313, 6. Vortrag, 16. April 1921, S. 102.
2626 GA 313, 6. Vortrag, 16. April 1921, S. 102 f. [HdA].
2627 GA 313, 6. Vortrag, 16. April 1921, S. 103 [HdA].
2628 GA 313, 6. Vortrag, 16. April 1921, S. 99.

2629 GA 313, 6. Vortrag, 16. April 1921, S. 98 f.
2630 GA 313, 6. Vortrag, 16. April 1921, S. 103 f.
2631 GA 313, 6. Vortrag, 16. April 1921, S. 104.
2632 GA 313, 6. Vortrag, 16. April 1921, S. 104.
2633 GA 313, 6. Vortrag, 16. April 1921, S. 104 [HdA].
2634 Siehe 5.3 und 5.5.
2635 GA 313, 6. Vortrag, 16. April 1921, S. 104 [HdA].
2636 GA 313, 6. Vortrag, 16. April 1921, S. 104.
2637 GA 313, 6. Vortrag, 16. April 1921, S. 104.
2638 Von predominare lat. *Vor-herrschen.*
2639 GA 313, 6. Vortrag, 16. April 1921, S. 104.
2640 GA 313, 6. Vortrag, 16. April 1921, S. 106 [HdA].
2641 GA 181, Vortrag vom 2. April 1918.
2642 GA 181, Vortrag vom 2. April 1918.
2643 GA 313, 6. Vortrag, 16. April 1921, S. 105.
2644 GA 313, 6. Vortrag, 16. April 1921, S. 106.
2645 GA 313, 6. Vortrag, 16. April 1921, S. 106.
2646 GA 313, 6. Vortrag, 16. April 1921, S. 107 [HdA].
2647 GA 313, 6. Vortrag, 16. April 1921, S. 106.
2648 GA 313, 6. Vortrag, 16. April 1921, S. 106 [HdA].
2649 GA 313, 6. Vortrag, 16. April 1921, S. 106 [HdA].
2650 GA 315, 6. Vortrag, 17. April 1921, S. 80.
2651 GA 315, 6. Vortrag, 17. April 1921, S. 80.
2652 GA 313, 6. Vortrag, 16. April 1921, S. 106.
2653 GA 313, 6. Vortrag, 16. April 1921, S. 106.
2654 GA 315, 6. Vortrag, 17. April 1921, S. 80.
2655 GA 315, 6. Vortrag, 17. April 1921, S. 80.
2656 GA 315, 6. Vortrag, 17. April 1921, S. 80.
2657 GA 315, 6. Vortrag, 17. April 1921, S. 80.
2658 GA 315, 6. Vortrag, 17. April 1921, S. 80.
2659 GA 315, 6. Vortrag, 17. April 1921, S. 80 [HdA].
2660 GA 315, 6. Vortrag, 17. April 1921, S. 80.
2661 GA 315, 6. Vortrag, 17. April 1921, S. 80.
2662 GA 313, 6. Vortrag, 16. April 1921, S. 105.
2663 Siehe 4.6.1 und 4.6.5.
2664 GA 315, Vortrag vom 28. Oktober 1922, S. 118.
2665 GA 315, Vortrag vom 28. Oktober 1922, S. 118 f.
2666 GA 315, Vortrag vom 28. Oktober 1922, S. 118.
2667 GA 315, Vortrag vom 28. Oktober 1922, S. 119 [HdA].
2668 GA 315, Vortrag vom 28. Oktober 1922, S. 118 f.
2669 GA 315, Vortrag vom 28. Oktober 1922, S. 118.

2670 GA 315, Vortrag vom 28. Oktober 1922, S. 119 [HdA].
2671 GA 315, 6. Vortrag, 17. April 1921, S. 81.
2672 GA 313, 6. Vortrag, 16. April 1921, S. 106.
2673 GA 315, Vortrag vom 28. Oktober 1922, S. 119.
2674 GA 315, Vortrag vom 28. Oktober 1922, S. 119.
2675 GA 315, Vortrag vom 28. Oktober 1922, S. 119.
2676 GA 315, Vortrag vom 28. Oktober 1922, S. 118
2677 GA 315, 6. Vortrag, 17. April 1921, S. 81.
2678 GA 315, 6. Vortrag, 17. April 1921, S. 81.
2679 GA 315, 6. Vortrag, 17. April 1921, S. 81.
2680 GA 315, 6. Vortrag, 17. April 1921, S. 81 [HdA].
2681 GA 315, 6. Vortrag, 17. April 1921, S. 81.
2682 GA 315, 6. Vortrag, 17. April 1921, S. 81.
2683 GA 315, 6. Vortrag, 17. April 1921, S. 81 [HdA].
2684 GA 315, 6. Vortrag, 17. April 1921, S. 81.
2685 GA 315, 6. Vortrag, 17. April 1921, S. 81.
2686 Goethe, Johann Wolfgang von: *Gedichte*, München 1982.
2687 GA 315, 6. Vortrag, 17. April 1921, S. 81.
2688 GA 315, 6. Vortrag, 17. April 1921, S. 82 [HdA].
2689 GA 315, 6. Vortrag, 17. April 1921, S. 81.
2690 GA 315, 6. Vortrag, 17. April 1921, S. 82.
2691 GA 315, 6. Vortrag, 17. April 1921, S. 82.
2692 GA 315, 6. Vortrag, 17. April 1921, S. 82 [HdA].
2693 GA 315, 6. Vortrag, 17. April 1921, S. 78 [HdA].
2694 GA 315, 6. Vortrag, 17. April 1921, S. 82.
2695 GA 315, 6. Vortrag, 17. April 1921, S. 82.
2696 GA 315, 6. Vortrag, 17. April 1921, S. 82.
2697 GA 315, 6. Vortrag, 17. April 1921, S. 82.
2698 GA 315, 6. Vortrag, 17. April 1921, S. 82.
2699 GA 315, 6. Vortrag, 17. April 1921, S. 82.
2700 Siehe 3.1.6.
2701 GA 315, 2. Vortrag, 13. April 1921, S. 31.
2702 GA 315, 2. Vortrag, 13. April 1921, S. 31.
2703 GA 315, 3. Vortrag, 14. April 1921, S. 49.
2704 GA 315, 3. Vortrag, 14. April 1921, S. 49.
2705 GA 315, 3. Vortrag, 14. April 1921, S. 48.
2706 GA 315, 6. Vortrag, 17. April 1921, S. 82.
2707 GA 315, 6. Vortrag, 17. April 1921, S. 82.
2708 GA 315, 6. Vortrag, 17. April 1921, S. 82.
2709 GA 315, 2. Vortrag, 13. April 1921, S. 34 f.
2710 GA 315, 2. Vortrag, 13. April 1921, S. 34 f. [HdA].

2711 GA 315, 6. Vortrag, 17. April 1921, S. 82.
2712 GA 315, 2. Vortrag, 13. April 1921, S. 35.
2713 GA 128, Vortrag vom 23. März 1911, S. 78.
2714 GA 313, 3. Vortrag, 14. April 1921, S. 48.
2715 GA 313, 3. Vortrag, 14. April 1921, S. 47.
2716 GA 313, 3. Vortrag, 14. April 1921, S. 48.
2717 GA 313, 1. Vortrag, 11. April 1921, S. 16; siehe auch Abb. 5.
2718 GA 313, 3. Vortrag, 14. April 1921, S. 47.
2719 GA 313, 3. Vortrag, 14. April 1921, S. 48.
2720 GA 313, 3. Vortrag, 14. April 1921, S. 47.
2721 in statu nascendi lat.: im Zustand geboren zu werden. GA 316, 2. Vortrag vom 3. Januar 1924, S. 33.
2722 GA 316, Vortrag vom 3. Januar 1924, S. 33 [HdA].
2723 GA 278, Vortrag vom 19. Februar 1924, S. 17.
2724 GA 278, Vortrag vom 19. Februar 1924, S. 17.
2725 GA 278, Vortrag vom 19. Februar 1924, S. 17 f.
2726 GA 278, Vortrag vom 19. Februar 1924, S. 20.
2727 GA 278, Vortrag vom 19. Februar 1924, S. 20.
2728 GA 27, XIII. Vom Wesen des Krankseins und der Heilung, S. 72.
2729 GA 27, XIII. Vom Wesen des Krankseins und der Heilung, S. 72.
2730 GA 313, 3. Vortrag, 13. April 1921, S. 48.
2731 GA 316, Vortrag vom 3. Januar 1924, S. 33 f.
2732 Siehe 2.3, siehe 5.2.5.3.1, siehe 5.8.
2733 GA 313, 3. Vortrag, 14. April 1921, S. 48 [HdA].
2734 GA 313, 3. Vortrag, 14. April 1921, S. 49 [HdA].
2735 GA 313, 3. Vortrag, 14. April 1921, S. 53 [HdA].
2736 Siehe 2.3.
2737 GA 313, 3. Vortrag, 14. April 1921, S. 53 [HdA].
2738 GA 313, 3. Vortrag, 14. April 1921, S. 53 [HdA].
2739 GA 313, 3. Vortrag, 14. April 1921, S. 43.
2740 GA 313, 3. Vortrag, 14. April 1921, S. 54.
2741 GA 315, 2. Vortrag, 13. April 1921, S. 32 [HdA].
2742 GA 313, 3. Vortrag, 14. April 1921, S. 55.
2743 GA 313, 3. Vortrag, 14. April 1921, S. 48.
2744 GA 313, 3. Vortrag, 14. April 1921, S. 48.
2745 GA 313, 3. Vortrag, 14. April 1921, S. 58.
2746 GA 313, 3. Vortrag, 14. April 1921, S. 58.
2747 GA 313, 3. Vortrag, 14. April 1921, S. 59 f.
2748 GA 315, 6. Vortrag, 17. April 1921, S. 82.
2749 GA 315, 2. Vortrag, 13. April 1921, S. 34.
2750 GA 315, 6. Vortrag, 17. April 1921, S. 90.

2751 GA 315, 2. Vortrag, 13. April 1921, S. 39.
2752 GA 315, 2. Vortrag, 13. April 1921, S. 39.
2753 GA 315, 2. Vortrag, 13. April 1921, S. 39.
2754 Siehe Abb. 5.
2755 GA 315, 5. Vortrag, 16. April 1921, S. 72.
2756 GA 315, 5. Vortrag, 16. April 1921, S. 69.
2757 GA 315, 5. Vortrag, 16. April 1921, S. 71.
2758 GA 315, 3. Vortrag, 14. April 1921, S. 49.
2759 GA 315, 3. Vortrag, 14. April 1921, S. 49.
2760 Siehe 3.1.6.2.
2761 GA 315, 2. Vortrag, 13. April 1921, S. 34.
2762 GA 315, 5. Vortrag, 16. April 1921, S. 73.
2763 Siehe 5.2.6.2.
2764 Siehe 3.1.6.
2765 Siehe 2.5.4.2.
2766 Siehe 5.5.
2767 GA 315, 4. Vortrag, 15. April 1921, S. 56.
2768 GA 315, 2. Vortrag, 13. April 1921, S. 27.
2769 GA 315, 2. Vortrag, 13. April 1921, S. 27. Siehe 4.1.
2770 GA 315, 6. Vortrag, 17. April 1921, S. 83.
2771 GA 315, 2. Vortrag, 13. April 1921, S. 27.
2772 GA 315, 6. Vortrag, 17. April 1921, S. 83 [HdA].
2773 GA 315, 6. Vortrag, 17. April 1921, S. 83.
2774 GA 315, 6. Vortrag, 17. April 1921, S. 83.
2775 GA 315, 6. Vortrag, 17. April 1921, S. 83.
2776 GA 315, 6. Vortrag, 17. April 1921, S. 83.
2777 GA 315, 6. Vortrag, 17. April 1921, S. 84.
2778 GA 315, 6. Vortrag, 17. April 1921, S. 84.
2779 GA 315, 6. Vortrag, 17. April 1921, S. 84 [HdA].
2780 GA 315, 6. Vortrag, 17. April 1921, S. 79.
2781 GA 313, 2. Vortrag, 12. April 1921, S. 43 [HdA].
2782 GA 315, 6. Vortrag, 17. April 1921, S. 84.
2783 GA 137, Vortrag vom 9. Juni 1912. GA 52, Vortrag vom 7. März 1904. GA 202, Vortrag vom 18. Dezember 1920.
2784 GA 315, 6. Vortrag, 17. April 1921, S. 84.
2785 GA 315, 6. Vortrag, 17. April 1921, S. 85.
2786 GA 9, IV. Leib, Seele und Geist, S. 47 f. und VI. Von den Gedankenformen und der menschlichen Aura, S. 158 ff.
2787 GA 315, 6. Vortrag, 17. April 1921, S. 85.
2788 GA 315, 6. Vortrag, 17. April 1921, S. 85 [HdA].
2789 GA 315, 6. Vortrag, 17. April 1921, S. 85.

2790 GA 315, 6. Vortrag, 17. April 1921, S. 85.
2791 GA 315, 6. Vortrag, 17. April 1921, S. 86.
2792 GA 315, 6. Vortrag, 17. April 1921, S. 85.
2793 GA 315, 6. Vortrag, 17. April 1921, S. 85 [HdA].
2794 GA 315, 6. Vortrag, 17. April 1921, S. 86.
2795 GA 312, 2. Vortrag, 22. März. GA 208, Vortrag vom 30. Oktober 1921. GA 317, 5. Vortrag, 13. Juni 1924, S. 78 f.
2796 Plastisch, von altgr. *πλαστική [τέχνη]* («plastische Kunst oder Technik»), abgeleitet vom Verb *πλάσσειν* («formen»).
2797 GA 315, 6. Vortrag, 17. April 1921, S. 86.
2798 GA 315, 6. Vortrag, 17. April 1921, S. 86.
2799 GA 315, 6. Vortrag, 17. April 1921, S. 84.
2800 GA 315, 6. Vortrag, 17. April 1921, S. 85.
2801 GA 315, 6. Vortrag, 17. April 1921, S. 85 [HdA].
2802 GA 315, 6. Vortrag, 17. April 1921, S. 85.
2803 GA 315, 6. Vortrag, 17. April 1921, S. 85.
2804 GA 315, 6. Vortrag, 17. April 1921, S. 86.
2805 GA 315, 6. Vortrag, 17. April 1921, S. 86 [HdA].
2806 GA 315, 6. Vortrag, 17. April 1921, S. 86.
2807 Siehe 3.1.7.
2808 GA 315, 6. Vortrag, 17. April 1921, S. 86.
2809 GA 315, 6. Vortrag, 17. April 1921, S. 86 [HdA].
2810 GA 315, 6. Vortrag, 17. April 1921, S. 86 [HdA].
2811 GA 315, 6. Vortrag, 17. April 1921, S. 86 [HdA].
2812 GA 315, 6. Vortrag, 17. April 1921, S. 90 [HdA].
2813 Siehe 4.6.5.
2814 GA 317, 6. Vortrag, 1. Juli 1924, S. 95 [HdA].
2815 GA 317, 5. Vortrag, 30. Juni 1924.
2816 GA 317, 5. Vortrag, 30. Juni 1924, S. 88 f.
2817 GA 317, 5. Vortrag, 30. Juni 1924, S. 89.
2818 GA 317, 5. Vortrag, 30. Juni 1924.
2819 GA 317, 5. Vortrag, 30. Juni 1924, S. 89.
2820 GA 317, 6. Vortrag, 1. Juli 1924, S. 92 f.
2821 GA 315, 6. Vortrag, 17. April 1921, S. 86.
2822 Siehe 4.6.4.
2823 GA 300b, Vortrag vom 6. Februar 1923, S. 259 ff.: großköpfige-kleinköpfige Konstitution.
2824 Siehe 4.5 und 4.6.
2825 GA 315, 6. Vortrag, 17. April 1921, S. 87.
2826 GA 315, 6. Vortrag, 17. April 1921, S. 87.
2827 GA 315, 3. Vortrag, 14. April 1921, S. 41.

2828 GA 313, 4. Vortrag, 14. April 1921, S. 75.
2829 GA 315, 6. Vortrag, 17. April 1921, S. 87.
2830 GA 315, 6. Vortrag, 17. April 1921, S. 87.
2831 GA 313, 4. Vortrag, 14. April 1921, S. 75.
2832 GA 315, 6. Vortrag, 17. April 1921, S. 87.
2833 Siehe 4.6.3.
2834 GA 58, Vortrag vom 5. Dezember 1909.
2835 GA 58, Vortrag vom 5. Dezember 1909 [HdA].
2836 GA 313, 4. Vortrag, 14. April 1921, S. 75.
2837 GA 317, 6. Vortrag, 1. Juli 1924, S. 95.
2838 Peltzer, Irene: In: Selg, Peter (Hg.): *Von der Eurythmie zur Heileurythmie*, Stuttgart 2016.
2839 Siehe 6.5.
2840 GA 232, Vortrag vom 7. Dezember 1923 und Abb. 58.
2841 GA 315, 6. Vortrag, 17. April 1921, S. 86.
2842 GA 315, 6. Vortrag, 17. April 1921, S. 86 [HdA].
2843 Siehe 2.5.4.2.
2844 GA 233a, Vortrag vom 20. April 1924.
2845 GA 232, Vortrag vom 20. April 1921.
2846 GA 232, Vortrag vom 20. April 1921.
2847 GA 233a, Vortrag vom 20. April 1924.
2848 GA 233a, Vortrag vom 20. April 1924.
2849 GA 233a, Vortrag vom 20. April 1924.
2850 GA 233a, Vortrag vom 20. April 1924 [HdA].
2851 GA 233a, Vortrag vom 20. April 1924.
2852 GA 315, 6. Vortrag, 17. April 1921, S. 87 [HdA].
2853 GA 233a, Vortrag vom 20. April 1924.
2854 GA 315, 2. Vortrag, 13. April 1921, S. 34.
2855 Siehe 3.1.6.
2856 GA 128, Vortrag vom 21. März 1911 [HdA].
2857 GA 128, Vortrag vom 21. März 1911.
2858 GA 128, Vortrag vom 21. März 1911 [HdA].
2859 GA 233a, Vortrag vom 20. April 1924.
2860 Siehe 4.6.6.
2861 GA 233a, Vortrag vom 20. April 1924 [HdA].
2862 Siehe 2.5.4.2.
2863 GA 233a, Vortrag vom 22. April 1924 [HdA].
2864 GA 233a, Vortrag vom 20. April 1924 [HdA].
2865 GA 233a, Vortrag vom 20. April 1924 [HdA].
2866 GA 233a, Vortrag vom 20. April 1924.
2867 GA 315, 1. Vortrag, 12. April 1921, S. 16.

2868 GA 233a, Vortrag vom 20. April 1924 [HdA].
2869 GA 316, Vortrag vom 5. Januar 1924, S. 60.
2870 GA 316, Vortrag vom 5. Januar 1924, S. 60.
2871 GA 279, Vortrag vom 8. Juni 1924.
2872 GA 315, 6. Vortrag, 17. April 1921, S. 83.
2873 GA 316, Vortrag vom 5. Januar 1924, S. 62.
2874 GA 316, Vortrag vom 5. Januar 1924 S. 60 f.
2875 GA 316, 4. Vortrag, S. 62 [HdA].
2876 GA 313, 9. Vortrag, 18. April 1921, S. 162.
2877 GA 313, 9. Vortrag, 18. April 1921, S. 162.
2878 GA 313, 9. Vortrag, 18. April 1921, S. 165.
2879 Keller Roth, Wilburg: *Lautkräfte in der menschlichen Organbildung.* In: Festschrift, 2. Konferenz für Heileurythmie: *Vielfalt – Vernetzen – Vertiefen,* Dornach 2016, S. 29–35.
2880 GA 315, 9. Vortrag, 18. April 1921, S. 159.
2881 GA 315, 9. Vortrag, 18. April 1921, S. 159.
2882 GA 313, 9. Vortrag, 18. April 1921, S. 159 f. [HdA].
2883 GA 316, Vortrag vom 5. Januar 1924, S. 62.
2884 GA 233a, Vortrag vom 20. April 2019.
2885 GA 233a, Vortrag vom 20. April 1924.
2886 Geo-Metrie – gr. *γεωμετρία*, ‹Erd-Maße›, ‹Erd-Messung›.
2887 GA 233a, Vortrag vom 20. April 1924.
2888 Monochord: Musikinstrument der Pythagoreer in der Antike. *Monochord* – gr. *μόνος,* ‹einzeln›, *χορδή*, ‹Saite›: ein länglicher Resonanzkasten, über den der Länge nach eine Saite gespannt ist, die mit Hilfe eines beweglichen Stegs geteilt werden kann. Aus dem Teilungsverhältnis der Saite ergeben sich – in mathematischer Folge ganzzahliger Zahlenverhältnisse – die immer kleiner werdenden Intervalle Oktav, Quint, Quart, große und kleine Terz etc. der sog. Obertonreihe.
2889 *Melos* – gr. *μέλος,* ‹Glied›; ‹Weise›, ‹Lied›, ‹Melodie›.
2890 GA 233a, Vortrag vom 20. April 1924.
2891 GA 233a, Vortrag vom 20. April 1924.
2892 GA 233a, Vortrag vom 20. April 1921 [HdA].
2893 GA 315, 6. Vortrag, 17. April 1921, S. 86.
2894 GA 313, 1. Vortrag, 11. April 1921, S. 11.
2895 GA 313, 1. Vortrag, 11. April 1921, S. 11 f. [HdA].
2896 Siehe 4.5.
2897 GA 313, 4. Vortrag, 14. April 1921.
2898 Siehe 6.5.
2899 GA 233a, Vortrag vom 20. April 1921 [HdA].
2900 GA 233a, Vortrag vom 20. April 1921.

2901 GA 233a, Vortrag vom 20. April 1921.
2902 GA 315, 6. Vortrag, 17. April 1921, S. 87.
2903 GA 315, 6. Vortrag, 17. April 1921, S. 87.
2904 Siehe 2.3.
2905 GA 315, 6. Vortrag, 17. April 1921, S. 87.
2906 GA 233a, Vortrag vom 20. April 1924.
2907 GA 233a, Vortrag vom 20. April 1924.
2908 GA 233a, Vortrag vom 20. April 1924.
2909 GA 233a, Vortrag vom 20. April 1924.
2910 GA 233a, Vortrag vom 20. April 1924.
2911 GA 233a, Vortrag vom 20. April 1924.
2912 GA 233a, Vortrag vom 20. April 1924.
2913 GA 233a, Vortrag vom 20. April 1924 [HdA].
2914 Siehe 4.6.2.3.
2915 GA 315, 4. Vortrag, 15. April 1921, S. 56.
2916 Siehe 4.6.
2917 GA 279, Vortrag vom 27. Juni 1924, S. 97.
2918 GA 315, 6. Vortrag, 17. April 1921, S. 87.
2919 GA 315, 6. Vortrag, 17. April 1921, S. 87.
2920 GA 315, 6. Vortrag, 17. April 1921, S. 87.
2921 GA 315, 6. Vortrag, 17. April 1921, S. 88.
2922 GA 315, 6. Vortrag, 17. April 1921, S. 88.
2923 Siehe 6.8.4.
2924 GA 315, 6. Vortrag, 17. April 1921, S. 90 [HdA].
2925 GA 233a, Vortrag vom 20. April 1924 [HdA].
2926 GA 316, Vortrag vom 23. April 1924.
2927 GA 233a, Vortrag vom 20. April 1924 [HdA].
2928 GA 233a, Vortrag vom 20. April 1924 [HdA].
2929 GA 233a, Vortrag vom 20. April 1924.
2930 GA 233a, Vortrag vom 20. April 1924.
2931 GA 233a, Vortrag vom 20. April 1924.
2932 GA 233a, Vortrag vom 20. April 1924.
2933 GA 233a, Vortrag vom 20. April 1924.
2934 GA 233a, Vortrag vom 20. April 1924.
2935 GA 233a, Vortrag vom 20. April 1924.
2936 GA 233a, Vortrag vom 20. April 1924.
2937 GA 233a, Vortrag vom 20. April 1924 [HdA].
2938 GA 233a, Vortrag vom 20. April 1924.
2939 GA 233a, Vortrag vom 20. April 1924 [HdA]. Siehe auch Abb. 49.
2940 Siehe 5.2.
2941 GA 315, 5. Vortrag, 16. April 1921, S. 67.

2942 GA 233a, Vortrag vom 20. April 1924.
2943 GA 315, 6. Vortrag, 17. April 1921, S. 87.
2944 GA 315, 6. Vortrag, 17. April 1921, S. 87.
2945 GA 233a, Vortrag vom 20. April 1924 [HdA].
2946 GA 316, Vortrag vom 22. April 1924, S. 173.
2947 GA 315, 6. Vortrag, 17. April 1921, S. 87.
2948 GA 315, 6. Vortrag, 17. April 1921, S. 87.
2949 GA 315, 6. Vortrag, 17. April 1921, S. 87.
2950 GA 315, 6. Vortrag, 17. April 1921, S. 88.
2951 GA 315, 6. Vortrag, 17. April 1921, S. 87.
2952 GA 315, 6. Vortrag, 17. April 1921, S. 88.
2953 GA 315, 6. Vortrag, 17. April 1921, S. 88.
2954 GA 315, 6. Vortrag, 17. April 1921, S. 88.
2955 GA 315, 6. Vortrag, 17. April 1921, S. 88.
2956 GA 315, 6. Vortrag, 17. April 1921, S. 88.
2957 GA 315, 6. Vortrag, 17. April 1921, S. 88.
2958 GA 315, 6. Vortrag, 17. April 1921, S. 88.
2959 GA 315, 6. Vortrag, 17. April 1921, S. 88.
2960 Siehe 5.2.1.
2961 GA 27, I. Wahre Menschenwesen-Erkenntnis als Grundlage medizinischer Kunst, S. 12. Siehe 4.1.1.1.
2962 GA 27, I. Wahre Menschenwesen-Erkenntnis als Grundlage medizinischer Kunst, S. 13.
2963 GA 312, 7. Vortrag, 27. März 1920.
2964 GA 312, 7. Vortrag, 27. März 1920, S. 151.
2965 GA 312, 7. Vortrag, 27. März 1920, S. 152.
2966 GA 312, 7. Vortrag, 27. März 1920, S. 152.
2967 GA 312, 7. Vortrag, 27. März 1920, S. 153.
2968 GA 312, 7. Vortrag, 27. März 1920, S. 153.
2969 GA 312, 7. Vortrag, 27. März 1920, S. 153 [HdA].
2970 GA 312, 7. Vortrag, 27. März 1920, S. 152 [HdA].
2971 GA 312, 7. Vortrag, 27. März 1920, S. 153.
2972 GA 312, 7. Vortrag, 27. März 1920, S. 153.
2973 GA 312, 7. Vortrag, 27. März 1920, S. 152 [HdA].
2974 GA 312, 7. Vortrag, 27. März 1920, S. 153.
2975 GA 312, 7. Vortrag, 27. März 1920, S. 153.
2976 Siehe 4.1.1.
2977 GA 315, 2. Vortrag, 13. April 1921, S. 38.
2978 GA 315, 2. Vortrag, 13. April 1921, S. 38.
2979 Siehe 4.5.6.
2980 GA 313, 6. Vortrag, 16. April 1921, S. 100.

2981 GA 313, 6. Vortrag, 16. April 1921, S. 100.
2982 GA 313, 6. Vortrag, 16. April 1921, S. 100.
2983 GA 313, 6. Vortrag, 16. April 1921, S. 109.
2984 Robert Koch konnte im Jahre 1882 im Sputum der Lungenschwindsüchtigen die Tuberkelbakterien nachweisen, die als Krankheitserreger angesehen werden.
2985 GA 313, 6. Vortrag, 16. April 1921, S. 109 [HdA].
2986 GA 313, 6. Vortrag, 16. April 1921, S. 109.
2987 GA 313, 6. Vortrag, 16. April 1921, S. 109.
2988 GA 313, 6. Vortrag, 16. April 1921, S. 109 f.
2989 1895 durch Wilhelm Conrad Röntgen in Würzburg.
2990 GA 313, 3. Vortrag, 13. April 1921, S. 48.
2991 GA 313, 3. Vortrag, 13. April 1921, S. 47 f.
2992 GA 313, 3. Vortrag, 13. April 1921, S. 58.
2993 Siehe auch 6.5.
2994 GA 315, 6. Vortrag, 17. April 1921, S. 87.
2995 GA 313, 6. Vortrag, 16. April 1921, S. 110.
2996 GA 315, 6. Vortrag, 17. April 1921, S. 87.
2997 GA 315, Vortrag vom 28. Oktober 1922, S. 119.
2998 GA 312, 7. Vortrag, 27. März 1920, S. 155.
2999 GA 312, 7. Vortrag, 27. März 1920, S. 155.
3000 GA 315, 1. Vortrag, 12. April 1921, S. 15.
3001 GA 315, Vortrag vom 28. Oktober 1922, S. 119.
3002 GA 312, 6. Vortrag, 26. März 1920.
3003 GA 315, Vortrag vom 28. Oktober 1922, S. 116.
3004 GA 315, Vortrag vom 28. Oktober 1922, S. 117 f. [HdA].
3005 GA 315, Vortrag vom 28. Oktober 1922, S. 114.
3006 GA 315, Vortrag vom 28. Oktober 1922, S. 114 f.
3007 GA 315, Vortrag vom 28. Oktober 1922, S. 115 [HdA].
3008 GA 315, Vortrag vom 28. Oktober 1922, S. 117 f.
3009 GA 315, Vortrag vom 28. Oktober 1922, S. 115.
3010 GA 315, Vortrag vom 28. Oktober 1922, S. 115.
3011 GA 315, Vortrag vom, 28. Oktober 1922, S. 115.
3012 GA 317, 6. Vortrag, 1. Juli 1924, S. 100.
3013 GA 315, 6. Vortrag, 17. April 1921, S. 82.
3014 GA 315, Vortrag vom 28. Oktober 1922, S. 117 f.
3015 GA 314, Vortrag vom 26. Oktober 1922, S. 102.
3016 GA 314, Vortrag vom 26. Oktober 1922, S. 102.
3017 GA 314, Vortrag vom 26. Oktober 1922, S. 102.
3018 GA 314, Vortrag vom 26. Oktober 1922, S. 102.
3019 GA 314, Vortrag vom 26. Oktober 1922, S. 102.

3020 GA 314, Vortrag vom 26. Oktober 1922, S. 101 [HdA].
3021 GA 314, Vortrag vom 26. Oktober 1922, S. 102 [HdA].
3022 Siehe 3.1.4.
3023 GA 264, Aus dem Lehrgut über die Meister der Weisheit und des Zusammenklanges der Empfindungen, S. 181.
3024 GA 314, Vortrag vom 26. Oktober 1922, S. 102.
3025 GA 314, Vortrag vom 26. Oktober 1922, S. 104 [HdA].
3026 GA 314, Vortrag vom 26. Oktober 1922, S. 103.
3027 GA 314, Vortrag vom 26. Oktober 1922, S. 103 f.
3028 GA 315, 6. Vortrag, 17. April 1921, S. 87.
3029 GA 315, 6. Vortrag, 17. April 1921, S. 87.
3030 GA 314, 26. Oktober 1922, S. 103 f.
3031 GA 207, Vortrag vom 23. September 1921.
3032 GA 207, 2. Vortrag, 3. September 1921 [HdA].
3033 GA 207, Vortrag vom 23. September 1921 [HdA].
3034 GA 207, Vortrag vom 23. September 1921.
3035 GA 207, Vortrag vom 24. September 1921.
3036 GA 207, Vortrag vom 24. September 1921, S. 31 [HdA].
3037 GA 315, 6. Vortrag, 17. April 1921, S. 87.
3038 GA 315, 6. Vortrag, 17. April 1921, S. 87.
3039 Siehe 4.6.2.
3040 GA 315, 6. Vortrag, 17. April 1921, S. 87.
3041 GA 207, Vortrag vom 24. September 1921.
3042 GA 207, Vortrag vom 24. September 1921 [HdA].
3043 GA 207, Vortrag vom 24. September 1921.
3044 GA 207, Vortrag vom 24. September 1921 [HdA].
3045 GA 207, Vortrag vom 24. September 1921 [HdA].
3046 GA 207, Vortrag vom 24. September 1921 [HdA].
3047 GA 315, 1. Vortrag, 12. April 1921, S. 15 [HdA].
3048 GA 313, 9. Vortrag, 18. April 1921; in GA 315, Vortrag vom 18. April 1921, S. 102 [HdA].
3049 GA 313, 9. Vortrag, 18. April 1921; in GA 315, Vortrag vom 18. April 1921, S. 102.
3050 GA 313, 9. Vortrag, 18. April 1921; in GA 315, Vortrag vom 18. April 1921, S. 102.
3051 GA 313, 9. Vortrag, 18. April 1921; in GA 315, Vortrag vom 18. April 1921, S. 102.
3052 Siehe 4.6.2.
3053 GA 314, Vortrag vom 27. Oktober 1922, S. 132 [HdA].
3054 GA 314, Vortrag vom 27. Oktober 1922, S. 134 [HdA].
3055 GA 314, Vortrag vom 27. Oktober 1922, S. 134 [HdA].
3056 GA 314, Vortrag vom 27. Oktober 1922, S. 134.
3057 GA 314, Vortrag vom 26.–28. Oktober 1922.
3058 GA 314, Vortrag vom 27. Oktober 1922, S. 133 [HdA].

3059 GA 315, Vortrag vom 28. Oktober 1922, S 116.
3060 GA 315, Vortrag vom 28. Oktober 1922, S. 116.
3061 GA 314, Vortrag vom 27. Oktober 1922, S. 136.
3062 GA 314, Vortrag vom 27. Oktober 1922, S. 136 [HdA].
3063 GA 317, 6. Vortrag, 1. Juli 1924, S. 95.
3064 Heigl, Martin-Ingbert. In: Selg, Peter (Hg.): *Von der Eurythmie zur Heileurythmie,* Stuttgart 2016, S. 165 ff.
3065 GA 315, Vortrag vom 28. Oktober 1922, S. 117.
3066 GA 315, Vortrag vom 28. Oktober 1922, S. 117.
3067 GA 315, Vortrag vom 28. Oktober 1922, S. 117 f.
3068 Die Resultierende: Das Resultat von zwei verschiedenen Bewegungsrichtungen im Kräfte-Parallelogramm. Siehe auch: GA 312, 1. Vortrag vom 21. März 1920.
3069 GA 315, Vortrag vom 28. Oktober 1922, S. 116.
3070 GA 315. 6. Vortrag, 17. April 1921, S. 80.
3071 GA 313, 6. Vortrag, 16. April 1921, S. 106.
3072 GA 313, 6. Vortrag, 16. April 1921, S. 106.
3073 GA 314, Vortrag vom 27. Oktober 1922, S. 141 [HdA].
3074 GA 314, Vortrag vom 27. Oktober 1922, S. 141.
3075 GA 314, Vortrag vom 27. Oktober 1922, S. 141 [HdA].
3076 GA 314, Vortrag vom 27. Oktober 1922, S. 141.
3077 GA 315. 6. Vortrag, 17. April 1921, S. 80.
3078 GA 315. 6. Vortrag, 17. April 1921, S. 80.
3079 GA 315. 6. Vortrag, 17. April 1921, S. 80.
3080 GA 315, Vortrag vom 28. Oktober 1922, S. 118.
3081 Affektion, von lat. afficere – betreffen; Nierenaffektion: eine krankhafte Veränderung an der Niere.
3082 GA 315, Vortrag vom 28. Oktober 1922, S. 118.
3083 GA 315, Vortrag vom 28. Oktober 1922, S. 118.
3084 GA 315, Vortrag vom 28. Oktober 1922, S. 118.
3085 GA 315, Vortrag vom 28. Oktober 1922, S. 118 [HdA].
3086 GA 313, 9. Vortrag, 18. April 1921 resp. GA 315, Vortrag vom 18. April 1921, S. 102.
3087 GA 313, 9. Vortrag, 18. April 1921 resp. GA 315, Vortrag vom 18. April 1921, S. 102.
3088 GA 313, 9. 9 Vortrag, 18. April 1921 resp. GA 315, Vortrag vom 18. April 1921, S. 102 [HdA].
3089 GA 313, 9. Vortrag, 18. April 1921 resp. GA 315, Vortrag vom 18. April 1921, S. 102.
3090 GA 313, 9. Vortrag, 18. April 1921 resp. GA 315, Vortrag vom 18. April 1921, S. 102.
3091 GA 313, 9. Vortrag, 18. April 1921 resp. GA 315, Vortrag vom 18. April 1921, S. 102.
3092 GA 313, 9. Vortrag, 18. April 1921 resp. GA 315, Vortrag vom 18. April 1921, S. 102.
3093 GA 313, 9. Vortrag, 18. April 1921 resp. GA 315, Vortrag vom 18. April 1921, S. 102.
3094 GA 315, 2. Vortrag, 13. April 1921, S. 34.

3095 GA 314, Vortrag vom 27. Oktober 1922, S. 120.
3096 GA 315, Vortrag vom 28. Oktober 1922, S. 118.
3097 GA 315, Vortrag vom 28. Oktober 1922, S. 118.
3098 GA 315, Vortrag vom 22. Oktober 1922, S. 118
3099 GA 314, Vortrag vom 28. Oktober 1922, S. 167 f.
3100 GA 314, Vortrag vom 28. Oktober 1922, S. 164.
3101 GA 314, Vortrag vom 28. Oktober 1922, S. 170.
3102 GA 315, 4. Vortrag, 15. April 1921, S. 56.
3103 GA 315, 4. Vortrag, 15. April 1921, S. 56 f.
3104 GA 314, Vortrag vom 28. Oktober 1922, S. 163.
3105 GA 314, Vortrag vom 28. Oktober 1922, S. 164.
3106 GA 315, 4. Vortrag, 15. April 1921, S. 58.
3107 GA 218, Vortrag vom 22. Oktober 1922, S. 76 f.
3108 Siehe 4.6.1.
3109 GA 314, Vortrag vom 28. Oktober 1922, S. 167 [HdA].
3110 GA 314, Vortrag vom 28. Oktober 1922, S. 167 [HdA].
3111 GA 314, Vortrag vom 28. Oktober 1922, S. 170 [HdA].
3112 GA 314, Vortrag vom 28. Oktober 1922, S. 168 [HdA].
3113 GA 315, Vortrag vom 28. Oktober 1922, S. 118.
3114 Neukirch, Elke. In Selg, Peter (Hg.): *Von der Eurythmie zur Heileurythmie,* Stuttgart 2016, S. 81 ff.
3115 GA 315, Vortrag vom 28. Oktober 1922, S. 124 [HdA].
3116 GA 315, 6. Vortrag, 17. April 1921, S. 90.
3117 GA 315, 6. Vortrag, 17. April 1921, S. 88.
3118 GA 315, 6. Vortrag, 17. April 1921, S. 90.
3119 GA 315, 6. Vortrag, 17. April 1921, S. 89.
3120 GA 315, 6. Vortrag, 17. April 1921, S. 89.
3121 GA 315, 6. Vortrag, 17. April 1921, S. 89.
3122 GA 315, 6. Vortrag, 17. April 1921, S. 89.
3123 GA 315, 6. Vortrag, 17. April 1921, S. 89.
3124 GA 315, 6. Vortrag, 17. April 1921, S. 89 [HdA].
3125 GA 315, 6. Vortrag, 17. April 1921, S. 78.
3126 GA 315, 6. Vortrag, 17. April 1921, S. 78.
3127 GA 315, 6. Vortrag, 17. April 1921, S. 78.
3128 GA 315, 6. Vortrag, 17. April 1921, S. 79.
3129 GA 315, 6. Vortrag, 17. April 1921, S. 80.
3130 GA 315, 6. Vortrag, 17. April 1921, S. 80.
3131 GA 315, 6. Vortrag, 17. April 1921, S. 80.
3132 GA 315, 6. Vortrag, 17. April 1921, S. 80.
3133 GA 315, 6. Vortrag, 17. April 1921, S. 80.
3134 GA 315, 6. Vortrag, 17. April 1921, S. 80.

3135 GA 315, 6. Vortrag, 17. April 1921, S. 80.
3136 GA 315, 6. Vortrag, 17. April 1921, S. 80.
3137 GA 315, 6. Vortrag, 17. April 1921, S. 80.
3138 GA 315, 6. Vortrag, 17. April 1921, S. 80 [HdA].
3139 GA 208, Vortrag vom 30. Oktober 1921.
3140 Siehe 2.1.4.
3141 GA 313, 6. Vortrag, 16. April 1921, S. 105.
3142 GA 313, 6. Vortrag, 16. April 1921, S. 103.
3143 GA 313, 6. Vortrag, 16. April 1921, S. 107.
3144 GA 313, 6. Vortrag, 16. April 1921, S. 107.
3145 GA 313, 6. Vortrag, 16. April 1921, S. 108.
3146 GA 313, 6. Vortrag, 16. April 1921, S. 103.
3147 GA 313, 6. Vortrag, 16. April 1921, S. 108.
3148 GA 313, 6. Vortrag, 16. April 1921, S. 105.
3149 GA 313, 6. Vortrag, 16. April 1921, S. 107.
3150 GA 313, 6. Vortrag, 16. April 1921, S. 108.
3151 GA 313, 6. Vortrag, 16. April 1921, S. 108.
3152 GA 313, 6. Vortrag, 16. April 1921, S. 108.
3153 GA 313, 6. Vortrag, 16. April 1921, S. 108.
3154 GA 313, 6. Vortrag, 16. April 1921, S. 108.
3155 GA 313, 7. Vortrag, 17. April 1921, S. 132 [HdA].
3156 GA 317, 5. Vortrag, 30. Juni 1924, S. 78 f.
3157 GA 315, 3. Vortrag, 14. April 1921, S. 54.
3158 Heigl, Martin-Ingbert. In: Selg, Peter (Hg.): *Von der Eurythmie zur Heileurythmie,* Stuttgart 2016, S. 174.
3159 Heigl, Martin-Ingbert. In: Selg, Peter (Hg.): *Von der Eurythmie zur Heileurythmie,* Stuttgart 2016, S. 166 ff.
3160 GA 315, Vortrag vom 28. Oktober 1922, S. 117.
3161 GA 315, Vortrag vom 28. Oktober 1922, S. 115.
3162 GA 315, Vortrag vom 28. Oktober 1922, S. 115.
3163 GA 315, Vortrag vom 28. Oktober 1922, S. 117.
3164 GA 315, Vortrag vom 28. Oktober 1922, S. 117.
3165 GA 315, Vortrag vom 28. Oktober 1922, S. 117.
3166 GA 317, 6. Vortrag, 1. Juli 1924, S. 94 [HdA].
3167 GA 312, 17. Vortrag, 6. April 1920, S. 327.
3168 GA 317, 5. Vortrag, 30. Juni 1924, S. 78 f.
3169 GA 317, 5. Vortrag, 30. Juni 1924, S. 78 [HdA].
3170 Siehe 2.4.2.
3171 GA 317, 5. Vortrag, 30. Juni 1924, S. 78.
3172 GA 313, 6. Vortrag, 16. April 1921, S. 107.
3173 Siehe Abb. 9.

3174 GA 313, 9. Vortrag, 19. April 1921, in GA 315, S. 97.
3175 GA 313, 9. Vortrag, 19. April 1921, in GA 315, S. 97.
3176 Siehe 2.4.2.
3177 GA 277a, 28. Juni 1914, S. 57.
3178 GA 277a, 28. Juni 1914, S. 57 [HdA].
3179 GA 277a, 28. Juni 1914, S. 57 [HdA].
3180 GA 277a, 28. Juni 1914, S. 57.
3181 GA 277a, 28. Juni 1914, S. 57.
3182 GA 277a, 28. Juni 1914, S. 57 [HdA].
3183 GA 277a, 28. Juni 1914, S. 57.
3184 GA 277a, 28. Juni 1914, S. 57 [HdA]. Siehe auch Abb. 10.
3185 GA 314, Vortrag vom 26. Oktober 1922, S. 102.
3186 GA 277a, 28. Juni 1914, S. 57.
3187 GA 315, 2. Vortrag, 13. April 1921, S. 29.
3188 Das Lehnwort Person stammt vermutlich ab von dem altgr. Wort *πρόσωπον*, ‹das, was man sehen kann›, also Gesicht, Antlitz oder sichtbare Gestalt des Menschen.
3189 Siehe 3.1.6.5.
3190 Siehe 4.3.11 und 4.6.1.
3191 GA 202, Vortrag vom 19. Dezember 1920, S. 212 [HdA].
3192 GA 233a, Vortrag vom 12. Januar 1924, S. 80.
3193 Hyle, griechisch *ὕλη*, Stoff, Materie, im früheren Wortgebrauch Homers auch Holz, Gehölz oder Wald.
3194 GA 18, Die Weltanschauung der griechischen Denker, S. 74 [HdRSt].
3195 GA 233a, Vortrag vom 12. Januar 1924, S. 80 [HdA].
3196 Siehe 1.1.
3197 Threptikon – gr. *θρεπτικόν*, ‹Ernährungsvermögen›.
3198 Aesthetikon – gr. *αἰσθητικόν*, ‹Wahrnehmungsvermögen›.
3199 Abgeleitet von Orexis – gr. *ὄρεξις*, ‹Strebevermögen›.
3200 Kinetikon – gr. *κινητικὸν*, ‹Bewegungsvermögen›.
3201 Dianoetikon gr. *διανοητικόν*, ‹Denkvermögen›.
3202 GA 18, Die Weltanschauung der griechischen Denker, S. 75 [HdA].
3203 Siehe 3.1.6.
3204 GA 18, Die Weltanschauung der griechischen Denker, S. 76 [HdRSt].
3205 GA 233a, Vortrag vom 12. Januar 1924.
3206 GA 233a, Vortrag vom 12. Januar 1924, S. 81.
3207 GA 233a, Vortrag vom 12. Januar 1924, S. 81.
3208 GA 233a, Vortrag vom 12. Januar 1924, S. 80 [HdA].
3209 GA 315, 6. Vortrag, 17. April 1921, S. 78.
3210 GA 36, Sprache und Sprachgeist, S. 297.
3211 GA 204, Vortrag vom 9. April 1921.

3212 GA 40, Ansprache vom 29. August 1915, S. 66.
3213 GA 137, Vortrag vom 12. Juni 1912, S. 191.
3214 GA 137, Vortrag vom 12. Juni 1912, S. 190.
3215 GA 137, Vortrag vom 12. Juni 1912, S. 190.
3216 GA 137, Vortrag vom 12. Juni 1912, S. 190.
3217 GA 137, Vortrag vom 12. Juni 1912, S. 191 [HdA].
3218 GA 232, Vortrag vom 7. Dezember 1923, S. 114 f. [HdA].
3219 GA 315, 6. Vortrag, 17. April 1921, S. 90.
3220 GA 315, 6. Vortrag, 17. April 1921, S. 89.
3221 GA 315, 6. Vortrag, 17. April 1921, S. 89.
3222 GA 315, 6. Vortrag, 17. April 1921, S. 89.
3223 GA 315, 6. Vortrag, 17. April 1921, S. 89.
3224 GA 315, 6. Vortrag, 17. April 1921, S. 89 [HdA].
3225 GA 315, 6. Vortrag, 17. April 1921, S. 90 [HdA].
3226 GA 315, 6. Vortrag, 17. April 1921, S. 90 [HdA].
3227 GA 277, Ansprache vom 9. April 1921, S. 218 [HdA].
3228 GA 313, 9. Vortrag, 18. April 1921, in GA 315, Vortrag vom 18. April 1921, S. 104 f.
3229 GA 313, 9. Vortrag, 18. April 1921, in GA 315, Vortrag vom 18. April 1921, S. 105.
3230 GA 313, 9. Vortrag, 18. April 1921, in GA 315, Vortrag vom 18. April 1921, S. 105.
3231 GA 313, 9. Vortrag, 18. April 1921, in GA 315, Vortrag vom 18. April 1921, S. 105 [HdA].
3232 Siehe 1.1.2.
3233 GA 204, Vortrag vom 15. April 1921 [HdA].
3234 GA 204, Vortrag vom 15. April 1921.
3235 GA 204, Vortrag vom 15. April 1921.
3236 GA 204, Vortrag vom 15. April 1921.
3237 GA 204, Vortrag vom 15. April 1921 [HdA].
3238 GA 204, Vortrag vom 15. April 1921 [HdA].
3239 GA 204, Vortrag vom 15. April 1921 [HdA].
3240 Diktum von lat. dicere: das Gesagte.
3241 GA 204, Vortrag vom 15. April 1921.
3242 GA 204, Vortrag vom 15. April 1921 [HdA].
3243 Keller Roth, Wilburg: *Vom Gehenlernen*. In: Selg, Peter (Hg.): *Von der Eurythmie zur Heileurythmie*, Stuttgart 2016, S. 137 ff.
3244 GA 204, Vortrag vom 15. April 1921.
3245 GA 204, Vortrag vom 16. April 1921.
3246 GA 204, Vortrag vom 16. April 1921.
3247 GA 204, Vortrag vom 16. April 1921.
3248 GA 204, Vortrag vom 16. April 1921.
3249 GA 204, Vortrag vom 16. April 1921 [HdA].
3250 GA 26, Gnosis und Anthroposophie, S. 211.

3251 GA 204, Vortrag vom 17. April 1921.
3252 GA 204, Vortrag vom 17. April 1921.
3253 GA 204, Vortrag vom 17. April 1921 [HdA].
3254 GA 144, Vortrag vom 6. Februar 1913.
3255 Verfasst von Wolfram von Eschenbach, Anfang 13. Jahrhundert. Eschenbach, Wolfram von: *Parzival*, Frankfurt am Main 2006.
3256 GA 204, Vortrag vom 17. April 1921.
3257 GA 204, Vortrag vom 17. April 1921.
3258 GA 204, Vortrag vom 17. April 1921 [HdA].
3259 GA 204, 1. Vortrag vom 7. April 1921.
3260 GA 204, Vortrag vom 17. April 1921 [HdA].
3261 GA 204, Vortrag vom 9. April 1921.
3262 GA 204, Vortrag vom 9. April 1921.
3263 GA 10, Über einige Wirkungen der Einweihung, S. 118.
3264 GA 40, Aus den Mysterien von Ephesus, 2. Dezember 1923, S. 173.
3265 Tautz, Johannes: *Walter Johannes Stein. Eine Biographie*, Dornach 1989.
3266 GA 315, 5. Vortrag, 16. April 1921, S. 67.
3267 GA 10, Über einige Wirkungen der Einweihung, S. 118.
3268 GA 204, Vortrag vom 17. April 1921.
3269 GA 268, Für die Mutter von Ita Wegman, November 1924, S. 109.
3270 GA 219, Vortrag vom 23. Dezember 1922 [HdA].
3271 GA 13.
3272 GA 219, Vortrag vom 23. Dezember 1922 [HdA].
3273 GA 82, Vortrag vom 11. April 1922.
3274 GA 277, Ansprache vom 15. Juli 1923, S. 377 f. [HdA].
3275 GA 277, Ansprache vom 15. Juli 1923, S. 378.
3276 GA 315, Vortrag vom 28. Oktober 1922, S. 113.
3277 GA 315, Vortrag vom 28. Oktober 1922, S. 113.
3278 GA 315, Vortrag vom 28. Oktober 1922, S. 113.
3279 GA 315, Vortrag vom 28. Oktober 1922, S. 114.
3280 GA 315, Vortrag vom 28. Oktober 1922, S. 126 [HdA].
3281 GA 312, 14. Vortrag, 3. April 1920, S. 264 [HdA].
3282 Siehe 2.1.3.
3283 GA 315, 1. Vortrag, 12. April 1921, S. 17.
3284 GA 312, 14. Vortrag, 3. April 1920, S. 269.
3285 Goethe, Johann Wolfgang von: *Wilhelm Meisters Wanderjahre*, 3. Buch, 18. Kapitel, München 2002.
3286 Meyer, Thomas: *W. J. Stein, Rudolf Steiner, Dokumentation eines wegweisenden Zusammenwirkens*, Dornach 1986.
3287 GA 291a, Texte von Rudolf Steiner und anderen, S. 133 [HdV].
3288 Meyer, Thomas: *W. J. Stein, Rudolf Steiner, Dokumentation eines wegweisenden*

Zusammenwirkens, Dornach 1986. Siehe auch GA 198, Vortrag vom 10. Juli 1920, S. 219.

3289 Am 18. Juni 1922. Zitiert aus Hiebel, Friedrich: *Entscheidungszeit mit Rudolf Steiner, Erlebnis und Begegnung*, Dornach 1986, S. 88.

3290 GA 211, Vortrag vom 11. Juni 1922.

3291 GA 211, Vortrag vom 11. Juni 1911, S. 199 ff.

3292 GA 211, Vortrag vom 11. Juni 1911, S 203.

3293 Wochenschrift *Das Goetheanum* am 7. Mai 1922. Zitiert aus Hiebel, Friedrich: *Entscheidungszeit mit Rudolf Steiner, Erlebnis und Begegnung*, Dornach 1986, S. 70.

3294 Siehe GA 260a, Mitteilungen des Vorstandes, S. 494 und GA 82, Meine holländische und englische Reise, S. 244. Siehe auch Tautz, Johannes: *Walter Johannes Stein. Eine Biographie*, Dornach 1989, S. 136 f. und S. 281.

3295 Originalien im Ita Wegman Institut, Arlesheim.

3296 Meyer, Thomas: *D. N. Dunlop, ein Zeit- und Lebensbild*, Basel 1996.

3297 Siehe Selg, Peter: *Beitrag über Helene von Grunelius*. In: Plato, Bodo von (Hg.): *Anthroposophie im 20. Jahrhundert*, Dornach 2003, S. 250.

3298 Husemann, Gisbert; Tautz, Johannes (Hg.): *Der Lehrerkreis um Rudolf Steiner. In der ersten Waldorfschule,* 2. erweiterte Auflage Stuttgart 1979, S. 65.

3299 Plato, Bodo von (Hg.): *Anthroposophie im 20. Jahrhundert*, Dornach 2003, S. 791.

3300 Beim Wissenschaftlichen Symposion der Medizinischen Sektion am Goetheanum in Dornach im März 2019.

3301 Stein, W. J.: *Dissertation*. In: Meyer, Thomas: *W. J. Stein, Rudolf Steiner / Dokumentation eines wegweisenden Zusammenwirkens,* Dornach 1986, S. 186.

3302 Im Verlag am Goetheanum geplant: Wissenschaftskritische Ausgabe von GA 313 und GA 315.

3303 GA 224, Vortrag vom 11. Juli 1923, S. 109.

3304 GA 314, Vortrag vom 9. Oktober 1920, S. 72.

3305 GA 224, Vortrag vom 11. Juli 1923, S. 109.

3306 GA 204, Vortrag vom 17. April 1921, S. 103 [HdA].

3307 GA 313, 8. und 9. Vortrag, 18. April 1921.

3308 GA 204, 17. April 1921, S. 107.

3309 Goethe, Johann Wolfgang von: *Maximen und Reflexionen, Nachlass, Über Natur und Naturwissenschaft,* München 2008.

3310 Margarete Kirchner-Bockholt, Ärztin, *8. Oktober 1894 Dülmen/Westfalen (DE), † 9.4.1973 Arlesheim (CH).

3311 Trude Thetter, Eurythmistin und Heil-Eurythmistin, *25.2.1907, Wien (AT), † 25.9.1982 Wien (AT).

3312 Daffi Niederhäuser-de Jaager, Eurythmistin, *10.9.1914 Den Haag (NL), † 11.7.1985 Dornach (CH).

Abbildungsverzeichnis

Abb. 1 © Raffael-Verlag Ittigen
Abb. 2 © Rudolf Steiner Archiv Dornach
Abb. 3 links © iStock.com/Iurii Garmash
rechts © iStock.com/LiliGraphie
Abb. 4 © Verlag am Goetheanum Dornach
Abb. 5 © Rudolf Steiner Archiv Dornach
Abb. 6 © Rudolf Steiner Archiv Dornach
Abb. 7 © Rudolf Steiner Archiv Dornach
Abb. 8 © Rudolf Steiner Archiv Dornach
Abb. 9 © Rudolf Steiner Archiv Dornach
Abb. 10 © Rudolf Steiner Archiv Dornach
Abb. 11 links © José Luiz Bernardes Ribeiro / CC BY-SA 4.0
rechts © Wikimedia Commons, gemeinfrei
Abb. 12 © Rudolf Steiner Archiv Dornach
Abb. 13 © Ita Wegman Institut Arlesheim
Abb. 14 © Rudolf Steiner Archiv Dornach
Abb. 15 © Rudolf Steiner Verlag Basel
Abb. 16 links: © Rudolf Steiner Archiv Dornach
rechts: © Rudolf Steiner Verlag
Abb. 17 links: © Rudolf Steiner Archiv Dornach
rechts: © Rudolf Steiner Verlag
Abb. 18 © Wikimedia Commons, Public Domain
Abb. 19 © Rudolf Steiner Archiv Dornach
Abb. 20 © Wikimedia Commons, GNU Free Documentation License
Abb. 21 © Rudolf Steiner Archiv Dornach
Abb. 22 © Verlag am Goetheanum Dornach
Abb. 23 © Rudolf Steiner Verlag Basel
Abb. 24 © Rudolf Steiner Archiv Dornach, Foto: Anna Krygier
Abb. 25 © Rudolf Steiner Archiv Dornach
Abb. 26 © Rudolf Steiner Archiv Dornach

Abb. 27 © Goetheanum Kunstsammlung, Dornach; mit freundlicher Genehmigung der Humanus-Stiftung, Basel

Abb. 28 © Rudolf Steiner Archiv Dornach

Abb. 29 © Rudolf Steiner Archiv Dornach

Abb. 30 © Rudolf Steiner Verlag Basel

Abb. 31 © Rudolf Steiner Archiv Dornach

Abb. 32 © Rudolf Steiner Archiv Dornach

Abb. 33 © Rudolf Steiner Archiv Dornach

Abb. 34 © Rudolf Steiner Archiv Dornach

Abb. 35 © Rudolf Steiner Archiv Dornach

Abb. 36 © Verlag am Goetheanum Dornach

Abb. 37 © www.BibleLandPictures.com / Alamy Stock Foto

Abb. 38 © Rudolf Steiner Archiv

Abb. 39 © Rudolf Steiner Archiv Dornach

Abb. 40 © Rudolf Steiner Archiv Dornach

Abb. 41 © Rudolf Steiner Archiv Dornach

Abb. 42 © Rudolf Steiner Archiv Dornach

Abb. 43 © Rudolf Steiner Archiv Dornach

Abb. 44 © Rudolf Steiner Archiv Dornach

Abb. 45 © Rudolf Steiner Archiv Dornach

Abb. 46 © Rudolf Steiner Archiv Dornach

Abb. 47 © Rudolf Steiner Archiv Dornach

Abb. 48 © Wikimedia Commons, Public Domain

Abb. 49 © Wikimedia Commons, Joseph Renalias (Lohen11), Creative Commons Attribution-Share Alike 3.0 Unported

Abb. 50 © Rudolf Steiner Archiv Dornach

Abb. 51 © Rudolf Steiner Archiv

Abb. 52 © Rudolf Steiner Archiv Dornach

Abb. 53 © Rudolf Steiner Archiv Dornach

Abb. 54 © Rudolf Steiner Archiv Dornach

Abb. 55 © Wilburg Keller Roth

Abb. 56 © Rudolf Steiner Archiv Dornach

Abb. 57 © Rudolf Steiner Archiv Dornach

Abb. 58 © Wikimedia Commons, Carole Raddato, Creative Commons Attribution-Share Alike 2.0 Generic

Abb. 59 © Rudolf Steiner Archiv Dornach

Abb. 60 © Wikimedia Commons, José Luiz Bernardes Ribeiro / CC BY-SA 4.0

Abb. 61 © Verlag am Goetheanum Dornach

Abb. 62 © Verlag am Goetheanum Dornach

Abb. 63 © Verlag am Goetheanum Dornach

Abb. 64 © Rudolf Steiner Archiv

GA- und Siglenverzeichnis

GA 1a–e Rudolf Steiner: *J. W. Goethe, Naturwissenschaftliche Schriften*. Mit Einleitungen, Fußnoten und Erläuterungen im Text hrsg. von Rudolf Steiner. Fünf Bände. Fotomechanischer Nachdruck nach der Erstauflage in «Kürschners Deutsche National-Litteratur». Goethe Werke, Band XXXIII–XXXVI, 1. und 2. Abt. (1884–1897). Dornach, 4. Aufl. (Sonderausgabe) 1982

GA 1 Rudolf Steiner: *Einleitungen zu Goethes Naturwissenschaftlichen Schriften. Zugleich eine Grundlegung der Geisteswissenschaft (Anthroposophie)* (1884–1897). Dornach, 4. Aufl. 1987

GA 2 Rudolf Steiner: *Grundlinien einer Erkenntnistheorie der Goetheschen Weltanschauung, mit besonderer Rücksicht auf Schiller* (1886). Dornach, 8., neu durchges. Aufl. 2003

GA 3 Rudolf Steiner: *Wahrheit und Wissenschaft. Vorspiel einer «Philosophie der Freiheit»* (1892). Basel, 6. Aufl. 2012

GA 4 Rudolf Steiner: *Die Philosophie der Freiheit. Grundzüge einer modernen Weltanschauung. Seelische Beobachtungsresultate nach naturwissenschaftlicher Methode* (1894). Dornach, 16. Aufl. 1995

GA 6 Rudolf Steiner: *Goethes Weltanschauung* (1897). Dornach, 8. Aufl. 1990

GA 7 Rudolf Steiner: *Die Mystik im Aufgange des neuzeitlichen Geisteslebens und ihr Verhältnis zur modernen Weltanschauung* (1901). Dornach, 6. Aufl. 1987

GA 9 Rudolf Steiner: *Theosophie. Einführung in übersinnliche Welterkenntnis und Menschenbestimmung* (1904). Basel, 33. Aufl. 2013

GA 10 Rudolf Steiner: *Wie erlangt man Erkenntnisse der höheren Welten?* (1904/05). Basel, 25. Aufl. 2018

GA 11 Rudolf Steiner: *Aus der Akasha-Chronik* (1904–1908). Basel, 7. Aufl. 2018

GA 13 Rudolf Steiner: *Die Geheimwissenschaft im Umriss* (1910). Basel, 31. Aufl. 2013

GA 14 Rudolf Steiner: *Vier Mysteriendramen. I. Die Pforte der Einweihung (Initiation), II. Die Prüfung der Seele, III. Der Hüter der Schwelle, IV. Der Seelen Erwachen* (1910–1913). Dornach, 5. Aufl. 1998

GA 18 Rudolf Steiner: *Die Rätsel der Philosophie in ihrer Geschichte als Umriss dargestellt* (1914). Dornach, 9. Aufl. 1985

GA 21 Rudolf Steiner: *Von Seelenrätseln* (1917). Dornach, 5. Aufl. 1983

GA 26 Rudolf Steiner: *Anthroposophische Leitsätze. Der Erkenntnisweg der Anthroposophie. Das Michael-Mysterium* (1924/25). Basel, 12. Aufl. 2020

GA 27 Rudolf Steiner und Ita Wegman: *Grundlegendes für eine Erweiterung der Heilkunst nach geisteswissenschaftlichen Erkenntnissen* (1925). Basel, 8. Aufl. 2014

GA 28 Rudolf Steiner: *Mein Lebensgang* (1923–1925). Basel, 9. Aufl. 2000

GA 30 Rudolf Steiner: *Methodische Grundlagen der Anthroposophie. Gesammelte Aufsätze zur Philosophie, Naturwissenschaft, Ästhetik und Seelenkunde 1884–1901*. Dornach, 3. Aufl. 1989

GA 34 Rudolf Steiner: Lucifer-Gnosis. *Grundlegende Aufsätze zur Anthroposophie und Berichte aus der Zeitschrift «Luzifer» und «Lucifer-Gnosis» 1903–1908*. Dornach, 2. Aufl. 1987

GA 36 Rudolf Steiner: *Der Goetheanumgedanke inmitten der Kulturkrisis der Gegenwart. Gesammelte Aufsätze aus der Wochenschrift «Das Goetheanum» 1921–1925*. Basel, 2. Aufl. 2014

GA 40 Rudolf Steiner: *Wahrspruchworte* (ca. 1886–1925). Basel, 10. Aufl. 2019

GA 52 Rudolf Steiner: *Spirituelle Seelenlehre und Weltbetrachtung* (1903/04). Dornach, 2. Aufl. 1986

GA 54 Rudolf Steiner: *Die Welträtsel und die Anthroposophie* (1905/06). Dornach, 2. Aufl. 1983

GA 55 Rudolf Steiner: Die Erkenntnis des Übersinnlichen in unserer Zeit und deren Bedeutung für das heutige Leben (1906/07). Dornach, 2. Aufl. 1983

GA 58 Rudolf Steiner: *Metamorphosen des Seelenlebens – Pfade der Seelenerlebnisse. Erster Teil* (1909/10). Basel, 2. Aufl. 2017

GA 59 Rudolf Steiner: *Metamorphosen des Seelenlebens – Pfade der Seelenerlebnisse. Zweiter Teil* (1910). Basel, 2. Aufl. 2017

GA 66 Rudolf Steiner: *Geist und Stoff, Leben und Tod* (1917). Dornach, 2. Aufl. 1988

GA 74 Rudolf Steiner: *Die Philosophie des Thomas von Aquino* (1920). Dornach, 4. Aufl. 1993

GA 76 Rudolf Steiner: *Die befruchtende Wirkung der Anthroposophie auf die Fachwissenschaften* (1921). Basel, 3. Aufl. 2018

GA 82 Rudolf Steiner: *Damit der Mensch ganz Mensch werde. Die Bedeutung der Anthroposophie im Geistesleben der Gegenwart* (1922). Dornach, 2. Aufl. 1994

GA 84 Rudolf Steiner: *Was wollte das Goetheanum und was soll die Anthroposophie?* (1923/24). Dornach, 2. Aufl. 1986

GA 88 Rudolf Steiner: *Über die astrale Welt und das Devachan* (1902/04). Dornach, 1. Aufl. 1999

GA 89 Rudolf Steiner: *Bewusstsein – Leben – Form. Grundprinzipien der geisteswissenschaftlichen Kosmologie* (1903–1904). Basel, 2. Aufl. 2015

GA 93 Rudolf Steiner: *Die Tempellegende und die Goldene Legende als symbolischer Ausdruck vergangener und zukünftiger Entwickelungsgeheimnisse des Menschen* (1903–1906). Basel, 4. Aufl. 2014

GA 103 Rudolf Steiner: *Das Johannes-Evangelium* (1908). Dornach, 11. Aufl. 1995

GA 109 Rudolf Steiner: *Das Prinzip der spirituellen Ökonomie im Zusammenhang mit Wiederverkörperungsfragen* (1909). Dornach, 3. Aufl. 2000

GA 114 Rudolf Steiner: *Das Lukas-Evangelium* (1909). Basel, 10. Aufl. 2015

GA 115 Rudolf Steiner: *Anthroposophie – Psychosophie – Pneumatosophie* (1909–1911). Basel, 5. Aufl. 2012

GA 116 Rudolf Steiner: *Der Christus-Impuls und die Entwickelung des Ich-Bewusstseins* (1909/10). Dornach, 5. Aufl. 2006

GA 126 Rudolf Steiner: *Okkulte Geschichte. Esoterische Betrachtungen karmischer Zusammenhänge von Persönlichkeiten und Ereignissen der Weltgeschichte* (1910/11). Dornach, 5. Aufl. (1992)

GA 127 Rudolf Steiner: *Die Mission der neuen Geistesoffenbarung. Das Christus-Ereignis als Mittelpunktgeschehen der Erdenevolution* (1911). Dornach, 2. Aufl. 1989

GA 128 Rudolf Steiner: *Eine okkulte Physiologie* (1911). Dornach, 5. Aufl. 1991

GA 130 Rudolf Steiner: *Das esoterische Christentum und die geistige Führung der Menschheit* (1911/12). Dornach, 4., neu durchges. Aufl. 1995

GA 134 Rudolf Steiner: *Die Welt der Sinne und die Welt des Geistes* (1911/12). Dornach, 6. Aufl. 2009

GA 137 Rudolf Steiner: *Der Mensch im Lichte von Okkultismus, Theosophie und Philosophie* (1912). Dornach, 5., neu durchges. und erg. Aufl. 1993

GA 142 Rudolf Steiner: *Die Bhagavad Gita und die Paulusbriefe* (1912/13). Dornach, 4 Aufl. 1982

GA 144 Rudolf Steiner: *Die Mysterien des Morgenlandes und des Christentums* (1913). Basel, 5. Aufl. 2015

GA 151 Rudolf Steiner: *Der menschliche und der kosmische Gedanke* (2014). Basel, 7. Aufl. 2015

GA 158 Rudolf Steiner: *Der Zusammenhang des Menschen mit der elementarischen Welt. Kalewala – Olaf Åsteson – Das russische Volkstum – Die Welt als Ergebnis von Gleichgewichtswirkungen* (1912–1914). Dornach, 4., erg. Aufl. 1993

GA 161 Rudolf Steiner: *Wege der geistigen Erkenntnis und der Erneuerung künstlerischer Weltanschauung* (1915). Dornach, 2. Aufl. 1999

GA 169 Rudolf Steiner: *Weltwesen und Ichheit* (1916). Dornach, 3. Aufl. 1998

GA 173c Rudolf Steiner: *Zeitgeschichtliche Betrachtungen. Die Wirklichkeit okkulter Impulse* (1917). Dornach, 5. Aufl. 2014

GA 181 Rudolf Steiner: *Erdensterben und Weltenleben. Anthroposophische Lebensgaben. Bewusstseins-Notwendigkeiten für Gegenwart und Zukunft* (1918). Dornach, 3. Aufl. 1991

GA 182 Rudolf Steiner: *Der Tod als Lebenswandlung* (1917/18). Dornach, 4. Aufl. 1996

GA 183 Rudolf Steiner: *Die Wissenschaft vom Werden des Menschen* (1918). Dornach, 2. Aufl. 1990

GA 192 Rudolf Steiner: *Geisteswissenschaftliche Behandlung sozialer und pädagogischer Fragen* (1919). Dornach, 2. Aufl. 1991

GA 194 Rudolf Steiner: Die Sendung Michaels. Die Offenbarung der eigentlichen Geheimnisse des Menschenwesens (1919). Dornach, 4. Aufl. (1994)

GA 198 Rudolf Steiner: *Heilfaktoren für den sozialen Organismus* (1920). Dornach, 2. Aufl. 1984

GA 201 Rudolf Steiner: *Entsprechungen zwischen Mikrokosmos und Makrokosmos. Der Mensch - eine Hieroglyphe des Weltenalls. Der Mensch in seinem Zusammenhang mit dem Kosmos, Band I* (1920). Basel, 4. Aufl. 2015

GA 202 Rudolf Steiner: *Die Brücke zwischen der Weltgeistigkeit und dem Physischen des Menschen. Die Suche nach der neuen Isis, der göttlichen Sophia. Der Mensch in seinem Zusammenhang mit dem Kosmos, Band II* (1920). Dornach, 4. Aufl. 1993

GA 203 Rudolf Steiner: *Die Verantwortung des Menschen für die Weltentwickelung durch seinen geistigen Zusammenhang mit dem Erdplaneten und der Sternenwelt. Der Mensch in seinem Zusammenhang mit dem Kosmos, Band III* (1921). Dornach, 2. Aufl. 1989

GA 204 Rudolf Steiner: *Perspektiven der Menschheitsentwickelung. Der materialistische Erkenntnisimpuls und die Aufgabe der Anthroposophie. Der Mensch in seinem Zusammenhang mit dem Kosmos, Band IV* (1921). Basel, 2. Aufl. 2016

GA 205 Rudolf Steiner: *Menschenwerden, Weltenseele und Weltengeist. Erster Teil: Der Mensch als leiblich-seelische Wesenheit in seinem Verhältnis zur Welt. Der Mensch in seinem Zusammenhang mit dem Kosmos, Band V* (1921). Basel, 3. Aufl. 2016

GA 206 Rudolf Steiner: *Menschenwerden, Weltenseele und Weltengeist. Zweiter Teil: Der Mensch als geistiges Wesen im historischen Werdegang. Der Mensch in seinem Zusammenhang mit dem Kosmos, Band VI* (1921). Basel, 3. Aufl. 2019

GA 207 Rudolf Steiner: *Anthroposophie als Kosmosophie. Erster Teil: Wesenszüge des Menschen im irdischen und kosmischen Bereich. Der Mensch in seinem Zusammenhang mit dem Kosmos, Band VII* (1921). Dornach, 3. Aufl. 1990

GA 208 Rudolf Steiner: *Anthroposophie als Kosmosophie. Zweiter Teil: Die Gestaltung des Menschen als Ergebnis kosmischer Wirkungen. Der Mensch in seinem Zusammenhang mit dem Kosmos, Band VIII* (1921). Dornach, 3. Aufl. 1992

GA 209 Rudolf Steiner: *Nordische und mitteleuropäische Geistimpulse. Das Fest der Erscheinung Christi* (1921). Dornach, 2. Aufl. 1982

GA 211 Rudolf Steiner: *Das Sonnenmysterium und das Mysterium von Tod und Auferstehung. Exoterisches und esoterisches Christentum* (1922). Dornach, 3. Aufl. 2006

GA 213 Rudolf Steiner: *Menschenfragen und Weltenantworten* (1922). Dornach, 2. Aufl. 1987

GA 214 Rudolf Steiner: *Das Geheimnis der Trinität. Der Mensch und sein Verhältnis zur Geistwelt im Wandel der* Zeiten (1922). Dornach, 3. Aufl. (1999)

GA 218 Rudolf Steiner: *Geistige Zusammenhänge in der Gestaltung des menschlichen Organismus* (1922). Basel, 6. Aufl. 2017

GA 219 Rudolf Steiner: *Das Verhältnis der Sternenwelt zum Menschen und des Menschen zur Sternenwelt. Die geistige Kommunion der Menschheit* (1922). Dornach, 6., erg. Aufl. 1994

GA 223 Rudolf Steiner: *Der Jahreskreislauf als Atmungsvorgang der Erde und die vier großen Festeszeiten. Die Anthroposophie und das menschliche Gemüt* (1923). Dornach, 7. Aufl. 1990

GA 224 Rudolf Steiner: *Die menschliche Seele in ihrem Zusammenhang mit göttlich-geistigen Individualitäten. Die Verinnerlichung der Jahresfeste* (1923). Basel, 4. Aufl. 2015

GA 229 Rudolf Steiner: *Das Miterleben des Jahreslaufes in vier kosmischen Imaginationen* (1923). Dornach, 8., erg. Aufl. 1999

GA 232 Rudolf Steiner: *Mysteriengestaltungen* (1923). Dornach, 5., erg. Aufl. 1998

GA 233 Rudolf Steiner: *Die Weltgeschichte in anthroposophischer Beleuchtung und als Grundlage der Erkenntnis des Menschengeistes* (1923/24). Dornach, 5. Aufl. 1991

GA 233a Rudolf Steiner: *Mysterienstätten des Mittelalters. Rosenkreuzertum und modernes Einweihungsprinzip. Das Osterfest als ein Stück Mysteriengeschichte der Menschheit* (1924). Dornach, 6. Aufl. 2013

GA 235 Rudolf Steiner: *Esoterische Betrachtungen karmischer Zusammenhänge. Erster Band* (1924). Dornach, 9., durchges. und erw. Aufl. 2020

GA 236 Rudolf Steiner: *Esoterische Betrachtungen karmischer Zusammenhänge. Zweiter Band* (1924). Dornach, 6. Aufl. 1988

GA 237 Rudolf Steiner: *Esoterische Betrachtungen karmischer Zusammenhänge. Dritter Band: Die karmischen Zusammenhänge der anthroposophischen Bewegung* (1924). Dornach 8. Aufl. 1991

GA 238 Rudolf Steiner: *Esoterische Betrachtungen karmischer Zusammenhänge. Vierter Band: Das geistige Leben der Gegenwart im Zusammenhang mit der anthroposophischen Bewegung* (1924). Dornach, 6. Aufl. 1991

GA 257 Rudolf Steiner: *Anthroposophische Gemeinschaftsbildung* (1923). Dornach, 4. Aufl. 1989

GA 260 Rudolf Steiner: *Die Weihnachtstagung zur Begründung der Allgemeinen Anthroposophischen Gesellschaft 1923/24*. Dornach, 5. Aufl. 1994

GA 260a Rudolf Steiner: *Die Konstitution der Allgemeinen Anthroposophischen Gesellschaft und der Freien Hochschule für Geisteswissenschaft. Der Wiederaufbau des Goetheanum. Aufsätze und Mitteilungen, Vorträge und Ansprachen, Dokumente 1924–1925*. Dornach, 2. Aufl. 1987

GA 264 Rudolf Steiner: *Zur Geschichte und aus den Inhalten der ersten Abteilung der Esoterischen Schule 1904–1914*. Dornach, 2,. durchges. und erw. Aufl. 1996

GA 268 Rudolf Steiner: *Mantrische Sprüche. Seelenübungen Band II, 1903–1925*. Basel, 2. Aufl. 2015

GA 270 Rudolf Steiner*: Esoterische Unterweisungen für die erste Klasse der Freien Hochschule für Geisteswissenschaft* (1924). Basel, 4., neu durchges. und überarb. Aufl. 2020

GA 271 Rudolf Steiner: *Kunst und Kunsterkenntnis. Grundlagen einer neuen Ästhetik* (1888–1921). Dornach, 3., erw. Aufl. 1985

GA 275 Rudolf Steiner: *Kunst im Lichte der Mysterienweisheit* (1914/15). Dornach, 3. Aufl. 1990

GA 276 Rudolf Steiner: *Das Künstlerische in seiner Weltmission* (1923). Dornach, 4. Aufl. 2002

GA 277 Rudolf Steiner: Eurythmie – *Die Offenbarung der sprechenden Seele* (1918–1924). Dornach, 3. Aufl. 1999

GA 277a Rudolf Steiner: *Die Entstehung und Entwickelung der Eurythmie* (1912–1915). Dornach, 3. Aufl. 1998

GA 278 Rudolf Steiner*: Eurythmie als sichtbarer Gesang. Ton-Eurythmie-Kurs* (1923/24). Basel, 7., stark bearb. Aufl. 2016

GA 279 Rudolf Steiner*: Eurythmie als sichtbare Sprache. Laut-Eurythmie-Kurs* (1922–1924). Basel, 6., neubearb. erg. und erw. Aufl. 2019

GA 286 Rudolf Steiner: *Wege zu einem neuen Baustil* (1911–1914). Basel, 4., überarb. Aufl. 2020

GA 291 Rudolf Steiner: *Das Wesen der Farben* (1914–1924). Dornach, 4. Aufl. 1991

GA 291a Rudolf Steiner: *Farbenerkenntnis. Ergänzungen zu dem Band «Das Wesen der Farben»* (1894–1925). Dornach, 1. Aufl. 1990

GA 293 Rudolf Steiner: *Allgemeine Menschenkunde als Grundlage der Pädagogik. Ein pädagogischer Grundkurs, Teil I* (1919). Basel, 10., neu durchges. und erg. Aufl. 2019

GA 294 Rudolf Steiner: *Erziehungskunst. Methodisch-Didaktisches. Ein pädagogischer Grundkurs, Teil II* (1919). Basel, 7., neu durchges. und erg. Aufl. 2019

GA 295 Rudolf Steiner: *Erziehungskunst. Seminarbesprechungen und Lehrplanvorträge. Ein pädagogischer Grundkurs, Teil III* (1919). Basel, 5., überarb. Aufl. 2019

GA 297 Rudolf Steiner: *Idee und Praxis der Waldorfschule* (1920). Dornach, 1. Aufl. 1998

GA 298 Rudolf Steiner: *Rudolf Steiner in der Waldorfschule* (1919–1924). Dornach, 2. Aufl. 1980

GA 300b Rudolf Steiner: *Konferenzen mit den Lehrern der Freien Waldorfschule 1919 bis 1924. Band II: Konferenzen 1921–1923*. Basel, 5., vollst. überarb. und erw. Aufl. 2019

GA 302 Rudolf Steiner: *Menschenerkenntnis und Unterrichtsgestaltung* (1921). Dornach, 5. Aufl. 1986

GA 302a Rudolf Steiner: *Erziehung und Unterricht aus Menschenerkenntnis* (1920, 1922/23). Dornach, 4. Aufl. 1993

GA 306 Rudolf Steiner: *Die pädagogische Praxis vom Gesichtspunkte geisteswissenschaftlicher Menschenerkenntnis. Die Erziehung des Kindes und jüngeren Menschen* (1923). Dornach, 4. Aufl. 1989

GA 307 Rudolf Steiner: *Gegenwärtiges Geistesleben und Erziehung* (1923). Dornach, 5. Aufl. 1986

GA 312 Rudolf Steiner: *Geisteswissenschaft und Medizin* (1920). Basel, 8., vollst. überarb. und erw. Aufl. 2020

GA 313 Rudolf Steiner: *Geisteswissenschaftliche Gesichtspunkte zur Therapie* (1921). Dornach, 5. Aufl. 2001

GA 314 Rudolf Steiner: *Physiologisch-Therapeutisches auf Grundlage der Geisteswissenschaft. Zur Therapie und Hygiene* (1920, 1922–1924). Dornach, 4. Aufl. 2011

GA 315 Rudolf Steiner: *Heileurythmie* (1921/22). Dornach, 5. Aufl. 2003

GA 316 Rudolf Steiner: *Meditative Betrachtungen und Anleitungen zur Vertiefung der Heilkunst* (1924). Dornach, 5. Auf. 2009

GA 317 Rudolf Steiner: *Heilpädagogischer Kurs* (1924). Dornach, 8. Aufl. 1995

GA 318 Rudolf Steiner: *Das Zusammenwirken von Ärzten und Seelsorgern. Pastoral-Medizinischer Kurs* (1924). Basel, 5., korr. und erw. Aufl. 2019

GA 319 Rudolf Steiner: *Anthroposophische Menschenerkenntnis und Medizin* (1923/24). Dornach, 3. Aufl. 1994

GA 342 Rudolf Steiner: *Vorträge und Kurse über christlich-religiöses Wirken I. Anthroposophische Grundlagen für ein erneuertes christlich-religiöses Wirken* (1921). Dornach, 1. Aufl. 1993

GA 346 Rudolf Steiner: *Vorträge und Kurse über christlich-religiöses Wirken V. Apokalypse und Priesterwirken* (1924). Dornach, 2. Aufl. 2001

GA 350 Rudolf Steiner: *Rhythmen im Kosmos und im Menschenwesen. Band IV: Wie kommt man zum Schauen der geistigen Welt?* (1923). Dornach, 3. Aufl. 1991

K 23/1 Rudolf Steiner: *Band I: Eurythmieformen zu Dichtungen von Rudolf Steiner.* Dornach, 2. Aufl. 2000

K 26a Rudolf Steiner: *Die Eurythmiefiguren von Rudolf Steiner. Malerisch ausgeführt von Annemarie Bäschlin.* Dornach, 2. Aufl. 2001

K 26b Rudolf Steiner u. Edith Maryon: *Eurythmiefiguren aus der Entstehungszeit.* Basel, 1. Aufl. 2018

Tb 642 Rudolf Steiner: *Eurythmie. Die neue Bewegungskunst der Gegenwart* (1986). Dornach, 2. Aufl. 1991

BGA 29 Beiträge zur Rudolf Steiner Gesamtausgabe, Heft 29, Die Kategorienlehre – das Alphabet der Weltenschrift, Dornach 1970

BGA 114/115 Beiträge zur Rudolf Steiner Gesamtausgabe, Heft 114/115, Rudolf Steiner und der mehrdimensionale Raum, Dornach 1995

Literaturverzeichnis

Appenzeller, Kaspar: The problem of blood movement demonstrated on chicken embryos, 2019, https://www.youtube.com/watch?v=whFmmpvUJbY

Aquin, Thomas von: *De motu cordis*, Stuttgart 1987.

Aquin, Thomas von: *Über die Einheit des Geistes gegen die Averroisten*, Stuttgart 1987.

Aristoteles: *De motu animalium*, Hamburg 2018.

Aristoteles: *Organon*, Hamburg 1995.

Baumann, Elisabeth: *Aus der Praxis der Heileurythmie*, Dornach 1983.

Benninghoff, Alfred/Goerttler, Kurt: *Lehrbuch der Anatomie des Menschen*, 10. Auflage, München–Wien–Baltimore 1977.

Bonin, Dietrich von: *Materialien zur therapeutischen Sprachgestaltung*, Dornach 2008.

Debus, Michael: *Das Wesen der Eurythmie*, Dornach 2015.

Degenaar A. G.: *Krankengeschichten*, Asthma, Besprechung vom 11. August 1922, Dornach 2008.

Die Bibel.

Dörner, Klaus: *Der gute Arzt, Lehrbuch der ärztlichen Grundhaltung*. Schriftenreihe der Akademie für Integrierte Medizin, Stuttgart 2001.

Ephraim, Marco: unveröffentlicht.

Eschenbach, Wolfram von: *Parzival*, Frankfurt am Main 2006.

Furst, Branko: *The Heart and Circulation*, London 2014.

Girke, Matthias: *Innere Medizin*, Berlin 2010.

Goethe, Johann Wolfgang von und Trunz, Erich (Hg.): *Werke*. Hamburger Ausgabe in 14 Bände, dtv Literatur, München 1998.

Goethe, Johann Wolfgang von: *Der Fischer*, München 1982.

Goethe, Johann Wolfgang von: *Faust* (Entstehungsjahr 1832), München 2012.

Goethe, Johann Wolfgang von: *Gedichte*, München 1982.

Goethe, Johann Wolfgang von: *Maximen und Reflexionen, Nachlass, Über Natur und Naturwissenschaft*, München 2008.

Goethe, Johann Wolfgang von: *Naturwissenschaftliche Schriften. Mit Einleitungen und Erläuterungen im Text herausgegeben von Rudolf Steiner*, 1. bis 5. Band, Dornach 1982.

Goethe, Johann Wolfgang von: *Poetische Werke*, Berliner Ausgabe [Band 1–16], 1. Band, Berlin 1960.

Goethe, Johann Wolfgang von: *Wilhelm Meisters Wanderjahre,* München 2002.

Grimm, Jacob und Grimm, Wilhelm: *Kinder- und Hausmärchen der Brüder Grimm: Die Sternthaler*, Bindlach 2002.

Hachtel, Beatrix: *Heileurythmie als Geisteswissenschaft*, Berlin 2017.

Haeckel, Ernst: *Kunstformen der Natur*, Wiesbaden 2009.

Hasler, Stefan (Hg.): *Rudolf Steiners Angaben zur Eurythmie in verschiedenen Sprachen*, Dornach 2018.

Herder, Johann Gottfried: *«Der Mensch ist der erste Freigelassene der Schöpfung»*, Stuttgart 1989.

Heusser, Peter (Hg.): *Studienkommentare zum medizinischen Werk Rudolf Steiners*, Dornach 2020.

Heusser, Peter: *Anthroposophie und Wissenschaft,* Dornach 2016.

Hiebel, Friedrich: *Entscheidungszeit mit Rudolf Steiner, Erlebnis und Begegnung*, Dornach 1986.

Höller, Klaus: *Bewegungsphysiologie*. In: Medizinische Sektion der Freien Hochschule für Geisteswissenschaft am Goetheanum (Hg.): *Persephone,* 9. Band, Dornach 1996.

Höller, Klaus: *Menschenkundliche Grundlagen der Toneurythmie*, Borchen 1999.

Husemann, Armin: *Form, Leben und Bewusstsein*, Stuttgart 2015.

Husemann, Gisbert und Tautz, Johannes (Hg.): *Der Lehrerkreis um Rudolf Steiner. In der ersten Waldorfschule*. Stuttgart 1979.

Jenaro, Eduardo (Hg.): *Rudolf Steiners eurythmische Lautlehre*, Stuttgart 1999.

Kaiser, Mareike: *Heileurythmie bei Zahnfehlstellungen am Beispiel eines Kindes mit offenem Biss*. In: *Der Merkurstab*, Heft 2, Berlin 2015.

Keller Roth, Wilburg: *Das O offenbart den Menschen als Seele*. In: Rundbrief der Sektion für Redende und Musizierende Künste, Dornach 2014.

Keller Roth, Wilburg: *Lautkräfte in der menschlichen Organbildung*. In: Festschrift, 2. Konferenz für Heileurythmie: *Vielfalt – Vernetzen – Vertiefen*, Dornach 2016.

Keller Roth, Wilburg: *Vom Gehenlernen*. In: Selg, Peter (Hg.): *Von der Eurythmie zur Heileurythmie*, Stuttgart 2016.

Kirchner-Bockholt, Margarete: *Grundelemente der Heileurythmie*, Dornach 2010.

König, Karl: *Sinnesentwicklung und Leiberfahrung: heilpädag. Gesichtspunkte zur Sinneslehre Rudolf Steiners*, Stuttgart 1986.

Laue, Hans Broder von und Laue, Elke E. von: *Zur Physiologie der Heileurythmie*, Dornach 2007.

Lievegoed, Bernard: *Entwicklungsphasen des Kindes*, Stuttgart 1986.

Meierhans, Anja und Keller Roth, Wilburg: *Dokumentation in der heileurythmischen Praxis. Leitlinien*, 2008, https://eurythmytherapy-medsektion.net/fileadmin/user_upload/Leitlinien_Heileurythmie_Praxis_2008.pdf

Meyer, Thomas: *D. N. Dunlop, ein Zeit- und Lebensbild*, Basel 1996.

Meyer, Thomas: *W. J. Stein, Rudolf Steiner, Dokumentation eines wegweisenden Zusammenwirkens*, Dornach 1986.

Morgenstern, Christian: *Wir fanden einen Pfad*, Dornach 2003.

Paracelus und Deggeller, Gerhard J. (Hg.): *Das Mahl des Herrn und Auslegung des Vaterunsers*, Dornach 1993.

Plato, Bodo von (Hg.): *Anthroposophie im 20. Jahrhundert*, Dornach 2003.

Platon: *Theaitetos 155 d*, Stuttgart 2012.

Prokofieff, Sergej O.: *Rudolf Steiner und die Meister des esoterischen Christentums*, Dornach 2018.

Rilke, Rainer Maria: *VIII. Duineser Elegie*, Reinbek 1997.

Schubert, Günther: Die Kategorienlehre des Aristoteles. In: Beiträge zur Rudolf Steiner Gesamtausgabe, Heft 29, *Die Kategorienlehre – das Alphabet der Weltenschrift*, Dornach 1970.

Schwenk, Theodor: *Die Bedeutung des Potenzierprozesses*, Dornach 2014.

Sebastian, Sabine: *Eurythmie zur kosmischen Urform des ersten Goetheanumbaus*. In: Festschrift, 2. Konferenz für Heileurythmie: *Vielfalt – Vernetzen – Vertiefen*, Dornach 2016.

Sebastian, Sabine: *Impulsreferate zum 2. Vortrag des Heileurythmiekurses*. In: Festschrift, 1. Konferenz für Heileurythmie: *Substanz – Transformation – Prozess*, Dornach 2008.

Selg, Peter (Hg.): *Das menschliche Herz*. Kardiologie in der Anthroposophischen Medizin, Stuttgart 2014.

Selg, Peter (Hg.): *Von der Eurythmie zur Heileurythmie*, Stuttgart 2016.

Selg, Peter (Hg): *Der Kampf um die Heileurythmie*, Stuttgart 2018.

Selg, Peter: *Das andere Deutschland*, Stuttgart 2016.

Selg, Peter: *Patienten-Meditationen von Rudolf Steiner*, Stuttgart 2019.

Selg, Peter: *Beitrag über Helene von Grunelius*. In: Plato, Bodo von (Hg.): *Anthroposophie im 20. Jahrhundert*, Dornach 2003.

Sieweke, Herbert: *Betrachtungen zu Rudolf Steiners Zweitem Medizinischen Kurs, Erster bis vierter Vortrag. Arbeitsmaterial der medizinischen Arbeitsgruppe am Goetheanum, Manuskriptdruck*, Rheinfelden 2002.

Sieweke, Herbert: *Gesundheit und Krankheit als Verwirklichungsformen menschlichen Daseins. Anthroposophische Medizin – Studien zu ihren Grundlagen*, Dornach 1967.

Stein, W. J.: *Dissertation*. In: Meyer, Thomas: *W. J. Stein, Rudolf Steiner, Dokumentation eines wegweisenden Zusammenwirkens,* Dornach 1986.

Stein, Walter Johannes: *Der Tod Merlins*, Dornach 1984.

Tautz, Johannes: *Walter Johannes Stein, eine Biographie*, Dornach 1989.

Thomas, Renate: *Anatomie für Heileurythmisten*, Frankfurt am Main 2016.

Uhlenhoff, Wilhelm: *Die Kinder des heilpädagogischen Kurses*, Stuttgart 1994.

Vogel, Lothar: *Der dreigliedrige Mensch*, Dornach 2005.

Walter, Hilma: *Der Krebs und seine Behandlung*, Arlesheim 1953.

Wilmar, Fritz: *Vorgeburtliche Menschwerdung*, Stuttgart 1991.

Ziegler, Renatus: *Geist und Buchstabe*, Basel 2018.

Zur Autorin

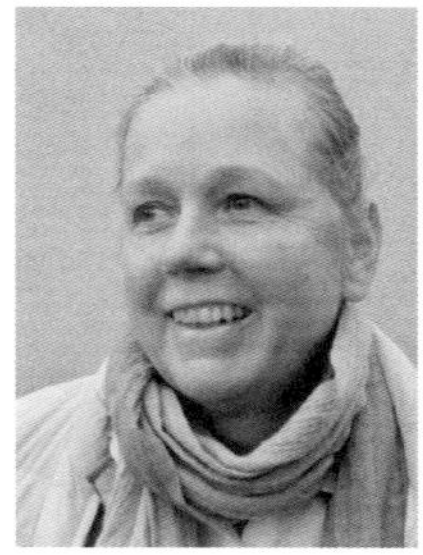

Dr. Wilburg Keller Roth

Humanistische Matura und Medizinstudium in Wien, daneben Musikstudium im Konzertfach Klavier. Ab 1983 Mitarbeit in der Medizinischen Arbeitsgruppe am Goetheanum unter der Leitung von Dr. Herbert Sieweke. Assistenzarzttätigkeit in Wien, Arlesheim und Basel; seit 1996 in anthroposophischer Praxisgemeinschaft in Basel als Allgemeinärztin tätig.

Erste Begegnungen mit der Eurythmie und Heil-Eurythmie bei Trude Thetter, Erna Rüegger-Meuter, Daffi Niederhäuser und Margrit Hitsch. Fortbildungen u.a. mit Elena Zuccoli, Lasse Wennerschou, Margrit Hitsch, Werner Barfod, Ursula Ziegenbein. Seit 1985 Unterrichtstätigkeit in anthroposophischer Menschenkunde; 1992–2010 im Kollegium der Heil-Eurythmie-Ausbildung am Goetheanum unter der Leitung von Christine Junghans und Brigitte von Roeder; Mitarbeit in der Internationalen HE-Ausbilderkonferenz der Medizinischen Sektion, der Mandatsgruppe für Heil-Eurythmie der SRMK unter Werner Barfod und im Beirat der IFAAET; internationale Vortrags- und Fortbildungstätigkeit vorwiegend zu den methodischen Grundlagen der Heil-Eurythmie. Ab 2016 Dozentin an den Heil-Eurythmie-Ausbildungen in Prag und Budapest, ab 2021 in Wien.

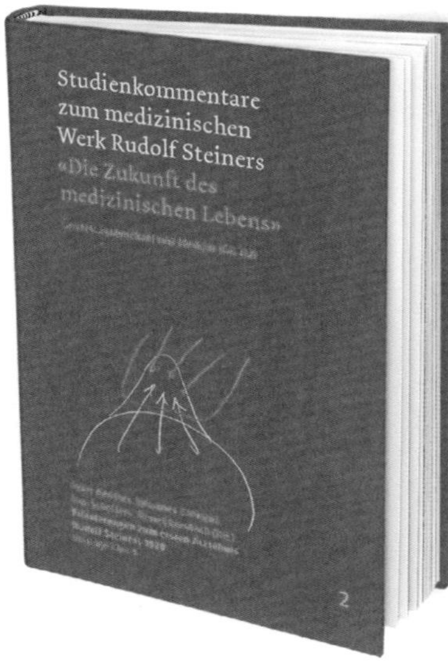

Peter Heusser | Johannes Weinzirl
Tom Scheffers | René Ebersbach (Hg.)

Erläuterungen zum ersten Ärztekurs Rudolf Steiners 1920

Vorträge 1 bis 3

Rund 150 Stellenkommentare erläutern Steiners Anregungen zur «Zukunft des medizinischen Lebens». Dies ermöglicht ein vertieftes Verständnis der oft nur skizzenartigen und z. T. ungewöhnlichen Darstellungen Steiners sowie ihre Überprüfung auf dem Hintergrund der heutigen Forschung. Das betrifft Kernthemen wie die Erneuerung der Medizin, irdische und kosmische Kräftewirkungen im Organismus, Polarität und Ausgleich der unteren und oberen Organisation des Menschen, grundlegende Krankheitsdispositionen, das Verständnis des Herzens als Stau- und Sinnesorgan anstatt als «Pumpe», die Wahrnehmungsfunktion der motorischen Nerven, das Primat des Lebendigen in der Evolution, die Metamorphose von Bildekräften des Lebendigen ins Seelische, das Homöopathisieren in Pharmazie und im Organismus, Naturerkenntnis als Grundlage für die Therapie, u.a.m.

496 Seiten, gebunden, m. Abb., ISBN 978-3-7235-1639-3

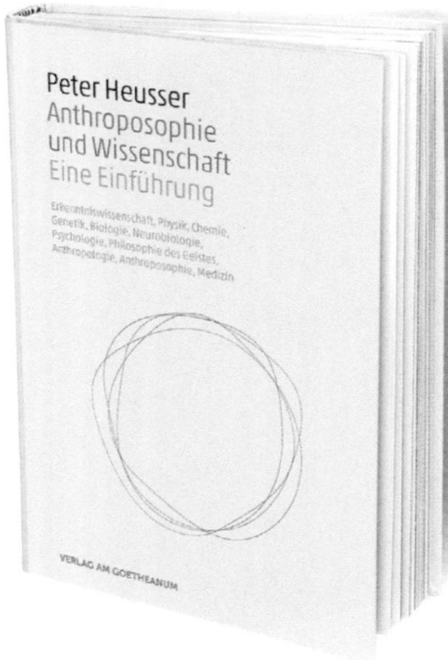

Peter Heusser

Anthroposophie und Wissenschaft

Eine Einführung. Erkenntniswissenschaft, Physik, Chemie, Genetik, Biologie, Neurobiologie, Psychologie, Philosophie des Geistes, Anthropologie, Anthroposophie, Medizin

Dieses Buch ist die erste gründliche Einführung in die Wissenschaftsgrundlagen der Anthroposophie und der anthroposophischen Medizin im Kontext der akademischen Wissenschaft. Dabei ermöglicht die Erkenntniswissenschaft Rudolf Steiners eine bisher kaum beachtete solide Grundierung der modernen Wissenschaften. Das Resultat ist eine nicht-reduktionistische Anthropologie, die die emergenten Eigenschaften von Körper, Leben, Seele und Geist als verschiedene, aber gleichermaßen reale Wesensschichten des Menschen anerkennt. Das Buch ist auch als Wissenschaftsgrundlage der Pädagogik sowie anderer Fachgebiete geeignet, die es mit dem Menschen als Ganzem zu tun haben.

400 Seiten, gebunden, ISBN 978-3-7235-1568-6